当代胆囊外科学

莫国贤　主编

科学技术文献出版社
SCIENTIFIC AND TECHNICAL DOCUMENTATION PRESS
·北京·

图书在版编目（CIP）数据

当代胆囊外科学 / 莫国贤主编. —北京：科学技术文献出版社，2023.2
ISBN 978-7-5189-6166-5

Ⅰ.①当… Ⅱ.①莫… Ⅲ.①胆囊疾病—外科学 Ⅳ.① R657.4

中国版本图书馆 CIP 数据核字（2019）第 237696 号

当代胆囊外科学

策划编辑：薛士滨　　责任编辑：薛士滨　周可欣　　责任校对：张吲哚　　责任出版：张志平

出　版　者	科学技术文献出版社
地　　　址	北京市复兴路15号　　邮编 100038
编　务　部	(010) 58882938，58882087（传真）
发　行　部	(010) 58882868，58882870（传真）
邮　购　部	(010) 58882873
官 方 网 址	www.stdp.com.cn
发　行　者	科学技术文献出版社发行　全国各地新华书店经销
印　刷　者	北京虎彩文化传播有限公司
版　　　次	2023 年 2 月第 1 版　2023 年 2 月第 1 次印刷
开　　　本	889×1194　1/16
字　　　数	926千
印　　　张	32.75　彩插8面
书　　　号	ISBN 978-7-5189-6166-5
定　　　价	148.00元

主编介绍

莫国贤，主任医师，广西宾阳人，1942年出生，毕业于上海第二军医大学，历任第二军医大学教学医院教授，海军四一一医院普外科主任、微创外科中心主任，上海胆道疾病会诊专家，中华医学会会员，第1~第8届内镜微创保胆专业委员会委员。主译英文版《外科学中有争论的问题》《保胆外科学》等著作，发表相关论文10余篇。

从事外科临床工作50余年，1991年起上海首批开展腹部微创外科手术，是国内率先开展腹腔镜外科手术的专家之一。2004年得到了北京医科大学国内著名内镜专家张宝善教授的指教，在华东等地区多家医院开展小切口胆道镜保胆取石、取息肉微创新技术，至今已开展近5000例。提出术前、术中、术后三阶段动态评估胆囊功能的思路，应用磁共振增强显影检查（MRCP）、多维成像技术评估胆囊管通畅程度，诊断胆囊管结石，判断胆囊功能。根据结石形成的胆汁流变学、解剖学、动力学原理，用胆道外科方法、经验和原则，如"祛除病灶、解除梗阻、畅通引流"等原则，采用胆囊底部悬吊术、胆囊管切开取石术、哈袋切开取石术、哈袋纵切横缝成型术及胆囊哈袋肝总管吻合术等方法，保胆取石并在术后结合改变生活方式、药物、理疗等综合措施预防结石复发。在保胆时用切开取石方法治疗 Mirizzi（Ⅰ~Ⅳ）综合征，开辟了新的途径，避免了经典的三镜联合治疗的复杂方法、胆道损伤以及胆肠吻合术和相应的后遗症；"用内镜取净结石，必要时用外科方法改变成石环境"成为新旧保胆治疗的分水岭；提出勉强"分离、结扎、切断胆囊管"的切胆技术设计是胆道损伤的根本原因；推崇"能保不切，如必须切，遇到困难时，避开分离、结扎、切断胆囊管"是预防胆道损伤的根本出路，也解决了胆囊切除术后综合征的旷世难题。LC引进30年，胆道损伤率不减反升的事实证明，只靠学习和改进器械不能从源头上防止医源性胆道损伤；从广义的微创观出发，根据数据和经验提出"切口大也能微创、无镜也能微创"的理念。提出保胆治疗，不只是简单地取出结石和单纯保留胆囊，而是能保护肝脏、胆道、Oddi 括约肌、胰腺等整个胆树的正常生态；与切胆相比，保住有功能的胆囊就是最大微创。《当代胆囊外科学》与早前出版的《胆囊外科学》相比，不只是历史条件和技术上的不同，而主要是认识、思维方式和大方向的区别。根据循证医学原理和循证医学奠基人考克兰（Cochrane）《效果和效率：对健康服务的随想》（*Effectiveness and Efficiency*）一书中效果和效率的关系，提出在外科领域用效果除以代价，即"性价比"的公式，比较手术方法的优劣显著优于难以实行的 RCT 循证医学方案，用回顾性、"性价比"及近 30 年数据和资料进行多中心比较，得出保胆在多个领域优于切胆的结论，因而提出把"预防为主，防治结合，标本兼治，外科为主，内外科结合"的中国保胆治疗作为胆道外科发展的战略目标。

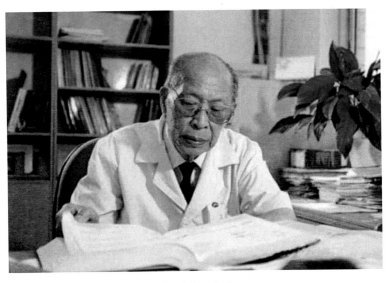

裘法祖院士

贺全国首届内镜微创保胆取石学术大会的召开

重视胆囊的功能

发挥胆囊的作用

保护胆囊的存在

裘法祖
二〇〇七仲冬

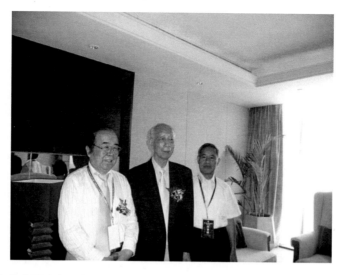

作者与黄志强院士、张宝善教授一起参加第二届内镜保胆学术交流大会时合影

第一届内镜保胆学术交流大会上张宝善教授提出"严肃认真地发展内镜保胆事业"。

第二届内镜保胆学术交流大会上，黄志强院士作了"取石论保胆"演讲。"我个人认为把保胆取石这个工作继续做下去不是单纯为治疗这个胆石，即不仅仅单纯去掉结石，这不是我们最终的目的，我们最终的目的是通过微创手术保存身体生命器官胆道系统的完整性，使胆囊恢复它原有的生理功能，这样才能使人体更加健康。这里有很多问题待我们研究，因为要我们推倒已坚持了一个世纪的理论，建立一个新的观念，需要我们做更多的工作。"

黄志强院士进一步提出"内镜保胆技术的新思维是二十一世纪的大事，是中国的一件大事"。

——引自张宝善第二届内镜微创保胆大会上的讲话，2009 年 7 月于北京

吴孟超院士

吴孟超院士：微创观念是历来外科医生所具备的基本要求，也是任何一个外科医生应具有的基本素质。首先，在考虑微创概念时，不能仅以体表创伤的大小来推论体内创伤的大小；其次，微创要以疗效作为前提，在预期疗效相似的情况下，应尽量选择创伤更小的方法。

——引自 2001 年工程科技论坛"微创外科新概念学术研讨会"上发言，发表于《中华外科杂志》2002 年第 1 期

编　委　会

主　编　莫国贤　中国人民解放军第411医院
　　　　　　　　（现海军军医大学第一附属医院长海医院虹口院区）

副主编　陈森林　中国人民解放军海军特色医学中心
　　　　张志良　海军军医大学第一附属医院长海医院虹口院区
　　　　刘　胜　海军军医大学第一附属医院长海医院虹口院区
　　　　朱　清　上海邮电医院

编　委　（以姓氏笔画为序）
　　　　王秀平　上海海江医院
　　　　王勋峰　上海天伦医院
　　　　王晓熙　海军军医大学第一附属医院长海医院虹口院区
　　　　王　瑛　海军军医大学第一附属医院长海医院虹口院区
　　　　王喜安　海军军医大学第一附属医院长海医院虹口院区
　　　　毛平传　海军军医大学第一附属医院长海医院虹口院区
　　　　卢建新　上海海江医院
　　　　宁永球　金华市人民医院兰溪分院
　　　　许志方　海军军医大学第一附属医院长海医院虹口院区
　　　　林向阳　上海海江医院
　　　　金德仁　上海海江医院
　　　　胡卫敏　海军军医大学第一附属医院长海医院虹口院区
　　　　钱　刚　海军军医大学第一附属医院长海医院虹口院区
　　　　郭　飞　海军军医大学第一附属医院长海医院虹口院区
　　　　曹晓冰　海军军医大学第一附属医院长海医院虹口院区

前　言

　　1882 年德国医生 Langenbuch 首次用胆囊切除术治疗胆囊疾病，约 20 年后，撰写并出版了《胆囊外科学》一书，此后的 120 多年来，胆囊外科学领域发生了很大的变化。这些变化主要体现在对胆囊解剖、生理功能、疾病的发生、发展机制的认识更加透彻，药物、器械、检测手段的不断更新，治疗方法的多元化，以及疗效的进一步提高。

　　胆囊是胆道系统的重要组成部分，在《胆囊外科学》一书发表后的近 120 多年时间里，胆囊疾病的治疗多归入肝胆外科或胆道外科学中，虽然在肝胆外科中，胆囊内容只是其中一小部分，但在胆道外科领域的著作中，胆囊的内容却占胆道外科的大部分篇幅。人们对胆囊重要性的认识之少与胆囊疾病给人造成的痛苦之深、之大形成明显反差，并产生胆囊可有可无，切除无大碍的误解。随着医学技术的发展和进步，各学科的分工越来越细，如胸外科分成心胸外科和普胸外科，口腔科分为牙科、口内科和口外科等，虽然有就医不便的缺点，但有利于各领域研究的深入和技术的提高，最终有利于患者。作为有本身独立血液供应、神经支配、淋巴引流及重要生理功能的胆囊，就是人体胆道系统中的一个重要器官。胆囊、肝尾状叶和胆道下端的 Oddi 括约肌被称为胆道系统的三件宝，不可再生，不可复制，不可缺失。这三件宝，各自有自身的功能，发挥各自的作用，但又相辅相成，肝尾状叶属肝外科，Oddi 括约肌归胆道胰腺外科。

　　胆囊疾病是常见病、多发病，胆囊疾病治疗结果的好坏已经不是单纯的医学问题，而成为重要的社会经济问题，所以胆囊外科理应成为一门独立的学科。《胆囊外科学》是胆道外科学的基础。为了学习、继承、发展和丰富《胆囊外科学》，使之更好、更多地为患者服务，因此萌生了撰写《当代胆囊外科学》的想法。巧合的是，写作本书之前，由科学技术文献出版社出版的《保胆外科学》一书参考了《当代胆道外科学》等近年来主要论著及相关杂志和书刊，并结合作者和业内同行的实践体会而成。《保胆外科学》虽然也有切胆的内容，但书名决定它比不上《当代胆囊外科学》，《保胆外科学》以保胆为主，而《胆囊外科学》以切胆为主，两书合璧成的《当代胆囊外科学》，其能更全面介绍、总结百年来胆囊外科发展历程，从胆囊疾病保守治疗到外科治疗，外科治疗又包括百年切胆治疗及近30年跌宕起伏到风起云涌的保胆治疗，极大丰富了胆囊外科甚至胆道外科的内容。

切胆治疗如开腹切胆、化学切胆、腹腔镜切胆、机器人切胆、自然腔道切胆等；保胆治疗从早期切开胆囊取石、碎石、排石和后来胆囊造瘘取石和引流。取石治疗中有经皮胆镜碎石取石，小切口＋胆镜、腹腔镜辅助、全腹腔镜、机器人切胆，自然腔道取石（息肉）等。方法之多，任人喜好。本书根据循证医学中效果和效率关系原理、广义微创观及止损外科、功能外科、精准外科等理念，判断路径优劣的评价方法，并说明为什么外科领域不主要根据RCT（随机对照试验）。方法因人而异，因条件而异，但优劣不能离开"性价比"，最大限度合理配置个人和国家的医疗资源。

本书在历史和客观地看待切胆对胆囊良性疾病的卓越贡献的同时，也根据当代胆道外科学总结的切胆存在的不足，同时很多学者提出切胆是在没有其他更好方法情况下不得已而为之的治疗方法，用资料说明，已有比切胆更好的办法治疗胆囊良性疾病，在取得祛除病灶（结石或息肉）、消除症状、防癌变、防并发症等效果的同时，没有胆道损伤和胆囊切除术后综合征等不良后果。就是近20年来张宝善教授力推各种与胆镜结合的新式保胆，书中统称"中国保胆"。它以中国文化为根基，在中国对保胆认识最透彻，坚持得最好，发展最迅猛，方法丰富多彩。在胆道镜协助下取净结石，遇各种方法取石困难时用外科切开取石的方法；有解剖异常时根据"祛除病灶、解除梗阻、畅通引流"预防肝胆管结石复发的原理和经验，用外科方法纠正胆囊成石的解剖环境，改善胆汁流变学状态，增强胆囊动力，结合药物预防等手段，明显降低结石复发率，使受益人群增多，受益比例增高。当国外还把保胆仅作为权宜之计，仅作为研究项目之时，中国已经走出了研究阶段，首先在临床上把保胆作为胆囊良性疾病的一种治疗方法，然后再作为主要方法，直至把结束切胆时代作为胆囊外科或胆道外科的战略目标。今天，中国保胆春风抚满长城内外、大江南北。因为中国人"把握宏观，顺其自然""肝胆相照""流水不腐、户枢不蠹"的经验和认识，中国近60年胆道外科几代学人的心血，总结出"祛除病灶、解除梗阻、畅通引流"原则等宝贵经验和智慧，是中国文化基因的沉淀，把这些元素注入《当代胆囊外科学》，预防为主，防治结合及标本兼治，外科为主，内外（含中西）结合，以保护为主、保护胆道生态为主，能保不切等原则治疗胆囊疾病，是中国胆囊外科的基本特征，是包括保胆在内的《当代胆囊外科学》将得以不断发展的根本原因。今天，国外的保胆仅如星光闪烁，行将熄灭之际，中国保胆却逆风破浪，并像烈火燎原，势不可挡。以切为主的《胆囊外科学》，疗效停滞不前，医源性胆道损伤及胆囊切除术后综合征等成为旷世难题，如继续"顺"以切为主的思维方向，难题已无法破解。实践证明，只有"逆"向前行，以"保护"胆道生态为主，才是根本出路。《当代胆囊外科学》中所推崇的理念和原则，能使胆囊外科焕发青春活力。黄志强院士指出："要我们推倒已坚持了一个世纪的理论，建立一个新的观念，需要我们做更多的工作。""内镜保胆技术的新思维是二十一世纪的大事，是中国的一件大事。"所以我们除了技术的创新，最主要是提高认识、促进思维方式和胆囊外科大方向的转变。

西医传入中国百余年，百年西医在推动中国医学发展上发挥的作用功不可没。对我们而言，前一百多年，在学习了新的知识、掌握了新技术的同时，也在研究和发现一些问题。有的问题成了制约医学发展和医疗卫生改革的瓶颈。这些问题集中在认识、预防和临床诊疗等方面。很多学者、专家在描绘这些现象时，所包括的内容不谓不丰富，所举的例子不谓不生动，但提出从源头上、从根本上解决问题的具体方法不多，成效有限。人们常说，前百年的胆囊外科解决了"有没有"方法的问题，后百年可能要解决的是众多方法中筛选出哪种方法更好的问题。本书在总结胆囊外科存在的问题及其原因的基础上，重点探究当今各种方法优劣的评价标准，因为目前看来，医疗领域发展过程中的一些乱象，与认识和评价标准不同有直接关系。本书如果要归纳，可概括为两个字，一个是"变"字，一个是"比"字。"变"和"比"是辩证的统一。观念的转变，才有比较方法的转变；比较方法的转变，得出与以往不同的正确的结论，进一步促进旧观念的转变。2018年，美国《新英格兰医学杂志》比较了微创手术方法和传统开腹手术方法在治疗子宫宫颈癌中的存活时间、复发率、并发症和死亡率等因素，得出与以往不同的结论。原来的一直被声称为金标准的"微创"手术效果竟然不如传统开腹手术，因而改写了原来的指南，把子宫宫颈癌首选腹腔镜改为开腹手术，也改变了只讲伤口大小的"微创"观念，意思指不是所有用镜子做的手术都比开腹手术微创，人死为大，死人才是最大的创伤，相比而言，能降低伤残死的方法就是更微创的手术。可能有人认为，子宫宫颈癌微创治疗不如开腹是个案，但胆道外科和胆囊外科优劣比较中和原来两种子宫宫颈癌治疗方法比较方法如出一辙，几乎都是只比伤口大小，住院时间长短和恢复快慢的研究和文章比比皆是。2017年出版的《保胆外科学》一书，根据性价比方法，比较保胆与切胆、开腹切胆与腹腔镜切胆，整体上前者均优于后者，与原来多数报道的结论相反，至今未见有数据支持的反驳观点。比较方法、内容相同，结论基本相同，反之亦然。《新英格兰医学杂志》两篇文章，是"变"和"比"的萌芽，《当代胆囊外科学》一书中的"比"，是"比"方法的效率，"比"取得同样效果时的伤残死和经济等重要项目付出的代价，即根据治疗方案和方法的"性价比"高低决定方法的优劣，并希望以此为大多数患者提供最好、真正微创的治疗方法，满足绝大多数人对胆囊外科的殷切希望，同时也介绍特殊人群所追求的各种方法，这些都是编写本书的主要目的。

因此本书在内容和编排上与通常不尽相同，主要因为，知易行难，万事开头难，"新生"的推倒一个"守成"的方法、模式和认识更难。所以，本书分3个部分，把思维方法、评价体系等认识问题安排在第一部分，第二、第三部分是通常的基础理论和诊治方法，意涵当代条件下，胆囊外科大方向转变的最大障碍不是知识和技术，而是认识问题。想法虽好、水平有限，效果如何，只能由读者、患者评价。

黄国贤

目　录

第一部分　认识篇

第二部分　胆囊疾病基础篇

第三部分　胆囊疾病诊治篇

第一部分

认识篇

第一篇　当代胆囊外科与人文医学模式概论

第一章　医学模式的演变

从爱护和关怀开始的医学，经历了从迷信神灵→自然哲学的医学模式→机械论的医学模式→生物医学模式→生物、心理、社会医学模式的变迁，人类经历了数千年艰苦探索。尽管医学模式发展到生物、心理、社会医学模式时代，但是在西方价值观和哲学思想的影响下，"唯技术主义"还是占领着主导的地位，当代医学的主流仍以生物医学模式为核心。当前的医学领域中，有限的资源与无限的欲望之间的矛盾，使人们寄望着新时代下的医学回归医技和关爱相结合的人文医学模式。

第一节　生物医学模式

一、生物医学模式的基本特点

生物医学模式的特点是采用分析—还原的思维方式，主要应用物理学、化学、生物学的原理说明人体生命和疾病的现象，突出强调疾病的局部定位和特异性病因观念。在诊治过程中轻视整体性和人文因素，如器官之间的互相关系及诊疗对象中"人"性及个性特征。

二、生物医学模式的主要内容

（1）医学观：具体地讲就是对人体、生命、健康、疾病、诊断、治疗、预防和医学教育的观点，是生物医学模式的核心。

（2）主要靠实验科学方式去认识事物和疾病的发生、发展过程。

（3）医疗卫生体制：根据发达国家文化、医学发展水平，医学研究的主要方法和思维方式来建立，它与西方文化、社会的经济、科学发展的总体状况及哲学思想相一致。

三、西方生物医学模式的主要优点和致命缺陷

生物医学模式的优点和先进性在于它利用现代科学技术，在诊治过程中做到定位、定量、定性及快速，能使人们把人体从结构上看得越来越"清楚"、病因和定位更加明确、方法更有针对性，效果自然较其他医学方法更好。

1. 西方生物医学模式的主要优点

上海第五人民医院刘刚主任[1]在中国医学论坛报上发表文章并指出：由于当代医学在添加了科学技术的"发酵粉"后迅速发展、扩张和膨胀，逐渐战胜了其他医学流派并巩固和神话了自己的地位。当代医学借助于科学技术的雄风，建立在笛卡尔、培根的科学思想方法之上，以彪炳千秋的成就为人类历史的发展做出了重要的贡献。它出于古代而胜于古代，建立在更加科学的基础上，并且在人类防治传染病、寄生虫病、营养缺乏病及其他地方病等方面获得了显著效果，所以人们把从迷信神灵向依仗科学称为第一次卫生革命的胜利。

2. 西方生物医学模式的致命缺陷

如在诊治过程中轻视整体性和人文因素，如器官之间的相互关系及诊疗对象的个体特性；崇尚"科学主义"；缺乏科学精神；是产生医学过度检查、过度治疗、过度市场化、伦理道德混乱、医学的非人性化趋势和逐利思想泛滥等的主要原因。

3. 生物医学模式的缺陷所酿成的后果

生物医学模式最直接的后果是医疗资源的极大浪费、医生从主体沦为医学技术的工具，并且思想受到极大腐蚀、患者对医学技术的期望超越医学所能，达到"现代迷信"的程度、过度市场化最终背离医学为人服务的本意，导致医疗资源和医患关系高度紧张。

凡事都有两面性，诊断治疗技术的先进性并不是医学的全部。因为操控这些技术的是人，诊断治疗的对象也是人。正如刘刚主任在论坛指出的那样，生物医学模式的缺憾是对技术的过度依赖，使生物医学科学这辆"战车"把"人"与"病"这个密不可分的整体蛮横地裂解了，并在"科学主义"的帮助下，裂隙越来越大了。它的弱点随处可见。比如在医院建设方面重"计算机"轻"人脑"，重科研轻临床；在医学教育方面重"科学"轻"人学"；在医疗实践判定方面重结果轻过程；在医学科普方面重科学成果的宣传，轻科学精神的培育。人们感觉医学离"人"越来越远了。因此，探寻使医学真正成为"人"学，就成了医学特别是我国医学发展的必由之路。所以倡导创立"人文医学模式"代替现有的"生物医学模式"就成了我国医学界为之奋斗的新目标。

第二节　科学精神和"科学主义"

一、科学精神

科学精神和"科学主义"是两个完全不同的哲学概念。科学精神是一种对于科学实事求是和对客观规律的崇尚精神，是求实、求是、理性、创新、怀疑与批判精神。有人认为科学精神是一种生活方式，是一种知识体系，是一种概念系统，是一种方法体系。具体的讲，科学精神是一种理性的质疑，如苏格拉底穷追不舍地提问；一种论证精神，如胡适的大胆假设和小心求证；一种探索精神，如达尔文对人类进化过程的拷问；一种创新精神，如爱因斯坦脱巢于牛顿所创建的相对论。认识事物、发现问题、解决问题、制定政策都离不开科学精神，这就是当代提倡的科学发展观。

二、科学主义

"科学主义"与科学精神不同，"科学主义"是把技术的作用推向极致，忽略其两面性，忽略人性和人的源动作用。

刘刚主任在论坛中指出，"科学主义"有其深刻的历史根源，1543 年，哥白尼的《天体运行》和维萨里的《人体构造》出版，标志着近代自然科学革命的开始。从此，科学技术的快车就以飞驰的速度疾驶着，向前发展着。当代医学在添加了科学技术的"催化剂"后得以迅速发展。更有甚之居然有人以为医学的触角可以伸及日常生活的任何层面。对征服晚期恶性肿瘤、慢性疾病和长寿抱有不切实际的幻想，医生的手、眼、和大脑永远不及"高科技"、高费用的检查仪器和器械，由此诱发了医疗费用上涨；在医方，忽视疾病的预防和小区服务及初级卫生保健。对健康和疾病理解过于片面以及科学成果的滥用，导致了医学科学的非人性化和医患关系危机的产生。医生们就似乎觉得躺在床上的不是有生命和情感的人，而不过是称作肉体的"物质"。当下，医生们的手、脚、眼、脑相继退化，僵化，只能沦为推销跨国公司医疗设备的御用工具，在这些"高科技"工具面前惜日"天之骄子""白衣天使"完全丧失了求实、求是、理性、创新、怀疑与批判的科学精神、丧失了主动性、智慧、良心和勇气。崇尚"学科主义"的现象在向市场经济转型和道德伦理混乱情况下越演越烈，并为伪科学的滋生提供土壤。在宏观政策方面常出现忽视疾病的预防，资源布局上贪图"洋""高""大""全"，忽视了过去80%常见病、多发病都能处理和治疗的大量中、下级基层医院的建设和医生的培养，荒废了他们原本技能，造成了医院越造越大、看病越难、越贵的矛盾。给人们一种"只有大医院才会看病"的印象，使大医院人满为患，中、小医院门庭冷落。

第三节　正确对待新技术

一、"技术"过度引用

看病难、看病贵、过度检查、过度治疗是这些年来避不开的话题，其实质均与所谓"新技术"的滥用分不开。在人们的印象中，像我们这样发展阶段的国家，各行各业，是在人工难以完成的操作、危及人身安全的环境或人力奇缺的情况下才考虑依靠机器人来实现人类的需求。从电视新闻报道中获知有医院采用机器人辅助系统进行国内首例胆囊息肉胆囊切除手术。截至2016年1月，全球医疗机器人企业年营收74.7亿美元，2015年第三季度，中国已购置达芬奇辅助机器人46台，2018年11月结束的上海进博会后，包括一些边远贫困地区的21家三甲医院，又与跨国公司达成购进约6000万美元手术机器人设备的意向，每台售价60万~250万美元。其效果是否在"性价比"方面超过现有手术？对一些精细手术可能对患者有利，但是否必要广泛用于常规、常见的手术，每台手术费高于普通手术4万~5万元以上。

还有人宣传机器人辅助系统"与学习和掌握腹腔镜技术比较，掌握机器人辅助手术系统的学习曲线期很短"，并"完全遵从常规开放手术的操作方式"等（图1-1）。但承认"此外，达芬奇的机械臂固定后，在腹腔内操作范围与腹腔镜比会小很多。也就是说在腹腔内长距离操作比较困难，遇有（胆肠吻合）时需联合腹腔镜来完成"（图1-2）。因为国外有些国家由于种种原因，真正管用的核心（与国家安全有关的、必需的）技术不会卖给我们。2013年版修订的胆管损伤的诊断和治疗指南中，修复成功率最高的是人工开腹胆肠吻合，但宣传中，"机器人系统用于胆肠吻合时还要求助于腹腔镜的配合"，可想而知，为什么不在制定治疗方案时，首选人工开腹胆肠吻合，而仅追求腹腔镜和机器人系统。这些倾向性的问题，不一定与国情及文化有关，而与商业利益的关系更大。1981年荣获诺贝尔生物学奖的罗杰斯佩理博士发表著名的"左右脑分工论"，并通过脑割裂实验证实了人脑的不对称性。也就是说人脑的左右半球有着不同的分工，左半球擅长分析、逻辑、演绎、推理等理性抽象思维，右半球擅长直觉、情感、艺术、灵感等形象思维，这是生命体通过自然进化演变而成，像指纹一样不可复制的。而人工智能（AI），即Artificial intelligence的本质源于二进制为原理的电路逻辑，0和1两个数字能够按设计构成世间一切逻辑，但无法创造灵感，拥有直觉，获得情感，这正是人文医学所必不可少的不变的内涵。这也是机器人或其他智能系统只能完成制式动作，而不能根据灵感处理非制式问题的原因。

图1-1　机器人系统的机械臂进行手术　　　　图1-2　达芬奇手术系统医生控制面板

二、重视"新技术"的两面性，特别是技术滥用的负面影响

技术两面性，其实不是纯技术问题，而是哲学问题，身处医学领域的我们只能纯朴理解为，万事万物都可一分为二，有利有弊，是利多还是弊多，与使用技术人的意志、价值取向，以及使用时机和目的有关。本节以通用及医学、胆道外科新技术的优、缺点说明的技术两面性及其具体应用的意义。

1. 其他通用技术方面，与人们生产生活有关的塑料技术和产品，给人们带来方便，但过度应用容易造成环境污染和破坏；机械化开山、伐木提高了劳动生产率，但加速了森林和植被的破坏；转基因技术提高了农作物的产量，但广泛应用会加速传统物种的异变，甚至失灭；原子裂变，可为人类提供新的能源，当落入反人类集团手中，也可造成善良人民的灾难。信息化同样是一把双刃剑，在方便自己的同时，也能使个人的重要信息暴露给用心不良的人，造成不良后果等。

2. 医学技术方面，医学技术的发展为人类健康，防病治病提供更有力的保障，但如果过度依赖新技术，忽视基本功，也会适得其反。如基因技术能使医学对病因了解和治疗更加精准，但为了预防艾滋病，违规开展"基因编辑婴儿"项目，出生的"基因编辑婴儿"，他们婚后代代相传，不仅产生严重的伦理问题，还存在抗艾滋病基因"脱靶"的潜在风险；胆道外科中，腹腔镜、机器人手术使手术的伤口小一些，疼痛轻一些，恢复快一些，体现了它在这些方面的"先进性"，但也必须看到它的局限，即增加了操作的难度，缺乏触觉反馈，存在视觉误差，"不知不觉"中的冷、热源切割造成的医源性损伤发病率升高，造成患者痛苦及加重家庭经济负担等，这些技术的使用需要较长时间"学习期"和较高的设备条件，不易推广。而传统开腹及当前的小切口开腹手术在手术可及范围、医源性损伤及并发症发病率等整体性价比方面均优于腹腔镜手术。相对而言，功能性损伤重于结构性损伤，如胆道或胆管的损伤可导致肝硬化等，最终影响患者的寿命。正如海军军医大学东方肝胆医院姜心清所言"不能摸一把"是腹腔镜手术最大缺陷。因此本书认为这是微创手术产生各种问题的根源。

下面两张片子，提示胆总管结石的 MRCP 图像和胆道镜所见到的胆总管结石（图 1-3，图 1-4）。在腹腔镜手术中，经胆道镜取石不成功，因拘泥于切口大小或不中转开腹。计划数周后再取，不外乎有三种途径，经窦道胆道镜取石，经 ERCP + EST 取石，两者不成功时再开腹。费时、费力的大周折，转了一大圈，还要回到传统开腹，这已失去"微创"的真正意义，这些都是对微创技术"看得清楚，做起来难"等两面性估计不足，以及过度依赖的结果。同样，"高科技"不等于高安全，"高端"不等于高质量。

图 1-3　胆总管结石致胆囊肿大胆总管扩张

图 1-4　胆道镜下看得见胆总管结石

第二章　人文医学模式基本特征

第一节　人文医学模式的特征和意义

一、人文医学的主要特征

人文精神与医学技术紧密结合的诊治活动称为人文医学。人文医学的主要特征是八大统一：①人文是自然与社会的统一；②人文是形态结构与功能活动的统一；③人文是局部与整体的统一；④人文是机体与环境的统一；⑤人文是生理与心理的统一；⑥人文是预防和治疗的统一；⑦人文是医患目标的统一；⑧人文是医技和关爱的统一。

二、人文医学模式的意义

要把"生物、心理、社会医学模式"上升到人文医学模式的高度。除生物技术元素外，不同民族、不同文化、不同社会历史发展阶段、不同的价值观、人生观和哲学体系可以有不同的医学模式。

中国社会经济的发展阶段、中国天地人和的文化底蕴、辩证唯物的哲学思想和中医辨证论治、灵活的医学思维模式等，为人文医学模式在中国生根、开花、结果提供了肥沃的土壤。人文医学模式，不是对现有模式和科学技术的否定，是在中国哲学思想指导下，反思西方哲学不足；倡导人文医学模式，不是简单的回归，而是为使科学技术更好为人类服务的工具。所以人文医学是把现有模式提升到更高的水平，使科学技术更好、更有效地发挥正面作用的医学模式。

第二节　人文医学应该是中国特色的医学模式

一、东西方文化的区别

由于民族起源和习性的不同，东西方文化、哲学有明显区别。西方民族多起源于狩猎、游牧（希伯来人）、航海（希腊人）、经商，多与陌生人打交道，重"协议"，重个性"自由"，西方哲学起源于两希文明，即希腊文明和希伯来文明，注意"协议""法制""自由""科学""试验"等。"（试验）科学"是希腊人的人文，对希腊人而言没有对科学的追求，就不配成为一个真正的人；而东方民族多起源于农耕部落，是农耕文明。以血缘、姓氏、熟人群居，生活环境稳定，重亲情、讲礼尚往来，重伦理、仁义、道德，在人与人的关系中，重"礼、义"轻"理、法"，在认知上重实践、经验，族人群居便于学习和交流，但也容易产生依赖、从众、从权等不良习气。在西方，多单独行动，认知方法上，好奇心强、重个人独立思考、探索和实验。因此，近代以来出现了很多著名科学家和思想家。而"情、礼、义"是中华民族的人文，一个无"情、礼、义"的人，不能成一个真正的人，有意义的是，在各领域的科学上做出卓越贡献的中华儿女，多是有"情、礼、义"修养的精英。总之，东西方文化各有利弊，应求同存异、互相借鉴、实现世界大同。

由于民族起源不同，文化不同，对科学的理解也不同，从西方实验科学的标准看，中国四大发明都不算科学，在中国人看来，能保障人类生存繁衍和发展的认识、经验和实践都是科学，从这个角度出发，中国医学、二十四节气等都是中国的科学发明。2017 年 11 月 22 日，作者到河南郑州手术，巧遇大雪天，得知这正是二十四节气的小雪，并对中国二十四节气的准确预报，惊讶不已。中国人民就是靠四大发明及其他科学成就生存、繁衍、发展至今。因此，传统的也是科学，中国传统文化，医学经验也是科学。

二、和谐的中华文明

华夏上下 5000 年，有着深厚的文化底蕴。在认识世界、改造世界、处理自然与自然、国与国、人和人、人和自然等关系方面有着明显的中国特色。在认识论方面，自古以来，中国人把世间万物用阴阳五行来概括，自然界有金木水火土、人有五脏六腑。他们之间有着相克、相承和相应的关系。任何关系的断裂，就会失去平衡，酿成灾难，发生疾病。在处理人、万物间相互关系方面，崇尚天地人和。在中国哲学中，强调顺其自然、把握宏观。这里的"自然"，指的是事物自身的发展规律。把握宏观，这里的"宏观"，是指全局性、战略性、主要矛盾和矛盾的主要方面。"把握"，是指发挥人的主观能动性使事物的发展更好地为人服务。所以，"顺其自然、把握宏观"，是矛盾的统一，既要顺应，又要掌控有度。中国哲学的核心概念是一个"中"字。作为华夏文明发源地的中原先民，说对与不对，就是"中"（音）不"中"，连国号都是"中字"开头，"中国"一词的应用距今约 3000 年，据考古和文字学家考证，1963 年出土的西周武王时期文物上有"余其宅兹中或"等字样，"中或"就是"中国"，意思指（口字形）框中的区"域"即为我的国——"中国"（繁体字即是口中加"或"即國）。孔子常常要求自己的言行合乎"中庸之道"的标准。"中庸"的核心是中庸、中和、适中和执中，万变不离其"中（音宗）"，它们是以孔子为代表的儒家所倡导的一种宇宙观、方法论和道德标准，也是中国儒家伦理和审美思想的集中体现。"中"有中正、不偏不倚之意，"庸"则指的是平常、常道和应用。中庸之道，不是常人理解的，不讲原则。凡是不能太"上"、太"下"、过"左"、过"右"，这些都是中庸之道提倡的原则精神，只有"中"才最正确，世间多数事物也都遵循这一规律，基本状态都是两头小"中"间大，抓"中间"带两头，就是抓了"中间"这一主要矛盾，就能使其他矛盾迎刃而解。医疗卫生事业上，常见病、多发病居中，多数人的经济能力居中，解决了常见病和多数人的问题，就解决了中国医疗卫生事业的基本问题。所以"中"也是事物发展的客观规律，总结我们和人类所犯的错误，无一不是由于偏"中"而太"过"所致。在个人修养方面，国人对于作为"至德"的"中庸"，是以自己的实际言行的践行来体认的。中国人强调吾日三省吾身、严于律己、宽以对人、克己复礼、礼尚往来。一代伟人毛泽东是古为今用、洋为中用，马克思主义和中国哲学思想结合的典范。他的"矛盾论"和"实践论"两篇哲学著作是我们认识问题和解决问题的金钥匙。他提出的实践是检验真理的唯一标准和任何时候都必须抓住主要矛盾、不同的矛盾，用不同的方法来处理的英明论断不仅是指导中国革命的战略性思维，同样还是我们医疗卫生事业向前发展的指路明灯。人们在尝试接受新的文化样态的同时，也在探寻它的思想渊源和流变方向。然而出乎意料的是在东西合璧思维坐标中，在中国传统的儒、释、道哲学中都能找到它思想痕迹和智慧脉络。许多学者都发现，当代哲学在很多节点上，是对中国传统哲学思想的回归和感应。诺贝尔物理学奖得主哥本哈根学派代表人物皮尔发现，他最得意的科学创建，互补思想，在中国古代文明中早就是一块哲学基石，遍及中国大江南北的太极图就是互补原理最好的标记和象征。因此他把太极图作为自己的族图和图腾。人们不难看到，即使是某种旧的复活也具有了新生的元素。因此，学者无比自豪的指出，当代哲学对中国传统哲学的某种回归的高度一致性，是其先哲们过人的智慧、灵感、远见，以及中华文明超强的，跨越历史时空的穿透力。

所以，"中和"的哲学思想是中国传统文化的瑰宝。什么是中国优秀传统文化，西北大学中国思想文化研究所所长张岂之在接受采访时回答道"一个理念是自强不息，还有一个理念是道法自然、天然和谐、居安思危、诚实守信、厚德载物、以民为本、仁者爱人、尊师重道、和而不同、日新月异、天下大同"。这些对中国、对世界历史的发展有着深远的影响。今天，继承和弘扬"中和"的哲学思想，不仅是正确处理人与自然的关系、人与人的关系，也对建设有中国特色的社会主义和中华民族的伟大复兴，具有重要的现实意义（图1-5）。在我国医疗卫生事业的改革和发展、和谐医院、和谐医患关系、人文医学模式构建方面同样具有重要的现实意义。

图1-5 显示互补原理的太极图

第三节 人文医学模式具体实践

人文医学模式不是空洞的口号，他对医生、患者及管理层各方面都有具体要求。

一、人文医学模式下对医生的要求

在讨论人文医学模式对医生具体要求之前，首先谈谈回归传统，回归人文、回归基本功的意义，先摘录一个来自《医学界》，署名周宁的作者原创的真实故事：一位医生凭借听诊器，经过查体对患者做出诊断：先心病，房间隔缺损，缺损面积 $0.4 \sim 0.5\ cm$。他的诊断与超声心动图的诊断结果一致。原来，他是通过血流通过房间隔缺损时的音频，根据临床经验判断出来的结论。这故事主人公就是1995年发表《做一个好医生》一书的作者曾昭耆。新中国成立初期，由上海市军事管制委员会卫生处处长崔义田，作为师资进修推荐给第二军医大学校长，在内科及热带病学专家应元岳教授那里当学徒兼助教，他受到应元岳教授的严格训练，除了视、触、叩、听等基本功外，还有的就是点名发言、发言后被应教授反驳、再由曾昭耆发言、再被反驳，直到学生无言以对；还有就是经常的提问、辩论、再提问、再辩论，直到是非分明。1980年曾昭耆赴德国深造，进病房的那天，就是资格考核的第一天，考核结果就是故事开头的那幕。该事很快传开了，按现代话讲，德国医生们异口同声点赞道：这个中国来的医生不简单，离开仪器，谁都比不过他。

人文医学对医生的要求应该是在诊治工作中，除了有高超的技能，还要有更丰富的人文色彩，以人为主（机器为辅）、以人为本。

医生首先通过自己眼、手、耳、目，从病史和体检中获得第一手资料，再经大脑的分析、综合、归纳得出初步的诊断印象，只把其他高科技的诊疗手段作为上述步骤的补充和验证，成为证据的叠加。在选择诊疗方案时，抓住主要矛盾，有所为有所不为，根据循证医学的最高原则，处理好效益（effectiveness）和效率（efficiency）的关系，即力求用最低的医疗成本去获得最理想的疗效，医疗上的高消费不等于高科技含量和高质量。在患者面前，医生要体现善良、同情，对人体组织、器官的爱护和对生命的敬畏。要有高尚的医德、精湛的医术、语言除讲究客观性，还要富有艺术性、幽默感、说服力、感召力和穿透力；服务时体现技艺、智慧及人格魅力。医生的服务对象是一个个活生生具体的人，即使患同样的疾病，可以有不相同的年龄、性别、民族、信仰、文化教育、职业、经济状况、心理承受能力和不同的要求。医生要把诊治过程当作与患者及家属亲切交流和沟通的过程，想患者所想、急患者所急。医生这些综合能力，不仅为我们制定个性化的诊疗方案提供有力的依据，用最简单、最安全、最小创伤和最低付出的办法去解决最复杂的问题才是高水平。这也是防范和处理医疗纠纷、把医疗开支调整到合理水平的必备条件。中国医院协会医院文化专业委员会副主任高金声教授指出，医学的本意是对人的关怀，人文精神在医生身上的体现是善良、同情生命、对生命的敬畏；人文精神在医生身上最根本的体现是医生应成为一个人性丰富而精神高贵之人。一个不具备医学心理学知识、对人际关系学一无所知、不懂管理学和医德语言学的医师在工作中必然是被动的，医疗效果也会因此大打折扣。一个医学科学者，不懂哲学、不讲科学精神、诊疗工作中缺少基本功，不加分析的崇尚"一刀切""格式化""套餐式"的诊疗方案，没有变革和创新精神，只能沦为推销跨国公司"高科技产品"的御用工具，在医学领域不可能有发言权。

一患者右眼患黑色素瘤，肿瘤悬吊在右眼下，已失去视力，皮肤糜烂流水不止，受蚊子苍蝇叮咬，生活极为不便，全身情况尚好，但检查发现已有转移，患者希望摘除影响他在有生之年能正常生活的右眼。但走了多家大小医院，均以远处转移，治疗上没有"意义"为由，被拒绝。医学上"没有意义"了，对"研究"没有价值了，也符合"规范"，但对该患者来说，无须太大代价，"活一天，过好一天"就是最大的意义。什么是人文？就是"想患者所想、急患者所急"。宁永球医生为此患者进行手术的行为是符合人文医学模式对医生的要求，患者满意而归（图 1-6 ~ 图 1-8）。

图 1-6　　　　　　　　　　图 1-7　　　　　　　　　　图 1-8

二、在人文医学模式下对患者的要求

有传闻称医生因拍打新生儿屁股而被起诉，说明人文医学对患者也应有要求。患者要科学、理性的对待医学，还要认识到专家、大医院和现代医学也不是万能的，也不能解决人类的所有问题和治愈所有的疾病；而一般的医院和普通的医生可以治疗大多数的常见病多发病，因此，患者既要破除传统迷信也要破除现代迷信，就医也要量力而行、量病情而行。如有某地晚报新闻报道称，患三期晚期胰腺癌的患者，亲属从网上得知美国有这样的机构，在医生宣布死亡时，将患者冰冻，50 年后有望复活。全身冰冻，最高花费上亿元，讨价还价后，可以只冰冻头部，价格又从 200 万元降低到 75 万元，结果，卖掉房子也要做冰冻，作者称为"冰冻待活"。人们的求生愿望可以理解，但这种劳民伤财的事还是以少为妙，特别是工薪阶层的朋友。1967 年，美国心理学家詹姆斯·贝德福德因胃癌治疗无望，利用冷冻技术来保存尸体，2017 年，预计 50 年复活期已到，但贝德福德希望破灭。难怪有人质疑，这是一场骗局。与此相反，一位军队老干部 2017 年初发现食道癌时已是晚期，失去手术机会，他拒绝了抗癌的其他各种治疗。作为中国最大医院之一的长海医院，各种治疗条件应有尽有，但他选择一种个人损伤最小，国家医疗资源浪费最低，对家人和他人影响最轻的"缓和"治疗和"姑息"治疗，反复叮嘱临终前不做任何"形式"的抢救。他用因喉返神经受侵犯而嘶哑的声音，对被拒绝而执意来探望的下级和友人说，医学这门科学还不是万能，对生老病死要有平常心和客观认识，半年之后这位为中国抗日战争、解放战争和国防医学教育事业做出卓越贡献的革命者离开了人间，但他在医学人文领域给后人树立了学习的榜样。所以，看病贵、看病难不全是医生、医院、国家的事。目前，大城市和大医院人满为患、大专家一号难求、一般医院和普通医生门可罗雀、看病难、看病贵、盲目投奔大城市的事常有报道。

20 世纪以后，特别是 20 世纪 50 年代以来，人类疾病谱、病因谱、死因谱发生了较大的改变。曾对人类健康造成严重危害的急慢性传染病受到了强有力的控制，而心血管疾病、恶性肿瘤、意外事故却上升为前三位死因。这些疾病与现代人的生活方式和行为密切相关。有数据表明，生活方式、行为、环境因素已占致病因素的 60%～70%。这使得社会、心理因素在疾病产生、发展、诊断、治疗、预防中的作用日益凸显，所以人文医学模式对患者也提出更高的要求。中国还是一个发展中国家，人口众多、资源匮乏的现实矛盾还长期存在，要给国家、医院、医生解决问题的时间和空间。医患之间是一组矛盾的统一体，是你中有我我中有你的关系，你对医生有不切实际的要求，医生必然采取上述"一刀切""格式化""套餐式"等预防万一的保护性措施，到头来所受损失的自然是患者。医患之间经常换位思考，这样，才能出现"医患合力抗病痛，和颜一笑泯恩仇"和谐的医患关系。

医患关系紧张的原因是多方面的，但根本原因是单纯生物技术医学模式对医患双方思维和行为的影响，是某些"新技术"过度使用取代了医生的眼、手和大脑，废退了医生视、触、叩、听的看家本领，减少了医生和患者接触和思想交流的机会。这些现象正是人们呼吁改革现有医学模式的，提倡人文医学模式的理由。

三、人文医学模式下对管理层的建议

所有决策提倡科学精神，反对"科学主义"；根据中国国情，用中国哲学、文化及思维方式，伦理道德标准，加强人文医学教育，制定医改政策和绩效评定标准，强化科学管理。在评价医疗质量和医疗水平时，科学的对待所谓的"技术含量"，按照循证医学"效益"和"效率"原理，用治疗同种疾病的"性价比"来衡量方案的优劣和水平的高低。

1. 改革医疗水平评价模式

"投入大、规模大、等级高、水平高"，从加大投入着手的医改，世界各国无一成功先例，从变革医学模式开始有可能走出医改困境。但改革之路不可能一帆风顺，人类从迷信神灵到依赖科学，经历千百年艰苦卓绝的探索，要从过度依仗技术回归到重视人文精神，更须百倍的努力，要走更长的路。要做到深入人心，更非易事。在关于解决医改难点的表态中[2]，仅有一人提到"以人为本"，无人提到从改变医学模式入手，最多的是强调投入。无疑，投入是改革的物质基础，但是，如果不改变现有的医学模式，有限投入的"好钢"可能被放到刀背而不是放到最需要的刀刃上。须知，投入多少是可以根据国力强弱来改变，它是相对的、局部的、暂时性的；但医学模式的影响、投入资源的损耗和浪费是长期的和全局性的。

把医院水平的高低同等于医疗设备多少、性能的高低，医院扩张规模大小、快慢等，以增量为排名标准的驱动下，忽视了医疗资源利用效率的重要质量问题，这些都是医改投入再大也难以确保收支平衡的根本原因。DRGs 支付模式按照同类疾病组付账，才能遏制当前的恶性循环。

2. 改革育人模式

有什么样的医学模式，就有什么样的医学教育导向。按人文医学模式的要求，在医学教育中把握好轻重环节，要学医，先学做人。孙中山、鲁迅、保尔·马拉（Jean-Paul Marat）（1744—1793 年）等都出身医家，在接受医学教育和"悬壶济世"职业征途上，修养成对人民疾苦的关爱和仁慈之心，才造就后来更加宽阔的人生追求。所以，加强医学生人文观、哲学素养、科学精神、医学科学的思维方法已成为医学教育改革的重中之重。医学教育要适应医学发展，在未来的医疗实践中发挥哲学对医学的指导作用，特别要挖掘中国哲学在创立人文医学模式中的作用，不能单纯用西方的哲学观来说中国的理。在医院管理和建设上要改善效率、质量和医生水平的评判标准，比如，除根据科研成果、临床技能和服务态度之外，还要以诊治同一疾病的"性价比"衡量医院的效率、质量和医生的技术水准。在当前，后者是最具有操作性和现实意义。但受到市场经济的冲击，医院经济效益放第一位，往往难以进行。

2008 年初，由中华医学会伦理学分会举办的"中华人文医学公益巡讲"活动，中华国际交流基金理事长兼秘书长宗淑杰教授指出，现代医学发展到了必须充分重视人文精神的时刻，医患关系的现状决定了我们必须加强人文医学教育。我国医疗卫生事业的发展及和谐医院的构建决定了我们必须加强人文医

学的建设。中华医学会伦理学分会主任委员张金钟教授指出，将医学的自然科学性质绝对化，弱化医学的人文科学性是一种片面的认识。它局限了医学服务和医学研究的视野，导致了目前医学从业人员只见病、不见人、只爱病、不爱人、重视病、忽视人的现状。过度的利益攀比、过高的利益欲望、不加掌控的市场行为已经成为卫生经济危机的罪魁祸首，这种现象也已经成为伦理道德混乱的病根，影响现代医学的发展和医疗体制改革的瓶颈。这些问题要从源头上抓起，从教育抓起。选材上，选择有同情心、愿意帮助别人的孩子；改变用单纯培养科学家的方式来培养医生；改变用考核理、工类科学家的标准来考核医生；除了培养孩子的智商，更要培养他们的情商，重视培养医学生与人交往的能力和技巧；尽管医学还不是万能，生老病死是不可抗拒的自然规律，在面对"能"与"不能"这种客观事实面前，一句幽默的回答可泯恩仇，一句貌似"客观"的直白，可引来纠纷。所以北京大学医学人文研究院院长助理王岳要求在学生阶段要了解医生职业的两个禁语——"你的病我能治好"和"你的病我治不了了"。黄志强院士在欢迎各种新技术蜂拥而至的同时，在《微创外科无处不在》一文中，提醒人们注意"科学的发展有时会以一种倾向掩盖另一种倾向"，并提出"医学的人文修养呼吁外科医生更多的回到患者的床旁"。在腹腔镜手术还没有改善胆道损伤问题的情况下，又出现了自然腔道手术和机器人辅助手术系统等眼花缭乱的"新技术"，人们更加担心医生离患者越来越远。在资源有限，人的欲望无限的今天，疾病治疗如同过河，有多种方法，有走康庄大道的，也有走独木桥的，还可以走钢丝，都能到达河的对岸，多数情况下效果基本相同。在确保基本医保的前提下，选择哪种方法对不同需求的人，原则上综合衡量，选择合适的就是最好的（详见相关章节）。我们有理由相信在中国哲学思想指导下创立的人文医学模式以及在这一新模式下的医疗经济学，在推动中国医疗卫生事业发展和医疗体制改革中也必将发挥更大的作用。

如果人们把从迷信神灵模式向依仗生物科技模式的转变称为第一次医学卫生革命的胜利，那么，从现有的医学模式向人文医学模式的转变理应称之为第二次医学卫生革命，它将为推动有中国特色的医疗卫生事业发展做出新的贡献。黄志强院士在微创外科时代的外科医生"天之骄子"还是"迷途的羔羊"[3]一文中提到，"以患者的最大利益主导一切外科活动，而外科本身又向着更高要求，更精细的方向发展，所以这对未来的外科医生提出更高的要求，即有更确实的专业训练，更广泛的医学、社会学和人文修养基础，而医学的人文修养呼吁医生更多地回到患者的床旁"，医生和护士不能被机器人挤出医院、病房和手术室。因此，人们普遍期待从人文医学模式中要资源、要人才、要成果、要好的自然就医环境及和谐的医患关系。

最后，在人文医学模式对"医""患""管"都提出具体要求后，人们注意到，"医患关系"提法有局限性。其危害性是把医生推到了风口和浪尖，精准的提法应该称为"医""患""管"关系，这可以作为中国特色的人文医学模式对整个医疗卫生体系这艘巨轮中，各方职、权、利合理分组，三者中分工不同、权利对等、目标一致，这才有利于健康中国巨轮顺利到达大海的对岸。"医""患""管"关系紧张只是表面现象，其本质是资本把各方当作自身增值的工具，解决的良方是医学回归公益，对医学这门自然科学赋予更多人文和社会学含义。

（莫国贤　宁永球）

参考文献

[1] 刘刚. 反思当代医学模式的缺憾（上，下篇）[N]. 中国医学论坛报，2008 - 04 - 24.

[2] 田晓青. 牛年伊始话医改 [N]. 中国医学论坛报，2009 - 02 - 12（A2）.

[3] 黄志强. 在微创外科时代的外科医生"天之骄子"还是"迷途的羔羊"[J]. 解放军医学杂志，2008，33（2）：121 - 122.

第二篇　创伤和微创

创伤和微创放在一起讨论的意义在于：只有明确什么是创伤，才能判断什么是真正的微创。

第一章　创伤分类

长期以来，特别是名目繁多的技术引进以来，"微创"（微小创伤）的提法几乎家喻户晓，但创伤应该包括哪些内容，这是最应该首先厘清的问题，却由于种种原因而被人们有意无意地忽略了，并且在所谓新技术热浪冲击下反而变得模糊不清。很多专业杂志报道的文章，最流行的说法是伤口小或体表没有伤口、用镜子做的手术就是微创。伤口大小、住院（含恢复）时间长短等，在创伤分类中并非创伤主要内容，在评判疗效时并非主要选项，现今却成了微创、值得推广甚至成为"金标准"的重要依据。而其他，如造成伤、残、死等严重后果、安全、社会、经济、环境等问题，似乎都不如伤口大小、住院时间长短、恢复快慢重要，甚至在优劣和方法选择讨论中可忽略不计。在之前没有激烈争论时其并没有特别意义，但在当前，医学出现很多不尽人意现象的情况下，很有必要从创伤应该包括的主要内容和分类着手，以加深对各种手术造成损伤严重性的认识，明确什么是真正的微创。正如刘永雄教授在《精心保护胆道树：医源性胆道损伤》[1]一文中所言"胆道损伤的分类方法，一直沿用的是 Bismuth 的分类方法和 Strasberg 有关腹腔镜胆囊切除胆管损伤的分类方法，还有其他一些方法，他们主要表明了损伤后改变：胆漏或狭窄（阻塞）的定位、程度和范围，有利于伤后病情的分析和处理方式的设计，但都不尽完善"。我们认为并强调除了损伤的定位以外、患者们受伤的方式（理化属性）及致伤的病理机制对损伤的发生、形成、转归的影响，要重要和复杂得多。本书为了读者能从更广泛视野对创伤和微创有更深刻的理解，而作如下分类。

第一节　损伤分类

一、对人体创伤

可分为机体和精神的创伤，对机体的创伤又分程度和原因两方面：程度大致分轻度和重度；原因分为疾病性和医源性。本章重点讨论创伤的部位、程度和原因分类。

1. 按部位分浅部伤和深部伤

浅部伤：皮肤伤、切口伤、感染等。

深部伤：腹内脏器，肝、胆囊、胆管、胃肠等。

2. 按原因分疾病性和医源性损伤

疾病性：疾病严重，不及时就医造成的损伤。

医源性：有好的方法不了解、不采用，由于方法和技术选择不当、技术本身缺陷、技术不熟练等治疗过程中造成的损伤。

3. 按损伤边界清楚程度分为锐性伤和钝性伤

锐性伤：传统刀、剪切割伤，边界清楚，易辨认，好修复。

钝性伤：高频电、微波刀伤等。

化学伤：灌注治疗用化疗药物、介入用无水酒精伤等。

4. 按损伤发生的时间可分为近期损伤和远期不良损伤

近期损伤：手术当时及手术后近期损伤，如手术时的胆道损伤、血管伤、肠道损伤等。

远期不良损伤：如胆囊切除时胆道损伤造成的胆道狭窄，胆囊管保留过长，胆总管继发性或代偿性扩张，切除胆囊后消化功能、胆汁酸代谢功能异常，肠道菌群异常、结肠息肉、癌等发病率升高等。

5. 按对患者生存能力的影响可分为结构性损伤和功能性损伤

结构性损伤：如肝组织、胆道、血管、胃肠道的损伤。

功能性损伤：如对肝功能、消化功能、Oddi 括约肌功能的损伤。

相对而言，功能性损伤重于结构性损伤，如胆道血管的损伤可导致肝硬化等，最终影响患者的寿命。

二、经济损失

按医疗经济付出分为经济型（即基本保障型或称基准型）和特需型。

经济型：在保证医疗效果的前提下，不同经济能力的人，可享受不同的支付类型。如普通的胆囊炎胆囊结石作为常见病、多发病，一般医院、一般医生用经济型的开腹方法都应该能治疗。在开腹和腹腔镜手术中，前者是特别有难度的手术，切口虽然较大，但具有胆道损伤、并发症、死亡概率低，安全系数高，适应范围大的优点，可称为经济型付出。

特需型：对有经济条件者，不反对到条件好的大城市、大医院，用其他方法如机器人、自然腔道手术等，这些方法需要大量基础设施及设备投入，付出常超越基本医保基准线，对大多数普通患者可能造成过高的经济和精神压力。

三、环境的破坏

对环境的影响可分为绿色环保型和污染排放型。

绿色环保型：医学是"人"学，"维修"（服务）的对象有"七情六欲"的人，没有完全相同"面谱""指纹""结构"和"疾病"的制式的人。外科治疗方法以"手术"为主。主要靠的是"手"的"艺术"，病情不同，因此，也没有制式艺术。与工厂中"维修"的制式机器部件不同，原则上讲能用手的少用器械，能用人的少用机器，从这个意义上讲，医学更需要"绿色青山"，"人"是最宝贵的"金山银山"，所以人工操作最绿色，最环保。

污染排放型：机器、器械、耗材等产能越高，采用越多，碳排放越多，源源不断涌入医院，将来产生的废物越集越多。处理电子垃圾的农村成为癌症村已不是新闻。被人们认为最清洁、最无菌的手术室，手术电刀、微波刀造成的手术室雾霾鲜为人知，但不良影响已被学界重点关注，详见本书腹腔镜胆囊切除特有的并发症相关章节。

四、社会影响

按对社会秩序的伤害可粗略分为和谐型和风险高发型。

和谐型：对社会秩序影响小的损伤。如通常能用现有技术条件，在保证效果的前提下，根据患者病情、经济能力及意愿选择治疗方案，比较容易解决看病贵、看病难，营造和谐的医患关系。

风险高发型：如与上述相反，特别是治疗效果与经济付出、主观期待形成明显反差时，容易发生医疗纠纷、法律诉讼等恶性事件。在胆道外科，腹腔镜手术胆道损伤是开腹手术的 2～3 倍，死亡率中有 50% 死亡与技术选择有关；妇科微创手术治疗子宫颈癌，在主要并发症、存活率、死亡率等主要选择上不如开腹，国际上权威的 NCCN 等机构已更改了他们的指南，这对社会的影响不可小视，这些事实早就存在，不被重视，不被发现，不想改变，根本原因是用"伤口小""住院时间短"作为微创的唯一标准，再深层次的原因就是趋利动机所然，"手"的艺"术"，靠手工操作的"手术"，并发症少，没有技术性死亡率。最后，把损伤程度作为评价方法优劣、是否"微创"的重要依据。

轻度损伤和重度损伤的区别归纳如下。

轻度损伤：有体表皮肤伤、切口伤，轻度感染，深部结构小范围，不影响重要生理功能、工作能力，暂时性、可逆性损伤，对社会、经济及环境代价等不高的损伤。

重度损伤：范围大、深部重要结构、生理功能受损、再处理难度大、不可逆、最后造成伤残死的损伤，甚至通过司法解决，影响社会秩序，造成医疗纠纷和环境破坏等，如严重医源性胆道损伤、大血管损伤、肠穿孔、Oddi 括约肌切断、腹膜后脓肿等。

"微创"是当前最时尚的治疗理念，但也是当前"理不清"的医学问题。究其根源，可追溯到创伤应该包括哪些内容，创伤"理不清"，必然累及"微创"认识之乱，这就是编写创伤分类的目的。医学本应该是造福人类、是与疾病作斗争的事业，有斗争就得有付出，医学的目的是在与疾病斗争中，以最小的创伤，获取最好效果。尽最大的努力，减少对人体、社会资源、社会秩序和环境的伤害，这既是"损伤控制"理念又是医学的初衷。

从价值医疗角度看，重度创伤比例高的路径不是真正的微创，在普外科，肝胆外科中手工操作的路径，除伤口（体表）较大之外，其余均优于目前的各种微创治疗。所以离开创伤的分类及内容高谈"微创"，是指鹿为马。

第二节　创伤的预防

当前对损伤认识存在的误区主要倾向是：

1. 重视局部、表面（看得见）、近期、暂时的损伤，轻视对全身、脏器及其功能损伤、经济损失、精神心理负担、伦理习俗的沦丧；重经济效益，轻对社会环境的影响和破坏，最典型的是用表面"微创"掩盖深部或全身严重创伤。

2. 对医源性损伤严重性认识不足，据刘浩等在《中国司法鉴定》中报道：国外统计医源性伤害数据超过其他伤害，特别是医源性伤害所致死亡数超过各类公共伤害之和，而中国没有医源性伤害权威数据统计。

3. 重治轻防，著名心脏病专家胡大一教授作了美国心脏协会一个非常生动的比喻："心血管内、外科医生聚集在一条经常泛滥成灾河流的下游，拿了国家很多基金去研究打捞落水者的先进器具，同时不分昼夜苦练打捞本领。结果却事与愿违，坠入河中的人一半死了，被打捞上岸的也是奄奄一息，更糟糕的是坠入河中等待救援的人越来越多"，胡大一教授总结其原因是医学目的迷失和价值体系趋利诱导。因为到上游植树造林，甚至在河边埋几根栏杆，没有技术含量，没有多少利润可图就可减少落水者人数，即预防为主（编者注）。

4. 对止损外科、精准外科、功能外科及循证医学等理念认识不够深入。止损外科，是治中有防的概念，在选择、制定治疗方案时就考虑好哪种方法损伤最小，而不是单纯追求"技术含量"和手术的"完美"；甚至先保命，稳定生命后再治伤。中国精准外科不局限于在基因和生物、蛋白、基因检测和基因治疗等生命科学，而强调的是广义的病因精准和方法精准，如胆道损伤的根本原因是无限地扩大切胆指征，使用冷、热源器械及追求胆囊管骨骼化，勉强完成"分离、结扎、切断"胆囊管的经典设计步骤。功能外科，是针对只注重体表美容效果，不注重功能保护，循证医学是比较医学，治疗在取得同样效果时，患者付出多少医源性损伤的代价，决定方法的优劣。刘永雄教授再三告诫"反复认识胆道树，深入研习胆道树，精心保护胆道树，医源性胆道损伤，少数是偶然的，而大多数是难以原谅的。伤后的重建、修复是艰难的，结构上似乎有可行性，而功能上至今难于恢复"[1]。总之只有走出上述误区才能有效预防医源性损伤，才能最大限度减少医源性损伤，达到真正的微创。

综上所述，按上述创伤程度分类去判断什么是真正的微创，特别是在外科手术前对患者、对医生都应该认真思考。对患者，追求体表的美还是保护内脏功能更重要；对医生，选择什么手术方法对患者整体上最有利，不仅要千方百计治疗疾病，更要保护脏器及其功能。手术中万一遇到困难，根据"止损外科""精准外科""功能外科""循证医学"等原则正确处理。手术后要认真总结经验教训，一切为了患者安全。本书将在以后章节中讨论切胆与保胆中相关的创伤与微创问题。

第二章　微创观念的形成和发展

第一节　微创是医学始终遵循的一贯理念

微创并非今日引进腔镜后才有的，远在公元前 4 世纪，希腊医学之父 Hippocrates 曾明确指出：自然是疾病的康复者。他强调发挥患者自身的抗病能力，他告诫医生："不要做得过多"。就是今天所提倡的反对"过度检查"和"过度治疗"的思想来源。临床外科医生总是在追求少开刀、开小刀、治好病。1804 年，德国医生 Philip Bozzini 首创了膀胱镜，借助蜡烛光源通过细铁管观尿道，这就开创了内镜临床应用的先河。而 Max Nitze 则将铂丝制成的光源装在膀胱镜前端，把光源从体外移至膀胱内，提高视野的清晰度。1901 年，德国医生 Georg Kelling 在德国汉堡生物医学会议上报告了在活狗腹腔内充入气体后，用膀胱镜对狗的腹腔进行检查，成为了腹腔镜应用的起源。1910 年，Jacobacus 首次将腹腔镜用于临床检查。1914 年，把膀胱镜改装为腹腔镜。Kelling G 的人工气腹方法一直沿用至今。1924 年，首次使用 CO_2。1934 年，Ruddock 的单孔穿刺性手术腹腔镜问世，对宫外孕患者镜下诊断获 100% 正确率。1944 年，法国 Raoul Palmer 将仅用于内科诊断的腹腔镜引入妇科。1947 年，Palmer R 腹腔镜下输卵管通液并使用了举宫器，1963 年，还在妇科腹腔镜下进行盆腔脏器粘连分离术和电凝绝育术。在外科的其他领域，微创的理念也早有萌发，法国外科之父 Paré 采用血管结扎代替沸油处理截肢伤口，极大地减轻了伤员的痛苦。美国近代外科奠基人之一 Halsted（1852—1922 年）创制蚊式血管钳，提倡轻巧细致的手术风格，首创细丝线结扎技术，强调锐性剥离，注意保护组织。诺贝尔奖获得者法国外科医生 Carrel（1873—1944 年）首创精细的三点式血管吻合方法。还有许多前辈外科大师，如甲状腺外科的奠基人 Kocker（1841—1917 年）、胃肠外科的先驱者 Billroth（1829—1894 年）都推崇严格的解剖操作。他们是近代"骨骼化"微创技术的开拓者，因此，微创早已贯穿于漫长的临床实践过程之中。目前已用于胆囊外科临床的微创手术有：腹腔镜胆囊切除术、机器人胆囊切除及自然腔道胆囊切除，腹腔镜辅助保胆取石（息肉）、全腹腔镜保胆取石（息肉）及自然腔道（胃、肠）保胆取石。

第二节　"微创"的相关争议

存在决定意识，有需求就有存在的必要，虽然大多数人主要是治好病，尽可能保持必要的生活质量，也有人在治好病的同时，要求伤口越小越好，没有伤口更好，当今世界什么技术都能研发，什么设备都能生产，只有想不到的，没有做不到的，因此催生了上述各种等级的"微创"手术及所需器械。所有技术都有一定效果、优势和不足，从所发表的介绍来看，这些手术共同的优点都仅集中在伤口小，恢复快，美容、住院时间短这几项，在创伤分类中偏向次要、表面、轻度损伤，其他多中心比较中，安全性、严重性主要项目几乎未涉及。主要缺点虽提到，如腹腔镜手术时的二维"视觉距离感"差、机器人系统打结时"力反馈"和"触觉反馈"缺失，所有微创手术冷、热源切割、钝性分离，容易造成边界不清的损伤，改变了医生操作习惯等，需要较长时间的学习期，有的手术适应证范围过窄，仅适合少数人的需求等，但均未认识到它们是严重损伤的主要原因；另外，放弃人们已熟能生巧的手术，如胃、肠切除，肝切除，胆肠吻合，胰十二指肠吻合术，胆囊切除，阑尾切除，甲状腺切除等，还有其他妇科手术，引进一些缺乏循证依据、代价过高、学习期过长，仅符合特定条件时才能取得与传统手术相当效果的技术和设备难免引发质疑和争议，前面提到所有技术和方法都有一定效果，也存在不足，总体看，没有最好，但肯定有较好和更好，为了便于医生和患者选择和参考，在本书二十四篇有专题讨论。其中，根据回顾性资料比较 OC、LC、新式保胆治疗、开腹胆总管切开取石、经胰胆管逆行造影 + Oddi 括约肌切开取石（ERCP + EST）等主要方法，从中可看出哪种方法总体上更加属于微创。

第三章 关于"微创"存在的误区和专家论述

对"微创"存在的误区来源于对创伤含义认识的偏颇。

第一节 "微创"主要误区

1. 认为"微创"是新的观念。
2. 以为切口小、只要用"镜"做手术都是微创。
3. 做微创手术就等于有微创观念。
4. 把用腔镜做手术的都冠名为"微创外科"。
5. 简单地判定腹腔镜胆囊切除一定优于开腹切胆手术。
6. 腹腔镜胆囊切除已是"金标准"手术等。

第二节 有关专家关于"微创"的主要论述

由中国工程院主办的 2001 年工程科技论坛"微创外科新概念"学术研讨会于 2001 年 10 月在北京中国科技会堂召开，徐迎新[2]发表了《2001 年工程科技论坛〈微创外科新概念〉会议纪要》（《中华外科杂志》2002 年 1 期）。

与会专家们各抒己见，以下是部分专家的发言：

黄志强教授指出：微创外科的发展未有尽期。"微创"外科是一广义的名词，它是要达到造成对身体最小创伤（局部及全身）的外科而不是限于哪一种方式或哪一种工具，即在任何外科创伤应激状况下，达到和保持最佳内环境稳定状态。广义的微创外科应是缩小外科所带来的局部和全身的伤害性效应，不管是采用何种方法。21 世纪外科应具有最佳的内环境稳定状态、最小的手术切口、最轻的全身炎症反应、最少的瘢痕形成，微创外科的观念和实践必将更加发展壮大。总的来说，随着经验的成熟和配套器械的改进，微创外科的发展未有尽期。

裘法祖教授：微创外科也属于生物技术，它以现代生命科学为基础，结合先进的工程技术而发展起来。它融合了信息科学、生命科学、材料科学和医学工程学，使外科手术能达到微创化、功能化、智能化和数字化的程度。微创外科代表了以人为本的人文主义文化，是"生物－社会－心理"医学模式的一种具体体现。它安全、有效、损伤小，病情恢复快，能满足广大患者的需要和利益，因而受到重视，成为患者的首选治疗措施。

黎介寿教授：腹腔镜 CO_2 气腹可引起机体的生理紊乱，导致一系列并发症如皮下气肿、气胸、气体栓塞；高碳酸血症和酸中毒；下肢静脉淤血、血栓形成、肺梗死；肠缺血坏死；心衰等。临床工作中应加以重视。

吴孟超教授：首先，在考虑微创这一概念时，不能仅以体表创伤的大小来推论体内创伤的大小。其次，微创要以疗效作为前提。在预期疗效相似的情况下，应尽量选择创伤更小的方法。无视患者状况，一味追求肿瘤的扩大根治术，导致并发症的发生率和死亡率升高的情况固然十分错误，一味追求微创化，忽视无瘤原则，导致肿瘤复发率升高和生存时间缩短的情况也不可取。我们认为对于可切除的肝癌，经典的肝切除术仍是首选的方法。

吴孟超院士、黄莚庭教授等认为：微创是一个观念，和外科无菌观念一样，贯穿于漫长的临床实践过程之中，微创非自今日始，临床外科医生总是在追求少开刀、开小刀、治好病。诊疗走向文明是古今医患双方的共同的愿望，是永远的追求。但微创本身并不是目的，创新的是技术方法和手段，用以完成理论认识所提出的治疗任务，目的是治好病。它最基本的前提是第一要安全、第二要有效。微创观念是历来对外科医生的基本要求，也是任何一个外科医生应具有的基本素质。"微创外科"一词并不确切，因为技术方法和手段的进步发展，仍然在外科理论指导下去实施和应用，并没有改变赖以确定治疗原则的理论本身，它不能脱离理论和治疗原则而独立存在。

根据临床实践和这些专家的观点可以回答以下与微创有关的问题，帮助我们端正对微创的认识，走出误区。

第三节　走出"微创"误区

落入误区的主要原因是有意无意地对创伤概念的模糊不清，在不明了创伤包括哪些内容，什么是轻伤，什么是重伤的前提下谈论微创，很容易避重就轻，各取所需。用腹腔镜做手术不一定是微创，因为衡量创伤的程度受多种因素的影响，不是单靠某种器械（如腹腔镜）和体表伤口大小来决定。在不同情况下，可产生不同的微创效果。如：

一、适应证选择不当，不一定是微创

用腹腔镜来做小儿疝气高位结扎、简单的阑尾切除、体表肿块如乳腺肿块、甲状腺肿块；更有甚者，动用昂贵复杂的机器人辅助设备来做有功能的胆囊切除和简单的阑尾切除；为了美容，国内有人开始介绍所谓的自然腔道微创手术，即用腔镜经胃、肠甚至经阴道切除胆囊或阑尾；"三镜"（腹腔镜、胆道镜、胃肠镜）联合治疗"Mirizzi 综合征"。还有无腔道，制造腔道，如甲状腺肿块，乳腺肿块切除，如此等等，大有用腹腔镜代替全部传统手术之势。这些都是误认为只要用"镜"做手术就是微创的结果。尤其当腹腔镜的适应证被不恰当地滥用时，对患者不仅不是微创，常常酿成巨大的创伤，如用腹腔镜切除了有功能的胆囊，或遇到粘连严重的"Mirizzi 综合征"时，如不及时中转开腹，造成胆道损伤及其他并发症和不良后果；在用腹腔镜妇科手术中很少能完整取出肿块，常把黏液性卵巢囊肿，良性或恶性瘤体刺破，致使内容物播散，造成今后发生腹腔粘连或癌症细胞种植播散等。近期，《英格兰医学杂志》[3~4]发表文章，无论是前瞻性还是回顾性资料研究均得出在子宫/宫颈癌根治术中，其结论为：与传统的开腹手术相比，宫颈癌腹腔镜微创手术让患者术后的死亡风险升高 6 倍，癌症复发风险升高 4 倍！有人认为上述专家们的观念以及《当代胆道外科学》中的一些外科原则已经过时，但 2018 年美国《英格兰医学杂志》以及本书收集的最新资料，都从不同的角度印证了这些观念和原则的正确性和先见性（详见第四篇循证医学第七章第三节）。

二、微创是一个广义的概念

因为创伤的范围和程度也是广义的，除了包括对人体组织、器官结构的保护、局部和全身功能近期和远期的影响；还要考虑无菌、无瘤、无毒、并发症及其造成的致伤、致残和致死的发生率；对患者是否充满爱心，如能根据患者不同性别、年龄、民族、生活习俗、伦理信仰、经济负担能力等制定针对性的诊疗方案，不仅能最大限度地减轻肉体的创伤，还能最大限度减轻患者经济负担和心灵及精神上的创伤。这些都不是有了某种镜子或冠上"微创"这类的名称就能达到的。目前认为 LC（腹腔镜下切胆）就是微创的依据，除看得见的切口美容，小于 OC（腹部切口）之外，没有其他客观依据超过 OC，综合

同等的回顾性资料也远较"新式保胆"治疗差。

三、只要有正确的微创观，手工、"大切口""无镜"也微创

只要有爱护组织、爱护器官、保护功能、处处为患者疾苦着想的正确微创观，在诊疗中，做到能"食"疗，不"药"疗；能口服不打针；能少做，不多做；能小不大；能省不费；能保不切；能简不繁等，传统手术也可以达到微创效果，即"无镜也微创"。例如，对于小儿疝气，传统上，取 3 cm 左右的切口，半小时不到的时间，在腹膜外就能完成的疝囊高位结扎。即使成人疝气，增加无张力修补，成功降低了疝的复发率。而腹腔镜下操作因观察与直视习惯不同，给腹股沟处血管、精索、韧带辨认、分离（骨骼化）造成困难，容易造成损伤、（镜下难控制的）出血。又由于腹腔镜多是经腹疝修补，进入腹腔的手术，使腹膜有创面，较传统腹膜外无张力修补更容易发生粘连性小肠梗阻以及穿刺套管口疝[5]，这也违背了外科能腹膜外不腹膜内的原则。用"一刀""一镜"（有时只用取石钳）和"一次"手术就能解决"Mirizzi 综合征"，有人却提倡分次、"三镜"联合治疗"Mirizzi 综合征"，以显示手术难度与技术水平；在各种癌的治疗中，在充分显露的情况下，靠医生细腻的手感，确定病灶及淋巴结大小、质地、侵犯范围和深度，对重要血管、胆管、神经，如生殖神经、喉上喉返神经等（腹腔镜、机器人很难完成）进行肝门部位（见十一篇胆囊癌肝门区骨骼化示意图）、胆囊三角及甲状腺喉上喉返神经等处的"骨骼化"。这种心手眼联动的人的本能是任何器械在复杂、非"制式"条件下难以代替。尽管少数医生、少数医院能够顺利在腹腔镜下做到"骨骼化"，但不等于都能推广。为什么只是为了"微创"就值得要患者冒着很大的风险和代价去推广？

总之，由于考虑腹腔镜 CO_2 气腹对全身血流动力学的影响和腹腔镜其他特有的并发症，很多专家认为腹腔镜手术一旦发生损伤，其后果没有一点是微小的。腹腔镜手术在遇到困难时中转开腹、开腹遇到胆囊三角解剖不清时，改用胆囊大部切除就能有效预防胆道损伤，因此人们有理由认为，这是"无镜也微创"的典型案例。

四、还患者知情权

在狭隘微创观念的影响下，技术、器械滥用将成为一种不良趋势，加上经济利益的驱动和商业利益的运作，似乎机器人"医生"为患者开刀，和机器人"护士"为患者打针护理的日子很快就要到来。"知情"和"不知情"决定需求的真实性。医学是人学，循证医学中强调把患者的知情和意愿在选择诊疗方案时放在突出地位，循证医学和人文医学有一项重要的交会点，就是患者的知情和意愿，本书将在"当代胆囊外科与人文医学"章节中讨论。患者不知"骨骼化"是什么意思，不知道肿瘤根治术是机器臂（不是医生的手）远距离操纵冷、热源器械在重要的血管、胆管和神经上进行分离和切割，就如同艺人高空走钢丝；患者只知道"打洞""不开刀"就能治疗胆石症，"切除胆囊无大碍"，没有人能像热爱自己的"专业"、热爱家人一样，把各种治疗方法的利弊客观告知患者、让患者选择。现在，没有人向患者告知切除有功能的胆囊产生的五大问题，更没有人向患者宣传美国因腹腔镜胆囊切除造成的伤亡人数超过同期的伊拉克战争和阿富汗战争等真相，如果得知这些信息，相信更多患者会有更好的选择。他们会在体表美容和深部脏器功能损伤之间，在美容和伤、残、死之间进行权衡。到那时，患者需求、方法优劣以及什么是真正的微创等认知与"医、药、械"界中当前的认知和需求不一定一致。眼下，患者的知情权被剥夺，舆论有意无意地误导，且成为跨国公司的代言人。

第四节　对设立"微创外科"的质疑

腔镜技术改革了器械，改变了手术进路，但仍然在外科基本理论和原则指导下进行，还不能脱离这些理论和治疗原则而独立存在。现在只要配备了腔镜的医院都相继成立了"微创外科"，但要把使用腔

镜、导管、介入等人员组合在一起，因各科业务不同，所以不可能；结果就成立了微创肝胆外科、微创泌尿外科、微创心胸外科等。而在这些科室中只做腔镜手术，而不做其他手术的医生很少。时下，好像用腔镜做手术的就是"微创"医生，不用腔镜的就不是"微创"医生。因此以上矛盾说明"微创外科"不仅理论上不确切，在实践上也行不通，给患者造成误解，使镜子成为"微创"的代名词。让人们误认为用镜子做手术，哪怕是切除有功能的脏器，哪怕是再小的包块和再小、再简单的手术都是微创，利用人们爱美心理，把局部美容的作用推向极致，不考虑性价比、各种并发症和对全身不良的影响，为此，"无腔"的部位如甲状腺、乳腺，为了"微创"，医生不惜制造"气腔"，非用腔镜做手术不可；无困难制造困难。而不用腔镜的无张力疝修补同样达到疝复发率下降到 1% 以下，无肠粘连等并发症，为了"微创"，不顾可能发生肠粘连的并发症而也蜂拥采用腹腔镜行疝修补，连幼儿也不例外。这种"微创"观已经远离"能简不繁""能小不大""能腹膜外不进腹"的外科原则和"能省不费"的循证原则。因此，吴孟超院士、黄莛庭教授等认为"微创外科"一词并不确切，设立"微创外科"也受到质疑。

第五节　控制损伤程度是微创的重要循证依据

一、胆道外科中的另一倾向是"唯腹腔镜才微创"，这也是胆囊外科发展的第二大阻力

"金标准"是中国人根据"gold standard"翻译过来，我们是在《当代胆道外科学》中读到，在没有其他更好方法时，这一美名先是赋予了开腹胆囊切除（open cholecystectomy，OC）。LC 引进后，除少数困难病例外，胆囊切除几乎由后者所代替，于是"金标准"由 LC 继承，似乎在情理之中。但是如果读者看书时稍加注意，不难发现，严谨的学者在提到 LC 与"金标准"时，与有些报道简单称 LC 已是"金标准"手术的提法有明显不同，我们在吕新生主译的《腹腔镜手术并发症的预防与处理》[6] 一书中查到的有两段：

1. 1992 年 9 月，美国国家健康研究所召集了一个专家小组研究积累的 LC 资料，认为 LC 对患者有益，并允许外科医师采用 LC 替代开腹胆囊切除术。原著作者吕新生在最关键的时候提醒到："然而，LC 已被证明有问题存在，因此，外科医师必须了解其并发症并努力将其减少到最低程度，'如能'进一步减少其危险性，LC'将'不只是 OC 的替代方法，而是一种新的'金标准'手术。"

2. "如能"避免发生腹膜后套管穿刺针的穿刺损伤（如大血管损伤）和错误的解剖判断所致的胆道损伤，LC 的"主要"并发症"将"被消灭。与其他治疗方法相比 LC"将"成为真正的"金标准"手术。大概所谓的"金标准"就是由此而来。这里的黑体字，"如能"和"将"是 LC 成为"金标准"的前提条件，与目前有的人认为 LC 已经成为"金标准"的说法相差很远。LC 对人体的长远不良影响与 OC 相等，严重并发症的发病率和各种付出超过 OC，超过 50% 的 LC 死亡患者是死于技术并发症，而 OC 几乎没有因技术并发症引起的死亡率。作者还说"少数（重危）胆囊切除术最好和最安全的方法是 OC，坚持腹腔镜操作完成手术可能导致大的手术并发症，病残及死亡。因此，外科医生应该认识到这种设备的局限性，了解腹腔镜手术的艺术和科学性，而不要对将一个不安全的腹腔镜手术中转为必需的开腹手术予以责难。"所以 LC 这项技术远未达到前提的要求，它在一些重要循证要素方面不如 OC，并依赖 OC，更不如保胆。它之所以能战胜作为其后盾（为其救场）的 OC，只因冠以"微创"大名，迎合多数商家和少数人追求"切口小"和"美容"的欲望，并无其他有力度的循证依据。又如吕新生主译的《腹腔镜手术并发症的预防与处理》一书的结论："虽然 LC 的并发症发生率明显高于 OC，但充分的技术训练和良好手术判断训练，应该能降低其并发症发生率，使之能与 OC 相比，甚至低于 OC"。

二、根据上述结论，特别根据加粗的，很多人根本不想注意的黑体字，本书对读者有两点重要提醒

1. LC 和 OC 优劣的比较，主要是效果和付出的比较。效果相同时，就是并发症和其他付出的比较，

而且应该是最严重并发症如胆道损伤和死亡率的比较。其中，LC 的病例是可以选择的和中转的，而 OC 则不可能。同等原则，如充分的技术训练和良好手术判断训练，选择与 LC 相同的病例，在遇到解剖困难时中转其他方法如胆囊大部切除等，OC 也应该能降低或消灭并发症发生率，使之更能优于 LC。

2.《腹腔镜手术并发症的预防与处理》一书，在提及 OC 优势时，都能标出数据；但提及 LC 优势时，却标不出数据；在关于解释 LC 劣势时，提出了"技术并发症"的概念，该书认为 LC 的损伤并发症其实并不比 OC 高，之所以高是因为这些损伤大多是由于外科医生没有遵循外科的基本原则所致。这些原则是：①在进行手术操作之前，应保证手术野的显露充分。②小心细致地进行解剖分离并完善止血，不要盲目钳夹或凝灼出血点。③在结扎和离断任何组织以前，要确认其解剖关系。如能遵守以上原则，应尽快中转开腹手术，这样 LC 的技术并发症决不高于 OC。本书认为这段描述有三层意思：①先是肯定 LC 并发症高于 OC。②是如能遵守外科原则和中转为 OC，又肯定 OC 优于 LC 并可作为 LC 的代替和后盾，就如下级医生遇到困难时请来上级医生一样。③OC 没有"技术并发症"，最后还是肯定 OC 技术优于 LC 技术。但作者并没有说明为什么用 LC"金标准"新技术不能遵守外科原则，而用旧的，所谓"落后"的 OC 的就能，并能减少甚至不发生技术性胆道损伤等并发症，作者更没有说明为什么在评价 OC 时，不将病情难度、不可选择性，能解决 LC 不能解决的所有问题，没有"技术性死亡率"等因素给 OC 加分。总之，除黄志强院士总结的 LC 优点是"创伤轻一点，愈合快一点，效果好一点，瘢痕小一点"等次要几项之外 LC 没有什么重要项目超过 OC。在事实面前，学界竟然得出有违客观的结论，可想而知患者了解真相之难。只有学界在不受其他因素干扰下，根据科学的评价体系对药、械疗法优劣进行准确评价，只有在人们清楚了解"控制损伤程度"是评价"微创"的重要循证依据之后，在大多数"美容诚可贵，伤、残、死价更高"的多数中国人心目中传统实用技术 OC 的地位才能提高，收益不大或收益相当，但付出过大，名不符实的 LC"新技术"地位才会回归事物本来面目。

第六节　控制损伤外科原理在微创外科的意义

这里不系统讨论控制损伤的整体内容，仅涉及其基本目标和精髓，即控制手术对患者的损伤，而非控制病变对患者的损伤理念，对理解广义微创观念的意义，并仅局限用非创伤患者的部分例子。

1. 目标。从手术成功到治疗成功，如胆囊切除成功，遗留很多后遗症，可认为没有达到成功的治疗。

2. 精髓。以微创为宗旨，以最小的损伤达到最好的治疗效果。

对于非创伤患者而言，机体的创伤主要是手术所致，外科医生应具有损伤控制的理念，避免和应对手术可能出现的类似创伤的病理变化。例如：①急性重症胆管炎，先行鼻胆管引流等，情况稳定后再行确定性手术，死亡率明显下降。②低位肠梗阻，传统一期造瘘，二期重建；新技术时代，经肛门插入型肠梗阻导管法适用于全身情况差、不能耐受急诊手术的患者。③质子泵抑制剂等抑酸药物的问世和发展，消化性溃疡穿孔现在多行穿孔修补，后用抑酸药物，不再采用胃大部切除术。十二指肠溃疡与胃幽门螺杆菌有关，并可用效果明确的抑酸剂治疗，也不再采用胃大部切除术，这也是 DCS。④腹主动脉瘤破裂，暂时性主髂动脉分流或填塞止血，平稳后再彻底治疗。⑤结直肠发生骶前大出血并 DIS、小儿坏死性肠炎等均可先行简化手术，切除后不吻合或造口，好转后再手术。⑥急性肠系膜上动脉栓塞，不能明确肠坏死界限时，不应盲目大量切除，应暂时切除明显缺血的肠段，密切观察，有条件者做动脉造影，确定坏死范围以后再确定性切除。⑦肠外瘘的处理，从 20 世纪 60 年代早期手术转为先行剖腹引流、控制感染，营养支持，确定瘘口不能自愈后再手术，使肠外瘘死亡率由 50%～60% 降到 12% 左右。⑧腹膜后巨大肿瘤，术中大出血，或因手术时间过长，出现低温、酸中毒及凝血功能障碍，不可强行完成手术，应尽快止血或纱布填塞，暂时关腹，维持生命体征稳定后再确定性处理。⑨器官移植，获取器官时也应遵循 DCS 原则，在获取第 1 个器官后，应最大限度地保护其他器官的功能，使 1 名供者能供更多的可移植器官。有外国学者在此理念指导下，使 1 例脑死亡者提供的 5 个脏器用于移植，这是在器官移植领域首次应用 DCS 理念。⑩严重化脓性胆囊炎胆囊结石，全身情况差，不能耐受制式胆囊切除术，甚至可在局麻下胆囊切开引流，待情况好转后，再手术。

　　本节说明达到降低创伤程度的方法多种多样，这些"非镜"治疗路径也能极大降低损伤程度，降低死亡率，提高存活率，还说明微创观念和微创方法无处不在，问题是我们是否有意识和技术上的准备。

第七节　传统开腹手术和微创手术分级的比较

一、传统手术

　　1. 靠学校教学，临床实习、带教，就能掌握，没有专门的学习期。

　　2. 胆道外科中 90% 以上为胆囊切除，先用 LC，但疑难病例还得靠传统方法才能解决，就像下级医生拿不下的手术请上级医生解决一样。

　　3. 传统手术能完成各种难度大或疑难病例，且手术的并发症也降低了，在各种 LC、机器人、自然腔道微创手术选剩的疑难病例都集中请传统手术的情况下，OC 胆道损伤率却下降到 0.2% 以下。

　　4. 微创手术 0.05%～0.1% 死亡率中起码有 50% 是 LC 技术的并发症，而传统手术 0.4% 死亡率中没有技术性死亡，说明即使死亡也是因病情重引起的。

　　5. 传统手术的暴露靠切口大小来解决，腹部有切口，大小根据患者胖瘦、病情复杂程度而定，胆囊切除通常在 10～15 cm，近年来，开展了小切口胆囊切除，切口在 5～10 cm，原则是能小不大。

　　6. 传统手术手持器械是执笔式或执筷式，符合国人习惯，准确、稳定。

　　7. 传统手术器械短，转向不受腹壁支点影响，操作转向自如，手离病灶近，可触病灶、质地，结石侵犯范围反馈准确。

　　8. 传统手术对条件要求不高，一般医生和医院都能开展，对环境影响小。

　　9. 人的知觉和敏锐反应功能是自然进化而来的。视觉是多维，立体感强而真实；手离病灶近，可及时感知病灶的质地、结石（病灶）侵及范围，反馈准确。及时处理急性出血等意外突发情况。

二、微创手术

　　1. 切口小或没有体表伤口，或只有内部伤口和创面。切口小是产生所有困难问题的根源。

　　2. 额外需要较长时间学习，学习期的代价付出也在该技术绩效内。

　　3. 设备代价高。代价越高的，学习期越长，指征越严格，适用范围越窄，受益人群越少。每一代医生都有学习期，都会发生学习期的代价。LC 并发症，危险性高于传统手术，每引进一种新技术，就额外增加这种技术的特有并发症，如 ERCP + EST、机器人系统、自然腔道手术都有原传统手术的并发症 + 新技术的并发症。微创手术的暴露靠气压，看得清楚，做起来难，缝合难，病灶界线辨认难，容易损伤临近管道和器官。

　　4. 微创手术难度高，如腹腔镜、机器人和自然腔道手术，越"微创"，操作越困难。以单孔腹腔镜为例，有人报道，单孔比多孔困难，术中操作的主要难点有：①同一方向，数把器械，可见空间虽大，受脐眼支点障碍，想随意到达任意的空间就难。②因切口小器械多，器械变换角度时的"打架"，术区解剖、缝合等动作困难，不能施行必要的整形和稍微复杂的处理，即使像常见的胆总管切开取石，"T"管引流等，传统的常见手术，在腹腔镜下就显得非常困难，逼得有的医生只能把不置"T"管的"一期缝合"作为"创新"，其实，根据胆漏的流体力学原理，这种"创新"存在危险（见十九篇第五章第六节），这也是很多胆囊结石合并胆总管患者被推给 ERCP + EST，不得已而为之的原因，也是微创手术所能及的范围有限，一旦扩大范围，并发症发病率就会升高的原因。而且伤口越小，"微创"等级越高，适应范围越窄。③器械存在视觉误差、缺乏触觉反馈，导致病灶的质地、范围、与周围组织的关系等判断困难，由于医生感知最敏感、最柔软的双手不能直接参与操作，只靠锐利、坚硬的器械钳夹、抬举和挤压病灶，这也是术后癌存留、种植和扩散、意外癌及各种并发症发病率升高的原因。

5. 所有微创手术都是用冷、热源器械进行凝固、炭化、切割、剪断和电凝止血，与传统手术比容易发生临近胆道、器官、组织等造成边界不清、迟发性烧灼性（或隐匿性）损伤，常常在术后几小时，几天才出现症状，得不到及时处理。

6. 微创手术的损伤与传统手术不同，所发生的损伤，多数是看不见的深部、功能性的、不可逆的，致残甚至死亡的严重损伤，OC 与 LC 比，除胆囊切除术后综合征相同外，传统手术主要是看得见的腹部切口伤，总的损伤程度较轻。

7. 微创手术的设备使用对环境破坏大（见腹腔镜特有并发症十六篇）。

三、微创和开腹普外同种手术难度（级别）对照表（表 2-1）

表 2-1　微创和开腹普外同种手术难度（级别）对照

路径	开腹	微创*（腔镜/单孔）
阑尾切除术	1～2 级	3～4 级（单孔 4 级）
疝修补术	1～2 级	3（选择）～4 级单孔
无张力疝修补	3 级	4 级
甲状腺部分切除术	2 级	4 级
保胆取石术	3 级	3（选择）～4 级单孔
胆囊切除术	3 级	3（选择）～4 级（单孔）
胆总管切开取石	3 级	4 级（含 ERCP + EST）

注：（摘于卫生部普外科部分手术分级）*指腹腔镜可选择病例，与开腹比，指征较严格。而开腹不能选择病例，随机性。

说明，同样的手术开腹的难度等级、成本及并发症发生率低，微创手术均在腔镜下进行难度等级，成本及并发症发生率高。单孔均为 4 级，腹腔镜胆囊切除术 3 级一般是选择性病例。正如海军军医大学东方肝胆医院姜小清教授所言，不能触摸是腹腔镜手术的最大缺陷。因此，本书认为这是微创手术产生各种问题的根源。

四、微创手术腹壁支点增加手术难度示意图（图 2-1，图 2-2）

图 2-1　传统缝合手的姿势

［适合外科医生习惯，在合适切口的情况下器械移动不受障碍。
左右手配合及助手配合（与腔镜比）更便利、灵活、准确］

图 2 - 2　腹腔镜下缝合

（视觉上，空间很大，看得很清楚，但因只能通过小孔操作，动作受腹壁支点障碍，医生双手及
助手配合困难，缺乏传统手术上述优点，这是造成难度提高及产生很多问题的主要原因）

要知道微创的标准，首先要明确创伤应包括的内容。微创是相对而言，整体而言。李宁[7]在《损伤控制性外科理念在胃肠外科的应用》一文中指出：损伤控制性外科的理念对胃肠外科手术后并发症的预防和处理同样有着非常大的借鉴意义。严重创伤患者的最终结局决定于机体生理机能的极限，而不是对损伤器官、组织外科手术修复的完整性。因此，在整个损伤的处理过程中，应将维护生理功能置于首位。外科医师应将治疗理念从传统的手术模式中摆脱出来，应该将患者的生活质量和存活率（而不仅仅是手术的成功率）放在首要地位。"损伤控制（Damage control）性外科"的提出，能否对狭义的"微创"观念有所警示不得而知。目前有的声称"微创外科"，但却"穿新鞋""走老路"。如对常见的胆囊息肉，其实胆囊功能多是正常的，取出息肉后根据细胞学性质决定胆囊的"去""留"，是目前技术已经能做到的，但是有了腹腔镜，打着"微创"和"高科技"旗号，而抛开病理细胞学定性技术，还沿用根据大体解剖直径大小（10 mm），蒂的宽窄、单发多发等原始的老一套粗糙标准来决定胆囊是否切除。正当报道指出腹腔镜胆囊切除胆道损伤并发症比开腹高 2～3 倍或 3～5 倍还无法改善之际，现在又准备引进"更微创""更先进"的机器人手术辅助系统和自然腔道手术，使很多外科界"天之骄子"在很多眼花缭乱的"新技术"演奏的"狂想曲"旋律中成了"迷途羔羊"，就是忘记了《胆管损伤诊断和治疗指南》上总结的胆道损伤后修复效果最好的是上帝赐给医生的那双手，逼得黄志强院士不停追问道："胆道外科路在何方？"[8]"未来的胆道外科：往东还是往西？"[9]对该问题及类似的其他问题本书作了回答，不向东，也不向西，只能向"中"，走创建有中国特色胆道外科之路，走通过保护胆囊来保护胆管，保护 Oddi 括约肌和胰腺的道路，走中国群众消费得起的，中国医生容易做到，能发挥他们最大作用，喜闻乐见的道路。

正如刘永雄教授所言[10]，微创的金标准只能是安全、有效，而不能是其他。我们不能同意一个疾病的治疗有什么金标准。"金标准"的提法只能是相对的，有时限性的，因为技术要有不断的创新和进步，日新月异，永远不可能有真正意义的"金标准"。

总之，创伤包括对人体脏器结构、生理功能，对患者生存能力的影响、经济付出、精神损伤，对社会秩序的影响及环境的破坏等，是否微创、是否先进要根据这些因素综合比较得出的结果来确定。不是看先来后到，新来的，不一定就是"创新"，原来的，不一定就落后。不能只看其中某一特色，如伤口小或没有体表伤口，更不能仅凭患者以外某方利益和价值取向而定。在胆道外科，对机体而言，胆道系统生理功能的保护程度就代表微创的程度，其他方面再综合比较，才能得出相对精准的结论。

（莫国贤　胡卫敏）

参考文献

［1］刘永雄.精心保护胆道树：医源性胆管损伤是腹部创伤中的严重和特殊类型［J］.中华肝胆外科杂志，2009，15

（2）：81-83.

［2］徐迎新.2001年工程科技论坛《微创外科新概念》会议纪要［J］.中华外科杂志，2002，（1）：68.

［3］Melamed A，Margul D J，Chen L，et al. Survival after minimally invasive radical hysterectomy of cervical cancer. New England Journal for Early-Stage cervical cancer. Medicine，2018 Oct 31. DOl：10. 1056/NEJMe 1814034.

［4］Ramirez P T，Frumovitz M，Pareja R，et al. Minimally invasive versus Abdominal Radical Hysterectomy for Cervical Cancer ［J］. New England Journal of Medicine，2018 Oct 31. DOI：10. 10556/NEJMoa 1806395.

［5］彭承宏.机器人辅助外科手术系统临床应用的现状与前景［J］.中华肝胆外科杂志，2011，17（8）：606-609.

［6］腹腔镜手术并发症的预防与处理［M］.吕新生，译.长沙：湖南科学技术出版社，2002：68，81.

［7］李宁.损伤控制性外科理念在胃肠外科的应用［J］.中国实用外科杂志，2013，33（4）：259-261.

［8］黄志强.胆道外科路在何方？［J］.中华实验外科杂志，2010，27（11）：1569-1570.

［9］黄志强.未来的胆道外科：往东还是往西？［J］.腹部外科，2008，21（2）：68.

［10］刘永雄.肝胆胰脾外科二大热点及热点思考［J］.中华肝胆外科杂志，2011，17（8）：601-602.

第三篇 胆囊外科百年之争

第一章 争议历程

客观上，保胆、切胆争议是从来就有的，说是跨世纪之争也不为过，只是不同时期争论的焦点和激烈程度不尽相同。保胆的起源早于切胆，1676 年首例经窦道胆囊取石，1867 年有人首次行胆囊造瘘取石，1882 年，Langenbuch 首例胆囊切除成功，1885 年就有人提出"胆囊切除是一场灾难"的质疑，《胆囊外科学》出版之前的 20 多年间，争议仍然不断，即使是在《胆囊外科学》出版之后，胆囊疾病的治疗虽然已经以切胆为主，但胆囊造瘘治疗还成为特定情况下的一种方法，出现在各种教科书和临床实践中。在此后一百多年间，人们对胆囊的"怀念"从未磨灭，表现在对胆囊解剖、生理功能及其重要性的研究，这些探索绝不单纯是为了永远切除胆囊。关于胆囊切除术中、术后并发症及不良后果等的研究，无论主观目的为何，客观上为寻找更好的方法埋下伏笔。1938 年，首次把胆囊切除后各种症状定义为"胆囊切除术后综合征"，20 世纪末的各种保胆治疗纷至沓来，正像刘永雄教授所言，保胆、切胆之争已不新鲜，也不过时，本章将争论的主要经历大致分为四个阶段。

第一阶段，在相当长的时间内，保胆多次跌宕起伏，第一阶段争论的目的，为了使保胆作为一种被认可的治疗方法；由于切胆取代了人类之前对胆囊疾病治疗方法，"有没有"的主要矛盾，所以功立千秋，一直占据主导地位，成为治疗胆囊疾病的金科玉律，后被套用于 LC，称为"金标准"。"取石"只能作为特定情况下的辅助手段。

第二阶段，进入 20 世纪末期，国外超声震波、液电等技术引进的体内、外碎石、取石、排石，经皮经胆囊穿刺取石相继出现，因以介入治疗科室为主，操作不方便，残留率高，复发率高达 40% 以上，保胆原理、想法和愿望虽好，但因操作不便，总的疗效低，无须激烈争论，仅召开过一次全国性会议，虽因国外引进，被录入《当代胆道外科学》一书中，但最终还是自生自灭，这就是现在常遭反对的"旧式保胆"。

第三阶段，自从张宝善教授推行的以小切口加内镜保胆取石以来，取尽率高，复发率下降，保胆多数单位 5~10 年复发率降至 4%~8%，小切口加内镜保胆，因条件要求不高，操作方便，容易推广。这阶段的争论聚焦在"胆囊是否是产生结石的温床"。张宝善教授根据黄志强院士主编的《当代胆道外科学》中，"成石胆汁来源于肝脏"以及切除胆囊不能从根本上解决成石问题，不能避免胆道损伤等不良后果的原理，驳倒了"胆囊是结石温床"的理论，并用实际行动掀起又一波保胆治疗胆囊结石和息肉新热潮，产生了 2007 年、2015 年版保胆共识，保胆在良性疾病治疗中的地位开始改变，实现了把保胆作为一种治疗方法的愿望，直至载入到 2018 年保胆共识中。

第四阶段，在第三阶段的基础上，即在稳定作为一种治疗方法的基础上，向更高目标攀登。

在刘京山教授主持编写的 2018 年版微创内镜保胆专家共识中[1]，文字表达上虽然低调认为保胆作为胆囊良性疾病的一种治疗方法，但从指征所包括的范围上看，已经囊括胆囊良性疾病的绝大多数，因为有结石（息肉）胆囊，功能好的胆囊就接近多数；加上取出结石后，原来功能差的胆囊，胆汁流动顺畅、功能恢复的胆囊；高龄、危重（不能耐受、不愿切除胆囊、不需顾及以后复发和癌变等的）患者，更占据结石和息肉的大多数，因此，保胆实际上已经成为治疗胆囊良性疾病的主要方法，这一阶段可以说是保胆发展最迅猛、效果最好的阶段，开展单位遍及中国各省市近 600 多家医院。据不完全统计，受益人群超数十万，而且没有严重并发症及后果（如没有占切胆 30% 左右患者的胆囊切除术后综合征，没有胆道损伤，没有 Oddi 括约肌的损伤，没有 ERST + EST 造成的新损伤，没有出血、胰腺炎等并发症，没有死亡，没有加重患者痛苦与经济负担）。尤其是 2018 年参加保胆的医院，从基层医院、民营医院向二级医院和一些三甲医院迅猛发展的事实，这对作为"金标准"的 LC，构成了严重的挑战。虽然保胆界同人多次重申，保胆、切胆不必分派，甚至不必争论，做好自己分内事。但保胆、切胆所涉及的已不是单纯的技术问题，保与切，是本质不同的两种方法，是两种思维、认识和观念等深层次问题。正像黄志强院士所言，保胆是 21 世纪的大事，是中国的大事。同时，黄志强院士认为，LC 只是"创伤轻一点、损伤小一点，恢复快一点，瘢痕少一点"的器械和手术进路的改良，作者理解为，LC 方法除美容（不是绝大多数人苛求）外，总效果及不良后果没有发生本质的改变。从循证角度看、从性价比角度看，保胆多方面优于切胆（详见第二十四篇内容）。保胆既然是大事，就是发生了"质"的改变，革命性转变。同样，保胆、切胆优劣的辩论，是百年"守成"切胆与"崛起"保胆的争论，同样关系到胆道外科发展的前途和命运，特别关系到患者胆囊的前途和命运，曾有人提出，"你们都保胆了他们怎么办?"的担心。在"温床"理论被驳倒后，保胆仅作为一种方法，相对好接受，LC"金标准"的地位仍能留。一旦出现以"保胆为主"的任何苗头，"切胆"的态度势必明显反弹，这就可能类似"修昔底德"现象，从下一节争论的内容便知争论的广泛性、长期性及复杂性。

第二章 当前争议的主要内容

第一节 双方共同点和不同点

有意思的是，双方争论尽管水火不相容，但其实还是在一些问题上有相同之处：

一、相同点

1. 两者都赞同保护有功能的胆囊。

具体表现：保胆者否认保留无功能的胆囊，即把无功能胆囊列入保胆禁忌证，对这些胆囊都主张切除；切胆者否认切除有功能的胆囊，即只切除无功能的，有（或可能有）癌变的胆囊，并多次要对方提出"哪家医院"切除了有功能的胆囊的证据，类似"此地无银三百两"。

2. 都同意胆道外科需要发展，需要改变。

3. 都声称为了治疗疾病，为了患者。都认为任何百分比再低的损害，对患者个人都是100%的不幸遭遇。

4. 都承认结石—炎症—癌呈正相关。

二、不同点

不同点在于对声明的落实程度，如否认切除有功能的胆囊，但《2021版胆囊良性疾病外科治疗专家共识》明文规定胆囊结石无论是否有症状均为切除指征，这就包括有功能胆囊。对优劣，创伤轻重、意义和标准不同，思维逻辑和方法，特别什么是"微创"，什么是"创新"等理解不同，所以争论存在以下问题，如缺乏事实和数据支持，常常自相矛盾及存在双重标准等。

第二节 保胆、切胆观点

纵观以往的争论，在解决胆囊疾病"有没有"方法问题时，切胆站稳了一百多年的主导地位，没有其他方法能与之相比，在出现了保胆方法并即将成为主要方法的苗头之后，争论必然发展到用什么方法更好的阶段，即进入争论的深水区，焦点已经不单纯是技术之争，而深入到相关领域的各种认识和观念之争。归纳起来有以下几方面：

一、持切胆观点

1. 切胆经百年考验，切胆无大碍，有的都是正常并发症。

2. LC已是胆囊良性疾病治疗"金标准"，是最微创的手术；LC优点及"金标准"的理由是伤口小、损伤轻、恢复快、住院时间短等，是各级别杂志总结性的结论。

3. 保胆复发率高达40%以上，主要教学医院、主要三甲医院大多数没有开展。

4. 为防复发，术后还要治疗，保胆多此一举。

5. 保胆文章资料不全，质量不高，没有RCT依据。

6. 对胆囊疾病，如结石、息肉的成因、机制、胆囊功能重要性，保胆后可能发生的情况，如癌等了解尚不彻底就推广保胆是不合理的。

7. 保胆是古老、陈旧、落后，谈不上"创新"。

二、持保胆观点

1. 胆囊有重要的独特的生理功能，对人体健康有重要意义。受损导致修复难度大，功能恢复不易，《当代胆道外科学》一书中，有详尽依据。

2. 保胆后多数组的胆结石 5~10 年的复发率已从原先的 40% 以上降低到 4%~8%。

3. 取净结石后复发是自身病理性的，不是医源性的，与切胆不良后果不能混为一谈。

4. 保胆唯一缺点是复发，复发后果与切胆造成的胆道损伤及胆囊切除术后综合征，甚至伤残死等后果相比轻得多，也容易处理。

5. 保胆在取得与切胆同样效果的同时，患者没有比切胆更多的付出，并有数据支持，而 LC 作为"金标准"证据严重不足（详见本书，二十四篇比较结果）。

6. 保胆破解了切胆产生的胆道损伤和胆囊切除术后综合征等旷世难题。填补"标准切胆"留下的大片空白。因切胆"只切除有症状、无功能的胆囊"，对大量无症状、轻度症状、有再次发病，出现症状和并发症及癌变可能的胆囊结石、胆囊息肉，可导致胆囊功能减退，癌变。影响生活质量与生存率。例如，2011 年版《胆囊良性疾病治疗专家共识》[2] 中，就没有胆囊结石合并胆总管结石的内容，在胆囊外科、胆道外科认识上就留下了隐患和空白。反之对这部分空白留下的患者，预防性取石和取息肉比预防性切胆更符合既保留胆囊，又预防癌的原则，所以更科学，预防性切胆比预防性保胆让患者付出的代价更大。

三、争论中存在的问题

1. 反对保胆观点缺乏事实和数据支持

关于保胆治疗导致癌变的观点，缺乏数据支持，把没有要求保胆治疗患者胆囊癌高发病率的责任推给保胆，特别是最有可能接触到胆囊癌患者的专科医院，最容易拿出患者就诊经过的资料，患者是否找过保胆医生？还是找过切胆医生？现在争论中反对保胆方缺乏保胆后发生癌病变的数据。

2. 比较项目少，而且避重就轻，只比伤口、住院时间、恢复时间等次要选项，避谈"伤残死"，只论"体表美"。

3. 反对保胆，多数依据是仅以教科书没有写、多数三甲医院没有开展、国外没有开展等为依据。

四、辩论中的双重标准及自相矛盾

1. 同样情况下，只可以切，不能保：在对胆囊疾病都了解不彻底的情况下为何可以切胆，而不能保留。法学上对嫌疑犯，证据不足，尚可"疑罪从无"，因胆囊疾病"还不了解"，就可斩草除根，不给患者留下"等待"研究及享受科技发展的机会。

2. 结论与事实不符：切胆可以有医源性胆道损伤、胆囊切除术后综合征，甚至伤残死等不良后果；尽管切胆的论文有很多，但结果为出现各种并发症，结论仍是 LC 好于没有这些并发症的方法。而在取得同样效果的同时，保胆却不能有复发，哪怕是疾病本身原因或属疾病应有的结果。

3. 一方可以有各种并发症，要求对方十全十美：认为保胆随访资料不全，没有 RCT 证据（实际有很多证据），但近 30 年来引进的各种切胆新技术，LC 文章只以伤口小、恢复快、瘢痕少、住院时间短就代表大规模、多中心比较，就代表 RCT、代表"金标准"以及可以推广的证据。

4. 提倡切胆时，说胆囊不重要，可有可无，连锅端都无大碍；反对保胆时，在胆囊上开个小口，黏膜仅"可能"有丁点擦伤都非常"心痛"，似乎砍头都不怕，就怕脖子上的疤。

5. 保留下来的胆囊，哪怕再小比例复发或仅疑可能癌变，对患者个人都是 100% 的伤害，就成为否定保胆的依据；而 LC 事实上已造成百分比更高的伤残死，却认定为"金标准"。

6. 结石—炎症—癌呈正相关的关系链，但保胆"取石"却铁定不能防癌，只有切胆才能防癌；任何器官（膀胱、胃、肠）等脏器去除病灶后保留下来的组织都有癌变的可能，唯独胆囊必全切才能防癌?

第三节　出现问题的原因分析

出现这些上述现象的重要原因是缺乏中国版的评价标准和正确的思维方法。

一、中国版的标准

论优劣，划规范，找共识都得有标准，没有规矩不成方圆。正如刘永雄教授所说，所有技术，应该有效果，能讲得出道理（原理）。讲道理，当然是说中国道理，中国标准。例如，中国保胆就要有效果，能讲出中国道理。改革开放以来，很多中国道理成为国际道理，很多标准成了世界标准。所以，当微创外科、止损外科、精准外科、功能外科等新观念提出之后，都出现中国版的理解，比较典型的是，广义微创观和狭义微创观，广义精准外科和狭义精准外科等观念。

二、微创的中国标准

中国工程院 2001 年召开专题讨论[3]，得出的结论归纳起来大致是：微创观念贯穿外科的始终且从来就有，指最小的创伤，最好的效果，不局限于使用哪种器械和方法。广义的微创外科应是缩小外科所带来的局部和全身的伤害性效应，不管是采用何种方法。21 世纪外科应具有最佳的内环境稳定状态、最小的手术切口、最轻的全身炎症反应、最少的瘢痕形成，微创外科的观念和实践必将更加发展壮大。这就是黄志强院士等专家对广义微创观的注解。不局限于使用哪种器械和方法。什么是最小的创伤? 这就规定了首先看这种方法造成医源性创伤的轻重程度，而不是看用什么器械和方法，更不是只指切口的大小。"治疗成本还应包括身体、经济、社会和环境等，不以体表损伤大小来衡量，即中国版微创观，指总创伤最小的治疗方法。"

三、中国版精准医学观

至于中国版的精准外科与国外的也有所不同，国外精准医学，只以生物医学中蛋白质分子、DNA 和基因技术及以少数罕见疾病防治为主，试图形成一种新兴产业来发展。而中国版的精准医学，除注重生物技术，生命科学的发展，DNA、基因等生物工程外，还泛指各种疾病，特别是常见病预防和治疗策略的精准程度，甚至把贫困也当作健康和致病重要原因之一，并把精准概念应用到疾病和贫困的因果关系之中，提出解决"因病致贫"，"因贫致病"，即把预防"因病致贫"和"因贫致病"要"精准"到人，落实到人的"精准"新概念，这与国外狭义精准医学观，把"精准医学"单纯局限于生物技术中疾病，并试图当成一种产业的视野大不相同，似乎基因测序、基因治疗时代就在眼前。中国精准概念是把"靶点"聚焦在为大多数人，常见病和多发病防治策略的"精准"性上。此外，在讨论和评价方法优劣时，以往把 RCT 作为最强的依据，但实际上最有效的方法是考克兰提出的获得除以付出之比，即"性价比"原理，这将在"循证医学"章节进行讨论，"中国版精准医学，指以预防为主，病因、指征、优劣为评价体系及大方向的精准。"

第三章　保胆和切胆不同的思维方式

第一节　不同形式的思维

从概念上讲，与本章争论议题有关的思维主要有创新思维和定势思维两个不同的方式。

1. 创新思维（Innovation）的定义：①改革（进，善），革（创）新。②新设施（发明、技术、方法、制度、事物），合理化建议。国外称修正谱 Innovation spectrum。（来源：国防工业，英汉技术词典，1056 页）创新主要指：以现有的思维模式提出有别于常规或常人思路的见解为导向，利用现有的知识和物质，在特定的环境中，本着理想需要，或为满足社会需求，而改进或创新的事物、方法、元素、路径，环境，获得一定有益效果的行为。创新主要的三个含义，即"更新""创造新的东西""有所改变"。

2. 定势思维：顺向，从众，从权，惯性。

第二节　保胆和切胆思维的区别

一、切胆

百年前，胆囊疾病从没有办法到用切除胆囊来治疗，这是一个创新，解决了"有没有"的问题。近 30 年来 LC 改变了器械和手术进展，取得较好的效果，但并发症、死亡率本质上没有改变。思维上，固守百年切胆基本技术不变，属定式、定势、惯性、从众（大家都这样干）、从权（多数三甲医院多开展），改变不多，效益不大，思维方式不利于创新。

二、保胆

从"切"改为"保"，属逆向、逆势，不从众、不从权，大改、大变，有别于过去和现在多数三甲医院常人的理解，属有利于创新的思维方式，因而获得明显超越以往切胆的效果。是用简单方法解决复杂问题，用最小的付出获得最大收益的"善"性思维。

三、保胆思维与切胆相比更符合创新定义

1. 保胆不用分离、结扎、切断胆囊管，不会产生胆道损伤及胆囊切除术后综合征。

2. 保胆改变了器械，应用纤维胆道镜（软镜、硬镜）等设备能取净胆囊结石。

3. 保胆开展后，加用外科方法能改变结石形成的解剖学、胆汁流变学和动力学原理，如哈袋狭窄时，纵切横缝，胆囊底部过长，倒挂严重时用底部悬吊等方法，利用胆道外科预防结石复发，"祛除病灶，解除梗阻，畅通引流"的原理来预防及降低保胆后胆囊结石复发。人，只要先做到"旧"理"新"用、"原"理"今"用、"他"理"我"用，最后才能"你"理"他"用，胆囊外科才能形成大众保胆，万众创新的大好局面。效果改善，比切胆更符合创新定义。

4. 保胆改变了 Mirizzi 综合征（Ⅰ~Ⅳ）的治疗方法，无论是保胆还是切胆，遇 Mirizzi 综合征困难时，用切开取石方法，而无须三镜联合就能避免胆道损伤及以往并发症多的胆肠吻合术，也是一项治疗

方法的创新。

5. 开腹切胆走百年老路到微创切胆只改变器械和进路，想改变现状，穿新鞋还继续走切胆老路，事与愿违；保胆逆向思维是别于常规和常人的思维，可事半功倍。

6. 从经验和发展眼光看，胆石形成原因遵循从无到有、从小到大、从少到多的规律，改变生活方式，针对性中、西药物的预防及药物效果的进展，只要品种选择和用药时机得当，根据 B 超的随访，根据"无""小""少"效果好，"大"和"多"效果差的规律，"先下手为强"有良策。反观切胆，仅改变进路、器械，把体表美容重要性提高到不恰当位置的思路，不仅老问题无良策，反而导致新的灾难。

第三节　不同思维的效果——不同的循证标准

一、"A 型"思维和"B 型"思维的不同

"两害相权取其轻、两利相权取其重"处事方法、见人"坠河落水"不同思考、"走钢丝、独木桥和康庄大道"到达河对岸路径的选择、"简单问题复杂化"还是用"简单方法解决复杂问题"等思维方法所产生的不同效果，来评价行为、方法、策略的优劣。现借用两个同学的故事来加深对不同思维产生不同效果的理解，本书简称为"A 型"思维和"B 型"思维：两个大学生 A 和 B 毕业了，分配到一个公司，两年过后，提拔了 A 当副科长，B 心里不平衡，找到老总，要老总说清楚缘由，你交给我的任何工作，我都辛苦完成了，怎么提拔 A 不提拔我。老总非常耐心，老总说，小 B，我会给你说清楚的。你先帮我干一件事吧，今下午四点，你到自由市场上去，看有什么东西卖，回来跟我说。小 B 说那好，咚咚咚下楼，一会儿回来了，老总，市场上有个农民推一手推车的土豆要卖。老总问，这一车土豆约多少斤？小 B 答，我没问，我去问一下，小 B 咚咚咚下楼了，一会儿回来了，老总，一车土豆 300 多斤。老总问，单价呢？小 B 说这个问题我还没问，我去问一下，小 B 又下楼了，一会儿回来了。老总，八毛钱一斤。老总说，要是我全部 300 多斤都买了，他能不能便宜一点啊。这个问题没问，老总你等一会儿，咚咚咚下楼了，一会儿回来了。老总，六毛钱一斤他就卖。老总看他跑了四趟，汗都出来了，端一杯热茶过去，坐下。小 B 你坐下休息一下。又把提了副科长的小 A 叫过来，小 A 你到隔壁市场上去看一下有什么东西卖没有，回来给我讲一下。小 A 去了，一会儿回来了。老总，有个农民推着一车土豆在卖。老总说，大约有多少斤重啊。老总，我顺便问了一下，300 斤多一点。老总说，多少钱一斤呢。老总，我也顺便问了一下，八毛钱一斤。老总说全部买了，他能不能便宜一点啊。老总，我顺便问了一下，六毛钱一斤他就卖。老总说叫他来，我们都买了，我已经叫到门口了，只等你一声令下就进来。小 B 一看到这个全过程，不讲话了，老总我继续干，我会好好干的。

二、"A"型和"B"型思维不同效果

我们先不评价老总选人的思维方式，小 A 和小 B，"A"型和"B"型思维方法的不同，结果各异，也比较生动具体。"B"型是比较典型的定势思维，还包括惯性、从众、从权、从利等，以为我们是一个学校毕业的，都能完成老总交给的任务，你叫我看有什么东西卖，我都完成了，你没叫我问别的。相反，"A"型思维有预见性（从看有没有东西卖预见到老总要买，买就牵涉到价格及如何多、快、好、省完成任务）、创新性、灵活性、逆向性等，总之体现思维的科学性，结果就用一次上下楼的代价，解决四次才能解决的问题。同样，百年切胆和 30 年 LC 不仅没有解决原有的问题，反而增加新的灾难；而保胆取石，破解了胆道损伤及胆囊切除术后综合征等旷世难题，开腹保胆或切胆可一次性解决胆囊结石和合并的胆总管结石的问题，避免了三镜联合 ERCP + EST，需多次、高代价、高难度、适应范围小、推广难、可能不成功及各种并发症，给患者造成的危害等，哪种思维效果更好，更创新应该不难判断。当下，在

胆道外科中，从争论的表现看"B"型思维随处可见。

第四节 简单方法解决复杂问题的例子

在介绍简单方法解决复杂问题之前，有必要先举出简单问题复杂化的例子。便于有对比的理解两种思维的区别，常见的现象有：

一、简单问题复杂化的例子

郑人买鞋的寓言故事几乎家喻户晓，因只相信量好的尺子不相信自己的脚而跑了很多冤枉路。即使历史上成为笑话的故事，在现实生活中仍有类似的现象，甚至在以现代科学著称的医学领域也不乏常见，如现在很常见的疝修补，特别是小儿疝修补，需经腹腔镜来操作，不顾"能腹膜外，不腹膜内"的操作常规，不顾操作不便造成的并发症，不相信传统手术；用三镜（腹腔镜、胆道镜、十二指肠镜）联合分次治疗胆囊结石、合并胆总管结石或 Mirizzi 综合征；一般常见病的套餐式检查，不同医院重复检查；甲状腺手术，为了所谓的腔镜微创，没有空腔制造皮下气腔、不惜经口穿刺到颈部皮下制造气腔；用机器人、经自然腔道（胃、肠、阴道）切除常规手术容易完成的胆囊切除手术；有改变生活方式，行之有效的预防方法不用，用违背伦理的"基因编辑婴儿"来抗击艾滋病传播等，都是把简单问题复杂化。

二、简单问题复杂化的主要原因

1. 没有找到简单方法。

2. 做出决定前，不思考是否还可能有更好、更简单的方法。

3. 不知道再复杂的工程，原理都是简单的道理，因为很多看起来复杂问题的原理都是很简单的，只是人们都以为复杂问题的原理一定是复杂的。大到航空航天，小到日常生活，有的原理简单得就像苹果天天落地那样，只要克服万有引力即可。但人们一遇到它，往往先从复杂处着想。据美国《读者文摘》（中文版）1997 年 9 月号刊载，美国太空总署征求一种供太空人使用的超现代化书写工具，要求是：必须能在真空环境中使用，必要时能让笔嘴向上书写，还要几乎永远不要补充墨水或油墨，费用多少，在所不计。消息传出后，全世界的许多天才都为此大动脑子，各种各样的设计方案不断地由四面八方速递而来（因为有利可图，作者注），其中有一条建议，让太空总署的官员看了后汗颜不已，那是一封从德国打来的电报，里面只有寥寥数语："试过铅笔没有？"。医学上，简单问题复杂化的例子有很多，如疝修补主要矛盾是复发，主要原理是人体组织克服不了腹部张力，因而发明、寻找修补抗张力材料，根据疝气发生、复发的"力学原理"采用"无张力"疝修补，使百年来复发率从 10% 以上降到 1% 左右，与经什么手术进路和用什么器械无关。思维方法上，不遵循"先简后繁、能简不繁、能省不费、适合就好"及"大道至简"等思维逻辑，结果事倍功半。

4. 最后的原因可能是其他因素使然，如受名、利所驱动等。

三、简单方法解决复杂问题的例子

古代战争中的空城计；孙子兵法中，36 计走为上计，声东击西等；古代的曹冲称象；哲学中抓住主要矛盾，其他问题就可以迎刃而解；为推进绿色出行，解决最后两千米的交通难题的共享单车；为方便消费者的支付宝；现代企业的马汀公司文化，认为设备设计思路就是越简单越好，因为科学的简单可以降低成本，用户操作维修方便，减少故障；在科学工程领域中国人逆向思维方式解决了顺向思维解决不了的很多重大关键问题；医疗卫生领域中预防为主的思想和实践；考克兰效果与付出之比，即"性价比"原理，解决了方法优劣评价的循证医学难题；外科临床实践中，用引流解决感染，用切开引流解决断肢再接后的肿胀，用（非腔镜下）无张力疝修补，解决百年来 10% 以上疝修补的复发问题；肝切除术中用皮管肝门血流间断阻断行无血切肝，解决切肝出血的难题；胆道外科中，保胆、胆囊大部切除，胆总管切开取石等能防止胆道损伤和 Oddi 括约肌损伤，避免 ERCP + EST 并发症，哈袋切开取石，胆囊底部悬吊，改善引流、增强胆囊动力预防结石复发，用保胆来解决切胆术后综合征等，近年发展起来的控制损伤外科理念，对战时、平时严重损伤的患者，采用停止恢复解剖结构等常规手术、行肝及腹腔填塞止血、引流控制感染单纯快速闭合腹腔等简单方法，处理全身情况，为择机分次进行确定性手术治疗争取机会，最终挽救了大量危重伤员的生命。

四、如何做到简单方法解决复杂问题

上面我们用"A"型和"B"型思维方法的不同说明思维和效果的关系，并提醒人们"B"型思维随处可见，即把简单问题复杂化的倾向也随处可见，这与医学领域很多"过度"现象息息相关，用简单方法能很好解决复杂问题的例子，以便于读者进一步理解两种思维方法的区别。那么，如何能做到简单方法解决复杂问题？

1. 首先认识到方法虽简单，但简单方法得来并非易事。"大道至简，知易行难"。需要有明确的目的，艰苦的努力，是为了人的健康和生命，为了人类的进步，并包含着强烈的社会责任感，医生的使命感。

2. 要有丰富的相关学科知识，找准相关原理。

3. 靠丰富的实践经验、对"问题"的"好奇心"和解决问题的想象力。

4. 有创新，求变的思想意识和良好的思维方法。

5. 不受名利等因素诱惑驱动，不从众、不从势，善于独立思考。

最后，没人愿意无休止地去进行无谓的争论，百花齐放，百家争鸣，争论为了明辨是非、曲直和优劣，达到认识真理的目的。但是，认识永远落后于实践，生产关系永远落后于生产力，上层建筑永远落后于生产关系，这决定了"守成"切胆与"崛起"保胆争论的长期性、复杂性和艰巨性。尽管保胆已经取得很好的效果，已受到越来越多患者的欢迎，但在世界上多数国家、中国多数三甲医院未全面开展之前，保胆和切胆的争论不会停止，这不以人们的意志为转移。当前，甚至相当长的时间内，除了用已有原理加上新理念提高效果，使更多的患者受益之外，更重要的任务是做好理论的探讨和宣传，做好持久，甚至是跨世纪论战的"物质"和思想准备。从某种意义上讲，保胆能成为胆囊良性疾病一种治疗方法，是张宝善教授等老一辈学人驳倒"胆囊温床论""胆囊无用论""切胆无害论"等论调的结果，即首要的是理论上胜利的结果。这为今后中国保胆攀登更高目标，成为治疗胆囊疾病主要方法，取得更大胜利提供了宝贵经验并具有很强的指导意义。相信以中国文化、多学科理论为根基、以创新思维为导向、以疗效为保证的中国保胆，定能在保胆和切胆旷世争论中回答各种质疑，为中国胆道外科和当代胆囊外科发展继续谱写新的篇章。

第四章　法律与共识

在以黄志强院士任顾问编写的《2013 年版胆管损伤诊断与治疗指南（共识）》[4] 中提到，LC 胆道损伤发病率约为开腹手术的 2 ~ 3 倍，美国因胆道损伤最终走向法律诉讼的约为 4%，在法律诉讼案中已将 LC 作为重点。英国 LC 胆道损伤中，法律诉讼比例为 20% ~ 30%。在前几章中，本书介绍了胆囊外科百年之争的经过、争论的内容及存在的问题。其中，有的观点反映在"共识"上，有的反映在临床和司法诉讼案中，而且这些在争论中不分伯仲的认识、共识在司法鉴定中却已有定论，殊不知，谁是谁非，争论不休的问题，也可在"法庭上见分晓"。如并发症是否都是治疗的必然结果，即不可避免、与过错无关；什么方法最容易产生并发症？什么方法能避免？什么方法能减少等。本章是通过典型案例及收集到的案例资料编写而成的，目的是使我们医生的行为和认识、共识，向司法靠拢，目的是使我们在很多建议中有选择，特别是首选的诊疗方案尽可能减少对患者的伤害，而不是为了写共识而写共识或出于别的目的。

第一节　典型病例

患者因突发右上腹痛一天到某医院诊疗。经过检查以胆囊炎、胆石症收治入院。对症治疗后症状缓解并转外科。十天后在全麻下进行腹腔镜胆囊切除手术。患者手术后第二天开始出现腹膜炎的临床表现，第三天重新置管腹腔引流。二十四小时引流液体 500 mL。医生怀疑胆漏，并于五天后急诊行"右肝管结扎"。患者在手术后第二天再次出现胆汁样引流液，日均 150 mL，对症处理后胆漏症状无明显缓解。医生于术后 10 天在全麻下行 ERCP + EST + 胆道狭窄扩张 + ERBD，手术后患者梗阻性黄疸症状缓解，但是腹腔引流液较多，每天 400 ~ 600 mL。医生于 5 月 25 日再次行"ERCP + ERBD"。手术后患者腹腔引流明显减少。并于 6 月 1 日拔除腹腔引流管。以上治疗后，患者反复发热，大便呈白陶土样。于首次手术后一月余，出院转某专科医院，行"腹腔复杂粘连松解 + 胆肠吻合 + T 管引流术"。根据医院手术记录：手术中发现肝门部胆管离断，胆管两侧断端相距 3 cm。手术后 1 个月出院。出院后，反复胆道感染进行多次门急诊和住院治疗。

第二节　双方观点

一、医方

该案中，医方认为已经积极治疗，证据是符合共识指征，急性胆囊炎首选 LC，这共识未能具体明确急性期症状缓解后多长时间才是 LC 手术最好时机，共识中提示，早切有出血少的优点，迟切有增加 LC 机会的好处，无统一规定；多个案例中，医方都把胆道损伤视为不可避免的手术并发症，根据是组织水肿、解剖不清等。

二、鉴方

1. LC 没有选择最好时机，水肿期手术、解剖不清只是损伤的客观因素。术中见解剖不清，未能及时中转开腹。

2. 二次开腹手术时，把肝总管误当右肝管结扎。说明有可避免损伤的方法不用是造成损伤的主观原因。

3. 开腹修复手术时误把肝总管当右肝管结扎，造成完全性梗阻性黄疸。有非损伤性 MRCP（医院有此设备）条件不用，而用创伤性的 ERCP + EST + 胆道狭窄扩张 + 鼻胆管引流，后证实，因肝总管完全结扎，这些措施完全没有必要，并无谓的切断 Oddi 括约肌，造成日后可能的胆总管下端逆行感染等后患。

4. 最后，认定医方诊疗行为存在过错，该过错与患者目前的损害后果存在直接因果关系，医方应承担主要责任约 95%。

第三节　认识、共识与鉴方的距离

一、医方

通常代表医院，医药、器械公司、医生发言。

医方辩论中多用医学研究中支持某方观点的成果，以某些专家共识的依据。如 2011 年版《胆囊良性疾病治疗决策的专家共识》[2] 中，"最近对 56 篇前瞻性对照研究共 5246 例胆囊切除术行的 Mate 分析结果证实，腹腔镜胆囊切除术在手术时间、手术并发症发生率、死亡率上与开腹胆囊切除和小切口胆囊切除术比较差异无统计学意义，但接受 LC 的患者住院时间短，术后恢复快"，这也是医方答辩中的主要依据。

二、鉴方

代表第三方，即中立方，代表社会公共利益，包括患者及医方，由法院及相关学科专家组成的医学科学鉴定机构）鉴方多以患者受伤的轻重及原因为依据。如鉴定机构专家组用证据说明在该患者身上的并发症，据《现代手术并发症学》一书中，对手术并发症发生因素所做的分析，认为在现有的条件下，不属于"难以预测、难以避免、难以预防"的因素。而属于该书中作为医疗方面的某医院在尽了义务后可以预测、可以防止、可以避免、可以降低或可以减少。作者的理解是，如中转开腹多能避免并发症发病或减少并发症发病率。鉴方认为手术时机掌握不好。客观上讲，单纯从急诊观察治疗后 10 天行 LC 手术，很难确定是胆道损伤的直接原因，但可确定的是，肯定有能避免或减少胆道损伤的办法。如果按 2011 年版《胆囊疾病治疗共识》中所述，因"胆囊具有储存、吸收、排泄，调节胆道压力等生理功能，对食物的消化吸收具有重要作用，可以分泌 IgA 抗体，参与构建胆道的免疫系统，胆囊切除术后远期并发症多与患者丧失胆囊正常功能有关，在是否手术治疗，是否保留胆囊时，应将胆囊是否具有正常功能作为重要参考依据"。作者对此段共识理解是因为，对有功能的胆囊首选保胆，就是绝对"避免"胆道损伤并发症及因胆囊缺失造成的远期不良后果；对无功能、萎缩，粘连严重的胆囊，首选开腹胆囊切除（或胆囊大部分切除术），就能减少胆道损伤并发症。仅从遇到胆囊水肿、LC 困难时不中转开腹这一点，就没做到设法避免胆道损伤的责任，因此需要具体分析，这是法律与医方主要的不同认识。

第四节　共识应向司法靠拢

一、共识与司法鉴定分离

2011 年版《胆囊良性疾病治疗专家共识》，只引用最近对 56 篇前瞻性对照研究共 5246 例胆囊切除术行的 Mate 分析结果证实，LC 在手术时间、手术并发症发生率和死亡率上与开腹胆囊切除和小切口胆囊切除术比较差异无统计学意义，但接受 LC 的患者住院时间短，术后恢复快作为推荐 LC 首选的理由。而 2013 年版《胆管损伤的诊断和治疗指南》中，引用了不同数据的资料：①胆管损伤的发生率较开腹手术时代增加了 2 ~ 3 倍。② 80% 的医源性胆管损伤来自胆囊切除术，主要是 LC。③胆管损伤仍然是当前腹部外科中的难题之一。指南还指出，胆管损伤也因此成为最易和最常引发外科医疗事故诉讼的原因。LC 手术死亡率中 50% 是技术性的死亡，而开腹死亡率中没有技术性的死亡等资料，其中胆管损伤患者寻求司法诉讼的重点；而这些在 2011 年版《胆囊良性疾病治疗决策的专家共识》中避而不谈，就得出"LC 在手术时间、手术并发症发生率和死亡率上与开腹胆囊切除和小切口胆囊切除术比较差异无统计学意义"的结论，严重影响了医生和患者的视野和知情权。对于保胆手术，共识作者引用了老式保胆 4 篇资料，3107 例胆囊取石术后结石复发率 5 年内可达 20% ~ 40%。事实上，改用小切口内镜保胆术后，全国内镜保胆会议（2009 年北京会议上）张宝善教授总结保胆取石后 1200 例 5 年复发率在 2% ~ 8%，同期，刘京山、莫国贤等治疗约 40 个单位近万例保胆，有随访 3 年以上结石复发率总结资料多数均未超过 10%。特别是保胆取石后没有了胆道损伤，没有了胆囊切除术后综合征，破解了胆道损伤及术后并发症的难题，共识也未合理采纳，同样减少了患者的选择权。无独有偶，在 2018 年版中国《中国 ERCP 指南》[5] 引用"有 Meta 分析比较了胆总管结石的内镜治疗和外科（腹腔镜和开腹）治疗（含 12 项随机对照试验，RCT 1357 例），结果显示结石移出率、病死率、并发症出现率无显著差异"；同是这篇指南指出"ERCP 的并发症，术后胰腺炎占 7.9%，高危人群占 14.7%，出血占 0.3%"。还未包括 EST 的并发症，如 Oddi 括约肌受损导致胆汁反流性胃炎、胆道反复感染、胰腺炎、出血、死亡等。腹腔镜胆总管切开取石有一定并发症，但不可能与 ERCP + EST 发生相同等的并发症，开腹胆总管切开取石更不可能，共识并未举出腹腔镜和开腹手术上述并发症的数据。有的共识根据这些单方面资料，把 LC、ERCP + EST 例为首选的依据，少有明确什么情况下把保胆或开腹切胆列为首选，给人们一种只要是 LC、ERCP + EST 都是微创，不会出问题，或出了问题都是正常并发症的印象。目前有的共识推荐的方法是声誉与效果形成明显剪刀差现象，即治疗效果与患者付出成本（包括身体付出、经济付出、设备投入付出）成反比，目前开腹手术常被认为是古老、落后、没有技术含量不值得首选的方法，中转开腹被认为是水平低的表现，也是迟迟不愿中转开腹的原因。但是开腹手术是各种治疗方法的后盾和靠山，其能力和水平就如由腹腔镜（医生）、ERCP（医生）、介入（医生），开腹手术（医生）组成一个科室，开腹医生就相当于这个科室的主任。多个发生胆道损伤的案例都是以 LC 为首选，OC 只能成为前者失败后的"替补"，这就是所谓的"剪刀差"。该例中开腹治疗就是 LC、ERCP + EST 等"主力首选"失败后的"替补"。该病例庭审结果推翻了"切胆无害"及 LC 无条件、无前提成为治疗胆囊疾病"金标准"的结论。这时患者已经受到不应该有、可以避免的伤害。人们，特别是患者当然有理由询问，在现有的条件下，能防止、减少损伤的方法，如保胆取石、开腹切除、胆囊大部切除等方法，为什么不能在适合的情况下成为首选，这种情况为什么只有在司法鉴定中才累累出现？这是什么因素使然？作者遇到多个类似患者，受到指南影响，其中一例 MRCP 显示，胆囊无结石，胆总管下端结石 15 mm，住院后先行 ERCP + EST，结果 ERCP + EST 失败，患者问医生，下一步如何处理，医生回答：现在水肿，一周后再做 ERCP + EST，患者请会诊，讨论中众说纷纭，有说继续用 ERCP + EST、有说用 LC + 胆总管切开取石。患者同意本人的意见，开腹胆总管切开取石，术中结石嵌顿，网篮不能进入到结石远端，用取石钳虽显困难，但最后总算用取石钳取尽结石，保留了胆囊，保护了 Oddi 括约肌。如果再首选"尝试"那些办法，结果如何，难以预料，但患者多受痛苦已经可以肯定。上述现象的原因，本书在其他章节中已有所分析，这里不再重复。

二、认识和共识向司法靠拢的意义

大学生辩论，以技巧取胜，以"技巧为准绳"，学术争论以"理论数据为准绳"，我们有的共识看重方法新、旧，以"单方面观点为准绳"。司法精髓是"以事实为依据，以法律为准绳"。

1. 医学中的共识应远离利益驱动，才能向司法靠拢。有一项骇人听闻的研究，即非心脏手术前常规使用 β 受体阻滞剂，荷兰专家为药厂利益而学术造假，使得欧洲心脏病学会因指南致欧洲 80 余万人死亡。有些医生的学术讲座幻灯都不是自己做的，而是厂家做的。研究发现制药公司资助的研究结果明显优于其他经费资助的研究成果，虽然是随机双盲的对照实验，其结果还是明显地被夸大了，平均超过四倍之多。所以引用资料要看谁做的，要想一想还有没有不同观点、更好、更简单、更安全、医生和患者不轻易踏进法院的方法。

2. 在发展新技术的同时，不能忘掉为新技术保驾护航的传统开腹手术，目前对开腹意义缺乏正确认识，有的医生为什么不想中转开腹，是因为已经不会开腹了，通常，能开展腹腔镜镜手术的医生都当了科主任，一般医院只有一套设备，均由主任把持，主任不开腹，别人不可能开，学习机会就很少，中转的又是难度大的，更得由主任主刀，久而久之，会开腹处理问题的医生越来越少。就如 2018 年版中国《中国 ERCP 指南》的准入条件，只有编写指南那些专家所在的医院才有资格治疗胆囊结石合并胆总管结石等的常见病、多发病。与之相应的是 2011 年版《胆囊良性疾病治疗决策的专家共识》中，竟将常见的胆囊结石合并胆总管结石排除在外科治疗共识之外。过去约 80% 的二级医院、80% 的医生都能治疗的疾病，还没有 ERCP + EST 许多特殊并发症，现在患者需不远千百里到大城市、找大专家，都说刀不开了、打洞了、微创了。技术越进步，但看病越难、越贵，门槛越提越高，劳民又伤才。这与学科发展的目的不符、对发挥大多数二级医院医生作用，以及对患者都不利。2018 年《侵权责任法》五十五条，要求医务人员在向患者说明病情和医疗措施时要具体说明医疗风险和替代医疗方案等情况并且取得患者或者其家属的明确同意。而有的共识只告知自己所擅长的方法，不告知可代替的路径，侵犯作者的知情权。如果医生在告知书中不写并发症，可能是疏忽（但不能免责），但写了不解释、不告知还有什么方法可以避免或减少并发症，供患者来选择，对患者更不利，投诉无门。人们可以从不同角度理解这些共识的观点，但多个案例判决和研究结果显示，由于胆道解剖结构、功能的特殊性，显示 LC、ERCP + EST 等胆道微创手术产生的伤残死发病率高于开腹，而且严重性和发病率随着指征的扩大而升高。保胆却能避免胆道损伤及切胆不良后果、开腹切胆与 LC 相比，能减少胆道损伤发生率，减少医疗纠纷和法律诉讼、最终有益于患者等。所以，只有以这些事实为依据，好的方法被共识推举为首选的越多，伤残死的发生率就越低，看病难、看病贵、医患矛盾等事件发生率就越低，医生和患者对簿公堂的机会就越少，这就是医学认识和共识要靠拢司法的意义。

第五章 正确对待国外保胆取石资料

长期以来，国外胆道外科领域始终在研究取出结石保留胆囊的方法，出现了很多治疗方案，取得一定的效果，但也始终存在一些问题，仍然在进一步深入研究中。郭绍红（南京医科大学附属明基医院肝胆胰外科）对"国外保胆取石手术临床研究的历史和现状"[6]一文进行了文献总结，该文发表在《中国微创外科杂志》2017年8月第17卷第8期，673页上，建议读者阅读原文。

本文首先回答了一些同人认为"西方国家没有保胆取石术"的疑惑，国外340年的保胆史就是例证。

其次，本文概述了61篇国外保胆取石的文献，使内同道了解国外开展保胆取石术的历史和现状。从胆囊结石治疗的发展史可以明确保胆取石术并非是中国首创、独创。

第三，国外一系列文献报道证实各种保留胆囊的治疗方法都存在结石的高复发率，甚至还遗留胆囊癌的风险。说明当前国外在保胆中还存在困惑和技术难题，对保胆的认识一直存在较大争议中。

第四，中国保胆从张宝善教授力推小切口胆道镜保胆取石（息肉）以来，全国各地迅猛发展，取得可喜成绩，取净结石，用外科方法改善胆囊功能，用内、外科及中医药综合措施预防结石复发，当前受益人数已达数十万例，开展单位越来越多（说明该技术可重复性强、易推广），总结保胆结石复发原因、特点及预防方法，使5~10年复发率明显降低，甚至低于切胆后各种后遗症的发生率，最终取得了破解切胆造成的胆囊切除术后综合征及胆道损伤旷世难题等的主要成果。

第五，认识到用循证医学"性价比"理论——外科手术方法优劣的比较更切合临床实际，有力推动保胆事业的开展。

第六，中国人根据近几十年来胆道外科的经验和体会，提出结束Langenbuch时代，把保胆作为21世纪大事，在全国砥砺推动保留有功能胆囊，成立全国性行业协会及学术委员会，制定保胆治疗规范，定期召开全国性学术交流大会，呼吁把保胆治疗作为胆囊良性疾病的主要方法及胆道外科发展战略目标，以上这些努力都可认为是中国胆道外科的创新。

本章提倡在讨论、争论及研判方法优劣时，用中国人思维方式及所应该遵循的逻辑和规则。

（莫国贤）

参考文献

［1］中国医师协会内镜医师分会内镜微创保胆专业委员会. 内镜微创保胆手术治疗胆囊良性疾病专家共识（2018版）［J］.中国内镜杂志，2018，24（9）：107 – 110.

［2］胆囊良性疾病治疗决策的专家共识（2011版）［J］.中华消化杂志，2011，10（1）：14 – 18.

［3］徐迎新.2001年工程科技论坛《微创外科新概念》会议纪要［J］.中华外科杂志，2002，（1）：68.

［4］中华医学会外科学分会胆道外科学组. 胆管的损伤诊断和治疗指南（2013版）［J］.中华消化外科杂志，2013，12（2）：81.

［5］中华医学会消化内镜学分会ERCP学组. 中国ERCP指南（2018版）［J］.中国医刊，2018，53（11）：1185 – 1215.

［6］郭绍红. 国外保胆取石临床研究的历史与现状［J］.中国微创外科杂志，2017，17（8）：673.

第四篇　胆囊外科与循证医学

第一章　有对照的临床试验

"外科学中有争论的问题"是美国明尼苏达大学医学院 Varco 和 Delaney 两教授主编和另外 90 位不同观点的外科专家，对 30 个临床外科领域中既常见又重要的课题展开争鸣，从而启发读者的思考而提出的。其中第一章"有对照的临床试验"对本书确立"切胆"与"保胆"争议的规则有一定的帮助，因此介绍给读者。

第一节　临床对照试验的意义和困难

读者要认识到证据的特点在于具有不同程度的确凿性。举例来说，双盲试验是一种严谨的探索，科研人员根据获得的事实来判断所决定的治疗方案是否合适，但是这种研究方法只能轻易地用来研究药物，在此情况下，患者和医生都不知道所用的治疗药物。想仔细研究外科手术方法而进行双盲试验就不那么容易，因为外科医生习惯于所施行的手术方法，对手术方案而言，即便单盲也是很难做到的；患者对要施行的手术性质一无所知是不现实的。

当今，关于手术治疗问题最能提供确切答案的方法是前瞻性的随机化研究。一般认为参与评价治疗结果的人员不知道手术细节，这种研究结果就更为可靠，尤其是根据患者的主观反应来判断治疗结果的情况下。

个人治疗的连续病例组，组中患者未经有意识的选择而接受的治疗方法基本上也相似，较随机化病例组的可靠性差。然而，在最小心进行的计划中，对患者的某些隐蔽选择总对治疗结果起着一定的作用。因此，细微的歪曲因素能损坏看起来是明确的结论。在可能的情况下，编者促请撰稿人提供选择患者的这种根据。仔细的撰稿人和读者在分析临床病例组时要把注意力集中到发现病例取材，成功标准，随访期限，随访方法和其他因素的显著差别上，这些因素可使获得的结果发生变化，而与采纳的治疗方法完全无关。

第二节　循证精神无处不在

本章内容选用作者和第二军医大学申恩功、沈炎明、姚德荣等教授 1981 年翻译，王本茂教授主审、吴孟超院士、蔡用之、吴兴闵等教授校对，第二医大学出版的英版《外科学中有争论的问题》一书的第一章，该章是王本茂教授译、吴兴闵等教授校对。是因为当前在胆道外科中存在很多争论，如什么是真正的微创？胆道损伤和狭窄如何处理最好？患结石症的胆囊和息肉应该切除还是要保留？其中切胆还是保胆的争论最为激烈，是胆道外科临床争论史上闻所未闻的。这些争议无疑对胆道外科的发展和进步有巨大的推动作用，由于争论中双方均提出对方缺乏 RCT 证据，即"随机化的临床实验"依据，这是一件好事，用事实说话才能明辨是非，才能防止观点的人为"偏见"。我们在本书第二十四篇中所用的数据虽然多数是回顾性临床资料，其强度充其量只有 C 级，但总比有的争论中连起码的 C 级强度依据都没有好，客观上当前临床外科的现状是人们和社会没有等待"随机化的临床实验"的时间和耐心。没有哪项引进的项目通过 RCT，有 RCT 证据。从腹腔镜到机器人手术系统，人们没有看到有来自独立于临床之外，与各种方法"无关"人员组成的"策略咨询委员会"进行的 RCT 实验，更无审评出的 RCT 报告。外科医生很难受到 RCT 报告的影响，而改变自己的习惯。

第三节　有对照的临床试验——外科中的随机化临床试验

20 世纪初以来曾在不同程度上盛行胃肠吻合术和胃切除术，治疗十二指肠溃疡。30 年代治疗顽固性溃疡最盛行的手术是部分胃切除术。在这个时期为了预防复发性的边缘溃疡，胃切除的范围一度越来越大；然而目前尽量切得少。1943[1] 年首次介绍迷走神经切断术，30 多年以后它的改进和疗效颇有争议。正如重复胃切除的经验一样，为了避免副作用，又不致降低它的疗效，曾对迷走神经切断术作了许多改进。目前迷走神经切断术、胃肠吻合术，以及各种不全类型的胃切除术，大多在连续的病例组中进行各种不同的联合应用实验，而很少进行随机化临床试验。假如其中一种手术方式或几种方法确认被认为优于其他方式，则化了这么许多的时间对十二指肠疡患者的治疗得到如此重要的结论岂不惭愧吗？

鉴于消化性溃疡并发出血率极高，因而在治疗方针上有主张禁忌紧急手术，则有的却主张几乎对所有的出血患者都进行手术治疗。1930 年至 1969 年包括 21130 例患者的 61 篇报道中，每 10 年施行紧急手术患者的比例都有所增高，从 1940 年的 2% 到 1964 年[2] 某一组的 80%，然而总的死亡率仍然完全一样。在三组 RCT 中紧急手术并不比期待疗法更为有效[3~5]，但由于每组中不随机法指定的病例太多，因此都不是 RCT 的好样本。既往 30 年溃疡出血患者的年龄逐年增高，而死亡率是随年龄升高的[2]。这是否认为手术救了一些人的命？虽然患者的年龄增高了，是否由于手术后控制感染以及水和电解质问题的进展而使死亡率稳定？

1894 年 Halsted 介绍了乳癌根治术[6]，虽然大多数通晓情报的患者可能并不都以为然，而这种根治手术仍然被认为是大多数外科医生心目中所选择的手术。在 RCT 中并不都以为然，而这种根治手术仍然被认为是大多数医生心目中选择的手术。在 RCT 中[7~10] 简单一些的手术曾不断地用来与根治手术相比较，虽然经过数百万例的实践，对 I 期乳癌妇女目前仍无确证证明根治术是选中的手术。

30~40 年以前就介绍了门腔分流术来控制肝硬化患者的门脉高压[11]，20 年期间数千例经手术治疗后，这种手术才经受了考验。经手术治疗的病例其生存率与历史性或其他方式设计的对照相比较有显著的差别，这种现象曾欺骗了许多临床医生。现在由于有了 7 组随机试验的结果[12~17]，真相才露了头。如尚没有危及生命的大出血，手术对食道静脉曲张的患者显然应属禁忌。曾经有过出血的患者，手术可以预防再次出血，但代价是脑病发作次数增多，平均寿命略微有点延长。7 组对照实验的合理结论很少对各种临床评论和教科书中关于这种手术的意见产生影响，外科医生写的文章尤其如此。

仅在美国，据估计每年施行 25 000 次冠状动脉转流手术。在大多数致残的心绞痛患者中，手术有明显的相对疗效，手术指征一方面扩大到早期仅有轻微症状的狭心症病例；而另一方面则扩大到濒死的心肌梗死病例。假如施以期待治疗，这两种极端病例生存的机会是否较大而又活得相当健康（按照预期手术死亡率）？现在尚没有研究来回答这个关键性的问题[18]。

用小肠旁路（改道）手术治疗顽固性肥胖症已近 20 年[19]。手术死亡率和长期严重的伤残可能使治疗又重新回到采用保守方法，这是可以想象到的。然而个别医生继续施行这样的手术，好像安全性和长期性疗效已经确立似的。假若有朝一日这种手术就像结肠切除术治疗"自家中毒性疾病"一样被废弃，外科医生和他们的生存患者会有什么感想呢？会证实这种手术值得一试的实验吗？它能否称得上一个实验？

一旦设计出一种手术就进行恰当而充分的随机化临床实验，我们就有可能知道哪些溃疡患者在内科治疗失败后选用哪一种类型的手术有效，哪些出血患者应进行手术来治疗溃疡病，手术简化到哪种程度方能安全地治疗早期乳腺癌，哪种患者会同意施行门腔分流术，哪些顽固性肥胖或需要冠状动脉手术的患者需要施行旁路手术。假若容易得到答案，那就难以理解为什么后两种手术已施行了那么多而没有对照，为什么文献中仍然报道那些经过改良的老一些的手术，而带着批判眼光的读者，由于没有恰当的对照而不可能适当地去评价它们。实施恰当的 RCT 必定存在着严重的障碍，这些障碍是什么，怎样才能克服它们？

作者曾讨论过为什么没能进行更多 RCT 的原因[20~24]。作为一种制定裁决的方法，从道德观点出发很难接受随机方案，有时候有难以超越的困难去决定何时终止研究。科研人员由于阳性或阴性的探索实验结果而具有一定程度的偏见，以致促使他不愿对随机化了的患者施以他认为效果较差的治疗，这就使许多重要的 RCT 难以付诸实施。RCT 由于需要大量病例不切合实际，病例数量之大以致必须进行麻烦的协作研究；或由于实验拖延得过久以致数年之后对它的兴趣减少了，然而始终使作者惊奇的是临床医生宁愿去研究一组连续病例以取代 RCT，因为后者可能需要更长的时间，就好像在较短时间内获得的毫无价值的答案并不是对时间和精力的更大浪费，有时付出的代价甚至是生命。

在此必须着重指出，按传统习惯处理一系列小心挑选的连续病例并报道有利的结果，这种做法有许多缺点。鉴于内、外科革新领域的不断扩大，目前主要依据文献资料取代个人经验来决定治疗方针，由于文献中报道的各种经验其数量显著增加，挑选病例的复杂性和各种治疗方法的细微差别已更明显，要想有效地应用这种工具也越来越困难。了解根据什么来选择病例，即了解不适当或未选中的病例的详细情况对决心采用新手术方法的外科医生可能颇为关键。仅仅来自一小组无对照的病例，甚至原作者都没有勇气提出来的看法，是不会被报道的。"好"的比"坏"的外科医生和医院比较愿意报道他们的结果；异常的结果往往比那些已肯定的概念易于为编者接受并予以刊登发表。

只有各方面的外科医生既用传统的又用实验的手术方法来治疗各类型患者而做出成套报告的情况下，无对照的情况下，无对照病例组才可能作为常用 RCT 的不良代替者而被接受。在复员军人管理局中自动广泛分类的病例治疗档案中就有这样的资料。在文献中对这样的资料进行分析时，所做的说明就必须特别谨慎，因为治疗效果与所选和安排患者的特征不能分开。为此，要做出应有的结论就根据有关预后的共变量*（*注释在最后页 - 作者注）进行仔细的推算[25]。一个如何治疗患者的决定是一个根据患者符合现有文献资料的程度而做出的概率决定的。在不具备所有病例治疗结果的普遍报道时，甚至于具备这种报道时，对外科医生预测其患者的后果来说，多重 RCT 是唯一可靠的依据。

为了使选择具有巨大的力量来决定后果，任何临床实验的对照都必须是同时的。疾病袭击人的方式是多变的，而人对于手术的各种反应也是多变的，两者的联合更是变化无穷。没有哪一项研究允许把该病全体中的每个具体患者去套用某一特定手术。其中必然要有某种选择，而进行选择也不能没有偏性。如果选择历史对照，那种选择也具有偏性的。如果把从前某一次研究的全部患者都当作历史对照，这些对照也不能用来同现在选择的病例相比较。实验组需要取得了解情况患者的同意，取得同意也总是具有偏性的，而这是从来都不能从历史对照组中得到的。最后，在选择实验病例和收集历史对照的过程中，治疗上可发生一些细微的变化[26]。

为了避免从没有对照的探索性研究中产生偏性所导致的"随机临床实验麻痹现象"试验新手术应该随机地指定第一个患者中采用新手术方法或标准手术方法。从科学的观点出发，对这一点显然存在着合理而强烈的反对意见。有相对疗效的结论可能受早期"实验因素"的影响，即技术问题有可能导致明显差于标准疗法的后果。因此，单从科学的观点出发，在随机实验开始以前技术操作应该熟练无瑕。然而从道德的观点出发，除非事先告诉患者所采用的方法尚未十分完满，后果也可能比不上标准手术的效果，并取得患者的同意，否则早期连续病例就是不可取的。显而易见，假若患者完全了解了情况，他会选择公认的手术方法。然而患者也可能选择随机方案，假若能使他信服有相等的机会从一开始新手术就有可能优于老手术。从一开始就真正地了解情况并得到患者的同意的随机方法是探索新疗法唯一合乎道德的途径。

新外科疗法的概念一旦形成，就应设计并执行随机临床实验，如果接受这个结论，要用研究成果去治疗患有相同疾病的患者，就必须遵循某些原则。这些原则是研究人员必须把设计的各个方面都体现到随机临床实验中去，而这些原则，也是任何一位读者判断该实验是否真实可信的依据。如果是符合这些原则，那么在"如何去做"的手册与"说明为什么会做好"的指导之间，读者将会遇到的是后者。

（一）生物统计学者

生物统计学者必须参与设计。执行和分析一项研究工作意味着他应该是这项工作的协作者。研究报告末尾附有感谢该生物统计学者的注脚并不足以说明学者愿意用他的名誉来承担该项目研究的风险。读者能从估计所需病例的数量一节中看出生物统计学者在该项研究中贡献的程度。最终结果是否从一开始就限定了？具有临床意义的差别范围是否也测定了？这两者对估计所需病例数量以使观察的差别在一定的 P 值情况下并非机遇使然，对按照一定的置信限保证的临床意义的差别不致在研究中遗漏（该研究的效能）都是完全必要的。下节将叙述在许多情况下都能察觉到设计佳良的 RCT 中，生物统计学者在技术性细节中的杰出作用。

（二）病例的选择

从理论上说，研究工作所得的结论对全部病例都应该适用。这就意味着被剔除的病例一定要尽量地少，并只限于多种考虑的治疗中显然受害的病例。换句话说，只有那样的病例，即无论研究中哪一疗法最终被证实为优异，但对他们来说也是有害无益，才会被剔除。读者有权要求科研人员列表总结被剔除的病例和剔除的理由，因为这些病例也有可能是合适的。为了满足这个要求，科研人员要备一本这种病例的登记簿。

（三）随机化以前的资料

决定采用哪一种疗法以前，应将病例的特点记录得尽可能详尽。否则偏性将会影响用以恰当地说明所遇差别的那些数据。定量性资料应附以证据，说明它是客观方法收集的，其再现性已测量过了。

（四）随机化

随机化的指导原则是必须将患者一个一个分别地指定其治疗方案。由于所有的适宜患者从未纳入任何试验，当科研人员宣布一个患者合格或本人同意参与随机试验时，科研人员对抽签到哪一种治疗方案必须毫无线索或暗示。得到患者的允许或同意是一个关键问题，因为偏性很容易影响科研究人员追求患者同意参与随机试验的决心。这意味着不论什么时候指定各种治疗方法的机会必须大约相等。在任何情况下随机方案若受到下列三段所描述的任何方法所限制，这个原则就会遭到损害。有效的盲法可以减轻这个问题的严重性。但在评估外科疗法时，盲法显然是非常困难的。

1. 分层

假若预知某些随机前因素与测量的结果密切相关，而这些因素又属在分析过程中不能行有效调节的定性因素，在随机前科研人员有可能机灵地把患者指定在事先划分的各组之中。假若如此，应予以描述。然后有些生物学统计学者认为在随机前分层是不太明智的，因为结果中与不处理的有关差别可在分析过程中得到调整。

2. 限制

在各个活动组的数量必须一致的情况下，或者是采用了某种序贯设计或者是所得结果将随时间而变动，科研者也许会把随机过程限制在成对，4 个，8 个对象一组的内部。要知道在科研工作中各种治疗及其动向都不会完全成功地"致盲"，所以，如果随机过程受限制的话，或者是当医师选择患者参加研讨时，就说服他叫他自动了解前一个患者接受了哪种治疗以及总的说来效果倾向于哪一方，那么偏性造成曲解的机会就非常大了。

3. 患者的允许和同意

患者和进行科研的医生对随机方案这种概念的态度逐渐有所演变，并认为征得患者同意时要详述实验过程。如果这位医生认识到把他的病例列入随机较之武断地指定患者接受某种有可能效果较差的治疗方法在道德上较为可取，那么这位医生应该既情愿又能够把患者当作知己，在征得知情患者的同意时就不应有什么困难。如果医生认为他自己知道答案而没有必要用欺骗来征得患者的同意和允许，那么这位医生就不该去从事这项研究。

（五）随机实验后从研究中剔除病例

这是一个最值得争论的问题。如果在治疗开始或结束以前就把相当数目的病例从研究中剔除，那么一个正确的随机实验过程的全部优点就被否定了。只有当科研人员和患者都对治疗方法和次序完全一无所知，那么剔除病例才不致对实验有所危害。许多随机化外科实验，如比较消化道出血的紧急手术和保守治疗，由于随机选入外科组后有些病例又放弃了手术治疗，以致其正确性减少了。如果外科医生对患者是否适宜手术另有考虑，患者改变主意显然有可能得到外科医生的默许；如果患者非常适合手术，则内科医生就有可能较成功地劝说他继续执行随机治疗。当然，这种情况也有可能发生在原本随机选入非手术治疗组的患者。为了道德上的原因，在情况发生变化时有可能需要施行手术。如果经常发生上述各情况，这实验不再是一种随机临床试验，而是对选择病例比较两种治疗方法，所选不同组别的结果与不同治疗组的结果就没有什么两样。

（六）怎样才能对外科手术采用盲法？

采用盲法显然是困难的。在手术或非手术两种疗法相较的情况下，假手术是不道德的，何况在医学界处理上它们也是不存在的。当内科疗法与手术相比较，没有参与最初随机过程或治疗的医生可以去随诊患者，但通常是做不到的。也许由一个并不随诊而做其他事的医生，一年左右判断一次患者的情况要好一些。当治疗结局为死亡时，那也就谁也不知道随诊的内、外科医生对原来治疗方案的看法会抱多大的偏见，假若有其他证明为可以避免伤及生命的疗法，因而可以理直气壮地用在已接受被认为是较差疗法的患者身上，那当然是太好了，但是，如果临床研究人员把原来治疗方案相对疗效和后加的救命措施弄颠倒的话，那患者可就遭殃了。

在比较两种不同手术方法时，如消化性溃疡的两种不同手术，使患者和随诊的内科医生都不知道做了什么样的手术应该比较容易。如果这样做了，就能正确地评价手术疗效和不良反应。读者应在每一个RCT中去寻找盲法的证据，若没有这种证据，应考虑到这个缺点削弱结果的可能性。

（七）度量治疗效果

这些度量是否客观，偏性将会怎样地影响他们？是否恰当地度量了观察者的误差，当受偏性影响时，治疗结果是否允许有一种以上的解释？

（八）分析资料

是否采取了恰当的步骤？这是需要生物统计专业知识来鉴定的问题。内、外科医生们经常对文献中所叙述的疗法做出决定，希望他们有朝一日能受到进行这种判断的训练。读者应该在分析资料中去找随机步骤正确性的一节。另外，可以想象，参加科研的患者各不相同，这个事实当然也会影响所得的结果。

（九）研究结束和策略咨询委员会的重要性

读者应去寻找这方面的证据，即任何RCT最重要的结束部分曾经过研究人员的深思熟虑。对做出决定的人来说，道德方面的考虑比其他方面更为重要。研究进入结束阶段，临床的科研人员由于对发展趋势的理解不断深入，使得他们越来越难把患者随机指定到可能被证实为较差的治疗组中去。由于这个原因，在研究临近结束时，所选择患者的类型会发生明显变化——对哪个疗法都不容易做出反应，也不容易受到损伤的患者被纳入实验中来，因而延误了显著差别的出现。这些都是成立一个由各行各业专家组成的策略咨询委员会的最重要的原因。专家能注意到研究的趋势，并能比科研人员持较少的偏见的情况下做出关键性的决断。专家们的可以再次肯定患者自愿参加科研的信心，而许多有权威的临床医师和生物统计学者们将会肯定他们这样做是正确的，并会照顾到患者的各种权益。

以上所说只是一些判断某一实验是否设计和执行得良好的因素，但这些因素肯定尚未完全被罗列。由于在不同程度上缺少某些特征，可解释为什么各种新的或老的疗法的所有 RCT 产生不相同的结论。当读者发现了漏洞或不符合之处，应小心检查每个研究中存在的有力的和薄弱环节，并据此做出自己的判断。所有的外科医生都应该成为随机临床实验的专家。

(Thomas C. Chalmers　第二军医大学　王本茂　译　吴兴闽　校)

参考文献

来源于：王本茂主译"外科学中有争论的问题"第二军医大学外科教研室，1981.
*所谓共变量，例如一个疗效百分比，既是某疗法，又是来自某型患者的，是受两个因素或更多因素所决定的一个数值（校者注释）。

第二章 循证医学概述

第一节 定 义

循证医学是指慎重、准确和明智地应用现有的最好研究证据，同时结合临床医生的个人专业技能和多年临床经验，考虑患者的权利、价值和愿望，将三者完美地结合，对患者作出相对科学正确的医疗决策。根据循证医学中心的说法，"为着对患者个体的医护目的，将目前所能获得的最佳证据加以尽责的、明白的和明智的应用，即为循证医学。"即用科学的方法指导医疗实践、科学实验、医学教育、管理和改革等。

- 即用证据说话办事。
- 证据及其质量是循证医学的关键。
- 医生的个人专业技能和临床经验指医生应用临床技能和经验迅速判断患者的病情状况和建立诊断的能力。
- 患者的愿望是指患者所关心和期望的。

循证医学是统一利用科学方法获取证据，来确认医疗成效的一种尝试。时至今日，循证医学尝试对各种医疗方式（包括放弃治疗）的相关风险和疗效进行评估。

循证医学认识到，医护手段受到许多因素的影响，其中如生活品质和生命价值的判断等，不能被单纯所谓新方法所完全涵盖。然而循证医学试图厘清那些概念上可以被科学手段涵盖的医疗方法，并且试图采用科学的方法确保此种医疗方式能带来最佳效果（图4-1，图4-2）。

图4-1　循证医学倡导者——德国考克兰教授　　图4-2　考克兰教授出版的专著

第二节 循证医学的基本概念

1. 核心：高质量的临床研究证据。
2. 必备条件：临床医师的专业技能＋经验。
3. 关键因素：充分考虑患者的期望或选择。
4. 学术基础：临床流行病学（的统计学）。
5. 基本方法（随机双盲对照实验法）和知识。

6. 最终目的：见下面第二章。

第三节　核心思想

循证医学的核心思想是在医疗决策中将临床证据、个人经验与患者的实际状况和意愿三者相结合。临床证据主要来自大样本的随机对照临床试验（randomized controlled trial，RCT）和系统性评价（systematic review）或荟萃分析（meta-analysis）。

第三章　循证医学的目的和意义

第一节　循证医学实践的目的

1. 紧跟先进水平，培养高素质的临床医生。
2. 弄清疾病的病因和发病的危险因素。
3. 提高疾病早期的正确诊断率。
4. 帮助临床医生选择最可靠实用的治疗措施，指导临床合理用药。
5. 改善预后，依法（循证）解决医患纠纷。
6. 促进卫生管理决策（积效评定、资源分配）。

第二节　实施循证医学的意义

目前，世界卫生组织已开始运用循证医学的方法制定基本药物目录和基本医疗措施；澳大利亚每年根据循证医学的证据制定外科领域的治疗指南，其医疗服务咨询委员会通过卫生技术评估，为国家的医疗决策提供依据；英国卫生技术协调评估中心负责全英卫生技术评估的总体规划，指导国家卫生研究的质量和方向。循证医学正影响着这些国家的医疗实践、医学教育和临床科研，促使其完成从经验医学向循证医学的转变。循证医学在我国实施的意义主要是：

一、有利于我国卫生决策的科学化

卫生部已借鉴循证医学的原理和方法，成立了卫生技术准入管理处，颁布卫生技术准入管理办法，对费用高、影响大、有争议的重要卫生技术实行准入管理。国家中医药管理局、国家药品监督管理局、国家计划生育委员会等卫生行政管理部门也积极学习和引进循证医学，探索用其提高国家药品政策、计划生育政策的科学性，促进中医药现代化建设。同时，循证医学对于帮助建立并完善标准化国家卫生资源数据库，实现基础数据实时采集、深度挖掘与二次开发，也有重大现实和历史意义。

二、提高医药行业的市场竞争力

循证医学以其凡事以证据说话、不断更新和效益（effectivene）和效率（efficiency）评价的科学态度，为管理者提供清晰的管理思路和方法，用证据指导实践，对新药研发、生产、评价和不良反应监测，尤其对推动中医药现代化研究、走出国门、创出品牌有着极高的参考价值。

三、提高医疗服务的水平和质量

我国幅员辽阔，医疗服务地域性差异明显，卫生资源配置不均衡，各地疾病谱构成不同，医务工作者素质和水平存在差异。普及循证医学知识可在基本不增加医疗费用的前提下，通过不断更新和提高医生的临床知识和专业技能来改善医疗服务质量，使政府、公众最终受益。

四、有利于普及医学知识

随着循证医学最佳证据的普及，一方面使患者和公众可方便获得浅显易懂的医学研究结论，减少"有病乱投医"现象，保证其知情选择权；另一方面，提高国民健康意识，将有助于政府和医院实现从以治病为主到以防病为主的战略转变，保障患者的知情选择权，促进医患相互理解。

五、促进医生自律维权

全球医学文献的信息爆炸，使得医学知识的淘汰和更新速度加快，何处寻证、以何为证使繁忙的临床医生无所适从。

第四章　循证医学的历史和发展背景

第一节　循证医学的历史

基本的进程是，1789，Pierre Louis 反对以古典理论来决策提倡"数值方法"——代表法国的巴黎学派早期 EBM 思想：

1. 反对仅依据中世纪的古典理论来决策。

2. 提倡对患者个体情况无遗漏的观察。

3. 用"系统性规律"对这些观察结果作出结论。

4. 一切临床结论应该仅来源于临床观察事实，不盲从于任何权威和理论。

5. 将"对照"的观念引入临床试验，否定放血疗法、吐酒石对肺炎的治疗决策。

1948 年，（英）世界上第一个临床随机对照试验，肯定了链霉素治疗肺结核的疗效。

20 世纪 70 年代 McMaster 大学提出"以问题为基础"的教育模式（Problem-based Curriculum）具有循证医学思想，同期（英）Archie Cochrane 完成随机对照试验。

1972 年，Archie Cochrane 在 *Effectiveness and efficiency on Health Services*《疗效与效益，健康服务中的随想》中明确提出："由于资源有限，因此应该使用已被恰当证明有明显效果的医疗保健措施"，"应用随机对照试验证据之所以重要，是因为它比其他任何证据更为可靠。"

20 世纪 80 年代，Meta 分析作为一种有效（多个文献或研究）合成和处理数据的手段。

1982 年，国际临床流行病学网诞生。

1992 年 McMaster 大学发表了名为 Evidence-based medicine. A new approach to teaching the practice of medicine 的文章，第一次提出了《循证医学》这一概念，简写为"EBM"。

（英）Iain Chalmers 成立首个循证医学中心——Archie Cochrane 中心。

1993 年（英）建成国际性的循证医学网络，全球建成 14 个包括中国的 Cochrane 中心。

2001 年 1147 篇高质量的系统评价，发表并进行中的系统评价研究计划 915 个，建立包含 311，024 篇临床对照试验的数据库。

2007 年 7 月，傅贤波教授在全国第二届微创保胆学术交流大会上作了"遵循循证医学准则推动内镜保胆取石术发展"的报告，要求以强度更高的证据证明推广内镜保胆取石术的可行性。

第二节　循证医学的发展背景

1. 按传统方法决定临床诊治有一定局限性，传统医学并非不重视证据，更不是反对寻找证据。实际上传统医学十分强调临床实践的重要性，强调在实践中善于寻找证据，善于分析证据和善于根据这些证据解决临床实际问题。但传统医学强调的证据和循证医学所依据的证据并非一回事。在传统医学的模式下医师详细询问病史、系统做体检，进行各种实验室检查，力求从中找到有用的证据——阳性发现；医师试验性地应用治疗药物，观察病情的变化，药物的各种反应，从而获取评价治疗方法是否有效，是否可行的证据。利用这些证据，临床医师可以评估自己的处理是否恰当。如果效果不理想，则不断修正自己的处理方案。在实践中临床医师从正反两方面的经历中逐渐积累起临床经验，掌握了临床处理各种状况的方法和能力。这种实践仍然应该受到鼓励，这种个人的经验仍然值得重视，但此种实践存在局限性，不可能满足现在的临床活动的需求，因为它所反映的往往只是个人或少数人的临床活动，容易造成偏差，以偏概全。一些新的药物或治疗方法由于不为临床医师所了解而得不到应用；一些无效或有害的治疗方法，由于长期应用已成习惯，或从理论上、动物实验结果推断可能有效而继续被采用。例如，二氢吡啶类钙通道阻滞剂仍在一些基层医疗单位中用来治疗慢性充血性心力衰竭，因为在理论上该药扩张动脉和静脉的作用，有助于减轻心脏的负荷。

2. 临床医师面临不断更新知识的严重挑战。

3. 日益尖锐的卫生经济问题对平衡价格/效益的依据提出了更严格的要求。

4. 临床治疗由单纯的症状控制转向对治疗转归与质量的重视。

第五章　循证医学中证据的价值（或强度）分类

第一节　循证医学所要求的临床证据有 3 个主要来源

1. 大样本的随机对照临床试验。

2. 系统性评价（systematic reviews）是对新开发的或改建的系统，根据预定的系统目标，用系统分析的方法，从技术、经济、社会、生态等方面系统设计的各种方案进行评审和选择，已确定最优或次优或满意的系统方案。

3. 荟萃（Meta）分析，或称为汇总分析。其中大样本的随机对照临床试验价值最高。其他依次类推。本书中所列出的证据资料多来源于《当代胆道外科学》等权威书刊和杂志的对照试验，系统性评价及汇总分析。

第二节　证据科学性的认定方法

1. 美国预防医学工作组（U. S. Preventive Services Task Force）的分级方法：美国式分级体系仅适用于治疗获干预。而在评价诊断准确性、疾病自然史和预后等方面也需要多种研究提供证据。

2. 英国牛津循证医学中心（Oxford Centre for Evidence-based Medicine）提出了另外一套证据评价体系，可用于预防、诊断、预后、治疗和危害研究等领域的研究评价。

英美两法的兼容关系：

英　　　　美

A 级：一级证据　　　设计良好的随机对照

B 级：二、三级证据　非随机、队列对照试验

C 级：四级证据　　　有或无干预的时间序列研究

D 级：五级证据　　　专家或权威的意见

第三节　临床证据产生的基本方法

1. 医学研究（如上）医学研究是第一生产力，是产生证据的根本源泉。

2. 文献资料

（1）学术专著、论文集及正规的统编教材是较好的证据来源，但不是最新证据。

（2）学术期刊（含电子期刊）是循证医学实践中重要的证据资源，可上网检索，时效性强，易找到最佳证据。

（3）临床实践经验的积累：单纯临床实践经验作为"证据"，科学性不强，重复性差，但若根据已有原理，总结反复出现的现象及其数据，并能用原理来解释，升华为理性的知识，再能重复多次用来指导实践，证明本身的真实性，则此"经验"就成为可靠的"证据"。

（4）实况调查的证据：突发性疾病如 SARS 流行病学的调查取证。

第六章　发现、寻找和提出临床问题的重要性

第一节　发现、寻找和提出临床问题的意义

1. 找出临床问题是实施循证医学的第一步。如当代胆囊外科中，在手术指征，保护脏器功能，预防治疗并发症及术后不良反应上还有什么需要研究和解决的。
2. 医学发展的需要。（对临床问题的认识不断升华）患者的需要；医疗资源控制；疗效提升的需要。
3. 循证医学所赋予的任务。

例如，感冒、支气管炎是否都用抗生素；扁桃体、胆囊等是否都要手术切除；胆源性胰腺炎是否属LC禁忌证；预防疝修补复发最好方法？肠漏的处理；当代胆囊外科中，什么是真正的微创。需要什么证据等，都是循证医学的任务。

第二节　找准临床问题应具备的条件

1. 对患者的责任心。
2. 具有丰富的基础、临床医学知识。
3. 有一定的人文、社会、心理学及哲学知识。
4. 扎实的临床基本技能。
5. 综合分析、独立思考和批判精神。

必须以EBM为指导，带着问题读书、检索、交流、总结。

第三节　循证医学与日常临床实践的关系

1. 疑难病例诊治方案制定。
2. 开展新业务可行性报告。
3. 设计科研实验。
4. 撰写学术论文。
5. 肯定、否定、发现某一观点。
6. 医疗纠纷的答辩和处理——循证办事。

第四节　怎样看待并使用专家意见

有学者认为，专家意见也是证据，毋庸置疑。专家的经验，特别是专家将证据与经验相结合后提出的观点是很有价值。

判断专家意见是否可靠，主要根据其观点是否有充分的证据基础，多个专家达成的共识比个人的观点相对可靠。对没有研究证据的少见或复杂病例，专家意见有较重要的参考价值。

第七章　腹腔镜遭遇循证考问

腹腔镜手术从一开始就存在裂痕，如 Jaroslav F. Hulka M. D. 所言，"然而，这种手术所独有的并发症，可导致住院时间延长，甚至死亡"。"快速地使简单的腹腔镜外科问题成了妇科法律诉讼案件的首要原因"。这是对 20 世纪 70 年代妇科腹腔镜手术治疗的初步总结。当微创手术发展到外科以后，也报道同样的情况，也是因为胆道损伤率，技术性死亡率高于开腹切胆。刘永雄教授早在"缜思、深省、慎行、悬壶问津说微创"[1] 一文，以及其他文章中早就提出："微创"的"金标准"只能是安全、有效，而不能是其他。在其他文章中表示……从微创、兼顾"美容"……以至于"标新立异""巧立名目""别出心裁"，可以说应接不暇；逐渐从模糊到缓慢清醒、理智，但还是有些"乱"，有喜有忧。但由于各种原因均未引起人们的注意。直到 2018 年 10 月，《新英格兰医学杂志》发表了 MD 安德森等两项研究结果，推翻了以往认为在治疗子宫宫颈癌腹腔镜手术优于传统开腹手术的结论。本章从事情经过，各方反应，结局和展望作介绍。

第一节　事件经过

1. 事非偶然

由吕新生主译，Dr. Kavic 等主编的《腹腔镜手术并发症的预防与处理》（*Prevention and Management of Laparoscopic Surgery Complications*）[2] 一书的前言早就写道："在 20 世纪 70 年代妇科医生已经施行了近千例的简单绝育术，以及进行慢性不育和盆腔疼痛的诊断，独特的、使人为难的血管损伤和皮肤烧伤并发症及绝育失败，快速地使简单的腹腔镜外科问题成了妇科法律诉讼案的首要原因。美国妇科腹腔镜协会对并发症进行调查发现，可以从我们的错误中学习如何预防这些并发症"。

该书诉述，"最近一个分析——由 31 个保险保险公司联合美国医师保险人协会所完成——可能对此问题提出见解"。PLAA 的另一项观察研究是，赔偿结案的百分率，腹腔镜手术高于开腹手术。

该书及以黄志强院士为顾问编写的《2013 年版胆管损伤诊断和治疗指南》[3] 中指出，腹腔镜胆囊切除致胆道损伤发病率高于开腹手术的 2~3 倍。然后 1/3~1/2 胆道损伤在术后发现，由非专科单位初次修复成功率仅为 17%，该书还提到，80% 的医源性胆管损伤来自胆囊切除术，尤其是 LC。在长期治疗过程中，患者面临的死亡风险是正常康复者的 2~3 倍。这些问题的复杂性已为从事医疗失当方面工作的律师所关注，他们在法律诉讼中已将腹腔镜作为重点。

2. 重磅研究报告出炉

从 20 世纪 70 年代到 21 世纪的 2018 年，腹腔镜手术走过了近 50 个年头。以"切口小，恢复快，住院时间短"为主要特征的腹腔镜"微创"手术的光环，因美国《新英格兰医学杂志》两篇重磅研究文章而爆出裂缝。之所以重磅，因为目前在临床广泛开展的宫颈癌腹腔镜根治手术，效果竟然不如传统的开腹手术！具体为什么成重磅信息？①原因是参与研究的单位及对照的项目。第一项由 MD 安德森肿瘤中心领导的多中心前瞻性随机对照Ⅲ期[4]，历经 10 年的临床试验，该研究在全球 33 个中心招募了 631 例，早期（ⅠA 或ⅠB）患者，这篇论文的结论是，相比传统的开腹手术，宫颈癌腹腔镜微创手术让患者术后的死亡风险升高 6 倍，癌症复发风险升高 4 倍！另一项则是[5] 由麻省总医院、布莱根妇女医院、西北大学 Feinberg 医学院、哥伦比亚大学、纽约长老会医院、威斯康星大学、MD 安德森肿瘤中心等多家机构共同参与的回顾性研究。第二项，回顾性研究，证实了上述研究的相同结果。② 两项研究比较直指患者最关心的问题，伤、残、死。不像现今铺天盖地的文章，只比伤口大小，恢复快慢，住院时间长短，以此为"微创""金标准"和值得"推广"的理由，置患者伤、残、死而不顾。不仅对癌症患者如此，而对良性疾病的患者的伤、残、死也未能引起人们的注意。③推翻了一向认为腹腔镜优于开腹治疗子宫颈癌的结论，这是很多人所不愿意看到的。

第二节　各方对实验结果的反应

同一事件，所站角度不同，价值取向不同，各方反应也有所区别。

一、积极反应

1. 国外：信息发布后，美国国立综合癌症网络（National Comprehensive Cancer Network，NCCN）立即更改了指南，主要研究者所在的美国安德森癌症中心甚至全部停止了宫颈癌的微创手术，改为开腹的宫颈癌根治手术。NCCN 指南也很快根据这项研究结果做出了更新指引：应当告知患者这个研究的结果，并且尊重患者的选择。

2. 中国：香港几家医院有类似上述积极反应。在国内，上海东方肝胆医院姜小清教授在 CCMTV 临床频道发布近期内一次门诊就见到二例胆囊癌用腹腔镜手术导致广泛腹腔转移，一例仅术后二周。胆囊癌术后腹腔镜脐孔转移也早有报道，因此对癌症患者强烈呼吁用开腹手术。国内的妇科医生，甚至外科医生都在热议这个话题，不少腹腔镜手术的"大咖"专家冷静地接受了这个事实，并呼吁应采取措施治理宫颈癌微创手术中存在的乱象。但也有些人质疑这个研究的设计、病例入组速度，以及手术技巧问题等。多位学者认为，首先我们要正视和重视这个研究结果。这是由国际顶级癌症治疗中心领衔完成的一项高水平的临床研究，参加研究的中心必须通过专家委员会（应该是由各行各业专家组成的咨询委员会，作者注）的审核才有资格加入研究，研究过程和数据都在第三方独立机构的核查和质控下，其文章能发表在最顶级的临床医学杂志，必然经过了非常严格的审核。这项研究的优势正是在于其研究设计的前瞻性、随机对照、全球多中心参与、参加中心的资格审核等。因此，我们在没有更可靠证据之前不能轻易否定这项研究的真实性、严谨性、科学性和先进性，不能无视这项研究的结果和结论，而是应该理性客观地看待和面对这个事实，以免更多患者继续受害。

二、其他反应

也有不少声音以这两个研究没有回答产生结果的原因，坚持认为有进一步研究的必要。有报道称，中华医学会妇科肿瘤学分会正在讨论酝酿，拟在中国进行前瞻性的多中心对照研究，而多数单位仍然我行我素，什么原因使然，这与医学领域各种乱象的原因是否相同，值得探讨。其实，对患者而言，研究这些乱象的意义可能比重复这两项实验更迫切。这不是简单地重复 LACC 研究，而是针对微创手术可能的潜在风险因素，设计研究技术路线和手术操作标准，如针对阴道离断时在气腹密闭环境下可能造成的肿瘤播散，要求采取一些无瘤隔离措施，对参加研究的医院和医生，也将有严格的准入标准。毫无疑问，科学的研究设计，独立的第三方审核，严格的过程质控，是我们高质量开展这样一项重要研究的前提和保证。

第三节　改弦更张还是"固执"前行

1. 关于继续"学习"还是"改弦更张"，人各有志。人们曾经寄望于"学习期"来解决存在的问题。妇产科学习了近 50 年，外科也近 40 年，腹腔镜的光环从开始的裂痕到现在的裂口，是从妇产科开始形成的光环，也是在妇产科产生的裂口，在胆道外科，伤残死数较多，法律诉讼案也都以妇科和外科腹腔镜为重灾区，是巧合还是必然？反复出现的现象有没有必然的规律可循？为了减少患者的伤残死，我们是继续"学习"还是回归已被证明能减少患者伤残死的手术方法，在学界争论不休时，在还没有更新结论和更好的方法之前，最好的办法是下刀之前把当前两篇文章的信息告诉患者，因为之前腹腔镜手术，"伤口小，恢复快，住院时间短"等患者已经听得太多一边倒的说教，新的信息无人告知。

2.《当代胆囊外科学》中借几个例子说明同一事件不同的思维方法，出现两个不同行为和不同的结果，在这里也适用。面对与开腹手术相比子宫颈癌患者术后死亡风险升高 6 倍，癌症复发风险升高 4 倍！这样的事实，也有两种思维，一种是立即停止在患者身上研究，原因和机理的基础研究，可用动物实验进行，减少患者以生命为代价的付出；另一种是继续研究，目的只为证明某种"方法"的优劣及产生的原因，似乎这比眼前患者生死更加重要。其实，开腹子宫宫颈癌早从 1940—1950 年，宫颈癌根治术就引入中国，经过几代中国妇科专家的改良，手术方式以 Werthiem 手术为基础，以后又汲取冈林氏、Meigs 等术式的优点，形成我国早期的子宫广泛切除术及盆腔淋巴结清扫式。中山大学附属肿瘤医院李孟达教授对手术方式进行优化后，手术流程更加简洁清晰，形成了鲜明的"岭南派风格"，在华南地区被广为接受应用，乃至在全国也产生了较大影响。相比之下，宫颈癌的微创手术还很年轻，年轻有"错""不足"等，可原谅，但再继续拿患者来做实验，有错不改就不再是"年轻"问题了。

第四节 展望——"性价比"是优劣比较的出路

1. 从上面两篇重磅文章可见回顾性对照试验与 RCT 结果相同，但回顾性方法，也即是"效果与付出之比"，即"性价比"评定简单易行。

2. RCT 的困难不一般，理由不再重复，从患者当前的急需着想，人命关天，已知两种方法中，有一种方法能延长寿命，降低癌症复发，直接原因就像癌症的原因至今未明一样，但用开腹根治切除的方法，有了百年以上的经验做保证，更能解决当前燃眉之急。谁家都有兄弟姐妹，谁家都有妻儿子女，已有权威研究结论证明有优势的方法不用，难对患者及家人交代，拿不出更权威的相反证据，就应以更新的权威指南指导临床实践。当年引进腹腔镜手术时，不也是根据国外某指南行事吗？也没有像今天这样，追究"腹腔镜"优于开腹的原因，更没有提出先做自己的 RCT 来证实后再推广，现已有腹腔镜手术产生致癌烟雾及其致癌原理的报道，如法庭上，患者问，为什么不按权威指南给我治疗，谁能自圆其说。

第八章 "性价比"的价值

循证医学原理中的系统性评价（systematic reviews）是对新开发的或改建的系统，根据预定的系统目标，用系统分析的方法，从技术、经济、社会、生态等方面系统设计的各种方案进行评审和选择，已确定最优或次优或满意的系统方案。"性价比"基于系统分析，是系统分析的具体实践，已广泛用于现实生活的各方面。系统分析最早是由美国兰德公司在第二次世界大战结束前后提出并加以使用的。目的是为空军提供关于技术和设备方面的建议。美国民间企业也开始应用系统分析方法来改善交通、通信、计算机、公共卫生设施的效率和效能；在消防、医疗、电网、导航等领域，系统分析方法也得到了广泛的应用。系统分析后来成为循证医学的基础，用来比较治疗、手术方法方案的优劣，依据就是效益和效率，即性价比的高低。基本步骤是提出问题，计划目标，收集数据，系统评价，提出方案并制定标准。

人们在提到循证医学、方法比较时已经习以为常地想到，前瞻性、大规模、多中心、随机对照试验，即大家耳熟能详的 RCT。但大家很少知道，循证医学的出现与医疗资源不足和浪费有关，也很少知道最早、最多用于内科及药物筛选，流行病学卫生防病，健康服务策略制定等。对外科方法比较、选择，多根据经验、好的回顾性文献荟萃分析结果，RCT 很少在外科方法评价和选择中发挥作用。在外科领域，有现成的数据不用，有现成的"性价比"方法不用，期待 RCT，就如自己的"脚"都不相信的"郑人买鞋"。作者推崇考克兰评价体系，即考克兰写的《效果和效率：健康服务中的随想》[6]中，效果和效益关系原理，即作者推导的"性价比"，比较优劣的方法（即优劣＝取得的效果/付出的代价），本章从提出方法的背景，具体方法及对胆囊外科发展的意义进行阐述。

第一节 背 景

1. 有限资源与无限欲望矛盾加剧：随着社会发展，技术、制造能力提高，只有想不到的，没有做不到的。这导致需求多元化、高配化趋势膨胀，每一级服务功能的提升，都会相应带来物质和环境资源的消耗。人类赖以生存的地球资源是有限的，但需求的欲望是无限的，这是一组不分国籍、不分社会制度的共同矛盾，只有程度的不同，没有本质区别，这也是在医疗卫生行为和路径常能统一的原因。当需求与供给出现合理或非合理的矛盾时，就像第二次世界大战时期，美国战机修造企业提出系统分析方法提高资源利用效率一样，被世界各国包括医学在内的各行各业所采用。从 2020 年 1 月 2 日，国家卫健委《关于印发医疗机构内部价格行为管理规定的通知》看，"性价比"将成为考核医疗机构绩效的最高要求及技术、诊疗路径先进性的最高标准。

2. 对循证医学的信心不足：当前人们对循证医学的信心不足，中华医学杂志社社长游苏宁[7]撰文提到，据"国外医学杂志"论坛调查，约有 75% 医生认为循证医学正在走向崩溃。一位美国的科学家说过一句话，人类很可悲的一件事，即今天我们从杂志上看到的知识，十年后将会被证明一半是错误的，更可悲的是十年以后，我们依然不知道哪一半是错误的。时代变了，十年已经太长，现在是"网络时代骚人出，各领风骚三五天"。

3. 学科领域科研实验数据黏上了铜臭：数千亿美元的营销利润催生临床研究乱象，科研已经粘上了铜臭，医学上多项"伟大"发现，都是医学界和产业之间密切"协作"的结果，现在很难找到与生命科学产业无关的专家级医生，最近美国一项对 50 所拥有医学院的大学调查显示，每位研究者每年平均能收到 33417 美元的产业资金，美国 FDA 严重依赖生命科学产业提供的资金，2010 年已经达到 12.5 亿美元，并占整个药品项目预算的 46%。

4. 假信息误导患者：国外著名杂志刊登 107 篇中国专家的虚假文章，欧洲心脏病中心采纳荷兰专家造假论文数据作为指南，致欧洲 80 万人死亡，堪称谋财害命。造假文章宣传，其实是为自己和商家谋利益。

5. 玩概念，标准混乱，罔顾事实：以"微创""先进""创新"等概念，抬高某项技术的声望。如 LC 死亡率、胆道损伤率高于 OC，开腹胆总管切开取石与 ERCP + EST 相比，易开展、投入少，没有后者特有伤残死并发症，在 2018 年版《ERCP 中国共识》[8] 中，无论结石大小等情况，都以 ERCP + EST 为首选，开腹已经没有成为首选的指征；与之相"配合"的是 2011 年版《胆囊疾病专家决策治疗共识》[9] 中已看不到胆囊结石合并胆总管结石治疗项目。

第二节　外科中的 RCT

胆道外科医学殿堂中"皇帝的新装"——RCT（随机双盲对照试验）就是其中之一。又如官僚主义，无实际内容和意义的形式主义，科学技术领域崇洋媚外的跟风、虚假、好大喜功等，已见怪不怪，而务实求真，故事里看出"问题"，有批判精神的"小女孩"，似乎多被定格在童话和笑话世界里。童话里不高明的骗子得逞的原因，因为掌握了人的弱点，他们所要骗的是最要面子、不分青红皂白的人。近年来，被誉为新技术、新观念的东西实在太多，只是有的从来看不见，摸不着，用不上，但宣传和文章中却总是像真的一样，被浓墨重彩的吆喝。这除了是认识问题外，还要考虑的是资本的力量。试想，如果有的治疗方法根据性价比，回归人文，回归为大多数人看得起病，开得起刀的方向，相关利益关联者的处境将发生什么改变？就明白其中的道理。医学上关于什么方法更好的争论，有很多不同评价方法，其中循证医学证据中曾被认为是最可靠的方法，如前瞻性、大样本、随机对照试验，简称 RCT，用客观事实证据辨别真伪、审定和比较优劣的"循证"精神将永存，需要崩溃的是那些在很多领域，特别在外科领域看不见、摸不着，用不上，听起来洋、高、大、上、使人利令智昏，从来未被应用过的"前瞻性、大样本，原本主要用于药物筛选的随机对照试验"，简称 RCT。在以灵感、经验和实践为基础的外科手术治疗方法，以胆道外科为例，没有那个手术是靠 RCT 结果来选择出来的，也就是讲，刀刀见血的胆道外科治疗方法中，没有哪个第一刀是根据 RCT 试验结果来决定的。时下，常见的现象是，对一些不敢肯定疗效的方法，对自身观点缺乏信心，但又不轻言放弃，只能在文章结尾毫无例外的加上"需要进一步，前瞻性、大样本、随机双盲试验，即 RCT 证据"的表述，但话说过之后，没有一个人能去做标准的 RCT。当想推行或标榜某种方法如腹腔镜切胆，机器人切胆，自然腔道切胆时，可以把 RCT 抛到脑后，当想否定或贬低某种疗法，如新兴的中国保胆，但又没有过硬理由时，只要提出"没有 RCT 证据"也能致对方于死地，这几乎成为一种新的教条，成为击败对方的救命稻草，成为阻碍推广好方法的理由。当今在外科领域的 RCT，就像安徒生童话故事中的"皇帝的新装"那样美丽、漂亮、高雅。谁在文章中如不带上 RCT，就显得土气、低水平、不完美。RCT 对一些人，就是专照他人的"手电筒"，而对一些人就像一件"皇帝的新装"。

第三节　RCT 在外科领域的困境

1. 实施困难，患者数量、随机分配，随访时间，比较项目，标准的 RCT 结果，要由"各行各业专家咨询委员会"来评价等，这就不是一般单位，一般医生就能实施的，目前在外科领域所标榜的"RCT"，少有"各行各业专家咨询委员会"参与结果评估。即使某些冠冕堂皇、铺天盖地的共识有谁请过法学家参与，难怪声称按共识行医的也常常在法庭上败下阵来，因为共识脱离了"法学"精神。

2. 外科作用存疑，《外科学中有争论的问题》[10]一书序言中指出，"双盲试验是一种严谨的探索，这种研究方法只能轻而易举地用来研究药物"。在外科临床，从历史上看，最早1968年开始的乳腺癌根治术，经百万例患者的实践，与一些简单的手术相比，直到1976年《外科学中有争论问题》一书出版，尚未有证据证明根治术是选中的手术；其他如胃十二指肠手术、门脉高压分流术、冠状动脉转流术、小肠旁路改道减肥术等，临床评论、教科书、医生选择很少受正规或欠正规RCT的影响。因此，根据RCT结果选择的手术方法少之又少，从首例胆囊切除，到腹腔镜胆囊切除、机器人切胆、自然腔道切胆等都没有标准的RCT证据。

3. RCT易受利益因素干扰，加上实施的复杂，计划性实验容易受各种因素干扰，真实性差，使之在外科领域名存实亡，资源有限，欲望无限的矛盾，急需更好的评价体系。

第四节　"性价比"的方法众望所归

一、"性价比"原理的基础

如上所述，如果是用药物筛选的RCT方法，在外科不仅困难，也不现实，见本篇第十一章随机对照章节。那么有没有切实可行又简单的方法，作者认为：效益除以付出，即用"性价比"的结果评价方法的优劣、良莠的方法，就是最简单的实用的方法。

1. 考克兰（Cochrane）简介　考克兰（1909—1988年），循证医学奠基人，享誉世界的临床流行病学专家。加拿大人，是英国当时内科医师及著名的流行病学专家，由于他对于流行病学和循证医学发展的伟大贡献，以致创建了图书馆（Cochrane Library）以他的名字命名，以表达对他的敬意。他给我们留下的著名警示是："我乐意牺牲我的自由为那么一点点知识。当时（二战收治伤员和俘虏时）我从来没有听说过'随机对照试验'，但是我知道我们不得不提供任何干预，是没有真正的证据证实有效的，我怕因为不必要的干预缩短我的朋友的生命"。

2. Cochrane图书馆　（考克兰图书馆Cochrane Library，简称CL）是CC的主要产品。SR主要借助Cochrane图书馆以光盘形式一年四期向全世界发行。在众多的临床医学数据库中，CL之所以被认为是循证医学的重要资料库，则因为它是目前得到日益广泛关注和重视的最全面的系统评价资料库；是卫生保健疗效可靠证据最好的和唯一的来源；是易于不断得到更新和接受评论，修改错误，从而保证质量，增强结论的可靠性的电子杂志。CL适用于临床医生、临床科研和教学工作者，医疗卫生行政部门等有关人员。考克兰对循证医学的主要贡献是把"循证医学"作为抑制资源浪费为主要目的，手段是效果除以付出，具体反应在1972年出版的著作《效果和效率：健康服务中的随想》一书中。

二、用现有常见比较方法看"性价比"评定手术的优劣

例如，胆总管结石的治疗方法（或合并胆囊结石）用于：①开腹。②腹腔镜下手术。③ERCP + EST手术的比较。

1. 在2018年版《ERCP中国共识》中[8]，指出"有Meta分析比较了胆总管结石的内镜治疗和外科治疗12项随机对照试验，RCT 1357例，结果显示结石移除率、病死率、并发症出现概率无明显差异。该项研究的外科治疗，包括腹腔镜手术、开腹手术"。

2. 2018《ERCP中国共识》，用RCT评价系统，引用RCT的Meta分析。请问：

（1）不知这种RCT是否在做结论时有各行各业专家组成的咨询委员会参加，是否有开腹手术、腹腔镜手术专家参加，这些专家是否都同意，也都遇到开腹胆总管切开取石是发生与ERCP + EST同样的病死

率和并发症发生率。

（2）共识是否比较了付出的经济代价。请看开展 ERCP + EST 准入条件，就知道所需付出的代价；需要有消化内科、普通外科或肝胆外科、影像科和内镜中心等多学科协作；40 平米空间，好的 ERCP 专用 X 光机，多种昂贵设备；内镜及 ERCP 设备；ERCP 负责人副主任医师以上；在指导下完成过 100 例 ER-CP，30 例 EST；有完成 100 例/年 ERCP 工作量的医院等。

（3）共识是否认为，开腹与腹腔镜手术也有产生 ERCP 类似的并发症，例如，2018 年《ERCP 中国共识》报道了手术并发症：术后胰腺炎占 7.9%，高危人群占 14.7%；出血占 0.3% ~ 2%；穿孔占 0.08% ~ 0.6%，穿孔死亡率占 8% ~ 23%；感染占 0.5% ~ 3%，加用 EST，产生 EST 并发症，总并发症占 3% ~ 12%，死亡率占 0.4% ~ 1.9%；小量出血占 50%；十二指肠穿孔及胆囊穿孔占 1% ~ 4%；结石嵌顿和急性胆管炎占 0.7% ~ 2%。1974 年德国、日本内镜取结石行 Oddi 括约肌切开术 EST，报告手术死亡率为 1%，并发症如出血、穿孔（后腹膜脓肿、胰腺炎、重症胆管炎等发生率占 5% ~ 8%），但仍认为可作为首选方法。2011 版《胆囊良性疾病治疗决策的专家共识》中[9]，已经没有胆囊结石合并胆总管结石这一治疗项目。也就是说现在胆囊结石合并胆总管结石，外科的常见病，多发病已让位给内镜治疗，内镜范围扩大，外科范围缩小。

（4）共识未能提出开腹和腹腔镜胆总管切开取石发生上述并发症和死亡率的数据和原因。

3. 该 RCT 的 Meta 分析与"性价比"方法的不同结论：事实上，开腹与腹腔镜手术下取胆总管结石与引进 ERCP + EST 之前近百年的客观事实明显不符。该 RCT 的 Meta 分析与"性价比"比较方法不同，因此产生的结论也就大不相同。发生差异的认识主要是没有"性价比"的概念。

作者根据考克兰（Cochrane）是根据效果与效率关系的原理设计即"性价比"公式来评定方法的优劣。即：

$$优劣 = \frac{效果}{付出}$$

按"性价比"的比较方法，经开腹胆总管切开取石和 ERCP + EST 的效果是公式中的分子，即取尽结石，解除黄疸，保护肝肾功能等；分母，即伤残死并发症发生率，所需经济付出（含基础设施、器械设备），ERCP + EST 并发症发生率明显高于开腹或腹腔镜下手术，是不争的事实。根据黄志强院士所言，患者治疗疾病的付出，除身体的创伤之外，还包括经济付出和精神的损伤。吴孟超院士认为，不能用体表损伤的大小代替身体内的创伤。从开展 ERCP + EST 准入条件，所需付出的各种代价看，已经减分。再从可推广程度比较看，胆囊结石合并胆总管结石（比单纯胆总管结石常见），条件较差的，二级左右医院过去一直都能做好的手术，并无上述并发症，因受到"指南"的影响，导致患者奔大城市，大医院，找大医生。ERCP + EST 对超过 2 cm 直径结石嵌顿，一次性移除率与开腹相同不符合事实，Oddi 括约肌是胆道系统三件宝，不可复制，损伤后产生的并发症甚至影响患者终生。总之"性价比"的特点就是全面评价手术优劣的好方法，优于难以实行的 RCT。

当前，胆囊合并胆总管结石治疗三种方法：①开腹胆囊切除加胆总管切开取石。②腹腔镜切胆 + 腹腔镜胆总管切开取石。③ERCP + EST + 切胆（逆行胰胆管造影 + Oddi 括约肌切开取石 + 切胆）。三种手术方法的回顾性，性价比分析比较结果，依次为①优于②又优于③。与现在流行比较结果相反（详见十九篇第六章）。除本书之外没有一个共识与这一结论相同，原因是不比较主要付出，伤残死不良后果及经济付出的代价。

所有方法优劣的比较，还应包括以下与手术没有直接关系，但与整体效果密切相关的项目。例如：

①本身特有并发症及可避免性——这与医学经济学有关。

②对环境的保护程度——与环境医学有关。

③社会习俗和伦理保护程度——与社会科学、人文医学有关。

④医疗路径被法律诉讼频度——与法医学有关。

⑤可发展性——与战略学有关。

这就是标准的试验或共识制定需要各行各业专家组成的"策略咨询委员会"的原因。

以上多中心比较的内容，仅比较有无伤口、伤口大小、住院时间长短等次要项目，得出的结论与所谓的"共识"决然不同。

治疗疾病像过河：到达彼岸的方法有多种，走钢丝、独木桥和康庄大道，都能到到达目的地，就看那条道路适合什么人，符合多少人的需求，要看各自的能力及准备付出多大的代价。

作者认为"性价比"用于手术方法优劣的比较，更为实用、方便，特别在多种疾病、多种治疗方法的比较中优于RCT，因为比较的是已经发生事情，数据应有尽有，而且多在争论之前各方报道的资料、数据，真实不易造假，有案可查，个人、小团体均可进行，所需时间就看资料收集整理时间，无须在患者身上再做实验，所需内容就是公开发布的内容，根据其重要性尽可能做到多中心。"性价比"即效率＝效果/付出，是外科领域用简单方法解决复杂问题的又一案例。它客观、真实、可靠、全面，容易学习，容易理解，容易推广。

第五节　"性价比"和DRGs的关系及意义

循证医学的目的是"为着对患者个体的医护目的，将目前所能获得的最佳证据加以尽责的、明白的和明智的应用，即为循证医学"，即用科学的方法指导医疗实践、科学实验、医学教育、管理和改革等。

一、"性价比"和DRGs的关系

"性价比"是来源于循证医学中的系统分析理论，而DRGs（Diagnosis Related Groups）按疾病诊断相关分组付费，则是在这理论基础上制定的具体制度性安排。两者关系可理解为理论和实践的关系。归纳起来可以认为，"性价比"是效果除以付出，反映出效率的高低。而DRGs则是根据"性价比"的原理提出的支付具体实施方案。"性价比"的历史渊革及意义，前面已有涉及，这里不再重复。

二、DRGs

DRGs，1967年美国开始研究，1999年美国开始施行，是当前国际上认为利多弊少的一种付费方式，我国卫生部医保局正在推行按疾病诊断相关分组付费，支付方式将影响到卫生服务供方的医疗行为，并对费用、资源配置、医疗质量以及卫生服务过程中的效率、公平产生明显的导向作用。按"病种"及"预付"是该支付方式的基本特征，与按传统服务项目、平均值，预算值等支付方式相比有以下意义和优点：

1. 控制过度诊疗，鼓励价值医疗，节约医疗资源：有统计显示，如谈判之前恩替卡韦的药价，比谈判后高出90%，70个新药谈判后降价60.7%，虚高比例可想而知。人们只注意到辅助用药方面的虚高，在外科领域，更加严重。如微创为了"兼顾"美容，所投入的设备、耗材，比同样甚至更好效果的开腹手术高出几倍甚至几十倍。因此限制外科"兼顾"性投入，比限制内科辅助用药的意义更大。新近，根据资源消耗、伦理风险和操作难度，相继列出各科限制性诊疗术目录，如ERCP＋EST等四级普外科内镜诊疗技术都榜上有名。取消药物，耗材加成和各种销售环节，就精准打中了医疗费用虚高的七寸，实现控制过度治疗、鼓励价值医疗，节约医疗资源的目的。

2. DRGs价格作为医保机构向医院购买服务的直接成本（药物、耗材）全国统一标准，防止各行其是，各取所需。

3. DRGs支付标准成为医院盈亏的临界点。同组患者，耗费越低者盈余越高，反之亦然。从而提高医院、医生和患者共同挖潜节支，选择"性价比"高的治疗路径的动力，DRGs 支付还是患者选择定点医院和医生的重要参考，是一种良性竞争机制。同组病、同城、同一基准付费，有利于解放大量二级上下医院的人力资源，解放了过去被虚高门槛压制的生产力，最后有利于缓解看病难、看病贵的问题。

4. DRGs 有利于资源合理配置，节余分配是向成本低、效率高的医院、医生倾斜，向患者倾斜，而不是向造成诊疗费用虚高的其他中间环节倾斜。

5. 通过病历首页诊断编码，国际疾病分类（intermational classification of diseases，ICD）统计的大数据，有利于证实、发现"性价比"高的药物和诊疗技术，有助于管理层对单位和个人绩效的整体评价。有利于鉴别部分药、械，技术的效果是必需的、还是辅助的、是否属基本保障范围等，筛选出门槛高、呼声高、耗费高，性价比低的路径，还原各种技术的真实价值，促进医疗科学有序发展进步。

三、DRGs 担心的负面影响

1. 医院为了减少患者的实际住院日，增加门诊服务，随之导致门诊费用上涨，使卫生服务的总费用并未得到很好的控制。

2. 医院在诊断过程中，有意无意向收费高的病种组攀升的倾向。

3. 可能导致医院选择低风险人群入院，推诿疑难重症患者。

4. 可能部分医院，取消了某些投资大、社会有需要的临床服务项目，使医院服务质量降低，医院工作积极性下降等问题。

5. 对医药、器械企业的影响，如同部分医院一样，早期是残酷的，最终倒逼他们生产"性价比"高的产品，适应价值医疗趋势的产品，提高自身真实良性竞争的产品。

四、正确对待 DRGs

以上担心虽然可能存在，发达国家施行 DRGs 早期，很多不适应形势的医院曾纷纷倒闭，正符合优胜劣汰的规律，该模式需要与观念、人文及循证医学等教育，并与治理医疗领域各种乱象相配套，也需要时间和不断总结经验。DRGs 对医生提出了更高要求，更需加强基本功训练，选择"性价比"高的手术方法及合理用药治疗方案，避免过度检查，过度治疗，更有利患者。患者也不要妄目迷信大医院，大医生；常见病，多发病一般医院都有相应设备与治疗条件，过去能治，现在也能治疗。对疑难杂症，特殊治疗，与科研相关疾病需要大医院大医生去研究，去治疗。随着医疗形势好转，各级医院各尽其职，用"性价比"方法评比出医院的真正水平。当然，好经也有念歪时。所以从长期看，真正落实好 DRGs，是抑制过度诊疗、技术、药物滥用、解决医疗资源浪费、环境破坏、看病难、看病贵等，是促进医疗技术可持续发展，保障人类健康的付费模式。

第六节　资本的力量不可忽视

社会在进步，技术在发展，医学在防病、治病、促进和提高人类健康进程中发挥了重要的作用。但是，医疗领域中的乱象也随之增多和不断翻新。人们都从不同角度，寻觅原因，但多显凌乱和碎片化。新近，有望在看似错综复杂的因素中提炼出其中的本质，即资本的力量。

不言自明，好药、好的治疗方法、性价比高的治疗路径、中西医结合、全民医疗回归公益、按病种付费、分级诊疗，加强基层医疗建设等，无疑对大多数人有益。但这些有益的政策和治疗方案实施中却困难重重。

好事难办的根本原因是资本已在把各方作为增值工具的博弈中，成为常胜将军。辅助用药，虚高价格，耗材零差价，直接受影响的是资本。资本已介入所有能对增值有重要影响的领域。在循证医学，要文章有文章，要数据有数据，要专家有专家，要指南有指南。循证医学和指南的作用，是通过专家和医生的手脚，多开药，多开刀，多用利润高的药和手术用的高值耗材。

从带量采购的谈判前后的价格相差 60% ～ 70%。在抗击疫情的斗争中，在都没有特效药的情况下，中药可以治疗新型冠状病毒性肺炎，中医中药和民间的各种疗法都在降温、化痰、排痰等对症治疗和防"轻"转"重"（湿肺、白肺、实肺）过程中发挥着重要作用。仝小林院士带领的中医团队，安徽亳州中医院在社区、医院、预防新型冠状病毒性肺炎中发挥了重要作用，费用轻则几百元，重不过几千元，与纯西医几万，几十万相比谁优谁劣，不问自明。在一床难求的非常时期，还有企图把中医、中西医结合，各种民间疗法等排斥在治疗之外的声音。我们不能用西方文化、价值观和科学定义来否定中医的科学性。十几年前中医在 SARS 诊治中已发挥过重要作用，还有很多传统方法可以发挥新的作用，中医和西医很多理念和治疗方法上都可以互补，如中医的整体观念和辨证论治与西医的整合治疗及精准医学，原理相同。中西医骨折都强调固定。中医的小夹板外固定，几百元不到就能治好，而西医钢针及钢板内固定，少则几千，多则上万，几万元不等。现在小夹板治疗连中医院都不用了。原因是很多传统的或中医疗法成本低，性价比高，对患者和人力医疗资源的控制都有利，虽有专家型人材代表建言，对以往治疗有效的方法，应列为首选，但商业利润低，很难列入一些行业治疗共识的指南，更不用说推荐为首选。如此等等，不难看出资本的力量。

再看高耗材重灾区外科领域。尖端外科手术器械的研发和生产更适用"摩尔定律"，即专指超大规模集成电路（电脑芯片）的晶体管单位容量密度，会呈线性增长，对应着集成电路的性能，以 2 的 n 次方倍率提升。通俗地说，摩尔定律是当价格不变时，集成电路上可容纳的元器件的数目，约每隔 18 ～ 24 个月便会增加一倍，性能也将提升一倍——即一美元所能买到的电脑性能，将每隔 1.5 ～ 2 年翻一倍。传统外科开腹手术，被大张旗鼓转化为腹腔镜、机器人和自然腔道等微创手术，就是遵循这一"定律"。切除或毁掉一个胆囊的方法很多，一般情况下，胆囊切除是二级左右难度的手术。按难度分级治疗，主治（或老住院）医生，80% 一般医院都能开展。可全切，困难时也可大部切除，还有，为避免经典胆囊切除的缺陷和胆道损伤等不良后果，曾有国外 Beker 等多名学者，根据肝、肾囊肿引流闭腔原理，提出过胆囊闭腔术，即用物理（电凝）胆囊管后，用化学（石炭酸，酒精）处理黏膜＋引流，使胆囊腔逐渐闭合纤维化等方法，这其实比腹腔镜更微创；近 20 多年来，既能保留有功能的胆囊，又能取得同样的功效，还能避免切胆各种弊端等优点，有益于多数患者的路径，但主要占据话语权的医院多在抵制，更别想推广。其中的原因，与被资本排除在外的其他高效方法一样，就是因为这些路径对资本增值的意义不大。因为对多发病，常见病发力研究，循证医学上的性价比高低，对患者来说就是值得不值得，而对资本则相反。治疗一个胆囊常见病，为了切口小，用上了腹腔镜，就像上了某种"船"，上易下难。器械要不断更新，最早还说 CO_2 气腔空间大看得清楚，后来又说平面图像有视觉误差，不如三维成像立体、逼真，必须升级换代。现在还发现气腹降低腹膜吞噬细胞免疫力、"有害""致癌"，很快又掀起新一波"无气腹"理论，像早有预谋一样，各种无气腹装置纷至沓来。"腹腔镜"一开始就没有 RCT 证据，也能以"金标准"而甚嚣尘上，从多孔变单孔，每进一步就增加一到两级难度，增加相关复杂设备。驰骋近 30 ～ 40 年，欲称包打天下的"金标准"腹腔镜，刚才发现不够完美，不够智能，不够微创。只有你想不到的，没有资本做不到的，有人落水，有缺陷，就是机会，结果不出所料，机器人"辅助"系统应运而生。按规定，"美容"和"辅助"都不属基本保障范围，谁来买单还在争取之中。在"摩尔定律"里，连腹腔镜的这个"金标准"的含"金"量，永远不能停止不前，只能在"定律"怪圈内不断升级换代，这是资本必须遵循的逻辑。作者在《保胆外科学》一书、本书及多个场合，用多项回顾性比较得出开腹切胆、保胆优于各种微创手术，开腹胆总管切开取石优于 ERCP ＋ EST ＋ LC 的结论，无人能用证据和数据来反驳。开腹切胆、保胆、开腹胆总管切开取石，过去一般医院、医生都能做的手术，现在几乎被准入门槛高得多、难得多的 ERCP ＋ EST ＋ LC 所取代，并被多个指南排除在外，对这些先进的设备造成的机体的伤害，设备治病的局限性很少关注，使能缓解看病难、看病贵的更重要的人力医疗资源被束之高阁。美国癌症网络中心 CNNC 把子宫宫颈癌治疗指南从腹腔镜改为开腹，中国医改也将把以服务项目叠加付费改为以病种组付费，即 DRGs 模式，药品，耗材对患者零差价等为主要内容。美国 2019 年外科年会重点宣讲手工操作基本功训练并提出乡村（基层）外科概念等，值得期待。然而，好的理念、政策、路径能否成功落实，最终惠及患者，还得等资本与各方利益分配博弈的结果。可见，资本的力量有多大。大量证据说明资本是产生各种医疗乱象及干扰医改进程的主要原因，不可忽视。

（莫国贤）

参考文献

［1］刘永雄．缜思、深省、慎行、悬壶问津说微创［J］．中华肝胆外科杂志，2007（11）：721－722．

［2］吕新生主译．腹腔镜手术并发症的预防与处理［M］．长沙：湖南科学技术出版社，2002．

［3］中华医学会外科学会外科学组．胆管损伤的诊断和治疗指南［M］．中华消化外科杂志，2013．

［4］Melamed A，Margul D J，Chen L，et al. Survival after minimally invasive radical hysterectomy of cervical cancer［J］．New England Journal for Exarly-Stage cevical cancer. Medicine，2018 Oct 31. 10. 1056/NEJMe 1814034．

［5］Ramirez P T，Frumovitz M，Pareja R，et al. Minimally invasive versus Abdominal Radical Hysterectomy for Cervical Cancer［J］．New Englan Journal of Medicine，2018 Oct 31. DOI：10. 10556/NEJMoa 1806395．

［6］A. L. Cochrane Effectiveness and efficiency 考克兰：［效果和效率：健康服务中的随想］［M］．1972．

［7］游苏宁．"如何看待循证医学"第三届中国国际继续医学教育大会报告［J］．医脉通，2016．

［8］中华医学会消化内镜学分会 ERCP 学组．中国 ERCP 指南（2018 年版）［J］．中国医刊，2018，53（11）：1185－1215．

［9］中华医学会外科学会胆道外科学组．胆囊良性疾病治疗决策的专家共识（2011 年版）［J］．中华消化杂志，2011，2（10）：14－18．

［10］王本茂．外科学中有争论的问题［M］．上海：第二军医大学出版社，1981．

第二部分

胆囊疾病基础篇

第五篇 胆囊外科发展史

第一章 西医胆道解剖和胆囊手术[1]

第一节 主要历程

1887 年意大利解剖学家 Oddi 首先提出 Oddi 括约肌，而对其肌肉构造做出详细的描述的是 Boyden（1936—1965 年）等。1891 年 Calot 描述胆囊三角（Calot 三角），它是施行胆道手术时的重要解剖标志。以后又发现胆囊管内的螺旋瓣（Heister valve）、胆囊内分隔和胆囊憩室畸形等。1949 年时已报道胆囊缺如 60 例；Boyden 经 19000 次尸体解剖，发现有双胆囊者 5 例，尚有胆囊位于左肝下，胆囊管与左肝管连接等报道。对肝外胆管的解剖也有详尽描述。副肝管的出现率约为 14.5%，35% 的副肝管汇至胆总管，这构成胆囊切除术的危险因素。1938 年 Mirizzi 用术中造影避免胆管内残留结石，最早是用 Diodrast 作为造影剂。Best 和 Hicken（1936 年）、Partington 和 Sachs（1948 年）和 Cartter 和 Gillette（1950 年）都有论文介绍这方面的丰富经验。1973 年 Huard 报告经皮肝穿刺胆管造影，获得胆管系统的良好显像。1974 年 Holner 报告经皮肝穿刺胆管引流术。20 世纪末，核磁共振胆道造影的应用，因其简便、非损伤性及可靠性受到广大医生和患者的欢迎。在保胆实践中，MRCP 在判断胆囊功能、胆囊管是否通畅、排除其他疾病及胆总管结石等方面有不可替代的作用。

第二节 胆囊手术的发展历程

一、胆囊切除术

1687 年 van der Wiel 首次切开胆囊，未引流而进行缝合。

1882 年 Langenbuch 施行人类第一例胆囊切除术。随后 Courvoisier（1885 年）、法国 Thiriar（1885 年）和美国 Ohage（1887 年）均成功地开展胆囊切除术。

二、胆囊切开引流术

1743 年，Petit 首次进行胆囊取石。

1859 年，Thudichum 建议分两期进行此手术。第一期手术首先将胆囊缝于腹壁上，第二期手术切开胆囊。

1878 年，Kocher 首次一期成功地进行胆囊切开引流术。

1883 年，Meredith 为患者切开胆囊取石后即进行缝合，但此手术以后未再被采用，因术后未引流易发生感染。已公认有顺行和逆行切除胆囊两种方法，另有特殊情况下的手术方法，如浆膜下切除胆囊，在浆膜下切除胆囊的肌层和黏膜层，缝合浆膜以减少渗漏胆汁的机会。此手术由 Witzel 于 1906 年创用，实际上 Courvoisier 和 Langenbuch 等人在 Witzel 之前已使用过这一手术。

人们推崇 Langenbuch 不仅是胆囊切除术能经受百年考验不衰，还在于他对临床外科的研究方法。他的成就不是偶然的，而是经过理性的逻辑思维和客观分析得出结论，从而提出设想和术式设计，又经动物实验和尸体观察，然后谨慎应用于临床，这种步骤正是后来外科研究中所采用的。在历史上，未找到更好方法的情况下，胆囊切除曾被奉为治疗胆囊良性疾病的"金科玉律"。

1928 年，Pribram 首创电烙破坏胆囊黏膜与部分肌层，并报道已施行了 200 例手术；1931 年，Pribram 做了 310 例此类手术，死亡 9 例，死亡率为 2.9%。

第三节　保胆治疗的兴起

胆道外科百年历史，对胆囊结石和胆囊息肉等良性疾病的治疗，一直以切除胆囊为主要方法，随着人们对胆囊功能重要性认识、对胆囊切除后给人体造成危害的重视、对结石形成的内外科原因的深入了解以及有了较好的预防复发的措施，要保留胆囊的呼声越来越高，要降低保胆后结石复发率，这是医生与患者能接受保胆的关键。新式保胆就是为降低胆囊结石复发率而努力的手段。经典的胆囊切除术未能改变胆道系统损伤的并发症，保护胆道系统也是胆道外科需要解决的问题，20 世纪 80 年代开始，先是张圣道、后有张宝善教授等用保胆的方法治疗胆囊结石和胆囊息肉，由于复发率逐步降低到可接受的范围，因而得到很多患者的欢迎，国内有百余家医院相继开展了微创保胆手术。特别值得指出的是，张宝善教授从 20 世纪 90 年代起，先后到包括作者医院在内的国内多家医院推广这一方法。在他的主持下相继在广州、北京、哈密、西宁、赤峰、重庆、苏州，召开了第一届、第二届、第三届、第四届、第五届、第六届、第七届等全国内镜微创保胆学术大会。第一届大会收到裘法祖教授的题词《重视胆囊的功能，发挥胆囊的作用，保护胆囊的存在》；在第二次大会上，保胆疗法得到中国工程院院士、著名胆道外专家黄志强教授的大力支持和充分肯定。黄志强教授在会上发表的"取石论保胆"的精彩报告，在胆道外科领域兴起了保胆治疗和研究的热潮，这预示着中国胆道外科发展新的战略转折。保胆治疗将在胆道外科发展史上谱写出新的篇章。以胆囊切开取石开始的胆道外科，百年后回归保胆取石，这是有趣的重现，是在新的技术条件和新的理念下的重现。

第二章　胆管手术的发展历程

为解决各种原因所致的胆道梗阻及梗阻所造成的黄疸，先辈们不断进行努力，胆管手术得以发展，创用了下列许多手术方法：

一、胆道手术

1888 年，Thornton 首次创用肝总管造口术，在肝总管极度扩张的情况下，切开肝总管后将切缘缝于腹膜。

1889 年，Kocher 肝总管切开术切开肝总管取出结石。

1889 年，胆总管切开，Langenbuch 首先建议造口术，Kummell 创用，Thornton 首先成功施行此手术。十二指肠上胆总管造口术（Langenbuch 手术）为胆总管切开、探查、引流的典型手术，探查后置"L"形或"T"形管引流，此手术沿用至今。

1891 年，Lindner 首次创用胆总管切开术，胆总管切开取石后缝合。

1898 年，十二指肠后部胆总管造口术（Haasler 手术），建议将十二指肠第二部向前翻转，暴露胆总管后切开取石。

1894 年，经十二指肠胆总管造口术（Kocher 手术），经十二指肠前壁及后壁，切开胆总管穿过十二指肠壁的部分。

壶腹部切开胆总管（McBurney 手术），经十二指肠前壁切开胆总管壶腹部取石。

二、胆管重建术

1. 胆总管对端吻合术：1892 年 Doyen 首次尝试，以后又有 Korte，Verhoogen，Propping 等用胶管支撑、直接对端吻合，但相距 8 mm 以上，不可能直接吻合，利用 T 管搭桥、大网膜包绕等方法，远期形成瘢痕和梗阻效果不好。

2. 胆道整形重建术：①胆道狭窄处纵切横缝，如同幽门成型术。由于狭窄段的近、远端距离太远很难缝合，此手术是不可能的。②狭窄部切开，置管并用大网膜包绕，拔管后狭窄易复发。③狭窄部切开，用带血管蒂的器官（胃、肠或胆囊壁）修补。Kehr 用此法获得成功。④用游离组织，如筋膜、动脉和静脉等组织移植修补，但移植的组织容易坏死，效果不好。

三、胆道与胃肠道吻合

1888 年 Riedel 施行胆总管十二指肠侧吻合。但实践证明 20% 有反流症状，需要再次手术，同时也发现吻合口与 Oddi 括约肌之间的胆总管形成盲袋，常有胆石残留和反流的食物堆积。

四、胆囊胃吻合术

Gersuny 于 1892 年创用、Wickhoff 和 Angelberger 于 1893 年报道、1920 年 Babcock 施行的胆囊胃吻合术，不仅为了引流胆汁，同时也欲将碱性的胆汁中和胃酸以治疗消化性溃疡患者。1925 年，Bogoras 用这一手术治疗胃或十二指肠溃疡，是闻名欧洲的"Bogoras 手术"。1931 年，DuBose 提出还可同时作为胆道的减压和胆汁的内引流。此后 Lambert 改进了胆囊十二指肠吻合术，Spivack 改进了胆囊胃吻合术。

五、胆囊空肠吻合术、胆总管空肠吻合术

1. 胆囊空肠吻合术：1882 年，von Winiwarter 首次报道用胆囊空肠吻合术治疗胆总管梗阻。原苏联外科医师 Monastyrski（1887 年）首次应用胆囊与空肠襻吻合，1904 年 Monprofit 首次报道胆囊空肠"Y"型吻合。20 世纪中叶 Cole 有 2 例胆囊空肠襻切断封闭，术后反流性感染症状较重，遂将输入襻切断封闭，改为"Y"型吻合，症状随即消失。吻合口大小不变，消除反流因素后症状完全消失，证明 1968 年 Madden 提出的"只要吻合口大，再有反流也不要紧"的论断是错误的。

2. 胆总管空肠吻合术：Monprofit 第一次于 1904 年施行胆总管空肠吻合术，直到 20 世纪 30 年代末，多采用 Roux-en-Y 胆总管空肠吻合术，Cole 和 Reynolds 于 1945 年提出 Roux-en-Y 肝总管空肠吻合术。近年保留幽门的胰十二指肠切除术，术后多按 Roux-en-Y 吻合法重建胆道和胃肠道。1983 年，我国吴金术教授[2]首创盆式 Roux-en-Y 吻合术修复胆道损伤。即分离粘连，找出右肝管，沿胆囊肝脏方向切开右肝管，长 2~2.5 cm，再找出左肝管，切开与右肝管相同的长度，形成四边形肝管盆，取屈氏韧带以远 25 cm 处空肠与左，右肝管完成"四边法"胆肠 Roux-en-Y 吻合术。

第三章　胆囊结石、胆囊结石合并
胆管结石的认识和治疗的发展

第一节　主要历程[3]

对胆管结石的认识也是逐步发展的，由于受西方教科书的影响，先以为胆管结石都是从胆囊下降的或原发性胆管结石是胆囊切除后才发生的，从我国情况观察来看，国内所见的完全不同于西方的特殊结石。20世纪50年代中期，国内文献提出原发性胆管结石一词，其涵义已不同于西方。中国情况与日本类似，结石与感染的关系受到重视。早在1937年梁伯强等自广东报道华支睾吸虫可致胆管结石，再早，Digby（1930年）发自香港的报道，认为结石含胆红素。候宝璋（1954年）等报道肝内结石源于细菌感染，伴狭窄，致反复难愈。Maki（1957年）报道胆管结石核心中有蛔虫卵。王训颖（1963年）报道搜集各地胆石的解剖发现核心中有蛔虫尸皮及虫卵，阳性率达84%，同年作胆石化学分析。Maki（1966年）发表肠菌属化脓性胆管炎时，β - 葡萄糖醛酸苷酶使结合胆红素游离再形成钙盐加成结石，为感染学说作了注解。有学者提出了饮食所致的代谢因素的可能性。Smith（1983年）等认为胆汁酸盐是钙的结合者，胆管炎时胆汁含量减少，钙离子相对增多。傅培彬（1983年）等提出中国人胆石分类。陈淑珍（1984年）等报道胆石分型及基质特点网架结构的观察。国内有关报道的胆管炎胆管分泌黏液增多，其中硫酸性黏多糖参与结石基质网架组成，网织胆红素钙颗粒的报道增多，看法比较一致。孟宪民（1986年）等研究胆汁黏度与成石关系。现在胆汁黏液与成石机制也见于胆囊结石研究中。胆道外科协作组1987年收集全国11298例胆石分析，原发胆管结石占36.2%，较60年代低。1988年又分析80年代上半期4197例肝内结石，发现高峰年龄为31～40岁，比胆囊结石早20年，50%为农民，90%有低蛋白血症，1/3有明显贫血，胆道蛔虫史多见。这些资料表明除胆管炎外，营养代谢因素可能性也须重视。低蛋白食谱的动物实验已多次证明上述的结论。张振华、周孝思（1990年）等进行动物实验又证明非感染情况下β - 葡萄糖醛酸苷酶不增多也会形成胆红素结石，并报告复方胆酸钠的防石作用。这些发现表明原发性胆管结石的多因素病因，成石机制与胆囊结石也有某些共同性。

随着时间推移，胆囊结石合并胆总管结石的治疗方法不断丰富，从早期的胆囊切除＋胆总管切开取石，"T"管引流管，发展到近年的先行ERCP经胃十二指肠镜，逆行从胆总管取石，然后再行手术切除胆囊。近来，由于保胆治疗和介入治疗的兴起，切开胆囊取石和切开胆总管取石可同时进行，必要时建立胆囊肝总管通道，在复发时继续取石、碎石、溶石；在B超引导下行经皮经肝穿刺至胆总管，扩张窦道经胆道镜取石、碎石、溶石，或经导管取石、溶石、碎石。

第二节　胆道手术发展历程对现代保胆治疗的意义

复习了王训颖教授在《当代胆道外科学》中提供的胆道手术发展历程告诉我们：

1. 胆道结石与泌尿道结石一样，可用体外震波碎石或切开取石等方法来治疗，胆囊结石也可以用切开取石来治疗。

2. 胆囊胃吻合、胆囊空肠吻合的前提条件是有胆囊存在，并说明胆囊除有主要生理功能，还可以在必要时为解除胆道梗阻提供通道。如果轻易切除胆囊，当治疗其他疾病需要时将不能施行上述手术。

3. 胆道成形手术可以治疗胆道结石并能预防治疗后结石复发，其原理也适用于降低保胆治疗后结石复发率。

第三节　胆囊结石病因机制研究的历程

一、胆固醇的研究[3]

早年 Aschoff 已提出代谢因素。远在此前，胆固醇的化学研究正是从人胆囊结石研究开始的：1789 年 Fourcroy 从人尸体解剖取得的胆囊结石中提取出一种晶形物，Chevreul（1815 年）用 KOH 液煮沸不见溶解，即当时的难溶物，名为 Cholesterine，希腊字 Steros 即坚硬之意（译作固）后判知为醇。

二、脂质代谢的研究

Windaus（1932 年）才定其分子结构，现称胆固醇即源于此。它是脂质代谢的重要环节，可转化为胆汁酸和磷脂等。这些物质在胆汁中成分比例与形成胆固醇结石的关系，是由 Admirand 和 Small（1968 年）以三角坐标来表达的（图 5-1）。

图 5-1　Small 三角坐标

此三角坐标阐明胆固醇在胆汁酸盐 - 卵磷脂不同百分比例含量时的物理状态。ABC 弧线为胆固醇的最大溶解度，在 ABC 弧线之内，胆固醇在胆汁中为液态，以微胶粒的形式存在，在该区内即使胆固醇浓度达到饱和也不会发生沉淀。但若超出 ABC 弧线范围时，胆固醇呈过饱和状态，可出现胆固醇结晶。P 表示在弧线之内的 P 点的微粒分子排列，无胆固醇结晶。

三、胆色素的发现

1982 年美国国立卫生研究院确定了胆石命名，即胆色素，黑色素结石是溶血性贫血患者"胆红素钙超饱和"的原因之一，此外，肝硬化、慢性酒精中毒也是原因之一。

四、胆道感染

胆道的反复感染是棕色结石的诱因。尤其是大肠杆菌的感染，呈暗褐或红褐色，称为泥沙样结石或胆色素结石。游离钙离子有促成石作用，黏蛋白能与胆红素，胆固醇和钙结合，形成聚积其他沉淀物的框架，这些沉淀物（或胆泥）就是结石的前身。

五、基因与结石形成研究

20 世纪末开始，结石成因的研究进入生物分了基因水平，先后揭示了人体基因结构差异在结石病遗传、胆固醇代谢、脂类代谢异常与胆结石相关疾病，如代谢综合征、非酒精性脂肪肝、糖尿病、高脂血症、胰岛素抵抗等疾病中的作用。研究取得的成果，为结石患者群筛选、预测、预防和治疗提供科学依据，在结石病防治中逐渐发挥作用。

（莫国贤 陈森林）

参考文献

［1］冉瑞图，王训颍．西方医学有关胆道疾病的记载［M］//黄志强．当代胆道外科学．上海：上海科技文献出版社，1998：5-7．

［2］吴金术．医源性胆道损伤诊治与防范［M］.北京：科学技术文献出版社，2010.

［3］冉瑞图，王训颍．胆道疾病外科治疗的发展［M］//黄志强．当代胆道外科学．上海：上海科技文献出版社，1998：7．

第六篇 胆囊外科相关的基础理论

第一章 胆囊结构

第一节 胆囊大体结构

一、胆囊部位

胆囊位于人体右季肋部，胆囊底部体表投影，通常位于右锁骨中线和第九肋软骨交叉处。《当代胆道外科学》一书，描绘为右侧第九肋软骨与腹直肌外侧缘相交点。胆囊底部与肋缘的关系，分"上缘型""平缘型"和"下缘型"三种，分别为40.9%、27.5%和31.5%，这些对手术切口选择及寻找胆囊有重要意义。肝脏下面，有脏层腹膜覆盖或有脏层腹膜形成的系带与肝脏相连（图6-1）。

图6-1 胆囊在人体的部位

（杨镇著. 胆道外科学图解. 上海科学技术出版社）

二、胆囊的大体解剖

胆囊像一个倒挂的梨，胆囊分底、体、颈三部，颈部连接胆囊管。胆囊长约10 cm、宽3～5 cm，容积30～60 mL，压力约30 mmH$_2$O，所以经腹穿刺有胆漏和腹膜炎的危险。胆囊的大体结构为黏膜、纤维肌层和外膜。胆囊管与胆总管相通，胆汁从胆总管进入胆囊壶腹部，也称哈袋。胆囊壁由黏膜、肌层和外膜三层组成，黏膜有发达的皱襞。胆囊收缩排空时皱襞高大而分支；胆囊充盈时，皱襞减少变矮，黏膜上皮为单层柱状。细胞游离面有许多微绒毛，胞质内线粒体和粗面内质网较发达，顶部胞质内可见少量粘液颗粒。固有层为薄层结缔组织，有较丰富的血管、淋巴管和弹性纤维。皱襞之间的上皮常向固有层内延伸，形成深陷的黏膜窦，类似黏液腺，可分泌黏液。肌层较薄，肌纤维排列不甚规则，有环行、斜行、纵行等。外膜较厚，为疏松结缔组织，含血管、淋巴管和神经等，外膜表面大部覆以浆膜（图6-2）。

壶腹部

胆囊颈

肝总管

胆囊管的
螺旋襞

体

胆总管

底

图 6-2　胆囊的大体解剖

（杨镇著　胆道外科学图解 P17 上海科学技术出版社）

胆囊管的黏膜有许多螺旋形皱襞，黏膜的单层柱状上皮内散在少量杯状细胞。固有层内有黏液腺，肌层较厚，以环行为主。

第二节　胆囊的细微结构

胆囊细微结构包括胆囊黏膜、纤维肌层和外膜，参与胆汁存储、浓缩和排泄，实现胆囊伸缩运动、分泌和吸收等功能。

一、胆囊黏膜

胆囊黏膜有单层高柱状上皮、疏松结缔组织与胆囊固有膜组成。在胆囊收缩时，黏膜向腔内形成高而复杂的皱襞；扩张时变浅，甚至消失。固有膜内有丰富的血管、淋巴管和散在的 IgA 浆细胞。仓鼠研究结果推测胆囊的收缩与扩张有助于淋巴液的流动。胆囊黏膜皱襞之间的上皮有时陷入固有膜形成窝，称黏膜窦或称罗 – 阿氏窦（Rokitansky-Aschoff）。在慢性炎症时该窦数量增多，深度可达纤维肌层和外膜，胆囊黏膜的单层高柱状上皮的主要细胞参与胆汁的浓缩，执行吸收和分泌功能。

胆囊黏膜细胞具有典型的吸收型细胞的特征，具有较强的吸收和浓缩功能，同时，胆囊黏膜亦有分泌功能能分泌黏液。在有慢性炎症时胆囊黏液的分泌增加。胆囊黏膜层中，除了一般的细胞外，尚有属于神经内分泌系统分泌肽类激素（APUD 系统）的内分泌细胞，其生理学上的意义尚未确定。

二、胆囊纤维肌层

胆囊纤维肌层由平滑肌束与结缔组织共同组成，结缔组织中弹性纤维丰富。平滑肌由纵、斜和横多方向的肌束交织成立体网架。

三、外膜

外膜主要由一厚层结缔组织组成，某些部位有浆膜覆盖。结缔组织内有丰富的血管、淋巴管和神经。在胆囊与肝连接的结缔组织内可能有一些发育中留下的迷走胆管，又称 Luschka 胆管，这些迷走胆管正常情况下与胆囊腔不相连，而与肝内胆管相连通，胆囊切除时发生胆漏。胆囊有病理改变时，如有结石侵蚀时可突破胆囊黏膜，通往胆囊腔，在胆道镜下可见"黄色飘带"，即胆汁流出（详见本书第十九篇第五章第八节壁间结石）。

四、胆囊管

胆囊管的层次与胆囊壁相同，但有以下两个特点：①胆囊管近胆囊颈的一端，黏膜呈螺旋瓣样皱襞，而近胆总管的一段则内壁平滑。②胆囊管的肌纤维构成环状带，称为胆囊颈括约肌。这些特点有助于规律性地控制胆汁进入与排出。

第三节　胆囊与胆石形成有关的解剖因素[1]

胆囊结石形成有全身和局部两大因素。结石形成与胆囊局部解剖有关的因素包括：

1. 胆囊形态：底大颈小，像一个倒挂的梨形囊状器官，胆囊底部倒挂，有的人胆囊系带过长，有的胆囊长径较长或者胆囊底部位置低，开口高排空时要克服地心引力，阻力增加，排空障碍。是胆结石形成的解剖学，动力学，胆汁流变学的原因之一。

2. 胆囊管长度，弯曲度，截面积：胆囊管长 1.6～4 cm，管径 0.2～0.3 cm。在胆道镜下可看到胆囊管壁的黏膜有许多螺旋形皱襞，类似步枪管的线堂式结构，胆汁经狭窄的有线堂式特殊结构的胆囊管进入胆囊时形成湍流，成石胆汁或结石颗粒在湍流中获得向心聚合成石的能量，这也是胆囊结石形成的解剖学、动力学和流变学因素。如胆囊有炎症，常使胆囊管狭窄，扭曲，引流不畅，闭塞。

3. Luschka（迷路）胆管与壁间结石：胆囊黏膜上皮由高柱状上皮细胞衬里，黏膜有许多皱襞，皱襞间有黏膜上皮深入至固有膜甚至肌层内，形成许多窦状的凹陷，称 Aschoff 窦，在该处易发生炎症或胆泥沉积。胆囊外膜中迷走胆管，属于低位终末胆管有结石形成条件。

4. 胆囊哈袋开口大小：哈袋与胆囊腔之间还有一个相对狭窄的通道，在哈袋里形成的结石，当结石大小超过哈袋开口时，结石不可能进入胆囊，只能在哈袋内像活塞一样来回移动；当哈袋结石其大到一定程度时可压迫胆囊管，肝总管和十二指肠，严重时形成哈袋肝管漏或胆囊肠漏，这就是所谓的 Mirizzi 综合征。

5. 胆囊畸形与位置变异

（1）胆囊畸形显示（图6-3）

A　　B　　C　　D　　E　　F　　G　　H　　I

图6-3　胆囊畸形显示（胆囊位置变异）[2]

图示：双胆囊（A，B，C）胆囊管一根与右肝管相连，一根与胆总管相连；双胆囊双胆囊管分别与肝总管相连；双胆囊共有一根胆囊管与肝总管相连；一个胆囊有两根胆囊管分别与肝总管相连；胆囊分隔（D，E）胆囊内被完全性或部分性间隔分成 2 个以上腔室与肝总管连成一体；胆囊管解剖变异（F，G，H）胆囊管开口于右肝管，憩室胆囊等类型与畸形胆囊；(i) 萎缩胆囊

引自杨镇. 胆道外科学图谱. 上海：上海科学技术出版社，2009.（P212 A-H，P32 I）

（2）胆囊位置变异与胆囊管畸形（图6-4）

了解胆囊的这些解剖因素，为我们在保胆治疗中治疗与预防结石复发提供了有利的线索。

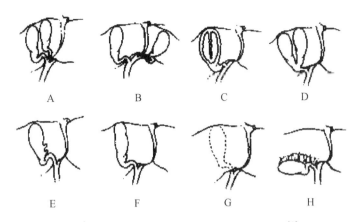

图6-4 胆囊位置变异与胆囊管的畸形显示[2]

图示胆囊位置变异：A. 如双胆囊，各自胆囊管汇入肝总管；B. 肝左，右叶双胆囊；C. 双胆囊共胆囊管；D. 副肝管开口于胆囊；E. 肝内胆囊；F. 系膜胆囊；G. 还有胆囊移位于肝的其他部位；H. 左位胆囊（胆囊单独转位于肝左叶下面，胆囊管连于肝右管）；腹膜后胆囊；肝内胆囊；胆囊等

杨镇. 胆道外科学图谱. 上海：上海科学技术出版社，2009.

第四节　胆囊切除容易造成胆道损伤的解剖因素

一、胆囊管解剖变异

胆囊管与胆总管相连接时属于正常型的仅有59.6%，其他异常的连接占相当大的比例，胆囊管汇入肝总管的部位，形态的变化，对胆囊切除术或肝外胆道其他手术均有重要意义。这些都是胆囊切除容易造成胆漏和胆总管损伤的关键因素（图6-5）。

图6-5 胆囊与胆道系统各种汇集方式[1]

胆囊管与肝总管汇接的类型（47例）：A. 正常型59.6%以下为异常型；B.19.1%（9例）；C.6.4%（3例）；D.4.3%（2例）；E.4.3%（2例）；F.2.1%（1例）；G.2.1%（1例）；H.2.1%（1例）

徐恩图. 当代胆道外科学. 上海：上海科学技术出版社，1998.

A. 胆囊管位置较深，续于胆囊颈部，向左右下方延伸，下端通常与肝总管呈锐角（25°~45°）汇合形成胆总管，汇合部位一般多在肝十二指肠韧带的中1/3范围内（65%以上），下1/3者次之（25%以上），上1/3者较少（8.7%以上）胆囊管位于肝总管和门静脉的右侧，正常型占59.6%；B. 胆囊管过长，胆囊管与胆总管平行，胆囊管低位汇合等解剖变异，行胆囊切除时易出现胆囊管残留过长；约占19.1%；C. 胆囊管绕过胆总管前方开口于胆总管左侧；约占6.4%；D. 胆囊管绕经肝总管后方开口于胆总管左侧，约占4.3%；E. 胆囊管与胆总管粘连，约占4.3%；F. 胆囊管起源于肝总管正面，先弯向左经肝总管前方向上；G. 胆囊管起源于肝总管后方面，与肝总管并行向上；H. 胆囊管起源于右肝管另一幅胆囊管解剖异常的示意图（图6-6）。

图6-6　胆囊管的解剖异常

A. 胆囊管通常与肝总管连接，在进入十二指肠前形成胆总管；B. 副胆囊管（Luschka），进入与胆总管连接部远端的胆囊管；C. 胆囊在肝总管低位连接，恰在进入十二指肠的近端；D. 胆囊管呈螺旋形，在肝总管后内侧与之连接；E. 胆囊管与肝总管共壁；F. 胆囊管进入右肝管；G. 胆囊管缺如

吕新生. 腹腔镜手术并发症的预防与处理. 长沙：湖南科学技术出版社, 2022.

二、胆囊血管畸形（图6-7）

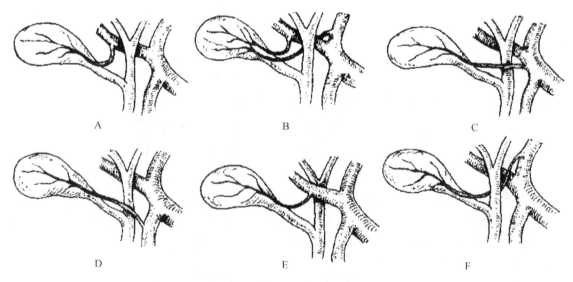

图6-7　胆囊血供的解剖变异[3]

A. 胆囊动脉通常发自右肝动脉，87% 在肝总管前方进入胆囊三角，13% 在其后方进入胆囊三角，在三角内大致是平行方向。约 30% 的肝右动脉位于胆囊管旁 1 cm，应注意勿误伤误扎；B. 双胆囊动脉和右，左肝动脉各自发出一支；C. 胆囊动脉发自肝总动脉；D. 胆囊动脉发自胃十二指肠动脉；E. 胆囊动脉发自右肝动脉前支；F. 胆囊动脉发自左肝动脉

引自吕新生. 腹腔镜手术并发症的预防与处理. 长沙：湖南科学技术出版社, 2002.

三、各种类型的副肝管

副肝管出现率14.5%；35%的副肝管汇至胆总管，这给施行胆囊切除术构成危险（图6-8）。

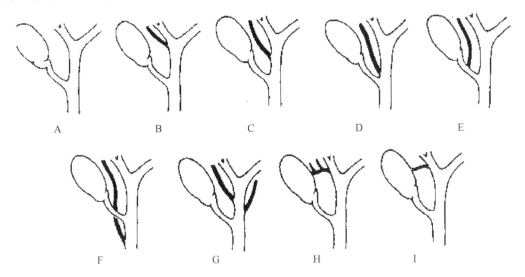

图6-8　各种类型的副肝管

A. 正常；B. 至左，右肝管汇合区；C. 至肝总管；D. 至胆囊管交界处；E. 至胆囊管；F. 至胆总管；G 双副肝管；H. 肝管至胆囊；I. 肝管至胆囊

杨镇[2]. 胆道外科学图谱. 上海：上海科学技术出版社，2009.

四、胆囊三角结构病理性改变

在分离、结扎、切断胆囊胆囊管，胆囊血管时易发生误判，误切（图6-9）。

图6-9　胆囊三角（Calot 三角）解剖

1. 胆囊动脉；2 淋巴结；3 胆囊管；4 肝总管；5 胆总管

引自徐恩多当代胆道外科学 P21

胆囊管和胆囊动脉均位于 Calot 三角，正确而顺利地处理好两者是成功切除胆囊的关键步骤。炎症、粘连、结石、胆囊管、胆囊动脉、副肝管解剖变异等都造成手术的困难，易损伤血管、胆总管或肝总管。

刘永雄教授[4]总结胆道系统特点如下：①解剖结构特点：因肝内毛细胆管－小胆管－区域胆管－肝段胆管－肝叶胆管－（以上均深埋于肝内组织内）－左、右肝管（副肝管）－肝总管＋、胆囊、胆囊管、胆总管－壶腹部，构成树样胆管系统。第一肝门"H"形横裂。左、右肝管起为肝外胆管。组织学上为非肌性，多种纤维成分构成，无蠕动力。门静脉、肝固有动脉、淋巴管、神经均在肝十二指肠韧带内，为一立体结构，内含多种变异。②功能特殊、方式独特：肝细胞与胆小管上皮分别形成依赖或不依赖胆汁酸的胆汁分泌，并受多种消化内分泌素－胰泌素、组织胺、胰酶素、胰高血糖素、缩胆囊素—受迷走神经活动的调整。③胆汁分泌压力与乳头括约肌：调控胆系胆汁排泌、胆囊贮备功能的压力梯度与时相变化；始终面对和必须重视的难点课题是胆管结构特殊行为精细又脆弱，无自我修复能力；不具蠕动能力的纤维性胆道，消化激素影响胆汁分泌；不同部位胆管内的压力梯度调控胆汁的排出量。尚未完全明了胆道流体力学的生理与多种病理、手术后改变。他再三告诫"反复认识胆道树，深入研习胆道树，精心保护胆道树"，有效维护其正常生态。"曾经有过的胆道外科是危险的疾病、危险的解剖、危险的手术"的话仍然是警世名言，还不应忘记。

第二章　胆汁与胆囊[5]

胆囊主要生理功能有：胆囊的贮存和浓缩、胆囊的吸收和分泌、胆囊的收缩与排空、胆囊压力的调节、胆囊具有复杂的免疫功能。

第一节　胆汁的生成与调节

一、胆汁生理意义

胆汁有促进脂肪食物和脂溶性维生素从肠道吸收的重要消化功能，在完成肝脏向肠道（或体外）运输和排泄各种代谢产物，药物及异物的职责中承担重任。

胆汁主要由肝细胞及胆管共同形成，承担着不可替代的重要生理功能。首先，胆汁是肝脏作为体内最大消化腺的外分泌液，具有促进脂肪食物和脂溶性维生素从肠道吸收的重要消化功能。其次，胆汁又在完成肝脏向肠道（或体外）运输和排泄各种代谢产物，药物及异物的职责中承担重任。当这些物质由于分子太大或与蛋白结合得太紧密以致难以被肾小球滤过并经尿液排出时，可由肝脏处理后随胆汁排泄，其中有些物质（如某些药物）经肝代谢及生物转化后，仍可返回血浆并经肾排出，主要取决于这些物质极性的大小。一般说，亲脂的和蛋白高度结合的药物，倾向于经胆汁排泄。因此，如果说胆道是肝脏和肠道之间的一条通道的话，胆汁便既是这条通道的运输载体，也是肝脏的排泄物，或者从某种意义上说，胆汁生成是肝脏正常分泌和排泄功能的表现。最后，胆汁中含有丰富的黏膜免疫功能有关的分泌型 IgA，反映出胆汁生成对实现肝脏的防御机能也有不容忽视的作用。

二、胆汁生成的基本机制及研究进展

胆汁生成是个极其复杂和精密的过程，其中许多环节至今仍不完全清楚，有待进一步探索。通过近四十年的研究，明确了毛细胆管胆汁的形成是个不依赖自身灌压调节和消耗能量的主动分泌过程；与必需依赖肾小球灌注压并经超滤机制而生成的原尿明显不同。毛细胆管胆汁形成的驱动力来源于肝细胞向毛细胆管内运输有机阴离子溶质而造成的渗透梯度和水分及其他溶质的渗透性流动。根据胆汁酸是其中含量最丰富的阴离子和胆汁酸排出率与胆汁流量之间存在密切关系，很久以来将这种因运输胆汁酸而引起的胆流称作胆汁酸依赖性胆汁分泌（bile acid dependent bile secretion，BADBS）。当以胆汁流量（mL/min）为纵坐标，胆汁酸分泌率（mmol/min）为横坐标作图时，便可从相关回归统计中直接反映两者的相关关系。该回归线的斜率代表一定胆汁酸分泌率下的渗透（或利胆）活性。在正常生理范围内，大多数脊椎动物中，该斜率的数值范围在 8～15 mL/mmol。人类中的观察表明：胆汁酸分泌率在空腹时约为 0.1 μmol/（min·kg）；进餐时则提高到 0.3～1.0 μmol/（min·kg）。如按此数值计算，则人类的毛细胆管胆汁分泌量约为 4 mL/h（空腹时）和 10～36 mL/h（进餐时）。若在同样体重的基础上与其他种动物比较时，该数值则显得很低；如大鼠的胆汁酸排出量平均为 4 μmol/（min·kg），比人类高出十多倍。此外，若用外推法，还可从回归线在纵坐标上的截距计算出另一类当胆汁酸分泌率为零时的胆汁流，即所谓的胆汁酸不依赖性胆汁分泌（bile acid independent bile secretion，BAIDBS）。由从带"T"管引流患者的胆汁分泌研究中证实：人类的胆汁中也和其他种类的动物一样存在这两类胆汁分泌，但与其他哺乳

类相比，人类胆汁分泌中 BAIDBS 部分要少得多。人类这部分胆计分泌量 1～2 μmol/（min·kg），仅相当于狗的 1/3、大鼠和仓鼠的 1/20，甚至是豚鼠的 1/100。对于一个 70 kg 体重的人来说该部分胆汁分泌量约 6 mL/h，若以每天约产生 600 mL 胆汁计，则 BADBS 约 250 mL；BAIDBS 约 225 mL，两者之比约为 1∶1；两者共占总胆汁量的 3/4。

毛细胆管胆汁从毛细胆管排出后立即经过 Hering 管进入小胆管并在逐级运输中对其有机或无机离子经受重吸收或再分泌的影响而改变了构成，即为通常称谓的肝胆汁，实际是毛细胆管胆汁和各级胆管胆汁的总称。毛细胆管胆汁则是前述 BADBS 和 BAIDBS 的总和。在人类，胆管胆汁不是肝胆汁的主要部分，仅占总量的 1/4（约 150 mL/d）。肝胆汁形成后，按照生理活动的需要，在消化期可直接经开放的胆总管排到十二指肠，参与脂肪的乳化及吸收；而在非消化间期则排到胆囊内贮存、浓缩。胆汁的成分便进一步改变成胆囊胆汁。

三、胆汁生成如何调节

神经和体液因素通常是机体各种生理活动的调节者，但在肝脏情况有些特殊。虽然很早（1849 年）已从动物实验中发现自主神经系统在肝脏糖代谢中的调节作用。但目前已了解到人类肝实质内存在丰富的神经支配，与某些实验动物中只有稀疏神经分布显著不同。还从各种动物的神经生理研究中证实肝脏所有神经的作用绝大多数是通过 α_1 受体并且是依赖细胞外钙而起作用的。神经对代谢调节的作用除了可通过神经介质外，还可通过循环中的激素如胰岛素、胰高糖素和生长抑素（somatostatin）等而实现，从而显示出自主神经系统与内分泌系统之间存在的相互作用和密切关系。最近已证实，肝脏这些神经结构中除了肾上腺素能和胆碱能神经外，还存在一种肽能（peptidergic）神经能释放出生长抑素、神经降压素（neurotensin）、血管活性肠肽（vasoactive intestinal peptide）、P 物质（subtance P）和神经肽 Y（neuropeptide Y）等肽类物质作为神经递质，进一步显示了神经内分泌的概念。但关于人类胆汁生成与分泌过程中的神经调节作用迄今仍无报道。1994 年有作者通过动物（大鼠）实验证实：中枢途径给予神经肽 Y 后可通过迷走神经和毒蕈碱受体而产生兴奋 BAIDBS。此外，还有下列因素也参与调节胆汁的生成：

1. 进食：是引起胆汁分泌的生理性刺激。一方面可促使胆汁酸进入门脉循环；另一方面又因食物引起胆囊收缩素释放，除了大量贮存在胆囊内的胆汁酸排至肠道外，还刺激远端回肠对胆汁酸的吸收，从而进一步提高胆汁酸的血浆浓度及 BADBS。相反，禁食则使胆汁酸被隔离在胆囊内而胆道外引流则使胆汁酸排出体外，两者的共同后果是胆汁酸池缩小及肝细胞摄取降低和 BADBS 下降。

2. 激素影响：皮质醇和甲状腺素可能参与调节 BAIDBS 的排出。

3. Na^+-K^+：ATPase 可同时影响两类毛细胆管胆汁的分泌。

4. 微丝和微管等细胞支架的作用：业已证实肝细胞对牛磺胆酸的摄取及其越过肝细胞的易位均受微丝的调节。微丝还能调节离体培养的毛细胆管的收缩。但这究竟是真正的主动收缩还是被动排空尚待进一步观察。肝细胞对一些其他的脂类和蛋白质的摄取则主要依靠微管的调节。目前有人提出肝细胞有管-网通路，直接参与调节肝细胞紧密联结也就是毛细胆管的通透性，从而在胆汁生成机制中除了经细胞通路外，又提供了一条旁细胞通路或称越细胞作用。

第二节　胆囊的储存、吸收及浓缩功能

一、胆囊储存胆汁的功能

人体每天产生 600 mL 的胆汁，不可能直接排放如肠道，需要有存储的场所，这就是胆囊。一个饥饿的人（即非消化期间），胆汁储存在胆囊内，当消化需要的时候，再由胆囊排出，所以胆囊被称为"胆

汁仓库"。同时又起到缓冲胆道压力的作用，胆囊切除后，胆总管担负起储存胆汁的作用，容易引起上腹部不适或胀痛。失去储存胆汁的作用后，可使肠肝循环加快，脂质代谢紊乱，引发血中次级胆酸含量升高，使结肠癌和胆总管结石发病率升高等（详见十五章胆囊切除远期不良后果）。

二、胆囊的吸收功能

胆囊黏膜上皮是所有上皮组织中吸收能力最强的组织。除了能除去胆汁内的水分和无机类电解质从而使有机溶质浓缩外，胆囊黏膜还能吸收一些脂溶性物质，如某些游离胆汁酸，X 线检查对比剂，不饱和脂肪酸，溶血性卵磷脂以及游离胆固醇等，从而改变肝胆汁的组成使之转变成胆囊胆汁。所谓浓缩或上皮吸收，实际上是某些胆汁成分以离子状态在一定机制影响下穿过胆囊黏膜的运输活动。早在 20 世纪60 年代时便有人提出运输过程中渗透梯度的概念。至 20 世纪 80 年代 Spring 根据理论上测算提出产生胆囊浓缩活性时的渗透梯度约为 3 mOsm/L，并且还详细探讨了该活动的机制。

胆囊的吸收途径有经胆囊黏膜吸收和经浆膜吸收。检验研究结果认为，经黏膜吸收过程的完成需要两个膜泵系统的参与。第一个泵是 Na^+、Cl^- 同输泵。该机制是根据实验中给予该泵的抑制物丁苯氧酸（bumetanide）后能中止胆囊的浓缩功能而证实的。同样，若应用阴离子运输抑制 SITS 后，也能阻断该运输过程。第二个泵是两个对输泵即阳离子 Na^+–H^+ 和阴离子 Cl^--HCO_3^- 对输机制。支持这一组泵存在的证据较多，例如某些种属动物的胆囊中 Na^+ 和 Cl^- 分别进入胆囊黏膜。此外，胆囊腔内 pH 降低时能提高运输活动等。而在人类胆囊中则发现以属于流变学上对抗电中性的 Na^+、Cl^- 泵机制为主。

经浆膜侧的吸收，主要是依靠 Na^+–K^+ ATPase 而产生的主动运输（图 6–10）。运输中，水是随着吸收的离子经细胞途径移动还是经侧壁旁细胞通路穿过紧密结合而被吸收迄今仍不清楚。目前了解到，胆囊上皮是可渗透的并伴有约 100 Ω/cm^2 的阻力，旁细胞通路主要选择阳离子，此点与肝细胞类似。紧密结合部的屏障能力为直径 100～200 nm。阳离子经旁细胞通路运输的选择性依其在水溶液中弥散系数的不同而异。其顺序依次为 K^+ > Hb^+（血红蛋白） > Na^+ > Li^+（锂） > Cs^+（铯）。此种选择性受 CAMP 的调节，后者能迅速和可逆地降低紧密结合的通透性；同时伴随结合处结构的加强和加厚；而在体液吸收时则紧密结合之间的缝隙明显扩张，以便于吸收。经胆囊上皮可吸收的物质包括糖及氨基酸（该过程需依赖 Na^+ 的参与）；不能透过牛磺胆盐和染料 BSP 但能透过离子化不强的游离胆红素。此外，在美国草原犬鼠中发现胆固醇饱和的胆汁能增强胆囊上皮的吸收力，而溶血性卵磷脂则相反，甚至引起上皮分泌作用增强。

胆囊黏膜有很强的吸收水分和电解质的作用，所以能浓缩胆汁，肝脏每日分泌 600 mL 胆汁，大部分

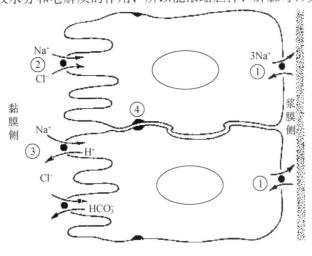

图 6–10　胆囊黏膜吸收功能

①浆膜侧的主动运输靠 Na^+–K^+ ATPase，②黏膜侧可借 Na^+，Cl^- 同输，③或由 Na^+，
H^+ 及 Cl^-，HCO_3^- 两组对输，完成交换，④紧密连接处抗阴离子逆流

经胆囊浓缩后储存在胆囊内，胆囊的贮存和浓缩功能的生理意义：贮存和浓缩胆汁是胆囊的主要功能。主要的意义在于调节胆道压力和帮助消化。肝产生的胆汁经肝管排出，一般先在胆囊内贮存，胆囊腔的容积40~70 mL。上皮细胞吸收胆汁中的水和无机盐（主要是Na⁺），经细胞侧面的质膜转运至上皮细胞间隙内，间隙的宽度可因吸收液体的量而变化，吸收的水和无机盐通过基膜进入固有层的血管和淋巴管内。胆囊的收缩排空受激素的调节，进食后尤其在高脂肪食物后，小肠内分泌细胞分泌胆囊收缩素，经血流至胆囊，刺激胆囊肌层收缩，排出胆汁。

三、胆囊浓缩胆汁功能

金黄色碱性肝胆汁中的大部分水和电解质，由胆囊黏膜吸收返回到血液，留下胆汁中有效成分储存在胆囊内，变成棕黄色或呈弱酸性的胆囊胆汁。储存在胆囊内的胆汁水分被吸收后，其他有机成分，如胆固醇、胆盐、胆色素等被浓缩。约有10%的卵磷脂在胆囊内吸收，少量的游离胆汁酸通过扩散离开胆囊。胆囊只对Na^+进行主动转运，Cl^-则随Na^+的运动而被动运动。Na^+与Cl^-转移到细胞间隙，使其浓度升高，水因渗透差进入细胞间隙。胆囊内压Na^+浓度是血浆的1倍多，由于Na^+与胆汁酸结合成为胆盐，胆盐分子颗粒大，而渗透压活性低，故胆囊黏膜渗透压变动不大。胆囊有强大的浓缩功能，它可以存储24小时的肝脏分泌胆汁的一半左右，可以将胆色素及胆汁酸浓缩至肝胆汁的10倍以上。

人体3 g胆汁酸可全部存储在胆囊内。进食后约半小时胆囊开始收缩，将浓缩的胆汁排到十二指肠，对食物进行消化。浓缩的胆汁有高效的消化蛋白和脂肪的能力，胆囊切除后的腹泻与这种能力的丧失有关。当进餐时需要高效浓缩的胆汁时却没有，而不需要时，大量很稀、消化效率很低的胆汁流入十二指肠，不仅缺乏消化能力，而且造成患者难忍的腹泻。

第三节　胆汁的排泄功能

胆汁排出受体液因素和神经系统的调节，进食后，胆囊收缩素含量增加，如胆囊收缩素（cholecystokinin）有收缩胆囊和舒张胆总管下端及Oddi括约肌的作用，胆囊收缩后可产生2.94 kPa的内压，促使胆汁排至十二指肠，但胆囊炎或Oddi括约肌功能失调时，胆汁排出障碍、胆汁淤滞、固体成分沉淀成为息肉或结石的成因之一。

一、胆囊收缩与排空

胆囊平滑肌收缩和Oddi括约肌弛缓开放是一组协同的过程和排出胆囊内容物及排空胆囊的生理学基础。这一活动受神经及主要受体液因素的精密调节，其中除胆囊收缩素和促胰液素外还有许多其他的激素和神经介质（表6-1）。此外，也有人曾观察到胆囊管的压力能独立发生改变因而提出该处存在括约肌的可能性，但至今尚未被确切证实。

利用口服胆囊造影，标记物灌注技术，超声动态观察和核素扫描等检测技术可将胆囊的排空功能用公式 $V_t = V_0 exp^{(-kt)}$ 表示。其 V_0 代表空腹的胆囊容积，人类正常值范围为10~50 mL，V_t 为排空时的容积，生理性刺激（食物）或CCK可在30~45 min内诱发胆囊收缩，并排空50%~70%内容物，其 $t_{1/2}$ 为10~20 min。

过去曾认为只有进食才出现胆囊收缩，平时胆囊不具运动性。故推论此时十二指肠内的胆汁为纯粹肝源性的。最近发现，胆囊即使在非消化期也有节律性收缩并排出内容物至十二指肠。胆囊的收缩波为2型移行运动波。因此，在禁食时人类可排空30%内容物。这种空腹时的胆囊收缩可能与胆囊的清理功能有关，有避免胆固醇微结晶滞留的作用。与此相适应的，Oddi括约肌也有MMC发生。其中60%为顺向性波，14%为逆向波；其余26%则为双向性波。由于禁食时只有小部分胆囊胆汁被排出，因此经过整夜禁食后的胆囊胆汁浓缩、黏稠的性状和暗褐的颜色。至于进餐后，则可能有两种过程发生：首先，受 CCK 的影响，贮存的胆囊胆汁和新分泌的肝胆汁均排至十二指肠，排空胆囊；其次是受促胰液素及 VIP 的影响引起胆囊黏膜主动分泌不含胆色素和胆盐的细胞外液样乳白色液体。

　　杨阳等[6]综述了国内外文献《胆囊收缩素及其受体在胆囊结石形成过程中的作用》指出：胆囊收缩素（cholecystokinin，CCK）是一种主要由小肠 I 型细胞合成和分泌的胃肠道激素，是餐后促使胆囊收缩最主要的激素。进食后，血浆 CCK 的浓度显著升高，促使胆囊产生收缩。CCK 只有与 CCK 受体结合之后才能发挥生理功能。而 CCK 受体数量的减少或功能的下降将会影响到胆囊的收缩功能。如果[7,8] CCK 分泌出现障碍或者 CCK 受体缺失、减少，将会影响胆囊收缩功能，造成胆囊动力障碍，胆汁排空异常或出现胆汁潴留，易于形成胆结石。Kano 等[9]发现高胆固醇饮食对于 CCK 受体功能有损害作用，可致使胆结石的发病率升高。

　　除了体液调节外，胆囊和 Oddi 括约肌均有丰富的神经支配。迷走神经兴奋可引起胆囊动力增强。在人类消化过程的头相期，刺激胆碱能神经便能引起胆囊收缩，由于胃窦扩张引起，这种胃幽门 – 胆囊反射可被阿托品阻断。相反，当迷走神经切断术后，胆囊动力下降并导致空腹胆囊容积加倍。此外，还发现头相时胆汁通过 Oddi 括约肌的阻力下降是通过肽能神经阻断剂起作用的。迷走神经切断术后，Oddi 括约肌对 CCK 的反应性降低，因此认为 CCK 发挥作用也取决于完整的胆碱能冲动传入。肾上腺素能纤维也参与对胆囊和 Oddi 括约肌张力的调节，β – 肾上腺素能的刺激能松弛胆囊和 Oddi 括约肌；而 α 型则收缩两者。影响两者功能的其他因子见表 6–1。

二、影响胆囊的排空的因素及对结石形成与预防的意义

　　1. 饮食：进食 3~5 min 后，食物流经十二指肠，刺激十二指肠黏膜，产生一种激素叫缩胆囊素，使胆囊收缩，将胆囊内胆汁立即排入十二指肠，以助脂肪的消化和吸收，在排出胆汁同时，也将胆道内的细菌与胆汁一起排出体外。一般讲，进食脂肪半小时，胆囊即可排空。胆囊的排空功能对结石的产生和保胆后的结石复发有重要意义。长期不进早餐、长期低脂饮食、胆囊管引流不畅等都是结石产生（复发）的重要因素。

　　2. 其他因素：如胆囊解剖、疾病、药物、运动、理疗、胃肠手术等。如能定期增加胆囊的收缩力，在结石小于胆囊管管径时将胆汁和其中的小结石一起排尽，是预防结石复发的有效途径。

第四节　胆囊分泌 H^+ 与黏液的功能

　　胆囊黏膜每天能分泌稠厚的黏液 20 mL，20 世纪 80 年代末期，许多学者便已注意到：随着胆汁在胆囊内的浓缩出现胆汁进行性酸化。20 世纪 90 年代初，Shiffman 等人从手术中获得非肝胆疾病患者的胆囊胆汁后，用血气分析仪测定胆汁的 pH、PCO_2 和总 CO_2 等值，利用 Henderson-Hasselbalch 方程式测算正常胆囊中胆汁浓缩和酸化对胆固醇和钙盐溶解度的影响。结果显示：①胆汁 pH 的降低直接源自胆囊黏膜分泌 H^+ 所致。②随着胆汁酸化，出现胆固醇的（M%）含量显著下降（从肝胆汁中 17.2% 降至 10.1%）和饱和指数下降（从 3.7 降至 1.0~1.5）。③ $CaCO_3$ 的饱和指数也随着胆汁酸化而明显下降（肝胆汁中 3.62、浓缩胆汁中 0.12）。因此结论为：胆汁浓缩增加了胆固醇的溶解度，胆汁酸化提高了胆汁内钙盐的溶解度；故认为胆囊黏膜分泌 H^+ 在避免发生结石方面是一种保护机制，而胆囊黏膜酸化过程的缺陷则可能是碳酸钙沉淀于胆囊黏膜的关键因素。这无疑提示我们，切除了有浓缩、分泌功能的胆囊，降低胆固醇和钙盐的溶解度，人体就失去避免发生结石的保护机制，可能是胆囊切除后胆管代偿性结石发病率高于非切除组的原因。这也是田伏洲[10]等人保留胆囊用胆囊肝管成型术代替胆囊切除加盲攀式胆肠吻合来预防肝胆管结石复发并取得良好效果的原因。

胆囊能分泌黏液性物质，每日约 20 mL，保护黏膜，当胆囊管受阻塞后，胆囊内积存的黏液呈透明无色，临床称为"白胆汁"。

第五节 胆囊压力的调节

胆囊和 Oddi 括约肌的活动表现为协调的相互关系，有效调节胆道压力。

一、机制

胆道系统是个低压、低流量系统。压力和流量之间有密切的关系，不但压力与胆流的速度有关，更重要的是压力决定胆流的方向。在整个胆道系统中，以肝细胞的分泌压最高，为 2.94 kPa（30 cmH$_2$O）。因此，毛细胆管胆汁得以向肝外运输。肝外胆道中，胆囊和 Oddi 括约肌是一组协调作用的装置。它们的交互收缩和舒张也是维持、调节胆道压力及胆汁流向的重要因素。图 6-11 显示在禁食和进餐不同情况下胆道内压力的情况。

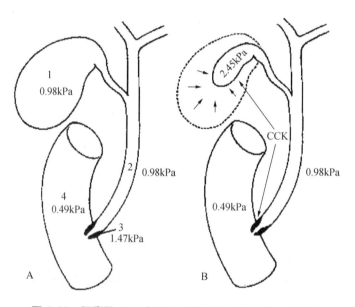

图 6-11 胆囊及 Oddi 括约肌的协同运动及胆道压力变化

A 禁食时；B. 进餐时

1. 胆囊；2. 胆总管；3. Oddi 括约肌；4. 十二指肠

1. 禁食时，Oddi 括约肌关闭，胆道内压力上升，最高可达 1.47～1.96 kPa（15～20 cmH$_2$O）。当胆管内压超过 0.49 kPa（5 cmH$_2$O）时，大部分肝胆汁便流向压力较低的胆囊内贮存，而过多的胆汁又在贮存中被浓缩和吸收，从而起到调节胆道压力的作用，直至胆囊内压与胆管内压达到平衡，即两者各约 0.98 kPa（10 cmH$_2$O）为止。

2. 进餐时，当蛋白、脂肪及酸性食糜接触到十二指肠后便释放 CCK，引起胆囊收缩。当充盈的胆囊发生收缩时，其压力最高可达到 2.45 kPa（25 cmH$_2$O），显著高于胆管内压 0.98 kPa（10 cmH$_2$O）和十二指肠内压 0.49 kPa（5 cmH$_2$O）。此时胆汁便随着 Oddi 括约肌舒张开放而得以进入十二指肠。

对人 Oddi 括约肌的研究多选用各种核素扫描、肌电检查或 X 线摄影检查法等手段配合 ERCP 检查时测压。Geenen 规定人类的 Oddi 括约肌为一段 4～6 mm 长的区域；除了分别比胆总管压（1.65±0.20）kPa 和胰管压（2.09±0.20）kPa 高 0.53 kPa 的基础压外，还可叠加周期性收缩压，该收缩压的振幅可达（13.46±6.6）kPa，持续时间（4.3±1.5）min（平均范围 3～12 min），频率为（4.1±0.9）次/分。而胆总管及胰管本身除基础压外，未见有周期收缩波。Oddi 括约肌的这种周期性收缩对于排空胰胆管具有重要作用。任何原因造成的胆道梗阻均将引起胆道内压力病理性增高，此时梗阻近端的胆管及胆囊便将代偿性扩张以缓解胆道高压，若压力继续上升失去代偿时，便将影响到肝细胞的功能。当胆道内压力超过 2.94 kPa（30 cmH$_2$O）时，肝脏便将停止分泌胆汁。如果在胆道梗阻发生之前已经切除了胆囊或胆囊已经萎缩，则胆道压力的调节与缓冲能力大大下降，黄疸出现的时间约提前 6 小时，病情的危险性也将大大增加。除了表 6-1 所列各项神经介质、胃肠激素对 Oddi 括约肌有功能影响外，还有一些药物加吗啡、麦丁等作用于平滑肌及括约肌的兴奋剂及抑制剂也将对 Oddi 括约肌产生各种收缩与舒张的作用。

表 6-1　各种神经介质，胃肠激素对胆囊和 oddi 括约肌动力的影响

神经介质和（或）激素	胆囊	oddi 括约肌
CCK	收缩	舒张
胃动素	收缩	收缩
促胰液素	舒张	收缩，舒张
胰多肽（P.P）	舒张	舒张
血管活性肠肽（VIP）	舒张	舒张
神经降压素	舒张	—
酪酪肽（PYY）	舒张	—
胰高血糖素	—	舒张
酰胆碱	收缩	—
α-肾上腺素能	收缩	收缩
β-肾上腺素能	舒张	舒张
组胺 H1	收缩	—
组胺 H2	舒张	—
内腓肽	收缩	—

二、胆囊压力调节的意义

胆囊和 Oddi 括约肌的活动表现为协调的相互关系：正常情况下，Oddi 括约肌收缩时胆囊舒张，使胆汁存入胆囊，胆囊收缩时 Oddi 括约肌舒张，胆汁流入十二指肠。胆汁的作用主要是胆盐或胆汁酸的作用。胆盐或胆汁酸可作为乳化剂乳化脂肪，降低脂肪的表面张力，使脂肪乳化成微滴，分散于水溶液中，这样便增加了胰脂肪酶的作用面积；胆汁酸还可与脂肪酸结合，形成水溶性复合物，促进脂肪酸的吸收，总之，胆汁对于脂肪的消化和吸收具有重要意义。

三、肠肝循环意义

黄志强院士精辟和高度概括指出[11]"胆胰肠汇合是体内最巧妙又无法复制的构造。解剖—神经—体液支配下，胆囊、胆管、括约肌形成三位一体的功能性防御体系。肝尾状叶、胆囊、括约肌构成肝胆系统的三件宝"。十二指肠乳头是人体内独特的结构。胆囊通过对胆汁储存来调节胆道的压力。胆囊切除后，人体失去调节胆道压力的机制，可导致 Oddi 括约肌功能紊乱、影响肝细胞对胆汁的分泌。胆道内压力升高对胆道结石发生的影响，也可发生胆囊切除术后综合征等临床表现。见下面"胆道流变学"相关问题的内容。

第六节 胆囊的免疫功能与结石形成的关系

近年来已经发现胆囊具有复杂的免疫功能，1972 年，Gree 用免疫荧光技术观察人胆囊黏膜 Ig 分泌细胞密度，发现正常人胆囊黏膜只有很少量 Ig 分泌细胞，而胆囊炎时 3 类 Ig 分泌细胞密度均上升，说明胆囊黏膜 Ig 分泌细胞密度与胆道感染的程度和范围有关。同时胆囊黏膜细胞间隙、细胞顶端和胆囊黏膜面可见到 Ig 荧光抗体物质说明胆囊病变时，胆囊局部免疫反应增强，胆囊黏膜含 Ig 细胞大量增加可能是胆汁中 Ig 来源途径之一，尤其是 IgA。肠道黏膜固有层 IgA 分泌细胞在抗原刺激下合成、分泌双分子 IgA（dIgA），后者与肠黏膜上皮细胞内合成的分泌成分结合，以分泌型 IgA 形式运转入肠腔，sIgA 是肠液中主要 Ig，在肠黏膜防御机制中起重要作用。用显微分光光度计及电镜观察胆囊黏膜上皮细胞内的 SC 和 IgA 含量呈正相关，两者的分布趋势也一致；胆管结石时，胆囊上皮内 SC、IgA 和固有层 IgA 分泌细胞密度均呈显著增加，说明胆囊和肠道一样具有合成和分泌 sIgA 功能。应用免疫酶组化技术，观察肝脏和肝胆管结石病肝脏中 SC 和 IgA 的分布和定位，发现正常人肝脏中仅胆管上皮 SC 和 IgA 呈阳性反应，肝细胞 SC 呈阴性反应。肝胆管结石病肝脏中 SC 和 IgA 的分布异常；毛细胆管和肝窦壁出现异常强阳性反应，证明胆管上皮同样具有形成和运转 sIgA 的能力。可见胆囊和胆管黏膜都有合成并向胆汁运转 sIgA 的能力。当胆道感染，受抗原物质刺激后，这种能力增强，胆汁中 sIgA 增加，以增强胆道保护性免疫反应机制。胆囊黏膜固有层具有分泌 IgA 抗体的功能，胆囊内的浓度远远大于血液，胆囊成为提供给肠道 IgA 的主要来源，因而是保护性抗体的主要器官。如果肠道缺少 IgA，可引起小肠防御功能的缺陷，出现感染性腹泻、感染性腹水及消化道来源的败血症；这对于胆道系统的免疫防御具有重要意义，具有保护肠道黏膜不受外来抗原和次级胆酸等侵犯作用，当然减低了结肠癌变的可能。因此，可以认为胆囊也是一个免疫器官。

1986 年，杨可桢、黄志强教授在观察 1.2% 高胆固醇饲料诱发兔胆囊结石与胆囊局部免疫反应的关系时，注意到实验动物胆汁培养均无细菌生长的情况下，胆囊成石率却随着胆囊黏膜固有层含 Ig 细胞密度增加而上升，吲哚美辛治疗后，胆囊成石率又随胆囊黏膜固有层 Ig 细胞密度减少而降低；胆囊黏膜 Ig 细胞密度与胆汁中黏蛋白含量之间在时相动态变化上存在正相关（$n=4$，$r=0.968$，$P<0.001$）。结果表明：①胆汁中胆固醇结晶或胆汁理化性质变化亦可以刺激胆囊黏膜，增强胆囊局部免疫反应，导致结石的形成。②抑制胆囊局部免疫反应，降低胆囊黏膜含 Ig 细胞密度可以预防结石形成。此论点已为最近的进一步研究工作所证实。也为保胆取石后经抑制胆囊局部免疫反应、改变胆汁的理化性质、降低保胆后结石的复发率提供有益的线索。

也有报道神经内分泌系统与免疫系统通过神经肽发生相互作用。CCK 是一种脑肠肽，在消化和神经系统中具有多种生理功能。它通过影响淋巴细胞 DNA 合成、影响免疫细胞的黏附和趋化能力、抑制巨噬细胞的吞噬功能及影响免疫细胞的分泌功能等机制对免疫功能进行调节。其信号转导机制包括 $IP3/Ca^{2+}$ 途径、cAMP 依赖的蛋白激酶途径、MAPK 信号转导途径。有研究[12]也表明淋巴细胞存在 CCK-B 受体，CCK 有抗内毒素休克的作用。其机制可能与免疫调节作用有关。体内免疫系统和神经内分泌系统通过神经肽发生交互作用。免疫系统的细胞对神经内分泌激素十分敏感，后者在调节各种免疫功能中发挥重要作用。

第三章　胆道流变学[13]

第一节　胆道流变学定义和目的

一、定义

流变学是指研究物质流动和变形的一门学科，研究生物体、人体内流变现象的学科称生物流变学。在生物流变学中研究较多的是血液和血管流变学，称之为血液流变学。同样，在胆道外科的发展中，研究胆汁流经胆总管、胆囊管进入胆囊的过程中，因胆囊体与胆囊管之间的角度、管径和长度的改变以及胆汁黏度，渗透压、pH、流型等因素所产生的流体力学对结石形成影响的科学就是胆道流变学。

二、胆道流变学的目的

胆道流变学的目的是研究胆石形成和复发的解剖和流变学病因。从以往有关成石性胆汁的研究，进而深入到成石性胆汁如何在流动的胆汁中形成具有一定形态结构的胆石的研究。黄志强院士早在1980年就指出：除了通过胆汁理化性质的改变来研究胆石形成的原因之外，还应从流体动力学的角度分析。近二十多年来，生物流变学在胆道领域的研究得到较快发展，已形成一门新学科——胆道流变学，从而丰富结石成因和预防手段的研究。如用体外人工制造胆结石的研究以及胆道测压等，加深了对胆囊结石疾病的认识，也增加了治疗手段，提高了疗效，如液压射流震荡排石仪治疗胆道术后残余结石的应用等。在对胆囊良性疾病采取微创保胆治疗呼声渐高的今天，胆道流变学的原理在判断胆囊功能方面有着非常现实的指导意义；另外，胆道流变学因素在胆道结石形成中起着重要作用，改变产生这些因素的生理现象、病理变化和解剖结构，就能有效预防结石的形成。可见胆道流变学既是客观存在，也是胆道外科发展的需要，更是在保胆治疗中预防结石复发必不可少。

第二节　胆道流变学的基本概念

下面我们有必要复习杨可桢教授在《当代胆道外科学》中撰写的胆道流变学相关的基本概念。

一、胆汁的流体力学物理特性

主要包括胆汁黏度、胆汁渗透压和胆汁pH。

1. 胆汁黏度

黏度是代表液体流动时内摩擦力的大小，黏度越大，流动性越差。胆汁黏度是反映胆汁特性的重要指标之一，1965年，Bouchier等用毛细管黏度汁，以蒸馏水为参比，测定58例胆汁相对黏度，其中31例是胆囊结石（病理性），11例正常胆囊（临床与放射学证明），16例"T"形管引流肝胆汁（胆总管结石）。结果发现病理性胆囊胆汁相对黏度（3.24±1.67）高于正常胆囊胆汁黏度（2.85±1.63），但无统计学意义。病理性和正常的胆囊胆汁黏度显著高于"T"管引流的肝胆汁黏度（1.27±0.24）。病理性胆囊胆汁相对黏度与氨基己糖浓度之间呈显著性正相关系。而正常胆囊胆汁的相对黏度与胆红素浓度之间呈密切相关。因此，正常胆汁中胆红素浓度是决定胆汁黏度的主要因素，而病理性胆囊胆汁和肝胆汁中黏液物质含量是决定黏度的主要因素。

胆汁相对黏度与结石形成的关系：

胆汁黏度下降是容易形成胆色素结石的原因之一；胆囊胆汁的黏度高低还与胆囊病变严重程度有关。

1986 年，周正等用类似方法测定胆汁相对黏度，发现胆色素结石的胆囊胆汁相对黏度（1.54 ± 0.59）显著低于正常胆囊胆汁黏度（5.198 ±1.69），而胆色素结石的胆囊胆汁和胆色素结石的胆总管胆汁黏度（1.54 ±0.3）很接近，各组胆汁黏度均与胆汁蛋白质和黏蛋白含量明显相关，因而认为胆汁黏度下降是容易形成胆色素结石的原因之一。上述病理性和正常胆囊胆汁黏度比较，两个报道恰恰相反。估计与病变性质不同有关外，还与正常胆囊的"正常性"有关。1975 年，Cowie 等将胆囊胆汁黏度与胆囊造影显影与否加以分析，发现有功能和无功能胆囊胆汁相对黏度均显著高于胆总管胆汁的黏度（$P <$ 0.01），而无功能的胆囊胆汁黏度比有功能的高（$P < 0.02$）。杨可桢教授等用锥板式黏度计检测 31 例病理性胆汁黏度，结果表明胆囊胆汁黏度显著高于胆管相对黏度，其中胆囊胆汁的黏度高低还与胆囊病变严重程度有关，术后"T"管引流肝胆汁的黏度动态观察，提示术后第 3 ~ 9 天肝胆汁黏度显著升高，第 6 天为高峰，第 12 天以后恢复到术中水平，表明术后"T"管引流肝胆汁的黏度与术后创伤反应或取材时间有关。

图 6-12　胆道手术后胆管胆汁黏度变化

（术中，术后 3 天，15 天的变化）

（4 ~ 200 为切变速度）

2. 胆汁渗透压

渗透压是溶液的依数性质，即其效应的大小只取决于质点的数目、浓度，而与质点的大小和形状无关。

胆汁中胆盐是呈离解状态，当胆盐浓度增大，超过一定浓度后胆盐分子便互相聚合形成微粒，称为微团，从而减少胆盐数目，降低胆盐在胆汁中所产生的渗透压。所以胆囊胆汁中胆盐浓度很高，仍然能与血浆保持等渗。肝细胞分泌胆汁是通过主动分泌胆汁酸和钠离子，水份是由于渗透压差而被动地流入胆管。有关胆汁渗透压的研究报道甚少，1965 年，Bouchier 等报道正常胆囊胆汁渗透压为（281 ±10）mOsm/L，病理性胆囊胆汁渗透压为（295 ± 30）mOsm/L，"T"形管引流肝胆汁渗透压为（284 ±17）mOsm/L；三者间差异无统计意义。以后 Cowie 等检测结果发现，有功能的胆囊胆汁渗透压显著高于胆总管胆汁渗透压（$P < 0.001$）。无功能的胆囊胆汁渗透压显著低于有功能的胆囊胆汁的渗透压（$P < 0.001$），提示在病态状态下，胆汁渗透压也发生变化（图 6-12）。

3. 胆汁 pH 与胆石形成的关系

胆囊具有很强的吸收功能，可使胆汁浓缩 10 倍。1980 年 Frizzell 报告肝胆汁 pH 为 8.2，胆囊胆汁 HCO_3^- 被吸收，使胆囊胆汁的 pH 降至 6.5。周正等比较分析胆汁 pH，发现胆色素结石的胆囊胆汁（pH 为 7.074 ±0.48）和胆色系结石的胆总管胆汁（pH 为 7.07 ± 0.46）显著低于正常胆囊胆汁（pH 为 7.329 ±0.429），更低于肝胆汁的（pH 为 7.85 ±0.32）。杨可祯等动态观察 14 例胆道手术后"T"形管引流的肝胆汁 pH 为 8.474 ±0.381 至 8.296 ±0.395，观察到术后第 9 天，各时相点之间差异无统计学意义。1991 年，Rituro 研究发现胆囊胆汁 pH 为 6.6 ~ 7.8，它与总胆汁酸和钙离子浓度无关，但与 HCO_3^- 和 CO_3^{2-} 浓度密切相关（$P < 0.001$）。胆汁 pH 还与 Ca^{2+}、CO_3^{2-} 浓度密切相关（$P < 0.001$）。因此认为胆汁 pH 受 HCO_3^- 浓度影响。胆汁 pH 升高可能含较多的（碳酸钙）$CaCO_3$，它在胆汁中可能以不溶性

$CaCO_3$ 沉淀，此沉淀物可促进 $CaCO_3$ 胆石的形成。

二、影响胆汁流变特性的因素

这些因素有黏度与流型、流速与压强流量、管径层流与湍流。

1. 流体力学中的流型类型

流体力学中的流型有牛顿流体、塑性流体、假塑性流体和胀流体。

对于纯流体和小分子溶液等简单流体，在层流条件下切应力与切变速度呈正比关系，即 t = ηD 为牛顿黏度公式。式中 t 为切应力（mPa），η 为黏度（mPa·s），D 为切变速度（s^{-1}）。凡符合牛顿公式的流体都称为牛顿流体。日常生活中遇到的大多是大分子溶液，其流变特性复杂得多，多数为非牛顿流体。根据牛顿黏度公式，以切变速度 D 与切应力 t 作图，得到的曲线成为流变曲线。该曲线描述溶液体系的溶液特性。根据流变曲线的性质，可分成以下几种流型（图 6-13）：

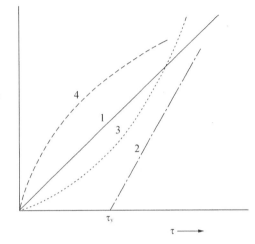

图 6-13　几种主要流型

1. 牛顿流体；2. 塑性流体；3. 假塑体流体；4. 胀流体

（1）牛顿流体：牛顿流体：其流变曲线是通过原点的直线，它意味着液体在任意小的外力作用下就发生流动。

（2）塑性流体：塑性流体：其流变曲线也是一条直线，但不通过原点，而是需要一定切应力，只有切应力大于临界切应力时液体才流动，这个切应力的临界值称为屈服值。

（3）假塑性流体：假塑性流体：其切应力与切变速度之比值随切变速度增大而下降，它意味着表观黏度随搅动激烈程度而变小。

（4）胀流体：胀流体与假塑性流体相反，表观黏度随切变速度而增大（图 6-14，图 6-15）。

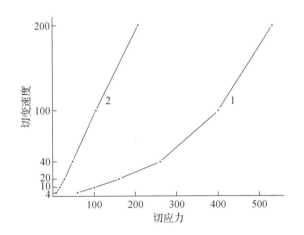

图 6-14　胆汁切变速度与应切力关系

1. 胆囊胆汁；2. 胆管胆汁

图 6-15　胆囊胆汁切变速度与应切力关系

1，2，3，5 各 5 例；4，11 例

胆管胆汁属于牛顿流体，胆囊胆汁属于非牛顿流体中的假塑性体。

胆囊胆汁有 1/3 病例黏度特高，病变严重的属于非牛顿流体，其他 2/3 也属于牛顿流体。

锥板式黏度计，测定 31 例术中胆囊胆汁和术中胆管胆汁的黏度，根据牛顿黏度公式，以切变速度与切应力作图，得到人胆汁的流变曲线图（图 6-14）。由图可见，胆管胆汁属于牛顿流体，胆囊胆汁属于

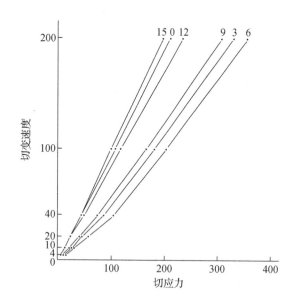

图 6-16　胆道手术后胆管胆汁流变性变化

0，术中；3、6、9、12、15 术后天数（术后"T"管引流的肝胆汁的黏度升高，呈非牛顿流体特性，12 天后恢复牛顿流体特性）

非牛顿流体中的假塑性流体。胆囊胆汁中有 1/3 病例黏度特高，病变严重的属于非牛顿流体，其他 2/3 病例也属于牛顿流体（图 6-15）。术后"T"管引流的肝胆汁的黏度动态分析表明，术后 3～9 天随着胆管胆汁的黏度升高，胆汁流变特性也相应地表现出不同程度的非牛顿流体特性，手术第 12 天以后又恢复至牛顿流体特性（图 6-16）。可见，人胆汁含胆囊胆汁与胆管胆汁应属于牛顿流体，有时有非牛顿流体的表现是与胆道疾病严重性，手术创伤反应程度或取材时间有关。

2. 流速与压强

（1）流体的流速：理想液体在流管内作稳定流动时，流体的流速与流管的截面积成反比，即

$$S_1 v_1 = S_2 v_2$$

文献中有关胆汁流变特性的报道如表 6-2 所示。

这就是液流连续原理，它表示在流量相等情况下，流管粗者流速小，流管细者流速大。

表 6-2　胆汁流变特性

Bouchier（1965）	非牛顿流体
Cowie（1975）	非牛顿流体
Rodkiewicz（1979）	牛胆汁是牛顿流体，预示人也是牛顿流体
Wu Yunpeng（1985）	牛顿流体，有些炎性病理胆汁是非牛顿流体，Bingham 流体
Gottschalk（1990）	Maxwell 流体
阎波（1990）	胆囊胆汁是非牛顿流体（Casson 流体），胆管胆汁切速高于 $80s^{-1}$ 为牛顿流体，低于 $80s^{-1}$ 变化不规则

理想液体在流管中任何两截面处，单位体积的动能 $\left(\dfrac{1}{2}\rho v^2\right)$、重力势能（$\rho gh$）与压强（P）之和都是相等的，即

$$P_1 + \frac{1}{2}\rho v_1^2 + \rho gh1 = P_2 + \frac{1}{2}\rho v_2^2 + \rho gh2$$

这就是柏努力方程，这里 P 为压强，ρ 为密度，v 为速度，h 为高度，g 为重力加速度。

若液体在水平或接近水平的管内流动时，则去掉重力势能项，得出下列公式

$$P_1 + \frac{1}{2}\rho v_1^2 = P_2 + \frac{1}{2}\rho v_2^2$$

（2）压强：上述公式表示液体在水平管内流动时流速小的地方压强大，流速大的地方压强小。这里流速与压强之间是定量关系并非反比关系。

（3）流量与管径：上述讨论的是理想液体在管内的流动。当黏滞液体在等截面水平管内流动时，两端必须存在压强差，才能克服内摩擦力而做匀速流动。根据实验和理论的推导证明，黏滞液体在均匀水平管内作稳定流动时，其平均流速 v 与管子两端的压强差（$P_1 - P_2$）成正比，即

$$v = \frac{1}{8\pi} \cdot \frac{S\,(P_1 - P_2)}{\eta l}$$

式中 η 是液体黏度，S 是管子截面积，l 是管子长度，而流量 $Q = Sv$，$S = \pi \gamma^2$，γ 是管子半径，因此可得：

$$Q = \frac{\pi}{8} \cdot \frac{r^4 (P_1 - P_2)}{\pi l}$$

此即普瓦泽伊（Poiseuile）定律，即流量 Q 同压力梯度（$P_1 - P_2$）/l 成正比。而当压力梯度一定时，流量 Q 则同半径 γ 的四次方成正比。上述流体基本定律，将液体流动与管壁变形结合起来，有利于从流变学特性解释胆管狭窄与扩张并存的发生与发展过程。

（4）层流与湍流：上述讨论内容均属层流，即流体的相邻层保持分开，互不相混。当流体的速度超过一定数值，层流就被破坏，液体各流层就互相混合，并形成漩涡，这种流动称湍流。流体流动状态从层流过渡到湍流，需要一定流速的临界值，这个临界值一般用雷诺（Reynolds）数表示：

$$Re = \frac{rv\rho}{\pi}$$

式中 r 是管半径，υ 是平均速度，ρ 是液体密度，η 是液体黏度，Re 是无量纲数。Re 与流速、半径及液体性质有关。实验证明，当 Re < 1000 时，液体是层流。当 Re > 2000 时，流动变成湍流。当 Re 介于 1000 与 2000 之间时，液体可能是层流，也可能是湍流。1979 年，Rodkiewicz 等实验指出，胆汁总是层流，因为胆汁最大雷诺数 Re = 941，生理盐水的 Re = 1456。杨可桢教授从 14 例胆石症患者收集 84 份胆汁所做的测定：新鲜胆汁密度 ρ = 1.0291 ± 0.0021，平均流速 υ = 0.074 × 0.054 cm/s，实验导管半径 γ = 0.1 cm。根据新鲜胆汁在不同切变速度下的黏度，计算出的雷诺数见表 6-3。

表 6-3　人胆汁雷诺数 Re（10×10^{-3}）

D（S^{-1}）	2	4	10	20	40	100	200
η（mPa·s）	6.6	5.1	3.6	2.8	2.4	2.3	2.1
Re（$\times 10^{-3}$）	2.31	2.99	4.23	5.44	6.35	6.62	7.25

由此可见，由杨可桢教授等的实验装置所测得的雷诺数与 Rodkiewicz 等用牛胆汁在狗肝外胆管流动时所测得雷诺数相差很大。表明雷诺数的大小与实验装置的具体条件关系密切。

第三节　胆汁流动状态与胆石形成的关系

在漩涡中心形成负压，成石性胆汁在向心性运动中积聚，有利于胆囊结石的形成；有炎症的、扩张的胆管，将是原发性胆管结石发生和增大的"温床"。

一、胆囊结石的形成

根据胆囊与胆囊管内径相差非常悬殊的解剖结构特点，1983 年于昌松等认为胆囊管在胆囊与胆总管之间构成了"局部阻力装置"。据推算，胆汁以每秒 1 米以上速度喷射入胆囊，在突然变宽的胆囊腔两侧必然出现漩涡区。由于胆汁在胆囊内产生两个压力不等的漩涡，导致射流产生附壁效应。并认为胆囊造影时产生"壳状显影"就是胆汁射入胆囊形成"附壁效应"的结果。在漩涡中心形成负压，成石性胆汁在向心性运动中积聚。根据以上理论，在体外模拟人体胆囊、胆囊管和胆总管的装置，应用配制胆汁或患者胆汁，在装置内人工制成胆石。可见胆汁的漩涡运动对致石胆汁在胆囊内成石过程中起重要作用。1990 年，谢刚等采用 CT、X 线造影和 B 超等技术获得人体椭圆形胆囊边界收缩运动的数学模型，并用有限元方法计算出椭圆形胆囊胆汁流动的流场分布，发现收缩胆囊的轴线附近存在着快速的胆汁流，在流场中心截面附近存在着两个涡向相反的湍流区。认为胆囊收缩时，胆囊内胆汁的涡流运动，使胆汁中成石成分有机会获得能量而结合，从而形成胆囊结石。

上述研究都表明胆囊内胆汁呈湍流状态。前者认为胆囊松弛、胆汁充盈时，胆囊内胆汁呈漩涡运动；后者则认为胆囊收缩、胆汁排空时，胆囊内胆汁也呈现涡流状态。成石性胆汁在漩涡运动中获得能量而聚合成结石。胆囊收缩松弛，涡流胆汁周而复始，使结石逐渐增大，但还需要在体内找到更有说服力的证据。

二、胆管结石的形成

肝胆管是由无数个一分为二的呈"y"形管组合而成。胆汁最大雷诺数是941。体外实验也证明肝胆汁在胆管内是层流状态流动，为什么也在胆管内生长结石？据黄志强教授分析认为，胆汁的分泌压较低，流速也较慢，原发性胆管结石时，胆管系统常呈普遍性扩张，按普瓦泽伊定律，胆管直径比正常增大1倍时，胆汁流速将下降到原来的1/4，流动缓慢的胆汁对胆管壁的静水压力又随着胆管的扩张而增强，因而形成一种恶性循环。这种有炎症的、扩张的胆管，将是原发性胆管结石发生和增大的"温床"。因而结石的复发和感染将难以避免（所以不能认为只有胆囊才是结石产生的"温床"，胆囊一切就万事大吉。这也是胆囊切除后，胆管代偿性扩张，导致胆管结石发生率增高的流变学因素——编者注）。1990年，余枢成等在显微镜下对胆汁通过毛细管及局部狭窄的毛细管内流动状态进行连续动态观察及显微录像，发现胆汁在均匀的毛细管内流动是层流，即胆汁中固体质点沿着各自流线作相互平行的移动，互不相撞。当胆汁流经狭窄部位时，只要流速大于某一很低的临界值 $[\mu_0 = (0.074 \pm 0.054)\ cm/s]$ 时，胆汁在狭窄上游区域可见环流形成（图6-17），其范围随流速加快而向上游延伸，可见胆汁中固体质点在环流区内作往返流动；当流速加快时，在狭窄下游形成涡流（图6-18）。因此，认为胆汁在狭窄扩张的胆管内流动时，胆汁流动状态也发生改变，已不是层流。随流速增加先在上游出现环流，后在下游出现涡流。促使成石性胆汁中固体质点聚合成结石。

图6-17　非结石患者T管新鲜胆汁在狭窄管内的流动状态之一，狭窄上游环流形成

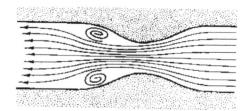

图6-18　非结石患者T管新鲜胆汁在狭窄管内的流动状态之二，狭窄下游涡流形成

扩张的胆管常使鸟嘴状的末端变为圆钝状，形成涡流，成旋涡状，是形成胆管结石的重要学说之一——涡流学说。

第四章 胆道压力改变的因素

胆囊切除、胆道感染、胆道狭窄、括约肌功能障碍均可造成胆道压力升高。

第一节 胆道压力升高后，胆汁成分的变化

在胆道流变学中提到，胆道压力升高后，抗氧化活性、过氧化脂质、总胆红素、结合胆红素、β-葡萄糖醛酸苷酶的 pH 及蛋白质等明显高于正常。

第二节 胆囊切除术后，胆道压力变化以及与胆石形成的关系

胆囊切除后，缩减了胆汁储存的空间，使胆总管压力增大，压力在维持组织细胞正常的结构与功能中起重要作用。1983 年，Doty 等用 0.4% 胆固醇诱发草原犬鼠（prairie dog）胆囊形成结石，发现胆囊管阻力增加发生在胆固醇结晶增加之后，胆汁黏蛋白增加在胆固醇沉淀之前，因此认为肝脏分泌成石性胆汁，在胆囊析出胆固醇结晶，首先使胆囊管阻力增加，胆囊腔内压上升，然后黏蛋白分泌增加，促进结晶积聚成胆石，在这个恶性循环中胆内压增加还有个重要环节，原发性肝胆管结石患者常伴有胆管狭窄与扩张，胆管扩张就意味着胆管内压增高，有人研究胆管狭窄患者胆管潜在结构变化，发现狭窄近端肝内胆管扩张，神经支配减少，有严重形态学和组织学变化及胆道内高压状态。而胆道高压是这些变化的主要原因。杨可桢教授等观察一组动物实验，发现胆道高压可引起胆汁成分的变化（表6-4），胆道高压引起胆汁成分变化与胆道高压程度有关。

表6-4　兔胆道高压对胆汁成分影响

	正常	胆道高压（6 小时）	P 值
AOA 抗氧化活性（U/mL）	1061.92 ± 636.59	6114.55 ± 4319.26	<0.01
LPO 过氧化脂质（mmol/L）	1.97 ± 0.88	4.24 ± 1.69	<0.01
TB 总胆红素 mg/dL	0.90 ± 0.35	5.21 ± 4.40	<0.01
CB 结合胆红素 mg/dL	0.44 ± 0.17	3.12 ± 2.89	<0.01
β-葡萄糖醛酸苷酶 pH 4.5 组织性 U/mL	119.35 ± 98.57	418.32 ± 366.4	<0.01
β-葡萄糖醛酸苷酶 pH 7.0 细菌性 U/mL	151.79 ± 121.95	152.37 ± 101.37	>0.05
P 蛋白质 mg/dl	1.5 ± 1.12	3.59 ± 2.06	<0.01

注：胆道高压 = 1.947 ± 0.928 kPa（19.87 ± 9.47 cmH$_2$O）；兔最高胆汁分泌压 = 2.528 ± 0.229 kPa

与胆道高压持续时间对胆汁成分影响也有关系（表6-5，表6-6）。

表6-5　胆道高压程度对胆汁成分影响

	AOA	LPO	TB	CB
正常	100	100	100	100
409 kPa（4）	124.64	121.69	230.43	366.67

续表

	AOA	LPO	TB	CB
813 kPa（5）	145. 67	163. 88	350. 00	322. 22
375 kPa（12）	614. 88	233. 51	652. 04	793. 75

注：胆道高压6小时，（）内为病例数

表6-6 胆道高压持续时间对胆汁成分影响（%）

	AOA	LPO	TB	CB
起始	100	100	100	100
2 小时	94. 25	121. 40	205. 00	144. 44
4 小时	123. 03	117. 06	220. 00	166. 67
6 小时	145. 67	163. 88	350. 00	322. 22

注：胆道高压为 1.813 ± 0.047 kPa，n = 5

胆道高压导致胆汁成分变化的原因，从实验结果分析，可能由于胆道高压、压迫胆管以造成局部缺血缺氧、超氧阴离子（O^{2-}）自由基产生增加，使细胞膜脂质过氧化，所以胆汁中 LPO 含量增加。由于细胞膜损害，使细胞通透性增加，所以使溶酶体中的组织性 β - 葡萄糖醛酸析出增加，使肝细胞对胆红素分泌增加，胆道高压既能改变胆汁成分，产生成石胆汁，又能导致胆道扩张与狭窄的变形，从而改变胆汁流动状态，这就是胆囊切除后胆总管结石发病率升高的流变学原因。

第三节　胆道压力与流量的测量方法

目前所用方法均为侵入性方法，主要包括术中直视下插管；术前和术后经内镜插管。

一、用已知容积玻璃测压管观察胆道压力变化

杨可桢等采用已知容积（1 cm³ = 1000 μL）玻璃测压管，观察兔和鼠胆道压力变化（图6-19）及胆汁压力与胆汁分泌量的关系（图6-20）。他们插入"L"形导管，先接一软管收集基础压胆汁，然后换成硬性的已知容积的需要高度的"Γ"形管，可以观察流速，并可以收集一定高压下的胆汁标本（图6-21）。1984 年 Accatino 等用25 cm 插入胆管，先收集基础压胆汁，然后将导管远端缓慢抬高，胆汁随之上升，到不继续上升时为胆汁最高分泌压，最后将导管降至所需高度，维持之。

图6-19　兔和大鼠胆总管梗阻后胆汁压力变化曲线

1. 兔；2. 大鼠

图6-20　兔胆总管梗阻后胆道压力与流量

随时间变化曲线（1. 胆汁压力；2. 胆汁分泌量）

术中直视下插管接玻璃测压管，观察兔和鼠胆道压力变化（图6-19），术中插管术后测量胆道压力与流量。

术前或术后经内镜插管。这是在ERCP检查同时，开展胆胰管测压。这两种方法均须将测压导管与传感器相连接。这里不详述。

二、动能在结石形成中的作用

日本学者Maki等在60年代已发现将色素结石的致石胆汁保温静置，只能生成松散的沉淀，虽然沉淀的成分与色素结石相似，但得不到成形的结石。如果给以缓慢的离心即可以使沉淀聚集成型，认为这是因为沉淀微粒带有相同的电荷而互相排斥，需要外加的动能来克服这种斥力才能使之固化成型。我国同济大学于昌松等借助胆道造影及作者在保胆手术中经胆道镜观察到人体胆汁进入胆囊时，有旋涡运动产生。于氏等将致石胆汁经射流装置与模型胆囊连接，使之产生与人体胆囊类似的旋涡运动，结果生成了"结石样"的实体。而单纯将致石胆汁静置只能生成沉淀而不能获得人工"胆石"。这就是结石形成的生物电学和流体力学原理。为我们在结石成型前或保胆取石手术中和手术后采用手术的或物理的（旋磁）等方法去干扰旋涡运动的规律和改变带电微粒的极性，从而为防止结石生成提供了理论和实践的依据。

图6-21　胆道压力测定与控制
1. 胆囊；2. 胆管；3. 连接胶管

（莫国贤　卢建新　金德仁）

参考文献

［1］徐恩多．肝外胆道的解剖及变异［M］//黄志强．胆道外科学．上海：科学技术出版社，1998：19－29.

［2］杨镇．胆道外科学图谱［M］.上海：科学技术出版社，2009：17－213.

［3］吕新生．腹腔镜手术并发症的预防与处理［M］//腹腔镜胆囊切除术（Ⅱ）.湖南：科学技术出版社，2002：71－72.

［4］刘永雄．精心保护胆道树：医源性胆管损伤是腹部创伤中的严重和特殊类型［J］.中华肝胆外科杂志，2009，2（15）：81－83.

［5］祝学光．胆囊与胆汁［M］//黄志强．胆道外科学．上海：科学技术出版社，1998：68－77.

［6］杨阳，曲强，卫金花，等．胆囊收缩素及其受体在胆囊结石形成过程中的作用［J］.中国细胞生物学学报 Chinese Journal of Cell Biology，2012，34（10）：1036－1041.

［7］Wang H H，Portincasa P，Liu M，et al. Effect of gallbladder hypomotility on cholesterol crystallization and growth in CCK-deficient mice［J］.Biochim Biophys Acta，2010，1801（2）：138－146.

［8］Wang D Q，Schmitz F，Kopin A S，et al. Targeted disruption of the murine cholecystokinin-1 receptor promotes intestinal cholesterol absorption and susceptibility to cholesterol cholelithiasis［J］.J Clin Invest，2004，114（4）：521－528.

［9］Kano M，Shoda J，Satoh S，et al. Increased expression of gallbladder cholecystokinin［J］.A receptor in prairie dogs fed a high-cholesterol diet and its dissociation with decreased contractility in response to cholecystokinin［J］.J Lab Clin Med，2002，139（5）：285－294.

［10］田伏洲，王雨，汤礼军，等．皮下通道型胆囊肝胆管吻合术在治疗肝胆管结石及狭窄中的应用［J］.解放军医学杂志，2004，29（10）：907－908.

［11］黄志强．胆道外科的百年沧桑：从Langenbuch到Mouret［J］.中华外科杂志，2013，51（3）：193－197.

［12］孟爱宏．胆囊收缩素对免疫功能的调节及信号转导机制［J］.国外医学．生理．病理科学与临床分册，2002，22（2）：162－164.

［13］杨可桢．胆道流变学［M］//黄志强．胆道外科学．上海：科学技术出版社，1998：77－85.

第七篇　胆汁代谢

第一章　胆汁中脂质代谢[1]

胆固醇、卵磷脂、脂肪酸及胆汁酸，同属胆脂类（bile lipids）物质，在结构上既有亲脂的核结构，又有亲水的极性基团。依照其各自极性与非极性基团的相对比例，它们在水性溶液中的溶解度大不相同，但彼此相互间又有密切联系并影响胆汁的理化性状，从而改变脂质代谢、胆汁成分比例。所以，从改变胆汁的理化特性入手防治结石的形成或保胆治疗后防结石复发比用单纯的胆囊切除来治疗胆石症更加合理。

第一节　胆固醇代谢

一、胆固醇的理化特性

胆固醇是最早从动物胆石中分离出来的具有羟基的固体醇类化合物，是结石的主要成分。胆固醇是细胞膜的重要构成成分之一，它和磷脂相结合为细胞膜提供了合适的黏度。它也是血浆脂蛋白的组分之一，并且还是胆汁酸和类固醇激素的前身物。胆固醇的主要化学结构是甾醇：①全分子共含 27 个碳原子。②第 5、第 6 位间有一双键。③第 3 位有 β - 羟基。④第 10 和第 13 位各具有一个 β - 甲基。⑤侧链外的第 17 位有一个含 8 个碳原子的饱和烃链。决定了它不溶于水和不起化学反应的特征，这很适合它作为膜结构成分所应有的特性。胆固醇的熔点为 138 ℃；比重为 1.038，它是靠分散在"泡"和"微胶粒"中的形式而以高浓度存在于肝胆汁和胆囊胆汁中。

二、胆固醇的合成并参与代谢

胆固醇是人体重要的脂类物质之一，它既是细胞膜及血浆脂蛋白的重要成分，又是类固醇激素、胆汁酸及维生素 D_3 等的前体。

胆固醇广泛存在于全身各组织中，人体胆固醇的来源靠体内合成及食物摄取。正常人每天膳食中含胆固醇 300 ~ 500 mg，主要来自动物内脏、蛋黄、奶油及肉类。植物性食品不含胆固醇，而含植物固醇如谷固醇、麦角固醇等，他们不易为人体吸收，摄入过多还可抑制胆固醇的吸收。

全身各组织几乎均可合成胆固醇。体内每天合成胆固醇总量约为 1 g，肝是最主要的合成场所，其次为小肠、肾上腺皮质、卵巢、睾丸等组织。胆固醇合成的部位在胞液及内质网。

合成原料乙酰 CoA 为合成胆固醇的原料。乙酰 CoA 是葡萄糖、脂肪酸及某些氨基酸等在线粒体内的分解代谢产物，首先需经柠檬酸—丙酮酸循环进入胞液，以供合成胆固醇用。

机体所含的胆固醇中，80% 以上来自内源性合成，从食物中吸收的不到 20% 。除了病理改变或肥胖症患者外，生理情况下人类并不合成过多的胆固醇。

三、胆固醇在胆汁中的运输并参与胆结石形成

胆固醇的运输形式有在细胞内、血浆中和胆汁中进行，这里重点介绍胆固醇在胆汁中的运输。

1. 运输步骤：从非水溶性变成水溶性胆汁。运输不溶于水的胆固醇必须先转变成水溶性物质。其中

除 40% 转变成水溶性的胆盐并可直接排到胆道外，其余 60% 的胆固醇因其较高的溶点，只能靠与其他脂质构成各种在体温下能溶于水的复合物而溶解在胆汁中。

2. 运输形式："微胶粒（micelle）"或"泡（Vesicle）"便是其中的主要形式。前者是由胆固醇、磷脂及胆汁酸构成，Small 等人于 1968 年发现并提出关于胆固醇在胆汁中的主要运输方式，并且提倡用胆固醇饱和指数（cholesterol saturation index，CSI）的概念。定量地反映每份胆汁的饱和程度从而预测其成石性。后来发现"微胶粒"不是胆固醇唯一在胆汁中溶解和运输的方式。1983 年由 Somjen 和 Gilat 用准弹性光散射技术观察到新鲜胆汁标本中，有一种比"微胶粒"大 10～20 倍的颗粒，呈现单层或多层、空心、球形结构，直径 500～1000 nm。经凝胶过滤色谱分离和超速离心后，可将此种结构与微胶粒分开并经成分测定，证实是由胆固醇与磷脂构成，称作"泡"。目前了解到"泡"是胆道内运输胆固醇的非"微胶粒"形式。在两种形式中溶解的胆固醇能够互相转换并处于复杂的动态平衡中，关键取决于胆汁中胆盐和总脂质的浓度及胆固醇的饱和程度。例如当胆盐含量高于"微胶粒"的临界浓度时，"泡"便转变成"微胶粒"；反之，若胆固醇的含量超过"微胶粒"的溶解限度时，过量的胆固醇和磷脂便重新形成"泡"。故由于胆盐浓度不同，肝胆汁中的胆固醇主要靠"泡"转运而胆囊内则偏重"微胶粒"形式。此外，胆盐/磷脂比值（B/P）及胆固醇/磷脂比值（C/P）也影响胆固醇的运输形式。B/P 越低，"泡"的数目越多，B/P < 0.9 时（通常为 3）不但数量增多，而且体积增大，形成多层结构，直至最后析出胆固醇单水结晶。"泡"中 C/P 值通常为 1:1，最高可达 5:2。"微胶粒"中则为 1:2～1:5。以上说明"泡"不但是另一个"微胶粒"的胆固醇运输形式，溶解和转运胆固醇的能力也较"微胶粒"大，而且，"泡"也是胆固醇结晶析出及沉淀发生的场所，对于胆固醇的理化性质影响极大。

3. 运输载体和机制：Somjen 和 Gilat 等人 1990 年再次报道用准弹性光散射技术观察到共有 4 种胆固醇载体存在于胆汁中，按其从凝胶过滤色谱中的洗脱时间先后为"泡"：①含 0～32% 胆固醇。②紧接前面的洗脱峰有一个挂肩的次高峰，内含 0～7% 胆固醇，但未见"泡"，其结构尚待证实。③为一种盘状干草样的磷脂片，内含 46%～79% 胆固醇，基本不含胆盐，因此被认为是一种新型的"泡"，由于其独特的外观又称作成层的干草片样"泡"，是胆固醇的主要载体。④"微胶粒"内含胆固醇 4%～21%。同年，Cohen 和 Carey 用同样的技术设备观察了胆汁中不同浓度的胆盐对磷脂—胆固醇"泡"的影响和相互作用，证实浓度小于临床微胶粒晶体浓度胆盐可刺激肝细胞内浆网处"泡"形成，并与胆固醇共同向胆汁分泌。当胆盐浓度低于临床微胶粒晶体浓度，磷脂含量较高，胆固醇/卵磷脂比值约在 0.3 时，在胆小管内便形成一种六角形短棒样"泡"。随后，由于水分的再吸收，胆盐浓度有所增高并大于临床微胶粒晶体浓度时，短棒状"泡"便被溶解至"微胶粒"中，多余的胆固醇便形成一种胆固醇饱和的"泡"（C/P ≈ 2）。当 C/P"泡"分泌到胆盐量较高的胆汁时，此种"微胶粒"与饱和"泡"并存的现象继续存在。看来，"微胶粒"中的胆盐似乎有从"泡"中提取卵磷脂形成"微胶粒"加 C/P = 2 饱和"泡"的能力。而当胆汁内胆固醇浓度升高致胆固醇不饱和时，"泡"便可完全溶解至混合"微胶粒"中。相反，若在过饱和的胆汁中，则胆固醇磷脂比值高的"泡"便可发生融合并出现液晶，最后可导致胆固醇成核及可能结石形成。

第二节　磷脂代谢

一、磷脂的合成、代谢与结石形成的关系

大多数组织均能合成磷脂，肝脏是主要的合成部位，小肠也参与部分磷脂的合成，并构成乳糜颗粒中的卵磷脂。

从膳食中和（或）从胆汁进入小肠中摄入磷脂，最后被磷脂酶水解。

　　磷脂是一类含有磷酸的脂类，机体中主要含有两大类磷脂，由甘油构成的磷脂称为甘油磷脂（phos-phoglyceride）；由神经鞘氨醇构成的磷脂，称为鞘磷脂（sphingolipid）。

　　磷脂是一类结构多样的脂类复合物。和胆固醇一样，磷脂也是细胞膜的主要成分之一，故又称膜脂。人体内有两类主要磷脂即甘油磷脂和神经磷脂，前者是以甘油为骨架，其甘油分子上1，2位羟基与脂肪链形成酯；3位羟基与磷酸形成酯，而磷酸上的羟基又分别与胆碱、乙醇胺和L-丝氨靶结合形成三种不同的脂：①磷脂酰胆碱（phosphatidylcholine）又称卵磷脂（lecithin）。②磷脂酰乙醇胺（phosphatidylethanolamine）又称脑磷脂。③磷脂酰丝胺酸（phosphatidylserine）。后者是以鞘胺醇为骨架组成的鞘磷脂，又称神经鞘髓磷脂（sphingomyelin）。人类胆汁中的磷脂主要是卵磷脂，它在完成经胆道运输胆固醇过程中起着重要的生理作用（图7-1，图7-2）。

图7-1　磷脂分子含一亲水含磷的　　　　　　　图7-2　磷脂结构
头部基团和两条疏水尾部

　　磷脂也属于两性脂类。每个磷脂分子均含有一个亲水含磷的头部基团和两条疏水的尾部。因此它们便在细胞膜处构成一个典型的双层结构作为生物膜的骨架，其头部（亲水侧）排列在细胞膜外侧；而非极性尾部则朝向内侧。在生理条件的温度下，磷脂双层膜的内部为流动性的。也就是说尾部的脂肪酸可自由游动，这种流动性可通过分子探针进行定量测定。

　　磷脂通常不溶于水和水性电解质溶液，但此物质能容易地分散在水解质中以形成稳定的悬液，这种分散的磷脂在偏振光显微镜（micropolariscope）下呈双折射的小管状或小球体形式，这种聚集物便称作髓鞘状物或脂质体（liposome），其大小在1 mm左右。典型的脂质体在电镜下可见含有大量呈封闭同心圆的磷脂片，彼此分散，其边缘充以水性基质呈增厚的间隙，由于磷脂的不同种类、温度和水性基质的成分不同，该间隙为0.1~1 μm。除前面介绍的双层膜结构外，还有多层脂质体存在，它构成了所有生物膜的通透性屏障。有时，当干的磷脂水化时可见到自发性形成的较大单层"泡"可达10~100 μm，在许多情况下见到这种大的结构能自发地导致许多大小不一的较小"泡"出现；相反，两个或多个脂质体也可融合成一个较大或多层次的"泡"。这些就是磷脂与胆固醇构成"泡"的基础。

二、磷脂的生理功能以及与结石形成的关系

　　磷脂是生物膜的构成者　　磷脂与胆固醇及其他糖脂等共同构成细胞的外层界膜——质膜。它是细胞与内外环境进行物质运输和交换的重要装置，维持生命活动的屏障。

　　囊泡和微胶粒的构成者　　磷脂和胆汁酸盐一起构成亲水基向外，亲脂基向内鼓形的"微胶粒"，将胆固醇包在其中，从而溶解在胆汁内。此时磷脂与胆汁酸两者和胆固醇之间的分子比为（11~12）:1，若这一相对比值发生变化以致助溶因素削弱或被溶因素增强或两者同时变化时，将破坏胆固醇在胆汁中的溶解度并倾向饱和，沉淀及成核成石。20世纪80年代，又发现了仅由磷脂和胆固醇构成的"泡"。它可以不依赖胆盐而稳定存在，其溶解胆固醇的能力大于"微胶粒"，是目前已知人体内主要转运胆固醇的一

种非"微胶粒"形式。并且知道，溶在"微胶粒"和"泡"中的胆固醇能够互相转变，处于动态平衡中，主要取决于胆汁中胆盐和总脂的浓度及胆固醇的饱和程度。例如，当"泡"在胆管内运输遇到胆盐时，若胆盐含量高于形成"微胶粒"的临界浓度时，则"泡"便转变成"微胶粒"；若胆固醇含量超出了"微胶粒"的溶解限度时，过量的胆固醇和磷脂便重新形成"泡"。由于胆盐浓度不同，肝胆汁中的胆固醇主要靠"泡"转运；而胆囊内则偏重"微胶粒"形式。

当"泡"中 C/P 值 > 3 : 2，"微胶粒"中的比值 > 1 : 3 时．胆汁便处于亚稳态。说明"泡"溶解和转运胆固醇的能力较"微胶粒"大、肝胆汁和胆囊胆汁中"泡"所占的比例分别为 53% 和 41%。另外，根据模拟胆汁系统对"泡"和"微胶粒"关系的研究发现：当 C/P 比值固定，如比值小于 0.4 时，只需要很低的胆盐浓度就可以使所有的"泡"溶解成为"混合微胶粒"，且呈稳定状态。C/P 大于 0.4 时，即当胆固醇的量已经超过"微胶粒"的最大溶解能力时，过量的胆固醇和磷脂便形成"泡"，而使人的胆汁从混浊状态初始"泡"形成到澄清状态"微胶粒"形成，很快溶液又呈混浊状态"泡"的再形成。胆固醇也经历了从"泡"转运到"微胶粒"以后再转移到"泡"中的过程。这种结果使溶液出现分层，上层液为含过量胆固醇的"泡"溶液，下层液则为重新进行脂类分配后相对稳定的混合"微胶粒"溶液。这种现象和人类胆囊中胆汁分层效应及分层胆汁脂类分析的结果相一致、这些重新组合的"泡"，胆固醇含量很高，极不稳定，易发生聚集融合而形成胆固醇单水结晶，最终形成结石。

第三节　脂肪酸代谢

一、脂肪酸的生成及生物结构

脂肪酸是构成血浆脂类和脂蛋白的原料，本身也以未被脂化的游离形式存在于血浆中。脂肪酸的基本结构是末端带有羧基的一条烃链，自然生成的脂肪酸按其烃链的长度而用偶数的碳原子数分为短链（C4 ~ 8），中链（C10 ~ 14）和长链（C > 16）脂肪酸三组。各种脂肪酸依其链的长短存在熔点上的差别。此外，还依分子中有无双链和双键的多少分为：饱和脂肪酸，没有双键；不饱和脂肪酸，有一个双链；多不饱和脂肪酸，有多个双键等。因此，由于以上各种脂肪酸相对比例的差异，便可以引起由它们所组成的各种复杂脂类分子理化性质的不同（表7-1）。有些脂肪酸不能被人体合成，必须从食物中摄取获得者称作必需脂肪酸，如亚麻酸（Linolenic acid）、亚油酸（Linoleic acid）和花生四烯酸（arachidonic acid）等。如长期不能进食又未及时补充时，便将导致必需脂肪酸缺乏症的出现。

表 7-1　人血浆中的脂肪酸

名称	化学简式	熔点（℃）
豆蔻酸	C14 : 0	64.1
软脂酸	C16 : 0	62.7
棕榈油酸	C16 : 17	0.7
硬脂酸	C18 : 0	69.6
油酸	C18 : 19	10.5
亚油酸	C18 : 26	− 5.0
8，11，14 – 二十碳三烯酸	C20 : 36	–
5，8，14 – 二十碳三烯酸	C20 : 39	–
花生四稀酸	C20 : 46	− 49.5

脂肪酸通常是以三酰甘油的形式储存在脂肪组织中，当需要时便以游离脂肪酸的形式转运到需要的部位，主要是肝脏、骨骼肌、心肌、肺和肾等器官。这种三酰甘油的限速步骤是激素敏感的脂解酶。此外，去甲肾上腺系可通过 cAMP 增强脂解酶的活性属快速作用激素；而生长激素和糖皮质激素等则虽也提高这些激素的反应，但其作用缓慢称作缓慢作用激素。游离脂肪酸的转换率很快（每分钟可利用血浆总量的 20%～40%），由血浆清除后，它可经受氧化和再酯化或转变成其他脂肪酸。氧化的主要部位静息时在肝脏、心脏，活动时在骨骼肌，其比例可从静息时 20% 升至活动时 60%。肝脏中大约 2/3 可完全被氧化成 CO_2 和水，其余的可转变为酮体。肝脏也承担对脂肪酸的再酯化代谢，主要转变成三酰甘油。

二、脂肪酸与结石形成的关系

关于脂肪酸单独与胆道疾病相关的研究目前报道很少。根据色素结石成分的研究，发现棕色胆石中含有相当高比例的棕榈酸钙（calcium palmitate），约占结石干重的 15%，这种结石主要位于肝外和肝内胆管并常合并感染。因此设想卵磷脂需被磷脂酶水解后释放出棕榈酸，再与胆汁中离子化的钙结合才能形成结石中沉淀的棕榈酸钙。因此，磷脂酶活性的异常升高可能与该类结石的形成有关。Nakano 等曾研究了细菌感染对胆汁磷脂酶活性及棕榈酸钙形成的作用，结果证实：在有感染的胆汁中磷脂酶的活性明显升高；还发现胆道磷脂酶的活性与肝胆汁中的游离脂肪酸包括棕榈酸的浓度间有显著的正相关，似乎证实了上述的推论。国内王忠裕、陈淑珍等用气相色谱法测定了正常人及胆囊结石患者的胆囊胆汁及胆管结石患者胆管胆汁中的 8 种游离脂肪酸含量，发现胆囊和胆管结石组的棕榈酸含量均显著高于正常人组，胆囊结石组的硬脂酸和花生四烯酸含量也明显较正常人组高。因而提出胆石中游离脂肪酸盐的形成及胆囊组织内前列腺素合成的增多与胆石的形成有密切关系。但有关脂肪酸与结石关系的研究还处在初步阶段，尚待更深入的探索。

第二章　胆汁酸代谢[1]

胆汁酸是指由肝细胞内胆固醇衍生而成，人体内大部分原发性胆汁酸是去氧胆酸和胆酸，在肝内胆固醇合成的胆汁酸，称初级胆汁酸（primary bile acid），胆酸占胆汁重量的 53%，人肝脏每天将 800 mg 左右的胆固醇转变为胆汁酸。

第一节　胆汁中的胆汁酸

原发性胆汁酸进入肠道后，在细菌的作用下，分别转化为石胆酸，去氧胆酸和少量的熊去氧胆酸称为次级胆汁酸。

次级胆汁酸 90%~95% 经肠肝循环大部分重吸收回肝，结合后再释放入胆汁，因此胆汁内的胆汁酸其实是上述两种胆汁酸的混合物。

一、胆汁酸的生化结构

生化分析表明，胆汁酸是胆固醇经肝代谢的产物，胆汁酸在结构上与胆固醇相似。

胆汁酸的分子结构有核和侧链两部分。①核：胆汁酸具有一个和胆固醇相似的环戊烯菲核（cyclopenteno phenanthrene nucleus）。②侧链：为分枝状脂肪族链。

二、胆汁酸在肝内如何合成

胆汁酸在肝内合成的主要步骤是固核的改造和侧链的氧化。胆固醇在肝内各种酶的催化作用下转化成含 24 个碳伴二羟基或三羟基的胆汁酸，此即游离胆汁酸。显示该过程中的主要步骤及通路对大多数胆汁酸的形成来说，固醇核的改造先于侧链的氧化。大多数的胆汁酸是与甘氨酸或牛磺酸以氨基酰化结合物的形式存在于胆汁中（图 7-3）。正常胆汁中，两种初级胆汁酸各占胆汁酸的 40%，次级胆汁酸中除微量石胆酸外，脱氧胆酸占 20%。

Glycine甘氨酸
Taurine牛磺酸

图 7-3　结合胆汁酸的一般结构

第二节　哪些因素影响胆汁酸合成

这些因素包括 7α - 羟化酶、饮食的影响、肠肝循环、肝脏和胃肠道疾病等。

一、7α - 羟化酶

胆固醇 7α - 羟化酶是胆汁酸合成的限速酶，胆固醇 7α - 羟化过程是绝大多数胆汁酸合成的启动步骤，也是其限速的关键环节。各种情况造成胆汁酸消耗时肝细胞 7α - 羟化酶的活性增高和胆汁酸合成增加，反之蛋白合成的抑制物则降低该酶的活性，提示 7α - 羟化酶的活性上升有赖于酶蛋白合成的增加。垂体和肾上腺素影响 7α - 羟化酶的昼夜节律，上述功能异常，将直接影响 7α - 羟化酶的活性。

二、饮食的影响

当摄食胆固醇量增加时，除抑制胆固醇合成外，还导致胆汁酸合成率上升。这可能是体内调节胆固醇池恒定的生理机制，但有人认为胆汁酸合成增加是直接引起 7α -羟化酶活性增高的结果。

三、肝脏和胃肠道疾病如何影响胆汁酸的合成

1. 肝病时胆汁酸代谢的变化　各种急慢性肝病时，因为肝功能的减退可不同程度地影响胆汁酸的合成和分泌。此时肝脏不能及时清除从门静脉循环重吸收回肝脏的胆汁酸，因此常引起血清胆汁酸升高及肝内胆汁酸合成降低。甚至于可将餐后的血清胆汁酸浓度和静脉内给予标记胆盐后测定的该胆盐的消失率作为肝功能紊乱的灵敏指标。

2. 胃肠道疾病对胆汁酸合成的影响　因病而广泛回肠切除或肠内大量细菌滋生均可影响胆汁酸的合成。前者因肠道黏膜对胆汁酸的吸收面积减少，经肠道丢失量增加，因而导致肝脏合成胆汁酸的活动代偿性增加。若肝脏的合成不能代偿时，则将影响到"胆汁酸池"缩小。后者因肠道细菌滋生使肠道内胆汁酸的脱结合及降解量增加，也影响到"胆汁酸"的恒定，刺激肝脏合成更多的胆汁酸以调节肠道内脂溶性食物和维生素吸收的需要。

四、肠肝循环

经肠道吸收后返回肝脏的胆汁酸对肝细胞微粒体 7α -羟化酶的活性有明显的抑制作用，从而影响到肝细胞重新合成胆汁酸的数量和速度。因此形成了胆汁酸合成的负反馈抑制机制。

初级胆汁酸从肝脏分泌随胆汁入肠道，参与肠腔内各种生理活动后，经主动及被动运输和吸收方式被重吸收回肝，然后，被肝脏再结合及再分泌至肠道；如此多次循环往复便称为胆汁酸的肠肝循环。

在人类共有两种经肝脏由胆固醇降解而合成的初级胆汁酸，即胆酸和鹅脱氧胆酸，其中胆酸的合成量约 2 倍于鹅脱氧胆酸。它们又分别与甘氨酸和牛磺酸结合成酰胺化合物，然后由肝脏分泌至胆汁并随胆汁入肠道。参与肠腔内脂肪的乳化，水解及脂肪酸和单酸甘油酯的吸收。随后，胆汁酸在远端回肠及整个肠道内分别由主动及被动运输和吸收方式充分地被重吸收并随肠系膜上静脉、门静脉回肝；然后，被肝脏再结合及再分泌至肠道；如此多次循环往复。小部分在小肠未被吸收的胆汁酸，则在大肠内被动弥散而被重吸收回肝。该部分到达大肠的胆汁酸则较完全地经受了肠内细菌的降解及生物转化（biotrasformation）作用，然后可经过肠黏膜细胞进入肠系膜下静脉或肠系膜上静脉进入门静脉，完成肠肝循环中比例较小的一个分支部分。

肠肝循环中，大多数的胆汁酸是在小肠中被充分再吸收回肝。其吸收的方式有主动吸收和被动吸收两种。其中被动吸收方式的选择取决于肠腔内的 pH 和胆汁酸的结构。相当数量的胆汁酸中最疏水的甘氨二羟类胆酸，如甘氨鹅脱氧胆酸（CDC-glycine）和甘氨脱氧胆酸（DC-glycine）在酸性环境下（pH 约 5～6）采用被动吸收的方式，以质子化形式存在。而在小肠末端回肠中，则大多数胆汁酸被主动运输系统进行主动吸收。

五、胆汁酸从肠返回肝脏的机制

目前认为肝细胞从门静脉中摄取胆汁酸的过程是通过一个依赖 Na^+ 的特异性窦状隙膜运载物及被动弥散方式，而胆汁酸由肝细胞向胆汁的分泌则是靠一种 Na^+ 依赖性的主动运输过程。但是，有关胆汁酸如何在肝内转运的机制至今还了解不多。最近有证据提示肝细胞内的胆汁酸可能存在于高尔基体附近的囊泡中。此外，胞质蛋白及胆汁酸 3 -氧化还原酶等可能也具有重要作用。

六、胆汁酸肠肝循环的生理意义

保存并重复利用胆汁酸、保持胆汁酸合成与分解平衡、肠肝循环改变胆汁酸组成。从胆汁酸的肠肝循环过程中得知，机体拥有完全的保存并重复利用胆汁酸的机制。在正常人中的胆汁酸代谢池大约 3 g，每天约循环 10 次，则实际参加循环的胆汁酸可达 30 g。其中 90%~95% 可在回肠末端被重吸收，真正从肠道丢失的量很少，约 0.5 g。因此，为了维持胆汁酸池的稳定，肝脏只需合成约 5% 的量便能得到完全的补偿。虽然人类初级胆汁酸鹅脱氧胆酸的合成量仅为胆酸的一半，但由于 CDCA 在肠肝循环中回收量明显多于 CA，故人类胆汁中 CDCA 与 CA 最后以相等的比例存在。

七、肠肝循环的异常与胆道疾病的关系

据报道，脱氧胆酸有诱导胆固醇饱和性胆汁形成的作用，可能与结石形成有关。此外，虽然石胆酸形成后便不参加肠肝循环，它和胆石的发生尚未发现直接的影响，但是，由于临床上开展胆汁酸的溶石治疗，所用的外源性 CDCA 将引起石胆酸浓度的升高及体内蓄积，如存在硫酸化障碍时，其对人体的肝胆毒性应引起重视。

八、胆汁酸生理功能及其溶石原理

无论是承担和完成胆脂代谢以及在调节正常胆道生理活动中，胆汁酸都具有多方面重要的功能。

1. 胆汁酸在胆汁形成中充当了重要角色，尽管胆汁形成划分为依赖和不依赖胆汁酸两部分；事实上任何部分胆汁的生成均与胆汁酸有关。它不但是引起胆汁分泌的主要驱动力，也是毛细胆管胆汁形成中的重要调节因素。

2. 胆汁酸的合成体现了机体积极控制胆固醇过高的生理功能，是体内维持胆固醇代谢池稳定的调节者，也是胆固醇经胆汁排泄的"助溶"因素。除此之外，临床研究证实人类胆汁酸和胆固醇的转化之间存在负反馈机制，该机制调节两者正常的生理动态平衡。

3. 胆汁酸具有"助溶"胆红素、干扰其分子内部氢链形成的作用。也可将胆红素包容到胆汁酸"微胶粒"中，从而避免胆红素沉淀形成。

4. 胆汁酸可与钙离子结合成可溶物，从而降低游离钙的浓度并避免它与游离胆红素结合成胆红素钙沉淀的机会。

5. 胆汁酸借肠肝循环，调整它自身代谢池的稳定并完成一些胆汁酸的生物转化（如石胆酸与硫酸的结合），避免其对肝脏的毒性作用。

6. 作为胆汁的主要溶质，参与促进肠道内容尤其是脂肪食物及脂溶性维生素的吸收功能。

7. 胆汁酸与胆石的形成与治疗，由于胆汁酸有强大的助溶作用，才得以使胆固醇、胆红素及钙等致石因素免于沉淀成石。当这一生理功能发生障碍时，便有致石的可能性。如最常见的胆固醇结石便与胆汁中胆固醇增高有关。根据向十二指肠灌注标记物的研究表明，胆石症的胆汁中有 4 种类型的高胆固醇症，即 I 型：胆固醇高分泌，而胆汁酸和磷脂排出量正常；II 型：胆固醇分泌正常，但胆汁酸和磷脂分泌缺陷；III 型：表现为 I、II 型的混合，即既有高胆固醇分泌，又有胆汁酸、磷脂分泌不足；IV 型：则是由于较罕见的单纯磷脂分泌障碍所致。由此看来，除 I 型主要见于肥胖者；而 IV 型比较少见外，其余两型均与胆汁酸分泌缺陷有关。多数因胆酸池缩小而肠肝循环次数并无增加所致。按照胆酸池 × 循环次数 = 胆酸分泌率的规律，理论上说，若胆酸池缩小 50%，只要循环次数提高一倍便能代偿。但实际情况远较此复杂。由于胆固醇的运输除"微胶粒"外，还有多种形式的"泡"。它们在毛细胆管区如何经"泡"而不主要经"微胶粒"运输尚有许多不明之处。直到目前才了解到：胆固醇从"泡"中结晶的临界因素是胆固醇与磷脂的分子比值。当比值为 1：1 时，便属不稳定的"泡"，容易发生沉淀，但若同时

有较高浓度的胆汁酸存在时，便会使过饱和的胆固醇转移到"微胶粒"中，这样使比值降低，"泡"稳定。因此，当胆汁酸浓度低时，便失去该稳定因素。这也是为什么服用胆汁酸能溶石的原理。由此胆汁酸又在治疗胆石中发挥了重要作用。该功能的实现主要是通过胆汁酸抑制胆固醇合成的限速酶 HMG CoA 还原酶的活性，降低小肠对胆固醇的重吸收，同时刺激胆汁酸的合成等功能，最终达到减少胆固醇从肝胆汁中分泌的效果，从而改变三种脂类的相对比例并达到胆汁胆固醇脱饱和。由于胆汁酸是一大类物质，它们的理化性质彼此有别，并不是所有的胆汁酸都有同样的溶石效果。目前用于胆固醇结石者主要有鹅脱氧胆酸及其 7β 异构体熊去氧胆酸。后者的作用机制除减少胆固醇的分泌外，还促进胆固醇与卵磷脂耦联形成多层"微胶粒"，然后以液晶的形式溶解胆固醇。目前多倾向于两者联用。至于混合结石及胆色素类结石，则由于其结石成分的复杂和难溶性，尚不能单靠胆汁酸盐溶解其结石。亲水性的牛磺熊去氧胆酸是更亲水性的胆石酸，已用于临床溶石治疗（详见本书第二十二篇第四节相关章节）。

九、机体对胆道内钙离子的调节与胆汁内钙与胆石形成的关系

1. 钙、磷是人体中含量最多的无机盐，约占总量的 3/4。正常成人体内钙总量为 700 ~ 1400 g，磷为 400 ~ 800 g，约 99% 的钙和 85% 的磷以羟磷灰石的形式存在于骨骼和牙齿中，是构成骨骼和牙齿的主要成分；其余的钙磷存在于软组织和细胞外液。细胞外液，尤其是血液联系着钙、磷的吸收、排泄及骨的钙磷代谢，故血钙、血磷反映体内钙、磷代谢的平衡和调节状况。这部分所占比例虽小，但在钙、磷代谢中占有重要地位。

根据钙的生理功能，大约 15% 的磷存在于细胞内、外液中，但主要存在于细胞内液，是细胞外液含量的 50 倍。它们主要是以磷酸盐的形式存在，往往和有机物结合在一起。结合在有机物上的磷酸根具有多方面的作用：人体对钙磷的吸收与维生素 D 的水平、食物中钙磷含量和比例以及肠道酸碱度、年龄等因素有关。血钙主要是指血浆钙，一般以结合钙和离子钙两种形式存在，约各占 50%。前者也称为非扩散性钙；后者称可扩散性钙（含柠檬酸钙）。血钙的浓度一般比较稳定。但受血浆 pH、血浆蛋白质浓度、血磷浓度的影响。

2. 钙是人体内含量较多的阳离子，主要功能：一是作为机体交叉连接的结构成分，二是充当传递信息的载体。钙在胆石形成中具有重要的作用，它不仅以不溶性钙盐形式构成色素结石的主要成分，还分别作为色素核心或钙化薄壳，存在于胆固醇结石的核心及表面。近年来，由于钙离子选择电极等先进的电化学测定手段的问世，使得对胆道游离钙研究的深入发展成为可能，并发现了游离钙一系列的促成石作用。胆汁中各种金属离子如铁、钙、镁等的极性，为用脉动电磁场干扰游离钙凝聚成石的运动规律，预防取石后结石复发提供理论依据。

第三章　钙、蛋白质代谢与结石形成[1]

第一节　胆汁中钙与结石形成的关系

一、参与调节钙磷代谢的主要物质

体内调节钙磷代谢的主要物质有三种，即维生素 D、甲状旁腺素、降钙素。

1. 维生素 D 必须在肝、肾经 25 位和 1 位两次羟化生成 1，25 - $(OH)_2$ - D_3 才能发挥其生理作用。它可促进小肠对钙磷的吸收；促进老骨中钙的溶解以利于新骨的形成；还可促进肾小管对钙磷的重吸收。它的主要作用是使血钙和血磷的含量升高。

2. 甲状旁腺素通过对骨、肾及小肠代谢的影响，而使血钙含量升高，血磷含量降低。

3. 降钙素的作用是降低血钙，也降低血磷的水平，它的靶细胞是骨和胆盐，是胆道内产生 Donnan 压力最强的阴离子，该压力指令所有自由穿透的阳离子胆汁内的浓度（活性）高于其血浆浓度，钙离子也是能透过的，故同样受该压力的调控。下列公式可反映这种能透过各种离子在胆汁和血浆之间的浓度比值关系：

$$[K^+]_{胆汁} = (1 + 0.0027[胆盐]) \times [K^+]_{血浆}$$

$$[Ca^{2+}]_{胆汁} = [(1 + 0.0027[胆盐])^2 \times Ca^{2+}]_{血浆}$$

根据可反映这种能透过的各种离子在胆汁和血浆之间的浓度比值关系的相关计算公式可以预计胆道内的游离钙离子浓度强烈依赖周围胆盐的浓度。即，若血浆钙离子浓度为 1.15 mmol/L，胆总管胆汁的胆盐浓度为 30 mmol/L，预计胆道的钙离子浓度便是 1.34 mmol/L；而经胆囊浓缩 10 倍后胆囊胆汁中胆盐浓度上升为 300 mmol/L，则可预测钙离子浓度应为 3.77 mmol/L，提高了 3.3 倍。在狗、兔等动物中均证实了实际测定与预计数值的一致性，可以肯定钙离子在毛细胆管分泌胆盐的影响下主要依靠渗透性水流，经被动对流机制，跨过细胞旁的水通道沿着从血浆到胆汁的方向而流入胆汁。另外，钙离子在胆道内靠被动弥散运输，使其胆汁内的浓度高于血浆。在胆汁流量低时，实测的钙离子浓度与预计值一致；在高流量时，由于流速过快，为使弥散平衡所需的胆汁停留时间不足，因而导致钙离子浓度的进一步升高受挫。因此，钙离子浓度（活性）和它在胆汁中溶解度的关键在于它在胆管和胆囊中的停留时间。

二、钙在胆汁中的理化特性

游离钙离子可与胆汁中的许多成分起作用，其中心环节是 Ca^{2+}。正常人血浆中的游离钙约为 1.15 mmol/L（狗为 1.22 mmol/L）。前面已经测算过胆囊中的钙离子浓度要比肝胆汁者高很多。在人类，离子钙约占总钙量的 20%。[Ca^{2+}] 和 [钙] 之间的差别反映两者与各种阴离子结合的比例与数量的区别。其中主要的缓冲物是两种不同亲和力的胆盐，例如在胆囊中，钙与未形成"微胶粒"的胆盐发生高亲和力的结合，而对"微胶粒"中的胆盐则为低亲和力的结合，在胆总管胆汁中，能与钙离子发生作用的阴离子就更多了（图 7 - 4）。具有重要意义者包括碳酸根及碳酸氢根（CO_3^{2-} 和 HCO_3^-）和胆红素类、磷酸盐由于它本身在胆汁中的浓度不高，仅约 0.35 mmol/L（胆总管胆汁）和 0.6 mmol/L（胆囊胆汁），故它在对钙离子理化状态的影响不如其他几个重要。将各种钙的复合物加起来进行钙离子浓度程序化预测时，往往预测值比实际值减少10%。经过对照认为这个差异很可能同钙及黏（糖）蛋白形成复合物未计算在内有关。Moore 的报告则提出了定量的数据，在胆汁中能与每克黏蛋白结合的游离钙大约为0.036 mmol/g。Forstner 则报道小肠黏蛋白与钙结合的亲和力约为0.02 mmol/g，该结果刚好和钙与人类结晶白蛋白及人血浆白蛋白的结合量相同。进一步证实了该结合途径的意义。

图7-4　胆汁内多种阴离子与钙离子间的相互作用

三、胆囊酸化作用与钙在胆汁中的溶解度的关系

正常胆囊的酸化作用大大增加了碳酸钙、胆红素钙和磷酸钙的溶解度。

人们早已了解到，如同胆固醇一样，钙在胆汁中的溶解度也是个临界因素。钙沉淀的前提是：钙离子浓度与它结合的阴离子如胆红素、碳酸根、磷酸根和棕榈酸根等浓度的乘积大于两者条件的溶度积常数 $k'SP$。在胆汁中能导致钙沉淀的基本条件包括钙离子浓度的升高，或与之对应的阴离子浓度的升高或两者兼有时。因此，任何能降低上述一方例如钙离子浓度的措施，都能减少钙的沉淀。例如在色素结石中，碳酸钙可以有多种钙盐形态。运用钙离子选择电极已能测出其中之一（Calcite）的 $k'SP$ 值在37 ℃温度时为 $3.76×10^{-8}M$，此值作为 $CaCO_3$ 溶解度的参照，发现狗的胆总管胆汁（非胆囊胆汁）是显著碳酸钙过饱和的，然而狗并不自发地发生胆总管结石。有的研究报道人的胆总管胆汁也是过饱和的，这提示成核与抗成核两者的动态因素对于胆汁中钙的沉淀十分重要。在狗的胆汁中加入钙致 $CaCO_3$ 的饱和指数骤增至75 仍未见到沉淀发生，说明该胆汁中必定存在一些抑制钙成核的因子如某种蛋白。在另一组研究中发现，由于胆囊内容物酸化的影响，引起 CO_3^{2-} 明显降低以使碳酸钙的 $k'SP$ 竟下降200 倍（尽管游离钙的浓度比原来还有所上升）。胆囊酸化的这种益处可用于胆红素钙及磷酸钙、棕榈酸钙的溶解。钙与这些盐的饱和度明显依赖 pH。据初步研究显示：人胆囊胆汁中磷酸钙通常是不饱和的。提示磷酸盐沉淀的发生与胆道磷脂水解的关系密切。

上述研究表明，正常胆囊的酸化作用大大增加了碳酸钙、胆红素钙和磷酸钙的溶解度。因此，酸化作用是正常时防止钙在胆汁内沉淀最重要的热动力因素。该酸化机制的缺陷已在许多发生结石的患者中见到。因而可能是胆石发病的一个关键因素。酸化机制的缺陷，据有的研究认为不一定是胆囊黏膜分泌 H^+ 的不足，而更可能是某些因素，如炎症时病理性黏液分泌过多对 H^+ 缓冲作用的结果。

四、钙与胆固醇结石的形成的关系

1. 从以下十个方面可以总结出胆固醇结石的形成与钙有三个有关的重要问题：①种子假说，结石的核心具有可测得的钙及化合物的存在。②"泡"的聚集和融合。③结石表面的钙化。

2. 《当代胆道外科学》中关于胆结石形成机制研究，明确了钙对结石的发生有促进作用，并列举钙离子在十方面的影响：

（1）促进胆固醇磷脂"泡"的融合。

（2）促进胆固醇时相的转换。

（3）加速胆固醇结晶生长达4倍。

（4）提高小肠黏液的溶解度。

（5）促进磷脂酶A_2的组织活性，导致花生四烯酸合成前列腺素。

（6）与小肠黏液结合。

（7）降低胆盐的溶解度。

（8）能与胆盐单体和"微胶粒"中的胆盐结合。

（9）影响胆汁内与钙溶解度有关的各个方面。

（10）能降低某些胆盐例如甘氨胆盐的临界"微胶粒"浓度，从而减少它自身与胆盐单体的高亲和力结合等。

第二节　黏蛋白与结石形成的关系

一、黏蛋白

黏蛋白主要由上皮细胞产生，是一类高分子量蛋白质（$2 \times 10^6 \sim 10 \times 10^6$ kD），糖基大约占其总重要的70%～74%，肽链骨架占15%～20%。黏蛋白特有的形成胶样物的特性主要是由糖基决定的。不同胆石患者胆汁中黏蛋白糖基的组成不同，一般来讲主要由半乳糖、岩藻糖、N－乙酰葡萄糖胺组成，但糖基的含量多样性在成石胆汁和正常胆汁间并无明显差异。不同凝集素能特异性地与不同糖基结合，如刀豆素（Con a）和豌豆素可结合α－D甘露糖、α－D－葡萄糖；荆豆素可结合L－岩藻糖、西非单豆素可结合α－D－半乳糖等。人们利用凝集素的这种特性对胆结石中的蛋白质有了更深入的了解。

二、感染与黏蛋白

黏蛋白的来源：许多研究表明，致石胆囊胆汁中的黏蛋白质浓度远高于正常胆囊胆汁。而且胆囊黏膜在感染条件下产生的黏蛋白是一种有效的促成核因子。

胆囊结石中的黏蛋白主要由胆囊黏膜上皮细胞产生。Hale等发现氧自由基可刺激胆囊黏膜上皮细胞产生和释放大量的黏蛋白。后来Sipos等发现感染的胆囊壁和胆囊汁中的氧自由基水平显著增高，同时发现胆结石患者多伴有黏膜的慢性炎症病变，感染细菌，特别是不含过氧化氢酶的细菌，都可产生氧自由基，粒细胞在吞噬细菌时也可产生氧自由基，因而认为促使胆囊黏膜上皮细胞产生黏蛋白的主要因素是感染。所以，根据感染与结石互为因果的关系，有效控制感染可以预防结石的形成；而取出已形成的结石又能减轻或消除感染，这就是当结石形成后在其他方法不能排净结石时，用保胆取石的方法的意义所在。

磷脂酶A2-ⅡA组（PLA2-ⅡA）是一种分泌型的低分子量（14 kD）磷脂酶A2，在胆囊结石胆囊黏膜的感染中起炎症介质作用。PLA2-ⅡA由胆囊黏膜上皮释放入胆汁后，可以使胆汁中的总蛋白和黏蛋白水平增高。黏蛋白主要由黏蛋白核心多肽基因编码，胆固醇结石患者胆囊黏膜上皮细胞有特异的MUC表达，熊去氧胆酸除了能降低胆汁胆固醇饱和度外，还能降低胆汁中的黏蛋白水平，Kano等研究了UDCA对PLA2-ⅡA和黏蛋白表达的影响，结果发现UDCA可以使胆囊黏膜上皮细胞中的PLA2-ⅡA mRNA水平、胆囊胆汁中的PLA2-ⅡA水平和胆汁黏蛋白水平降低，对胆囊黏膜上皮细胞中的MUC表达没有影响，推测PLA2-ⅡA是通过抑制黏蛋白的清除而使胆汁中的黏蛋白水平增高。

三、黏蛋白与胆囊结石的关系

人们在对胆结石的组织化学研究中发现，黏蛋白在胆囊结石中以网状形式存在，动物模型也证实胆囊汁中的黏蛋白可相互聚集形成胶样结构。黏蛋白的分子结构特点决定随着分子量的增加，形成不容易溶解的结石核心。

胆囊结石中黏蛋白的分离大致可分两步：第一步是利用有机溶剂祛除胆结石中的脂质成分，得到黑褐色基质。使用的有机溶剂不同，得到的基质的量占整个结石的比重也不同：如二甲亚砜 – 丙酮 – 1n 盐酸溶剂所得基质在胆固醇结石占 6.1%，在胆色素结石中占 13.3%；酸化甲醇溶剂在胆固醇结石中占 7.50%，在胆色素结石中占 66.4%。从中可看到，胆色素结石中基质的含量远高于胆固醇结石。第二步是将基质超声粉碎后溶解。Smith 等对这一过程做了定量分析后，发现超声粉碎后可使胆固醇结石基质的 35.6% 溶解，溶解基质中含有 1.3% 胆红素和 11% 黏蛋白，其中部分黏蛋白以黏蛋白 – 胆红素的形式存在。

胆汁淤积：随着超声诊断技术的广泛应用，胆汁淤积的发病率也越来越高。胆汁淤积物主要由黏液胶和颗粒物质组成，黏液胶含黏蛋白 30～70 mg/mL；颗粒物质主要由胆色素（9.0%）、钙（0.6%）、胆固醇（12.8%）和其他颗粒物质（77.6%）组成。它们为结石形成提供框架使其他沉淀物聚积，有人认为这种淤泥可看作为是结石的前身物。

临床上胆汁淤积多见于三种情况：①长期使用头孢曲松钠抗感染。②长期胃肠外营养。③妊娠妇女。不同情况下胆汁淤积物的组成也稍有不同。

头孢曲松钠是第三代头孢菌素，在临床有较广泛的应用，经代谢后有 20%～40% 排入胆汁。这类患者胆囊中的淤积物在停药后可自动消失，因而又被称作"可逆性结石"。通过化学分析表明，淤积物仅含少量胆固醇（1.7%）和胆色素（13.9%），其主要成分是颗粒物质，薄层扫描和高压液相分析表明颗粒物质的 96.4% 是头孢曲松钙盐，其余 3.6% 由黏蛋白和其他蛋白组成。

长期 TPN 患者 70% 左右患有胆汁淤积症，胆汁淤积物中大都含有胆色素钙盐，几乎没有胆固醇单水结晶，淤积物的 84.6% 是颗粒物质。TPN 与胆色素钙盐沉积的关系尚不明了，可能与 TPN 使胆囊胆汁中的胆固醇含量降低、胆色素含量增高有关。

临床资料表明，26%～31% 的妊娠妇女有胆汁淤积，多数患者在妊娠期和围产期无任何症状。妊娠妇女胆汁淤积物以胆固醇结晶为主，对其组成尚无更深入的研究。

关于胆汁淤积与胆囊结石的关系目前有两种观点：一种观点认为胆汁淤积物为胆囊结石的前体，那么可以推论 TPN 患者将最终形成胆色素结石，妊娠妇女将形成胆固醇结石，长期使用头孢曲松钠将形成头孢曲松钙盐结石。另一种观点认为，胆汁淤积物在胆囊的容积相（bulk phase）形成，而胆囊结石在胆囊的黏液相（mucus phase）形成，是彼此相互独立而又并行的两个过程。

第四章　胆固醇结石形成机制[2]

第一节　胆固醇结石形成的主要学说

关于胆囊胆固醇结石形成机制的研究已多年，形成胆石的因素和学说较多。主要有"成分"说、"过饱和"说、"泡"理论、成核时间和成核因子学说、糖蛋白与胆固醇类结石相关学说。

20 世纪 60 年代，主要从结石的结构和成分来分析。

20 世纪 70 年代，着重分析胆囊中胆汁脂类成分和成石的关系；主要依据 Admirand 和 Small 所提出的"胆固醇过饱和"理论，1968 年，他们用百分数来表示它们在胆汁中的相对浓度，发现在有胆固醇结晶的过饱和胆汁和无胆固醇结晶的非饱和胆汁之间有明确的界限。1972 年 Dazinger 等给胆固醇结石患者口服鹅去氧胆酸，成功地使部分患者的结石溶解，过饱和胆汁也转变成非饱和胆汁，使这个学说得到支持。但是，后来的研究却发现，40%～80% 正常人的胆囊胆汁都呈过饱和状态，而肝胆汁的胆固醇饱和度远比胆囊胆汁高得多，而胆固醇结石多发生在胆囊。因此"过饱和"理论不能完全解释胆固醇结石形成的机制。

20 世纪 80 年代，胆固醇结石形成机制研究取得重要进展。

1. 是胆固醇结石的"成核"概念（nucleation）补充了单纯的"胆固醇过饱和"理论。

2. 是胆固醇 - 磷脂泡（cholesterol-phospholipid vesicles，简称"泡"），即"泡"学说："泡"是胆固醇溶于胆汁的另一种方式，它由单层磷脂分子和胆固醇构成，无胆汁盐参加，直径 50～100 mm 泡中的胆固醇不如在胶粒中稳定，经一定时间后，携带过饱和的胆固醇在成核因子的作用下发生单个泡聚集成聚合体，小的聚合体进一步聚合成大的聚合体，直径达 30 mm 后，胆固醇结晶由"泡"的巨大聚合体中析出，形成胆固醇单水结晶（cholesterol monohydrate crystal，CMC）。CMC 生长融合成石的理论发展了单纯是"微胶粒"携带胆固醇，因携带的胆固醇过饱和而析出成石的学说。"泡"助溶的胆固醇在肝胆汁中约占总胆固醇的 53%，在胆囊胆汁中占 41%。白天进餐后胆汁中胆汁酸盐浓度增高，以"泡"助溶的胆固醇在总胆固醇中所占比例减少，而借"微胶粒"助溶的比例增高，夜间空腹时反之。

3. 成核时间和成核因子学说：从超速度离心获得均质胆汁起，到胆汁中出现胆固醇结晶所需的时间，称为成核时间。患者胆囊胆汁的成核时间总是比正常对照者短得多。同一胆汁中既含有成核促进因子（使成核时间缩短），也含有抗成核因子（使成核时间延长）；整个胆汁表现出促成核作用还是抗成核作用以及作用的强弱，取决于两种因子的平衡。

4. 糖蛋白与胆固醇类结石相关学说：在致石饲料中添加阿司匹林或消炎痛等前列腺素合成为抑制剂后，动物胆囊内不再生成胆固醇结石。其胆汁成分与喂致石饲料者相比，仅糖蛋白含量明显降低，胆汁的饱和指数并无变化。这清楚地说明糖蛋白是胆固醇结石形成的必要条件。

第二节　结石形成的基本过程

胆石的形成，必须是胆汁中胆固醇或非结合胆红素的含量增加，通过寄生虫、脱落的上皮或炎性细胞等的核心作用；与此同时，糖蛋白的含量增加，且其凝聚作用加强，加上金属离子的参与而形成一种难溶的化合物。具体过程尚待进一步深究。

1. 胆固醇的含量绝对增高：首先是胆固醇转变为胆汁酸的代谢障碍，涉及肝内酶的作用，包括 7α - 羟化酶、侧链氧化酶、甲戊二酰辅酰 A 还原酶的活性增加时，则肝内合成胆固醇的量增多。此外，年龄、性别、饮食和体质，也是使胆固醇含量绝对增加的原因。胆汁酸的排泌减少，胆囊对胆盐和卵磷脂的吸收，以及由胆道梗阻引起的胆汁淤滞，都可以导致胆固醇的含量相对增加。肠肝循环发生障碍伊始，往往为胆石形成的开端。

2. 非结合胆红素的含量增加：在正常情况下胆汁中来自组织的内源性葡萄醛酸苷酶的活性很低，而且存在着对此酶的抑制物——D 葡萄糖二酸 1，4 - 内酯，故从肝脏分泌出来的结合胆红素并不容易被水解。但在发生感染以后，细菌产生大量的 β 葡萄糖醛酸苷酶，而且活性很高，超出了葡萄糖二酸 1.4 - 内酯的抑制作用，从而产生大量非结合胆红素，与钙离子结合成胆红素钙，沉淀而形成结石。试验结果表明，葡萄糖醛酸苷酶的活性与非结合胆红素的产生关系密切；但 β 葡萄糖醛酸苷酶的活性，并非是促使结合胆红素水解的唯一因素。

3. 核心作用：寄生虫、异物、细菌炎性细胞、脱落的上皮、黏液以及与钙离子形成的复合物都可以形成核心，然后胆汁中的固体成分围绕着此核心沉淀下来。国内学者在家兔的胆囊中，塞入一块无菌橡皮，9～11 个月后再剖腹时发现围绕着橡皮或脱落的丝线有黑色颗粒聚积，说明异物在胆石形成中确能起核心作用。蛔虫残体和虫卵构成胆石的核心，在我国已被诸多学者发现，成为公认的事实。用显微镜或电镜观察核心的结构，往往与外层的物质不同。

4. 凝聚作用：在胆石的化学分析中，除胆固醇、胆红素和矿物质以外，有相当多的糖蛋白成分，尤其是以胆红素为主的结石，几乎接近一半左右为不能被一般溶剂所溶解的物质。通过聚丙烯酰胺凝胶电泳，发现既能被马斯亮蓝染色，又能被高碘酸 Schiff 氏染色法（Periodic acid Schiff's method，PAS）染色的糖蛋白，其切片上的分布与胆红素所处的位置完全相同。Womack 等在动物试验中观察到，胆石形成之前，先有糖蛋白的分泌增加。Freston 在电镜下观察到，此时胆道上皮的黏液分泌增强。组织化学研究表明，糖蛋白在胆石中形成构架，将胆红素和胆固醇等颗粒凝集在一起。诸多作者还从胆红素结石患者的胆汁中分离出正常人胆汁中所没有的硫酸糖蛋白，具有很强的凝集作用，并认为硫酸糖蛋白的产生与大肠杆菌感染有关。试验表明，胆汁保温沉淀中的糖蛋白和胆红素量以及沉淀压积，三者与保温前胆汁中糖蛋白的含量呈正相关，提示糖蛋白含量较高的胆汁具有较强的致石性，胆红素结石体积的大小可能取决于胆石中糖蛋白的含量。

5. 金属离子的作用：不少作者认为钙盐是胆石形成的重要成分之一，在结石形成过程中还起核心作用。Bill 用电镜扫描研究胆石的结构，发现胆固醇结石的核心是纤维束环绕的胆红素钙。钙盐还可以磷酸钙和碳酸钙的形式出现。当胆石中钙的含量大于 4%，X 线不能透过，称 X 线阳性结石；小于 4% 时为 X 线阴性结石。Maki 认为胆色素结石中的胆红素是以其羟基与钙离子结合成钙盐。亦有些作者认为胆石中的胆红素是与钙等金属离子所形成的结合高聚合物，胆红素不仅能与钙结合，还可能与镁、铁、铜……金属离子配位结合，而形成螯合高分子化合物。不少的报告说明，在胆道发生炎症和梗阻的情况下，胆汁中的钙离子的浓度增高时，胆汁中的胆红素和糖蛋白生成的沉淀也增多，提示胆红素和糖蛋白之所以生成沉淀，可能是与钙离子形成了难溶化合物的结果。糖蛋白可以在其链的羟基上与钙离子结合，说明金属离子除能与胆红素结合形成难溶化合物以外，还能与胆汁中异常的糖蛋白结合而沉淀。故设法降低胆汁中的钙等金属离子的浓度，可能是预防和治疗胆石的有效方法之一。

第三节　成石胆汁

一、成石胆汁基本概念

胆固醇过饱和及成核因子活性异常的胆汁，就称为成石胆汁。成石胆汁（Lithogenic bile）的概念是

1968 年 Small 和 Admirand 首先提出的。他们应用物理—化学的互相平衡理论，将胆盐、卵磷脂和胆固醇三者的关系用一等边三角形来表示，并通过模拟胆汁实验，在这个等边三角形内找到了胆汁胆固醇以"微胶粒"形式溶解的区域。在此区域之外，胆汁中的"微胶粒"不足以使胆固醇全部溶解，胆汁呈过饱和状态，就会析出胆固醇结晶，即所谓的"成石胆汁"的区域（见第五篇第三章第三节 Small 三角坐标）。

但是近年来的研究表明，胆固醇在人胆汁中的溶解和转运比当时 Small 等提出的过饱和理论复杂得多，多数正常人胆囊胆汁为过饱和，肝胆汁的过饱和程度远比胆囊胆汁高，但并不形成胆固醇结石。因此，胆固醇饱和指数（Cholesterol saturation index，CSI）已经不能区分正常人和胆固醇结石患者的胆汁了。20 世纪 80 年代初，人们在胆汁中发现了"泡"的结构，认识并证实了"泡"的胆汁中除"微胶粒"外的另一种溶解和转运胆汁中胆固醇的形式，而且其携带胆固醇的能力要比"微胶粒"大得多。从而对 Small 等提出的"成石胆汁"的概念提出了疑问并进行了补充。

二、成石胆汁基本条件

具备什么条件才算是成石胆汁，这是人们一直在探索的问题。1979 年，Holan 和 Holzbach 等将人的胆囊胆汁在 37 ℃恒温下超速离心 2 小时，去除胆汁中所有的颗粒物质以后，使胆汁完全均质化，然后每间隔一定的时间，用偏光显微镜观察胆汁中胆固醇结晶（CMC），从观察开始到胆汁中 CMC 发现的时间称"成核时间"（nucleation time），结果发现胆固醇结石患者胆囊胆汁中 CMC 形成的时间明显比正常人和胆色素结石患者短，Lee 和 LaMont 等人在胆固醇结石动物模型的实验中也发现胆汁中胆固醇不饱和时，胆汁中不会出现 CMC，只有在胆固醇处于过饱和状态时，胆汁中才会找到 CMC，同时也证实在一定的实验条件下，减少胆汁中的成核因子，即使实验动物的胆囊胆汁处于过饱和状态也不会形成 CMC。这说明成石胆汁必须同时具备两个条件：①胆汁中胆固醇过饱和。②胆汁中成核因子活性异常。

三、成石性胆汁如何演变成胆石

从传统的"淤积"观点，难以解释胆石具有一定形态和结构特点的事实。临床现象也表明，完全梗阻的胆汁淤积往往不形成结石，形成结石的多是通而不畅的部分淤积。通而不畅意味着胆道系统发生扩张与狭窄的变形，成石性胆汁在变形的胆管内流动，必然是异常流动。上述研究都表明成石性胆汁在湍流中获得能量聚合成结石，这有流变学理论依据，也被体外模拟研究证实，但还缺乏体内研究的证据。另外，如果胆囊收缩和松弛时胆囊腔内胆汁都呈涡流状态，那么，不管代谢性还是感染性成石性胆汁喷射入胆囊都应该形成胆石，但事实并非如此。如果说由于胆管没有扩张及狭窄影响胆汁流动状态，代谢性成石性胆汁流经胆管进入胆囊后受涡流作用才形成结石，那么感染性成石性胆汁总是流经胆囊，为什么肝胆管结石不总是伴有胆囊结石？因此，同一胆道系统，为什么会形成两类性质形态和结构特点截然不同的结石，还需继续深入研究；胆囊管开口有括约肌屏障，这可能与感染源或成石核心，如蛔虫及虫卵不易进入胆囊等因素，使得肝胆管感染性结石总是高于胆囊，而胆囊代谢性结石总是高于肝胆管。

四、用什么方法和指标来判断成石胆汁

1. 偏光显微镜检查法

手术采集的胆汁立即在 37 ℃的条件下用偏光显微镜观察，有 CMC 存在即为胆固醇结石的成石胆汁。这种方法简便迅速，可判断是否为成石胆汁和区别结晶的类型。但其缺点是不能把已经形成胆固醇结石的胆汁和尚未形成胆石而有成石过程异常的胆汁区分开来。

2. 成核时间测定法

将手术采集的新鲜胆汁立即在 37 ℃下超速 100000 g 离心 2 小时，取完全均质状的胆汁，在无菌、恒温 37 ℃和氮气封闭条件下用以下几种方法观察 CMC 出现的时间：

（1）用恒温偏光显微镜观察：每间隔一定时间取 20 μL 汁涂片，镜下观察有无 CMC。

（2）用透射电镜观察：每间隔一定时间，用铜网取样制备标本，电镜观察"泡"的聚集融合和 CMC 的形成。

（3）用时间间隔影像增强相衬显微镜观察（time lapes video-enhanced contrast microscopy）它可连续动态观察同一区域中胆汁从"泡"的形成，"泡"的增大、聚集、融合和 CMC 的形成。完全排除了主观的操作误差，使成核时间的测定更为准确。

成核时间的测定可以准确地区分成石胆汁和正常人胆汁。一般来说，正常人胆囊胆汁的成核时间平均为 10～20 天，而胆固醇结石患者的胆囊胆汁的成核时间只有 1～4 天。这种方法测定的成核时间取决于胆汁中的 CSI（胆固醇饱和指数，下同）和成核因子活性两个因素，因此不同的胆汁在不同 CSI 时，就不能准确比较它们之间的成核特性，也不能直接反映胆汁中成核因子活性的程度。

3. 成核因子活性效价测定

这是测定胆汁中成核因子活性的半定量指标。其测定方法是将胆汁成倍稀释后加入到 CSI 相同的人工模拟过饱和胆汁中去，经 0.22 μm 滤膜过滤后测定其成核时间。正常人胆囊胆汁稀释 50 倍后就不再影响人工胆汁的成核时间了，而胆固醇结石患者的胆汁稀释 200 倍，甚至 1600 倍后仍有减少人工胆汁成核时间的作用。由于在测定过程中胆汁标本经高倍稀释，脂类因素已不再影响人工胆汁中的 CSI，所以成核因子活性效价测定不仅可以区分成石胆汁，而且还可以反映成核因子活性的大小。

第四节　胆汁胆固醇过饱和的机制

与正常人比较胆固醇结石患者的胆囊胆汁常是过饱和的，肝脏是产生过饱和胆汁的来源，胆汁酸盐分泌正常而胆固醇分泌过多或胆固醇分泌正常而胆汁酸盐分泌过少均是产生过饱和胆汁的主要原因。

一、胆固醇分泌与合成过多的原因

1. 饮食中摄入的胆固醇和多价不饱和脂肪酸过多，胆汁排泄中的胆固醇明显增多。

2. 肥胖和高三酰甘油血症时由于 3 - 甲基 - 3 - 羟戊二酸辅酶 A 还原酶活性增加，导致内源性胆固醇合成过多。

3. 肝细胞的酰基辅酶 A，胆固醇酰基转移酶的活性抑制，使胆固醇的酯化减少而排泄增多。常见于使用 ACAT 抑制剂（孕激素和祛脂乙酯，又名氯贝丁酯）时。

4. 肝细胞微粒体的 7 - α 羟化酶活性降低，使胆固醇转化成胆汁酸减少，即胆固醇降解减少，可能与年龄老化有关。

二、胆汁酸分泌与合成减少的原因

胆固醇结石患者的"胆汁酸池"比正常人小，可能有原发和继发两种原因。主要有：

1. 胆汁酸丢失过多。如在回肠病变和回肠切除时重吸收减少使胆汁酸盐丢失。

2. 胆汁酸合成减少。肝细胞 7 - α 羟化酶活性降低使胆汁酸合成减少。

3. 胆汁酸肠肝循环频率增加，抑制胆汁酸的合成，此可能是胆囊功能异常导致的继发性胆汁酸合成和胆汁酸池的缩小。

三、人们如何解释胆汁中胆固醇的溶解和运转

主要用"微胶粒"理论和"泡"的溶解和转运概念来解释胆汁中胆固醇的溶解和运转。

"微胶粒"理论的主要内容指胆固醇单体几乎不溶于水（在 20 ℃时溶解度 $< 2.6 \times 10^{-8}$），以往的传

统观念认为，胆汁中的胆固醇溶解和转运全部都是以混合"微胶粒"的形式进行的，混合"微胶粒"是以亲水、亲脂性的胆汁酸盐和卵磷脂一起溶解胆固醇形成 5~6 nm 的多分子聚集体形式，使胆固醇在胆汁中呈溶解状态。但是近年来的研究对这个理论提出了不少疑问，Coleman 发现，胆固醇和卵磷脂分泌到毛细胆管的过程中，其分泌高峰在时间上稍后于胆汁酸分泌的高峰，这提示胆汁酸盐和胆固醇卵磷脂不是以"微胶粒"的形式一起分泌到毛细胆管中去的。胆固醇和卵磷脂以"出胞"的形式而胆盐则是以单体的形式通过糖蛋白载体分泌到毛细胆管，采用微量采样测定的方法发现，毛细胆管内的胆汁酸盐浓度是肝细胞内的 10~20 倍，即为 2~4mM，这么低浓度的胆汁酸盐不可能使分泌的胆固醇全部溶解，直至 1983 年，Somjen 和 Gilat 提出"泡"是溶解和转运胆汁中胆固醇的另一种形式的理论后，才使这些问题得以澄清。

四、"泡"的概念

"泡"是胆汁中不同于"微胶粒"的另一种胆固醇溶解和转运形式，主要成分是胆固醇和卵磷脂。Somjen 等人用弹性光散射的方法来观察新鲜采集的肝胆汁和胆囊胆汁的发现，胆汁中有 50~100 nm 大小的颗粒结构，在不同的胆汁标本中这些颗粒大小基本相同。这种颗粒要比混合"微胶粒"的直径大 10~20 倍。电子显微镜显示这些颗粒是单层的脂质"泡"结构。采用凝胶过滤和超速离心的方法把"泡"和"微胶粒"分开，测出"泡"的主要成分为胆固醇和卵磷脂，不含胆汁酸盐。从而证明胆汁中"泡"是不同于"微胶粒"的另一种胆固醇溶解和转运的形式。

五、"泡"是如何溶解和转运的

这要从"泡"的形成、"泡"的结构特点、"泡"溶解胆固醇的能力、影响"泡"形成的因素、"泡"在胆道系统中的状态等方面来解释。

1. "泡"的形成："泡"是在毛细胆管内形成，还是肝细胞分泌胆固醇的原形，目前尚有争论。有人用电镜观察到在肝细胞间毛细胆管内的胆汁中存在"泡"的结构。肝细胞超微结构分析发现，在郁胆时，毛细胆管质膜周围的肝细胞胞质中，"泡"的数目明显增多，动物实验也表明，在阻断胆汁酸盐的肠肝循环情况下，在胆汁形成的初始阶段中大多数是 47 nm 大小的"泡"，这些事实均提示"泡"是胆固醇分泌到毛细胆管中的原型结构。

2. "泡"的结构特点："泡"是由胆固醇和卵磷脂构成的单层，球形的脂质体，也有人认为蛋白质也参与"泡"的组成。一般认为"泡"的直径为 50~100 nm。

3. "泡"溶解胆固醇的能力："泡"中的胆固醇和卵磷脂有一定之比例，通常"泡"运转胆固醇能力明显大于"微胶粒"，在以"泡"的形式溶解和运转时，肝胆汁中胆固醇的比例高于胆囊胆汁中的比例（53%：43%）。"泡"溶解和运转胆汁中胆固醇的最大能力目前尚不清楚。但一般认为比例大于 3：2 时，即处于亚稳定。再增加胆固醇的量或减少卵磷脂的量就可能形成 CMC。不同个体，在不同的生理状态下，"泡"携带的胆固醇的变化为胆汁中总胆固醇量的 20%~60%。

六、影响"泡"形成的因素

总脂质浓度为 150~200 g/L 时，"泡"的数目很少；100~200 g/L 时；"泡"的数目明显增多；当总脂质浓度 <80 g/L 时，"泡"的数目难以计数，当总脂质一定时，胆汁酸盐与磷脂比值越低，"泡"的数目越多，比值低于 1.9 时，"泡"的数目明显增多，直径变大。CSI（胆固醇饱和指数）对"泡"的携带胆固醇的能力有特殊的意义，当胆汁中胆固醇的量逐渐增加时，首先是混合"微胶粒"中的胆固醇达到饱和状态，此时胆汁中胆固醇主要由"泡"来溶解和转运。正常人胆囊胆汁中"泡"携带的胆固醇为其总量的 25%，而胆固醇结石患者的胆囊胆汁中，"泡"携带的胆固醇为其总量的 39%，明显高于正常人，

而两组"微胶粒"中的胆固醇含量没有变异，进一步表明，形成 CMC 的胆固醇正是来源于"泡"中的胆固醇，而不是"微胶粒"中的胆固醇。

七、"泡"在胆道系统中的状态

"泡"的结构形态以及直径大小在胆道系统中的不同部位不断发生改变，胆汁在毛细胆管中形成后，经小胆管、肝管到达胆囊，在这过程中，水分不断地吸收，总脂质浓度增加，尤其是胆汁酸盐浓度增加，使"泡"和"微胶粒"之间不断发生胆固醇转移。胆固醇和卵磷脂以"出胞"的形式进入毛细胆管，胆汁酸盐则以单体的形式分泌到毛细胆管中，当胆汁酸盐的浓度达到了形成"微胶粒"的临界浓度时，则将部分"泡"溶解形成混合"微胶粒"，"泡"中的胆固醇不断地向"微胶粒"上转运，当胆固醇的量超过了混合"微胶粒"的溶解能力时，就会发生"泡"的再形成现象。在高总脂质的情况下，"泡"形成的数目减少，因而形成的"泡"携带的胆固醇的量相对增多。胆汁中的胆固醇经历了从"泡"转移到"微胶粒"后再转移到"泡"中的过程，这使胆囊中的胆汁发生分层，上层液中含有过量的胆固醇"泡"溶液，下层则为重新进行脂类分配后相对稳定的混合"微胶粒"溶液。这些含有过量的胆固醇的"泡"很不稳定，很容易发生聚集融合而成为多层结构的液晶体，最终形成 CMC。

目前人们正在重新研究"泡"分泌的机制和影响胆固醇在"泡"和"微胶粒"之间转移的因素，研究正常人"泡"的结构和组成与胆固醇结石患者之间的差异，以及促使和抑制"泡"中胆固醇形成 CMC 的因素，这对于弄清胆固醇结石形成的机制和对于防治胆固醇结石都有重要的意义。

第五节　胆固醇的成核

一、胆固醇的成核概念

胆汁中胆固醇的成核是指胆汁中溶解状态的胆固醇形成 CMC（胆固醇单水结晶）的过程。完成这个过程所需的时间称为成核时间。

根据晶体的物理—化学理论，溶解状态的胆固醇的成核可以有两种情况，一种是同质性的成核。这是在极高的胆固醇过饱和的情况下（约在 CSI 为 300% 以上），溶解状态的胆固醇自行析出形成 CMC。这种情况在体内实际不存在。另一种是异质性的成核。这是在胆固醇低程度的过饱和情况下，由其他非脂类成分的固相物质引发溶解状态的胆固醇自行析出形成结晶。胆固醇结石患者胆囊胆汁发生的成核过程就是属于异质性成核。

二、胆固醇在胆汁中成核过程

基本过程是"泡"从无到有，从少到多，从小到大，最终在"泡"的表面上观察到 CMC 的形成。而且，胆固醇结石患者速度快于正常人。

实验表明，将人工胆汁经超速离心后，使胆汁完全成为均质状的溶液，在影像增强微分干涉相衬显微镜连续在接观察均质状胆汁的变化情况时发现，开始时胆汁的溶液，没有"泡"的出现，2 小时后胆汁中出现大量的"泡"，这些泡的特点是大小几乎相等，单层的"泡"结构，直径 $30\sim100\ \mu m$，6 小时后"泡"形态无明显变化，仍以散布为主，但可见到聚集"泡"的结构直径 $1\sim5\ \mu m$；在 $8\sim12$ 小时观察到聚集的"泡"增多，分散的"泡"减少，聚集的"泡"开始发生融合，融合后的"泡"的直径 $>30\ \mu m$，呈多层的"泡"结构；22 小时后则可以在这此融合的大的"泡"的表面上观察到 CMC 的形状。

正常人的胆囊胆汁经超速离心后，2 小时后形成的"泡"的数目较多，大小相等，散布均匀，布朗运动很强，这种状态可以稳定达 168 小时之久，以后才发生"泡"的聚集融合和形成 CMC。而胆固醇结石患者的胆囊胆汁经超速离心后的第 2 小时就开始发生聚集和融合；第 4～6 小时就可见到聚集和融合的多层"泡"结构，直径 >30 μm；第 8 小时则可找到典型的 CMC。

综合以上的观察结果表明：①正常人，胆固醇结石患者以及人工胆汁中的胆固醇的成核过程一经发生，其步骤是相同的，即：单层小"泡"的形成，单层小"泡"的聚集融合形成多层状的"泡"融合体，产生 CMC。②正常人胆固醇结石患者以及人工胆汁虽然过程是一致的，但成核过程完成的时间却有明显的差异。胆固醇结石患者胆囊胆汁发生的成核过程明显要比正常人和人工胆汁快，而正常人胆囊胆汁却明显比人工胆汁慢，这提示胆固醇结石患者和正常人的胆囊胆汁中有成核因子的影响。③"泡"的聚集和融合是胆汁中胆固醇成核过程的关键。CMC 的形成却标志着成核过程的完成，也是胆固醇结石形成的最初阶段。

三、成核因子

成核因子是指胆固醇的异质成核过程中能影响成核过程的因子。成核因子按其对成核的影响分为两种，一种是抗成核因子，可以延缓成核过程的发生；另一种是促成核因子，则可促进成核过程的发生，这两种成核因子的作用相互拮抗。

正常人的胆汁蛋白可以使过饱和人工模拟胆汁成核时间延长 1.4～2.7 倍，其中 APO-AI 有明显抗成核作用，是一种抗成核因子。胆固醇结石患者的胆囊胆汁中的糖蛋白组分有明显缩短人工模拟胆汁的成核时间的作用，同时人们还发现胆囊黏蛋白和 Ca^{2+} 也有明显的促进成核的作用，是胆汁中的促成核因子。

正常情况下，在胆囊胆汁中均存在促—抗成核因子，同时促—抗成核因子的力量平衡或以抗成性的力量略占优势。因此，正常人胆囊胆汁的成核过程非常缓慢，甚至比具有相同脂类浓度和 CSI 的人工胆汁更为缓慢。在胆固醇结石的情况下，促成核的力量增加，促—抗成核力量的平衡破坏，则迅速发生成核过程。

成核因子是通过什么机制影响成核过程？是通过作用于"泡"的结构，促使"泡"的聚集和融合，还是通过阻止"泡"的聚集来影响成核过程，目前还在探索。

第五章　胆囊在胆固醇结石形成过程中的作用[2]

胆囊在胆固醇结石形成过程中的作用，可从正反两方面认识。即正常的胆囊功能可预防结石的形成，胆囊功能异常可促进结石的形成。

100年前人们就认识到胆囊与胆石的发生有密切的关系，近10年的研究日益重视胆囊在胆固醇结石形成中的病理意义，认为胆石形成并不完全依赖于胆汁物理化学方面的改变。胆囊切除后消除了胆固醇结石在胆囊中形成的危险，一方面明确显示了胆囊在结石形成中的重要作用；另一方面是说明保护胆囊功能对预防结石形成的重要意义。以下从黏膜功能异常、收缩功能异常、胆汁淤滞、形成胆泥、胆囊解剖五个方面讨论胆囊的病理生理变化与结石形成的关系。

第一节　胆囊黏膜功能异常有利于结石形成

一、胆囊黏膜的吸收功能与结石形成

目前所掌握的实验资料证明，致石胆汁（胆固醇过饱和）刺激导致胆囊黏膜分泌亢进，影响胆囊收缩功能，造成胆汁淤滞等一系列病理变化。

早期对狗的研究、近期对草原犬鼠的研究都提示胆囊腔内胆汁中胆固醇过饱和，特别是磷脂和胆汁酸盐之比影响黏膜的离子转运，胆固醇致石饲料喂养草原犬鼠后，观察到在成石前胆囊黏膜的吸收功能就发生改变，表现为对水和电解质的吸收增加，其结果是提高了胆固醇的"微胶粒"溶解度，但也减少了磷脂胆固醇"泡"的稳定性，促使胆固醇成核。

正常胆囊黏膜能吸收少量胆固醇等有机成分。在胆汁胆固醇增多时，黏膜吸收胆固醇的量也增加，影响了细胞膜的流动，损害黏膜功能。

钙是色素结石的主要成分，胆固醇结石的核心常含有钙，它与胆石的生长，特别是成石的最初阶段有密切关系。正常胆囊黏膜能吸收约50%的胆汁钙，降低了胆汁对游离钙盐的浓度。胆囊黏膜还分泌氢离子以酸化胆汁，在避免发生结石方面是一种保护性机制，增加游离钙的溶解度。当黏膜吸收功能和分泌H^+功能改变，胆囊黏膜酸化过程的缺陷，使胆汁游离钙过饱和，是产生钙盐沉淀于胆囊黏膜的关键因素。

胆囊黏膜的吸收功能变化可能是胆囊促使胆石形成的整个过程中的最初环节，胆囊吸收功能改变启动了胆囊的病理过程。

二、胆囊黏膜的分泌功能与结石形成

10年前，Lee用高胆固醇致石饲料喂养草原大鼠，18小时后其胆囊胆汁出现胆固醇过饱和，紧接着胆囊黏膜合成并分泌黏蛋白增加，分泌的高峰在喂养致石饲料后第五天，分泌的黏蛋白量是对照组的5倍，使胆囊黏膜表面附着厚厚的一层药液胶。Macpherson等用扫描电镜研究土拨鼠的胆囊，在进食胆固醇饲料12小时后，胆囊胆汁的胆固醇饱和指数升高，18小时后胆囊黏膜表面堆积黏液层，24小时后黏液层内出现CMC。他们初步证明，胆囊黏膜表面黏液胶聚集是在胆固醇过饱和胆汁出现之后和CMC成核之前。这些研究提示胆囊黏蛋白在胆石CMC成核过程中起关键的作用。

胆囊管结扎可阻止动物胆囊产生黏蛋白，提示刺激物来源于致石胆汁。以往许多作者认为前列腺素是致石胆汁刺激产生黏蛋白分泌的中间媒介，并用吲哚美辛等前列腺素合成抑制药物来证明这一点，然而最近的动物实验不支持前列腺素介导胆囊分泌黏蛋白的观点，胆汁中前列腺素的前体是含花生四烯酸磷脂，许多动物胆汁中缺乏这种磷脂，但几乎所有胆石动物模型中都有过量的黏蛋白合成。Shafter等认为致石胆汁刺激产生黏蛋白和黏液分泌，可能代表了宿主防御系统对胆汁中刺激物的非特异反应。它类似于胃肠道表面黏膜的普遍性保护作用。因此，黏蛋白生成增加是胆囊黏膜对致石胆汁细胞毒作用的结果，它或许受环核苷酸和（或）肌苷磷酸、前列腺素等多种介质的介导。黏蛋白对结石形成的重要性在于它是一种促成核因子。Smith从人胆囊中分离纯化黏蛋白，加入人工模拟过饱和胆汁中保温，观察到黏蛋白加速CMC成核。这种作用依赖于黏蛋白的浓度与黏蛋白保温的时间。此外，Smith还证明无论黏蛋白来源于有结石患者的胆囊，正常人胆囊或者是牛胆囊，其促成核作用都相同。这些发现充分提示，人胆石的形成与黏蛋白的来源无关，而与黏蛋白分泌量过多有关。该作者还证明黏蛋白与胆固醇和磷脂相结合的位置在黏蛋白肽核的疏水区，这种结合随着胆汁的胆固醇饱和度增高而加强；结合需要黏蛋白结构的完整，如黏蛋白消化水解，它与胆固醇和磷脂的结合就减少78%~91%。

胆囊黏膜分泌H^+的作用可降低胆汁钙盐沉淀。最近，胆囊黏膜合成和分泌免疫球蛋白的现象受到重视，已经证明免疫球蛋白本身或其节段有促成核作用。

第二节　胆囊收缩功能异常促进结石形成

"泡"是亚稳态结构，"泡"含过量的胆固醇则会成核，但只要"泡"能迅速地通过胆道进入十二指肠，就没有形成CMC的机会。不幸的是，从毛细胆管到十二指肠的胆流相对较慢，在胆囊储存又增加了胆汁的停留时间。因此，胆流滞缓直接影响成石。

胆囊收缩功能减弱增加了胆汁的停留时间，Van der Linden采用蛋黄餐刺激胆囊收缩的方法将无结石的研究对象分成两组并随访13年，12名胆囊收缩减弱者在随访结束时，7名成石；9名胆囊收缩功能正常者，仅1名成石。这份前瞻性研究表明了胆囊收缩减弱在成石中的作用。Brugge对36例胆囊正常者用放射性核素扫描和缩胆囊肽（cholecystokinin，CCK）灌注的方法进行研究，发现十二指肠液中有CMC的16人，其胆囊排空降低。其余20名胆囊功能正常，B超扫描无放射性和侵入性，能作胆囊的三维测量，通过计算机建立的梨形体积公式进行计算，反映出胆囊体积的动态变化。Thompson采用这种方法连续监测了胆石患者脂餐后胆囊体积的变化：4名胆囊扩张不收缩，6名胆囊收缩10%~15%，14名胆囊收缩与正常人相似。此外，用完全盲肠外营养TPN的患者由于胆囊胆汁滞留，约3周便形成胆泥和胆石，恢复饮食后胆囊胆汁正常排空，部分胆泥胆石消失。肥胖患者或糖尿病患者，使用生长抑素者和妊娠妇女的胆石形成均与胆囊排空减弱有关。这些结果证实至少一部分胆固醇结石患者的发病是由于胆囊收缩减弱。

第三节　胆石动物模型中的胆囊运动减弱

一、Doty用高胆固醇饲料使草原犬鼠形成胆固醇石

当胆汁中形成CMC时，从胆囊管测出其胆囊排空明显减弱。用高胆固醇饲料造成土鼠的胆固醇结石，作胆囊壁肌肉的等张性测定发现其收缩性也降低，这种变化发生于胆汁胆固醇饱和度增加但未形成CMC期间。采用核素扫描观察到草原犬鼠在进食致石饲料1周后胆囊排空就降低。另一份研究采用切断Oddi括约肌的方法，使胆囊收缩后的流出阻力降低，结果胆石发生率降低，用阿托品抑制胆囊收缩，括

约肌切断后的预防成石作用就不复存在。这些实验从动物模型角度证实胆囊运动减弱是胆石发生的重要因素之一。

二、胆囊运动减弱的发生机制

胆囊在空腹时体积增大是胆囊收缩障碍的原因之一。有作者发现胆石患者胆囊空腹体积和餐后残余体积都比正常人大，而其胆囊排出量没有改变。餐后残留体积的增大导致胆囊胆汁部分滞留。这类患者的胆囊收缩障碍与胆囊收缩力没有直接的关系。

有实验表示，胆石症患者血浆 CCK 量与正常人无明显差异，但胆囊收缩减弱，提示胆囊作为靶器官对引起正常收缩刺激的反应性降低，兴奋阈提高。实验还证明这些患者胆囊平滑肌细胞上 CCK 受体数减少。在胆石动物模型中也发现胆囊 CCK 受体数减少。这些患者和胆石动物的胆囊收缩障碍是因胆囊受体数降低，导致收缩乏力。

胆囊运动的调节除了 CCK 外，还有其他介质。妊娠期胆囊收缩减弱是由于体内孕激素水平过高，它和胆囊孕激素受体结合起抑制作用。其他多种肠道内分泌激素也参与胆囊运动的兴奋和抑制的调节。

最近有作者认为胆囊合成的某些前列腺素有松弛胆囊平滑肌和降低胆囊收缩的作用。推测这是由于前列腺样物质竞争胆囊肌凝蛋白氢链激酶的结合点。但也有作者认为前列腺素对胆囊平滑肌起痉挛的作用，或者是加强胆囊肌肉收缩的作用。总之，对前列腺素如何影响胆囊的运动还了解不多。

三、胆囊收缩减弱是产生胆石的先导诱因

一方面胆囊内结石机械性阻断胆囊收缩；另一方面胆石造成胆囊炎症和疤痕影响胆囊收缩。但胆石产生的这些作用都是在胆石症的后期，动物实验中于胆石形成前观察到胆囊收缩减弱的现象，这时不存在胆囊炎症和疤痕，因此是胆囊运动障碍导致胆石产生的前因。

第四节　胆汁淤滞和胆泥形成的关系

胆囊收缩和排空胆汁的运动减弱，其结果是胆汁淤滞在胆囊内。胆固醇从"泡"的形式转化为 CMC。胆汁淤滞的直接后果就是提供结晶形成，聚集和生长所必需的时间。CMC 形成后，与胆红素钙、碳酸钙和磷酸钙组成泥沙样沉淀物称为胆泥，其中还含有大量黏蛋白。胆泥的定义最初是根据 B 超检查时的表现，即有光团在胆囊内移行到最低部位，但没有像结石样的声影。典型的胆泥见于患者用 TPN（长期胃肠外营养）治疗时。多数胆泥会消失。大约 15% 胆泥继续发展形成胆石。胆泥演变成胆石的确切机制还不清楚。

从胆石形成机制的观点出发，可以认为胆泥是结石的重要前体，Smith 报道胆石基质（即核心）的主要成分是黏蛋白和胆红素钙的大分子复合体，与胆泥成分极其相似，其色素也与胆泥相似。黏蛋白具有黏性，推测它携同胆红素钙黏着到胆囊黏膜，同时黏附 CMC，它还干扰胆囊排空，Smith 观察到超声检查所见胆泥相当于黏胶，其黏着力强，并在实验动物胆石形成时，黏液胶积聚于胆囊腔内，在结石成核生长期间胆泥渗入结石中，超声动态观察也证明胆石是在胆泥中形成。

第五节　胆囊解剖与结石形成

在本章第三节胆石动物模型中的胆囊运动减弱中，用切断 Oddi 括约肌的方法，使胆囊收缩后的流出阻力降低，结果胆石发生率降低，用阿托品抑制胆囊收缩，括约肌切断后的预防成石作用就不复存在。说明各种解剖原因，如胆囊倒挂严重，胆囊管因解剖、炎症、结石等使胆囊排空阻力加大，运动减弱，

引流不畅均有利于结石形成，所以，用手术方法改变胆囊运动减弱状态，有利于预防结石形成。详见手术预防结石复发章节。

第六节　人们如何进行胆固醇结石形成的前瞻性研究

以人为对象来进行胆固醇结石形成的前瞻性研究非常困难，因此常用动物模型作为胆固醇结石病前瞻性研究的手段。

文献中报道的胆囊胆固醇结石动物模型很多，但是与人类发生胆囊胆固醇结石时胆囊胆汁成分和胆石成分相近的却不多。理想的实验动物模型应该具备以下条件：①诱发胆石的方法简单，重复性好。②诱发胆石形成的食物成分应与人类食物尽可能接近。③诱发胆石形成的周期短，最好在数周内。④形成的胆石成分应与人类胆石成分相似。⑤动物易于获取，价格低廉。⑥能够收集到一定量的胆汁和血液以供研究。⑦除胆石生成之外，实验动物与对照组之间无明显差别，目前常用的实验动物有仓鼠和草原犬鼠。现分别给予介绍：

一、仓鼠

仓鼠是家养，玩赏鼠类。仓鼠形成胆固醇结石的机制与人的胆固醇结石有许多相似之处。

正常时仓鼠的胆囊胆汁仅含 2.1~3.6 摩尔百分浓度的胆固醇，喂饲高糖和不饱和脂肪酸的致石饮食后，导致胆汁中胆固醇的摩尔百分浓度增加到 5.2~10.7，同时伴有肝胆汁中的胆汁酸摩尔百分浓度下降。致石指数从 0.5 增加到 1.0 以上，引起这种改变的机制主要为肝合成的胆固醇量增多，使胆汁中胆固醇排出增加 2~3 倍。给予仓鼠致石饮食数月后，肝脏胆固醇合成限速酶 HMG-COA 还原酶的活性就开始明显增加，10 天后胆汁中胆固醇分泌量即可增加 2 倍，而胆汁酸的分泌在结石形成过程中始终不变。此外，仓鼠血中的胆固醇含量也保持不变。给予仓鼠致石饮食后 1~2 周后，胆囊黏膜的黏蛋白量即明显增高，在黏膜表面形成黏稠的黏液层，并观察到黏液团中央有胆固醇结晶沉淀的现象。

仓鼠的胆囊结石成分与仓鼠的年龄，性别以及致石饮食的成分有明显关系。年轻的雄性仓鼠，致石饮食结构以高糖、饱和脂肪酸为主，其中含葡萄糖 74.3%、干酪 20%、胆碱 0.2%、混合盐 5% 及多种维生素 0.5%，喂养后形成以胆固醇为主的胆囊结石。如以老龄雌性仓鼠，饮食中给予 1% 胆固醇后成石率低，而且结石以胆红素为主。改变饮食结构可以预防结石形成，甚至可以溶解已形成的胆石。如在致石饮食中加入不可分解的纤维素和乳果糖可降低仓鼠胆汁中的致石指数，从而大大减少结石生成率。仓鼠形成胆囊结石后，给予含高蛋白不含糖的饮食可以使胆汁胆固醇分泌量减少而胆汁酸盐分泌增多，使已形成的胆囊结石消失。

仓鼠的胆囊胆固醇结石模型也是一种较为理想的研究胆汁酸溶石的模型，使用鹅脱氧胆酸或熊去氧胆酸 20 ng/(kg·d) 的剂量可以完全预防致石饮食导致胆石的形成，并可以溶解已形成的胆囊胆固醇结石，即使给予致石饮食，也可以在 8 周之内溶解所有的胆石。

二、草原犬鼠

草原犬鼠是北美中西部的野生鼠类，其吠声如犬，由野外捕捉饲养后做实验用。草原犬鼠是目前已证实的最为合适的研究胆固醇结石形成的动物模型，草原犬鼠在胆石形成过程中，其胆汁成分结构比，胆囊黏膜，胆囊动力学方面的改变和人类胆石形成过程十分接近。

致石饮食结构为 1.2% 胆固醇、41% 脂肪、44% 碳水化合物及 15% 蛋白质。饲以致石饮食后，2 周内就有 71% 产生胆囊结石，第 8 周时 100% 生成结石，形成的胆囊结石中胆固醇含量达 75%~85%。

胆汁成分的改变发生于喂饲致石饮食后 36 小时，血浆中和肝脏中的胆固醇水平就开始升高，同时伴有胆汁酸下降。随着致石饮食喂养的时间延长，这种改变越加明显，通常在 3~5 天后胆囊胆汁即呈过饱和状态，第九天可观察到胆汁中有 CMC，胆汁酸池容量要到 12 周后才明显减少，并维持此状态至 24 周。这种改变被认为是由于胆囊内形成胆石以后，胆囊淤滞所致的继发性改变。胆汁中胆囊黏蛋白分泌亢进的程度随胆汁致石指数的升高而增加，随后才形成 CMC，形成胆固醇结石。抑制胆囊分泌黏蛋白，即使实验动物胆汁中胆固醇仍处于过饱和状态也不形成结石。

草原犬鼠也可以用于研究胆道动力学在胆石形成过程中的作用。胆囊管的阻力在胆囊结石形成之前就明显增高，给喂饲致石饮食的动物每天注射 CCK 可降低胆石生成率。如果给致石饮食以前先行括约肌切开术，则可以预防结石的生成。胆囊管的阻力增加与胆汁过饱和以及胆囊中黏蛋白的高分泌有关。

第六章　胆红素代谢[3]

胆色素结石分两种，即黑色胆色素结石和棕色胆色素结石。

第一节　胆色素结石的特点

胆色素结石的特点是以"胆红素钙"为主要成分，胆固醇含量低于胆红素含量。胆红素干重占结石的18%～80%。胆囊中的色素结石按临床特点分为两类。其中一类胆汁无菌，无反复发作的胆道感染症状。少数患者仅在胆道梗阻时才有继发感染。这类结石体积小，质地坚硬，外表及剖面均呈黑色而且有光泽，外形不规则，或如珊瑚，或如煤渣，因而被称为黑色胆色素结石。另一类胆色素结石，患者有胆道感染反复发作的病史，胆汁细菌培养常为阳性，结石可呈多面体或胆囊铸型，早期未成型者为泥沙样，成型后表面光滑，质地松脆，外表呈棕黄色或黑色。剖面呈棕黄色胆红素，多具年轮状结构，称棕色胆色素结石。黑色胆色素结石原发于胆囊，但可形成继发性胆总管结石。棕色胆色素结石出现于胆囊时常伴有肝内、外胆管性质相同的结石。更多的肝内、外胆管棕色胆色素结石病例无胆囊结石，表明这类结石多原于肝内、外胆管。虽然"胆红素钙"是两类色素结石的共有成分，但黑色胆色素结石中的"胆红素钙"聚合成为高分子聚合物的比例和聚合的程度都比棕色胆色素结石为高，难于溶解的残渣也更多。

黑色胆色素结石比棕色胆色素结石含有更多的糖蛋白和其他的蛋白质。两类色素结石中的金属元素都以钙的含量最高，占结石干重的1.3%～6.8%。此外，还有镁、铁、铜、铅、锌、锰和铝等多种元素。钙的含量在两类结石中无明显差异。黑色结石的镁，铁和铜含量显著高于棕色素结石。

色素结石中与钙，镁等金属离子结合的负离子，除胆红素外，还有磷酸根，碳酸根和脂肪酸根等。后者主要是棕榈酸和硬脂酸。黑色胆色素结石中的磷酸盐或碳酸盐含量可以很高，也可以为零，但几乎不含脂肪酸盐。脂肪酸盐恒定出现在棕色胆色素结石中，其含量的报道达7%～20%，有的报道为12%～67%。

黑色胆色素结石中无游离胆汁酸，而后者存在于棕色胆色素结石中。结合胆汁酸在棕色结石中的含量高于黑色结石。鹅脱氧胆酸是色素型结石中的主要胆汁酸。

在我国，棕色胆色素结石占全部胆囊结石的18.7%，黑色胆色素结石占5.1%，共23.8%，在西欧、北美国家胆囊内的色素结石几乎全是黑色胆色素结石，约占全部胆囊结石的25%。

第二节　"胆色素钙"难溶的化学基础

一、"胆色素钙"难溶的原因

"胆色素钙"难溶的原因有两个，一是胆石中的"胆色素钙"有不同程度的交联，形成了高分子聚合物。$Ca（HBR_2）$和CaBR可溶于乙二氨四乙酸二钠盐溶液，也可被盐酸水解后使其钙离子和UCB（非结合胆红素）分别溶于盐酸和氯仿中。此外，胆石中还有以配位方式与胆红素结合的钙、镁等金属离子及"胆色素钙"的高分子聚合物，它们几乎不溶于各种溶剂。二是胆石中"胆色素钙"是与胆石中的糖蛋白结合在一起的，这使其更难溶解。这也是直接灌注药物溶石困难的原因。

二、什么是溶度积原理

难溶化合物的沉淀过程和溶解过程处于动态平衡中。描述这一动态平衡规律的称溶度积原理。

色素胆结石中含钙的难溶化合物，除了"胆红素钙"以外，还有碳酸钙、磷酸钙和脂肪酸钙等。糖蛋白也是与钙或"胆色素钙"结合才形成难溶化合物，这些难溶化合物，在胆汁中存在的形式与其在胆石中存在的形式不同。在胆汁中，分别以组成这些难溶化合物的正离子（M^{n+}）（如 Ca^{2+}）或其他金属离子和负离子（A^{m-}）（如 HBR^-、$BR2^-$、$R-COO-$ 等）的形式出现，均为液相；在胆石中，则以难溶化合物的分子形式存在，为固相。正常情况下，难溶化合物的沉淀过程和溶解过程处于动态平衡中。描述这一动态平衡规律的就是溶度积原理的核心内容。

三、什么是 K′sp

难溶化合物中的正离子（M^{n+}）和负离子（A^{m-}），在温度和离子强度等条件保持恒定的情况下，沉淀和溶解过程达到平衡后，溶液中的离子浓度积，即难溶化合物中的正离子（M^{n+}）和负离子（A^{m-}）的乘积为一个常数，用 K′sp 表示，即沉淀和溶解达到平衡状态。

如果溶液中的离子浓度积大于 K′sp，则该难溶化合物的溶液过饱和，此时会有沉淀产生，从而使 $[M^{n+}]^m \cdot [A^{m-}]^n$ 的浓度积下降，直到 $[M^{n+}]^m \cdot [A^{m-}]^n$ 的乘积与 K′sp 相等，达到新的平衡为止。反之，当离子浓度积小于 K′sp 时，溶液不饱和，部分沉淀溶解 M^{n+} 和 A^{m-} 的浓度随之上升，直到 $[M^{n+}]^m \cdot [A^{m-}]^n A = K′sp$ 为止。

由于 K′sp 对化学反应的条件极为敏感，溶液的 pH 或溶液其他成分（如胆汁中的胆汁酸盐）的含量改变后，K′sp 也随之改变。例如，β-G 的作用是使胆汁中的结合胆红素水解为非结合胆红素，这将使 UCB 浓度升高 $[Ca^{2+}]$ 与负离子浓度积必将随之上升，当其超过"胆红素钙"的 K′sp 后，就会生成沉淀，促进结石形成。胆石中的糖蛋白是与"胆红素钙"紧密结合在一起的。这种结合阻止了胆红素钙的再溶解，迫使"胆红素钙"的沉淀—溶解平衡向着沉淀生成的方向进行。

四、胆汁酸盐防止色素结石形成机制

各种胆汁酸盐都能与胆汁中的钙结合成可溶物而降低钙离子的浓度。尽管总钙浓度没有改变，但因在溶度积原理中起作用的是钙离子浓度而不是总钙浓度。因此，胆汁酸盐在胆汁中的浓度升高，可通过降低钙离子浓度而防止或减少"胆红素钙"、脂肪酸钙、磷酸钙、碳酸钙、糖蛋白与钙的化合物等沉淀生成。反之，胆汁中胆汁酸盐的浓度降低，将使胆汁中的钙离子浓度和钙离子在总钙中所占的比例都升高，这就为上述各种含钙的难溶化合物生成沉淀创造条件。此外，胆汁酸盐能够帮助 UCB 在水（胆汁）中溶解，是因为 UCB 可与胆汁酸盐的极性表面结合或进入胆汁酸盐"微胶粒"的疏水中心，也就是胆汁酸盐与 UCB 结合成可溶物的结果。这种结合也将使胆红素酸离子（HBR^- 或 BR^{2-}）的浓度降低。可见胆汁酸盐对"胆红素钙"的正、负离子都有影响，既能使钙离子浓度降低又能使 UCB 离子浓度降低。因此它是胆汁中防止色素结石形成重要生理成分。

五、胆汁 pH 促进成石的机制

胆汁的 pH 升高将分别提高钙盐负离子（CO_3^{2-}/H_2CO_3、PO_4^{3-}/H_3PO_4、$R-COO^-/R-COOH$ 和 HBR^-/H_2Br 或 BR^{2-}/H_2Br）的比值，显然这有利于生成相应的钙盐而沉淀。pH 升高还能促使结合胆红素水解为 UCB。因此，pH 升高是促进成石的因素。

第三节　感染与棕色胆色素结石的关系

反复胆道感染是棕色胆色素结石形成必不可少的诱因。感染胆汁中的细菌，包括需氧菌和厌氧菌，能产生 β-萄糖醛酸苷酶（β-G）和磷脂酶 A_1。β-G 使胆汁中的结合胆红素水解为 UCB，可导致"胆红素钙"过饱和而沉淀。磷脂酶 A_1 水解释放的是与甘油的第 1 位碳原子上的脂肪酸通常是饱和脂肪酸，包括棕榈酸（十六烷酸，软脂酸）和硬脂酸（十八烷酸）。因此棕榈酸钙或硬脂酸钙是棕色胆色素结石必有的重要成分，而黑色胆色素结石生成于无感染的胆汁中。磷脂水解释放出的溶血磷脂有促进胆汁中的"泡"融合的作用。"泡"的融合是胆固醇单水结晶析出的前奏，这可能是棕色胆色素结石中胆固醇和磷脂的来源。感染胆汁中的厌氧菌还能产生使结合胆汁酸水解为游离胆汁酸的酶。游离胆汁酸，特别是二羟基胆汁酸在一定的温度范围内也可以生成钙盐沉淀，这可能是棕色胆色素结石中含有游离胆汁酸而黑色胆色素结石则不含有的原因。胆道感染还使胆道黏膜分泌大量的糖蛋白，糖蛋白是上述各种沉淀凝聚在一起形成结石的基质。感染性炎症也是自由基的重要来源，自由基促使"胆红素钙"沉淀生成，使胆道上皮分泌更多的糖蛋白。目前对糖蛋白和自由基在胆石形成中的作用了解得还很不具体。

第四节　黑色胆色素结石形成的因素

黑色胆色素结石形成的因素包括溶血性贫血、肝硬化、慢性酒精中毒等。

黑色胆色素结石发生在无感染的胆囊中。是区别于棕色胆色素结石的重要临床特征，也决定了两类色素结石化学成分的差别。黑色胆色素结石患者胆汁中。"胆红素钙"过饱和与细菌性 β-G 活性增强无关，组织原性 β-G（来自肝细胞或胆道上皮）活性增强也未得到实验支持。溶血性贫血患者中胆囊内黑色胆色素结石的发病率高于正常人。这类患者因红细胞破坏增加，经胆汁排泄的胆红素增加，其中的 UCB 也增多。这是黑色胆色素结石胆汁中"胆红素钙"超饱和的原因之一。但是溶血性贫血患者远不如黑色胆色素结石患者那样多见。除溶血性贫血之外必然还另有原因。

尸体解剖的资料表明，肝硬化患者合并胆结石的发病率为 29.4%（69/235），无肝硬化患者为 11.1%（517/4660）；色胆素结石在胆石病例中的比例，有肝硬化者为 66.2%，无肝硬化者为 17.8%。（Buchier，1969 年）。另一组尸检资料（Nicholas，1972 年）有肝硬化患者胆石患病率为 28.4%（71/250），无肝硬化患者为 15.8%（337/2127）。Schwesinger 于 1985 年报告 123 例手术取出的胆囊结石中色素结石所占的百分比，有肝硬化者为 79%（11/14），无肝硬化者为 25.7%（28/109）。以上资料表明肝硬化患者胆石患病率为无肝硬化者的 2～3 倍。肝硬化患者的胆石中 2/3 以上为色素结石，无肝硬化者约为 1/4。对肝硬化患者脂类代谢的观察表明，其胆酸池约为正常对照值的一半；胆汁中的胆汁酸浓度约为对照值的 1/6，卵磷脂约为对照值的 1/4，但因胆汁中胆固醇的浓度更低，约为对照值的 1/8。因此，肝硬化患者胆汁中胆固醇仍处于非饱和状态，胆固醇性结石并不多见，仅占肝硬化合并胆石患者的 0～6%。肝硬化患者胆汁中胆汁酸浓度的大幅度下降，势必大大削弱其将离子状态的钙和 UCB 转化为结合状态而降低胆汁中钙离子和胆红素离子的能力，结果 $[Ca^{2+}] \cdot [HBR^-]^2$ 或 $[Ca^{2+}] \cdot [BR^{2-}]$ 的离子浓度升高，"胆红素钙"过饱和而沉淀。因此，肝硬化患者的胆囊结石中，胆色素结石多见。近来，Cahalanc 和 Carey 等发现，色素结石患者的胆汁中不含有"泡"，胆固醇处于非饱和状态；而胆固醇结石患者和对照组的胆汁中恒定有"泡"，胆固醇处于超饱和状态；混合"微胶粒"浓度在三组间大致相同。他们推测，"泡"不仅转运胆固醇，也是 Ca^{2+} 和 HBR^- 的转运者，"泡"是否是色素结石和胆固醇结石形成过程中共同的基础，还在研究中。

正常胆汁中有碳酸根、磷酸根和钙离子存在。肝硬化时由于胆汁酸含量的大幅度下降，不能有效地降低胆汁中的钙离子浓度，不能使其与碳酸根或磷酸根的离子浓度处于 K′sp 低的水平，这就为碳酸钙或磷酸钙沉淀的生成提供了条件，这两种钙盐在黑色胆色素结石中的含量可以为零，可以很高，这取决于各个胆汁的差异。由于胆汁无感染，缺少由磷脂水解而来的脂肪酸，故黑色胆色素结石中不含或只有限量的脂肪酸钙。

黑色胆色素结石的另一个重要诱因是慢性酒精中毒。酒精能使经胆汁排出的 UCB（非结合胆红素）和结合胆红素都增加，而且不依赖于肝硬化而独立起作用。在发病过程中的其他作用环节尚待研究。

糖蛋白和其他蛋白在黑色胆色素结石中的含量高于棕色胆色素结石中的含量。自由基的作用也是成石过程中所必须，这些作用的细节也有待进一步研究。

第五节　结石难以溶解的原因

胆结石中有类似纤维蛋白的蛋白物质，即部分未测知的难溶物质存在，可能是结石难以溶解的原因。

人们很早就认识到，单纯胆固醇和胆色素钙盐的沉积并不能形成胆结石，关于胆结石的形成，Womack 认为是先由黏多糖形成网状结构，然后胆固醇结晶和胆色素钙盐沉积在其中，最后形成结石。值得注意的是作者提到胆结石中还有类似纤维蛋白的蛋白物质存在，而最近 Thompson 等的研究表明，成石胆汁中的纤维蛋白溶解抑制含量明显高于正常胆汁，提示我们纤溶系统可能参与了胆结石的形成。胆结石成分研究结果表明，胆结石之所以难溶，正是因为胆结石中有相当部分未测知的难溶物质存在，糖蛋白与难溶物质有着密切关系。胆结石中糖蛋白组成和作用的最终阐明，将为胆结石的预防和溶石治疗提供重要依据。

（莫国贤　钱　刚）

参考文献

［1］祝学光. 胆道的生理与病理［M］//黄志强. 当代胆道外科学. 上海：科学技术文献出版社，1998：85-110.

［2］张圣道. 胆囊胆固醇结石形成机制［M］//黄志强. 当代胆道外科学. 上海：科学技术文献出版社，1998：261-269.

［3］周孝思. 胆囊色素结石形成机制［M］//黄志强. 当代胆道外科学. 上海：科学技术文献出版社，1998：269-273.

第八篇　胆囊胆固醇结石形成机制研究最新进展

2001 年人类基因组工作草图（Working draft）发布。此项成果将推动未来医学技术的发展。二十余年来，人类基因组计划使人类对自身和疾病的认识不断深化，通过基因测序为研究遗传因素在疾病发病机制、诊治和预防等方面打开了一扇大门，为广大患者带来福音。

第一章　回顾胆囊胆固醇结石形成机制的研究成果[1]

在 20 世纪早期，认为胆囊壁炎症是主要发病原因，脱落细胞成为胆囊胆固醇结石的来源。

20 世纪 60 年代至 20 世纪 70 年代 Small Carey 建立了"胆汁胆固醇过饱和"学说，肝脏分泌过量的胆固醇构成最主要的发病因素，是胆囊结石发生的必要条件与胆石形成的基础。胆固醇、胆汁酸、磷脂是胆汁中三种主要的脂质成分。胆固醇不溶于水，胆汁酸具有双亲性，其分子结构既有脂溶性基团，又有水溶性基团，羟基和侧链的数量、形状不同以及溶剂的特性决定胆汁酸的亲水性与疏水性。胆汁酸分子上羟基越多越亲水，如牛磺胆汁酸优于甘氨胆汁酸，石胆酸基本不溶于水。胆盐、卵磷脂、胆固醇混合构成"微胶粒"。1983 年 Somjen 发现卵磷脂、胆固醇形成"泡"的形式，比微胶粒大 10~20 倍，溶解与转运胆固醇能力大于微胶粒。胆固醇在"微胶粒"相和"泡"相之间存在动态平衡，增加胆盐浓度促使泡相胆固醇向微胶粒相转移，降低胆汁成石性；反之降低胆盐浓度，则增加泡相胆固醇浓度，有助于胆固醇结晶成核和析出"泡"。胆囊是胆固醇结晶析出及沉淀发生的主要场所。含有过饱和胆固醇的胆汁是胆固醇沉淀的先决条件。胆汁中的泡相胆固醇（胆固醇单水结晶）才是真正的致石胆固醇，而微胶粒相胆固醇则是起缓冲作用的部分。在各种成核因子的作用及充足的成核时间下，磷脂泡相互融合成复合泡的液晶相并成核析出，最终逐渐凝聚形成肉眼可见的结石。

与钙离子结合后的胆汁酸合成可溶性物，改变了跨膜运输能力，降低游离钙的浓度，故具有防止结石形成的保护作用。胆汁酸合成的能力体现了机体积极控制胆固醇过高的生理功能，是体内维持代谢池稳定的调节者，也是胆固醇经胆汁排泄的主要"助溶"因素，反之胆汁酸分子疏水性越强，不溶于水的胆固醇越易沉淀成石已成共识（祝学光教授在 1998 年《当代胆道外科学》胆汁酸代谢章节 P92~P99 已作了详细论述）。

胆汁酸肠肝循环使有限的胆汁酸重复利用，有利于促进脂类的乳化、消化、吸收。反之，腹泻与回肠切除，不仅影响脂类消化吸收，而且胆固醇过饱和，极易形成胆固醇结石。

进展之一，20 世纪 80 年代胆固醇结石的成核概念补充了单纯的胆汁胆固醇过饱和理论；进展之二，胆固醇单水结晶生长融合成石。这两个理论更新使胆固醇结石形成机制进入一个崭新的阶段。认识到胆汁胆固醇结石形成必需具备三个条件：胆汁胆固醇过饱和；胆汁中胆固醇的成核过程异常；胆囊功能异常。再次强调胆囊的运动减弱，胆汁淤滞，胆囊排空障碍（即胆囊解剖学、胆囊动力学、胆汁流变学等异常—本书作者注）成为胆石形成的病理基础。胆囊受神经及体液因素如胆囊收缩素、促胰液素、血管活性肠肽等调节。

20 世纪 90 年代开始，认识到小肠运动的缓慢，使疏水性胆汁——脱氧胆酸的含量增加（一种致石性胆酸）成为胆石形成的危险因素[2]。

20 世纪末，胆石形成开始基因研究。它的里程碑研究是，Paigen 和 Carey 小组发现小鼠胆石模型至少有 2 个基因与环节与胆石症连锁，其中之一位于 2 号染色体的 D2 Mit11 和 D2 Mit66 之间，命名为 Lith 1 基因。随后的研究相继发现小鼠 4、6、9、10、17、19 和 X 等染色体上存在胆石症性连锁位点，这些结果同时也表示，与高血压、糖尿病一样，胆石症是一个多基因相关联的疾病。Lammert 等综合了 45 个六大类功能的一组胆石症候选基因，其中绝大多数和脂代谢调节相关，在小鼠模型和人类染色体相继得到定位[3]。

第二章　21 世纪初胆囊结石成石机制的研究

本章节将初步综述国内外 21 世纪初成石机制研究的进展。

21 世纪初人类胆结石的基因研究进入了快车道，世界各国研究集中在六个方面：一是胆石症的遗传和环境因素基因研究。二是从人体内部探索胆固醇结石发病的成因。胆汁中胆固醇过饱和是基础，胆道运动功能失调是条件，胆汁中促/抑成核因子失平衡是关键。21 世纪初期从基因角度来研究显示肝脏、小肠和胆囊三个脏器的代谢异常，表明胆固醇代谢在胆石患者发生病理过程中的重要作用；肝脏分泌胆汁，是胆汁胆固醇代谢异常的起点；小肠作为胆汁消化食物的部位，也是肠道胆固醇重吸收的部位，同样影响胆汁胆固醇含量；胆囊储存胆汁，是形成胆固醇过饱和胆汁及成石的部位；胆囊的收缩与排空功能异常，肝胆肠循环是对成石的调节。因此，不同部位都可能发生代谢紊乱。三是促成核因子的研究。四是细菌感染与结石。五是脂肪细胞因子。六是线粒体在成石中的影响因素。本章对已进行的研究从六个方面给予扼要综述。

第一节　流行病学研究胆石症的遗传和环境因素

20 世纪早期，有学者注意到胆囊结石患者具家族史特点。1999 年，Duggirala 等使用家谱资料研究墨西哥裔美国人 32 个家族有症状胆结石的遗传易感性，评估了遗传率为（44±18）%。另一项美国的家族研究分析了 358 个家族中的 1038 例，计算出有症状的胆石症的遗传率为（29±14）%。Carey 推测印第安人具有多个"节俭（thrifty）"基因，并且认为节俭基因可能就是印第安人的致石基因。国内杨松等报道江苏宜兴 317 个家系的胆石症遗传度为 22%[4]。费健等[5]对 93 个家系，333 位家系人员遗传特征的初步研究指出，这组患胆石症总发病率 54%，是正常人的近 10 倍。秦俭等[6]对该家系四代共 113 人进行问卷调查、体格检查及实验室检查。发现该家系胆石症具有明显家族聚集性，符合常染色体显性遗传特点；性别、肥胖、高血压和高血脂病史是该家系的危险因素。

Katsika 等[7]对出生于 1900—1958 年的 43141 对瑞典双胞胎进行统计学分析，发现单卵性双胎发生症状性胆囊结石的一致率为 15%~29%，双卵性双胎为 10%~15%，而且没有性别差异。他们统计得出在症状性胆囊结石的发病因素中，遗传因素占 25%，独立的环境因素占 62%，共同环境因素占 13%。这些研究表明，胆囊结石是多种未确定基因同环境因素相互复杂作用所导致的。

人类胆石患者表现出很强的遗传特性。采用单核苷酸多态性的相关研究和全基因组扫描来研究人类 LITH 基因提示，APOE、APOB、LDLR、CYP7A1、CETP、ABCG5、ABCG8、ABCB11、LXRα 等基因的 SNP 和胆石患者具有一定联系。然而在不同人群中的研究结果并不一致。

1995 年 Paigen B 与 Carey[8]等通过对胆石易感小鼠的研究，发现 2 号染色体上存在一个易感基因，命名为 Lith1 基因，开始了胆固醇结石病在遗传基础方面的研究。实验中发现，在易成石小鼠和抗成石小鼠的子代中，135 个子代小鼠中 102 个形成胆石，成石与未成石之比为 3:1，胆石症具有显性遗传性状。随后的研究中，又发现小鼠的 6、7、8、10、19 和 X 染色体上存在胆囊结石病性状连锁位点，提示胆石症为多基因遗传。Wang 等[9]采用数量性状定位法对胆石易感基因小鼠 57akx1/j 和抗胆石症小鼠 akr/j 研究，也报道 Lith1 基因，定位于小鼠 2 号染色体。Lammert 等[10]发现另 2 个 Lith 基因，分别是定位于小鼠 17 号染色体 Lith3 基因，定位于 15 号染色体的黏蛋白基因。Wittenburg 等[11]通过动物模型研究，小鼠

9 号染色体上亦发现一个位点，通过基因之间的相互作用影响胆固醇结石的形成，命名为 *Lith5* 基因。上海交通大学医学院附属瑞金医院[6]定位研究 12 个胆石患者家系发现 3、4、9 和 11 染色体存在与胆石症相关的候选基因。

以上这些结果进一步证实，遗传因素在胆石症发生中具有一定的作用。胆石症也是多基因遗传疾病，存在明显的家族聚集性，具有常染色体显性遗传和延迟遗传的特点，与代谢相关的多基因疾病关系密切。在不同人群之间的成石易感基因可能存在差异，具有相当的复杂性。给研究带来很大困难，通过不同的成石关键基因，可以导致相似的病理生理改变，所谓殊途同归的形式，而导致胆石形成，出现共同的临床表现：即胆石症及其相关并发症。

第二节　肝脏基因表达研究

研究胆石症患者的肝脏基因表达，发现有三类基因表达异常升高。①肝脏三磷酸酰苷结合盒表达增加。②肝脏 X 受体 α 表达增加。③肝脏高密度脂蛋白 – B1 型清道夫受体的基因表达和蛋白表达增加。肝脏三磷酸酰苷结合盒是胆小管侧膜胆固醇转运蛋白，负责肝脏胆固醇转运到胆汁；LXRα 是核受体之一，转录调节 ABCG5/ABCG8 基因的表达。SRB1 则是胆固醇逆转运的重要载体，摄取血液胆固醇入肝细胞。对肝脏胆固醇代谢相关基因的研究结果显示肝脏胆固醇代谢异常的整个轮廓：胆石患者通过 SRB1 摄取胆固醇进入肝脏，在核受体 LXRα 作用下 ABCG5/ABCG8 将胆固醇转运入胆汁。肝脏胆固醇的转运链作用增强，从而产生胆汁胆固醇过饱和。

一、肝脏胆固醇

肝脏胆固醇来自肝外组织的逆向转运，是指胆固醇由肝外组织进入肝细胞。

1. SRB1（肝脏高密度脂蛋白受体 – B1 型清道夫受体）（B 族清除受体）属于 CD36 基因家族，小肠的 SRB1 主要表达在刷状膜上缘，Kozarsky[12]等发现并第一个在分子水平上确定的 HDL 受体 Sr-b1，也是迄今发现的唯一细胞表面高密度脂蛋白（high density lipoprotein，HDL）受体，由于基因上调在胆管上皮的过度表达导致 HDL 在胆汁中胆固醇浓度明显增高。HDL 是胆汁内胆固醇的主要来源。Bietrix 等[13]发现小肠 SRB1 过度表达能明显增加饲料胆固醇和三酰甘油的吸收。SRB1 缺失时其他转运体能代偿其胆固醇的吸收作用。体外实验还支持 SRB1 参与三酰甘油的吸收。

上海交通大学医学院附属瑞金医院与瑞典 Karolinska 研究院合作探索基因表达发现[14]，胆石症患者胆汁胆固醇主要来源于 SRB1 摄取血液高密度脂蛋白胆固醇进入肝脏，在核受体 LXRα 转录调节增强作用下，胆固醇转运蛋白 ABCG5/G8 功能上调，将胆固醇大量转运入胆汁，使肝脏向胆汁分泌过多胆固醇，（涉及肝脏胆固醇转移异常，而磷脂、胆汁酸含量无明显改变）形成胆固醇过饱和胆汁，在胆囊易于形成胆固醇单水结晶，最终形成结石。过饱和胆汁的胆固醇不是来源于胆固醇合成的增加，也非胆固醇分解为胆汁酸的减少，而可能涉及肝脏胆固醇的转运异常。这三个基因的异常表达向我们揭示胆汁过饱和及胆固醇来源的轮廓，成为胆石发生的起源。

中国科学院资助项目胡海等[15]对"胆固醇结石患者肝脏 SRB1 及其转录调节因子 LRH-1 基因表达的研究"，显示胆石组 SRB1 基因 mRNA 表达量及 LRH-1 表达与对照组比较均显著增高（2.48 ± 0.44 比 1.00 ± 0.23，$P < 0.05$），结论：肝脏 LRH-1、SRB1 表达增高，参与了胆固醇过饱和胆汁形成，并促进了胆固醇结石形成。

在 SRB1 基因缺陷的小鼠[16]，血浆胆固醇水平升高，而胆汁胆固醇的分泌减少。SRB1 基因已经被认为是胆囊胆固醇结石发病的重要候选致石基因。肝内存在的碳末端结合调节蛋白（C-terminal linking and modulating protein，CLAMP 或 PDZK1），通过调控 SRB1 的稳定性和活性，也参与了胆汁胆固醇分泌的调节[17]。姜翀弋[18]实验提示女性胆石症患者 SRB1 基因 mRNA 表达较对照组升高 172%，提示 SRB1 在女性胆石症胆固醇吸收过程中起更重要的作用。

2. ABCA1 主要参与将外周组织过多的胆固醇转运到肝脏。它将胆固醇转运至 ApoA1 形成高密度脂蛋白，作为 HDL 的主要结构蛋白，是直接参与 HDL 的成熟及胆固醇逆向转运的主要载体。两种核受体作为转录因子调节了 ABCA1 在小肠细胞的表达，分别为肝 X 受体（liver X receptor，LXR）与金合欢醇 X 受体（farnesoid X receptor，FXR）。Repa 等[19]的研究发现，饲以维甲类受体（retinoid X receptor，RXR）激动剂的小鼠，通过 LXR 与 RXR 形成的二聚体，可以有效地诱导 ABCA1 在小肠细胞上的表达，从而降低胆固醇的吸收。LXR、RXR、FXR 等核受体的药理研究可能为预防和治疗胆石症提供一个新的方向。

3. Caveolin-1 是细胞膜内富含胆固醇和鞘磷脂的小窝的主要组成蛋白，也是胆固醇转运过程中伴随蛋白/胆固醇复合物的重要组成部分。Caveolin-1 基因的转录受到胆固醇调节元件结合蛋白的调节，当胞内胆固醇浓度高时，通过此途径活化 Caveolin-1 基因转录。研究发现结石易患 C57L 小鼠胞膜 Caveolin-1 水平升高，这可能提示其在胆道胆固醇高分泌中起作用[20]。但到目前为止对于 Caveolin-1 在胆道胆固醇分泌及胆固醇结石形成中的确切作用仍未见详细报道。

二、转运胆固醇的转运蛋白

被确定属于 ATP 结合盒转运家族，包括 ABCA1、ABCG5/ABCG8。这些转运蛋白可以将胆固醇从小肠细胞内重新泵回肠腔，从而限制了食物胆固醇的吸收。ABCG5/G8 主要在肝细胞和小肠上皮细胞表达。是胆固醇由肝细胞分泌至胆汁的关键转运蛋白，全称三磷酸腺苷结合蛋白（ATP binding cassette，ABC）G5/G8。两者在内质网内相互结合，形成异二聚体，组成完整 ABC 转运体发挥作用。现已明确其定位于质膜和细胞内膜，依赖能量转运胆固醇通过生物膜，负责肝细胞胆小管侧膜分泌胆固醇进入胆汁（跨膜转运），同时也负责小肠细胞刷状缘将胆固醇分泌入肠腔。通过增强胆汁分泌和限制肠道吸收，ABCG5/8 在增加胆固醇排出过程中起关键作用。

1. Graf 等[21]用免疫电子显微镜观察发现，在极性细胞 WIF-B 上，ABCG5 和 ABCG8 共同表达时位于细胞围成管腔的一极，原位杂交发现这些基因产物沿吸收肠段小肠上皮细胞微绒毛排列，提示这两个基因可能在阻止小肠吸收和促进肝脏排泄胆固醇中发挥作用。

2. Yu 等[22]研究发现，将人类 ABCG5、ABCG8 基因转入小鼠中，发现饮食胆固醇吸收减少了 50%，胆汁胆固醇增加了 5 倍以上，粪便中固醇排泄增加了 3 ~ 6 倍。而在 ABCG5、ABCG8 基因敲除的小鼠中，血清胆固醇增加了约 30 倍，胆汁胆固醇浓度极低。

3. Kamisako[23]等给小鼠服用 Diosgenin，发现胆汁中胆固醇的分泌增加，与 ABCG5 和 ABCG8 表达增强对应。

4. Wang Y 等[24]发现，在男性中，ABCG8T400 的 K 等位基因携带者患胆结石的风险是普通基因型的 2.31 倍，ABCG8 基因 T400K 多态性可能与男性胆石症发病有关。男性 K400 携带者的 ABCG8 基因表达增强，伴有低血清三酰甘油和低胆汁磷脂含量，是胆石症的易感基因位点。Grunhage[25]也证实 ABCG819H 等位基因携带者男性胆结石发生的风险增加。最近发现 ABCG5 基因 604Q 携带者与 ABCG8 D19H 多态性增加胆囊结石风险，且独立于年龄、性别和体重指数[26]。

5. ABCG5 和 ABCG8 在植物固醇血症中突变，造成小肠高固醇吸收率和肝脏低固醇排泄率[27]。

三、肝细胞同时存在两个核受体

一个肝 X 受体（liver X receptor，LXR）也称作氧甾醇受体，主要表达在肝、肠。ABCG5 和 ABCG8 受 LXR 调控，LXR 活性增强时，胆固醇发生逆转运，肝脏胆固醇发生分解代谢，导致胆汁胆固醇含量升高，具有促成石作用。动物实验证明 LXRs 激动剂使小鼠腹腔巨噬细胞 ABCA1 表达升高，增强胆固醇逆转运；并提高肝脏 ABCG5，ABCG8 表达，导致胆汁胆固醇含量升高，具有促成石作用。LXR 基因敲除动物实验进一步证实，胆固醇饲料无法通过激活 LXRα 上调 ABCG5/ABCG8 基因并向胆汁分泌或上调 CYP7A1 转化为胆汁酸，过多的胆固醇则经 ACAT2 酶转化为胆固醇酯积蓄在肝脏。该研究[28]结果提示人类肝脏 LRH-1 及其调控的 ABCG5/8 的表达增高与胆囊胆固醇结石形成有关。同时王蕾等[29]体外实验也得到相应的结果：采用 LXRα 的 RNA 干扰和 LXRα 激动剂 T0901317 的细胞实验都显示 LXRα 调节人类肝细胞 ABCG8、ABCA1、ABCG1、SRBI 基因的表达。姜翀弋等[30]对肝脏 X 受体对小鼠胆汁脂质成分与胆固醇代谢基因表达的影响研究，结果：实验鼠使用肝脏 X 受体激活剂 T0901317，使肝脏 X 受体激活，腹腔巨噬细胞 ABCA1 表达增强，导致胆固醇逆转运增强，肝脏摄取的过多，胆固醇通过胆汁清除，导致胆汁胆固醇含量升高（$P < 0.05$）。结论：提示肝脏 X 受体在胆石症发生中有重要作用。

杨士勇[31]对胆固醇结石患者和对照组进行测定胆石胆固醇成分及血清脂类成分及实时定量 PCR 法测定肝脏 LRH-1、FXR、SXR 及 LXRα 基因的表达量，结论是人类肝脏 LRH-1 的表达增高与胆囊胆固醇结石形成有关。

另一个核受体 FXR 调节胆汁酸的代谢，内容详见本章胆汁酸代谢。

四、SCP2

作为胆固醇代谢的调节因子，参与了胆固醇的生物合成和胆固醇向胆汁酸、胆固醇酯及类固醇激素的转化；另外作为胆固醇转运器，参与细胞内质网胆固醇的转运，并能将肝脏新合成的胆固醇直接从内质网快速转运至胆汁，促进成石性胆汁的分泌及结石的形成。在胆固醇结石患者中，SCP2 能通过抑制 C7H 活性，减少胆固醇酯的生成，促进胆汁胆固醇过饱和[32]。在新合成的胆固醇转运至胆汁的过程中是必不可少的[33]。在结石易患鼠中 SCP2 参与了胆汁胆固醇的高分泌，促进了胆固醇结石的形成[34]。动物模型观察到在结石形成过程中 SCP2 表达水平升高[35]。胆汁胆固醇分泌增加时，SCP2 mRNA 转录增多，故推测肝细胞通过某一转录前机制特异地调节 SCP2 基因表达。SCP2 基因表达的变化可能在胆固醇代谢中起显著作用，该基因的过度表达可加快胆固醇循环次数，抑制胆固醇酯的生成和高密度脂蛋白胆固醇的分泌。Fuchs 等[36]观察到在结石易患鼠中 SCP2 mRNA 含量与 SCP2 含量同步升高现象，认为是 SCP2 DNA 转录的上调导致了 SCP2 含量的增多，从而促进了胆固醇结石的形成。腺病毒介导的 SCP2 基因转染小鼠使肝脏蛋白水平提高了 8 倍，同时观察到肝脏胆固醇和胆汁胆固醇浓度升高，胆汁酸分泌和小肠重吸收胆固醇增多[37]。

五、MTTP

是一种细胞内脂类转运蛋白，主要分布于肝脏和小肠细胞的内质网。主要转运胆固醇酯、三酰甘油中性脂类和磷脂。对于乳糜微粒的产生是必需的。转运胆固醇酯、三酰甘油的速度相当，而转运磷脂卵磷脂仅为前者 5%。MTTP 缺失会导致常染色体遗传性疾病、前 β - 脂蛋白缺乏症。血清中几乎不含 ApoB。在智利人群，胆石患者肝脏微粒体三酰甘油转运蛋白活性和表达增强，MTPP 基因敲除小鼠则具有抗成石性。其他相关基因：意大利胆石患者还显示过氧化物酶体增殖物激活受体 γ 辅激活因子 1α 表达降低。中国胆石患者，核受体肝细胞核因子 4A 表达增加，该基因表达和 ABCG5、ABCG8 及 RSB1 表达均有相关性。体外研究显示，NHF4A 参与对 SRB1 的调节，而在 ABCG5，ABCG8 基因的启动子区域尚未发现 HNF4A 的转录调控位点，可能和 LXR 一样，通过其内含子发挥其调控作用[38]。

六、LDL

受体活性增高，可使脂蛋白介导胆固醇转运至肝细胞增多；3 - 羟 - 3 - 甲戊二酸单酰辅酶 A 还原酶为肝脏合成胆固醇的限速酶，如活性增高，则肝脏合成胆固醇增多，引起胆汁中胆固醇饱和度增高。

Shoda 研究[39]发现胆石症患者体内 HMG CoA 还原酶、LDL 受体活性比一般人群高，推测可能由于基因水平的上调引起。

LDL 和 LDLR 虽然参与胆固醇代谢，但目前的研究表明 LDL 源性胆固醇并不是胆道胆固醇分泌的主要来源，因此 LDL 和 LDLR 并不是胆囊胆固醇结石的研究重点。Fcng D[40]对 LDL 受体等位基因多态性研究表明，胆结石患者的 C 等位基因频率要高于对照组，BB 基因明显偏低，而 CC 和 BC 基因型胆石患者组要高于对照组。

第三节　小肠黏膜胆固醇摄取相关基因的表达

一、体内胆固醇主要来源于自身合成和食物吸收两部分

机体 20%~25% 胆固醇由肝脏合成，小肠是食物吸收的部位，胆固醇的摄取主要在十二指肠和空肠上段。饮食中摄入过多的胆固醇以及高热量食物，过多的多价不饱和脂肪酸，胆汁排泄中的胆固醇显然增多。如高脂血症、代谢综合征者，必然增加胆固醇的过饱和，导致胆石症发生率的增高。

二、NPC1L1

主要负责小肠黏膜摄取和转运胆固醇的蛋白，近年国际上小肠吸收胆固醇的研究取得了突破性的进展。在该领域最新研究的基础上，上海交通大学医学院附属瑞金医院测定空肠与胆固醇吸收相关基因表达，结果发现胆石症患者空肠黏膜胆固醇转运蛋白—Niemann-PickC1 样蛋白 1 表达增加，小肠细胞主动摄取胆固醇是由细胞顶端膜片上尼曼匹克 C1 样蛋白 1 完成，后者为肠腔胆固醇的受者。采用药物 Ezetimibe 抑制小鼠 NPC1L1 蛋白，或敲除 Acat2，或敲除 Apob48 基因，均能降低小肠细胞主动摄取和转运胆固醇，从而防止胆囊结石的发生。对胆石患者小肠胆固醇转运的研究显示，抑制小肠胆固醇摄取有可能调节胆汁胆固醇含量，成为防治胆囊结石的又一途径[41]。

韩天权的研究提示女性胆石症患者肝脏 NPC1L1 表达下调导致肝脏重吸收胆汁胆固醇减少，是引起胆汁胆固醇过饱和的又一因素[42]。

姜翀弋等[43]将包括 10 例胆囊结石患者和 7 例无胆石症的作对照。实时定量 PCR 法测定近段空肠黏膜胆固醇吸收相关基因 mRNA 的表达量。结果女性胆石症患者近段空肠黏膜 SRB1、ABCG5、ABCG8 基因 mRNA 表达升高，而 NPC1L1 表达与对照初步无统计学差异。表明女性胆石症患者的近端空肠 SRB1 作为胆固醇摄取拮抗因子 ABCG5 与 ABCG8 上调导致胆固醇的丢失，维持胆固醇吸收稳定。SRB1 在摄取胆固醇的同时，还兼具吸收三酰甘油的作用，虽然胆固醇酯化过程中的关键酶 ACAT2 基因表达未有明显差异，但参与乳糜粒组装的 MTPP 在女性中显著升高。女性胆石患者胆固醇相关基因表达的这一特点有望为新的抗血脂药物开发提供新的作用靶点。本实验显示胆石症患者小肠胆固醇吸收相关基因表达差异不是胆石症发生的主要遗传因素。

三、胆固醇酯化酶 ACAT2

被摄取进入小肠上皮细胞的胆固醇都以游离形式存在。胆固醇进一步被组装形成乳糜微粒前需要先被 ACAT 在内质网酯化，酯化后有利于胆固醇吸收。胆固醇酯化酶——乙酰辅酶 A，胆固醇转乙酰基酶 2 表达增加，80% 的游离胆固醇经乙酰辅酶 A，胆固醇转乙酰酶 2 转化成胆固醇酯，与三酰甘油以及 ApoB48 蛋白一起包被成乳糜微粒后摄入体内，少量游离胆固醇经小肠基底侧膜 ABCA1 蛋白直接分泌到血浆形成 HDL。因此，胆石症患者空肠黏膜胆固醇转运蛋白——Niemann—PickC1 样蛋白 1 表达增加，胆固醇酯化酶——乙酰辅酶 A，胆固醇转乙酰基酶 2 表达增加，提示胆石症患者小肠黏膜增强摄取肠腔内

游离胆固醇,同时在细胞内,增加游离胆固醇向酯化胆固醇的转化,最终使胆固醇摄入体内的数量大幅度增加,成为胆石症发生的第二个代谢因素。ACAT 基因有 2 个,ACTA1 和 ACTA2。ACTA2 主要在人类小肠表达。在人体,小肠 ACAT2 活性相当于肝脏的近 40 倍。就小肠黏膜而言,人体 ACAT2 活性与小鼠相似。Buhman 等[44]发现,Acat2 基因敲除的小鼠,使小肠 ACAT2 酶的活性丧失,小肠的胆固醇摄取降低 85%,具有预防胆石症发生的作用。

Temel[45]实验发现单独敲除 ACTA1 基因,胆固醇吸收未受明显抑制,单独敲除 ACTA2 基因,胆固醇吸收也未受明显抑制,但 ACTA1mRNA 水平升高 3 倍。若同时敲除 2 个基因,则胆固醇吸收明显减少。并伴随肝脏和胆汁胆固醇水平的下降。Brown JM 提出[46],如果采用 ACAT2 基因的反义寡核苷,仅特异性降低小鼠肝脏 ACAT2 活性,而不影响小肠 ACAT2 活性,并不能降低小肠对胆固醇的摄取以及胆汁胆固醇含量,因此唯有特异性抑制 ACAT2 活性才能降低小肠胆固醇摄取,继而降低胆汁胆固醇饱和度。

四、小肠是体内影响胆固醇代谢的另一个器官

胆固醇不溶于水,需要与胆汁酸和磷脂在小肠肠腔内形成乳糜微粒,绝大多数摄入细胞的游离胆固醇经乙酰辅酶 A∶胆固醇乙酰转移酶 2 的催化与游离脂肪酸形成胆固醇酯,然后在微粒体上,经三酰甘油转运蛋白的作用与三酰甘油,载脂蛋白 ApoB48 一起形成乳糜粒,分泌到乳糜池。小肠摄取的胆固醇 85% 以上为乳糜微粒的形式。通常游离的胆固醇向小肠细胞提供胆固醇,少部分直接经 ABCA1 转运与 ApoA1 形成前 - β - 高密度脂蛋白。细胞内的游离胆固醇也可在顶端腹侧转运蛋白 ABCG5／ABCG8 排放到肠腔。因此,抑制小肠细胞对胆固醇的摄入;胆固醇酯化;及乳糜微粒的形成的三个途径都可实现对胆石症预防。不同的胆汁酸的疏水性与亲水性不同,以及胆汁酸池容易影响该环节,是小肠胆固醇摄取的两个重要因素。胆固醇 12α-羟化酶(cholesterol 12α-hydroxylase,CYP8B1)是肝脏合成 CA 的关键酶,其活性可调控 CA 在总胆汁酸中的比例。CA 由于其甾醇骨架 3、7、12 位置的三个 α 羟基,对胆固醇的摄取有促进作用。如果小鼠敲除肝脏胆固醇 12α - 羟化酶基因,疏水性较强的 β - 鼠胆酸替代 CA,降低了肠腔中胆固醇的溶解性,使小肠胆固醇摄取率降低 50%。胆固醇饲料喂养时,胆汁胆固醇饱和度显著低于野生型小鼠,同时还有预防胆固醇结晶形成的作用。补充 CA 则可恢复对胆固醇的摄取能力。载脂蛋白 APOB48 仅在肠道合成并参与胆固醇摄取,该基因敲除的小鼠,由于降低肠道胆固醇摄取,即使致石饲料喂养也不形成结石,说明降低肠道胆固醇摄取具有预防结石形成的作用。这也充分说明小肠吸收胆固醇对胆结石形成的重要作用[47]。

五、载脂蛋白在胆固醇结石形成的作用

载脂蛋白包括 ApoA I、ApoA II、ApoB、ApoJ 等。成熟 CM 包括 ApoC、ApoE、ApoB 及 LPL 等成分。

1. ApoA I 是 HDL 的主要成分,在胆固醇逆转中起重要作用。Tao 等研究[48]发现 ApoAI 能够稳定磷脂泡单层结构,从而抑制成核,是一种抗成核因子。

2. ApoB 是乳糜微粒及 LDL 的主要成分。韩天权团队所广军[49]、顾建平等[50]分别报告论文,研究发现中国胆固醇结石患者中 ApoB 基因携带突变的 X + 等位基因的频率明显增加,是胆固醇结石病的易感基因。Kurzawski[51]在研究 ApoB 基因(T2488T 和 E4154K)多态性与结石关系时发现,4154G 等位基因与胆石症有关,与 4154GG 纯合子相比,4154AA 纯合子(OR = 0.25,$P = 0.009$)和杂合子个体(OR = 0.63,$P = 0.03$)胆石形成风险减少,而 2488C-4154A 单体型则是抗胆石症保护因素($P = 0.04$)但 Fischer 等[52]研究却表明 ApoE 基因多态性与胆石形成无关。

3. 谈永飞,杨松等 ApoB 基因研究[53]提示胆石症发生与 ApoB 基因 Xba I、EcoR I 位点多态性存在关联,X + 和 E - 等位基因的变异影响脂质代谢,从而有利于胆石的形成,XbaI X +、EcoRI E - 等位基因可能为胆石症的易感基因。

4. Wang 等[54]对敲除 ApoB100 和 ApoB48 的小鼠进行了比较。结果发现丧失的 ApoB48 的小鼠对胆固醇的摄取率降低。乳糜微粒合成及其携带入体内的胆固醇减少。

5. ApoE 是 VLDL 的主要成分，并部分参与组成乳糜粒及 HDL，由其介导与肝细胞表面 LDLR 的结合，是肝细胞摄取胆固醇的重要方式之一。

人类 ApoE 有三个等位基因，ε4 基因型因其对应的 ApoE 与 LDLR 的结合力高，明显增加了肝细胞对胆固醇的吸收，故目前认为 ApoE ε4 表型是胆固醇结石的高危人群，而 ε2 基因型携带者被认为是胆固醇结石的低危人群。

费健等[55]研究 ApoE 基因型对血脂水平有着不同的影响，总体上看，E2/x（ApoE2/2、Apo E2/3）基因型者的血清 TG 和 HDLC 显著升高，LDLC 显著降低（$P < 0.05$）；而 F4/x 基因型者的 TC、LDLC、Apo B 以及 Apo E 均显著升高，HDLC、ApoA I 显著降低（$P < 0.05$）。结论：ε4 等位基因可能是胆石症的易感基因。Jiang ZY[56]和 Juzyszyn Z[57]，研究发现 ApoE 基因 ε2 及 ε4 与胆固醇结石形成没有明显关系。

胆囊是储存胆汁的器官。正常胆囊具有转运胆囊胆汁胆固醇的能力，在一定程度上调节胆汁胆固醇含量，降低胆固醇饱和度。Corradini SG[58]通过离体的人胆囊模型表明，胆石患者的胆囊失去调节胆汁胆固醇溶解度的能力，胆囊上皮细胞选择性吸收胆汁胆固醇和磷脂的能力减弱。他还用不同脂蛋白灌注胆囊的试验表明，HDL 能促进胆囊上皮吸收胆汁胆固醇，减少胆囊壁胆固醇的积聚。Lee DK 等[59]认为胆囊上皮不仅有主动吸收、分泌和改变胆汁成分的功能，而且能感受胆汁化学成分和其他化学信号的改变并做出调整。胆石患者这种作用可能减弱。

上海交通大学医学院附属瑞金医院[60]测定胆囊胆固醇结石患者的胆囊黏膜相关基因表达，发现人体胆囊黏膜与肝脏和小肠组织一样，也有胆固醇转运蛋白 ABCG5/ABCG8 的表达，且这 2 个蛋白之间的表达具有显著的相关性；同时显示，胆石组患者胆囊黏膜组织 ABCG5/ABCG8 基因表达较正常人升高 2 倍。研究结果显示胆石组患者胆囊黏膜细胞的胆固醇转运蛋白 ABCG5/ABCG8 增加，可能促进胆固醇从胆囊黏膜细胞向胆囊腔的转运，从而限制胆囊上皮对胆固醇的吸收，减弱或丧失正常胆囊黏膜对胆汁胆固醇饱和度的缓解作用，病理性加重胆汁胆固醇过饱和。其黏膜具有类似小肠的绒毛样结构。研究发现，在小肠表达的基因，如与胆固醇代谢相关的 NPC1L1、ABCG5/ABCG8、ABCA1、ABCG1、SRB1 参与胆汁酸摄取的蛋白—细胞顶端膜侧钠依赖的胆汁酸盐转运蛋白，以及参与胆汁浓缩的水通道蛋白（Aqp1、Aqp8）等，在胆囊黏膜组织都是有一定的表达量。胆囊不仅具有浓缩胆汁的作用，可能还参与对胆汁胆固醇，胆汁酸的摄取与调节。这些代谢过程与胆囊结石发生的关系目前尚未明确[61]。

第四节　胆囊黏膜功能异常

ABCG5 和 ABCG8 在胆囊黏膜中也有表达参与胆固醇的转运。同时参与胆囊黏膜吸收胆固醇作用的基因还包括 Megalin、Cubilin、SRBI、ABCA1、NPC1L1 等。

1. 胆囊黏膜 ABCG5/ABCG8 的表达异常。

2. 胆石患者胆囊黏膜常伴胆固醇沉积：胆囊黏膜细胞摄取和酯化胆固醇增加，转运排出能力降低，使胆固醇酯沉积于胆囊黏膜下，被巨噬细胞吞噬积聚。胆固醇沉积常表现为弥漫性或息肉样。胆囊胆固醇沉积的病理机制尚未明确，可能与黏膜胆固醇摄取蛋白 NPC1L1 表达增加及乙酰胆固醇乙酰转移酶活性增加有关。部分胆囊息肉样胆固醇沉积（胆固醇结晶息肉）可能是一些早期结石[62]。

3. 胆囊上皮吸收功能异常

（1）对胆汁酸的吸收。何彦安等[63]对胆囊黏膜 G 蛋白偶联胆汁酸受体 1 与胆囊结石致石胆汁关系的研究显示 GPBAR1 在胆囊结石患者胆囊黏膜表达增强，介导胆汁酸吸收，影响胆囊胆汁中胆汁酸和黏蛋白浓度，可能与致石胆汁形成有关。通过基因干扰，药物拮抗等方式抑制其表达，有望为胆结石治疗提供新靶点。

（2）胆囊上皮有脂质吸收作用，在一定程度上调节胆汁胆固醇饱和度。在胆石症患者中，胆囊上皮细胞选择性吸收胆汁胆固醇和磷脂的能力降低。Conter等[64]认为胆囊结石形成早期磷脂与胆汁酸比值升高，胆汁浓缩，产生促成核作用。胆汁的浓缩伴随着胆汁的酸化，而酸化能提高钙在胆汁中的溶解度，有利于胆囊结石的形成。

（3）正常胆囊黏膜有摄取胆汁水分等作用。肝脏每天分泌800~1000 mL胆汁，正常胆囊容积仅20~30 mL，因而胆囊浓缩功能极其重要。胆囊黏膜摄取水分由水通道蛋白（aquaporin-1，Aqp1 参与水在细胞内外的转运和通透）完成。小鼠胆石模型显示，成石胆囊浓缩功能减退与 Aqp1 和 Aqp8 蛋白表达降低相关[65]。

（4）ABCA1 全名为三磷酸腺苷结合盒转运体 A1，是脂质转运的重要调节蛋白。南昌大学医学院周启胜等[66]关于 ABCA1 和 CD68 在胆囊壁中的表达及意义的研究表明：①ABCA1、CD68 主要在胆囊黏膜上皮细胞顶侧表达，说明胆囊黏膜上皮细胞具有吸收和转运脂质的功能；②ABCA1 在胆固醇结石症患者胆囊黏膜上皮细胞中表达减弱，可能在胆石症发病机制中起一定作用；③CD68 在胆固醇结石症患者胆囊黏膜上皮细胞中表达增强，与胆囊壁的脂质转运和胆结石的形成有关；④ABCA1 与 CD68 在胆囊壁中的表达呈副相关性，脂质调节蛋白2ABCA1 功能的下降，导致胆囊壁脂质吸收和转运功能障碍，脂质沉积，诱导巨噬细胞的增加，加剧了胆汁中胆固醇的过饱和状态，促进胆固醇结石的形成。

（5）Megalin 基因与配基 Cubilin 在胆固醇的吸收，蛋白质，维生素，钙等代谢中起重要作用。狗等动物试验缺失可发生高胆固醇血症。王勇等[67]在胆固醇结石病患者胆囊黏膜中的表达及调控研究结论：胆固醇结石病的胆囊黏膜 Megalin 基因表达增强，有利于胆囊对胆固醇的吸收；Megalin 的表达可能受到法尼醇 X 受体的调控。

第五节　胆囊运动功能异常

一、胆囊运动功能异常

尽管成石胆汁来源于肝脏，肠道也参与成石机制，然而胆囊是胆囊结石病的终末器官，是结石形成的病灶部位，并最终产生一系列结石的病变，其病理意义不言而喻。胆囊运动功能异常直接导致结石形成已有临床和动物研究的多方面依据。胆囊动力学异常主要包括胆囊收缩功能减弱和 Oddi 括约肌张力增加。胆囊的运动受激素及神经双重调节。促进胆囊运动的激素主要有：胆囊收缩素、胃泌素、蟾皮素、胃泌素释放肽、胃动素、P 物质等；抑制胆囊运动的激素主要有血管活性肠肽、生长抑素及胰多肽家族等。神经调节中副交感神经活动保护正常胆囊的紧张性，介导胆囊收缩。胆囊中 α 受体较少，β 受体较多，交感神经作用于 α 受体表现为兴奋性刺激，作用于 β 受体则呈抑制性刺激。内分泌（前列腺素、NO、雌激素等）和神经调节异常都会影响胆囊收缩，导致胆囊结石的发生率明显增加。另外，全胃肠外营养、胃肠道手术后禁食、胃大部分切除等也会影响胆囊的运动功能[68]。最近，和 CCK 作用相反的激素——成纤维细胞生长因子 FGF19 被发现，它通过与 FGF 受体结合来调节胆囊的充盈。FGF19 主要在回肠末端分泌，摄入门静脉后运输到肝脏，具有抑制肝细胞胆汁酸合成的作用。末端回肠切除的患者，由于 FGF19 合成的主要部位丧失，其血清中含量降低，空腹胆囊容积缩小。上海交通大学医学院附属瑞金医院检测到胆囊黏膜也有较高的 FGF19 的表达，胆石患者空腹胆囊容积增加是否与 FGF19 的含量增加有关，尚待进一步研究[69]。

当前对胆囊运动调节过程的认识概括为：①空腹移行运动复合波 II 期末分泌胃动素，维持胆囊较弱的收缩。②餐后分泌 CCK，导致胆囊强烈收缩，使胆汁酸进入十二指肠和小肠，直接溶解，消化吸收胆固醇, 脂肪以及脂溶性维生素。③当胆汁酸到达末端回肠时, 通过 Farnesoid X 受体介导产生和分泌 FGF19 作为胆囊再充盈的信号传导, 为进餐前作准备。因此, CCK 和 FGF19 都参与胆囊运动的调节, 在胆石形成的动力机制中占有突出地位。Choi 等通过小鼠 FGF15 基因敲除, 胆囊的体内外实验, CCK 与 FGF19/FGF15 的不同作用等系列精细研究证实了胆囊充盈的激素调节现象, 为从胆囊动力角度研究胆石发病机制提供了详实资料, 检测发现, 除回肠末端外, 人体胆囊黏膜 FGF19 mRNA 表达水平也较高, 可能通过旁分泌作用直接调节胆囊的充盈, 或者也参与了对肝脏胆汁酸合成的调节作用[70]。

胆囊收缩力下降是引起胆囊排空的初始和关键因素, 胆囊收缩功能障碍与平滑肌细胞胆囊收缩素 CCK 受体表达的降低有关, 是胆囊胆汁滞留的动力因素; 胆囊有分泌促成核因子如黏蛋白, K35D 促成核蛋白功能; 胆囊黏膜过于表达 FGF19, 使胆囊舒张, 有利于胆汁滞留于胆囊内。在有胆汁胆固醇过饱和有促进胆汁胆固醇结晶形成并生长的成核因子和胆汁滞留的环境下就不可避免导致胆石形成, 术后的胆石复发[71]。肝胆系统与胃肠道 (特别是胆囊的空腹与餐后运动) 的协调功能调节在预防过量胆固醇结晶沉淀于胆囊内起到特殊的作用。胆囊自身还参与胆汁脂类的吸收, 具有一系列的生理功能和病理机制, 在当前国内保留胆囊治疗胆囊结石的研究中, 胆囊功能尤其具有不可缺少的地位[72]。

二、胆囊在胆固醇结石病形成中部分相关基因的作用

1. Miyasaka K 等[73]研究显示: 在胆囊结石的小鼠中, CCK AR 基因的表达明显下降, 去除了 CCK AR 基因的小鼠的胆囊结石发生率明显上升, 胆石症组 CCK AR mRNA 表达量明显低于对照组 ($P < 0.01$), 收缩减弱组的 mRNA 表达量又明显低于收缩正常组 ($P < 0.05$), 且 CCK AR mRNA 表达的变化与胆囊排空率呈显著正相关。

2. 陈胜等[74]探讨胆囊动力学紊乱机制及其在胆囊结石 (简称胆石) 发病过程中的作用。结果提示, 结石形成过程中 FV (空腹胆囊容积) 增大可能是一个重要环节, 胆石症患者胆囊收缩性的差异与 CCK 受体数减少有关; 另外, 胆石症患者 CCK 受体数与餐后胆囊排空率呈正相关。近来研究证实 CCK-AR 的 A1A1 基因型是胆石症遗传的独立危险因素。帅建等[75]对 20 例胆石症患者测定, 结果 CCK-A 受体 mRNA 表达降低, 胆石症组胆囊排空功能明显异常。结论: CCK-A 受体降低的基因表达与胆石症胆囊排空功能损害有关。

3. Xiao ZL 等[76]研究发现, 当胆囊平滑肌暴露于富含胆固醇的环境中时, 胆固醇可通过扩散和胞吞作用进入胆囊平滑肌细胞膜而与之结合, 这种扩散具有浓度依赖性。高浓度胆固醇会产生细胞膜毒性效应, 影响肌细胞膜上的 CCK-A 受体表达, 从而导致 CCK 生理效应的下调。胆汁中高胆固醇通过下调胆囊壁缩胆囊素受体的表达引起胆囊动力受损, 从而导致胆固醇结石患者胆囊平滑肌收缩障碍; 胆囊收缩障碍, 进而可引发胆囊结石, 这种变化可因过量胆固醇的去除而反转。可见, 胆囊收缩功能障碍是机体从胆固醇代谢异常到胆囊胆固醇结石形成过程中的一个重要环节。

4. Zhu J 等[77]也观察到胆石症患者胆囊 CCK 受体的数量或活性明显下降。这些研究表明, 高浓度胆固醇可以渗透进入平滑肌, 并在其细胞膜上沉积, 从而影响平滑肌的收缩。其机制可能是由于平滑肌细胞膜脂质成分和膜流动性的改变, 使膜上 L 型钙离子通道失活, 继而改变了膜上相关受体和 G 蛋白的活性, 平滑肌细胞对刺激其收缩或弛缓的相关因子 (CCK、VIP 等) 失去反应, 最终导致了胆囊内胆汁的淤积[78]。

5. 顾建平等研究[79]发现携带 ApoBX + 等位基因、胆囊壁厚增加和胆囊收缩功能减弱是胆固醇结石病的易患因素。

6. 沈阳[80]用动物实验证明了胆囊排空功能在胆囊结石形成中起重要作用, 患有胆囊结石的家兔胆囊排空障碍与 Calponin、VIP 明显相关。

7. 张振海等[81]对胆囊结石, 胆总管结石, 胆囊息肉患者及对照组研究得出结论: 胆囊结石患者血浆

胃动素、血管活性肠肽、血清胃泌素含量、胆囊组织中胃动素及血管活性肠肽含量异常升高。内分泌激素分泌紊乱与胆囊结石形成存在密切关系。尤其是血管活性肠肽，其在胆囊组织中含量相当高，可能是造成胆囊运动功能不良的重要原因。VIP 可减弱胆囊的紧张度并呈剂量依赖性的抑制 CCK 导致的胆囊收缩。VIP 是通过胆囊壁上的受体对胆囊产生抑制作用的。

8. Klass DM 等[82]研究 β3 - 肾上腺素能受体 ADRB3 在胆囊组织高表达，并与胆囊收缩有关，Arg64 等位基因频率为 5.9%，对照组 0.7%，$P < 0.01$。结果提示 ADRB3 基因多态性与胆结石形成有关，可作为胆石形成高风险的遗传标志，并推测 Arg64 抑制性突变损伤了胆囊的舒张功能，导致结石形成。

第六节　胆汁酸肠肝循环的作用

一、胆囊参与并具有维持胆汁酸肝胆肠循环的作用

回肠末端是胆汁酸摄取的主要部位。肝脏合成，分泌胆汁酸，消化间期储存于胆囊，餐后胆囊收缩排入小肠。95% 胆汁酸于末端回肠摄入，经门静脉进入肝脏，完成胆汁酸的肝胆肠循环。胆汁酸的肝胆肠循环具有将肠道信号传入肝脏，调节胆汁酸合成的作用。正常胆囊的舒张与收缩功能对胆汁酸循环起一定作用。人体胆汁酸每天循环 6～10 次。回肠末端少量未吸收胆汁酸从粪便排出，该部分由肝脏合成弥补，以保持自身胆汁酸池的稳定并完成一些胆汁酸的生物转化，如石胆酸与硫酸的结合，避免其对肝脏的毒性作用。由于临床上开展胆汁酸的溶石治疗，所用的外源性 CDCA 将引起石胆酸浓度的升高及体内蓄积，如存在硫酸化障碍时，其对人体的肝胆毒性应引起重视，应选择肝毒作用轻的制剂。

二、胆固醇结石

患者的"胆汁酸池"比正常人小，导致胆固醇过饱和，继而引发胆石形成。其原因有：①胆汁酸丢失过多。如在回肠病变和回肠切除时重吸收减少使胆汁酸盐丢失。②胆汁酸合成减少。肝细胞 7α 羟化酶活性降低使胆汁酸合成减少。③胆汁酸肠肝循环频率增加，抑制胆汁酸的合成，此可能是胆囊功能异常导致的继发性胆汁酸合成和胆汁酸池的缩小。韩天权[83]研究发现，胆石症患者血清中胆汁酸合成的标记物 7alpha-hydroxy-4-cholesten-3-one（C4）含量升高，研究者认为该人群肠道胆汁酸丢失有关，并且是成石前已经表现的一个预测指标。对胆石症患者回肠黏膜活检组织测定发现，参与对胆汁酸摄取和运输的蛋白：细胞顶端钠依赖性胆汁酸转运体以及回肠胆汁酸结合蛋白表达降低，从而可能是胆汁酸重吸收减少的原因之一。何谦的实验[84]观察豚鼠胆结石形成过程中胆汁酸肠肝循环各个环节的变化，探讨其对胆结石形成的作用机制。方法：采用第 5 代循环酶法测定胆汁中胆汁酸，液体闪烁示踪技术测量胆酸池，高效液相色谱测定粪便中胆汁酸。结果发现胆固醇喂养豚鼠后，2、4、8 周胆酸池，胆汁中胆酸浓度都有显著下降，反映新胆酸合成的粪胆酸是增加，但同时过多的胆固醇限制了回肠胆汁酸的重吸收，最终导致胆酸池减小，促进了胆结石的形成。维生素 C 可阻止胆固醇结石的形成。

三、胆囊胆固醇结石患者胆汁酸肝肠循环影响因素

与无结石对照组相比，胆囊胆固醇结石患者大肠运送时间、小肠菌丛对胆汁酸的 7α 脱羟基能力、厌氧菌量、肠腔 pH 均明显增加[85]。这些因素导致了通过肝肠循环回到胆汁中的脱氧胆酸（Deoxycholic acid，DCA）明显增加，使得胆汁酸盐疏水性增强，从而促进胆汁胆固醇析出，增加胆固醇饱和指数和加快胆固醇结晶速度[86]。

以上大量实验证据表明，对肝肠循环脂质代谢异常进行有效干预，通过降低肝脏胆固醇负荷及其分泌，抑制小肠胆固醇摄取等多个环节，维持胆汁胆固醇的平衡，有望成为预防胆石形成的一系列新的措施。

第七节　胆汁酸代谢

一、ABCB11

ABCB11 负责转运胆汁酸盐。编码 ABCB11 的基因已经被确认。Wang 等[87]研究发现，ABCB11 基因缺失的小鼠胆汁酸盐分泌量减少到 30%。在人类，ABCB11 基因纯合子缺陷可以导致胆汁酸盐分泌的完全终止和严重的胆囊结石。目前，ABCB11 被认为是最重要的人类胆囊胆固醇结石发病可能的候选致石基因之一[88]。

二、ABCB4（MDR）ATP 依赖性磷脂输出泵

Gummadi 等[89]发现了 MDR2 在小鼠磷脂跨膜转运中发挥关键作用。MDR2 基因编码一种跨膜蛋白，起到类似于翻转酶的作用，可以将磷脂翻转进入毛细胆管。MDR2 基因剔除后，小鼠丧失了分泌磷脂进入胆汁的能力，其胆汁酸盐分泌水平不变。在人类的基因中，与之相对应的基因是 MDR3，即 ABCB4，属于 ABC 转运家族。低磷脂相关性胆石症患者往往伴有肝内外胆管结石，而且发病年龄多 <40 岁。现在认为，其可能的机制是肝细胞质膜上 ABCB4 的编码基因出现错义突变。

三、法尼醇 X 受体调节胆汁酸代谢[90]

胆汁酸是体内胆固醇的溶解剂和肠内脂类的乳化剂，对肝肠内疏水性化合物的吸收、清除和转运有重要作用。正常胆汁酸代谢对维持人体的生理功能、维持机体的胆固醇稳态中起了重要作用。

邓漾等[91]对成石豚鼠、未成石组、对照组豚鼠分别测定肝脏 CYP7al 和 CYP81 mRNA 的相对含量，并对三组豚鼠胆汁脂质成分进行检测和分析。显示：CYP7al 基因表达下降可能是致石饲料引起豚鼠胆石形成的原因，胆汁中胆固醇浓度的增加是豚鼠胆石形成的一个先决条件，而胆汁磷脂浓度的降低是胆石形成的另一个危险因素，CYP8b1 基因表达在鼠胆石形成过程中似乎不起重要作用。秦俭等[92]采用直接测序法检测 CYP8B1 基因（固醇 12-α 羟化酶即 Sterol 12α-hydroxylase），结论：CYP8B1 基因 SNP rs3732860 和中国汉族人群胆囊结石形成有关，A 等位基因可能对胆囊结石病发病有保护作用。

人体内胆汁酸代谢受多种因素调节，韩天权综述[93]近年胆汁酸代谢的研究发现，法尼醇 X 受体（farnesoid X receptor，FXR 又称胆汁酸受体）是肝脏另一个核受体——FXR 调节胆汁酸的代谢的核心因子。FXR 通过调节 CYP7A1（经典途径）、CYP27A1（替代途径）和 CYP8B1 的表达而调节胆汁酸的合成；当在肝脏中胆汁酸浓度升高时，有活性的 FXR 一方面增加 BSEP（胆盐输出泵）OSTα-OSTβ（组织相容性转运体）表达从而促进胆盐的分泌，另一方面上调 MDR3（ATP 依赖性磷脂输出泵）的水平，促进磷脂的分泌，再一方面下调 NTCP（钠 – 牛磺胆酸同向转运多肽（Na$^+$-taurocholate cotransporting polypeptide，NTCP）的表达，减少肝脏对胆汁酸的摄取，调节胆汁酸的分泌。在 FXR 的调控下 BSEP、OSTα-OSTβ、MDR3 和 NTCP 等协同作用，同时增加胆汁酸和磷脂分泌，减少肝脏对胆汁酸的摄取，降低肝脏的胆汁酸负荷，减少胆汁酸对肝细胞的毒性作用。通过调节胆汁酸转运体抑制胆汁酸的重吸收，FXR 上调肠上皮细胞基底膜侧 OSTα-OSTβ 影响胆汁酸进入门静脉的速率，疏水性胆汁酸（如 CDCA）可诱导回肠 IBABP 的表达，FXR 调节 OSTα-OSTβ 的表达，以协调胆汁酸在回肠的重吸收和排出，实现胆汁酸的肠肝循环。通过 FXR 上调 CYP3A4 基因使疏水性胆汁酸羟基化成为更具亲水性的胆汁酸来实现的，FXR 与 SULT2A1 结合使胆汁酸磺化，磺化后的胆汁酸极性、水溶性增加，毒性减少。FXR 与 UGT2B4 结合使胆汁酸葡萄糖醛酸化，使疏水性的胆汁酸转化成更具亲水性的胆汁酸。胆汁酸羟基化、磺化和糖苷化后可增加胆汁酸的亲水性，减少毒性，且更利于胆汁酸通过肾脏等排出。从而调节胆汁酸的解毒过程。

由此可见，FXR 在胆汁酸代谢调节、维持胆汁酸的内稳态和保护肝功能免受胆汁酸的毒性作用中起核心作用。FXR 调节胆汁酸的代谢，抑制 CYP7A1，并可促进胆小管侧膜 ABCB11 和 ABCB4 表达，增加胆汁酸和磷脂的排出。Moschetta 等[94]发现在 FXR 缺失小鼠的胆囊中胆汁混浊，出现胆固醇单水结晶；给予合成的 FXR 激动剂 GW4064 可以预防小鼠胆固醇结石病的发生，FXR 激动剂具有防止结石形成的作用，可能是新一代胆石症防治药物研究的方向之一，这一结果给胆石症的防治工作带来了曙光。

第三章　促成核或抑成核因子在胆石形成中的作用

一、胆囊黏膜分泌黏蛋白异常

正常胆囊黏膜有分泌功能，其分泌蛋白在胆囊结石的形成过程中具有重要的作用。其中黏蛋白是一种成核因子，目前明确的胆结石有关的膜结合型黏蛋白有 Mucin1、Mucin3、Mucin4 基因，胆管系统中分泌型黏蛋白 Mucin5B、Mucin6 mRNA 等。膜结合型黏蛋白保持管道开放，对黏膜起润滑，保护作用，黏附细菌，病毒等病原微生物，阻止有害物质进入黏膜而起保护作用。分泌型黏蛋白分子具有黏弹性和凝胶状性质，具有伸展特性，从而使胆汁黏稠度升高，能结合大分子物质和毒素的浸透，能结合入侵的病原体，能清除自由基，免疫球蛋白 IgA，溶菌酶也可随黏蛋白分泌到黏膜表面，以提高黏膜抗感染能力。正常胆囊黏膜和肝内胆管黏膜存在多种黏蛋白的基因表达。胆石症患者胆囊黏膜的 MUC1、MUC5 基因表达增加。MUC1 基因敲除小鼠可以延长成核时间和降低成石易感性。对胆固醇结石的动物模型研究发现胆固醇结石出现之前，就存在黏蛋白高分泌，胆汁中的高水平黏蛋白促进了胆固醇结石的形成。胡海等研究[95]证明了胆囊黏蛋白特别是 MUC5 表达增加是胆石症的另一个发病因素。李哲夫[96]、苏亚菲[97]分别通过实验证实，Mucin1、Mucin3 基因参与了胆囊结石形成的全过程；在胆囊结石形成的后期阶段，MDR3 与 Mucin1、Mucin3 基因相互作用，共同影响胆囊结石的形成。黏蛋白还可以结合磷脂（主要是卵磷脂），从而使胆固醇浓度相对提高，胆汁中的胆固醇过饱和，促进胆固醇结石的形成。肝内胆管结石的胆管上皮出现了多种黏蛋白的表达。载脂蛋白 A1 和 A 能抑制成核，阿司匹林能降低胆汁黏液性糖蛋白和胆汁黏稠度并延缓成核[98]。

二、胆汁成核效应蛋白体系活性失衡是胆石形成的重要因素[99]

随着生化技术和生物物理技术的进步，人们从人胆汁中分离纯化出多种效应蛋白。生理情况下，胆囊黏膜分泌一定量的糖蛋白以保护和润滑胆囊黏膜免受胆汁的溶解，然而 Afdhal 等[100]研究表明，胆囊黏膜在感染条件下产生的黏蛋白是一种有效的促成核因子。现已发现胆汁中有十余种促成核因子，胆汁成核时间的降低是这些因子综合作用的结果。Abei 等研究表明成核效应蛋白大多为糖蛋白，糖链起着调节活性的作用，其中能够缩短胆固醇成核时间的蛋白称为促成核蛋白，反之则称为抑成核蛋白。前者包括 ConA 结合蛋白和非 ConA 结合蛋白。一部分 ConABP 的理化性质已经被分离鉴定，如磷脂酶 C、免疫球蛋白、酸性糖蛋白及氨肽酶 N；还发现存在一种低分子量的阴离子多肽和钙结合蛋白，可以加速卵磷脂、胆固醇泡的融合以及结晶的析出。别平等[101]检测发现胆结石患者胆囊黏膜的前列腺素、前列环素以及白三烯含量明显高于无结石组，结石组磷脂酶的活性也显著升高，从而使糖蛋白合成与分泌增加。王学军等[102]研究显示，胆囊结石组胆囊胆汁糖蛋白的含量较正常明显增高，而黏蛋白是重要的促成核物质。此外，Bunsh 等[103]分离出一种抑成核蛋白，其结构与具有促成核蛋白的糖蛋白相同，因而认为糖蛋白在低浓度时可能具有抑成核活性，而在高浓度时具有促成核活性。但对于成核活性蛋白的具体致核机制目前还不清楚，可能是通过促进泡的聚集和融合，从而使泡对胆固醇的溶解度降低、析出结晶。刀豆球蛋白 A 结合蛋白因包含了目前已知的绝大多数促成核蛋白，为系统研究促成核活性蛋白提供了可能。上海华山医院陈雨强等[104,105]提供的资料表明，胆固醇性结石患者的胆囊胆汁的 NT（成核时间）明显快于色素性结石及无结石患者，提示相互之间存在胆汁蛋白的质的差异，即成核效应蛋白量与质的不同。本组测定了较大量的胆石症与非胆石症患者的胆汁中总蛋白、ConA 结合蛋白及其与泡结合部分的浓度及其成核活性，可见胆固醇性结石及息肉患者的胆汁 ConA 结合蛋白浓度明显高于色素性结石及非胆系疾病，且前者胆汁 ConA 结合蛋白促成核活性也明显强于后者，证实了作为成核效应蛋白，ConA 结合蛋白的差异才是决定胆汁胆固醇成核与否的主要原因，亲泡相 CPs 的增加是胆固醇结石形成的重要原因。1998 年，华山医院马保金[106]等又在 T 管胆汁中分离纯化出 Mr33500 泡蛋白，成核活性强达 0.310，是迄今发现活性最强的成核效应蛋白。HRP-ConA 染色借助扫描电镜证实泡蛋白参与泡的聚集和融合、增加泡相胆固醇饱和度，有利于胆固醇结晶的析出。他们[107]还发现 33.5×10^3 泡蛋白可能参与成石过程，其中多肽、糖链调节其成核活性[108]，在不同人群胆汁泡蛋白的含量差异有显著性；利胆冲剂等溶石防石药物能降低胆汁和血清 33.5 kD 泡蛋白含量，改变胆汁致石性，为其临床应用提供了一定的理论依据。寻找最强促成核活性蛋白，研究其理化性质并制成 ELISA 试剂盒，用于胆石症高危人群的早期普查、诊断，筛选有效溶石药物，判断和预测胆石复发趋势是今后研究胆石成因的最终目的。成核效应蛋白的基因研究为我们探讨胆石成因开辟了新的途径。它的升高及相应抗成核因子的不足可能是胆固醇结石发生的重要因素。

三、氨肽酶（aminopeptidases，AP）N 是一种较强成核活性的物质

APN 是一种非黏液性糖蛋白，位于肝细胞的毛细胆管，胆囊黏膜上皮细胞处。陈祥柏《胆汁中氨肽酶 N 的分离提纯及其成核作用的研究》，体外实验[109]从胆固醇结石患者的胆汁中提纯 APN 证明胆结石 APN 是一种较强成核活性的物质。

许漫山等[110]对《氨肽酶 N 与胆石形成关系的临床及实验室研究》显示：胆石症患者和结石形成新西兰兔的胆囊、胆管胆汁 APN 活性均显著高于对照组并与自身 CSI 呈直线正相关。因此作者认为当饱和指数较高的胆汁积存在胆汁淤滞、排空不良的胆囊内，再遇到较高浓度具有成核活性的 APN，则在胆囊胆汁内成核和成石几乎是难以避免的后果，胆汁中 ANP 升高及相应抗成核因子的不足可能是胆固醇结石的发生的重要因素。李月廷，祝学光[111]观察胡椒碱对新西兰兔胆囊结石形成的预防作用和机制。结果：结石组 6 只（6/10）出现胆囊结石，9 只（9/10）出现胆固醇结晶，而胡椒碱组和对照组均无结石及结晶出现，发现胡椒碱主要通过降低肝 APN 的表达及胆汁 APN 酶的活性，抑制 APN 的促成石作用而预防胆固醇结石的形成。

近年来，促/抗成核因子的确切作用也受到质疑。van Erpecum 等[112]利用胆石易患小鼠 C57L/J 和抗胆石症小鼠 AKR 两个不同株系进行实验，观察胆汁中促成核蛋白与胆石易患性之间的关系。结果发现，编码 IGA、IGM、氨基肽酶 N 等促/抗成核因子的基因与任何已知的 lith 基因都没有共同的定位，也就是说，这些都不是致石基因的候选基因。除了黏蛋白浓度的改变可能起到一定作用外，胆汁自身脂质成分的改变（胆汁酸盐的疏水性增加和胆固醇的过饱和）足以导致胆石的形成，而无须其他促成核因子的参与。Lee S P 等[113]认为，由于大部分促/抗成核因子都是在体外实验中确认的，并不能真正反映生理条件下的真实情况。实验中，在模拟胆汁中添加的蛋白浓度往往不是生理条件下的浓度。而且，胆汁中蛋白成分的改变是导致胆石形成的原因抑或是胆石存在的继发结果，目前是很难鉴别的。

四、交联纤维蛋白的生成增多及炎症和凝血活化亢进促进胆囊结石形成

ⅩⅢ因子，俗称纤维蛋白稳定因子，活化的ⅩⅢa 可使纤维蛋白的单体共价交联，形成抗纤溶的多聚体。叶生爱等[114]对 25 例胆石症患者与对照组 15 例测试。结论：发现胆石症患者胆囊大量产生胆汁凝血酶，呈一种血栓前状态；大量交联纤维蛋白累积，参与了胆石网状骨架的形成；ⅩⅢa 在成石胆汁中被激活，从而促进交联蛋白的生成，与纤维蛋白一起参与胆石网状结构与胆石的形成。

秦永林，韩天权[115]对胆固醇结石患者胆囊胆汁中凝血和纤溶状态的初步研究，提示胆固醇结石患者胆囊胆汁中的凝血和纤溶活性均高于非胆石组，但纤溶活性增高的程度与凝血活性相比则明显减低，从

而使交联纤维蛋白的生成增多,而降解相对减少,导致成石组胆囊胆汁中交联纤维蛋白积累,促进胆囊结石的形成。褚志强等[116]炎症和凝血活化亢进在仓鼠胆囊胆固醇结石形成中作用的实验研究产生的结论:胆石形成前即有凝血活化和交联纤维蛋白形成。"成石胆汁"通过刺激胆囊壁,引起胆囊壁炎症反应,从而使胆囊胆汁凝血活化,导致胆固醇结石的形成。

第四章　细菌感染因素与结石的关系

过去认为，胆色素结石的发生与细菌感染有着密切关系，而单纯胆固醇结石的成因与细菌感染无关。1955 年 Swidsinski[117] 运用 PCR 技术和 16SrRNA 序列分析法，在 20 例胆汁细菌培养结果为阴性的胆固醇结石中发现大量细菌 DNA，阳性率为 80%，其中疮丙酸杆菌的阳性率为 45%，其余菌种包括大肠杆菌、化脓性链球菌、绿脓杆菌和艰难梭状芽孢杆菌等。上海交通大学医学院附属瑞金医院田志杰、韩天权检测到胆囊结石患者胆石、胆汁、胆道黏膜 16SrRNA 基因、Hp 平常寄存于胃窦部黏膜，提示螺杆菌可能是通过 oddi 括约肌逆流或是通过门静脉入侵胆道，机制尚待明确[118]。研究还发现，胆石患者的胆囊黏膜，胆汁中存在弯曲杆菌的 16SrRNA[119]；用 INP-PCR 扩增细菌 16SrRNA 基因片段发现胆石中有混合性细菌感染，痤疮丙酸杆菌、假单胞属细菌、微球菌属细菌等[120]。Crawford 等研究墨西哥城 103 例胆石患者，其伤寒杆菌携带率约为 5%，进一步在小鼠模型中证实伤寒杆菌具有促进小鼠成石的作用。细菌在胆道的发现，可能是胆结石患者反复发生胆系感染的一个因素，也有肠道致病菌通过松弛的 Oddi 括约肌逆行侵入胆道的可能。

上海华山医院朱雷明等[121] 发现胆汁并非适于所有细菌的生长，其中大肠杆菌、铜绿假单核胞菌、金黄色葡萄球菌、无乳链球菌、脆弱类杆菌的生长良好，痤疮丙酸杆菌、产孢梭菌、艰难梭菌和粪肠球菌的生长缓慢或受抑制。细菌在胆汁环境中的生存状态和活力将影响细菌蛋白和脂多糖等成分的分泌，而这些物质可能对胆固醇结石的形成产生影响。而在其后的研究中发现，铜绿假单胞菌和粪肠球菌使模拟胆汁黏度增加，胆汁中溶质析出、黏附，胆固醇溶解度下降，可能促进胆固醇结石的形成；铜绿假单胞菌和粪肠球菌的破壁上清和外分泌组分有促成核活性，大肠杆菌的外分泌组分无促成核活性，但是其破壁上清组分有促成核活性；蛋白质是促成核活性的主要成分；铜绿假单胞菌破壁上清中 30 kDa 蛋白质可能是促成核蛋白，需进一步纯化。

朱雷明，蔡端，吕元等[122] 发现细菌感染不仅可以直接影响结石形成，而且能激发人体免疫或代谢状态发生改变，已知 IgA、IgG、IgM 是具有促胆汁胆固醇成核活性的糖蛋白，研究发现结石组胆囊黏膜细菌 DNA 阳性和 DNA 阴性的患者 IgA、IgG、IgM 有显著差异，而非结石组未见差异，推测细菌可能引起胆囊黏膜免疫球蛋白的分泌，间接参与细菌结石形成。Abei M[123] 认为如去除 Ig 蛋白，总促成核活性损失不足 10%，提示 Ig 不是占主导地位的成核蛋白。

细菌源性 β - 葡萄糖醛酸苷酶已被公认为色素类结石形成过程中起关键作用的物质，而近年来 Stewart L 等[124] 研究发现胆汁中产生 β - 葡萄糖醛酸苷酶的细菌比例只有 38%，72% 的胆道细菌产生一种黏质（Slime）多糖蛋白复合物，其是使结石成分聚集的重要物质，其在结石形成中的权重可能超过 β - 葡萄糖醛酸苷酶。朱雷明等[125] 认为细菌源性物质的促成核活性较弱，但可与人胆汁中一些促成核因子有协同作用，而各种促成核因子在胆汁中的出现及浓度高低与胆汁中细菌的数量、种类、细菌生长或死亡后裂解等密切相关。

韩文胜[126] 对 "细菌 L 型感染与胆囊结石相关性研究" 结论：①正常健康人胆道是无菌的，但是一旦细菌突破胆道防御系统进入胆囊内，易在胆汁等诱导作用下发生 L 型变异，随着细胞壁的缺失，相应的抗原可减弱以至丢失，可以逃避机体的免疫攻击，且对抗生素敏感性发生改变，造成 L 型细菌在胆囊壁组织和胆汁内繁殖、存活，L 型细菌为 "胆囊内潜在细菌" 的主要存在形式。②L 型细菌缺壁后粘附性、侵袭性增加，具有一定的致病性，可导致胆囊组织以淋巴细胞浸润为主的间质性炎症，成为慢性胆囊炎的致病因子。③L 型细菌感染与胆囊结石核心形成密切相关，可能在胆囊结石形成初期具有重要的促成核作用，防治 L 型感染对胆囊结石的预防和治疗具有重要意义。④L 细菌属于缺壁微生物，具有病毒样致癌作用，可能与胆囊癌发生有关，值得今后进一步研究。

隋国德[127] 通过对照研究发现胆囊组织及胆囊胆汁中白细胞介素－2 与胆囊胆固醇结石的形成密切相关，并在胆囊胆固醇结石的形成过程中起重要的作用。

规律服用非甾体类抗炎药 NSAIDS 类药物已被认为是一个独立的保护性因子[128] 可以明显降低胆结石的复发率。胆囊炎症可以通过免疫球蛋白、黏蛋白炎症因子等因素影响胆囊组织以及胆汁成分，促进胆固醇结晶形成和胆石生长，这些研究提供了细菌感染与免疫因素参与胆石发病机制的依据[129]。

第五章　线粒体与胆结石的关系

为检测胆囊结石患者和正常对照个体线粒体 DNA 第一高变区单核苷酸多态性，分析胆囊结石病的可能易感因素。张宇等[130]对上海地区 96 个来自不同家系的胆囊结石患者和 204 例正常对照个体进行线粒体 DNA 第一高变区序列检测，将测序结果与标准序列对比，寻找存在的单核苷酸多态性，并据此进行线粒体单倍型类群划分。比较单倍群在两组之间的分布差异，估算各种单倍群人群胆囊结石病相对发病风险。结果：B 单倍群、B4 和 B4b1 亚群在胆囊结石病组的出现频率明显高于对照组（$P < 0.05$）；胆囊结石病组和正常对照组 B 单倍群的比值比为 2.005；B4 亚群 OR 值为 2.200；B4b1 亚群 OR 值为 3.9331，P 均 < 0.05。结论：线粒体 DNA B4b1 单倍型亚群是胆囊结石病的易感因素。

第六章 脂肪因子与胆结石的关系

第一节 胰岛素抵抗与胆固醇胆石症相关研究

1988 年 Reaven 等在 Banting 报告中首次提出代谢综合征，又称为胰岛素抵抗综合征，即靶器官与组织对胰岛素作用不敏感。胆固醇结石发病率随年龄的增加而增加，以及女性、肥胖多发的特点，胆石症与肥胖之间的关系反映与代谢综合征的相关性。代谢综合征主要表现为向心性肥胖，糖耐量异常或糖尿病，血脂增高，心血管病危险性增加。胰岛素抵抗患者常发展为 2 型糖尿病，后者的胆石发病率增加 2 ~ 3 倍。Mendez-Sanchez 等研究显示在胆石症患者合并代谢综合征的比例是对照组的 2 倍左右。Tsai 等则发现，在胆石症患者腰围和腰围 - 臀围比例均明显增高，且该两项指标对胆石症的发生危险度具有预测作用。研究也显示，采用空腹血清胰岛素，血清胆固醇含量，高血压等代谢综合征相关的指标对胆石症高危人群具有一定的预测作用。Biddinger 等通过基因敲除技术除去肝细胞的胰岛素受体，构建小鼠 LIRKO 模型，模拟胰岛素抵抗的代谢综合征。实验证明，肝脏对胰岛素抵抗的病理状态通过增加肝脏胆小管侧膜 Abcg5/Abcg8 表达增加对胆汁胆固醇的分泌，直接促进胆固醇结石的形成，该研究为代谢综合征增加胆固醇结石发生危险性的分子生物学机制提供了实验依据[14]。

徐健[131]在《肝脏胰岛素抵抗诱发胆结石形成的研究》中论证胰岛素与胆结石的关系。在使用致石饮食后模型小鼠在 3 周的时间里结石发生率达到正常小鼠的 8 倍，表明肝胰岛素抵抗可以显著加速胆结石的形成。而同时分别在正常小鼠及模型小鼠注射胰岛素，以造成高胰岛素血症，同样使得胆结石的发生率达到了正常小鼠的 6 倍和 9 倍，这从另一方面证实了肝脏胰岛素抵抗对胆结石形成的促进作用。

第二节 脂肪细胞因子与胆结石的关系

现有的研究表明，脂肪细胞绝非仅能储存能量，它更具有非常重要的内分泌功能，能分泌许多被称为脂肪细胞因子（adipocytokins）的活性物质：如瘦素、脂联素、抵抗素、TNF-α、IL-6、血管紧张素、PAI-1 等。内脏脂肪素和网膜素等脂肪细胞因子。某些脂肪细胞因子通过调节"脂肪胰岛素轴"的动态平衡，对胰岛素发挥重要的调节作用。出现中心性肥胖时，这种调节容易紊乱，干扰胰岛素在细胞内的信号传导，而产生胰岛素抵抗。胰岛素抵抗导致 β 细胞功能逐渐减退，主要原因有：①高血糖本身就会损害胰岛 β 细胞，即所谓"糖毒性"作用。②高游离脂肪酸（free fatty acids，FFA）对 β 细胞的"脂毒性"作用。

一、瘦素与胆结石

瘦素（Ieptin）发现于 1994 年，是脂肪细胞分泌的 167 - 氨基酸残基组成的蛋白质，具有调节神经内分泌功能、能量平衡、摄食、生长发育等作用。Hyogo H 等[132]研究发现 Ieptin 通过清除脂肪组织中过量胆固醇，增加血胆固醇排泄，导致胆汁胆固醇饱和，促进胆石形成。

1. 雷正明等[133]研究发现胆囊结石组 Ieptin 显著高于肝胆管结石组，且 Ieptin 与体重指数，胆汁胆固醇饱和指数呈正相关。Maghbooli Z 等[134]研究发现：瘦素水平与 BMI、IR 明显正相关，他认为瘦素水平可以作为 MS 和心血管疾病的独立预测因子。

2. 高瘦素血征即瘦素抵抗是人类肥胖的一个特征。张红梅等[135]研究 2 型糖尿病患者血清瘦素水平与胆结石及胰岛素抵抗的关系。方法 153 例 2 型糖尿病患者根据胆囊 B 超结果分成 2 组：糖尿病伴结石组和糖尿病不伴结石组。结论：①肥胖是 2 型糖尿病发生的重要环境因素之一。②瘦素可能参与 2 型糖尿患者胆结石的形成。③2 型糖尿患者的血清瘦素水平也受高胰岛素血症的影响，是胰岛素抵抗的一个预测指标，可能与 2 型糖尿病的发生有关。

3. 洪磊[136]综述瘦素与胆结石形成的关系指出，胆结石患者瘦素水平较高，瘦素通过调节脂类的代谢，改变胆汁中脂质浓度，影响结石的形成，瘦素可通过不同机制改变胆囊的收缩性，而致胆囊胆汁淤积胆泥沉积，瘦素可能是肥胖者胆囊能动性下降的又一新因素；瘦素改变胆汁蛋白成分的机制影响结石的形成。洪磊[137]还通过实验回归分析发现瘦素可从不同层次不同环节干扰胰岛素的生理功能，加重胰岛素抵抗，Leptin 及 Insulin 是胆囊结石形成的危险因素。结论：瘦素及胰岛素与胆囊结石的形成有关。

二、脂联素：脂肪细胞因子与胰岛素抵抗的相关性分析

脂联素基因是新近发现的双向调控身体脂肪的一个基因家族，至少包括 LPIN1，LPIN2，LPIN3 三个成员，其蛋白产物称为脂素（lipin）。该蛋白家族在不同组织发挥相似的功能，主要有两个作用：一是作为磷脂酸磷酸酶 1 发挥三酰甘油、磷脂合成作用，二是作为转录协同刺激因子联系肝过氧化物酶体增殖物活化受体、γ 协同刺激因子 1α 和 PPARα，进而调节脂肪酸氧化基因的表达。因而在脂质合成和基因表达方面有双重作用，影响着糖、脂代谢[138]。

孙琦[139]的实验结论为糖尿病组的血清脂联素水平明显低于糖耐量正常组，与 HDL-C 呈正相关；与 BMI、FIRI 及 HOMA-IR 明显负相关（$P < 0.01$），血清瘦素与 TNF-α 水平与 BMI、FIRI 及 HOMA-IR 明显正相关（$P < 0.01$），论证了脂联素、TNF-α 及瘦素水平直接或间接参与正常人和糖尿病患者肥胖及胰岛素抵抗的发生或发展。

尹纯林[140]通过对 50 例胆固醇结石患者，实验研究脂联素、胰岛素抵抗及脂质异常与胆囊胆固醇结石形成的关系。证明结石组血清中 FINS、HOMA-IR、BMI、TC、TG、LDL 值及胆汁中胆固醇较对照组高，而脂联素、ISI、HDL 和胆汁中胆汁酸低于对照组，$P < 0.05$ 差异有统计学意义。CD68 在实验组胆囊黏膜上皮的顶侧表达，在对照组中没有发现 CD68 明显阳性表达。因此认为：①胆囊结石患者血液中脂联素水平低于对照组且伴有明显的胰岛素抵抗。②脂联素水平及胰岛素抵抗与血脂、胆固醇饱和指数显著相关。③脂联素、胰岛素抵抗及脂质异常与胆囊胆固醇结石形成关系密切。

上海交通大学医学院附属瑞金医院、上海市内分泌代谢病研究所顾卫琼[141]研究肥胖人群中血清瘦素、游离脂肪酸和脂联素的血清水平并分析其相互之间的关系。方法：20 名正常非肥胖个体和 63 名体重指数 $>25\ kg/m^2$ 的超重肥胖个体对照研究，结论：肥胖人群的血清瘦素、FFA 水平显著高于正常人群，血清脂联素水平则与之相反；肥胖度是影响这 3 种因子的主要因素。脂联素、空腹胰岛素、FFA（游离脂肪酸）和 WHR（体重指数）是一组很好的评估胰岛素抵抗综合征的指标。

脂联素可通过直接或间接的方法增加胰岛素的敏感性，促进肌肉对脂肪酸的摄取及代谢，降低肌肉、肝脏、循环血液中游离脂肪酸及 TG 浓度以解除高脂血症所引起胰岛素抵抗。脂联素还可通过抑制单核细胞的前体细胞增殖及成熟巨噬细胞的功能而抑制 TNF-α 基因表达，对炎症反应起负调节作用，从而有助于受损部位内皮细胞的恢复，对心血管系统起间接保护作用。该基因变异可能与胰岛素抵抗、肥胖、2 型糖尿病及代谢综合征相关。Lipin 可能为胰岛素抵抗、肥胖、糖尿病及其相关代谢异常提供新的治疗靶点[142]。

三、抵抗素（resistin）与胰岛素抵抗

抵抗素具有抵抗胰岛素作用，可能与胰岛素敏感组织上的受体结合后，对胰岛素通路的一个或几个

位点起作用，抑制胰岛素刺激脂肪细胞摄取葡萄糖的能力，抵抗素可能是肥胖与 2 型糖尿病之间的一个但不是唯一的连接点。具有胰岛素抵抗的肥胖个体其脂肪组织中 TNF-α mRNA 表达增多且与空腹胰岛素（Fins）水平呈正相关，TNF-α 通过促进脂解使 FFA 水平增高，抑制肝胰岛素的结合与廓清，并通过抑制葡萄糖转运子 4 的合成及胰岛素受体底物 - 1 的酪氨酸化而导致胰岛素抵抗。另外，代谢综合征患者血浆 PAI-1 活性明显增高，而 PAI-1 的活性与血浆免疫反应性胰岛素水平明显相关，胰岛素抵抗与高胰岛素血症时，胰岛素和胰岛素原可使 PAI-1 水平增高。纤维蛋白原和 PAI-1 可共同导致高凝状态，促进心脑血管疾病的发生与发展。

张雅中[143]对 2 型糖尿病家系胰岛素抵抗与血清抵抗素水平进行相关性研究，检测 2 型糖尿病家系一级亲属 89 例（实验组）的血清抵抗素、血脂、胰岛素等水平，并与血糖正常的非糖尿病家系者（对照组）进行对比分析，结果：①2 型糖尿病家系一级亲属 FINS、2h INS、TG、血清抵抗素、HOMA-IR 的水平显著高于对照组（$P < 0.01$），一级亲属的 HDL-C 水平显著低于对照组（$P < 0.05$）。②两组的 FPG、2h PG、TC、LDL-C 水平的比较无显著性差异（$P > 0.05$）。③血清抵抗素与 BMI、FINS、2h INS、TC、HOMA-IR 呈正相关（$P < 0.01$），与 2h PG 呈负相关（$P < 0.05$），与 FPG、TG、HDL-C、LDL-C 无显著相关性（$P > 0.05$）。BMI、FPG、2h PG、血清抵抗素为 2 型糖尿病家系一级亲属胰岛素抵抗的危险因素。结论：2 型糖尿病家系血糖正常的一级亲属存在显著的胰岛素抵抗，其抵抗素对胰岛素抵抗程度有明显的影响。

郑宪玲[144]对抵抗素与胰岛素抵抗及 2 型糖尿病进行文献医学综述中提到，① Steppan 等将从抵抗素抗血清中纯化的 IgG 用于前脂肪细胞系（3T3-L1）脂肪细胞，并测定在基础情况下和胰岛素刺激下的 ^{3}H 标记的去氧葡萄糖摄取。结果显示，在抗抵抗素 IgG 的作用下，葡萄糖的摄取显著高于基础状态下的摄取，超出值达 42%（$P < 0.04$）；相反对照 IgG 却无这样作用。这说明抵抗素可以减弱胰岛素刺激细胞摄取葡萄糖的作用。总之，这些资料提示抵抗素的功能是作为一种信号，使胰岛素作用下的葡萄糖摄取减缓从而减弱胰岛素的作用。② Steppan 等认为噻唑烷酮类 TZDs 可以下调脂肪细胞导致胰岛素抵抗的基因，这也包括了抵抗素基因，用 Northern 分析法测定抵抗素与 PPARγ（过氧化物酶增殖体激活受体）基因表达，在脂肪细胞在分化达 4d 时二者均可见表达，文后迅速增强，6~8 小时表达最强，然后当加入罗格列酮后，抵抗素基因的表达受到明显抑制。同样在有罗格列酮的培养基中脂肪细胞分泌抵抗素也受到明显抑制。所以抵抗素是一种 TZD 调节的蛋白质，在 TZD 对 2 型糖尿病的治疗作用中，抵抗素是继 PPARγ 的另一种重要途径。可以想象降低抵抗素水平，中和抵抗素的生物活性或给予抵抗素受体拮抗剂可能对攻克肥胖症、2 型糖尿病具有重要意义。

四、游离脂肪酸（free fatty acid，FFA）与胰岛素抵抗

漆泓等[145]研究表明，在具有胰岛素抵抗状态的人群中，伴随有高水平的 FFA 存在，具有诸多高危险因素的 MS 患者较正常人的空腹血清 FFA 水平明显升高，胰岛素敏感指数明显降低，且 FFA 与 ISI 呈显著负相关，说明空腹 FFA 水平间接反映胰岛素抵抗程度。FFA 通过下调靶细胞膜上的胰岛素受体的数目和亲和力，抑制糖的氧化和非氧化途径，抑制葡萄糖的转运，促进肝糖异生及肝糖输出，干扰胰岛素受体酶联信号的转导（如激活蛋白激酶 C、抑制蛋白激酶 B、抑制胰岛素受体底物 21 及胰岛素受体底物 22 相关的 32 磷酸肌醇激酶激活），干扰糖脂代谢基因表达，来影响胰岛素的敏感性。康国栋等[146]通过检测 MS 患者和正常对照人群血浆 FFA 水平，发现 FFA 是 MS 的独立危险因素之一。

五、线粒体功能损伤与胰岛素抵抗[147]

线粒体是机体内产生氧自由基（reactive oxygen species，ROS）的主要部位。线粒体虽然存在着 ROS 的清除机制，包括超氧化物歧化酶，过氧化氢酶和谷胱甘肽酶，但是过多的 ROS 仍然损伤了线粒体。线

粒体生物合成降低，或一些线粒体相关蛋白变化，都可能损伤线粒体功能。损伤有可能在代谢类疾病和心血管类疾病的发病中起着重要作用。线粒体数量的降低和功能的损伤可能成为 IR 的发病机制之一，因此调节线粒体功能和生物合成可能成为潜在的治疗 IR 及其相关疾病的新策略。

研究表明一些遗传因素、老化现象、非酒精性脂肪肝、非酒精性脂肪肝炎、肝硬化、营养失衡和不良生活方式等引起了线粒体功能损伤相关的多种病理现象，而这些因素也都是诱发胰岛素抵抗的主要诱因。ROS 产生的增加引起了线粒体功能损伤，反之，功能损伤的线粒体又产生更多 ROS 的脂代谢副产物，长期形成了恶性循环。

第七章　胆结石患者预测的研究工作

张圣道、韩天权团队在预测致石胆汁的研究中发现，血清的胆汁酸可预测相应的胆汁酸[148]。

从血清脱氧胆酸可预测胆囊胆汁的胆固醇饱和指数[149]。

将预测研究的对象从住院患者转移到医院外的普通人群，直接针对患胆石的人群。

1991年在上海市内某单位建立第一个预测基地，共297人，以胆囊功能、血脂、年龄、体重指数等指标建立Logistic回归的预测模型，两年后随访发现在新形成胆石的7例患者中5例预测正确，预测的准确性为71.4%。1997年继续随访并在上海近郊和农村新建立两个基地，增加到539人。再次随访结果显示新发生胆石的16人中，11人预测正确，准确率为68.8%。2001年继续复查有29人新生胆石，其中23人预测正确，准确率为79.3%。这说明按目前我们的认识和预测方法，胆石症的预测研究工作虽有可能性，但仍不够满意。主要的原因是预测指标不全。

结论：胆囊结石症高危人群，以年龄、体重指数、血脂、血胰岛素、胆囊壁厚和胆囊收缩功能所建立的回归模型能较准确地预测胆石症高危人群。预测正确率达78%~80%[150]。

胆固醇结石形成机制的研究最终目的是用于胆结石的预防，上海交通大学医学院附属瑞金医院对胆结石患者预测的研究工作已先行一步，并已取得可喜成绩。对高危人群在发生结石前进行有效的干预，从而降低胆结石的发病率，对保胆术后继续进行有针对性的预防以降低术后复发都是医学界所期望的。

第八章　探索成石机制的展望[151]

一、韩天权在 2009 年胆固醇结石形成机制的基因研究现状与展望中指出

对胆固醇结石形成过程的认识虽已较完整，但成石机制的研究仍在继续，认识也在多方面不断深入。例如 T 细胞、细胞因子、炎症与后天免疫因素参与了结石形成，高三酰甘油血症具有成石危险性，是因胆囊降低对胆囊收缩素（cholecystokinin, CCK）敏感性而损失胆囊动力，游离胆红素参与成石；CCK-1 受体缺乏小鼠的实验不仅证实 CCK 受体参与胆囊收缩，而且还延迟小肠运转，使胆固醇吸收增多而参与成石；磷脂缺乏导致微小胆石形成。显示磷脂的保护作用[151]。

二、更重要的收获是在胆石症领域的研究不断展现出胆石症预防的可行性

抑制小肠细胞对胆固醇的摄入，胆固醇酯化及乳糜微粒形成的三个途径都可实现对胆石症预防。例如采用药物 Ezetimibe 抑制小鼠 NPC1L1 蛋白或敲除 Acat2 或敲除 Apob48 基因，均能降低小肠细胞主动摄取和转运胆固醇，从而防止胆囊结石的发生[151]。

Tegarserod 等作为 5 - 羟色胺激动剂，增加肠肝循环频率，降低胆汁胆固醇过饱和度，有利于消除胆固醇结石形成的环境[151]。

新发现的 G 蛋白偶联的胆汁酸受体 1 基因是细胞表面的受体，能和胆汁酸结合并激活，该基因在胆囊表达显著高于机体其他组织，有趣的是敲除该基因具有预防结石形成的作用[151]，改变胆汁酸合成的反馈调节，预防结石的发生。也可通过基因干扰，药物拮抗等方式抑制其表达，有望为胆结石治疗提供新靶点。

炎症依赖的表皮生长因子受体调节胆囊黏膜合成黏蛋白 MU5AC，可成为预防胆石症的又一环节[152]，阿司匹林可以抑制黏蛋白而预防胆石症。规律服用 NSAIDS 类药物已被认为是一个独立的保护性因子[98]，可以明显降低胆结石的复发率。

βKlotho 是含有两个糖蛋白区的膜蛋白，其基因敲除后有增加胆汁酸合成关键酶（CYP7A1）mRNA 含量和胆汁酸浓度的作用。该蛋白可能成为预防胆石形成的靶蛋白。纤维蛋白生长因子受体 4 也具有相似作用[151]。

胆固醇合成在角鲨烯以后阶段的抑制通过上调胆汁磷脂分泌而具有预防胆石形成的作用[151]。

联合 Statin 治疗抑制胆固醇合成限速酶，可降低胆汁中的胆固醇含量，这部分来源胆固醇约占胆汁胆固醇含量的 30%[152]。

胆石症发生和 LXRα，LRH-1，HNF4A，PGCIα 等核受体有关。核受体的激动剂，如 FXR 激动剂，可调高基因表达或采用 RNA 干扰技术调低基因表达，调节下游靶基因功能来纠正病理生理异常，实现对胆石症的防治[152]。

FXR 调节胆汁酸的代谢抑制 CYP7A1，并可以促进胆小管侧膜 ABCB11，ABCB4 表达，增加胆汁酸和磷脂的排出，FXR 激动剂具有预防结石形成的作用，可能是新一代胆石症防治药物研究的动向[152]。

韩天权教授[152]总结性的指出：多因素导致的胆石症在不同人群中可能有不同的致病因素，但受到环境因素与遗传因素的交互作用，可产生相似的临床表现，并且和其他一些代谢相关疾病如代谢综合征、胰岛素抵抗等有密切关系。胆石症发生和 LXRα、LRH-1、NHF4A、PGCIα 等核受体有关。核受体的激动

剂如 FXR 激动剂调高基因表达或采用 RNA 干扰技术调低基因表达，或下调靶基因功能来纠正病理生理异常，来实现胆石症的防治。21 世纪初，胆固醇结石形成的基因研究进展为胆固醇结石形成的预防与治疗；为保胆手术后的预防复发；为新药研发提供了更广宽的方向和前景。

第九章　对基因研究进展的认识

基因和遗传是一个发病因素，但与其他综合因素相比所占比例较小，更不是唯一因素；结石形成有多个环节，可控环节多于难控环节，因此决定了结石的可预防性。

第一节　基因检测

一、病例对照

科学家常用"病例对照"的方法来检测一个基因是否为某病的易感基因。顾名思义，这类研究需要二组人，一组叫"病例"（患者），一组叫对照（无该疾患者群）。然后比较两组人群在一些基因位点上单个核苷酸变异的比例。20%的人携带某变异，对照人群只有10%，而且这个差异达到了统计学的显著性，我们就可以假设该基因突变与此疾病有关。如果其他研究也得到了类似的结果，该基因和疾病的联系在机理上能被合理解释，我们可以考虑其为可能的易感基因。

必须指出，这些经典方法只能检测到一些常见的基因突变。如果想了解危险程度很高的罕见突变（比如说突变率<0.1%或者更少），就必须检测上万甚至十几万患者和对照的基因，才有可能进行统计学的比较。这需要很大的财力物力。人类经过了长时期的进化，常见基因突变对人类的危险度并不高。通常发现的易感基因多增加未来患病可能性的0.5~1倍。目前所有了解的易感基因加在一起，才能解释常见疾病遗传度中的10%左右。因此，利用这些基因进行疾病诊断和预测仍为时过早。现阶段，它们对于病因学的意义更大。

二、理性看待预测结果

如果我们发现一个健康个体携带某种疾病的易感基因，我们能为他/她做什么？理论上来说，这些基因与环境因素（包括饮食和生活方式）是协同作用的。虽然基因无法改变，但是我们可以通过改变生活方式或者药物来降低其危险性。遗憾的是，目前所谓的"基因治疗"还只是美好的未来，而非现实。基因药物尚处研发阶段，应用遥遥无期。遗传学界不乏天才，颇多"只争朝夕"的实干家，但所缺的是时间。毕竟相对其他学科来说，它还是太年轻了。科学可以超速发展，却无法实现大跃进。

三、暂时"无为"是最好的办法

目前，暂时无法给大众提供成熟的行之有效的基因干预措施，"无为"可能是最好的办法。我们不妨把有限的精力投入科研，而非急于将不成熟的研究成果推广并应用于大众。这可能会对大众造成不必要的心理负担和巨大的资源浪费。

今年的美国临床营养学杂志发表了一个有意思的研究。波士顿大学的韦尔纳瑞里（Vernareli）等研究者调查了272名老年性痴呆（Alzheimer's，AD）患者的家属，了解他们知晓自己基因状态后的行为变化。结果显示，在已知自己携带一种常见老年性痴呆的易感基因（ApoE 4）后，相当大比例者开始使用保健品，如维生素E，维生素C等，然而这批人的饮食和体育锻炼方式并没有显著改变。需要指出的是，保健品对健康是否有益，尚不清楚，相反，大剂量长时间使用后却有增加各种疾病乃至死亡率的风险。

　　研究发现，在被告知自己某种疾病易感基因检测阳性之后，不少人经历了抑郁和焦虑。这些心理因素对健康的负面影响更甚，大于多数的易感基因，如抑郁会增加心脏病、糖尿病、帕金森病等诸多慢性病的风险。这类似于地震预报错误造成的后果可能超过地震本身的作用。

　　只有同时具备临床医学，病理学和遗传学的知识，人们才能对基因检测的结果做出合理解释。令人遗憾的是，商业公司通常不经过医生，便直接将基因信息提供给受检者。由于受检者多非专业人士，他们往往求助于网络或者其他非专业渠道去了解易感基因阳性的潜在意义。基因检测结果屡屡被误读。更糟糕的是，一些学术界尚有争论的基因因其新颖性也被匆匆推向市场，以期获得更大的商业利益。另外，由于没有良好的质量控制，不少公司提供的检测结果也时见错误。虽然美国医学会推荐所有基因检测必须有医生参与，可惜现实生活中往往不是这样。

　　有专家举个真实的例子，某健康者花钱做了基因检测，并发现自己携带了一种帕金森疾病的易感基因。公司提供的资料与网络，他了解到该基因会使帕金森病发病率增加50%。于是她将此结果误解为今后有50%的可能性患帕金森病，并因此情绪低落。其实，如果只根据这个基因的结果（不考虑其他环境因素和基因因素），她未来患帕金森病的可能性仅为阴性者的1.5倍。具体说，此人60岁以后得帕金森的可能性约为1.5%（美国60岁以上者的患病率为1%左右）。还有报道国外一外科女医生因害怕家属遗传乳腺癌，毅然地切除双乳。

第二节　商业操作

　　基因歧视是另一个不容忽视的问题。保险公司在知道客户携带某种易感基因后可能会直接或间接增加保费，甚至拒保。现在已有不少医疗保险公司打着早期诊断，早期治疗的旗号，以远低于市场的价格为其客户提供基因检测。比如说，今年澳大利亚的一家医疗保险公司表示，虽然他们不会直接利用客户基因状态确定其保险价格，但是他们会将相关信息提供给人寿保险公司。最近一项研究表明，在澳大利亚，已经有投保人因为易感基因阳性而受到人寿保险公司的歧视。

　　令人欣喜的是，2008年11月，美国总统布什签署了《基因信息不歧视条约》（Genetic Information Nondiscrimination Act），禁止保险公司和雇主因为基因信息区别对待顾客和雇员。另外，在经过长时间的论证之后，美国FDA终于着手整顿和管理基因检测市场。已经有五家公司接到FDA发出的整顿通知。未来可能有更多公司会被纳入整顿名单。其效果如何，让我们拭目以待。（该段作者系哈佛医学院教师，美国国家科学院医学部营养，创伤，脑专家委员会专家。）

第三节　结石可以预防

　　结石成因研究从未停止，从侧面印证，人们从了解切除胆囊方法那天起，就没有把切除胆囊作为治疗胆囊结石的长远终极目标，所有研究和努力的目的都不指向切除胆囊，而是用预防来解决胆石症这一医学问题和社会问题。各种资料均证明因基因因素预防性切除胆囊、乳房等重要器官的方法不可取，而因基因因素颠覆预防为主的方针更是因小失大。世间万物都在变中发展，猫鼠互为天敌数千年，虽能是"基因"的作用，但在猫成为人类宠物的今天，由于猫无须以鼠为食，猫鼠同欢的现象已很常见。相同的结石易感基因结构的人群，由于生活方式和环境的不同产生结石的危险度也有高低之分的报道不在少数，基因从人类进化而来，在一定条件下，也会随进化而改变。

第四节　研究进展

　　不同种族和人群，同样的研究，有不同的发现。例如，ApoE是乳糜微粒的主要蛋白成分，是低密度脂蛋白 LDL 受体和 ADL 受体相关的高亲和力配体。张宇[153]综述在胆石症患者基因多态性中对 ApoE 研究最多，但争议也不少。Juvonen[154]，Bertomeu[155]，Kesaniemi[156]，Van Erpecum K J[157]等均发现，胆石症患者 ApoE4 出现率高于对照组的倾向，但也有学者持不同结果，Fischer[158]认为未发现 ApoE4 基因多态性与胆固醇结石形成有相关性。

Hasegawa K[159]发现胆石症患者 ApoE4 基因出现率与对照组相似。同样有 ApoE4 等位基因与无数 CSI 没有明显差异，并认为日本人中 ApoE4 与胆固醇结石形成无关。对 ApoE2 在胆囊结石形成中的作用也存在争议，Niemi[160]等发现女性带有 E2 表型为 E2/2，E2/3，E2/4 者与不带有 E2 表型为 E3/3，E3/4，E4/4 的个体相比其胆石症发病风险为 0.28，认为女性 ApoE2 是胆石症发病的一种保护因素而男性则无。但 Lin Q Y[161]等人的结论与此相反，发现甘油三酯和低密度脂蛋白胆固醇 VLDL 水平在 E2/3 患者中比 E2/3 对照组高，E3/3 患者 HDL 胆固醇及其衍生物的水平显著降低，在 E3/4 患者 VLDL 胆固醇和 LDL 胆固醇水平仅有轻度变化，并发现人体对胆石症既有风险基因也有保护基因。

近三十年来，上海交通大学医学院附属瑞金医院以张圣道、韩天权等教授为核心的研究团队，在国家自然科学基金的支持下，为寻找我国人类结石症成因和发病机制做了孜孜不倦的努力，取得了丰硕的成果并发表了一百多篇的论文与研究成果。在国内撑起了一面大旗，他们还进行了胆结石患病的预测工作，这些努力的成果为结石病的防治提供了坚实的科学依据。在此同时上海华山医院蔡端团队，以及所有进行胆石症预防与治疗的研究单位，学者也做出了杰出的贡献。内容非常丰富，为了推动保胆诊治与预防工作的深入开展，本篇引用了上述作者大量的文献，在此深表谢意。同时，如有引用错误，欢迎原著作者批评指正，并对读者深表歉意。

（朱　清　莫国贤）

参考文献

[1] 张圣道，赵小团，韩天权. 胆囊胆固醇结石形成机制［M］//黄志强. 当代胆道外科学. 上海：科学文献出版社，1998：261-269.

[2] 韩天权，姜翀弋，王建承，等. 加强对小肠吸收功能与胆石病发生关系的研究［J］. 中华肝胆外科杂志，2009，15（5）：323-324.

[3] 汪小辉，韩天权. 从胆石成因机制分析胆囊切除术治疗胆石病［J］. 肝胆胰外科杂志，2011，23（1）：41-42.

[4] 杨松，谈永飞，喻荣彬，等. 胆石病家族聚集性及遗传方式的研究［J］. 中华流行病学杂志，1999，20（5）：293-295.

[5] 费健，韩天权，蒋兆彦，等. 胆囊结石病家系遗传特征的初步研究［J］. 肝胆胰外科杂志，2002，14（1）：4-6.

[6] 秦俭，韩天权，袁文涛，等. 胆囊结石病致病基因的定位研究［J］. 中华外科杂志，2006，44（7）：485-487.

[7] Katsika D, Grjibovski A, Einarsson C, et al. Genetics and environmental influences on symptomatic gallstone disease：a Swedish study of 43141 twin pairs［J］. Hepatology，2005，41（5）：1138-1143.

[8] 韩天权，姜翀弋，张圣道. 胆固醇结石病的遗传发病机制［J］. 外科理论与实践，2007，12（4）310-311.

[9] Wang D Q, paigen B, Carey M C. Phenotypic characterization of Lith-genes that determine susceptibility to cholesterol cholelithiasis in inbred mice：physical-chemistry of gallbladder bile［J］. J Lipid Res，1997，38（7）：1395.

[10] Lammert F, Wang D Q, et al. Lith genes controlmucin accumulation, cholesteol crystallization, and gallstone formation in A/J and AKR/J inbred mice［J］. Hepatology，2002，36（5）：1145-1154.

[11] Wittenburg H, Lammert F, Wang D Q, et al. interacting QT Ls for cholesterol gallstones and gallbladder mucin in AKR and SWR strains of mice［J］. Physiol Genomics，2002，8（1）：67.

[12] Kozarsky K F, Donahee M H, Rigotti A, et al. overexpression of the HDL receptor SR-BI alters plasma HDL and bile cholesterol levels［J］. Nature，1997，387（6631）：414.

[13] Bietrix F, Yan D, Nauze M, et al. Accelerated lipid absorption in mice overexpressing intestinal SR-BI［J］. J Biol Chem，

2006，281（11）：7214 – 7219.

［14］蒋兆彦，韩天权，张圣道. 胆固醇结石病的发生机制［J］. 世界华人消化杂志，2010，18（12）1191 – 1195.

［15］胡海，所广军，杨士勇，等. 胆固醇结石病人肝脏 SRBI 及其转录调节因子 LRH-1 基因表达的研究［J］. 外科理论与实践，2006，11（4）333 – 336.

［16］Van Eck M，Twisk J，Hoekstra M，et al. Differential effects of scavenger receptor BI deficiency on lipid metabolism in cells of the arterial wall and in the liver［J］. J Biol Chem，2003，278（26）：23699 – 23705.

［17］Kocher O，Yesilaltay A，Cirovic C，et al. Targeted disruption of the PDZK1 gene in mice causes tissue-specific depletion of the HDL receptor SR-BI and altered lipoprotein metabolism［J］. J Biol Chem，2003，278（52）：52820 – 52825.

［18］姜翀弋. 胆固醇代谢异常与胆石症发生的分子生物学研究［D］. 上海：上海交通大学，2008.

［19］Repa J J，Turley S D，Lobaccaro J A，et al. Regulation of absorption and ABC1-mediated efflux of cholesterol by RXR heterodimers［J］. Science（Wasington DC），2000，289（5484）：1524 – 1529.

［20］Lammert F，Wang D Q，Paigen B，et al. Phenotypic characterization of Lith genes that determine susceptibility to cholesterol cholelithiasis in inbred mice：integrated activities of hepatic lipid regulatory enzymes［J］. J Lipid Res，1999，40（11）：2080 – 2090.

［21］Graf GA，Li WP，Gerard RD，et al. Coexpression of ATP-binding cassette proteins ABCG5 and ABCG8 permits their transport to the apical surface［J］. J Clin Invest，2002，110（5）：659 – 669.

［22］Yu L，Li-Hawkins J，Hammer RE，et al. Overexpression of ABCG5 and ABCG8 promotes biliary cholesterol secretion and reduces fractional absorption of dietary cholesterol［J］. J Clin Invest，2002，110（5）：671 – 680.

［23］Kamisako T，Ogawa H. Regulation of biliary cholesterol secretion is associated with abcg5 and abcg8 expressions in the rats：effects of diosgenin and ethinyl estradiol［J］. Hepatol Res，2003，26（4）：348 – 352.

［24］Wang Y，Jiang ZY，Fei J，et al. ATP binding cassette G8T400K polymorphism may affect the risk of gallstone disease among Chinese males［J］. Clin Chim Acta，2007，384 –（1 – 2）80 – 85.

［25］Grunhage F，Acalovschi M，Tirziu S，et al. Increased gallstone risk in humans conferred by common variant of hepatic ATP-binding cassette transporter for cholesterol［J］. Hepatorogy，2007，46（3）793 – 801.

［26］Kuo K K，Shin S J，Chen Z C，et al. Significant association of ABCG5 604Q and ABCG8 D19H polymorphisms with gallstonedisease［J］. Br J Surg，2008，95（8）：1005 – 1011.

［27］徐流波，马宁，王勋，等. 胆囊胆固醇结石的成因及发病机制研究进展（综述）［J］. 山东医药，2010，50（10）114 – 115.

［28］蒋兆彦，韩天权，张圣道. 胆固醇结石病的发生机制［J］. 世界华人消化杂志，2010，18（12）：1191 – 1195.

［29］王蕾，蔡劢，蒋兆彦，等. 肝脏 X 受体 α 对肝细胞 HepG2 胆固醇代谢基因表达的调控［J］. 内科理论与实践，2010，（5）：165 – 169.

［30］姜翀弋，韩天权，蒋兆彦，等. 肝脏 X 受体对小鼠胆汁脂质成分与胆固醇代谢基因表达的影响［J］. 中华实验外科杂志，2007，24（12）：1457 – 1459.

［31］杨士勇，王建承，韩天权，等. 胆固醇结石患者肝脏核受体基因表达的研究［J］. 中国普外基础与临床杂志，2008，15（10）：751 – 755.

［32］Ito T，Kawata S，Imai Y，et al. Hepatic cholesterol metabolism in patients with cholesterol gallstones：enhanced intracellular transport of cholesterol［J］. Gastroenterology，1996，110（5）：1619 – 1627.

［33］Kawata S，Imai Y，Inada M，et al. Modulation of cholesterol 7 alpha-hydroxylase activity by nonspecific lipid transfer protein in human liver-possibly altered regulation of its cytosolic level in patients withgallstones［J］. Clin Chim Acta，1991，197（3）：201 – 208.

［34］Puglielli L，Rigotti A，Amigo L，et al. Modulation of intrahepatic cholesterol trafficking：evidence by in vivo antisense treatment for the involvement of sterol carrier protein-2 in newly synthesized cholesterol transport into rat bile［J］. Biochem J，1996，317（3）：681 – 687.

［35］Fuchs M，Lammert F，Wang D Q，et al. Sterol carrier protein 2 participates in hypersecretion of biliary cholesterol during gallstone formation in genetically gallstone-susceptible mice［J］. Biochem J，1998，336（1）：33 – 37.

［36］Fuchs M，Lammert F，Wang D Q，et al. Sterol carrier protein 2 participates in hypersecretion of biliary cholesterol during gallstone formation in genetically gallstone-susceptible mice［J］. Biochem J，1998，336（1）：33－37.

［37］Baum C L，Reschly E J，Gayen A K，et al. Sterol carrier protein-2 overexpression enhances sterol cycling and inhibits cholesterol ester synthesis and high density lipoprotein cholesterol secretion［J］. J Biol Chem，1997，272（10）：6490－6498.

［38］韩天权，蒋兆彦，张圣道. 胆石病人肠肝循环途径脂质代谢异常的分子生物学研究进展［J］. 中华肝胆外科杂志，2008，14（4）：219－220.

［39］Shoda J，He B F，Tanaka N，et al. Primary dual defect of cholesterol and bile acidmetabolism in iver of patients with intrahepatic Calculi［J］. Nature，1997，387（6631）：414.

［40］Feng D，Han T，Chen S. Polymorphismatthe LDL receptorgenelo CU Sinpatient swith cholesterol gallstone disease［J］Zhonghua Yi Xue Za Zhi，1998，78（1）：63－65.

［41］韩天权. 胆固醇结石形成机制的基因研究现状与展望［J］. 外科理论与实践，2009，14（2）：125.

［42］韩天权. 胆固醇结石病的发生机制［J］. 世界华人消化杂志，2010，18（12）：1191－1195.

［43］姜翀弋，韩天权，蒋兆彦，等. 胆囊结石病人小肠胆固醇吸收相关基因表达的初步研究［J］. 中华肝胆外科杂志，2008，14（9）：608－611.

［44］Buhman K K，Accad M，Novak S，et al. Resistance to diet-induced hypercholesterolemia and gallstone formation in ACAT2-deficient mice［J］. Nat Med，2000，6（12）：1341－1347.

［45］Temel R E，Lee R G，Kelley K L，et al. intestinal cholesterolabsorption is substantially reduced in mice deficient in both AB-CA1 and ABCA2［J］. J Lipid Res，2005，46（11）：2423－2431.

［46］Brown J M，Bell T A 3rd，Alger H M，et al. Targeted depletion of hepatic ACTA2-driven cholesterol esterification reveals a non-biliary route for fecal neutral sterol loss［J］. J Biol Chem，2008，283：10522－10534.

［47］韩天权，蒋兆彦，张圣道. 胆石病人肠肝循环途径脂质代谢异常的分子生物学研究进展［J］. 中华肝胆胰脾外科学术论坛，2007，14（4）：219－220.

［48］Tao S，Tazuma S，Kajiyama G，Apolipoprotein A-1stabilizes phospholipid lamellae and thus prolongs nucleation time in model bile systems：an ultrastructural study［J］. Biochim Biophys Acts，1993，1166（1）：25－30.

［49］所广军，韩天权，张圣道. 胆固醇结石与载脂蛋白 B 基因多态性的关系［J］. 中华实验外科杂志，2000，17（1）：26－27.

［50］顾建平，韩天权，张圣道，等. 载脂蛋白 B 基因 Xba I 多态性和胆囊结石病关系研究［J］. 中华肝胆外科杂志，2006，12（1）：34－36.

［51］Kurzawski M，Juzyszyn Z，Modrzejewski A，et al. Apolipoprotein B（APOB）gene polymorphism in patients with gallbladder disease［J］. Arch med Res，2007，38（3）：360－363.

［52］Fischer S，Dolu M H，Zundt B，et al. Apolipoprotein E polymorphism and lithogenic factors in gallbladder bile［J］. Eur J Clin Invest，2001，31（9）：789－795.

［53］谈永飞，杨松. 载脂蛋白 B 基因多态性及血脂成分与胆石病关系的研究［J］. 中华医学杂志，2003，83（10）：844－847.

［54］Wang H H，Wang D Q. Reduced susceptibility to cholesterol gallstone formation in mice that do not produce apolipoprotein B48 in the intestine［J］Hepatology，2005，42：894－904.

［55］费健，韩天权，蒋兆彦，等. 胆囊结石病家系的基因多态性研究［J］. 消化外科，2002，1（2）：104－108.

［56］Jiang Z Y，Han T Q，Suo G J，et al，Polymorphisms at cholesterol 7alpha-hydroxylase，apolipoproteins B and E and low density lipoprotein recepror genes in patients with gallbladder stone disease［J］. World J Gastroenterol，2004，10：1508－1512.

［57］Juzyszyn Z，Kurzawski M，Modrzejewski A，et al. Low-density lipoprotein recepror-related protein-associated protein（LR-PAP1）gene IVS5 insertion/deletion is nit a polymorphism is not a Risk factor for gallstone disease in a Polish population［J］. Dig liver Dis，2008，40：122－125.

［58］Corradini S G，Elisei W，Giovannelli L，et al. Impaired human gallbladder lipid absorption in cholesterol gallstone disease and its effect on cholesterol solubility in bile［J］. Gastroenterology，2000，118（5）：912－920.

[59] Lee D K, Tarr P I, Haigh W G, et al. Bacterial DNA in mixed cholesterol gallstones [J]. Am J Gastroenterol, 1999, 94 (12): 3502 - 3503.

[60] 王勇, 韩天权, 费健, 等. 胆囊黏膜 ABCG5 和 ABCG8 基因在胆固醇结石病中的作用 [J]. 中华实验外科杂志, 2007, 24 (1): 51 - 52.

[61] 蒋兆彦, 韩天权. 胆囊结石发病机制的当前认识 [J]. 腹部外科, 2010, 23 (5): 264 - 265.

[62] 蒋兆彦, 韩天权, 张圣道. 从胆囊功能认识切胆和保胆取石手术 [J]. 外科理论与实践, 2011, 4 (1): 348 - 351.

[63] 何彦安. 胆囊黏膜 G 蛋白偶联胆汁酸受体 1 表达与胆囊结石致石胆汁关系的研究 [J]. 中华肝胆外科杂志, 2012, 18 (4): 256 - 260.

[64] Conter R L, Roslyn J J, Porter Fink V, et al. Gallbladder absorption increase during early cholesterol gallstone formation [J]. Am J Surg, 1986, 151 (1): 184 - 191.

[65] Van Erpecum K J, Wang D Q, Moschetta A, et al. Gall-bladderhistopathology during murine gallstoneformation: relation to motility andconcentratingfunction [J]. J Lipid Res, 2006, 47 (1): 32 - 41.

[66] 周启胜. ABCA1 和 CD68 在胆囊壁中的表达及意义 [D]. 南昌大学医学院, 2008.

[67] 王勇, 韩天权, 张圣道. Megalin 基因在胆固醇结石病患者胆囊黏膜中的表达及调控 [J]. 中华医学杂志, 2009, 89 (16): 1110 - 1113.

[68] 秦朝晖, 蔡端. 胆囊运动失调与胆囊结石形成中的作用 [J]. 肝胆胰外科杂志, 2003, 15 (4): 280 - 283.

[69] 蒋兆彦, 韩天权. 胆囊结石发病机制的当前认识 [J]. 腹部外科, 2010, 23 (5): 264 - 265.

[70] 韩天权. 胆固醇结石病的发生机制 [J]. 世界华人消化杂志, 2010, 18 (12): 1191 - 1195.

[71] 黄志强. 当代胆道外科学 [J]. 上海: 科学技术文献出版社, 1998: 85 - 110.

[72] 韩天权, 张圣道. 保胆取石术后胆石的复发及预防 [J]. 中华肝胆外科杂志, 2009, 15 (1): 4 - 5.

[73] Miyasaka K, Takata Y, Funakoshi A. Association of cholecystokinin A recptor gene polymorphism with cholelithiasis and the molecular mechanisms of this polymorphism [J]. J Gastroenterol, 2002, 37 (14): 102 - 106.

[74] 陈胜, 韩天权, 蒋渝. 胆囊结石患者胆囊动力学紊乱机制的研究 [J]. 中华外科杂志, 1998, 36 (1): 122 - 123.

[75] 帅建, 张圣道, 韩天权. 胆囊结石病胆囊排空与缩胆囊素受体基因表达关系的研究 [J]. 中华外科杂志, 1999, 37 (5): 292 - 294.

[76] Xiao Z L, Amaral J, Biancani P, et al. Impa ired cy toprotective function of muscle in hum an ga llbladders with cholesterol stones [J]. Am J Physio l Gastro intest L iver Physio, I2005, 38: 1 - 13.

[77] Zhu J, Han T Q, Chen S, et al. Gallbladder motor function, plasma cholecystokinin and cholecystokinin receptor of gallbladder in cholesterol stone patients [J]. World J Gastroenterol, 2005, 11 (11): 1685 - 1689.

[78] Pozo M J, Camello P J, Mawe G M. Chemical mediators of gallbladder dysmotility [J]. Cur Med Chem, 2004, 11 (13): 1801 - 1812.

[79] 顾建平, 韩天权. 上海闵行地区胆固醇结石病易患因素分析 [J]. 中华实验外科杂志, 2000, 1 (1): 24 - 25.

[80] 沈阳. 胆囊结石形成时 Calponin, VIP 在胆囊平滑肌和 Oddi 括约肌中的表达及意义 [J]. 重庆医学, 2010, 39 (5): 524 - 526.

[81] 张振海. 胃肠肽类激素和药物因素与胆囊及 Oddi 括约肌运动功能、胆石症形成关系的研究 [D]. 沈阳: 中国医科大学, 2006.

[82] Klass D M, Lauer N, Hay B, et al. Arg 64 variant of the bata3-adrenergic receptor is associated with gallstone for-mation [J]. Am J Gastroenterol, 2007, 102 (11): 2482 - 2487.

[83] 韩天权, 蒋兆彦, 张圣道, 等. 胆石病人肠肝循环途径脂质代谢异常的分子生物学研究的进展 [J]. 中华肝胆外科杂志, 2008, 14 (4): 219.

[84] 何谦, 张雪梅, 王香玲, 等. 胆汁酸肠肝循环与胆固醇结石形成关系的研究 [J]. 陕西医学杂志, 2007, 1 (1): 32 - 34.

[85] Thomas L A, Veysey M J, Bathgate T, et al. Mechanism for the transit-induced increase in colonic deoxycholic acid formation in cholesterol cholelithiasis [J]. Gastroenterology, 2000, 119 (3): 806 - 815.

[86] Van Erpecum K J, van Berge Henegouwen G P. Intestinal aspects of cholesterol gallstone formation [J]. Dig Liver Dis, 2003,

35（Suppl 3）：S8－11.

［87］ Wang R，Salem M，Yousef I M，et al. Targeted inactivation of sister of P-glycoprotein gene（spgp）in mice results in non-progressive but persistent intrahepatic cholestasis［J］. Proc Natl Acad Sci USA，2001，98（4）：2011－2016.

［88］ Noe J，Kullak-Ublick G A，Jochum W，et al. Impaired expression and function of the bile salt export pump due to three novel ABCB11 mutations in intrahepatic cholestasis［J］. J Hepatol，2005，43（3）：536－543.

［89］ Gummadi S N，Kumar K S. The mystery of phospholipid flip-flop in biogenic membranes［J］. Cell Mol Biol Lett，2005，10（1）：101－121.

［90］ 万红芳，周庭庆.“法尼醇 X 受体调节胆汁酸代谢的研究进展”摘要［J］. 中外健康文摘，2011，08（28）：74－77.

［91］ 邓漾，韩天权，商俊，等. 胆汁酸代谢经典途径酶基因表达与豚鼠胆石病关系的研究［J］. 外科理论与实践，2001，6（3）：149－153.

［92］ 秦俭，蒋兆彦，牛振民，等. CYP8B1 基因单核苷酸多态性与胆囊结石病的相关性分析［J］. 中华医学杂志，2011，91（30）：2092－2095.

［93］ 韩天权，蒋兆彦，张圣道. 胆石病人肠肝循环途径脂质代谢异常的分子生物学研究进展［J］. 中华肝胆胰脾外科学术论坛，2007，14（4）：615－618.

［94］ Moschetta A，Bookout A L Mangelsdort D J. Prevention of cholesterol gallstone disease by FXR agonists in a mouse model［J］. Nat Med，2004，10（12）：1352－1358.

［95］ 胡海，将兆彦，所广军，等. 胆固醇结石病人胆囊黏蛋白基因表达差异的研究［J］. 中华肝胆外科杂志，2006，12（1）：37－39.

［96］ 李哲夫，陈孝平. Muc-1 和 MDR3 在胆囊结石形成过程中的作用［J］. 腹部外科，2008，（6）：364－366.

［97］ 苏亚菲，李哲夫. Mucin-3 和 MDR3 在胆固醇结石形成中的作用［J］. 齐鲁医学杂志，2011，26（1）：46－48.

［98］ 李哲夫. 胆固醇胆石成因的研究进展［J］. 中国普通外科杂志，2007，16（2）：170－172.

［99］ 赵国臣，周春祥. 胆结石成石机制研究概况［N］. 广西中医学院学报，2007，10（2）：76－78.

［100］ Afdhal N H，Niu N，Gantz D，et al. Bovinegallbladdermucin acceeratescholesterol monohydratecrystal growthinmodelbile［J］. Gatroenterology，1993，104（5）：1515－1523.

［101］ 别平，黄志强，韩本立，等. 人体胆囊结石时胆囊组织 PGE、PGI2、LTC4 的含量［J］. 中华消化杂志，1995，15（5）：262－264.

［102］ 王学军，李玉民，李世雄. 细菌在胆固醇结石中的作用研究［J］. 中国现代医学杂志，2003，13（3）：4－7.

［103］ Bunsh N，Matiuck N，Sahlin S，et al. Inhibition and promotion of cholesterol crystallization by protein fraction normal from human gallbladder bile［J］. Lipid Res，1991，32（4）：695－702.

［104］ 陈雨强，张延龄，蔡端，等. 成核效应蛋白在泡凝聚融合过程中作用的初步研究［J］. 中华外科杂志，1997，35（3）：181－185.

［105］ 陈雨强，张延龄，蔡端，等. 胆汁刀豆球蛋白 A（ConA）结合蛋白在胆固醇性结石早期形成阶段的作用：胆汁 ConA 结合蛋白量与质分析［J］. 中华消化杂志，1996，4（1）：204－207.

［106］ 马保金. 胆汁包蛋白的分离、提纯及其 ELISA 法的建立［D］. 上海：上海医科大学，1998.

［107］ 马保金，项建斌，蔡端，等. 胆汁泡蛋白促成核作用及其主体活性成分的分析［J］. 中华外科杂志，2002，4（4）：298－300.

［108］ 蔡端，项建斌，张延龄，等. 胆汁泡蛋白 ELISA 检测法的建立与初步临床应用［J］. 上海医学，2000，23（6）：341－344.

［109］ 陈祥柏. 胆汁中氨肽酶 N 的分离提纯及其成核作用的研究［J］. 中华普通外科杂志，2000，4（1）：117－119.

［110］ 许漫山，祝学光，李月廷. 氨肽酶 N 与胆石形成关系的临床及实验室研究［J］. 中华普通外科杂志，2001，16（8）：490－492.

［111］ 李月廷，祝学光. 胡椒碱抑制兔胆结石形成的作用机制研究［J］. 中华肝胆外科杂志，2003，9（7）：426－428.

［112］ Van Erpecum K J，Wang D Q，Lammert F，et al. Phenotypic characterization of Lith genes that determine susceptibility to cholesterol cholelithiasis in inbred mice：soluble pronucleating proteins in gallbladder and hepatic biles［J］. J Hepatol，

2001, 35 (4): 444 – 451.

[113] Lee S P, Ko C W. Pronucleating proteins in bile-a myth [J]. J Hepatology, 2001, 35 (4): 525 – 526.

[114] 叶生爱, 秦永林, 韩天权, 等. 纤维蛋白与胆囊胆固醇结石形成关系的研究 [J]. 中华医学杂志, 2003, 83 (10): 880 – 881.

[115] 秦永林, 韩天权. 胆固醇结石患者胆囊胆汁中凝血和纤溶状态的初步研究 [J]. 中华外科杂志, 2001, 39 (5): 378 – 381.

[116] 褚志强, 尤承忠, 秦永林, 等. 炎症和凝血活化亢进在仓鼠胆囊胆固醇结石形成中作用的实验研究 [J]. 中国病理生理杂志, 2005, 21 (9): 1817 – 1820.

[117] Swidsinski A, Ludwig W, Pahig H, et al. Molecular genetic evidence of bacterial colonization of cholesterol gallstones [J]. Gastroenterology, 1995, 108 (3): 860 – 864.

[118] 田志杰, 韩天权, 姜志宏, 等. 胆囊结石病胆道系统螺杆菌 DNA 的研究 [J]. 中国实用外科杂志, 2004, 42 (2): 84 – 87.

[119] 田志杰, 韩天权, 周光文, 等. 胆囊结石病患者胆道系统中弯曲菌 DNA 的研究 [J]. 中华实验外科杂志, 2003, 20 (10): 946.

[120] 田志杰, 韩天权, 姜志宏, 等. 胆囊结石病患者胆道系统细菌 DNA 的研究 [J]. 中华外科杂志, 2004, (42) 15: 956 – 957.

[121] 朱雷明. 细菌在胆固醇结石形成中作用的研究 [D]. 上海: 复旦大学, 2003.

[122] 朱雷明, 蔡端, 吕元. 胆固醇结石病人与非胆石症人群胆道细菌感染状况及与免疫球蛋白相关性的对照研究 [J]. 中华肝胆外科杂志, 2003, 9 (7): 419 – 422.

[123] Abei M, Schwarzendrube J, Nuutinen H, et al. Cholesterol crystallization promoters in human bile: comparative potencies of immunogolob-ulins, α_1-acid glycoprotein, phospholipase C, and aminopeptidase N [J]. J Lipid Res, 1993, 34: 1141 – 1148.

[124] Stewart L, Ponce R, Oesterle A L, et al. Pigmentgallstone pathogenesis: slimeproduction by biliarvbacteria is moreimportant than beta Glucuronidase Production [J]. J Gas-trointest Surg, 2000, 4 (5): 5547 – 5539.

[125] 朱雷明, 赵洪, 蔡端, 等. 胆固醇结石中细菌对人胆汁胆固醇晶体形成的作用 [J]. 中华肝胆外科杂志, 2005, 11 (3): 180 – 183.

[126] 韩文胜. 细菌 L 型感染与胆囊结石相关性研究 [D]. 西安: 西安交大, 1999.

[127] 隋国德. 白细菌介素 – 2 在胆囊胆固醇结石形成中的作用 [J]. 齐鲁医学杂志, 2003, 18 (2): 150 – 151.

[128] Venneman N G, Van Berge-Henegouwen G P, Portincasa P, et al. Absence of apolipoprotein E4 genotype, good gallbladder motility and presence of solitary stone delay rather than prevent gallstone recurrence after extracorporeal shock wave lithotripsy [J]. J Hepatol, 2001, 35 (1): 10 – 16.

[129] 蒋兆彦, 韩天权. 胆囊结石发病机制的当前认识 [J]. 腹部外科, 2010, 23 (5) 264 – 265.

[130] 张宇, 牛振民, 韩天权, 等. 胆囊结石病人线粒体高变区测序结果分析 [J]. 中华肝胆外科杂志, 2005, 11 (9): 580 – 582.

[131] 徐健. 肝脏胰岛素抵抗诱发胆结石形成的研究 [J]. 中华实验外科杂志, 2013, 30 (3): 519 – 521.

[132] Hyogo H, Roy S, Cohen D E. Restoration of gallstone susceptibility by leptin in C57BL/6J ob/ob mice [J]. J Lipid Res, 2003, 44 (6): 1232 – 1240.

[133] 雷正明, 曾道炳, 陈跃, 等. 瘦素、胆囊收缩素、血脂与胆石类型关系探讨 [J]. 中华肝胆外科杂志, 2007, 13 (4): 220 – 224.

[134] Maghbooli Z, Hossein – Nezhad A, Rahmani M, et al. Relationship between leptin concentration and insulin resistance [J]. Horm Metab Res, 2007, 39 (12): 903 – 907.

[135] 张红梅. 2 型糖尿病患者血清瘦素水平与胆结石及胰岛素抵抗关系的研究 [J]. 中国现代医学杂志, 2004, 14 (14) 76 – 80.

[136] 洪磊. 瘦素与胆结石形成的关系 [J]. 中华肝胆外科杂志, 2009, 5 (1): 398 – 400.

[137] 洪磊. 瘦素及胰岛素与胆囊结石的关系 [J]. 中华现代临床医学杂志, 2010, 8 (8): 217 – 223.

［138］江华. Lipin：治疗胰岛素抵抗的新靶点［J］. 国际内分泌代谢杂志，2009，29（2）：110.

［139］孙琦. 脂肪细胞因子与胰岛素抵抗的相关性分析［J］. 基础医学与临床，2005，25（9）：813 – 817.

［140］尹纯林. 脂联素、胰岛素抵抗及脂质异常与胆囊胆固醇结石形成的关系［D］. 安徽：安徽医科大学，2010.

［141］顾卫琼，洪洁，张翼飞，等. 肥胖人群中血清瘦素、游离脂肪酸和脂联素水平的相互关系［J］. 中华内分泌代谢杂志，2003，19（3）：169 – 172.

［142］江华. Lipin：治疗胰岛素抵抗的新靶点［J］. 国际内分泌代谢杂志，2009，29（2）：112.

［143］张雅中，房辉田，金莉秦，等. 2 型糖尿病家系胰岛素抵抗与血清抵抗素水平的相关性研究［J］. 中国现代医学杂志，2012，22（1）42 – 44.

［144］郑宪玲. 抵抗素与胰岛素抵抗及 2 型糖尿病［J］. 医学综述，2007，13（3）：221 – 222.

［145］漆泓，孙明，周宏研. MS 患者空腹血清游离脂肪酸水平与胰岛素抵抗的关系［J］. 临床内科杂志，2003，20（7）：353 – 355.

［146］康国栋，郭志荣，胡晓抒，等. 代谢综合征患者血浆脂肪细胞因子的观察［J］. 中华内分泌代谢杂志，2008，24（1）：19 – 20.

［147］袁明霞. 靶向线粒体蛋白（frataxin）可能成为糖尿病治疗新途径［J］. 中国医学论坛报，2013 – 11 – 14.

［148］韩天权. 胆石病人胆汁成分预测可行性的研究——血清和尿液胆汁酸的预测意义［D］. 上海：上海交通大学，1989.

［149］韩天权，张圣道，傅培彬. 胆囊胆汁胆固醇饱和度的变化规律：脂类变化与胆固醇饱和度的相关分析. 全国外科学术会议，南京，1988.

［150］张圣道，韩天权，蒋兆彦. 结石病可否预防［J］. 中华肝胆外科杂志，2003，9（7）：385 – 387.

［151］韩天权，等. 胆固醇结石形成机制的基因研究现状与展望［J］. 外科理论与实践，2009，14（2）：127.

［152］韩天权，等. 胆石病人肠肝循环途径脂质代谢分子生物学研究的进展［J］. 中华肝胆外科杂志，2008，14（4）：220.

［153］张宇，韩天权，张圣道. 人类胆囊胆固醇结石易感基因的研究进展［J］. 中国现代普通外科进展，2004，7（5）：257 – 259.

［154］Juvonen, Juvonen T, Kervinen K, Kairaluoma M I, et al. Gallstonecholesterol Content is related to apolipoprotein Epolymorphism［J］. Gastroenterology, 1993, 104（6）: 1806 – 1813.

［155］Bertomeu A, Ros E, Zambon D, et al. Apolipoprotein E polymor 2 phismand gallstones［J］. Gastroenterology, 1996, 111（6）: 1603 – 1610.

［156］Kesaniemi Y A, Ehnholm C, Miettinen T A. Intestinal cholesterolab 2 sorption efficien cyinman is relatedto apoprotein Ephenotype［J］. J ClinInvest, 1987, 80（2）: 578 – 581.

［157］Van Erpecum K J, Portincasa P, Dohlu M H, et al. Biliary pronucleating proteins And Apolipoprotein EinCholesterol and pigment stone patients［J］. J Hepatol, 2003, 39（1）: 7211.

［158］Fischer S, Dolu M H, Zundt B, et al. ApolipoproteinE Polymorphism And Lithogenic Factorsing All bladder Bile［J］. Eur clin Invest, 2001, 31（9）: 789 – 795.

［159］Hasegawa K, Terada S, Kubota K, et al. Effecto fapolipoprote in E Polymorphismon Bile Lipid composition And The ormation of choles2 terolgallstone［J］. Am J Gastroenterol, 2003, 98（7）: 1605 – 1609.

［160］Niemi M, Kervinen K, Rantala A, et al. The Roleofapolipoprotein Eandglucose intolerance in Gallstone Disease inmiddle aged subjects［J］. Gut, 1999, 44（4）: 557 – 562.

［161］Lin Q Y, Du J P, Zhang M Y, et al. Effect of polipoprotein E gene Hha I restricting fragment length polymorphism on serum lipids in cholecystolithiasis［J］. World J Gastroenterol, 1999, 5（3）: 228 – 230.

第九篇 环境因素与结石形成的关系

第一章 胆石症的流行病学[1]

第一节 研究胆石症流行病学的意义

胆石症在国内外都是常见病，其发病率高，并发症多，并且胆石症和胆道恶性肿瘤之间存在直接和间接的联系。流行病学的研究有助于了解胆石的病因学和相关因素，为预防胆石症的发生，降低发病率提供理论依据。

由于胆石症流行病学的意义，许多医疗机构和临床医生的积极性正在提高。由于保胆治疗的相继开展，要求医生认识到不仅仅是有病就"切"，还需要走出机关、病房、门诊和实验室，深入到人群中去调查研究。由于超声影像技术近30年来的普及应用，对与脂质代谢紊乱有关的心血管慢性疾病的研究取得了较大的进展，为胆石症的流行病学研究和结石病的病前、治疗后，特别是保胆取石后预防创造了良好的条件。

第二节 研究胆石症流行病学的方法

研究胆石症的流行病学的方法很多。通常以尸检、手术、造影和超声检查四种手段为研究胆石症的流行病学的主要方法。尸检是最古老的手段；外科手术在国内研究中用得较多，从胆囊切除术资料中反映出近期胆石症的发病情况，但不能了解无症状胆石患者的发生率；胆囊造影能比较客观地反映胆石症的发病状况，但由于需要具备一定的设备条件、放射性损伤和碘过敏反应等，限制了在大规模人群中的应用；超声诊断具有简便和无损伤性等优点，患者和医生均乐于接受，国内外在20世纪80年代后期起采用超声诊断进行了许多大样本的胆石症调查，为人群普查和流行病学研究提供了有价值的资料。

第三节 胆石症流行病学研究的目的

了解胆石症对人类的影响，如患病率、发病率和死亡率。因部分胆石症可无症状或症状常有数年潜伏期，使胆石在人群中的发病率难以确定，故多数学者采用人群胆石的患病率来表示胆石发病状况。由于患病率和发病率有内在联系以及人们习惯于用发病率的表达方式，因此除少数情况外，多用"发病率"表示。胆石症本身不会导致死亡，但其并发症的严重性以及与胆囊癌的关系引起医患双方极大的重视。

寻找胆石症的原因。用流行病学的术语来表示，即研究胆石症的危险因素，包括胆石患者的个体特征、代谢特点（尤其是胆石发生前）、胆石症和冠心病发生前代谢紊乱的相同和不相同处。

通过预防试验来证明初级预防的可行性，为了避免研究结果的偏倚，在流行病学研究中需要特别注意采用严格标准化的方法学和有代表人群共同特征的研究群体。

第四节　我国流行病学研究情况

一、研究方法

我国胆石症流行病学的最早研究，与国外一样也是采用尸检的方法。解放军总医院总结 1954 年 10 月至 1983 年 3 月 1993 例的尸检资料。病例中男性比女性多一倍。尸检率为 1/3，尸检胆石发病率为 7.02%，男性发病率为 7.2%，女性 6.7%，其中胆囊结石占 80%，肝外胆管结石 8.6%，肝内胆管结石 11.4%。该研究在某种程度上反映了我国 20 世纪 50~80 年代胆石症的发病状况。

我国胆石症流行病学的主要研究方法是应用临床手术病例资料，结合胆石化学成分分析。研究初步反映了症状性胆石症的发病年龄、性别和职业分布、饮食特点、胆石发生部位和类型。

用临床手术资料进行的流行病学研究受其方法局限，存在某些偏倚。例如，它不能反映无症状胆石患病率，老年人因手术危险性大，以及重要器官功能受损，手术治疗机会相对减少。因此临床资料反映胆石症高峰年龄在 50~60 岁之间。而实际上，由于胆石很少能自然消融，随着年龄增加，胆石发病率和患病率会继续上升。克服临床研究缺点的唯一方法是自然人群的胆石流行病的研究。国内尚无采用口服胆囊造影等放射学检查的研究。随着 B 超在胆石症诊断上的应用，我国 20 世纪 80 年代开始了以自然人群为对象的胆石流行病的研究，并进一步在 20 世纪 90 年代开展了胆石症危险因素的研究。

二、我国自然人群胆石症患病率

患病率随着年龄增加，生活水平的提高，生活方式的改变而增加。80 年代后期，天津等地用 B 超对自然人群进行调研，累计达 10 万人以上。综合分析各地报道的资料，可以初步反映胆石的实际发病，尤其是胆囊结石症的状况。总的胆石患病率为 0.9%~10.1%，平均 5.6%（表 9-1）。女性患病率（1.3%~20%）高于男性患病率（0.4%~9.2%）。胆石患病率明显地随年龄增加（表 9-2），70 岁以上达 10%~20%。地区和人群之间的胆石患病率有差异，北京、天津和上海等大城市患病率较高，知识分子患病率较高（如无锡资料）。北京地区解放军总院调查的患病率高于北京电力总医院。胆囊结石总患病率为 1.7%~8.7%，女性高于男性，城市高于农村（表 9-3）。统计 5187 例胆囊结石患者，无症状胆石占 28.3%~60.6%，消化道症状 33.3%~66%。胆绞痛和胆囊炎症状仅 3%~9.6%（表 9-4）。临床研究发现，所谓胆石产生的消化道症状，如上腹不适、阀胀和隐痛、部分是胆石引起，还有相当大部分系非胆石所致。当患者胆囊切除后这些非特异消化道症状仍持续存在。由此分析，症状性胆囊结石症仅占全部胆囊结石症中的 10%。今后还需要有更大样本的胆囊结石流行病学调查，更需要前瞻性地研究胆石症，从高危人群开始，形成胆石到症状出现的整个病理过程及其发展规律进行研究，以便制定胆石症的治疗战略。

三、我国胆石症危险因素

全国的胆石症调查和自然人群胆石患病率的描述性流行病学研究显示，女性、高龄、食物热卡摄入增多都有利于胆固醇胆石发生。如脑力劳动者胆石患病率为 8.58%，依次高于轻体力劳动者（5.09%）和重体力劳动者（2.29%）。城市生活的因素可以反映在劳动工种和饮食特点。

表 9-1　不同地区人群胆石患病率

地区	时间（年）	调查人数（人）	年龄（岁）	患病率		
				总	男	女
天津	86	28319		8.2	7.7	8.8

续表

地区	时间（年）	调查人数（人）	年龄（岁）	患病率		
				总	男	女
贵州	87～88	28019	14～86	7.8		
北京	85～86	18546		1.5		
四川	83～88	15856	7～84	3.5	2.3	9.7
上海	86	10589		4.4	3.7	5.6
昆明	85～86	5588		5.9		
包头	85	5159		2.4	1.5	3.8
兰州		5000		2.6		
河南		3175		3.0		
吉林	86～87	3005		0.9	0.7	1.3
北京	85～88	2486	40～60	9.4	9.2	20
广西	87	2185	20～83	5.9	5.2	8.3
无锡		1463		9.8		
成都	89	1395	40～61	10.1	8.0	14.6
江苏		703		7.9		
陕西	91	522	16～20	0.9	0.4	1.5

表9-2　不同年龄胆石患病率（%）

年龄（岁）	上海	天津	四川	内蒙	陕西
7～19			0.2		0.9
20～29	0.9		0.7		
30～39	3.3	4.9	2.6	1.7	
41～50	5.1	9.4	4.9	2.2	
51～60	7.2	12.2	7.4	3.7	
61～70	10.5	17.5	10.3	3.0	
70以上		19	12.7		

表9-3　胆囊结石患病率和临床症状发生频率

地区	患病率（%）			胆囊结石	无症状（%）	消化道症状（%）	胆绞痛
	总	男	女	总数（人）			胆囊炎（%）
天津	6.6	6.3	7.0	2325	31	66	3
四川	3.0			471	60.6	33.3	6.1
北京	8.7			216			
	1.7			277	31.8		
贵州	6.4			1801	28.3	35.5	
昆明	5.6			313	54.8		9.6

表 9-4　城市和农村胆结石患病率（％）

地区	城市		农村	
	男	女	男	女
天津	2.5	5.2	1.6	2.6
四川	9.8	12.0	3.1	4.5

　　可喜的是，胆石症病例对照研究，胆石症 Logistic 模型拟合以及胆固醇结石易感人群预测研究的开展，有可能将胆石症基础研究的结果应用到实际预防中去。胆固醇结石的形成，部分是体内脂类代谢异常的结果，许多作者从血脂分析进行研究。北京医科大学的研究表示，血液 β—脂蛋白增高、低密度脂蛋白胆固醇/高密度脂蛋白胆固醇比值增高是胆囊结石形成的危险因素。上海华山医院的资料指出，血液三酰甘油增加和高密度脂蛋白胆固醇降低是成石的危险因素。高血脂患者胆石发生率高于正常血脂者。糖尿病、消化性溃疡似乎也好发胆囊结石。西安医科大学发现青少年女性胆囊收缩率比男性弱，提示女性好发胆囊结石与胆囊胆汁淤滞有关。安徽医科大学用病例对照研究证实，体重增加，血清 β—脂蛋白增高和高脂饮食是胆石易患因素。银川第一人民医院和宁夏医学院采用条件 Logistic 回归方法证实了临床研究中，饮食与胆石相关的结果。上海第二医科大学瑞金医院在胆石易感人群预测方面进行了一系列研究，20 世纪 80 年代早期开始研究从血清胆汁酸预测胆囊胆汁中胆汁酸成分，之后进行血、尿、胆汁和胆石胆汁酸的四配对研究，从血清胆汁酸预测胆囊胆汁胆固醇饱和指数。20 世纪 90 年代起在住院患者基础上从血脂判别预测胆囊结石易患人群，进一步过渡到人群中的预测。建立预测胆石易患人群，Logistic 数学模型。结果表明，胆囊结石高危人群可从年龄、胆囊动力、血清胆汁酸、胰岛素以及血脂诸方面综合判别，其有效性、灵敏度和特异性都超过 80%。说明：胆结石与心血管疾病的预防有共同性。

四、胆石症如何影响人们的生活和工作

　　胆石症除了上述各种并发症严重影响人们的身体健康，给人们带来痛苦、致残、甚至死亡之外，对人们的生活和工作也会造成严重影响，由于各单位或企业工作性质的不同要求在录用人员上有不同的要求。胆石症有反复与突然发作倾向，医疗费用高，因此有胆石症的人不能参加某种商业保险，不能参军入伍，可能影响远出工作和旅游，影响报考国家公务员和应聘航空、汽车，轮船驾驶员等职位。总之，胆结石虽是常见病、多发病，如处理不当，可能对个人生活和人生的前程产生不利影响。

第二章 胆石症的危险因素及预防

第一节 世界各国胆石症的发病率

总体上胆石症患病率有逐年上升的趋势。20世纪50年代统计发现，世界范围内的发病率依次为：北美、智利、瑞典、美国；其次是新西兰、澳大利亚、英国、苏格兰、挪威等，非洲人结石的发病率最低。二次世界大战以后，东方国家不仅在胆石类型上从以胆色素为主转变为以胆固醇结石较为多见，而且总的胆石患病率在逐步上升。胆石症已是东方医学界关注的重要问题，但在某些非洲国家，胆石患病率仍低于5%。

发病率除了与时代因素有关之外，不同的统计依据症状、口服胆囊造影、B超之间也有差别，其可靠性依次为症状＜口服胆囊造影＜B超。

美国的胆石患病率为10%，全国约有2000万胆石患者，每年有50万人行胆囊切除术，诊疗费高达30亿美元。目前还以每年60万新患者的速度递增。女性患病率比男性高，这种性别差异一直持续到70~80岁。老年人的患病率为20%，粗略估计每年每1000人的胆石发病率，白人男性2.59，女性4.09，黑人男性1.45，女性2.35。综上所述，胆石症是全世界的一种有重要意义的医疗、经济和社会问题。

第二节 胆石症的危险因素

这些因素是：年龄、性别、生育、体重和肥胖、国家种族和民族、饮食习惯、遗传、药物、治疗、手术及其他疾病并发症等。

一、年龄和结石形成的关系

多数证据显示胆石症的发病随年龄增加（表9-2）。儿童期胆石症少见。胆囊切除患者中20岁以下的不到5%，最近的研究指出，用全胃肠外营养（TPN）维持的儿童其胆石发病率为43%。儿童胆汁胆固醇饱和度明显低于成年人，因而胆固醇结石发病少，据报道仅占1/3。TPN诱发的儿童胆石症主要是胆红素结石。

来自丹麦的研究（表9-5），患病率和发病率都呈年龄相关的增长趋势。Sirmione的研究指出，年龄在40~69岁的5年发病率是年轻组的4倍，高发与低发的分界线约为40岁。

表9-5 1991年丹麦2987人胆石患病率和5年发病率（%）

年龄组（岁）	男性患病率（%）	发病率（%）	女性患病率（%）	发病率（%）
30	1.8	0.3	4.8	1.4
40	1.5	2.9	6.1	3.6
50	6.7	2.5	14.4	3.1
60	12.9	3.3	22.4	3.7

有作者认为胆石发病的年龄特点部分是由于胆石的自然消石率极低。此外，胆汁酸7-α羟化酶活性

随年龄增长而表现老化现象，使胆汁酸池减小，以及老年人胆囊收缩功能滞缓，因此，老年人的代谢改变是胆石高发的主要原因。资料显示 77 岁瑞典妇女的胆石患病率大于 50%。可见，对保胆手术的患者，特别是老年人，用外科方法增强胆囊动力、提高自然消石率、用内科方面从改变脂质代谢入手，是降低结石的复发率的有效途径。

二、性别与结石发病率的关系

胆固醇结石发病以女性占优势、早期文献中男女比为 1 : 4 ~ 1 : 6。近期的超声诊断研究结果为 1 : 2。胆色素结石患者无性别差异。女性胆固醇结石发病率增高是由于女性激素影响胆汁分泌和胆囊动力学。雌激素降低胆流、增加胆汁胆固醇的分泌、降低胆汁酸的合成和分泌以及磷脂的分泌、减少总胆汁酸和鹅脱氧胆酸池，导致了胆固醇分泌的相对增加，胆汁胆固醇饱和度增高。动物实验证实雌激素能减低胆汁酸合成酶活性，产生过饱和胆汁，在月经后半周期，黄体酮能降低胆囊动力，使胆汁淤滞。在大部分年龄组都存在女性胆石症患者占优势的特征，绝经期后体内性激素含量减少，受其影响，胆石症患者的性别差异也趋于消失。

中国人民解放军第四一一医院曾遇到一例患者，汪某，女性，20 岁，产后 7 个月右上腹不适，向右肩放射，自述怀孕期间纳差，以鸡蛋为主要营养，就诊时发现胆囊内多发小结石，2014 年 2 月 19 日行保胆取石手术，术中取出结石 30 多粒，结石大小相等，直径约 3 mm，金黄色。手术工作台图像显示无残留结石。出院后 45 天复查 B 超又出现 6 ~ 7 枚结石，且与术前大小相同的强回声团，诊断胆囊结石。患者术后 3 个月内就复发是否因为：①患者怀孕生育后发现胆结石，本次术后短期内复发是否仍处于结石形成延续期。②哺乳期急于补充营养，而且以鸡蛋为主要营养品，致使胆汁胆固醇饱和度升高；③年轻妇女或服用避孕药复发率较对照组高 2 ~ 2.5 倍。因此，性别、怀孕、雌激素、饮食多因素促进了结石的复发，值得进一步研究。

三、肥胖和体重与结石形成的关系

相关研究指出，肥胖是胆固醇结石发病的一个重要危险因素，其发病率是正常体重人群的 3 倍。Bernstein 研究 62739 名美国妇女后指出，肥胖程度和发生胆石症的危险有明显的相关。在低年龄组肥胖发生胆石的危险性尤高，20 ~ 29 岁年龄组肥胖妇女胆石症的相对危险度是 6.75。

体重指数 $[BMI = 体重/身高（米）^2]$ 被作为表示肥胖程度的一种指标。多数报道发现女性胆石患者 BMI 明显高于正常人。在男性患者的研究中，体重与胆石的相关性不完全一致，这是由于 BMI 虽能适当反映女性的肥胖程度，但不能区分男性真正的肥胖和肌肉发达的肥胖。有作者建议采用身体脂肪分布量来表示肥胖。脂肪分布类型已开始在胆石症研究中作为一个独立危险因素。在消除了相对体重的变化后，腰围和臀围的比值仍与胆石危险性有关，还有作者用肩胛下三头肌皮肤皱折的厚度比来表示肥胖程度。然而这些脂肪定量指标仍仅适用于女性。

现在有学者张思功[2]等提出"体型指数"（figure index，FI）新概念。FI 是本研究首先提出的反映体脂分布的一个新型指标，它综合了体重指数很好反映人体脂肪总量和腰围很好反映中心型肥胖的优点。"体型指数" FI 既反映机体脂肪总量，又反映机体脂肪分布情况；WC 对腹型肥胖是皮下脂肪堆积还是内脏脂肪堆积的判断是有限的，而且，其数值易受人种、体脂分布、体型等影响，难以形成适用于多数人种的切点。因此"体型指数"，可在反映体脂总量的前提下，反映体型。FI 在反映腹型肥胖时可降低体型、人种等因素对结果的影响，易使 WC 标准化，易于发现适用于多数人种的诊断中心型肥胖的切点。方法：

1. 人体测量　①WC：被测者站立位，两脚分开 25 ~ 30 cm，使体重均匀分配，测量位置在水平位髂前上棘和第 12 肋下缘连线的中点，即不是过脐平面，也不是最大凸起平面。②身高、体重：门诊体重秤量身高、体重，测量时脱鞋、帽，限穿单衣、单裤。

2. 计算指标 ①FI（kg）= WC^2（腰围 m^2）· BMI（体重 kg/身高 m^2）。

糖代谢异常来源于 IR（胰岛素抵抗），而 IR 的原因是脂肪代谢异常，脂肪异常分布、过度堆积是 IR 的主要病因。脂肪代谢异常是糖代谢紊乱的驱动因素。同时脂肪激素的分泌失调、血脂紊乱、脂肪酸等促进亚临床炎症状态的发生，并对血管有不良的影响，均暗示脂代谢紊乱在心血管疾病中的作用。国际糖尿病联盟（IDF）2005 年颁布了代谢综合征（MS）全球共识定义，以临床上易于测量的 WC 作为反映中心性肥胖的指标，并作为诊断 MS 的必要条件，标志着 MS 的病因从原先的胰岛素抵抗/血糖中心论转为脂肪代谢紊乱中心论。

作为判定活体 IR 的经典方法，高胰岛素—正血糖钳夹试验操作复杂，不利于临床筛查高危人群。稳态模式胰岛素抵抗指数、HOMA B 细胞功能、胰岛素作用指数等也能很好地反映机体胰岛素敏感性和胰岛 B 细胞功能，但同样不利于对高危人群进行筛查。

本研究还将实验对象分为 2 型糖尿病组、糖调节受损组和正常糖耐量组用 FI 和 3 种常用的胰岛素抵抗 IR 及敏感性指数间的相关性，比较了在不同的糖代谢水平下 FI 与各指数间相关性的差异，并与 WC 和 BMI 间进行了比较。结果显示 FI、WC 和 BMI 与 HOMA IR 均有显著相关性，$P < 0.01$，FI 与 IR 的相关性最强，说明 FI、WC、BMI 均能反映 IR 及胰岛素敏感性，尤以 FI 的相关性为最高。结论：体型指数测定能正确反映活体胰岛素抵抗状况。

附计算方法：

② HOMA IR = [空腹血糖（FPG）× 空腹胰岛素（FINS）]/22.5。

③ HOMA B 细胞功能 = 20 × FINS/（FPG 3.5）。

④ IAI = 1/（FPG × FINS）。

肥胖患者与胆固醇结石的联系在于过饱和胆汁。肥胖人体内的胆固醇合成量和肥胖程度呈直线相关。全身，包括肝脏胆固醇合成增加，导致了胆固醇分泌绝对增加，或者相对于胆汁酸和磷脂而增加，使胆固醇饱和度明显大于正常人。

四、生育与结石发病的关系

研究证明妊娠促进胆石形成。孕次与胆石发病存在正相关，多次妊娠妇女对胆石发病率明显增高，年轻妇女妊娠对胆石形成的相对危险性比老年人高。超声检查显示 40% 怀孕妇女产生胆泥。在产后多数消失，仅少数转变成胆石。超声检查还显示孕妇空腹时胆囊体积增大，收缩后残留体积增大，胆囊收缩速率减小，收缩体积比空腹比例也减小，使胆囊胆汁排空不完全，胆汁淤滞在胆囊。

妊娠诱发胆石形成有若干途径。孕期的雌激素增加，过量的营养补充，使胆汁成分发生变化，增加了胆汁的胆固醇饱和度，妊娠晚期的胆囊排空滞缓，孕期和产后的体重变化也影响胆汁成分，改变了胆汁酸的肠肝循环，促进了胆固醇结晶的形成。从另一角度上说明：不再生育的妇女，保胆取石后其复发的概率会大大降低。

五、国家、种族和民族与结石发病率的关系

相关研究都证明胆石患病率存在着国家，种族和民族的区别（表 9-6、表 9-7）。在美国，黑人的胆石发病率最低，白人其次，印第安人最高，其易感性比为 1:1.5:3。在美国白种人中，美籍墨西哥人的胆石患病率是其他白种人的 1.5~1.8 倍，美籍墨西哥妇女的患病率是 14.7%，白人妇女是 9%，黑人妇女仅在 4.5%。斯堪的纳维亚，智利等也是世界上胆石发病高的地区和国家。

除发病率外，国家地区的胆石类型也不同。早期研究指出，胆固醇结石在香港中国人占胆石的 1.5%，日本占 50%，美国占 70%。另有资料表示，瑞典、德国和澳大利亚以胆固醇结石为主，英国的

碳酸钙石比其他国家多，南非和科威特则以棕榈酸石为多，胆固醇石少。有报道称胆囊动力学的差异也可能是种族间胆石患病率不同的原因。此外，不同国家发病年龄高峰也有区别，美国胆固醇结石的高峰年龄组在40岁，胆色素石在80岁。瑞典和日本报道总的胆石发病高峰分别在40岁和50岁年龄段。

表9-6 美国种族间胆石症患病率（%）

年龄（岁）	美籍墨西哥	高加索	黑人
15~19	0	0	0
20~29	4	3	0
30~39	18	8	3
40~49	25	25	12
50~59	33	16	13

表9-7 欧洲部分国家胆石患病率（%）

年龄（岁）	德国		英国		苏格兰		瑞典	
	男	女	男	女	男	女	男	女
20~29	1	6					6	14
30~39	3	13	3	0			4	33
40~49	7	22	0	13	4	0	13	15
50~59	10	28	4	21	10	28	18	40
60~69	16	41	9	20	16	32	27	53
70~79	32	46	17	21	23	34	36	63
80~89	25	51	19	27	26	43	45	63

六、遗传因素与结石发病的关系

尽管有较多现象说明环境因素在胆石发病机制中起作用，但遗传因素不容忽视。种族的发病差异提示遗传因素的作用，凡有印第安族基因的人群，其胆石发病率就高。美国印第安人在25~34岁的患病率大于70%，可能是世界上胆石发病率最高的人群。以单卵双胎为对象的研究支持胆石患者的亲属中发生胆石的危险性增高，胆石症家族内的发病率，尤以青年发病率较高，支持胆石症的遗传倾向。

Lammert等综合了45个六大类功能的一组胆石症候选基因，其中绝大多数和脂代谢调节相关。胆固醇结石形成的主要环节——胆汁胆固醇过饱和决定胆汁脂类分泌的速率，因此，调节脂类分泌的基因被认为是首选基因。全基因组扫描和基因表达谱可能是探索胆石症候选基因的新途径，可以找到存在胆囊收缩素基因，胆囊收缩受体A基因，诱导反羟化酶表达的核受体基因和分泌粘蛋白的基因，由于胆固醇结石是多种基因相互作用的结果，这些突破性进展将有助于筛选易发人群。对预测和预防胆固醇结石的发生有重要临床价值。这些最新发现，对胆囊是结石的温床，胆囊一切除就万事大吉的观点是一种挑战，对预测保胆后复发的可能性，对保胆还是切胆的选择以及对加强预防措施等，都有很高的参考价值。

七、饮食习惯与结石发病率的关系

在影响胆石形成的环境因素中，饮食占首要位置，胆石症可能是"文明社会""生活方式"的疾病，与精制方式食物比例高和静止生活方式有关。西方发达国家如西欧、北美和澳大利亚消耗食物热量多，其胆石的患病率也高。具有鲜明对照的是在原始农村部落，如非洲的许多地方，饮食中热量低，其胆石症也罕见。日本自从二次世界大战后，胆石症发病率增加，与他们的饮食习惯向西方化改变有关。以往我国的胆石症以胆色素结石为主，20世纪80～90年代起开始出现转变。1992年上海地区第二次胆石症调查显示胆囊结石病占全部胆道的78.9%，胆固醇结石占83.8%。1986年国内两份大样本自然人群调查，胆石症发病率分别为8.2%（天津）和4.4%（上海）。2000年上海地区的人群调查显示胆囊结石的发病率增加到8.5%，70岁以上年龄组26.0%，发病率已接近西方国家水平[3]。

黄燕[4]回顾性分析华中科技大学同济医学院附属协和医院1970年1月至1979年12月年间200例胆石症手术患者和2000年1月至2009年12月年间200例胆石症手术患者胆石类型、患病率的变化。结果：20世纪70年代胆石类型以胆色素结石为主（49.6%），胆道寄生虫病、胆囊与胆道感染、肝硬化、低蛋白低脂饮食是其危险因素（OR＞1）；21世纪胆石类型以胆固醇结石为主（67.0%），血清胆固醇浓度偏高、高糖高脂饮食、体质量指数 ≥26 kg/m^2、患糖尿病是其危险因素（OR＞1）。结论：20世纪70年代至21世纪初，随生活水平提高，饮食结构、生活方式的改变，胆石类型从胆色素结石为主转变为胆固醇结石为主。

于岚[5]回顾性分析北京协和医院2007年1月至2010年5月间体检者的临床资料，对其中的4087例胆囊结石患者（病例组）和20435例无胆囊结石体检者（对照组）按照年龄、性别进行1：5配比以作病例对照研究。对计数资料采用X^2检验，计量资料采用t检验；对相关危险因素先用单因素条件Logistic回归分析方法筛选出有统计学意义的可疑危险因素，再用多因素条件Logistic回归法进行分析。结果：单因素分析显示，糖尿病、收缩压、舒张压、三酰甘油、高密度脂蛋白胆固醇及体重指数6个因素在病例组与对照组之间差异有统计学意义（P＜0.05）。多因素分析证实，去除了年龄、性别的影响后，糖尿病、收缩压、高密度脂蛋白胆固醇及体重指数仍与胆囊结石显著相关，其比值（95%可信区间）分别为0.825（0.736～0.925）、0.908（0.828～0.996）、1.211（1.056～1.389）和0.746（0.691～0.805）。总胆固醇、低密度脂蛋白胆固醇在病例组与对照组间之差异无统计学意义（P＞0.05）。结论：糖尿病、收缩压增高、高密度脂蛋白胆固醇降低及肥胖是胆囊结石形成的独立危险因素。

以上资料显示了地理和地区经济文化上的特点与胆石的相关性，表示饮食中的某些成分有利于成石，可能是高精制的碳水化合物和动物脂肪的摄取多，食物纤维和植物脂肪的摄取减少。澳大利亚的病例对照研究显示胆石患者摄入单糖，食物能量和脂肪多。Pixley研究121例胆石患者，发现素食者胆石发病率低于非素食者。意大利Sirmione的胆石研究发现胆石患者食入的纤维少，而非胆石患者饮酒多，智利人胆石发病多与该地多食豆荚有关。

临床和动物实验证明，精制碳水化合物增加胆汁胆固醇饱和度，而麦麸等食物纤维素降低胆固醇饱和度。此外，食物纤维素可缩短肠内容物的停留时间，减少细菌降解初级胆汁酸为次级胆汁酸，使胆汁中脱氧胆酸量降低。DCA是一种致石性胆汁酸，它增加胆固醇饱和度。因此，高纤维素食物通过增加肠蠕动对胆汁产生有利影响。临床研究和动物实验证明适量饮酒有预防胆石发病的保护作用，能降低胆固醇饱和度。但大量饮酒不能增加保护作用，反而有害。食物脂肪中饱和与不饱和脂肪酸之比，对胆石发病的作用未确定，多价不饱和脂肪酸能降低血脂，但可能增加胆固醇的饱和度。

另一方面，经常不进食早餐，胆结石的发病率会提高[6]，过度限制脂类食物的摄取，对胆囊的收缩和排空也有影响，是结石形成的重要因素。

八、药物与结石的形成的关系

1. 部分降血脂药：祛脂乙酯（clofibrate）增加胆汁胆固醇饱和度，服药后可诱发胆石形成，其他降血脂药亦有程度不等的这类作用，如消胆胺、烟酸、诺衡（gemfibrozil）等。

2. 女性激素和避孕药：除了女性内源性激素影响胆石外，女性激素药也具有同样的作用。绝经期的替代疗法、男性前列腺疾病的雌激素疗法都会促成胆泥和胆囊结石，雌激素增加胆固醇结石发病率2～

2.5 倍。乙烯雌二醇可制造胆固醇结石动物模型。

早在 20 世纪 70 年代的研究指出，妇女使用避孕药后胆石症的发生增加。单变量分析表示服避孕药与胆石症有明显的相关性。年轻妇女使用避孕药的危险性比老年人高，危险性仅在服药的最初几年，100 μg 或 150 μg 剂量的危险性是 50 μg 的 2 倍。避孕药与胆石症联系的生物学基础在于雌激素和孕激素的作用，它们降低胆汁酸分泌，增加胆固醇分泌，损害胆囊排空。然而，研究结果不完全一致，部分作者发现服药与不服药无明显差异。

3. 生长抑素：20 世纪 80 年代初期人工合成的生长抑素八肽类似物（Octreotide），商品名为 Sandostatin（善得定）已在临床上应用，但是该药可抑制胆囊收缩，有致胆石的副作用，需要注意。

4. 抗生素：如头孢曲松等也有抑制胆囊收缩的作用，有增加结石形成的机会。

5. 胃肠外营养：长期胃肠外营养能增加胆石症和胆囊炎的危险，在回肠病变的患者用 TPN 后更易发生胆石症。前瞻性研究提示，在长期 TPN 后儿童和成年人的胆石发病率为 40%～45%，其中 90% 为胆红素钙石。这些长期空腹患者的胆囊缺乏神经和激素的刺激，产生胆囊胆汁淤滞，是发病机制的关键因素。

九、手术和其他疾病易并发胆石症

1. 迷走神经干切除术

多份临床报道，胃切除后的胆石发病率约 6%，而胃切除合并迷走神经切断术后胆石发病率增加到 20% 以上。反流性食管炎行胃固定术和选择性胃迷走神经切断术后发病率为 41%，证实迷走神经切断术的致石作用，术后患者胆囊扩张，形成胆泥和胆色素结石。胃癌根治术后有较高的胆石发病率，两者密切相关；胆道动力学改变在结石的发生中起着重要作用。

2. 病理性肥胖

患者采用限食或手术来降低体重，但减重有胆石发病的危险，患者限食 8 周，体重降低 16 kg 时，25% 产生胆石。空回肠分路和胃旁路手术治疗病理性肥胖，术后 2 年内胆石发病率明显增加。因手术改变了肠肝循环，减小了胆汁酸池，胆汁酸减少和胆囊胆汁的淤滞是肥胖患者减重时胆石发病的主要因素。胆胰旁路手术后（胆汁胰液分流到远端小肠），由于近端小肠无胃内容物，影响缩胆囊肽（Cholecystokinin，CCK）的释放，胆囊胆汁淤滞，一年后 36 人中有 1/4 产生胆石。

3. 回肠疾病和肠切除

回肠末端有重吸收胆汁酸的功能，这对维持"胆汁酸池"的平衡和正常代谢有重要意义。手术和疾病损伤回肠对胆汁酸的吸收，粪便中胆汁酸丢失增加、"胆汁酸池"减小，因此发生胆石机会增加。"胆汁酸池"减少，不仅和胆固醇结石有联系，也是胆色素结石产生的原因。回肠疾病患者的结石中有 40% 是放射不透光的含钙胆石，临床和病例对照研究都证实末端回肠疾病易诱发胆石症。

4. 糖尿病

尸检研究提示，糖尿病患者的胆石症发病率略有增加。在 Pima 印第安人中发现胆石症患者与糖尿病以及糖代谢障碍有关系。澳大利亚 775 例糖尿病胆石症患者和 1308 名作对照的研究表明，无论胰岛素依赖和非胰岛素依赖糖尿病都与胆石症有相关性，胆石症发病率都有增高趋势。患糖尿病的美籍墨西哥人，无论白人和黑人女性，在去除了年龄和肥胖的影响后，其胆石症发病率都比无糖尿病患者高。丹麦研究者统计，男性和女性糖尿病患者的胆石症患病率分别是 9% 和 23.8%，高于对照的 5.9% 和 12.4%。国内资料统计糖尿病患者有胆石症者占 29.6%[7]～31.6%[8]。对糖尿病患者测定同型半胱氨酸，发现[9]糖尿病胆结石患者同型半胱氨酸 hHcy 显著升高，有统计学意义，因此 hHcy 可能是胆囊结石发生的危险因素。也是胆囊结石的新类型——胱氨酸结石。

若干糖尿病与胆石症的联系，包括糖尿病患者体内合成胆固醇增加、胆汁胆固醇含量相对增高、糖尿病伴自主神经系统病变致胆囊排空受损以及高胰岛素血症影响脂类代谢等。

5. 高脂血症

胆固醇结石形成的必须条件是胆汁胆固醇过饱和，因此许多学者分析血脂水平，用以阐明脂类代谢的改变与胆石形成的关系。

Ahlberg 研究 457 例胆石症患者的血清三酰甘油和胆固醇，与 230 例正常人作比较，发现血清胆固醇与胆石症无关，但 40 岁以上胆石症患者的血清三酰甘油比对照组高。胆石症的发生与高脂血症 IV 型和 IIb 型呈正相关。这两型高脂血症的特点都是血清中三酰甘油的极低密度脂蛋白含量增高。在交叉研究中发现胆石症还与血清高密度脂蛋白含量有负相关性。

最近研究证实以往的结果，Scragg 在病例对照研究中发现，血浆三酰甘油浓度增加与青年人胆石症危险性增加有关，而血浆总胆固醇和高密度脂蛋白胆固醇浓度增加，表示胆石危险性降低。有研究用多元 Logistic 回归分析表明胆石症患者血清三酰甘油增高，总胆固醇和低密度脂蛋白胆固醇降低。朱丹木[10]总结 6946 例被检人群中良性胆囊疾病发生率是 21.55%；胆囊结石、胆囊息肉样病变、胆囊胆固醇沉着症、慢性胆囊炎、肝内胆管及胆总管结石发生率分别为 15.13%、3.39%、1.35%、0.96%、0.70%；胆囊结石占良性胆囊疾病的 70.2%；并发现高血脂可能是胆囊结石形成的另一高危因素。

胆石症患者的血清三酰甘油症增高的机制还未完全明确。在 IIb 型和 IV 型高脂血症胆石症患者的体内三酰甘油合成增加，肝脏胆固醇合成也增加，可能是胆石症发生的间接原因。关于血中胆固醇和脂蛋白胆固醇与胆石症的关系复杂，对大鼠的研究表示血高密度或总脂蛋白胆固醇降低，由于负反馈机制，导致肝脏胆固醇合成增加。另一个可能的解释是高密度脂蛋白胆固醇中游离胆固醇优先代谢为胆汁酸，降低了胆石的危险性。

6. 代谢综合征与胆固醇结石

1988 年 Reaven 等在 Banting 报告中首次提出代谢综合征，又称为胰岛素抵抗综合征，即靶器官与组织对胰岛素作用不敏感。胆固醇结石随年龄而发病增加以及女性，肥胖多发的特点，胆石征与肥胖之间的关系反映与代谢综合征的相关性。肥胖已成为全球范围内危害公共健康的严重疾病，1997 年世界卫生组织正式将肥胖列为全球性流行病。最新资料显示在美国的成人中，约 2/3 超重，30% 肥胖。据 1982 年中国的资料显示，超重和肥胖的发病率为 3.7%；2002 年的调查显示，超重和肥胖的发病率增加至 19.0%，提示在 20 年期间，超重和肥胖的发病率增加了约 20 倍；2005 年中国营养和健康状态调查显示，超重和肥胖的发病率接近 1/4（23.2%）。据此估计，目前中国成人超重和肥胖约 2.6 亿，其中，2.0 亿成人属于超重，6000 万人属于肥胖。代谢综合征主要表现为向心性肥胖，糖耐量异常或糖尿病，血脂增高，心血管病危险性增加。胰岛素抵抗患者常发展为 2 型糖尿病，后者的胆石发病率增加 2 - 3 倍。Mendez-Sanchez 等研究显示在胆石症患者合并代谢综合征的比例是对照组的 2 倍左右。Tsai 等则发现，胆石患者腰围和腰围 - 臀围比例均明显增高，且该两项指标对胆石症的发生危险度具有预测作用。韩天权团队的研究也显示，采用空腹血清胰岛素，血清胆固醇含量，高血压等代谢综合征相关的指标对胆石征高危人群具有一定的预测作用。Biddinger 等通过基因敲除技术除去肝细胞的胰岛素受体，构建小鼠模型，模拟胰岛素抵抗的代谢综合征，实验证明，肝脏对胰岛素抵抗的病理状态通过增加肝脏胆小管侧膜 Abcg5/g8 表达增加对胆汁胆固醇的分泌，直接促进胆固醇结石的形成，该研究为代谢综合征增加胆固醇结石发生危险性的分子生物学机制提供了实验依据[11]。

7. 肝硬化

肝硬化患者胆石症发病率增加，约为无肝硬化的 3 倍。主要是色素石增多，胆固醇结石的发病与无肝硬化患者相似。肝硬化患者胆汁溶解胆固醇的能力比正常人大，不易产生胆固醇结石。目前认为肝硬化时伴脾亢、红细胞的破坏增多、葡萄糖醛酸转移酶活性降低、使胆汁中游离胆红素量增加而形成胆色素石。杜鹏辉[12]报告一组肝硬化胆囊结石患者的发生率为 41.22%，与性别无关，而与肝功能、胆囊运动功能障碍、脾功能亢进等有关。

8. 溶血性贫血

慢性溶血性疾病和胆色素结石的产生有关。这可能是由于胆汁中胆红素的产生和分泌增加所造成。如镰状细胞疾病、珠蛋白生成障碍性贫血和球形红细胞症。观察先天性镰状细胞疾病的自然史，婴儿生长到 10 岁时发生的胆石症，多数是放射不透光的胆红素钙结石、碳酸钙结石和磷酸钙结石。

9. 脊髓损伤

高位脊髓损伤会导致胆石症的发生，其机制可能是自主神经功能障碍使胆囊胆汁淤滞。

10. 细菌，螺杆菌，寄生虫等感染与结石

乔轶[13]发现胆囊结石症新病因——华支睾吸虫感染；田志杰[14]对细菌与胆固醇结石—胆道系统细菌 16S rRNA 基因片段的研究发现，多数胆固醇类结石的核心部分存在包括螺杆菌属细菌在内的多种细菌 DNA；胆囊结石病患者的胆汁和胆囊黏膜中可检测到多种细菌、螺杆菌属和弯曲菌属细菌 DNA；痤疮丙酸杆菌等多种细菌，包括螺杆菌属和弯曲菌属细菌可能参与胆固醇类混合结石的形成。研究[15]还发现螺杆菌 DNA 存在于胆囊结石、胆汁及胆囊黏膜中，胆道系统螺杆菌感染可能和胆囊结石的形成有一定关系。蔡洪英[16]对保胆取石（息肉）术中胆囊壁活检与息肉胆汁病理分析 448 例，发现胆囊壁慢性炎症 402 例，华支睾吸虫卵 10 例，病理涂片 121 例，G + b 球菌 2 例，G-b 杆菌 1 例其他胆红素结晶，息肉伴非典型增生等。

胆囊结石形成主要由胆汁淤积，细菌感染和胆汁化学成分改变等三方面因素存在内在联系，互相影响互为因果而致。随着大量新技术新方法的应用，越来越多的研究者均发现，胆道感染与胆结石常为因果关系。在大多数胆石症患者的胆囊内都发现有细菌存在的证据。有学者从胆囊内容物分离出多种细菌。在临床工作中，尤其是保胆取石中可应采用先进的检测技术方法，对细菌、螺杆菌、寄生虫感染及早做出诊断，并应用有效药物进行合理的彻底治疗，以期能阻止胆囊结石的发生或延缓其形成过程。

第三节　影响胆囊结石自然过程的其他因素

影响胆囊结石的自然过程的因素包括有无症状、年龄、体重、疾病及所经过的治疗等。如前述，胆囊结石确诊时患者有无症状与其后 20～30 年内是否有症状发作密切相关。此外，有的研究指出：女性，吸烟，漂浮结石，3 枚或更多的结石和体重超重等是出现胆道绞痛或并发症的危险因素。其中，仅体重超重在多个研究中重现，其他因素都没有得到完全的肯定。对年龄的影响存在着不同的意见：Thistle 等认为 55 岁以下易于发生胆绞痛，McSherry 等报道 60 岁及以上的胆囊结石患者其并发症的患病率显著高于不足 60 岁者。

胆囊结石合并胆囊癌的可能性，在不同地区之间有可能存在差别，结石的体积对胆囊癌的发生似有关系，尚待更深入的研究。总之，①胆囊结石的自然过程与确诊时患者的症状类型有密切关系。无症状或只有轻微症状或非特异性症状的胆囊结石患者，有 50%～80% 可望在今后 20 年内一直不会有胆道痛或并发症等症状发作。一旦有过胆绞痛或并发症发作的患者，90% 以上乃至全部迟早将会有症状复发。体重超重者复发机会更大。②胆囊结石合并或演变为胆囊癌的可能性在 2% 以下。③将近 20% 的胆囊结石患者，即或不服用溶石药物，其结石的体积也可能自行缩小。不到 2% 的少数病例，其结石甚至可自行消失。

第三章 我国胆石症预防的策略

一、以预防为首要目标

胆结石流行病学调查表明，我国胆石类型在大城市和农村富裕地区已经转向胆固醇结石。尽管外科手术能有效治疗胆囊结石症，又有新发展的腹腔镜手术和许多非手术方法供胆石症治疗作选择，胆囊胆石症仍然是医学和社会上的较大问题。胆囊结石患者症状反复发作，有并发急性胆囊炎、胆囊积脓、胰腺炎、胆囊癌的危险性；手术治疗有可能损伤胆道，胆石患者还有一定的死亡率。美国为胆囊疾病每年要花费 4.5 亿美元的医疗费用（1985 年水平）领先于其他消化道疾病（表 9-8）。现在胆囊结石发病率上升，LC 的广泛开展，胆道损伤的增加，器械耗材增多，物价的增长，医疗费用已呈大幅上升趋势。可想而知，国家医疗费用的负担明显加重。我国 13 亿人口按 8% 计算有约超亿患者等待治疗，且每年还不断有新的胆囊结石患者出现。因此，解决胆囊结石问题的根本出路是预防。

表 9-8　美国 1985 年部分消化道疾病医疗费用

疾病	费用（亿美元）
胆囊疾病	4.5
结肠癌	4.3
肝病	3.5
溃疡病	2.5
憩室炎	1.5
阑尾炎	1.3

二、以四级预防为主要策略

即预防胆石形成、预防出现胆石症状、预防治疗后复发和预防胆石并发症。1987 年，在美国召开了首次世界性预防胆石症会议，提出了胆石症三级预防概念。即初级预防，防止胆石形成；二级预防，防止无症状胆石转化为症状胆石；三级预防，防止非手术疗法后胆石复发。最近 Hofmann 再次强调了胆囊结石的初级预防和二级预防。上海第二医科大学瑞金医院提出四级预防胆固醇胆石症。强调重点是初级预防并针对初级预防进行了一系列预测胆石症高危人群的研究。

1. 初级预防的主要内容

胆石初级预防即普遍预防，目的是防止胆石形成。确定胆石初级预防的目的是防止胆石形成。瑞金医院用仓鼠的饮食调节实验证明，饮食改变和胆石形成，诱发胆石的类型（胆固醇结石或胆色素结石）以及胆石溶解有关。胆石的发生既有遗传因素，又有环境因素，前者较难改变，而后者则能够调整。胆固醇结石症危险因素的研究也证实了这一点：热量和脂肪摄入高，胆石症发病率增加；摄入少，则胆石症减少。根据流行病学和成石机制研究，推荐下列预防措施。

（1）预防胆固醇过饱和胆汁：肥胖者体内胆固醇过多，胆汁排出多。另一方面，肥胖患者应用种种方法减重、消耗体内脂肪组织，其中的胆固醇便排入胆汁，也增加胆汁胆固醇量。因此，避免肥胖有积极意义。

（2）增加摄入钙和纤维素：DCA 增加胆汁胆固醇分泌，抑制胆汁酸合成限速酶的活性，诱导成核加快。上海第二医科大学瑞金医院分析 400 多例胆石患者，发现血清 DCA 含量明显大于正常人。钙和纤维素高的食物可以降低 DCA，预防胆石形成。

（3）减少摄入饱和脂肪酸：动物实验证明，食物中饱和脂肪酸的减少不但可降低胆汁胆固醇含量，还使胆汁成核活性降低。

（4）定期进餐和增加运动：最近在动物模型中每日用脂类和蛋白质混合物或外源性缩胆囊肽刺激胆囊排空，预防胆汁淤滞，明显减少了胆石发生。推荐按时进餐，避免两餐间歇过长，减少胆汁酸肠肝循环的阻断时间。当肝脏分泌胆汁酸时，胆汁"泡"中胆固醇/磷脂的比值降低。建议三餐之后在临睡前增加一次小餐，缩短一夜的空腹时间。经常排空胆囊，不但促使胆汁酸的循环，还减少胆汁在胆囊中的停留时间。这种饮食方式可能增加了热卡的摄入，有导致肥胖的危险，因此要增加体力活动，促使能量消耗。

（5）高危人群的预防：除了对一般人群进行初级预防以外，还要选择性地对部分即将形成胆石的高危人群进行重点预防。胆石高危人群是指具有形成胆石危险因素的人。流行病学指出，年龄增加、女性、多产妇、有印第安遗传基因的人种高脂血症等都是危险因素。上海第二医科大学瑞金医院经过以动物、胆石症住院患者以及自然人群为对象的胆石症高危因素预测研究，表明除了年龄、肥胖、高脂血症的特征以外，高危因素还包括血清 DCA 增加、胆囊收缩减弱、胆囊壁增厚。在所有这些因素中，胆囊形态和功能改变的预测意义最明显。对高危人群的胆石预防，不但需要上述的饮食调节和增加体力活动，还应有计划地给予药物，纠正早期病理变化，胆宁片、消炎利胆片等牛磺熊去氧胆酸是目前最为有效地降低胆汁胆固醇饱和度的药物，长期服用的费用昂贵，还有可能增加空腹胆囊体积和降低胆囊张力的不利面，临床应用时要注意。对胆囊收缩功能差的可给予 CCK 等促进胆囊收缩的药物。胆石症预防还希望研究人员能研制出降低胆汁成核活性和增加胆囊 CCK 受体的药物，促使从各个方面纠正胆石形成的病理改变。

2. 二级预防的主要内容

胆石症二级预防就是防止无症状的胆石症转化为有症状胆石症。近 20 年建立和完善了多种胆石非手术疗法，如口服溶石，碎石；口服溶石，灌注溶石和碎石灌注溶石联合疗法等，可以祛除胆石达到预防目的。在选择治疗方法时，除考虑疗效外，还要考虑选用安全、并发症少的方法。其次要进一步研究无症状胆石自然史，了解转化为症状性胆石的比例和临床特征，以及对胆石出现症状的危险性和非手术治疗或手术治疗出现并发症的风险比，以建立更完善的治疗无症状胆石，实现二级预防的方案。

3. 三级预防的主要内容

胆石症的三级预防是在非手术治疗胆结石在保留有功能胆囊的情况下，存在着胆石复发的问题，此三级预防的内容是采用初级预防方案，纠正患者体内导致胆石形成的病理基础，避免胆石复发。医生和患者都要认识到非手术治疗后有可能胆石复发，注意定期复查，同时调节饮食类型，避免肥胖，加强身体锻炼，一旦发现胆石前期改变，即胆囊内胆泥形成，就早期予以治疗，可望收到很好的效果。

4. 四级预防的主要内容

胆石症的四级预防是治疗症状性胆囊结石，预防胆石并发症。胆石发展到症状性胆石阶段时，逆转到无症状性胆石的可能性极小，而且有发生急性胆囊炎、继发胆管结石、急性胰腺炎和胆囊癌等并发症的危险。以往，预防方法是胆囊切除术，现在，可根据胆囊功能情况决定取石保胆还是切除胆囊。保胆取石（息肉）既可以解除症状、又可以防癌，防并发症，用内、外科方法防疾病复发，是最有效的四级预防。

胆囊结石四级预防的对象，从高危人群到症状性胆石，采用的方法是调整饮食、改变生活方式、非手术和手术治疗。胆石症研究的最终目的是将胆囊结石患者从治疗对象转变为预防对象。随着胆石症流行病学的发展，治疗方法的多样化，胆石预防的内容将会日益丰富和完善。

三、中国设立"9.1 胆囊健康日"

2017年中国医师协会设立"9.1 胆囊健康日"，从 2017 年 9 月 1 日开始，任务是宣传健康保胆，防治结合预防结石形成和保胆后结石复发。2018 年第二个全国"9.1 胆囊健康日"来临之际，中南大学湘雅医院肝胆肠外科教授彭健首次提出胆囊结石的第六 F 高危因素：Free，即生活、饮食不规律。为便于记忆与推广，在国际上，胆汁的流行病学因素已归为 5 个 F，第一个 F 是 Female 女性；第二个 F 是 Forty，四十岁左右；第三个 F 是 Fat，肥胖；第四个 F 是 Fertile，多产多孕；第五个 F 是 Family，家族史，现加入第六个 F 即生活、饮食不规律。共六个"F"。F 越多，患胆结石的几率就越大。平时一日三餐无规律、尤其是经常不吃早餐；饮食中的油脂、胆固醇、糖分过多而维生素、膳食纤维过少；久坐、熬夜、少运动。这些情况均可能导致胆囊收缩不规律，胆汁会在胆囊内过度浓缩，容易形成胆固醇结晶，时间长了就会形成结石。因此需要科学防治胆囊结石形成，已有胆结石疾病的患者要积极阻断疾病向病理加重方向发展。保胆手术后也需要预防胆结石复发，爱护一个健康的胆囊（图9-1）。

图 9-1　胆囊健康日

注释：1. 这个肝胆示意图，上方是肝脏，下方左边是胆囊，像个"9"，右边是胆管，即"1"，与9.1 很形象，即 9 月 1 日，故定为"9.1 胆囊健康日"。2. 胆囊、胆管与上方的肝脏紧紧相贴，关系密切，肝胆相照、荣辱与共，说明要重视胆囊功能、关爱胆囊健康，做爱胆、护胆人士。3. 肝脏上方的边缘是蓝色线条，肝脏下方的胆囊和胆管是绿色，即充满的绿色胆汁，代表着蓝天之下的绿色工程，即"健康中国梦"的美好蓝图。4. 制图、倡议、注释者是中南大学湘雅医院肝胆外科彭健教授。

（莫国贤）

参考文献

［1］张圣道. 胆囊结石［M］//黄志强. 当代胆道外科学. 上海：科学技术文献出版社，1998：249 - 260.

［2］张思功. 体型指数与胰岛素抵抗的相关性临床分析［J］.中国老年学杂志，2009，29（11）：1384 - 1386.

［3］张圣道. 执着追求胆石病的预防［J］.外科理论与实践，2005，10（4）：299 - 300.

［4］黄燕. 1970—1979 年和 2000—2009 年间胆石类型变化［J］.腹部外科，2010，23（4）：234 - 235.

［5］于岚. 胆囊结石相关危险因素的探讨［J］.中华外科杂志，2011，17（9）：711 - 713.

［6］芮炳峰. 中年人群行为生活方式及健康状况与胆结石相关性的分析［J］.医学临床研究，2010，27（8）：1449 - 1451.

［7］陈琰，张春华. 糖尿病合并胆石症易患因素分析［J］.中国血液流变学杂志，2009，19（4）：560 - 561.

［8］钟春生. 糖尿病与胆石症临床关系初探［J］.实用全科医学，2005，3（6）：529.

［9］李亚. 同型半胱氨酸与新诊 2 型糖尿病伴胆囊结石的相关性研究［J］.医药前沿，2011，01（14）：4 - 5.

［10］朱丹木 . 合肥地区胆囊疾病的流行病学调查 ［J］. 中华普通外科杂志，2002，17（5）：271－272.

［11］韩天权 . 胆固醇结石病的发生机制 ［J］. 世界华人消化杂志，2010，18（12）：1191－1195.

［12］杜鹏辉 . 肝硬化并胆囊结石的临床特点与成因分析 ［J］. 世界华人杂志，2006，14（24）：2456－2459.

［13］乔轶 . 华支睾吸虫感染与胆囊结石研究报告 ［J］. 中国现代医学杂志，2009，19（14）：2094－2097.

［14］田志杰 . 细菌与胆固醇结石—胆道系统细菌 16S rRNA 基因片段的研究 ［D］. 上海：上海第二医科大学，2003.

［15］田志杰 . 胆囊结石病患者胆道系统的螺杆菌 DNA 研究 ［J］. 中华消化杂志，2003，23（6）：359－362.

［16］蔡洪英 . 448 例保胆取石（息肉）术中胆囊壁活检与息肉胆汁病理分析 ［J］. 现代医学，2009，9（10）：11－12.

附录　B超、CT、MRCP、ERCP、EST 诊断检查设备在胆囊疾病中应用介绍

20世纪80年代以来，B超、CT、MRCP、ERCP、EST相应广泛应用于临床，为早发现胆囊，胆道疾病创造了条件，医学迅猛发展，为了更好应用这些诊断武器，为临床服务，为患者得益，介绍设备的优缺点。

第一节　B超声诊断仪

一、原理

大于20000赫兹以上的声音人类无法听到，这种声音称为超声。和普通的声音一样，超声能向一定方向传播，而且可以穿透物体，如果碰到障碍，就会产生回声，不相同的障碍物就会产生不相同的回声，人们通过仪器将这种回声收集并显示在屏幕上，可以用来了解物体的内部结构。B型是其中一种，而且是临床上应用最广泛和简便的一种。

二、B超诊断

B超检查可获得要检脏器的切面图像，可直接进行直观的形态观察，可以清晰地显示胆囊和胆管的结构，甚至可以看到管径只有1～2 mm的肝内胆管，根据自动测量数据字符显示，可以提供胆囊和胆管口径的大小、管壁的厚度，以及病变部位的大小等客观数据。查明有无胆管扩张、阻塞，提示阻塞原因，为梗阻性黄疸的诊断和鉴别诊断提供有力证据。超声检查敏感、准确、无痛苦、无损伤、无放射性、无需使用对比剂。它不受胆囊功能的影响、黄疸和胆道梗阻患者均无限制，而且操作简便、比较经济，因此，B超检查在胆道疾病中具有较高的诊断价值，B超已成为临床上检查胆道疾病最常用的方法。

1. 胆结石：B超对胆囊结石的诊断率高达90%以上，能发现直径只有3 mm的结石。胆管结石因受肠道气体的干扰，诊断率虽不如胆囊结石，但可以看到因胆管结石而引起的胆管扩张、管壁增厚等改变。

2. 胆囊炎：胆囊炎症会引起胆囊的大小和囊壁的改变。急性胆囊炎时B超可见胆囊增大、囊壁弥漫性增厚；慢性胆囊炎时，胆囊胀大或萎缩、壁增厚、边缘粗糙。

3. 胆道肿瘤：胆囊良性肿瘤B超图像表现为半圆形或近似圆形的较光亮的团块，结构均匀；恶性肿瘤的团块形状不规则，密度不均匀，胆囊壁增厚，凹凸不平；胆管癌的声像图表现为胆管中边缘不规则团块，肿块上方胆管常扩张、增粗。

4. 胆道蛔虫病：B超图像显示条状的与胆管平行的蛔虫光带，甚至可以看到蛔虫的蠕动。

5. 阻塞性黄疸：正常的肝外胆管内径一般小于6 mm，左右肝管的内径小于2 mm，如B超显示大于上述数值即提示胆管有阻塞、阻塞上方的胆管显示扩张增粗，因此可确定梗阻的部位，有时还可提供阻塞的原因。

三、B超有其难以克服的局限性

首先是它的穿透力弱，对骨骼、空气等很难达到深部，所以对含气性器官，如肺，胃肠等难以探测，

对成人颅脑的诊断也较 X 线、CT 逊色。对 1 厘米左右的肿瘤组织不易检出，故超声检查阴性并不排除 1 厘米左右的肿瘤病灶的存在。其次，由于反射法中发生多次重复反射以及干扰出现假反射现象，因此有时易造成误诊。肥胖及腹腔内大量气体反射；餐后胆囊缩小影响超声探查。所以要求空腹检查胆囊，选择早上起床后不吃任何东西，包括不喝水去医院检查胆囊。

四、B 超检查看不到胆囊有下列几种情况

1. 没有胆囊，包括胆囊已经切除及先天性无胆囊，先天性无胆囊非常少见。

2. 慢性萎缩性胆囊炎，胆囊严重缩小导致看不到；萎缩胆囊严重必须尽早进行手术摘除胆囊治疗。

3. 肥胖及腹腔内大量气体反射；餐后胆囊缩小影响超声探查。所以要求空腹检查胆囊，选择早上起床后不吃任何东西，包括不喝水去医院检查胆囊。

4. 当充满型胆囊结石病患者，也就是胆囊内已被结石泥填满，超声也找不到胆囊，但可以看到很强的声影，一般有经验的超声医生都会判断出来。如果你担心胆囊有问题，或者想查明有无胆囊结石或者胆囊息肉、胆囊炎症等疾病，可改日清晨空腹去一个较好的医院再次检查。

5. B 超仍为肝外胆管结石诊断之首选，可作为初步诊断手段。CT 及核磁共振胰胆管成像检查 MRCP（<8 mm 结石）可降低漏诊几率，做到早发现、早治疗，利于减轻患者痛苦。B 超的诊断率低于 CT 更低于 MRCP。

第二节　CT 检查

CT 检查胃肠道需服造影剂，普通 CT 扫描过程中要求每次停止呼吸深浅程度一致。优点为准确性高，假阳性少；与超声及常规 X 线检查相配合可以诊断绝大多数胆道疾患；对患者无创伤。近几年，由于应用螺旋 CT 扫描薄层重建，对胆总管下段小病变的显示极为有利。螺旋 CT 胆道造影三维成像因其综合了 CT 与胆系造影互补技术，加之又应用了三维立体成像，对胆系疾患的诊断更具有独特的优越性，它不仅可以清晰地显示胆系的解剖形态及病变的部位、形态与范围，而且还可以通过调节窗宽、窗位，使胆道内小病变显示更为清晰。缺点为有射线辐射，一般检查均为局部接受射线，孕妇应注意防护。

第三节　磁共振胰胆管造影

磁共振胰胆管造影（magnetic resonance cholangiopancreatography，MRCP）是一种观察胰胆管系统解剖和病理形态的最新技术。不需特殊的插管技术，也不必注入对比剂，水样的胰液、胆液是天然的对比剂。MRCP 已成为胰胆道系统病变的重要诊断方法之一。

报道一：优点有：①是一种无创伤性的检查，安全，可靠。②可显示狭窄以上的肝内外胆管及肝内胆管呈树枝状的全貌。③可显示病变的大小、范围、生长的确切部位及病变远端情况。④用 MIP 重建三维冠状面图象可以作 360°旋转而与邻近叠加结构的影像分开。⑤可代替传统的直接胆管造影，并优于 B 超和 CT 对胆道病变的观察。MRCP 对胆总管扩张的检查，尤其是对严重胆总管扩张者，敏感性较高，而对胰管扩张诊断率较低。MRCP 不能对胆管扩张的结构形态学特征方面进行描写，严重的狭窄仅仅表现为一段信号的中断，并常伴近端胆管系统的扩张，若扩张段缺失，则往往提示胆管的弥漫性或多发性的狭窄的，常见于硬化性胆管炎患者。但 MRCP 不能明确诊断病情较重，一般情况较差的梗阻性黄疸的患者，故不能明确梗阻的性质，其漏诊率虽低，但误诊率相对较高，则应进一步作 ERCP 检查。

报道二：常见易引起 LC 术中胆囊管损伤的解剖变异有以下几种。①胆囊管与肝总管并行两厘米以上。②胆囊管汇入异常，通常胆囊管汇入胆总管右侧，变异时胆囊管汇入左侧壁可旋前汇入及旋后汇入，

也可汇入左右肝管或左右肝管分叉处。③胆囊管粗大。④胆囊管过短或缺如。据报道，胆囊管解剖变异，发生率为5%～22.7%。MRCP不仅可以显示胆囊管解剖变异，而且也可显示胆管树解剖变异和胆道疾病。有学者报道MRCP诊断肝管和胆囊管变异的符合率达98%和95%。敏感度达71%和86%。胆囊管内侧汇入发生率17%，汇入右肝管发生率9%与肝管与肝总管并行发生率25%。胆囊管变异容易发生胆囊病变，如结石和炎症，发生率47%，合并胆道疾病发生率98%。总之，MRCP是一种非侵入性的胰胆管成像技术，可以较好地显示胆囊管解剖变异，对腹腔镜胆囊切除术前了解胆囊管解剖，便于减少重大损伤具有重要临床意义。

报道三，MRCP局限性在于空间分辨率的限制，不能清楚显示胰管的分支。对轻度狭窄及微小结石不能显示。由于高信号的液体掩盖对胆管末端与胰管汇合处分辨不清，胆管狭窄长度往往因十二指肠段不显影而不能判断。因此，对3D MRCP源图像及MIP，SSD重组图像的观察十分重要。MRCP不能进行活检和介入治疗。对大量腹水和某些体内有金属内置物（如胆管支架，心脏起搏器，血管支架）的患者无法进行检查，这也是MRCP的不足之处。

第四节　B超、CT、磁共振MRCP对胆总管结石诊断比较（转载）

B超、CT及磁共振均用于临床诊断胆总管结石，安全性高且具有无创性。

一、赵刚经验

分析450例肝外胆结石患者的临床资料，三组分别为150例。比较3组检查方法的阳性率与对直径<8 mm的胆总管结石诊断阳性率。结果磁共振组阳性率高于B超组与CT组，CT组阳性率高于B超组。MRCP组直径<8 mm胆总管结石阳性率高于B超组与CT组；CT组与B超组直径<8 mm胆总管结石阳性率比较无差异。结论：B超仍为肝外胆管结石诊断之首选，可作为初步诊断手段。CT及核磁胰胆管成像检查可降低漏诊概率，做到早发现、早治疗，利于减轻患者痛苦。

二、黄阳辉经验

1. B型超声能明确胆总管结石分布和存在范围并了解结石与周围组织的关系。本研究结果中B型超声阳性率为42.00%，明显低于MRCP组和腹部CT组阳性率。超声诊断准确率受多种因素影响，包括仪器、检查者技术水平、结石大小及部位等。推测本研究中诊断阳性率低的原因可能为：患者未严格禁食禁水、体型肥胖、检查过程不合作、胆总管方面原因（胆总管结石周围介质条件较差或胆总管内径<0.8 cm等）、结石方面原因（结石<0.3 cm及泥沙样结石等）、检查者技术欠佳等，以上均可能对诊断结果造成影响。而B型超声对于直径<8 mm胆总管结石检出阳性率仅为26.67%。

2. CT分辨率较高，能清晰显示高密度结石影，腹部CT通常用于检查腹部脏器是否存在梗阻、结石、积液、畸形及穿孔等，效果较好。为降低成像伪影，患者检查前常需服用药物，以便获得更加清晰成像，更准确地了解患者病情。胆管内部影像可通过CT检测清楚地显示，胆管如果阻塞，结石阻塞部位及上方周围均可见扩张胆管低稠密影像。CT检查可提供检查部位横断面图像，结石阳性反应的显示较明显，注射造影剂后，可清晰观察到肝内胆管扩张状态或手术切除病灶范围可对手术难度进行预估。本研究结果中腹部CT组阳性率高于B型超声组。但CT成像很难准确定位结石位置，故对阴性结石诊断存在一定误差。腹部CT组对直径<8 mm的胆总管结石阳性率与B型超声组相近。

3. MRCP是一种无创性非介入探查手段，为诊断胆总管结石的金标准，MRCP检查无射线，能够有效降低对人体的辐射危害，检查过程中不使用造影剂即可清晰显示胆道系统，实现多切面及多层次扫描，用于胆总管结石诊断图像更为清晰，且可准确定位胆管结石，扫查方向可根据需要进行实时调整，以使检查更全面，确保获得更直观、形象的检查图像，提高胆管结石诊断准确性。MRCP 组阳性率及直径 <8 mm 胆总管结石阳性率均高于 B 型超声组和腹部 CT 组。提示 MRCP 用于胆总管结石诊断更具优势。（本文选自赵刚、黄阳辉临床合理用药 2016 年 7 月第 9 卷第 7 期）

第五节　逆行胆胰管造影（ERCP）与内镜下乳头括约肌切开术（EST）检查

ERCP 检查是指经内镜逆行性胰胆管造影（endoscopic retrograde cholangiopancreatography，ERCP）。这是肝胆外科最常采用的一种检查手段，虽然它具有一定的创伤性，但它能够帮助外科医生全面了解肝内外胆管和胰管的形态，作用往往是其他检查无法替代的。但选择适应证宜严格，操作宜慎重。ERCP 是将纤维胃镜经口插入至患者的十二指肠的降段，然后寻找胆管和胰管共同开口于十二指肠的乳头，插管后注入造影剂，便能够得到胆管或胰管的形态学资料。在临床上凡疑有胆道或胰腺疾病而无重症肝功能损害患者都可进行 ERCP 检查。

一、ERCP 检查适应证

①原因不明的梗阻性黄疸。②肝内外胆管结石。③胆囊或胆道术后综合征。④肝胆胰恶性肿瘤。⑤疑有慢性胰腺炎、胰腺囊肿、胆源性胰腺炎者。⑥有症状的十二指肠乳头憩室。⑦X 线或内镜检查疑有来自胃或十二指肠外压迫。⑧有上腹症状，但常规检查未能证实有胃、十二指肠、肝脏病变而疑有胆道、胰腺疾病。

二、检查禁忌证

若患者存在下列情况时则不宜采用 ERCP 检查：①有上消化道梗阻，内镜不能进入十二指肠降段者。②急性胆道感染，特别是化脓性胆管炎。③碘过敏者。④有心、肺功能不全及其他上消化内镜检查禁忌证者。⑤急性传染性肝炎。⑥胆管空肠吻合术后者。由于 ERCP 是有创检查，检查前必须做好充分的解释工作，选择在有一定操作 ERCP 经验的医院进行。

三、内镜下乳头括约肌切开术（EST）检查过程

1. 术前需作碘剂过敏试验，患者需空腹，咽喉部按上消化道内镜检查要求作局部麻醉，术前 10 分可静脉注射 Valium 5 mg，Dolantin 50 mg，Buscopan 20 mg。术前 5 分钟咽部喷洒利多卡因凝胶，术前 24 小时禁水。然后胃肠镜经口，食道，胃进入十二指肠，经胃十二指肠镜行 ERCP，导丝可经 Oddi 括约肌进入胆总管，胆囊管，胆囊，取出结石；导丝经 Oddi 括约肌进入胆总管，取出胆总管小结石，如结石较大，必须用特制的乳头切开刀切开 Oddi 括约肌（endoscopic sphincterotomy，EST）取出结石，或蛔虫、达到引流胆道等目的，或导丝经 Oddi 括约肌进入胆总管，如胆管狭窄，可放入支架，扩张胆管，内镜下治疗胆管损伤或取出胆囊小结石等。

2. 进行切开前，先行 ERCP：于十二指肠镜下可直接用拉式切开刀进行插管对胆总管进行造影，以确立准确的诊断，并作出是否进行 EST 的最后评估。

3. 从切开刀的导管通道插入绝缘导丝至胆总管内，以防止切开过程切开刀滑出后难于再将进入胆管，及保证切开路线的准确性。

4. 将高频电发生器的负极板粘贴于患者臀部皮肤上，并将切开刀控制把手的连接接头与高频电发生器的对应电极接头相连接，连接好各种设备后，将切开刀退出胆总管外，根据具体情况指导助手将切开刀钢丝拉紧成弓状，将钢丝的前 1/3 推入乳头内，通过调节钢丝的松紧度、利用内镜的器械抬举器及左旋内镜镜身等综合调节，使切开刀钢丝沿乳头开口 11 点钟方向，以脉冲方式缓慢切入乳头顶部，并切开

乳头括约肌至所需要的及可能达到的切口大小，常为 1.0 ~ 1.5 cm。

四、Oddi 括约肌切开术

（一）EST 适应证

1. 清除肝外胆管内异物，可用于治疗如下疾病：胆道结石、胆道蛔虫、胆管内坏死性癌栓、胆道内黏液（黏液性肿瘤）、肝移植术后的铸型胆栓和胆肠短路术后的盲端综合征。胆总管结石：①直径小于 1 cm 的结石，EST 后可自然排出。②直径 1 ~ 2 cm 的结石，采用取石网篮直接取出。③大于 2 cm 的结石，经碎石网篮碎石后排出。

2. 急性梗阻化脓性胆管炎：急性梗阻化脓性胆管炎的并发症和病死率均很高，经 EST 和经鼻胆管引流能有效地引流出感染性胆汁，迅速降低胆管压力，控制病情进展，从而达到降低并发症和病死率的目的。

3. 急性胆源性胰腺炎：特别对重症类型的急性胆源性胰腺炎，及时行 EST 减压和胆道支架引流（ERBD）引流胆汁，可明显降低死亡率。

4. 奥迪氏括约肌痉挛或良性狭窄：行 EST 后疗效可靠。

5. 手术后胆汁外瘘：胆囊切除术或胆管切开术后早期发生胆瘘，如再手术探查的并发症和死亡率均较高，行 EST 后置入支撑管到达瘘口近端，胆汁外漏一般能在几天内停止，胆管瘘口封闭，可以替代危险性及高的胆管再探查手术。

6. 晚期壶腹周围癌的减黄：行 EST 后引流胆汁，缓解黄疸，提高生存质量。

7. 用于其他诊疗前的必要步骤，如置入大口径胆管支架、多支架引流、母子胆道镜检查、腔内超声检查或做胰管括约肌切开等。

（二）Oddi 括约肌切开术术后处理

①持续胃肠减压至胃肠功能恢复。②注意腹腔引流液的性质和量，有无胆汁颜色，并做胰淀粉酶检查。③术后 24 h 行血清淀粉酶检查，随后，在前 3 d 每天测血、尿淀粉酶，若淀粉酶升高，应追踪检查至正常，并警惕手术后急性胰腺炎发生。④若引流液淀粉酶不升高，3 ~ 5 d 拔除腹腔引流。⑤注意胆汁引流的性质，有无十二指肠液反流，若每日胆汁及肠液引流量过多，可暂夹闭 T 形引流管，一般在 2 ~ 3 周时拔除。⑥禁食及静脉输液，维持水、电解质平衡。⑦术后应用抗生素。

（三）EST 手术并发症

ERCP 有诸多优点，但仍存在一定风险，可能导致一些并发症，具体如下：

1. 术后胰腺炎发作：5% 左右，术后胰腺炎分为轻度、中度重症、重症，出现较多的是轻症的术后胰腺炎，通过 3 ~ 5 天的住院治疗，会获得较好的恢复，中度重症或重症，治疗时间会有所延长。

2. 出血：术后出现消化道出血的几率在 0.5% ~ 1%。

3. 穿孔：穿孔也是基于微创操作在狭小空间内进行，器械对肠道、乳头损伤。术后的出血，穿孔较严重的需要再手术。

4. Oddi 括约肌损伤可致乳头疤痕狭窄，胆总管结石发病率升高，肝脏损伤，胆汁反流性胃炎，胆道系统反复感染等。

（四）ERCP/EST 的优势

治疗胆囊结石合并胆总管结石具有住院时间短、创伤小、患者恢复快等优点，是目前治疗胆囊结石合并胆总管结石方法的一种选择，但是 ERCP + EST 也是内镜中操作最难，并发症最高的一种技术，并发症 5% ~ 10%，死亡率 0.5% ~ 1%，并发症的发生并非医生能控制的。

（张志良　王喜安　莫国贤）

第三部分
胆囊疾病诊治篇

第十篇 胆囊良性疾病的诊断与治疗

胆囊良性疾病主要包括：急、慢性胆囊炎，胆囊结石，胆囊息肉，胆囊肌腺病和良性肿瘤等，其中胆囊炎和胆囊结石最为常见。胆囊良性肿瘤据国内不完全统计占同期胆囊切除病例的 4.5%～8.6%。[1]

第一章　胆囊良性肿瘤命名和分类[1]

胆囊良性肿瘤包括腺瘤，来源于支持组织的良性肿瘤，胆囊假瘤，胆囊增生性病变，组织异位及其他良性假瘤。

第一节　胆囊良性肿瘤命名

胆囊良性肿瘤的命名比较混乱。在既往的文献中，将胆囊良性肿瘤笼统地称为乳头状瘤（papilloma）或息肉（polyp）。日本学者则称为胆囊隆起样病变。近年来，在国内常习惯称为胆囊息肉样病变（polypoid lesions of the gallbladder，PLG）。上述命名均不甚完美。实际上日本国的胆囊隆起样病变还包括胆囊癌。胆囊良性肿瘤又不完全是息肉样病变。因此，上述命名仅仅是形态学和影像学的诊断术语。

胆囊良性肿瘤包括胆囊良性肿瘤和肿瘤性病变，两类病变在影像学和形态上非常相似。因此很难鉴别，确切的诊断要依靠组织学的检查。

因此，目前尚无公认的统一的分类方法。常用的有 Christensen 分类和白井良夫分类。

一、Christensen 分类

1970 年 Christensen 报道了 180 例胆囊良性肿瘤，并做了较合理的分类（表 10-1）。他将胆囊良性肿瘤简单地分为良性肿瘤和假瘤两大类。假瘤系指外观像肿瘤的非肿瘤性病变。这种分类方法既系统全面又简单明了。

表 10-1　胆囊良性肿瘤的分类 Christensen 1970 良性肿瘤

良性肿瘤

上皮性

　　乳头状腺瘤

　　非乳头状腺瘤

支持组织

　　血管瘤、脂肪瘤、平滑肌瘤、夥粒细胞瘤

良性假瘤

　增生性　腺瘤样增生、腺肌瘤

　组织异位　胃黏膜、小肠黏膜、胰腺、肝脏

　息肉　炎性息肉、胆固醇息肉

　其他　纤维黄肉芽肿性炎症　寄生虫感染及其他假瘤

小塚贞雄（1982 年）将胆囊黏膜的隆起性病变分为 5 种：①炎性息肉。②胆固醇息肉。③增生。④所谓的乳头状瘤（腺瘤）。⑤癌。该分类不够系统，并且包括恶性病变，超出了本节要求的范围。

二、白井良夫分类

白井良夫（1986 年）报道 196 例胆囊隆起性病变并进行分类（表 10-2）将其分为良性和恶性两大类。并将以往所谓的腺瘤分为腺瘤（真性肿瘤性病变）和过分化性息肉。后者不是真正的肿瘤。其中，固有上皮过分化性息肉由类似于胆囊固有上皮细胞构成，细胞异型性轻，间质比较丰富，与周围正常胆囊黏膜上皮移行性好，无明显界限，由于所有病例的间质内可见泡沫细胞，故认为它不是真正的肿瘤。化生上皮型是以化生上皮为主体，相当于以往的腺瘤样增生或无蒂腺瘤。武藤首先命名过分化息肉，其概念实际上为增生性息肉。白井良夫提出诊断腺瘤有三条标准，即当细胞异型性强，腺管密集（典型时为背靠背排列），与周围黏膜移行突然时方被诊断为腺瘤。

表 10-2　胆囊隆起性病变的分类及其频度（新泻大学第一病理 1982.10—1985.3）

	病例数	病变数
良性	175（89.3%）	632（95.9%）
胆固醇息肉	73	321
过分化息肉	52	146
固有上皮型	22	39
化生上皮型	30	107
肉芽息肉	30	139
腺瘤	8	13
固有上皮型	1	3
化生上皮型	7	10
其他	12	13
恶性	21（10.7%）	27（4.1%）
腺癌（除外腺瘤内癌）	13	19
腺瘤内癌	6	6
类癌	2	2

1992 年日本长岩治朗报道胆囊隆起样病变的疾病与肿物大小的比较（表 10-3）指出大部分良性病变 <15 mm，>15 mm 的病变为恶性的可能性相当高。日本第 21 届胆道疾患研究会还将胆囊隆起样病变定义为小于 15 mm 的病变。

表 10-3　胆囊隆起样病变的疾病与肿物大小的比较（长岩治朗：胆道，1992）

	<5 mm	6～10 mm	11～15 mm	16～20 mm	>21 mm	合计
非肿瘤	27（34.6%）	30（38.5%）	14（17.9%）	6（8.0%）	1（1.3%）	78
腺瘤	2（33.3%）	1（16.7%）	2（33.3%）	1（16.7%）	0	6
早期癌	3（33.3%）	1（11.1%）	1（11.1%）	0	4（44.4%）	9
进行癌	0	0	0	3（9.8%）	28（90.3%）	31

综上所述，胆囊良性肿瘤的命名和分类尚有争议，诊断标准不同，分类也很混乱。国内还没有该方面的报道。医疗实践中还是以良性肿瘤性病变和非肿瘤性病变（或称为假瘤）容易被人们所接受。良性肿瘤以胆固醇息肉为最多见，在西方国家中腺肌瘤样增生也不少见。

第二节　胆囊良性肿瘤分类

腺瘤是来自于胆囊黏膜上皮的良性肿瘤。约占胆囊良性病变的23%（表10-3）。约占同期胆囊切除病例的1%，女性比较多见，小儿偶见。部分病例同时伴有胆囊结石。胆囊腺瘤大多数为单发，少数多发，可发生在胆囊的任何部位，褐色至红色；平均直径（5.5±3.1）mm（1~25 mm），大多数腺瘤小于10 mm（图10-1、图10-2）。

胆囊腺瘤又被进一步分为乳头状腺瘤和非乳头状腺瘤。两者发病率相近（图10-3、图10-4）。

1. 乳头状腺瘤又可分为有蒂和无蒂两种。前者多见，镜下显示呈现分支状或树枝结构，带有较细的血管结缔组织蒂与胆囊壁相连，有单层立方上皮或柱状上皮覆盖，与周围正常的胆囊黏膜上皮移行较好（图10-5、图10-6）。

图10-1　胆囊颈腺瘤嵌顿

图10-2　纤维腺瘤低倍

图10-3　胆囊乳头状腺瘤性息肉

图10-4　炎性增生性息肉，幽门腺化生

图10-5　胆囊乳头状腺瘤

1. 肠型，大量突入管腔的乳头结构；2. 假复层柱状细胞，散在杯状细胞。

图 10-6　（1－3）胆管乳头状瘤病

1. 扩大，增厚的肝内胆管；2. 绒毛状形态；3. 肿瘤细胞无浸润

2. 非乳头状腺瘤　又称为腺管腺瘤。大部分有蒂，镜下可见多数增生的腺体被中等量的结缔组织间质包绕。偶尔，腺体显示囊样扩张。覆盖的单层柱状上皮与胆囊黏膜上皮相连续。该型腺瘤以腺体的管状增殖为主体，故称为腺管腺瘤。有时可见杯状细胞或基底颗粒细胞的肠上皮化生改变（图 10-7）。

图 10-7　非乳头状腺瘤（胆囊管状腺瘤，幽门腺型）

少数腺瘤介于乳头状腺瘤和非乳头状腺瘤之间。也可合并胆囊结石。腺瘤内癌或腺瘤癌变也时有报道。

3. 腺瘤的癌变倾向

关于腺瘤的癌变倾向，仍然存在争论，部分学者持否定意见，认为缺乏腺瘤癌变的直接证据。Vadheim（1944 年）首先报道了胆囊腺瘤癌变 4 例。近 30 年来，不断有腺瘤恶变的报道：

（1）统计 1989 年国内报道，腺瘤的癌变率约为 11.3%，1989 年 Ishikawa 报道无蒂腺瘤癌变（33%）明显高于有蒂腺瘤（13%）。1982 年，Kozuka 报道了 7 例腺瘤恶变，有 6 例为乳头型腺瘤，其中半数含有管状腺瘤成分。

（2）腺瘤的大小与恶变的关系，Kozuka 报道良性腺瘤的大小平均直径为（5.5±3.1）mm。而恶变的腺癌平均直径为（17.6±4.4）mm。因此将判断腺瘤的良恶界限定为直径 12 mm。超过 12 mm 者恶变的可能性很大。白井良夫（1986 年）认为，最大直径超过 15 mm 的胆囊隆起性病变有相当高的恶性的可能性。我国学者则认为，超过 10 mm 者应警惕有恶变，并将该项指标定为重要的手术指征之一。1988 年，Koga 报道 94% 的良性病变直径小于 10 mm，88% 的恶性病变大于 10 mm。因此，当肿瘤超过 10 mm 时应考虑为恶化。事实上仍有少部分腺瘤在直径小于 10 mm 时，就已轻发生了癌变。所以，小于 10 mm 的腺瘤也不要放松警惕。

（3）1982 年，小塚贞雄观察，随着腺瘤体积的增大，间质变少，腺管互相接近，上皮细胞核逐渐增大，部分出现假复层上皮细胞，癌的先行性病灶改变逐渐明显。在大的腺瘤中，常常出现上皮细胞排列紊乱，部分细胞核更大，上皮细胞的假复层排列更为明显，提示了腺癌在组织学上有恶变的移行迹象。

（4）Kozuka 观察了 79 例胆囊浸润癌中 15 例（19%）有腺瘤组织残余。提示部分胆囊癌变来源于早已存在的腺瘤组织（图 10-8）。

图 10-8　（1-3）胆囊高级别上皮内肿瘤（原位癌）

高级别上皮内肿瘤：与大量成熟的杯状细胞的肠化生相伴

上述提示：①腺瘤有较高的癌变率。②随着腺瘤的增大恶变率增高。③腺瘤组织内在组织学上有恶变移行迹象。④相当比例的胆囊浸润中有腺瘤组织残余。以上 4 点足以说明胆囊腺瘤是胆囊癌的癌前病变。

有人还注意到胆囊腺瘤癌变病例的年龄偏高，女性偏多。部分胆囊癌或腺瘤病变的同时伴有胆囊结石。因此认为腺瘤癌变与胆石的存在及其对胆囊黏膜的慢性机械刺激有密切关系。不伴有胆结石的腺瘤很少恶变。

第二章 腺瘤的病理特点

第一节 来源于支持组织的胆囊良性肿瘤病理特点

此类良性肿瘤更为罕见，包括血管瘤，脂肪瘤，平滑肌瘤和颗粒细胞瘤等。血管瘤，脂肪瘤及平滑肌瘤的镜下结构与发生在其他部位的同类肿瘤完全相同。

胆囊颗粒细胞瘤（granular cell tumor，GCT）非常罕见。世界上仅有 20 余例报道。既往该病被称为颗粒细胞成肌细胞瘤。该病多见于胆囊管，占肝外胆道系统 GCT 的 37%。肉眼所见显示，胆囊管的局限性肉样、褐黄色、较硬的小病变，造成胆囊管狭窄和梗阻，导致胆囊的黏液囊肿。组织学显示神经源性细胞内的嗜酸性颗粒，呈 PAS 强阳性反应。临床上，胆囊造影显示胆囊不显影或无功能。到目前为止，尚未见到胆囊颗粒细胞瘤恶变倾向的报道。

第二节 胆囊假瘤病理特点

胆囊的假瘤又常被称为非肿瘤性病变。主要包括息肉、增生性病变和组织异位症等。其中，胆囊息肉最为多见。由于超声显像技术的广泛应用，胆囊息肉的检出率明显增高。

统计国内 1989 年的报道，胆囊息肉占胆囊良性肿瘤的 67%。胆囊息肉分为胆固醇息肉和炎性息肉两种。其中，胆固醇息肉占大多数（67%）。

胆固醇息肉是胆固醇代谢紊乱的局部表现。发病在性别中无明显差异。可发生在胆囊的任何部位。少数病例同时伴有胆囊结石。大部分为多发，小部分为单发。外观呈黄色分叶状，或是桑椹样，柔软易脱落。与胆囊黏膜有蒂相连，有的蒂细长，息肉可在胆囊内摆动；有的蒂粗短，息肉呈小结节状。息肉大小不等，一般为 3 ~ 5 mm，绝大多数小于 10 mm。偶见直径达到 10 mm 的息肉。组织学显示：息肉由集聚的泡沫组织细胞构成，其表面由单层柱状上皮覆盖。偶见胆囊被胆固醇沉积呈草莓样改变，胆固醇息肉无肿瘤倾向，也未见恶变的报告（图 10-9）。

图 10-9 胆固醇息肉，（中倍）息肉呈绒毛状结构，间质充满泡沫样吞噬细胞，还有慢性胆囊炎

炎性息肉呈单发或多发，大小约 3 ~ 5 mm，蒂粗或不明显，颜色与邻近的黏膜相似或者稍红。可伴有胆石。常伴有严重的胆囊慢性炎症。组织学显示：灶性腺上皮增生伴血管结缔组织间质和明显的炎性细胞浸润，上皮与邻近的胆囊黏膜上皮相似。尚未见到胆囊炎性息肉恶变倾向的报道（图 10-10）。

图 10-10　（1~2）炎性增生性息肉，幽门腺化生，（中倍）胆囊乳头状腺瘤性息肉

第三节　胆囊增生性病变病理特点

胆囊增生性病变包括腺肌瘤样增生和腺瘤样增生。腺肌瘤样增生是一种由于胆囊的增殖表现为胆囊壁肥厚性病变，有胆囊上皮和平滑肌增生。分为局限型，节段型和弥漫型三种。局限型的腺肌瘤样增生，绝大多数发生在胆囊的底部，又常被称为腺肌瘤。

腺肌瘤样增生有许多命名。但是，以本病命名最为合适。Christensen 认为该病不是肿瘤。没有任何恶变倾向。然而，1987 年 Paraf 报道了 2 例发生了腺肌瘤样增生的癌症，1 例为腺癌伴有胆固醇沉积症；另 1 例为鳞状细胞癌。文献中还有 4 例相似的报道。因此认为本病是一种良性病变，但是，可发生癌变。

肉眼所见，局限型病变呈半月形隆起的结节，直径 5~25 mm，伴有中心部脐样凹陷。节段型和弥漫型病变主要是受累的范围不同。病变的断面是灰白色，有多个小囊样腔隙。

组织学特点：主要是胆囊上皮和平滑肌的增生。上皮增生在病变的中心最明显，周围的腺体常呈囊状扩张并充满黏液，扩张的腺体内可有钙质沉着。在大多数病例中，间质中有轻度的慢性炎性细胞浸润。

武藤良弥（1986 年）强调并将本病的诊断标准定为："在组织标本上，每 1 cm 内有 5 个以上的 RAS 增殖，其结果导致胆囊区肥厚达 3 mm 以上的病变"。

腺瘤样增生　呈局灶性或弥漫性的黏膜增厚。分为绒毛型和海绵型两种。绒毛型以高的乳头状的黏膜隆起为特征；海绵型以分支状的腺体为特征，有时伴有囊性扩张。

尚未见与本病有关的恶变病例报告。

组织异位症　此病罕见。已报道的异位组织有胃黏膜、小肠黏膜、胰腺组织、肝和甲状腺等。全部异位组织结节均位于胆囊内，发生在胆囊颈或胆囊管附近较多见。肉眼呈现突入胆囊腔的结节，10~25 mm 大小。断面呈灰白色。根据不同的组织特点可被认定，例如，胃黏膜异位症，镜下可见壁细胞和主细胞；小肠黏膜异位症，可见 Paneth 细胞等。

第四节　其他良性假瘤

更罕见，包括寄生虫感染形成的肉芽肿，创伤性神经瘤和缝线肉芽肿和纤维肉芽肿性炎症等（图 10-11）。

图 10-11　胆管内错构瘤：形状不规则的扩张的胆小管包裹于致密的纤维间质中

第三章 胆囊良性肿瘤的诊断

胆囊良性肿瘤的诊断，主要依靠两大手段，一是非侵蚀性的，如临床表现、超声显像检查、X 线胆囊造影、CT 检查以及 US 引导下的胆囊双重造影等；二是侵入性的，如超声内镜检查、选择性胆囊动脉造影、经皮经肝胆囊镜检查及活检等。

第一节 胆囊良性肿瘤的临床表现

胆囊良性肿瘤无特殊的临床表现，最常见的症状为右上腹疼痛或不适，一般症状不重，多可耐受，如果病变位于胆囊颈部，可影响胆囊的排空，常于餐后发生右上腹的疼痛或绞痛，尤其在脂餐后。伴有胆囊结石者，可有胆囊结石的症状。其他症状包括消化不良，偶有恶心呕吐等。部分患者无症状，在健康检查或人群普查时才被发现。

胆囊良性肿瘤多无明显体征。部分患者可以有右上腹深压痛，如存在胆囊管梗阻时，可扪及肿大的胆囊。偶见胆囊乳头状腺瘤部分脱落，导致梗阻性黄疸。

第二节 胆囊良性肿瘤的超声检查

一、胆囊良性肿瘤 B 超检查的临床意义

超声显像检查具有无创伤、简便、经济和病变检出率高（95% ~ 98.3%）等优点，已列为诊断胆囊息肉样病变的首选方法。胆囊息肉样病变的共同特点是向胆囊腔内隆起的回声光团，胆囊壁相连，不伴有声影，不随体位改变而移动。

超声检查的误诊率或漏诊率受胆囊内结石的影响。往往发现了结石，遗漏了病变或者因为病变太小，未被发现。

二、胆囊良性肿瘤病变的 B 超声像图特点

胆囊良性肿瘤病变的声像图特点有：胆固醇息肉常为多发，息肉样，有蒂，常小于 10 mm；蒂长者可在胆囊内摆动；高辉度不均一的回声光团，无声影；不随体位变动而移位。

1. 炎性息肉。结节状或乳头状，多无蒂，直径常小于 10 mm，呈低辉度回声，无声影。

2. 腺瘤。多为单发也可多发；直径常大于 10 mm，最大可达 30 mm，有蒂或无蒂，呈低辉度回声、无声影。

3. 腺肌瘤样增生。分为 3 型：胆囊壁呈弥漫性增厚的弥漫型；前后壁呈三角形突出的节段型及局部增厚的局限型。影像特点：可见突入肥厚胆囊壁内的小圆形囊泡影像和散在的回声光点等。

第三节 胆囊良性肿瘤的影像诊断

一、X 线胆囊造影胆囊良性肿瘤病变的临床诊断的意义

X 线胆囊造影包括口服胆囊造影、静脉胆道造影及内镜逆行性胆道造影等，是一项有用的诊断方法。

但是，大多数报道认为胆囊造影的检出率和诊断的符合率偏低，一般约为50%（27.3%～53%）。检出率低受胆囊功能不良、病变过小或胆囊内结石等因素的影响。影像特点主要为大小不等的充盈缺损。

户松成（1985年）报道用ERCP进行胆囊薄壁造影可清楚地显示胆囊息肉样病变的形态，检出率可达80%。

户松成（1985年）报道用US引导下的胆囊双重造影可使胆囊息肉样病变的形态，检出率可达90%。但操作复杂，需要同时具有超声和放射设备。

二、CT检查对胆囊良性肿瘤病变的临床诊断的意义

胆囊息肉样病变的CT检出率低于B超，高于胆囊造影，检出率为40%～80%不等。其影像学特点与B超显像相似。如果先行胆囊造影，在此种条件下做CT检查，可使显像效果更清楚。

三、MRCP三维显像在胆囊管检查中的意义

胆囊管长度约3～4 cm，管腔2～4 mm，B超下结石不易发现，CT阳性率低，MRCP提高了肝内胆管结石、肝总管、胆总管、胆囊管结石的检出率，可以看到胆囊管的形态。如果曾经反复炎症，粘连，胆囊管可以不通，导致胆囊功能丧失，必须切胆；如果是有结石，取出结石，胆囊管再通，就可以成功保胆，改善或恢复胆囊功能，在术前了解胆道功能。因此对胆结石病史长，经常胆绞痛，反复胆囊炎症，胆囊结石数量较多者建议术前做MRCP，要求放射科作三维成像图提供临床需要，它可以更清楚显示胆囊管是否有结石及结石的位置，但因造影技术，读片水平，结石部位仍有漏诊可能。

四、PET-CT对胆囊良性肿瘤病变的临床诊断的意义

将示踪剂[18]F-FDG注入人体代替脱氧葡萄糖，观察靶区葡萄糖代谢情况显示，根据恶性肿瘤具有高代谢的特性诊断肿瘤的性质。PET/CT对鉴别局灶性肺肿块的良恶性诊断非常准确。尤其对于解剖部位复杂，密度对比不明显的部位，如病灶是否有癌变或转移能较明确作出鉴别诊断，避免了漏诊和误诊，是既能定位又能大致定性的一种新的影像检查手段，对有条件的患者，在需要时有一定的意义。

五、其他侵入性诊断方法对胆囊良性肿瘤病变的临床诊断的意义

在上述诊断方法难以确诊时，这些侵蚀性诊断方法对胆囊良性肿瘤病变的临床诊断有一定帮助。

1. 超声内镜检查：森田敬一（1986年）和木本英三（1986年）分别介绍应用EUS方法清楚地显示出胆囊壁的三层结构，从内向外显示，回声稍高的黏膜和黏膜下层，低回声的肌纤维层和高回声的浆膜下层和浆膜层。胆固醇息肉为高回声光点组成的聚集像或多粒子状结构，胆囊壁三层结构清楚。胆囊癌为乳头明显低回声团块，囊壁的层次破坏或消失，并可了解肿瘤浸润的深度。此法对胆囊壁息肉样病变的显像效果明显优于普通B超检查，但是，对于胆囊底部病变的检查效果较差。在胆固醇息肉、腺瘤及胆囊癌的鉴别诊断方面有重要作用。因此，对于B超难以确诊的病例，用EUS检查有效。

2. 选择性胆囊动脉造影：根据影像上羽毛状浓染像，动脉的狭窄或闭塞等特点来区别肿瘤或非肿瘤病变是可能的。但是，早期的胆囊癌和胆囊腺瘤均可能没有胆囊动脉的狭窄和闭塞像，均有肿瘤的浓染像，两者间的鉴别还较困难。

3. 经皮经肝胆囊镜检查及活检：综上可见，EUS是诊断胆囊息肉样病变的首选方法和主要方法。针对疑难病例，各种影像诊断方法的联合应用能提高病变的检出率和确诊率。但是，确诊和鉴别仍然是困难的。

第四节　胆囊良性肿瘤的鉴别诊断

以下几个方面，对胆囊息肉样病变的鉴别诊断会有所帮助。

一、病变的大小

从表10-4可见，大部分良性病变<15 mm，>15 mm的病变为恶性的可能性相当高。日本第21届胆道疾患研究会还将胆囊小隆起样病变定义为小于15 mm的病变。由于影像学特征缺乏特异性，在很大程度上，病变的大小是唯一的或主要的区别点，因此病变的大小则成为判定病变良恶程度的初步指标。但是各家的标准不一致，我国绝大多数学者与Koga的意见相同，认为>10 mm病变应疑为恶性，并确定该点为手术指征之一。事实上，小部分早期癌或腺癌内癌也小于10 mm，现单纯根据病变的大小来判定病变的良恶性仍然是不完善和不安全的。

表10-4　我国胆囊良性肿瘤的病理类型（1989）

作者	胆囊息肉	炎性息肉	腺肌瘤	腺瘤样增生	组织异位症	腺瘤	腺瘤内癌	合计
余云	20	16	5		1	27	3	72
邓绍庆	28	5	2	1		3		39
夏亮芳	8	11		8		3		30
李志霞	16	2		3		7	1	29
郑先瑞	17	7	1				1	26
陈澍周	8	5	3	3		3		22
沈士刚	8	2		1		3	1	15
泮奎	22	18	1			13		54
万远廉	12	1				4	2	19
合计	139	67	12	16	1	63	8	306
百分比%	45	22	4	5		21	26	99

二、病变的数目

胆囊息肉，尤其是胆固醇息肉，大部分为多发。胆囊腺瘤多为单发，少数为多发。腺瘤恶变虽然时有报道，但是，尚未见到在同一胆囊内有多发腺瘤内癌的报道。因此认为多发病变为良性可能性大，大于10 mm的单发病变应疑为恶性。

三、病变的形态

不少资料表明，有蒂腺瘤明显多见，但是腺瘤有蒂或无蒂与其恶变之间尚无明确的规律，尚需要大样本的统计分析，才能获得肯定的结论。

四、病变发生的部位

颗粒细胞瘤常发生在胆囊的颈管部，局限性腺肌瘤样增生多见于胆囊底部，其他的胆囊良性病变可发生在胆囊的任何部位。

综上可见，术前的影像学表现缺少特异性，病变的大小仅仅是鉴别诊断的初步标准。对于 B 超诊断有困难的病例，可进一步进行 EUS 或选择性胆囊动脉造影，有益于鉴别诊断。最终诊断仍然要依靠病理组织学检查。

在临床工作中，还要与上腹部的其他病变，包括胃、十二指肠溃疡、肝外胆道结石、慢性胰腺炎和肝炎等相鉴别。否则，手术治疗后仍会残留症状。

第四章　以往胆囊良性肿瘤治疗原则及缺陷

胆囊良性肿瘤主要并发症是癌变，极少数肿瘤脱落造成胆囊管梗阻或胆总管梗阻，并发胆绞痛或梗阻性黄疸。针对胆囊良性肿瘤，尚无有效的药物治疗，主要依靠外科手术切除治疗。

第一节　手术指征

以往认为病变大于 10 mm，怀疑为肿瘤，病变侵及肌层，良性还是恶性难以确定，经短期观察病变增大较快，病变位于胆囊颈管部影响胆囊排空，有明显的临床症状及合并胆囊结石或急慢性胆囊炎等。具有上述指征之一者，均行胆囊切除手术治疗。

第二节　手术方法的选择

1. 单纯性胆囊切除术适用于各种胆囊良性肿瘤。
2. 如果胆囊良性病变发生癌变且已侵及肌层甚至浆膜层，应按胆囊癌处理。
3. 在胆囊切除术中，术者亲自解剖检查胆囊标本，对可疑病变做常规冰冻切片病理检查，对发现早期病变非常重要，值得提倡。

第三节　观察随访

以往对于那些病变小于 10 mm 又无明显的临床症状，无论单发或者多发，可暂不手术，定期做 B 超随访。当发现病变有明显增大时，才行胆囊切除治疗。

第四节　以往治疗胆囊良性肿瘤原则的缺陷

主要缺陷是：
1. 由于历史和技术的原因，诊断时只靠间接的影像资料，如 B 超和 CT。这些间接影像所看到的息肉形态、血供情况、蒂的长短与胆道镜下观察到的情况差别很大。
2. 以 10 mm 以上为手术切除标准太粗糙，保胆取息肉经验中 7 ~ 8 mm 大小的息肉癌变也能遇到。有报道直径小于 10 mm 癌变率达 29%[2]。
3. 5 mm 以下观察；5 mm 以上，如患者思想负担重者可以行保胆取息肉，根据病理报告决定保胆还是切胆；8 mm 以上建议尽早行保胆取息肉手术。
4. 因为以往要切除有功能的胆囊，息肉太小就切除比较可惜，所以等到息肉稍大再切除的思路可以理解，但是仅凭息肉大小决定是否切除胆囊不如根据病理性质决定是否保胆更科学。
5. 在现代条件下，多项理由说明胆囊良性肿瘤用预防性切除胆囊没有必要。
因为：①胆囊良性肿瘤，胆囊功能良好。②切除有功能的胆囊可能造成很多不良后果。③胆囊良性肿瘤主要并发症是癌变，但比例不高，而且早期取出息肉或腺瘤同样达到预防癌变的目的。④从精准外科的观念出发、病变定性手段增加、准确性提高（如 PET-CT、病理细胞学检查等），因此，根据肿瘤病理性质决定胆囊的"去"或"留"无疑更加科学，以 10 mm 为切胆标准是不得以而为之。

（莫国贤　王晓熙　王　瑛）

参考文献

［1］戴显伟，陈淑珍.胆囊良性肿瘤［M］//黄志强.当代胆道外科学.上海：科学技术文献出版社，1998：597－602.

［2］傅贤波.腹腔镜手术的发展与争议［M］.北京：人民卫生出版社，2007：225.

第十一篇　胆囊癌的诊断与治疗[1]

本章参考《当代胆道外科学》刘绍诰篇写的"胆囊癌"一章及国际胆囊癌病理分期等资料汇编而成。由于胆囊癌早期发现困难，故晚期患者较多，本章主要介绍上海中医药大学附属龙华医院普外科朱培庭教授等治疗胆囊癌经验。由于胆囊癌预后较差，本书强调预防的重要性和可行性，并根据胆囊癌形成可能性较大的机制，即"结石—炎症—癌变"关系链，以及历年来保胆治疗的原理和经验，提出预防性保胆取石，切断胆囊癌主要关系链，这比预防性切除胆囊更科学的观点，供读者、患者参考。

第一节　历史概况

通常人们认为原发性胆囊癌是少见病，而近年来随着人们生活质量提高，生活方式改变，胆囊结石发病率攀升随着诊断技术的提高，胆囊癌发现率也有逐年增加的趋势。胆囊癌早期诊断困难，恶性程度高，根治机会少，预后很差。

历史上的 1777 年，SOLL 最先报道了尸解发现的 3 例胆囊癌。1890 年，Hochenegg 成功地施行了第一例胆囊癌切除术。1932 年 Finster 报道了胆囊癌扩大切除邻近肝脏后生存五年的病例。1934 年，Arminski 统计胆囊癌的报道已达 3000 例，1970 年，Vaittinen 综合报道世界各国胆囊癌病例 4658 例，其中 3911 人做了手术。1978 年，Piehler 等收集了英文文献，作了 6222 例胆囊癌的综述报道。国内自 1941 年首次报道，到目前为止已达 1400 例（1989 年前资料）。

第二节　胆囊癌流行病学

世界上胆囊癌发病率有地域的区别，智利发病率最高 27/10 万，美国 2.5/10 万，法国 2.3/10 万，每年约有 4000～6500 人死于胆囊癌为低发病率国家。Segi 等研究了 24 个国家胆囊癌的发病率，日本人死于胆囊癌最多。中国为中等发病率，上海胆囊胆管癌发病率 2005 年资料：男性 2.46/10 万，女性 3.77/10 万，邹声泉 2000 年报道大陆原发性胆囊癌发病率为同期胆道疾病的 0.4%～3.8%，为全部恶性肿瘤的 19 位，消化道肿瘤的第 6 位，我国胆道肿瘤死亡率 0.45%。邹声泉[2]回顾性分析 3922 例全国胆囊癌临床流行病学调查（1986 年 1 月—1998 年 12 月）资料，结果：我国胆囊癌①占同期胆道疾病构成比的 0.14%～3.18%，平均为 1.153%；胆囊癌占同期普通外科疾病的构成比为 0.11%～1.11%，平均为 0.128%。②以老年女性为主。③在我国西北和东北地区发病比长江以南地区高。农村比城市发病率高。④合并胆囊结石者 49.17%，患胆囊结石者发生胆囊癌的相对危险度 13.17。结论：胆囊癌是一种老年女性常见的恶性胆道肿瘤疾病，发病存在地区、时间差异。要重视高危患者检测，随访，早期发现胆囊癌。

石景森[3]"对我国胆囊癌临床诊治现状的种种思考"中指出：胆囊癌发病隐匿，临床症状不典型，早期诊断率低，仅为 16.68%。手术率低，预后差。多数人认为胆囊结石的慢性刺激是重要的致病因素。Moosa 指出"隐性结石"5～20 年后发生胆囊癌者占 3.3%～50%，国内大宗资料报告 20%～82.6% 的胆囊癌合并有胆结石；国外报告则高达 54.3%～100%。癌肿的发生与结石的大小关系密切，结石直径小于 10 mm 者，癌发生的几率为 1.0%，结石直径 20～22 mm 者的概率为 2.4%，结石直径在 30 mm 以上者的概率可高达 10%，其他诱发因素如感染（沙门氏菌），胆管囊肿，胆囊息肉，瓷样胆囊等增加了危险因素。因此，及时消除胆囊结石，对预防胆囊癌有十分重要的现实意义。而且术中要注意对胆囊的检查，及时发现与处理胆囊癌。也有统计称，我国陕西发病率较高。胆囊癌发病率与年龄的关系，我国 1281 例中，22～82 岁，高发年龄为 53～57 岁。与日本相近，比欧美（68～72）年轻。国外发病年龄最小 12 岁，我国 15 岁。胆囊癌发病率与性别关系，女性多见，男女比例为 1:(3~6)。而高发区中，以色列男性为 7.5/10 万，女性为 13.8/10 万。波兰男性 4.8/10 万，女性为 23.1/10 万。Dowdy 综述发现 200 000 例尸检发现胆囊癌占 0.43%；Sons 的 46593 例，占 0.62%，文献中尸检发现率为 0.38%~1.76%，并认为胆囊癌与胆石发病率有平行关系。

Diehl 比较了许多国家的胆囊率病死率与胆囊切除的关系，发现胆囊切除手术率上升，胆囊癌病死率下降。预计统计指出，每 100 例胆囊切除可减少 1 例胆囊癌的死亡。Lund 长期随访了 529 例未手术的胆囊结石，胆囊癌的发生率为 1%。文献报道在胆囊切除标本中，胆囊癌一般占 1%~5%。陕西曾统计一组 1036 例胆囊切除中胆囊癌高达 14.4%，在 60 岁以上胆囊切除患者中占 15%，远较其他地区为高，胆囊癌是胆道系统最常见的恶性肿瘤，一般报道占肝外胆道癌 的 2/3，西安 221 例胆囊癌占同期胆道癌的 4/5。

第三节　胆囊癌的病因

胆囊癌的病因尚不清楚，目前了解到相关因素有：胆石症、胆囊良性息肉、胆胰管合流异常及其他因素。

有报告胆囊癌发病与胆囊管异常或先天性胆管扩张有关。临床观察胆囊癌常与胆囊良性疾患同时存在，最常见是与胆囊结石共存。多数人认为胆囊结石的慢性刺激是重要的致病因素。有报道隐性结石 5~20 年后，发生胆囊癌者占 3.3%~50%。国内大宗资料报告 20%~82.6% 的胆囊癌合并有胆结石，国外报告则高达 54.3%~100%。癌肿的发生与结石的大小关系密切，结石直径小于 10 mm 者癌发生的概率为 1.0，结石直径 20~22 mm 者的概率为 2.4，结石直径在 30 mm 以上者的概率可高达 10%。还有人提出胆囊癌的发生可能与患者的胆总管下端和主胰管的汇合连接处存在畸形有关，因有此畸形以致胰液进入胆管内，使胆汁内的胰液浓度提高，引起胆囊的慢性炎症，黏膜化生，最后发生癌变。胆囊癌的病因尚不清楚，可能与以下因素有关：

1. 胆石症

胆囊癌患者常合并有胆囊结石，其合并率在欧美为 70%~80%，日本为 58.8%，我国为 80%。胆囊癌好发于易被结石撞击的胆囊颈部，并多发于患结石时间 10 年以上，故认为胆囊结石与胆囊癌关系密切。结石直径大于 3 cm 者，胆囊癌发病的危险性比直径小于 1 cm 者大 10 倍。有人认为胆石中含有致癌因子，但缺乏确切的证据，且胆石症患者中胆囊癌发生率仅 1%~2%。因此，胆石与胆囊癌之间有无明确的因果关系，目前尚不明确。

Strauch 从 18 篇文献中统计胆囊癌与胆石的关系为 54.3%~96.9%。Jones 报告 3/4 胆囊癌伴有胆石，Balaroutsos 等报告胆囊癌病例 77% 伴有胆石。Priehler 与 Crichlow 复习文献 2000 例胆囊癌伴有胆石者占 73.9%。动物实验证明从胆酸、去氧胆酸、胆固醇制备的甲基胆蒽（Methyl-cholanthrene）做成丸剂植入猫的胆囊，可以形成胆囊癌。Lowenfels 认为胆道肿瘤的发生，与这些脏器的梗阻、感染，致使胆酸转化为更活跃的物质有关。Hill 等在 2/3 的胆石中发现梭状芽孢杆菌，这种细菌可使胆酸脱氧化后转化为去氧胆酸和石胆酸，二者是与多环芳香碳氢化物致癌因素有关物质。胆石可引起慢性炎症，胆囊钙化的瓷胆囊（procelleneous gallbladder）恶变率高。但是，胆囊结石的长期慢性刺激，是否诱发胆囊癌，尚未得到充分的证明，只可以说胆石可使胆囊癌发病率增多。美国印第安人妇女胆石症 20 年，胆囊癌发病率由 0.13% 上升至 1.5%。Nervi 等应用 Logistic 回归模式计算出胆石患者胆囊癌发生率比无结石者高出 7 倍。

胆囊癌患者中 40%~50% 有慢性胆囊炎症。有人研究胆囊切除标本发现，胆囊慢性炎症严重组比不严重组的异型细胞增殖和恶性变的比率高；在非癌部位有很高的肠上皮化生率；在癌灶内有类似肠上皮的肿瘤结构，从而认为肠上皮化生是发生癌变的重要病变。胆囊癌的发生可能是：正常胆囊黏膜→慢性胆囊炎（含结石）→肠上皮化生→分化型胆囊癌（肠型癌）的发生发展过程。

2. 胆囊良性息肉与腺瘤

Sawyer 报告 29 例胆囊良性肿瘤，其中 4 例恶变。他复习了近 20 年文献资料，认为胆囊腺瘤是癌前病变。胆囊腺瘤多单发，有蒂，癌变率约 10%。若合并胆囊结石则癌变的危险性增加。有研究发现，直径小于 12 mm 者，多为良性腺瘤；直径大于 12 mm 者，多为恶性病变。所有原位癌和 19% 的浸润癌有腺瘤成分，从而认为腺瘤有癌变的可能。

Yamagiwa 及 Tomiyama 研究 1000 例胆囊的组织学检查，不含胆石者有 4% 肠化生现象，含有胆石病例，肠化生者占 30.6%，发育异常者 69.8%，胆囊癌占 61.1%。36 例胆囊癌的组织中，发育异常与腺瘤分别为 22.2% 与 8.3%。所以认为肠化生到发育异常到胆囊癌，可能有发病顺序的意义。

胆囊腺肌增生症 以往认为胆囊腺肌增生症无恶变可能，但近年陆续有胆囊腺肌增生症患者发生胆囊癌的报道，目前已被确认为胆囊癌的癌前病变。

3. 瓷性胆囊

慢性胆囊炎合并胆囊瓷化，即所谓的"瓷胆囊"，恶变率较高，占 12.5% ~ 61%。Etala 报道 26 例"瓷胆囊"中发现 16 例。而 1760 例一般胆囊炎患者仅发现 62 例（当代胆道外科学 608 页），0.00035%（62/1760）。因此通常，把"瓷胆囊"作为胆囊癌高危因素之一。

4. 解剖异常 胆胰管合流异常

Kinoshita 及 Nagata 研究，胆胰管汇合共同通道超过 15 mm，出现胰胆反流，称为胆胰合流异常。许多作者指出胆胰管不正常的汇合，使胆囊癌的发病率上升。胰胆管汇合部畸形时，胰液长期反流使胆囊黏膜不断破坏，反复再生，在此过程中可能发生癌变。有报道，ERCP 检查发现胆囊癌患者中，有 16% 合并胰 - 胆管汇合部畸形。Kimura 等报告 96 例胆囊癌经造影证实 65 例胆胰管合流异常，同时观察 65 例胆胰合流异常者，16.7% 合并胆囊癌，对照组 641 例胆胰管汇合正常者，胆囊癌发生率为 8%。另一组报告胆胰管合流异常者，胆囊癌发生率为 25%，正常汇合组 635 例，胆囊癌发病率为 1.9%。另外，有报道称先天性胆总管扩张、胆囊管畸形等均可能与胆囊癌发生有关。

5. 其他因素

Ritchie 等报告慢性溃疡性结肠炎往往伴发胆囊癌。Mirizzi 综合征患者胆囊癌的发生率增加，亦可能为病因之一。其他，如女性激素、胆固醇代谢异常、肥胖、接触致癌物等可能与胆囊癌发生有关。

第四节 胆囊癌发病机制

胆囊癌有多种不同的组织类型，但无一种有其固定的生长方式和特殊的临床表现。胆囊癌绝大多数为腺癌，约占 80%，其中 60% 为硬性腺癌，25% 为乳头状腺癌，15% 为黏液腺癌。其余为未分化癌占 6%、鳞癌占 3%、混合瘤或棘皮瘤占 1%。尚有其他罕见的肿瘤包括类癌、肉瘤、黑色素瘤和淋巴瘤等（图 11-1，图 11-2）。

图 11-1 患者中年女性，CT 示胆囊浸润性胆块

图 11-2 CT 显示肿块浸润胃窦和十二指肠

肉眼观察多表现为胆囊壁弥漫性增厚，并侵及邻近器官，偶见乳头状突起向胆囊腔内生长者。胆囊癌的扩散方式主要以局部浸润肝脏和周围器官如十二指肠、结肠以及前腹壁为多见。如胆囊颈或 Hartmann 袋的肿瘤直接浸润肝总管，则在临床表现和放射影像学检查上很难与胆管癌相鉴别。早期病变可直接浸润到胆囊窝，也可通过血源性播散，经胆囊静脉沿胆囊颈血侵及肝方叶。胆囊壁具有丰富的淋巴管，有利于肿瘤早期向胆囊管、胆总管和胰十二指肠区周围的淋巴结扩散。直至肿瘤晚期，方可见远处转移及经腹腔播散。临床上仅有 10% 的患者因胆石症行胆囊切除时发现肿瘤局限于胆囊，另有 15% 早期已侵犯胆囊窝或周围淋巴结，在此期若行扩大性根治手术，仍有治愈的可能。Piehler（1978 年）等收集文献报道的 984 例胆囊癌，侵犯肝脏占 69%，区域性淋巴结受侵者占 45%（图 11-3、图 11-4）。

图 11-3 MRI 弥散图像显示肿块恶性可能

图 11-4 胆囊癌术后标本

75% 的胆囊癌可直接侵犯周围脏器，发生频率依次为肝、胆管、胰、胃、十二指肠、网膜和结肠。60% 有淋巴转移，远处转移者约占 15%，腹膜转移者不到 20%。沿神经鞘扩散是肝胆系统癌肿特点之一，在进展期胆囊癌患者中有近 90% 发生神经侵犯，是本病引起疼痛的主要原因。

第五节 胆囊癌的临床表现

胆囊癌在临床上是一种比较少见的疾病，但却是最常见的胆道系统的一类恶性肿瘤。受多种因素的影响，目前胆囊癌尚无确切的发病率统计数字。胆囊癌患者的临床表现首先是消化道的症状，比如说恶心、呕吐等，有的胆囊癌患者甚至会出现消化道梗阻的症状；其次，胆囊癌患者还会出现腹水、腹胀等的症状；严重的胆囊癌患者还会出现消化道出血、十二指肠消化溃疡等。

一、慢性胆囊炎症状

大约有 30%~50% 的病例长期有右上腹痛等慢性胆囊炎胆石症的症状，在鉴别上比较困难，Foster 报道的一组病例在确诊以前有 6~30 年长期慢性胆囊炎病史，一般认为已经确诊为慢性胆囊炎，胆石症的患者，年龄在 40 岁以上，近期症状有变化，或右上腹可扪及包块，均应怀疑原发性胆囊癌的可能，应作进一步检查以明确诊断。

急性胆囊炎症状约占胆囊癌的 10%~16%，这类患者多系胆囊颈部肿瘤或结成嵌顿引起急性胆囊炎或胆囊积脓。有学者统计因急性胆囊炎手术治疗的患者中约有 1% 是胆囊癌，此类患者的生存率比较高。其切除率约为 70%，术中注意检查，对胆囊造瘘病例，也应仔细检查胆囊腔以明确诊断。

二、阻塞性黄疸症状

部分患者以黄疸为主要症状而就诊。在一组 2680 例胆囊癌患者中有黄疸约占 38%，黄疸的出现提示肿瘤已侵犯胆管或浸润转移至肝门部已压迫胆管，多为晚期表现。但有两种情况例外，即乳头状癌组织脱落进入胆总管内，或同时伴有胆总管结石。因此，对胆囊癌患者不应放弃检查。

三、右上腹肿块

Piehler 统计胆囊癌以右上腹肿块为主占 29%，肿瘤或胆囊结石阻塞胆囊管或胆囊颈部可引起胆囊积液而使胆囊胀大。这种光滑而有弹性的包块多可切除，且预后较好，硬而成结节状不光滑的肿块多为不能治的晚期肿瘤。

四、其他

肝大，消瘦，恶心，呕吐，腹水，贫血都可能是胆囊癌的晚期征象。

第六节　胆囊癌的病理分期

该资料来源参考《上海医药》2014 年底 4 期。

一、病理分型

胆囊癌分为腺癌及鳞状细胞癌两型，其中前者约占 71%～90%，后者不到 10%，而腺癌又分为以下几种：

1. 乳头状腺癌可能由乳头状或息肉恶变而来，肿瘤向胆囊腔内生长，影响胆囊排空，肿瘤表面有溃疡，易引起感染。肿瘤如果阻塞胆囊颈，可使胆囊肿大，胆囊壁变薄，类似胆囊脓肿或积液。

2. 浸润型腺癌较多见，约占腺癌的 70%，可导致胆囊缩小，胆囊壁变硬且增厚。

3. 硬化型腺癌可同时伴有胆道硬化，导致胆道任何部位发生梗阻。

4. 黏液型腺癌肿瘤松软，容易破溃导致胆囊穿孔。

二、胆囊癌的临床分期

1. 1976 年，Nevin 等首先提出了原发性胆囊癌的临床病理分期和分级方案，其依据是胆囊癌组织浸润生长和扩散的范围以及细胞的分化程度，由于其简便实用，很快为广大外科学者认同并广泛采用，具体分为 5 期 3 级，方案如下：Nevin 分期（1976 年）：Ⅰ期，癌组织仅限于胆囊黏膜；Ⅱ期，癌组织侵犯胆囊黏膜和肌层；Ⅲ期，癌组织侵及胆囊壁全层，即黏膜，肌层和浆膜层；Ⅳ期，癌组织侵犯胆囊壁全层并有淋巴结转移；Ⅴ期，癌组织直接侵犯肝脏或有肝转移，或者有任何器官的转移。Nevin 分级：Ⅰ级，高分化癌；Ⅱ级，中分化癌；Ⅲ级，低分化癌，分期和分级与预后单独相关，分期和分级的相加值与预后有明显的相关性，数值越高，预后越差。

2. 国际抗癌联盟于 1995 年公布了统一的胆囊癌 TNM 分期标准，成为全面衡量病情，确定治疗策略和评估预后的重要参考，TNM 分期（UICC/AJCC）：T—原发肿瘤；TX 原发肿瘤无法评估，T0 无原发肿瘤证据，Tis 黏膜原位癌，T1 肿瘤侵犯黏膜固有层或肌层，T1a 肿瘤侵犯黏膜固有层，T1b 肿瘤侵犯肌层，T2 肿瘤穿透肌层，但未侵犯浆膜、肝脏，T3 肿瘤穿透浆膜层，和/或直接侵犯临近的一个器官（肝脏者＜2 cm），T4 肿瘤侵犯肝脏≥2 cm，或直接侵犯两个或以上的器官。N—区域淋巴结，NX 区域淋巴结转移无法评估，N0 无区域淋巴结转移，N1 胆囊管，胆总管肝门淋巴结转移，N2 胰头后，门静脉旁，腹腔动脉旁或肠系膜上血管淋巴结转移。M—远处转移：MX 远处转移无法评估，M0 无远处转移，M1 有远处转移。

研究表明，行胆囊癌根治性手术后，Ⅰ、Ⅱ期肿瘤的生存曲线无明显差异，累计生存期均明显长于Ⅲ，Ⅳ期患者，影响胆囊癌预后的因素很多，如组织分级，病理类型等，但以病理分期最为重要，此外，正确判定胆囊癌的 TNM 分期在制定手术方式，辅助治疗计划时非常必要。

3. Nevin 分期对晚期胆囊癌划分存在不足：1976 年 Nevin 等首先提出了原发性胆囊癌临床分期方法，其依据是胆囊癌组织浸润生长和扩散范围。由于其简单实用，很快被广泛采用。其分期与预后相关，分期越高，预后越差。

研究表明，Nevin 分期的术后累积生存率随分期增加而显著下降，而且 Nevin 分期能相对准确的预见肿瘤的可切除性，随着分期增加，切除率、切缘阴性率也显著下降。在早期胆囊癌术式选择方面，激进观点认为术前确诊的患者应行根治性手术，也有认为仅行单纯胆囊切除术即可获得满意的生存率。因此认为，Nevin 分期能较好的指导早期胆囊癌患者的术式选择。

4. AJCC 分期对晚期胆囊癌划分更科学：Nevin 分期方法不能指导中晚期患者的术式选择，原因在于该法未能细分淋巴结转移。AJCC 将淋巴结转移分为两站，其同 Nevin 一样，能较好判断患者预后、肿瘤切除性、切缘阴性率。在指导术式方面，AJCC Ⅲ期患者中根治术组生存率高于切除术组，Ⅳ期各术式生存率之间无显著性差异。提示对于 T4NxM0 这类Ⅲ期患者根治性手术能提高术后生存率，这也反映了当前学术界认为晚期胆囊癌患者应有选择性地行根治或扩大根治术的观点。而对 TxNxMl 这类Ⅳ期患者则应选择姑息术式。AJCC 分期能将 Nevin Ⅴ期患者进一步细分，可更好的评估预后、指导术式选择。

三、胆囊癌的转移

胆囊癌的转移途径主要是局部浸润和淋巴系统转移，血行转移比较少见。

1. 局部转移和腹腔播散。
2. 淋巴转移。
3. 血行扩散。
4. 沿神经蔓延。
5. 胆管内扩散。

第七节　胆囊癌的诊断

缺乏特异性方法是胆囊癌诊断的最大困难，其早期征象常被胆石症及其并发症所掩盖，它是上腹部，胆、胰十二指肠区手术最难诊断的恶性肿瘤。

一、目前尚无特异性血清生化检测胆囊癌的方法

当胆囊病变出现癌变时一般会伴随着肿瘤标记物水平的升高。检查血清肿瘤标记物（CEA、Ca125、Ca19-9、Ca724、Ca153 等）是否升高有助于对胆囊癌进行定性诊断，血清和胆汁中癌胚抗原、糖链抗原 19-9 测定均有一定的阳性率，其中，CA19-9 可达 81.3%，对早期诊断有一定的帮助，但两者特异性差；但早期的癌变可能并不表现出升高，或者当合并有其他消化道疾病及某些肿瘤时该检查会有假阳性结果出现。肝功能检查一般表现正常，仅在有胆道梗阻时会有相关的异常表现。

二、主要靠影像学检查

1. B 超检查

B 超检查是无损伤的，可反复使用，为诊断胆囊疾病的首选检查方法。如果发现有胆囊轮廓模糊、胆囊萎缩、胆囊壁局部增厚或不规则、瓷样胆囊、胆囊隆起性病变（直径 > 1 cm）者，及时行上腹部 CT 检查并结合肿瘤标志物检查，进行认真排查和随访。随着仪器的不断换代，目前不但可以明确地观察到胆囊病变的大小，而且通过对病变组织血流的观察有助于判定是否有癌变的发生，并且可以观察到是否

有明显的淋巴结转移及肝脏是否受累，有经验的检查者甚至可以判定病变累及到胆囊的哪一层。

刘绍诰指出 B 超检查胆囊癌的正确诊断率 50%～88.8%，B 超声像图有 4 种类型①腔内肿块型：乳头状肿物自胆囊壁突入腔内。呈中等回声，基底较宽，表面凹凸不平，或囊壁有蕈状肿物隆起的弱至中等回声。表面极不规则。②囊壁增厚型：胆囊壁不均匀增厚至 1 cm，最高可达 3 cm，内凹不平，早期常局限增厚，延期可延及整个胆囊壁，当周围组织受浸润时，胆囊壁边界不清，部分病例胆囊壁增厚不明显时与慢性胆囊炎不易鉴别。③囊性实块型：肿囊为实质性团块所替代，癌组织占据整个囊腔，呈低回声或不均的回声，边界不规则，轮廓模糊，肿块内常有结石，呈现强回声并伴有声影，有时因残余胆汁或癌瘤中心坏死液化，形成不规则无回声暗区。④混合区：兼有壁厚型与腔内肿块的特点。胆囊邻近器官受损，特别是肝组织的直接浸润，肝内结节或肝内胆管扩张等也常成为诊断胆囊的辅助征像。

2. 内镜超声 EUS

EUS 与一般超声波比较，对胆囊病变影像显示更清晰，并能因生成像图不同而显示胆囊的三层结构，对早期胆囊癌诊断及胆囊癌浸润深度的判断有一定优越性。Chijiiwa 认为 EUS 是一种了解胆囊癌，对胆囊壁浸润情况的最佳检查手段，但对存在于腺瘤中的早期癌，或沿粘膜水平方向浸润与慢性胆囊炎鉴别有一定困难。

3. X 线检查

（1）胆囊造影可见胆囊黏膜不光整，腔内充盈缺损。

（2）ERCP 胆胰管逆行造影：发现胆管突然中断，出现充盈缺损呈偏心性，边缘不规则或胆管狭窄范围较长。ERCP 对医源性胆管损伤具有重要的诊断和治疗意义，可作为医源性胆管损伤的首选诊疗方法。

（3）CT 扫描：CT 扫描对早期胆囊癌的诊断不如超声检查。但对于已经超声检查发现高度可疑胆囊癌的患者，增强的 CT 检查是有必要的。胆囊癌的 CT 影像改变可分三种类型：①壁厚型：胆囊壁局限或弥漫不规则增厚。②结节型：乳头状结节从胆囊壁突入腔内。③实变型：因胆囊壁被肿瘤广泛浸润增厚加之腔内癌块充填形成实质性肿块。在增强扫描时一般均可见到病变组织有丰富的血供。如果肿瘤侵犯肝脏或有相关的淋巴结转移多能在 CT 影像下显示。

CT 检查能比较清晰地显示胆囊内和胆囊壁上软组织影，如能增强 CT 扫描，效果更好，有胆囊，胆管，报道 CT 胆囊造影，即按传统口服或静脉造影剂后再行 CT 扫描，胆囊，胆管甚至远端胆管，CT 扫描对早期诊断有一定价值。另外 CT 对判断胆囊癌的浸润及扩散范围，对术前手术方式的选择及预后的估价有一定参考意义。

（4）PET-CT：作为相对定性的检查项目，在排除急性胆囊炎的前提下，该检查有助于对胆囊占位性病变做出定性诊断，并有助于判定是否有胆囊以外的病变存在，但是价格较昂贵，而且当合并有急性胆囊炎时容易出现假阳性结果，所以一般不做为常规检查。

（5）MRI：MRI 一般不作为胆囊癌的首选或者必要检查项目，只是在需要判定病变是否累及肝脏或者当患者出现梗阻性黄疸时可以考虑做 MRI。其准确率与 CT 相似，但具有无射线损伤的优点，可以多次重复检查。MRI 费用贵，在诊断胆囊癌的特异性和灵敏度并不优于 B 超和 CT。

其他检查，如口服胆囊造影，静脉造影，上消化道钡餐，经皮经肝穿刺胆道造影 PTC，胆囊胆道薄层造影已经很少应用。

三、胆囊癌鉴别诊断

1. 早期的胆囊癌主要与胆囊息肉样病变相鉴别，胆囊癌的直径大多大于 1.2 cm，蒂宽，胆囊壁增厚。至于胆囊的腺瘤性息肉恶变与良性腺瘤的鉴别则很困难，因考虑胆囊腺瘤是癌前病变，一旦确诊，均应手术切除，故不影响外科治疗决策。国内的胆囊癌患者，约有 57% 合并胆囊结石，患者常有较长时间的胆道疾病症状，此类患者最容易被忽略，或将胆囊癌所引起的症状用胆囊结石来解释。在鉴别诊断上主要是对老年、女性患者长期患有胆囊结石、胆囊萎缩或充满型结石、腹痛症状加重和变得持续时，均应考虑有胆囊癌的可能，应做深入检查。

2. 晚期胆囊癌需要鉴别的尚有原发性肝癌侵犯至胆囊，在胆囊部位形成一肿块和胆囊出口的阻塞，侵犯胆囊的肝细胞癌可在肝门部和肝十二指肠韧带上发生大块的淋巴结转移，类似晚期胆囊癌时的淋巴结转移。胆囊颈部癌可直接侵犯或通过淋巴转移发生高位胆道梗阻，临床表现类似肝门部胆管癌。有时原有患癌的胆囊已行手术切除，但因各种原因未能取得病理诊断，术后由于肿瘤局部复发和引起肝门部胆管梗阻，会使鉴别诊断更加困难。

第八节　胆囊癌外科治疗原则

胆囊癌的治疗根据疾病发展的不同阶段采用不同的治疗方法，一般以手术治疗为主。手术方法分为：根治性手术，姑息形手术和胆管引流术等。根治性手术主要包括单纯胆囊切除、区域淋巴清扫、肝脏楔形切除、其他临近脏器部分切除、肝外胆管部分切除；姑息性手术，即单纯胆囊切除；胆管引流术包括胆肠吻合内引流术或支架内置引流术以及外引流术，如肝外胆管引流术及 PTCD 外引流术等。

一、隐匿性胆囊癌的根治性手术原则

隐匿性胆囊癌是指术前，术中均未得出诊断，而在因"良性"疾病行胆囊切除术后由病理切片确诊为胆囊癌者。由于是在术后确诊，所以面临的问题为是否需要再次行根治手术。若术后病理切片发现癌肿仅侵犯至黏膜层或肌层者，单纯行完整胆囊切除术已达根治目的，可不必再行第二次根治性手术。胆囊癌的淋巴转移首先累及胆囊三角及沿胆总管分布之淋巴结。而位于胆囊颈，尤其是胆囊管的癌肿，由于位置邻近胆囊三角，故较早发生上述淋巴结转移。胆囊颈癌肿术后复发率也显著高于胆囊体底部癌肿组。因此，位于胆囊颈、胆囊管的隐匿性胆囊癌，无论其侵犯至胆囊壁的哪一层，均应再次行肝十二指肠韧带周围淋巴结清扫术。对于浸润深度超过肌层，切缘阳性及胆囊三角淋巴结活检阳性的隐匿性胆囊癌也均应行第二次根治手术。

二、胆囊癌的根治手术

Nevin Ⅰ 期：单纯胆囊切除术；Nevin Ⅱ 、Ⅲ 、Ⅳ期；距胆囊床 2 ~ 3 cm，肝楔形切除，以及清扫胆囊引流区的淋巴结，如图 11-7 切除胆囊、Calot 三角区及肝十二指肠韧带骨骼化清扫（图 11-5、图 11-6 来源杨镇胆道外科学图解 P263，2009 年出版）。

图 11-5　胆囊癌根治术　　　图 11-6　胆囊癌周缘肝的　　　图 11-7　肝门骨骼化示意图
　　　　　　　　　　　　　　　　整块楔形切除术

1. 由于胆囊癌患者就诊时往往已不是早期，据大宗病例分析，能获根治性切除的胆囊癌只占 23% 左右。总体上胆囊癌患者中位生存期为 3 个月。故有些外科医生对胆囊癌的治疗持悲观态度。近年来，由于对胆囊癌根治性手术的开展，术后 5 年生存率已有显著的提高。根治术的范围主要包括胆囊切除、肝部分切除和淋巴结清扫。肝脏一般切除胆囊床周围 3 cm 左右。淋巴结清扫根据其汇流途径和转移情况而定。一般清扫至转移淋巴结的下一站淋巴结。早期胆囊癌只要切除胆囊淋巴结，但大多数可切除的胆囊癌应清扫肝十二指肠韧带的淋巴结，必要时还应清扫胰十二指肠上、胰头后淋巴结。

2. 对于恶性肿瘤的手术是微创还是开放，哪一种方法更好。当前微创已成为外科主要方法，腹腔镜进行各类保胆、切胆手术，经自然腔道（胃，肠道，阴道）胆囊切除术也应运而生。在国内上海东方肝胆医院姜小清教授在 CCMTV 临床频道发布近期二周内见到二例胆囊癌用腹腔镜手术导致广泛腹腔转移，一例仅术后二周。胆囊癌术后腹腔镜脐孔转移也早有报道，因此对癌症患者强烈呼吁开腹手术。巧合的是，最近国外 MD 安德森癌症中心专家报道从 2008 年起对早期子宫颈癌（1A 或 1B）740 例随机入组选择微创或开放式根治子宫切除术（1∶1 入组），两组患者具有相同癌症分期和危险因素，包括病理组织学亚型，肿瘤大小，进展阶段、淋巴结介入以及术前或术后辅助治疗，截至 2017 年共招募 631 名。后来，因为安全问题被叫停。研究人员发现患者接受微创根治性子宫切除术后，癌症复发率高，无进展存活期明显差（对照组为开放式根治术）45 月随访中接受微创根治性子宫切除术，四年死亡率风险为 9.1%，且四年生存率每年下降 0.8%。而接受开放式根治性子宫切除术则为 5.3%。这两篇文章的结论是，相比传统开腹手术，宫颈癌腹腔镜手术让患者术后死亡风险升高 6 倍，癌症复发升高 4 倍。研究结论公布后，主要研究者所在的美国安德森癌症中心全部停止了子宫癌的微创手术，改为开腹的子宫癌手术。香港的一些医院也做出类似的反应。美国国立癌症网络也更改了原先的指南。微创手术在子宫癌症治疗上遭到阻击，至于原因及在其他方面可能带来的影响，在上文中已有讨论，这里不再重复。

三、晚期胆囊癌的姑息性手术

对于无法根治的晚期胆囊癌病例，手术原则为减轻痛苦，提高生活质量。晚期胆囊癌较突出的问题是由于癌肿侵犯胆道系统所导致的阻塞性黄疸。手术应尽量考虑作内引流。内引流方法有胆管空肠吻合术等，但由于局部癌肿浸润往往较深，尤其是伴有肝门部浸润者，胆肠内引流术常不易进行。对此类患者，可行架桥内引流术。对于全身情况极差的病例，也可行置管外引流术。对于肝门部侵犯严重而无法行上述手术者，可采用刮吸法切开右肝，寻找右肝的扩张肝管，以便行置管引流。

第九节　胆囊癌的非手术治疗

一、药物治疗

现有的化疗药物对胆囊癌收效甚微，加之较大的副作用大，临床意义不大。

二、放射疗法

对缓解症状和延长生存期有一定作用

1. 外照射：可用于非手术患者的治疗，及术前后预防性放疗和辅助治疗。Hanna 以 40 Gy 的治疗，26 Gy 的姑息量治疗胆囊癌 51 例，平均生存 10.4 个月，对照组仅 5.3 个月。

2. 术中放射治疗 IORT：近年来国外用于术中辅助治疗提高了晚期的生存期。Todoroki 报道了 86 例中，晚期患者其中 17 例经肿瘤切除加 IORT，2 年存活率 20.2%，3 年存活率 10.1%，手术死亡率高，而仅做手术切除而未做放疗病例 3 的存活率和手术死亡率分别为 0 及 11.1%。

三、中医中药治疗（本书主要介绍上海中医药大学附属龙华医院普外科朱培庭教授等治疗胆囊癌经验）

朱培庭教授系上海市名中医、国家中医药管理局全国中医胆石症医疗中心主任，从事中医药防治胆道疾病的临床与基础研究 40 余年，中医理论深厚，治学严谨，师古而不泥古，在汲取中医学精华的同时，不断学习现代医学的新理论，新方法，勇于探索创新，融中，西医学为一体，形成了以中医辨证论治为主、中西医结合为辅的诊疗特色。朱老对本病重视以辨病与辨证相结合，认为"治病必求其本"，疗效显著。笔者林天碧，王永奇有幸跟师临证，受益匪浅。现将朱老治疗胆囊癌的临床经验介绍如下。

1. 胆病从肝论治

中医学认为胆位于右胁下，与肝相连，附于肝之短叶间，足厥阴肝经与足少阳胆经相互络属于肝与胆，构成表里关系。《难经·三十五难》云："胆者，肝之腑。"即《灵枢·本输》所云"肝合胆"是也；又《东医宝鉴》曰："肝之余气，泄于胆，聚而成精。"《灵枢·本输》云："胆者，中精之腑"，说明胆汁来源于肝，由肝精肝血化生，或由肝之余气凝聚而成，其分泌和排泄受肝气疏泄功能的影响，胆汁生成后，进入胆腑，由胆腑浓缩并贮藏，在肝气的疏泄作用下排泄而注入肠中，以促进饮食水谷的消化和吸收。

现代医学认为，胆囊癌的发生是胆囊结石长期的物理刺激，加上黏膜的慢性炎症、感染细菌的产物中致癌物质等因素综合作用的结果。流行病学显示，70% 的患者与胆结石存在有关，胆囊癌合并胆囊结石者是无结石者的 13.7 倍。因此，任何影响胆固醇与胆汁酸浓度比例和造成胆汁淤滞的因素都能导致胆囊结石的形成。而胆汁主要由肝细胞分泌，汇入毛细胆管，再依次流入小叶间胆管，肝段、肝叶胆管及肝内部分的左右肝管。左右肝管出肝后，在肝门部汇合形成肝总管。最后经过胆囊管，储存于胆囊并浓缩。由此可见，胆囊癌的发生与肝功能正常与否密切相关。

中医文献中虽无"胆囊癌"的名称，但依据其临床表现可归属于"积聚""胁痛""黄疸"及"腹痛"等范畴。朱老在多年的临床实践中，发现胆囊癌患者大多有肝阴不足的证候，如胁痛隐隐、头晕目眩、口干口苦、纳差、乏力、日渐消瘦、小便不利、大便干结、舌质红、苔光剥或有裂纹、脉弦细或细数等。究其原因，大致有三：①是体质所致，《内经》有"年至四十，阴气自半，而起居衰矣""男子七八，肝气衰，筋不能动"，朱丹溪认为"阳常有余，阴常不足"。②是病理所致，胆囊癌被发现时多已属晚期，久病耗伤气阴。③是手术所致，《临证指南医案·肝风》有肝"体阴而用阳"之说，因此，不论是胆囊床周围的肝楔形切除或肝段肝叶切除，均直接损伤肝的正常形态结构而致肝阴不足。据此，朱老提出胆囊癌的治疗应以养肝柔肝之法以从其本，常用生地黄、白芍、枸杞子、何首乌、石斛、黄精、女贞子、墨旱莲、桑椹等滋养肝肾以正本清源。

另外，肝的生理特性是主升主动，喜条达而恶抑郁，肝气具有疏通、畅达全身气机，进而促进精血津液的运行输布、脾胃之气的升降、胆汁的分泌排泄以及情志的舒畅等作用。临床所见胆囊癌患者除肝阴不足证候外，尚有右胁胀满疼痛、纳差、口苦、郁怒思悲等肝气郁滞之候。因此，朱老在遣方用药时酌加玫瑰花、绿萼梅、佛手等疏肝理气而又不伤阴之品。这与陆以湉"若专用疏泄，则肝阴愈耗，病安得瘥"、张山雷"既已横决矣，亦当抚驭而柔驯之，不可再用气药助其刚燥，否则气益横而血益伤"之论不谋而合。

2. 胆腑以通为用

胆为六腑之一，《素问·五藏别论篇》云："六腑者，传化物而不藏，故实而不能满也。"故有"六腑以通为用，以降为顺"之说。胆的生理功能主要是贮藏、排泄胆汁和主决断。在胆囊癌的病情发展中，若癌肿阻塞胆道，胆汁的分泌排泄受阻，就会影响脾胃的受纳腐熟和运化功能，出现厌食、腹胀、腹泻等症状；若肝失疏泄，胆汁外溢，浸渍肌肤，则发为黄疸，出现目黄、身黄、小便黄等症状；若胆气下降不利，气机上逆，则可出现口苦、呕吐黄绿苦水等症状。另外，罹患胆囊癌的不良精神刺激也会导致患者胆气虚怯，出现胆怯易惊、善恐、失眠、多梦等精神情志异常。因此，朱老临证时常用茵陈、虎杖、玉米须、莱菔子、生大黄、厚朴等利胆通腑降胃气之品，使患者每日保持大便 1~2 次，以利于胆汁排出通畅，从而达到"通则不痛""痛随利减"的目的，对控制临床症状有重要意义。

第十节　胆囊癌的预后

本节主要参考当代胆道外科学 P614 刘绍诰《胆囊癌预后》一文。国内文献报道，原发性胆囊癌的切除率为 20%~32%，术后平均生存期 8.4 个月，约 80% 在一年内死亡，5 年生存率 2.9%。1985 年国内统计胆囊癌 221 例，切除率占 32%，切除组随访率 70%，5 年存活率 10%。未手术切除的患者平均存活 2~6 个月，国外 Vaittinen 收集 3511 例，根治切除率 27%，5 年存活率不到 5%，Foster 综述报告 5933 例，38% 可切除，其中 30% 是根治性切除，5 年生存率达 14.5%。Ta shiro 报道 2567 例，仅 20% 患者可行根治性手术，85%~94% 患者一年内死亡。如胆囊癌仅侵及黏膜和黏膜下层，作胆囊切除术的预后较好，有人报道此组患者 5 年生存率可达 40%~64%。故预后好坏关键在于早期诊断，及时治疗。

尽管人们为提高胆囊癌的疗效做了大量工作，但治疗的现状仍不满意，只有当胆囊癌真正能获得早期诊断早期治疗的情况下，才能从根本上改变胆囊癌的预后，所以重在预防。

第十一节　胆囊癌的预防

至今胆囊癌的早期诊断与治疗效果仍不理想，因而胆囊癌的预防意义重大。大量的文献报道，胆囊切除术与胆囊癌死亡率之间存在着反比关系。一些学者提出，对慢性结石性胆囊炎患者早期施行胆囊切除术，能有效的预防胆囊癌的发生。应对胆囊癌高危人群采取预防措施是必要的。

一、积极处理胆囊疾病

1. 40 岁以上症状明显的胆囊炎，胆结石患者，特别是结石大于 3 cm，胆囊壁明显增厚萎缩，或"瓷化"者。

2. 胆囊瘤样病变，特别是直径大于 1 cm 或蒂粗而短的腺瘤，癌变率较高，应定期观察或及时切除胆囊。

3. 胆囊管畸形，胰胆管汇合异常，先天性胆管扩张，长期患溃疡性结肠炎以及长期接触化学致癌物等，均应定期观察胆囊的改变。

4. 对每一例的切除胆囊，关腹前都应剖开检查，必要时作冰冻切片检查，早期发现胆囊癌。

二、改变生活方式

1. 养成良好的饮食习惯，选择易消化吸收并富有营养的食物，如新鲜水果和蔬菜，少吃或不吃高脂肪食物，少食厚腻食品，多饮开水，禁烟酒、禁食辛辣。

2. 认识各种高危因素，对于 40 岁以上的人，特别是妇女，要定期进行 B 超检查，早期发现有胆囊炎、胆结石或息肉等，更应追踪检查，发现病情有变化应及早进行治疗。

总之，胆囊癌发病机制尚不明确，但是"石 - 炎 - 癌"之间的关系基本达成共识，争议较大的是对胆囊结石和胆囊炎的处理。有观点认为切除 100 例胆囊炎胆石症患者可减少 1 例胆囊癌的发生，但周孝思在《当代胆道外科学》一书中四处提到，预防性胆囊切除不可取，其中提到胆囊结石患者合并胆囊癌不到 2%，平均年发病率约为 0.09%，当前，人们将胆囊癌伴有结石的百分比，国外 60%~100%，国内

50%~96% 作为用切胆预防胆囊癌的理由，没有考虑切除 1 万名胆囊结石患者，其中只 9 人应该切，9991 例患者不该切。作者认为，既然"石－炎－癌"之间有平行关系，去除结石，预防结石发生，减轻或消除胆囊炎症，切断"石－炎－癌"之间的关系链条，应该起到预防胆囊癌的作用，另外胆囊切除可能造成结肠癌、残胃癌发病率升高，胆道损伤，胆囊切除术后综合征等不良后果产生的伤残死与 2% 左右胆囊癌相比，胆囊切除付出更大，因此，保胆取石是预防胆囊癌的有效方法之一。

（莫国贤　陈森林）

参考文献

［1］刘绍浩. 胆囊癌 ［M]//黄志强. 当代胆道外科学. 上海：科学技术文献出版社，1998，607－614. 胆囊癌的病理分期.

［2］邹声泉. 全国胆囊癌流行病学调查报告 ［J］. 中国实用外科杂志，2000，20（1）：43－45.

［3］石景森，孙学军，郑见宝. 对我国胆囊癌临床诊治现状的种种思考 ［J］. 中华肝胆外科杂志，2012，18（12）：889－892.

第十二篇 胆囊结石及其并发症

第一章 胆囊结石分类研究

第一节 胆囊结石分类研究主要方向

胆囊结石分类研究大体有两大方向，一是以结石形态、成分、剖面结构来分类以及所在部位来分类；二是以结石钼靶 X 摄影解释分类、超声扫描解释分类和 CT 扫描解释分类（图 12-1）。

图 12-1 胆囊结石按部位命名 胆囊结石形态分类 引自杨镇 胆道外科学图谱 P28 上海科学技术出版社

第二节 结石分类方法

一、按结石大体形态分类

此法由 Rains（1964 年）提出，目的是区分胆固醇结石和胆色素结石，认为胆固醇结石呈浅黄色，光滑成多面体形，直径 2~30 mm；剖面显示结晶状分层改变，有深色核心。但是，Maki（1982 年）有不同观点，认为东西方患者有区别。东方国家（日本）有另一种色素性结石，多发生在胆总管或肝内胆管，并伴有大肠杆菌感染，结石呈暗褐色或红褐色；而西方国家的色素性结石多在胆囊内，不伴有感染，可能与代谢失衡有关，如溶血性贫血，肝硬化等。因此，这种分类方法不能完全反映不同地域及各种结石的固有特征。

二、按结石剖面结构分类

陈淑诊（1984 年）按结石剖面结构，把中国人的结石分为 5 型，即①叠层型。②放射型。③叠层放射型。④混合型。⑤无定形。

目前，国内较为常用的胆石分类方法是中华外科学会全国胆石症研究组（1987 年）推荐，上海交通大学医学院附属瑞金医院提出的根据结石剖面特征的分类方式，将结石分为 8 类：①放射结石。②放射年轮状结石。③岩层状叠层石，此 3 类是以胆固醇为主的结石。④铸形无定型石。⑤沙层状叠层石。⑥泥沙状石，此 3 型主要是以胆红素为主的结石。⑦黑色结石，所谓"纯色素结石"，不含胆固醇，切面如柏油状，黑色有光泽。⑧复合结构石，由上述二种以上结构合并而成（图 12-2）。

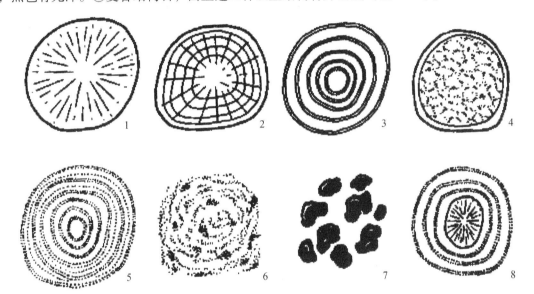

图 12-2　中国人胆结石分类（傅培彬，张圣道 1984 年引自胆道外科学 P247）

1 放射状石，2 放射年轮石，3 岩层状叠层石，4 铸形无定形石，5 沙层状叠层石，6 泥沙样石，7 黑色石，8 复合结构石

三、按结石所在部位分类

主要分为胆囊结石、胆（肝）总管结石和肝内胆管结石，胆囊内结石以胆固醇结石多见，或为纯色素性结石；而胆总管或肝胆管结石以色素性、多发性结石为主。

四、按钼靶 X 摄影胆石分类

第三军医大学（1976 年），戴显伟、陈淑诊（1984 年）先后用钼靶 X 摄影对胆石进行分类。放射型纯胆固醇结石：核心密度低或称高密度影，可见中心腔。外层密度均匀一致，无分层改变。放射叠层型胆固醇结石：密度较均匀，中心可见星芒状阴影（中心腔），可见分层改变。联合型结石：内、外层密度截然不同。常见内层高密度影为胆固醇，外层低密度影为胆红素。胆红素钙结石：线状或条形阴影为胆石的分层结构，部分胆石的轴心带形阴影为蛔虫残体。无定形结石：成泥块状，无核心，无分层。

五、按超声扫描胆石分类

土屋幸浩（1988 年）用超声波对人体内结石进行分类，共分三型：

Ⅰ型结石　表面呈强回声，后方逐渐衰减，移行成为声像。如回声呈彗尾征，则为纯胆固醇结石；如回声前半部半月形，则为胆固醇结晶明显的混合结石，适合口服溶石治疗。

Ⅱ型结石　显示胆石回声，前方强度高，呈弧形强回声带，并向强回声像移行，或者结石内部再次出现回声。该结石且面显示层状结构，表层或中间层钙含量高，提示溶石效果差。

Ⅲ型结石　超声可显示结石的全貌，结石内超声波衰减少，故回声和声像均较弱该结石多为胆囊内黑结石或胆管内层状结构的胆红素钙结石，溶石效果差。

六、按 CT 扫描进行胆结石分类

与 B 超鉴别胆结石的目的相同，术前 CT 扫描辨认胆结石分类是用于溶石治疗选择的必要步骤。

胆结石的 CT 影像可表现为高密度钙化影、高密度环影、等密度影、轻度钙化影和低密度影五种情况。胆总管结石可呈现靶征或高密度钙化结构。胆结石中胆红素和钙含量高，其 CT 影像密度越高，CT 值也越高。高密度结石影常为胆红素结石等密度结石影为胆固醇结石。因此认为，胆结石的 CT 检查分类对溶石治疗的选择具有预测和指导意义。

第二章　急性胆囊炎[1]

主要包括急性结石性胆囊炎、急性非结石性胆囊炎、术后急性胆囊炎、老年急性胆囊炎和儿童急性胆囊炎。

第一节　急性结石性胆囊炎病因

因急性胆囊炎开始时均有胆囊管的梗阻，且梗阻的主要原因是由于胆囊内结石引起的胆囊内胆汁潴留，胆囊黏膜受胆石、高浓度胆汁酸盐和细菌毒素的刺激，引起急性炎性改变。除了胆囊黏膜充血、水肿、胆囊内渗出增加外，还可见到胆囊体积增大，周围组织有水肿和组织增厚等。

未形成结石前胆囊管梗阻主要由于胆道蛔虫、胆囊肿瘤、胆囊扭转、倒挂、折叠、胆囊管狭窄等非结石性因素引起的，为便于与急性结石性胆囊炎相鉴别，统称为急性非结石性胆囊炎，结石与感染可互为因果。

第二节　急性（结石性/非结石性）胆囊炎病理特点

一、急性单纯性胆囊炎

炎症较轻，胆囊稍肿胀，病变只限于黏膜层，黏膜充血，胆囊壁轻度增厚，镜下见黏膜上皮基本完好，或小灶状糜烂，固有层疏松、水肿、充血、淋巴细胞浸润，很少有中性粒细胞，肌层和浆膜层只表现水肿。如伴有黏膜腺体亢进，则为卡他性胆囊炎。

二、急性化脓性胆囊炎

胆囊各层均有炎症，胆囊肿大，浆膜面呈暗红色，上有脓性渗出物，切面见胆囊壁明显增厚，腔内胆汁浑浊或呈脓性，黏膜常有表浅溃疡，镜下见黏膜上皮脱落，血管明显扩张充血，各层均有大量中性粒细胞浸润。

三、急性坏死性胆囊炎

胆囊极度肿大，呈暗紫色，发黑，壁薄而脆，切面见黏膜皱襞消失，呈现出坏死的粗糙面，镜下见黏膜上皮消失，血管扩张出血，有中性粒细胞碎屑。

四、老年的急性胆囊炎

老年性急性胆囊炎的主要特点：

1. 抗病力低下。老年人免疫能力低下，各器官功能下降，一旦出现胆囊炎或胆道系统的感染，常因代偿和储备能力下降而导致一系列严重并发症。老年人胸腺萎缩，T 细胞数量逐年下降，网状内皮系统功能减退，尤其在出现梗阻性黄疸时，体液免疫和细胞免疫功能都受到严重抑制，从而严重地影响了机体对感染的应激能力和抵抗力，最后可造成败血症，播散性血管内凝血及中毒性休克等。

老年人诸器官中受冲击最大的是肝脏。肝细胞对低灌流状态、肝缺血等非常敏感，一旦出现胆道感染，由于胆道内高压和内毒素的破坏，肝细胞的胆血屏障很快遭到破坏，Kupffer 细胞受到损害，可能造成多系统器官功能衰竭（multiple systemic organ failure，MSOF）。

2. 发病率及穿孔率高。老年人胆总管弹性减弱，Oddi 括约肌较松弛，易发生逆行胆道感染。加以胆囊壁肥厚，或出现纤维化而萎缩，更为胆道感染提供发病条件。据统计老年患者非结石胆囊炎的发病率比年轻人高，出现穿孔的机会也多，究其原因除了误诊率高以外，主要与老年患者多有全身动脉硬化有关。胆囊壁内小动脉常因感染等原因而出现栓塞，在局部动脉硬化的基础上加重了血运障碍，造成胆囊供血不足，最终导致局部组织坏疽，很快造成弥漫性腹膜炎。

3. 伴发病多。据统计老年胆道疾病患者的伴发病发生率可高达 42%～54%，多为心血管系统（高血压病，冠心病），呼吸系统（慢性支气管炎，老年性肺气肿）肝肾功能不全等。老年胆道病患者还常伴发糖尿病尤其是隐性糖尿病，后者明显加重了老年胆道疾病患者的病死率。

五、儿童急性胆囊炎

1. 无结石性胆囊炎。常伴发于急性全身性疾病，包括：①链球菌性败血症，沙门菌感染，伤寒，丹毒等。②蛔虫病患者，钩端螺旋体病、梨形硬化虫病。③严重脱水和营养不良。

2. 结石性胆囊炎。10 余岁儿童，尤是年龄稍长者胆囊炎结石伴发率明显增加，其中绝大部分为女性患者，可能与早孕有关。

3. 溶血性疾病。部分因胆囊炎及球形红细胞症而行胆囊切除和脾切除的患者中，发现半数有胆石存在。

4. 胆囊管或胆总管畸形。与胆道疾病的遗传基因有关。有的胆囊炎患儿虽无结石存在，但部分或全部胆总管发现有狭窄。

第三节 胆囊炎胆石症诊断与鉴别诊断

典型的急性胆囊炎可从临床表现中获得诊断，但如果临床表现不典型，或未作详细的影像学检查，在急性胆囊炎的发作初期常被误诊为"胃病"。

一、胆囊炎胆石症的诊断

胆囊炎胆石症的针对性影像学诊断方法常用的有 X 线检查、B 型超声扫描（B 超）、CT，胆道闪烁扫描及 MRI 和 MRCP。

1. X 线检查。因为绝大多数的胆囊结石的 X 线透光率很高，X 线拍片或透视对诊断结石的帮助不大。但在很少情况下胆囊结石胆囊炎出现并发症时某些迹象可以间接地帮助诊断，例如当胆囊结石压迫邻近肠管造成内瘘时，X 线片上可在胆囊内发现气体或见于气肿性急性胆囊炎。

2. B 超扫描。B 超扫描是诊断胆囊炎和胆囊结石最常用方法，在有经验的超声波医师的操作下，确诊率可在 90% 以上。通过超声检查可发现患有炎症的胆囊肿大，胆囊壁增厚及胆囊结石。胆囊结石在超声荧屏上表现为强回声光团并伴有声影，但上述表现在小的结石或沙砾状结石不明显。胆囊体积较大时由于内含液体较多能清楚地看到胆囊轮廓，并可在液性暗区中找到单个或多个带声影的强回声，这比没有介质对比的萎缩性胆囊的诊断率明显增高。在胆囊炎的监测过程中，B 超检查也是一种重要手段，胆囊炎发展为胆囊脓肿的先兆是在超声图像上围绕胆囊出现低回声带或透光环。局部如已发展为脓肿，则在胆囊可见多个分层及模糊的边缘。胆囊炎在急性发作期由于肠气的干扰常影响胆囊炎及胆石症的正确诊断。

3. 胆道核素扫描。胆囊管是否受堵及胆流是否畅通对诊断急性胆囊炎很重要。胆囊造影或胆管造影用于诊断胆囊炎很难奏效，因为这类检查需要较长的时间，患者难以接受，而且诊断的结论也常不确切。胆道核素扫描是一项较新的检查方法，能正确地判定梗阻部位。注射 99mTC 标记的静脉显影剂后，1 小时内胆囊显像者可排除急性胆囊炎。如 3 小时以内胆总管和近侧小肠已显像而胆囊仍未显像者，提示胆总管有梗阻。

4. MRI 和 MRCP：与 CT 相比，MRI 和 MRCP 对胆道细微解剖层次的图象更加清晰，特别对胆囊管、肝内外胆管和胆总管的形态、结石大小、部位和形状的显示更加直观，不仅有横切面图像，还有纵切面图像，三维成像图像。这对胆囊结石和息肉与其他疾病的诊断和鉴别诊断更有意义；对确定胆囊管和胆总管是否有结石（充盈缺损），是否通畅，胆囊是否有功能，是否适合保胆治疗和采取什么样的保胆手术有极大帮助。我们的经验提示，对病史长，病情复杂的患者最好建议核磁共振胆道造影（MRCP）检查。对保胆治疗的患者要专门摄取多角度、放大的胆囊管图像，供手术中参考。磁共振胰胆管成像（MRCP）有逐渐取代传统 ERCP 的趋势，但 MRCP 对直径 <5 mm 的胆总管结石和胆泥等分辨率不高。一项 Meta 分析显示，MRCP 诊断胆道梗阻的敏感度和特异度分别是 95% 和 97%[3]（引自李兆申，方军，柏愚. 消化内镜技术在胆道疾病应用现状及发展趋势［J］. 中国实用外科杂志，2017，37（8）：829 – 831）。

二、胆囊炎胆石症的鉴别诊断

1. 与右上腹部的病变相鉴别

一般急性胆囊炎的诊断并不困难，但应与肝脓肿、十二指肠溃疡、结肠肝曲及右上腹部的病变相鉴别。个别位于右膈下阑尾炎的症状常与胆囊炎相混淆，在诊断时应想到此可能。

胆囊急性炎症波及胆道系统及肝脏可造成肝细胞损害，临床上出现明显的 ALT 升高和黄疸，在炎症控制后很快恢复。炎症波及肝脏出现 ALT 明显升高可被误诊为肝炎，但两者主要的不同点是肝炎引起的 ALT 升高是逐渐加重的，经治疗后也不能很快下降，其临床表现如疲倦，乏力等与胆囊炎的高烧，绞痛，恶心，呕吐也完全不同。除此以外，急性胆囊炎有右上腹压痛，反跳痛，肌紧张以及白细胞计数明显升高等急性炎症表现。

2. 无症状性胆囊结石病与处于急性发作间隙期的症状性胆囊结石病鉴别

患者从未出现过症状的胆囊结石病，称为无症状性胆囊结石病。急性症状的发作期与间歇期反复交替是胆囊结石患者常见的临床过程，胆囊结石病的急性症状有胆绞痛和胆囊结石的并发症，后者指急性胆囊炎、继发胆总管结石及其引起的梗阻性黄疸，急性化脓性胆管炎或急性胰腺炎等。急性症状缓解后，间歇期由数周至数年不等，在间歇期，多数患者无症状，少数患者只有轻微症状，即饱胀、嗳气、消化不良或上腹钝痛等非特异的慢性消化道症状。因此，在就诊时无症状的患者中既有处于急性发作间歇期的症状性胆囊结石病，也有无症状性胆囊结石病，其区别在于后者无既往急性发作史，预期 20 年后急性症状再发的病例低于 50%，而前者可高达 90%~100%。

第四节　急性胆囊炎的并发症

急性胆囊炎如果病情加重得不到及时治疗，可出现严重并发症，除了感染播散造成肝脓肿，胆道感染败血症和脓毒血症外，胆囊本身因胆囊壁局部缺血造成穿孔，继发弥漫性腹膜炎，也可在局部形成脓肿或与附近肠道沟通而形成胆肠内瘘。

一、弥漫性腹膜炎

胆囊炎症引起的穿孔性腹膜炎，多数是因为供应胆囊壁的营养血管或其主要分支受到胆囊颈部结石的机械性压迫，胆囊动脉栓塞，使胆囊壁出现局限性缺血，在短期内发生坏死，穿孔。若穿孔出现得很突然，感染性胆汁很快扩散到全腹腔而形成弥漫性腹膜炎。这类穿孔在临床上较少见，但诊断容易。

二、胆囊周围脓肿

起因于胆囊穿孔。胆囊内结石一旦堵住胆囊管开口后，胆囊内压就不断增高。胆囊高度膨胀，加上胆汁感染、细菌繁殖、局部化脓、毒素吸收等影响到胆囊壁的血液循环，最后造成大片胆囊壁的坏疽。这类因炎性病变而造成的胆囊穿孔有一个较长的过程，如在胆囊穿孔前胆囊已被附近器官严密包裹，不形成弥漫性腹膜炎。因局部压力过大造成脓肿穿破或穿向肝脏的机会很小。胆囊周围脓肿患者除了有明显的全身感染症状外，在右上腹可触及压痛明显的肿块。

三、胆囊内瘘

胆囊坏疽，穿孔形成胆囊周围脓肿后部分患者经非手术治疗病情稳定，部分患者病情进一步恶化，除极少数脓肿向腹腔溃破外，多数因脓肿与周围脏器粘连，局部腐蚀溃破而发生内瘘。内瘘多数发生在胆囊与邻近的消化道之间（如十二指肠，胃，横结肠，胆总管等），其中以十二指肠和胆总管多见。胆囊与消化道形成内瘘后胆内压力随即下降，部分结石随脓性胆汁流入胆总管或肠道，临床上的感染症状及胆囊梗阻症状随之缓解。个别患者胆囊内的大结石可经胆囊横结肠瘘口排出体外。进入胆总管或十二指肠的结石如体积较大可形成胆道梗阻、急性胰腺炎或急性肠梗阻等并发症。个别结石溃破进入胆总管或十二指肠时可因腐蚀周围有关血管而出现上消化道大出血。由于胆囊与肠道相通，X 线拍片或 B 超检查可发现胆囊内有积气（图 12-3）。

胆囊

横结肠

图 12-3　胆囊肠瘘

第五节　急性胆囊炎的并发症处理原则

手术治疗通过祛除病灶（病变胆囊或结石），解除胆道梗阻，积极抗炎，临床症状便能迅速改善。主要的好处是疗程短，经济，能防治可能的严重并发症。

1. 坏疽性胆囊炎　祛除结石，引流胆囊是首选方法。措施与胆囊以往造瘘基本相同，对胆囊坏疽后局部解剖不清，或患者一般情况很差，尤其是老年或实质性器官功能损害，为了保证安全，即先行胆囊造口，取尽结石，多数患者不需要再行胆囊切除术。具体的方法是在显露胆囊后在穿孔口或便于引流处戳一小口，用胆道镜观察，尽量取出胆囊内结石，然后置入大号"T"形管或"蕈状"导尿管引出体外，在胆囊戳口周围作荷包缝合，并在附近置引流管，以后根据年龄、照影、症状等情况处理。

2. 弥漫性腹膜炎　由胆囊穿孔引起，多见于老年患者，死亡率高。治疗方案首先是清理腹腔脓性积液，病变胆囊处理（根据病情和胆囊情况决定切除和保留）后充分引流，以免术后出现腹腔内残余脓肿。

3. 胆囊周围脓肿　胆囊周围脓肿的治疗方法是病变胆囊处理，原则同弥漫性腹膜炎加局部引流。在病情稳定和引流量减少的情况下逐一拔除。

4. 胆囊内瘘　胆囊与肠管相沟通的病例，多是在慢性胆囊炎阶段进行处理。原则是闭合肠道瘘口，处理胆囊病变。如取石、造瘘、切除等。

第六节　急性胆囊炎的治疗原则

1. 急性梗阻性胆囊炎，抗感染，支持治疗，预防与积极治疗严重的并发症。

2. 急性胆囊炎患者就诊时如病程短、病情轻，可在严密观察下先进行内科治疗。

3. 如病情发展较快，难以控制时，应积极地采用手术治疗。

第七节　以往胆囊结石病治疗的不同思路

由于对胆囊与结石、炎症、癌变之间关系有不同的认识，因此胆囊癌的治疗上产生三种不同的思路。

一、主张预防性胆囊切除

主张尽早祛除结石，保留胆囊的原因与主张胆囊切除的原因基本相同，胆囊结石病治疗目的都是防止胆囊结石并发症或胆绞痛的急性发作、降低死亡率或解除急性发作的痛苦、预防胆囊癌变是对胆囊结石患者，包括无症状胆囊结石病进行治疗的主要目的。如前所述，约有 50% 的病例在 20 年之后可能出现症状；其次，是预防胆囊癌的发生，胆囊结石与胆囊癌的关系已被公认。有人认为胆囊癌中 50%～70% 合并胆囊结石，胆囊癌虽罕见，但预后甚差，手术后 1 年的生存率仅 10%，无症性胆囊结石病与急性胆囊炎胆炎的区别在于前者既往无急性发作，预期 20 年后急性症状再发的病例低于 50%，而后者可高达 90%～100%。所以，主张不管胆囊结石有无症状均要预防性切除。

二、为预防胆囊癌对无症状胆囊结石一律行胆囊切除不可取

为预防胆囊癌对无症状胆囊结石一律行胆囊切除不可取的主要原因，统计认为胆囊结石患者合并胆囊癌在 2% 以下，尽管胆囊结石中胆囊癌的年发病率虽比一般居民高 3 倍多，但也只有 0.09%，即 1 万名胆结石患者中每年有 9 名发生胆囊癌，在我们统计一组 1500 余例保胆取石（息肉）患者中，结石患者未发现癌变病例，340 例息肉中，术中病理有 3 例癌变，发病率仅占息肉患者的 0.88%。因此更多（并非开展保胆治疗）的学者，即使在保胆治疗兴起之前，也认为预防胆囊癌而对无症状胆囊结石一律行胆囊切除是不可取。

三、根据胆囊功能与病情决定"保"与"切"

1. 既然胆囊结石引起胆囊癌的主要原因是结石的慢性刺激，本来有结石患者，每年有 0.09% 发生癌变，如果祛除了结石，癌与胆囊结石的并发症的可能性就会降低。

2. 由于结石无症状，患者可能忽视预防和治疗，待到结石增大，增多，胆囊功能受到了影响，那时再想保胆则可能性会减少，勉强保胆复发率可能升高，保胆同时还可以发现早期胆囊癌，提高癌的手术

治疗效果。

3. 预防性胆囊切除后可能发生诸多并发症及不良后果，特别是失去有功能的胆囊可能发生胆囊切除术后综合征，长期影响患者的健康。

以上三点是我们建议无症状胆囊结石患者尽可能先祛除结石，总之预防性取石比预防性切胆和消极等待更科学，更能有效预防炎症、并发症与癌变。

第八节　急性胆囊炎胆囊结石治疗原则

一、非手术治疗

患者初次发作，又无明显的胆道系统或全身感染症状，可采用禁食、解痉和抗感染等治疗措施。应用止痛剂要慎重，以免掩盖症状而延误病情。老年患者因机体反应差；要考虑出现胆囊坏疽或穿孔的可能。采用下列措施除可缓解病情外还可作为术前准备的一部分。

1. 减少胆囊的局部刺激　包括留置胃管及持续减压以减少胃、胰液的刺激和胆囊痉挛的发作。

2. 严密监测病情　了解各器官功能及免疫状况，以便及时控制全身感染的发展。此外，要监测胆囊病变的局部变化，通过 B 超观察病变是否正在进一步加重，有无穿孔形成脓肿的可能。

3. 抗感染　急性胆囊炎发作时要选用有针对性的抗生素，以抑制胆道内需氧菌和厌氧菌的生长，防止感染向全身扩散。

4. 禁食，输液，维持营养、水和电解质平衡，必要时胃肠减压。

二、急性胆囊炎胆囊结石手术治疗

经上述内科治疗后病情未见缓解，如腹痛转为持续性加重、局部压痛明显、出现肌紧张、体温升高、白细胞计数继续增加和细胞分类左移等，均需进行手术治疗。根据病情发展的不同阶段和胆囊功能好坏，在充分的术前准备下采用胆囊切除或保胆取石等不同的术式。

第九节　胆石症治疗的总原则

一、胆石症治疗的总原则

1. 非创伤性

适应证：①耐受性差。②本人拒绝创伤性治疗。

方法：①药物。②物理（旋磁）疗法。③体外震波碎石 + 物理（旋磁）疗法。

2. 手术治疗

适应证：慢性胆囊炎、结石性胆囊炎、胆囊息肉。

方法：胆囊有功能者：①小切口，或经其他路径，经胆道镜保胆取石。②B 超下经皮经肝，经胆囊碎石，溶石，取石。

胆囊无功能，伴糖尿病，先天性小儿胆囊疾病，瓷化胆囊，保胆后复发伴有难以治疗症状等患者：①粘连轻者，腹腔镜切胆。②小切口切胆。③根据患者条件和技术条件，行传统开腹胆囊切除手术。

二、胆总管结石

1. 小结石，泥沙样：中、西药物排石、溶石，物理（旋磁）排石；ERCP 网篮取石。

2. 较大结石开腹或经腹腔镜胆总管切开取石，或经 ERCP，网篮取石或 + EST 取石，失败，转开腹。

三、肝内胆管结石

1. 有症状者：体外震波、物理磁疗、ERCP、PTCD、肝叶切除。
2. 无症状者：观察。

第三章　胆囊结石的并发症[3]

第一节　胆囊结石并发症

1. 胆囊结石梗阻。①胆囊结石梗阻可能发生急性（梗阻性）胆囊炎。②慢性胆囊结石梗阻可发生：胆囊积水，胆囊胆管瘘，胆囊萎缩，Mirizzi 综合征，胆心综合征。

2. 继发性胆总管结石。常并发胆绞痛，黄疸，继发性化脓性胆管炎，高热，肝损，甚至感染性休克等。

3. 胆囊肠道瘘。

4. 胆石性肠梗阻。

5. 胆囊结石与胆囊癌变。

6. 胆囊结石病引起的肝损害。

7. Oddi 括约肌狭窄及急性胰腺炎。

第二节　胆囊结石梗阻性急性胆囊炎

胆石嵌顿于胆囊颈部，由于胆囊内胆汁淤积及有细菌感染，引起的急性胆囊炎，称为急性梗阻性胆囊炎。

一、病因

主要病因是胆囊内结石引起或胆汁潴留并经浓缩后，其呈胆盐浓度迅速增高，刺激胆囊黏膜引起急性炎症改变。在一般情况下胆汁内是没有细菌生长的，因为少量经门静脉系统进入肝内的肠道细菌在肝脏网状内皮系统的作用下均已消失，极少量进入胆道内的细菌也在胆流的冲洗下再次进入十二指肠。但十二指肠是不利于细菌的繁殖和生存，细菌逆流而上进入胆囊的可能性也很少，因为会遇到 Oddi 括约肌的阻挡。但一旦出现胆汁潴留，胆囊的内环境则有利于细菌的繁殖与生长。

二、病理

主要病理改变是胆囊受胆石，高浓度胆汁酸盐和细菌毒素的刺激，除了有黏膜水肿，充血和胆囊内渗出增加外，还可见到胆囊体积增大，周围组织有水肿或组织增厚等，病情如进一步加重，胆囊黏膜局部被结石压迫形成溃疡，或因局部循环受阻而出现坏疽、穿孔。急性胆囊炎在采取解痉、抗感染等措施后梗阻可获暂时解除，炎症也随之消退，部分组织恢复原来结构。但如炎症反复发生，可在局部形成结缔组织增生甚至出现黏膜溃疡，后者愈合后在局部形成瘢痕牵缩。

结石引起的后果以胆囊炎最为常见，其发生率很高，仅次于阑尾炎。胆囊炎多发生于 35 岁以上的患者，以 40～60 岁为高峰，女性发病率约 4 倍于男性，尤以肥胖者多见。

三、急性梗阻性胆囊炎的临床表现

主要临床表现为，右上腹痛、寒颤高热、黄疸、恶心呕吐等。

1. 右上腹痛：急性胆囊炎发作的症状主要是上腹部疼痛。由于炎性病变的程度不同，疼痛在发病开始与发病后也不一样。在病变早期，疼痛是起因于胆流不畅和所造成的胆囊内压增高，患者感到上腹部胀满及胀痛不适；如果梗阻持续存在并逐渐加重，胆囊产生强烈的痉挛性收缩，患者的腹痛很快转变为持续性上腹部胀满及胀痛不适伴阵发性绞痛。

结石性胆囊炎常在夜间急性发作，其原因除了脂肪饮食，酒精等刺激因素外，多与睡眠时体位有关。在平卧或侧卧位时，漂浮在胆汁中的结石可突然堵塞胆囊颈部而造成阵发性胆囊强烈收缩。若病变进一步加剧，炎症波及到胆囊的浆膜层，或影响到壁层腹膜时，除了阵发性绞痛外，患者还可有持续性右上腹部剧痛。疼痛可放射到右肩部或右肩胛下区。

2. 寒颤高热：合并感染的急性胆囊炎患者由于细菌和毒素的吸收，发展到一定程度可出现全身性感染，患者体温可高达40 ℃，并伴有寒颤。在感染得到控制，随着疼痛的缓解，寒颤和高热也逐渐消失。

3. 黄疸：急性胆囊炎在发病过程中约有1/4患者可出现黄疸。黄疸一般不深，也不伴有瘙痒等症状。出现黄疸的原因是因为肿大的胆囊压迫邻近的胆总管，也可能是胆囊急性感染波及肝胆系统所造成的。在感染控制和炎症消退后，黄疸自行消退。如果黄疸起因于胆囊颈部结石压迫肝总管，临床上称之谓"Mirizzi"综合征。

4. 恶心呕吐：胆囊颈或胆囊管被结石堵塞后，胆囊壁平滑肌强烈收缩可引起阵发性绞痛和频繁的恶心呕吐，经抗感染和解痉药物治疗后在短期内获得缓解。如胆囊结石经胆囊管进入胆总管，刺激Oddi括约肌时，呕吐会变得更为频繁和严重。这是因为胆总管下端突然被结石堵塞，胆总管平滑肌出现更为强烈的收缩所致。但也可能是因为炎症波及胰腺管开口后造成。因此，急性胆囊炎患者在经过一段时间的抗感染和解痉治疗后上腹部疼痛不减，或呕吐呈持续性或变得更严重时，必须认真考虑胆囊结石进入胆总管内或伴发胰腺炎的可能性。

除上述症状外，急性胆囊炎在发病早期，右上腹部可发现区域性压痛，叩击右上腹部时疼痛加剧。病情加重，由于胆囊周围有炎性渗出而波及腹膜时，右上腹的压痛范围加大，压痛明显，并可能出现反跳痛和肌紧张。在深呼吸时患者右上腹有疼痛。检查右上腹胆囊部位时患者可因疼痛而暂时停止吸气，临床上称之为Murphy征阳性。胆囊内有积液或已形成脓肿时，肝下缘可触及边界不清的压痛性肿块。

第三节　慢性结石性胆囊炎可能的并发症与Mirizzi综合征

一、慢性胆囊炎的病因及病理特点[2]

慢性胆囊炎是由于长期或间歇性地受到多种因素的刺激，在局部、整个胆囊壁或周围组织产生的明显慢性炎性改变。病理表现为：胆囊的黏膜及肌层明显增厚，有时也可因黏膜上皮的萎缩而形成溃疡，大部分慢性胆囊炎在镜下可见胆囊壁各层的结缔组织增生，数量不等的慢性炎细胞的浸润，或血管的减少或变形。

二、慢性胆囊炎的病理分类

1. 慢性结石性胆囊炎：合并于胆囊结石。病理可见从轻度的胆囊壁的慢性炎细胞浸润，直至胆囊的组织结构破坏，纤维瘢痕增生。

2. 慢性非结石性胆囊炎：不合并胆囊结石，病理上从轻度的慢性炎细胞浸润到胆囊黏膜的严重破坏，纤维化、萎缩、胆囊动力减弱、胆囊管引流不畅、排空障碍是主要原因。

三、慢性结石性胆囊炎[3]可能发生的并发症与Mirizzi综合征

可能发生的并发症有：胆囊积水、胆囊胆管瘘、Mirizzi综合征、萎缩性胆囊炎、胆心综合征、继发

性胆总管结石、胆囊肠道漏、胆囊癌变、肝损伤及胆源性胰腺炎[4]等。

1. 胆囊积水

胆囊管如果被结石嵌顿或因瘢痕粘连致完全阻塞时，胆囊内胆汁之胆色素被吸收，黏膜上皮分泌的黏液使胆囊囊内充满水样无色黏液，胆囊膨胀、壁薄而皱襞消失，称之为"胆囊黏液囊肿"或称"胆囊积水"。胆囊积水多为偶然发现的右肋下肿物，不痛，缓慢增大，可向左右及随呼吸移动，有囊性感，胆绞痛病史可不突出。超声检查可提供诊断，如有继发感染可致胆囊积脓。白胆汁是胆囊黏膜主动分泌、胆囊管梗阻使带胆色素的肝胆汁不能入胆囊以及胆囊对胆色素的吸收等共同因素作用的结果。

2. 白胆汁

传统的观念认为，在消化间期，因Oddi括约肌关闭，稀释的肝胆汁便进入胆囊贮存并被浓缩；而进餐后由于Oddi括约肌弛缓开放和胆囊收缩，便将浓缩的胆囊胆汁释放至小肠以协助完成脂肪类食物的消化和吸收。因而长期以来人们的印象是：与肝胆汁相比，胆囊胆汁永远是浓缩的和黏稠的，后者是胆囊黏膜每天约分泌20 mL黏液的结果。这种黏液具有减少摩擦和避免黏膜损伤的保护作用。因而当胆囊管因某些病理情况（如结石嵌顿）而引起梗阻时，此黏液的积存和胆色素被吸收便成为胆囊积水时所谓的"白胆汁"的来源。1993年，日本学者Igimi等人采用经皮经肝胆囊置管引流术治疗35例急性胆囊炎患者，2～4周后患者康复，住院拔管时进行了前瞻性观察发现：经过一夜禁食后的胆囊胆汁呈深黄至深棕色，当进餐时，胆囊胆汁便迅速转变成浅黄乃至最终呈乳白色液休，此后在整个白天均如此。这种外观特殊的胆汁仅含少量蛋白和（或）糖蛋白，基本上无胆色素或胆汁酸，其他电解质含量类似于细胞外液。此研究结果首次提供了人类胆囊黏膜活动的昼夜差异，进食与空腹的区别和胆囊黏膜拥有纯分泌含钠溶液功能的证据。作者还通过正常狗胆囊上皮单层细胞培养观察到促胰液素（人类进餐后此激素也释放）可引起Na^+的释放，导致纯分泌，进一步证实了上述结果。这一研究资料不但极大地丰富了对胆囊功能的了解，而且在根本上动摇了过去对"白胆汁"形成的解释。作者提出"白胆汁"可能是胆囊黏膜主动分泌而不是选择性吸收后的结果。但是，这组病是否存在胆囊颈部梗阻？治疗时是否解除了梗阻？最初穿刺时是否吸出白胆汁？等，均不得而知。因而，单纯主动分泌说法不能解析为什么多在胆囊梗阻时才出现永久性白胆汁，梗阻不解除，胆汁永远不会变黄？该组患者进食的白天胆汁乳白色，只能是暂时的。如果胆汁由黄变白与选择性吸收无关，在胆囊管完全梗阻的情况下，原有黄色的胆色素那里去了？所以我们应该认为白胆汁形成，除胆囊主动分泌功能外，还与胆囊管梗阻，胆管内黄色胆汁不能正常进入胆囊以及选择性吸收有关，因为胆囊上皮不能透过牛磺胆盐和染料，但能透过离子化不强的游离胆红素。保胆的经验也证明，口服胆囊造影不显影、术中解除梗阻前呈白胆汁等均不能断定胆囊没有功能，以往治疗唯有胆囊切除术的方法，但作者在保胆取石实践中遇到数十例胆囊积水患者，哈袋胆囊管结石取出后当时或术后不等时间内胆汁就变黄，胆囊功能就能恢复正常。说明胆囊主动分泌功能、胆色素吸收和胆囊管梗阻，绿色胆汁进入胆囊受阻是白胆汁形成的共同原因，而且哈袋胆囊管梗阻是主因。

3. 胆囊胆管瘘

胆囊胆管瘘是胆囊结石后期的胆囊外并发症、其形成过程是由于胆囊颈和肝总管间的结石紧紧压迫肝总管，同时，胆囊和胆管壁因感染、坏死导致化脓穿孔，胆囊结石经瘘孔进入肝总管内，或者骑跨于瘘孔，以高位瘘的发生率高（图12-4）。

胆囊结石并发胆囊胆管瘘的发病率较低，据统计仅为1.1%，本病多在术中获诊断。一般情况下，患者在B超检查时如果有肝内胆管普遍扩张，肝门处有光团声影，应考虑有瘘的可能，有条件时应进一步作PTC检查。如有以下征象诊断基本可明确：①肝内胆管普遍扩张。②肝门胆管充盈缺损。③肝总管受挤压呈细条狭窄。④右肝管下端常受压变细。⑤肝总管一般不扩张。因结石嵌顿于瘘口，但胆囊常不显影。有时可见浅淡轮廓影。如果无条件做术前PTC检查，应在手术中切开胆囊探查并造影，以明确诊断。

图 12-4　胆囊胆管瘘

图 12-5　胆囊肠道瘘

本病明确诊断后，应该积极手术治疗。但应该强调的是术前和术中诊断要明确。避免发生邻近结构的损伤。Corlette 认为，手术时胆囊胆管瘘可能是一个"陷阱"，术时易将胆囊结石，内瘘，炎性肿块误认为是晚期癌肿而放弃治疗，或者易导致严重的医源性胆总管损伤。妥善的办法是及早剖开胆囊底或体部，取除结石，胆道镜检查或置管作胆道造影，了解病变的全貌。切开胆总管后或作胆囊切除视病情而定。这可避免胆管缺损，胆管壁上小瘘孔容易缝合。大瘘口则因修补困难，有时需要被迫作各类胆肠吻合术。Corlette 指出胆管壁缺损较大时应保留邻近的胆囊壁作为修补的组织瓣，则闭合瘘孔可无困难（图12-5）。

4. 胆囊萎缩性胆囊炎

经过多次发作的胆囊梗阻和急件胆囊炎，胆囊壁遭受严重的损害，胆囊黏膜被破坏，胆囊壁增厚，纤维瘢痕组织增生，萎缩或钙化，胆囊腔因而缩小，腔内充满结石，胆囊与周围脏器发生粘连，有时亦可合并胆囊肠道内瘘。是切除胆囊绝对指征（图12-6）。

5. Mirizzi 综合征

Mirizzi 综合征是指胆囊颈部结石压迫肝总管造成的胆管狭窄，形成 Mirizzi 综合征必须具备以下 3 个条件：①较大的胆囊结石嵌顿于胆囊 Hartmann 袋内。②胆囊管与肝总管并行。③由于胆石的压迫导致胆石部位胆管的慢性炎症，导致肝总管狭窄，或梗阻及其最终形成的胆囊胆管瘘等继发性病理损害。其临床特征为反复的胆囊，胆管炎，梗阻黄疸及肝功能损害。

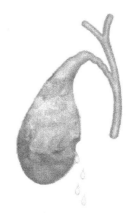

图 12-6　胆囊萎缩性
胆囊炎
引自杨镇《胆道外科学图谱》
P28 上海科学技术出版社

本综合征多见于老年患者，胆道病史较长，大多伴有梗阻性黄疸，严重者可并发急性梗阻性化脓性胆管炎，手术中如果对病理改变认识不清，可能误将肝管作为胆囊颈的一部分切除，从而造成损伤，引起难于处理的胆管狭窄。

（1）Mirizzi 综合征的分型

Csendes 的四分法即，Ⅰ型：指胆囊颈或胆囊管结石嵌顿，压迫肝外胆管；Ⅱ型：因结石嵌顿造成胆囊胆管瘘，瘘口小于胆管周径的1/3；Ⅲ型：因结石嵌顿造成胆囊胆管瘘，瘘达胆管周径的2/3；Ⅳ型：指造成的胆囊胆管瘘已完全破坏整个胆管壁。

（2）Mirizzi 综合征的诊断

根据以往结石病史和腹痛、黄疸、发热等症状，结合实验室检查，B超、逆行胰胆管造影、核磁共振胆道造影、经皮经肝胆道造影和术中胆道造影等措施，常能发现和诊断 Mirizzi 综合征。

（3）以往 Mirizzi 综合征治疗原则和方法

以往的治疗原则是切除病变胆囊，解除梗阻，通畅引流，修补胆管缺损。根据瘘口的大小选择胆囊切除加 T 形管的引流，胆肠吻合术，胆空肠吻合（Roux-en-Y 吻合术），或总胆管 T 形管引流术。如果结石嵌顿在胆囊管与胆总管汇合部，处理 Calot 三角十分困难。内镜支架也是一种较好的治疗新手段。

传统治疗的观念认为只有进行胆囊切除，对 II 型有胆囊胆管瘘时行胆总管探查，T 管引流，如有瘘口，修补后不引起胆管狭窄，可直接缝合，如瘘口较大，直接缝合可能引起狭窄，可用自体组织进行修补。对更大的瘘口要施更为复杂，并发症更多的 Roux-en-Y 型吻合。有人认为 Mirizzi 综合征用腹腔镜切除胆囊是禁忌的，也有人认为是可行的（图 12-7）。还有人用十二指肠镜，胆道镜和腹腔镜三镜联合治疗 Mirizzi 综合征，可谓十八般武艺全部用上，给患者带来的痛苦和经济负担可想而知。我们选用保胆治疗方法治疗 Mirizzi 综合征（I ～ IV 型）取得较好疗效，避免了胆空肠吻合术及该手术可能带来的严重并发症（第十九篇第五章第四节）。

I 型 II 型

III 型 IV 型

图 12-7　Mirizzi 综合征 I 型胆囊颈或胆囊管结石嵌顿，压迫肝外胆管；
II － IV － Mirizzi 综合征 II － IV（内瘘从 1/3 － 2/3 － ＞2/3）

（4）Roux-en-Y 型吻合术的方法

胆空肠吻合术传统方式：①胆管端对空肠侧吻合。②胆管侧对空肠侧吻合。还有一些情况胆空肠吻合术需用①皮下盲襻。②皮肤肠瘘方式处理，Mirizzi 综合征临床有四种情况，除第一种以外都发生了不同程度的胆囊胆管瘘，胆囊切除以后，必须修复瘘口，瘘口越大，修复难度就越大，如 IV 型瘘口位置越低，修复的材料（组织）与技术难度不仅更大，修复后对人体健康不良影响也越大。修复瘘口，重建胆肠通道，就是本手术的任务。

（5）避免胆空肠吻合术（Roux-en-Y 型吻合术）的原因

①Roux-en-Y 型吻合术没有必要。胆道外科重要任务之一是解决胆道引流通畅问题。第一型，胆管内的结石取出后直接解除了梗阻，胆总管放置引流管避免狭窄就能恢复原有的引流通道。而第二到第四型均为胆囊胆管瘘导致胆总管壁不同程度的缺损带来修复中的困难。如果切胆时保留部分胆囊壁，修复胆总管即能恢复其功能。如果患者的十二指肠乳头或括约肌功能尚好，术后的愈后也较好。但如果切断了胆总管就必须重建胆肠通道，以供生理功能长远的需要，故胆肠吻合内引流是一个十分重要的课题。尽管胆空肠吻合重建了胆流通道，但是不能有效建立单向阀门，肠道内容物就会反流入胆囊，胆肠连通，

胆道成为肠道的一部分，胃内容物，肠道内容物，消化液，空气，细菌进入胆道，肝内肝小管分支中，残渣，结石，固形物不易排出，造成高度腹胀，胆道的无菌状态已不可能，造成胆道系统的感染，胆管炎又是一种严重的多菌种，强毒力的脓性炎症，威胁生命。除术后腹部感染外，其他并发症还包括术后出血、术后胆瘘和盲襻端瘘；胆汁漏，几乎不可避免，也可发生引流及其并发症等。胆空肠吻合是疾病发展到严重阶段的补救措施。至今还没有理想的建立有效的单向阀门的手术方法。

②Roux-en-Y 型吻合术难度大。胆空肠吻合（Roux-en-Y 吻合术）是普外科大手术之一，常常成为主治医生晋升上一级医生的重要技能指标。但是在追求提高技能的同时务必了解该手术的并发症及其许多不良后果。胆肠吻合口瘘常需要积极处理，如穿刺引流，加强抗感染，加强支持治疗获得好转或愈合，必要时需要开腹手术，双套管引流或止血处理等。术后患者经常间歇性高热、腹痛、粘连性肠梗阻、反复多次住院或门急诊治疗、体质每况愈下可因病至贫、至残甚至致死。因此，在目前技术条件下，对各种疾病应早发现、早处理、选择更科学的手术和治疗方法，减少胆空肠吻合（Roux-en-Y 吻合术）的必要性。如尽量减少医源性胆道损伤、减少胆石症的并发症发生率、减少胆囊切除后胆总管结石的发生率、减少胆总管结石所致的胆道梗阻，狭窄，十二指肠乳头及壶腹部病变的发生率。尽量保留胆囊，因为胆囊壁是修复胆道缺损的重要材料。如果没有胆囊，各种原因造成的胆道损伤，特别是医源性损伤会增加胆道修复的难度与效果。

③Roux-en-Y 型吻合术并发症多（详见第十四篇第三章第四节 Roux-en-Y 术并发症）。

6. 胆心综合征

胆道疾病引起心脏自动调整缺陷或心肌缺血等产生的一系列类似"心脏病"样症状，称为胆心综合征。

1977 年前苏联学者首先提出关于胆心综合征概念，发病原因以及手术适应证，他认为在胆道疾病时，由于胆汁淤积，胆道内压力升高、肝组织损害、心肌抑制因子的产生，以及水、电解质、酸碱平衡失调等，会引起心脏自动调整缺陷或心肌缺血等，这是出现胆心综合征的病理基础。

此综合征在临床上以老年患者为多。常误诊为"冠心病""心绞痛"等，术中也可能发生胆心综合征表现。胆心综合征患者多有较长的胆道疾病史，单纯采用血管扩张药物治疗多无效，如在保胆取石，胆囊切除手术后近期就得到改善，应考虑为本综合征。

7. 胆囊癌（详见第十一篇胆囊癌）。

第四章　急性胆源性胰腺炎[5]

凡是胆道系统的结石，蛔虫，炎症，Oddi括约肌痉挛狭窄，肿瘤，十二指肠憩室等疾病，以及对胆道疾病的 ERCP 检查，ESWL 治疗激发壶腹部共同通路梗阻，胆胰管高压和胰腺血流障碍所导致的急性炎症，均称胆源性急性胰腺炎。

第一节　急性胆源性胰腺炎与胆石症发病率的关系

随着我国胆石症发病率逐年上升，胆石症已成为急性胆源性胰腺炎（acutue biliary pancreatitis，ABP）亦称胆石性急性胰腺炎（gallstone actue pancreatitis，GAP）的主要病因，其发病率随着胆石症发病率上升而明显增高。国内（1987 年）835 例胆囊结石病的自然病史调查，急性胰腺炎的发病率占 7% 。1980 年以前 1756 例急性胰腺炎的统计，胆源性胰腺炎占 16.8% ~ 40.7% ，至 1990 年综合文献已增达 27% ~ 70% 。随之重症胆源性急性胰腺炎发病率也逐年增加，并且发病急骤，病势凶险，死亡率高，已成为国内外外科抢救治疗的重要疾病之一。1987 年，黄志强综合全国 42 所医院，收集 689 例经手术证实的急性坏死性胰腺炎，分析表明 37% 与胆石症有关。日本厚生省重症急性胰腺炎全国调查报告表明 17% ~ 22% 与胆石有关。综合国外文献其发生率占 10% ~ 20% ，显然我国胆源性急性胰腺炎的发病率高于国外报告。

第二节　急性胆源性胰腺炎的病因和发病机制

一、病因

胆石症、蛔虫、胆总管下端狭窄等各种病变所引起胆总管下端及胰管梗阻，构成胆源性急性胰腺炎（gallstone acute pancreatitis，GAP）主要病因的观点已基本确立。

二、机制

1. 共同通道学说

1901 年，Opie 首先提出共同通道学说，认为 Vater 壶腹部结石嵌顿是结石性胰腺炎的主要病因。我国 60% ~ 70% 的急性胰腺炎源于胆石症，是我国急性胰腺炎的主要特点。据国内胆囊结石患者的自然病史观察，胆石性急性胰腺炎的发生率为 7% 。近年国内文献相继报道强调：胆囊微小结石的急性胰腺炎发病率明显增高，0.3 cm 以下微小结石易经胆囊管排出，在移行过程中并发壶腹部嵌顿梗阻，致胆胰管压力增加，胆汁郁积而逆流入胰管激活胰酶并发胰腺炎，胆囊微小结石是发生胰腺炎的危险因素已被肯定。1991 年，Ros 对特发性急性胰腺炎进行前瞻性研究，在引流胆汁及十二指肠胆汁中，显微镜检查发现胆固醇单水结晶及胆红素颗粒阳性率为 67% ，指出隐匿性微小结石并发胰腺炎的重要地位，并易因诊断不清误认为其他病因。

2. 胆汁反流学说

结石性梗阻：国内一组调查发现，小于 0.3 cm 的胆囊结石的急性胰腺炎发病率比 0.4 ~ 1 cm 的胆囊结石高 7 倍。急性胰腺炎的早期及延期手术结石发现率在 70% 以上，显然高于国外报道，同时与胆道蛔虫胆管下端狭窄并存率在 20% 以上，这是我国胆源性胰腺炎的主要特点之一。

蛔虫引起胆胰管梗阻：活蛔虫或蛔虫尸体残骸通过胆管流出道时，可造成暂时性壶腹部梗阻，或蛔虫直接钻入胰管引起，并多与胆道感染及胆肠液反流并发。解除梗阻后可见胰管开口有黄色混浊胰液溢出，十二指肠乳头充血水肿，多合并 Oddi 括约肌痉挛。

大量解剖资料发现 80% 存在胆胰管共同通道。手术中胆道造影提示有 50%～60% 有共同通道，Oddi 括约肌有控制和调节胆胰液流入的功能。共同通道是胆汁反流的重要条件之一。虽然存在共同通道的胰腺炎发生率占 70%，但仍有 30% 具有共同通道和反流条件而终身不发生胰腺炎，因为胆汁反流入胰腺受下列因素制约：①正常胰腺外分泌压高于肝脏分泌压。②胰管括约肌有阻止逆流渗入的功能。③胰管黏膜屏障有保护胰腺组织的作用。④正常胰腺导管系统的上皮细胞分泌高浓度的 HCO_3^- 碱性液体及粘多糖有抑制胰蛋白酶活性和保护胰管黏膜的功能。

动物实验研究表明胰管注入胆汁并不产生胰腺的急性炎症。但将胆汁与胰液混合注入即造成急性出血性胰腺炎。说明胆汁反流只是造成急性胰腺炎的因素之一，通常胰液的酶原仅在十二指肠分泌的肠激酶作用下方能激活。Oddi 括约肌功能失调及造成十二指肠梗阻的疾病，致使十二指肠内容物及胆汁反流入胰管，激活胰酶促使胰管压增高，胰小管及胰泡破裂，胰酶渗漏可引起急性胰腺炎。

总之，急性胆源性胰腺炎的发病是由多种因素所致，任何因素引起的壶腹部梗阻，胆管高压，胆道感染或 Oddi 括约肌功能障碍均可使胆液反流入胰管导致胰管及胰泡破裂，胰酶外渗。

第三节　胆源性胰腺炎的病理生理改变

要回答这一问题，首先要了解正常情况下胰腺所分泌的消化酶为什么不产生自身消化作用，答案是，胰腺外分泌功能分泌 12 种以上的酶，其中在胰腺炎病理演变过程中起重要作用的酶主要是胰蛋白酶，弹力蛋白酶，卵磷脂酸 A 及脂肪酶。在正常情况下，胰腺所分泌的消化酶并不产生自身消化作用，因为胰腺有下列防御机制：①大部分胰酶，如胰蛋白酶是以不激活的酶原形式存在。②胰腺可产生胰蛋白酶抑制物质，抑制和中和少量激活的胰酶。③胰腺导管系统的上皮细胞分泌高浓度的 CO_3^- 碱性液体，分泌黏多糖可抑制胰蛋白酶的活性和具有黏膜屏障功能。④胰腺腺泡具有特异的代谢功能阻止胰酶侵入细胞。

其次，了解在致病因素的作用下产生的病理改变。在病理状态下，胰管高压，腺泡破裂和胰液外渗破坏了胰腺正常防御机制。被激活的胰酶释放到胰腺间质和胰腺周围，形成胰酶的自身消化作用。胰蛋白酶对胰腺虽无直接损害作用，但活化的胰蛋白酶可激活所有的胰酶。弹力蛋白酶被激活后溶解血管的弹力纤维致使胰腺血管坏死破裂出血；被激活的磷脂酶 A2 释放游离脂肪酸和溶血卵磷脂，可引起胰腺细胞膜毁损和胰实质，胰周脂肪组织的坏死。脂肪酶在胆汁酸影响下，直接使三酰甘油分解产生游离脂肪酸，可造成胰周、小网膜囊、肠系膜根部及腹膜后腔的脂肪组织广泛坏死，脂肪酸与钙离子结合形成皂化斑使血钙浓度下降。

胰蛋白酶激活激肽系统，使来源于胰腺组织的激肽释放酶原转化为激肽释放酶，继而作用于血中称缓激肽原的巨球蛋白分解成具有活性的多肽，即缓激肽和胰激肽。同时胰腺坏死组织分解产生血管活性物质，血管舒缓素和前列腺素等。主要作用使血管扩张，血管通透性增加，血浆大量渗出和血压下降。这些也是产生腹腔内"灼伤"和"酶性休克"的重要因素之一。

坏死的胰腺组织还产生心肌抑制因子及休克肺因子，导致多器官功能衰竭等全身反应。胆源性胰腺炎如并发胆源性败血症和休克，更加剧病理变化。

第四节 中国急性胰腺炎的诊治指南

中国急性胰腺炎诊治指南（2013 年，上海）

急性胰腺炎（acute pancreatitis，AP）的发病率逐年升高，病死率仍居高不下，中华医学会消化病学分会曾于 2003 年制定了《中国急性胰腺炎诊治指南（草案）》，对提高我国 AP 的救治水平起到了重要作用。近 10 年来，随着对 AP 诊断和分类标准的更新，以及国内外对该病临床诊治研究的不断深入，有必要修订新的 AP 指南，以进一步规范我国该疾病的临床诊治。

AP 是指多种病因引起的胰酶激活，继以胰腺局部炎性反应为主要特征，伴或不伴有其他器官功能改变的疾病。临床上，大多数患者的病程呈自限性，20% ~ 30% 的患者临床经过凶险。总体病死率为 5% ~ 10%。

一、术语和定义

根据国际 AP 专题研讨会最新修订的 AP 分级和分类系统（2012，美国亚特兰大），结合我国具体情况，规定有关 AP 术语和定义，旨在对临床和科研工作起指导作用，并规范该领域学术用词。

（一）临床术语

1. 轻度 AP（mild acute pancreatitis，MAP）：具备 AP 的临床表现和生物化学改变，不伴有器官功能衰竭及局部或全身并发症，通常在 1 - 2 周内恢复，病死率极低。

2. 中度 AP（moderately severe acute pancreatitis，MSAP）：具备 AP 的临床表现和生物化学改变，伴有一过性的器官功能衰竭（48 h 内可自行恢复），或伴有局部或全身并发症而不存在持续性的器官功能衰竭（48 h 内不能自行恢复）。对于有重症倾向的 AP 患者，要定期监测各项生命体征并持续评估。

3. 重度 AP（severe acute pancreatitis，SAP）：具备 AP 的临床表现和生物化学改变，须伴有持续的器官功能衰竭（持续 48 h 以上、不能自行恢复的呼吸系统、心血管或肾脏功能衰竭，可累及一个或多个脏器），SAP 病死率较高，36% ~ 50% 如后期合并感染则病死率极高。

4. 建议：MSAP 由 2003 年版《中国急性胰腺炎诊治指南（草案）》中定义的 SAP 中划分出来，符合原 "SAP" 的条件，但不伴有持续的器官功能衰竭。不建议使用 "暴发性胰腺炎（fulminant acute pancreatitis，FAP）"，因该术语提及的起病时间 72 h 之内" 不能反映预后，并且其诊断标准之一的伞身炎性反应综合征（systermic inflammatory respones syndrome，SIRS）只是部分 AP 的临床表现，不能反映病情的严重度。

（二）影像学术语

1. 间质水肿性胰腺炎（interstitial edematous pancreatitis）：大多数 AP 患者由于炎性水肿引起弥漫性胰腺肿大，偶有局限性肿大，CT 表现为胰腺实质均匀强化，但胰周脂肪间隙模糊，也可伴有胰周积液。

2. 坏死性胰腺炎（necrotizing pancreatitis）：5% ~ 10% 的 AP 患者伴有胰腺实质坏死或胰周组织坏死，或二者兼有。早期增强 CT 有可能低估胰腺及胰周坏死的程度，起病 1 周之后的增强 CT 更有价值，胰腺实质坏死表现为无增强区域。

（三）其他术语

1. 急性胰周液体积聚（acute peripancreatic fluid collection，APFC）：发生于病程早期，表现为胰腺内、胰周或胰腺远隔间隙液体积聚。缺乏完整包膜，可单发或多发。

2. 急性坏死物积聚（acute necrotic collection，ANC）：发生于病程早期，表现为液体内容物，包含混合的液体和坏死组织。坏死物包括胰腺实质或胰周组织的坏死。

3. 胰腺假性囊肿（pancreatic pseudocyst）：有完整非上皮性包膜包裹的液体积聚，内含胰腺分泌物、肉芽组织、纤维组织等。多发生于 AP 起病 4 周后。

4. 包裹性坏死（walled-off necrosis，WON）：是一种成熟的、包含胰腺和（或）胰周坏死组织、具有界限分明炎性包膜的囊实性结构，多发生于 AP 起病 4 周后。

5. 胰腺脓肿（infected necrosis）：胰腺内或胰周的脓液积聚，外周为纤维囊壁，增强 CT 提示气泡征，细针穿刺物细菌或真菌培养阳性。

二、AP 病因

在确诊 AP 基础上，应尽可能明确其病因，并努力去除病因，以防复发。

1. 常见病因：胆石症（包括胆道微结石），高三酰甘油血症，乙醇，胆源性胰腺炎仍是我国 AP 的主要病因。高三酰甘油血症性胰腺炎的发病率呈上升态势。当三酰甘油 ≥11.30 mmol/L，临床极易发生 AP；而当三酰甘油 <5.65 mmol/L 时，发生 AP 的危险性减少。

2. 其他病因：壶腹乳头括约肌功能不良（sphincter of Oddi dysfunction，SOD），药物和毒物，外伤性，高钙血症，血管炎，先天性（胰腺分裂、环形胰腺、十二指肠乳头旁憩室等），肿瘤性（壶腹周围癌、胰腺癌），感染性（柯萨奇病毒、腮腺炎病毒、获得性免疫缺陷病毒、蛔虫症），自身免疫性（系统性红斑狼疮、干燥综合征），1-抗胰蛋白酶缺乏症等，近年来，内镜逆行胰胆管造影（endoscopic retrograde cholangio pancreatography，ERCP）后、腹部手术后等医源性因素诱发的 AP 的发病率也呈上升趋势。

3. 经临床与影像、生物化学等检查，不能确定病因者称为特发性。

三、AP 病因调查

1. 详细询问病史：包括家族史、既往病史、乙醇摄入史、药物服用史等。计算 BMI。

2. 基本检查：包括体格检查，血清淀粉酶、血清脂肪酶、肝功能、血脂、血糖及血钙测定，腹部超声检查。

3. 进一步检查：病毒、自身免疫标志物、肿瘤标志物（CEA，CA19-9）测定，增强 CT 扫描、ERCP 或磁共振胰胆管成像、超声内镜检查、壶腹乳头括约肌测压（必要时）、胰腺外分泌功能检测等。

四、AP 诊断流程

（一）AP 临床表现

腹痛是 AP 的主要症状，位于上腹部，常向背部放射，多为急性发作，呈持续性，少数无腹痛，可伴有恶心、呕吐。发热常源于 SIRS、坏死胰腺组织继发细菌或真菌感染。发热、黄疸者多见于胆源性胰腺炎。临床体征方面，轻症者表现为轻压痛，重症者可出现腹膜刺激征、腹水、Grey Turner 征。少数患者因脾静脉栓塞出现门静脉高压、脾脏肿大。罕见横结肠坏死。腹部因液体积聚或假性囊肿形成可触及肿块。其他可有相应并发症所具有的体征。

局部并发症包括急性液体积聚、急性坏死物积聚、胰腺似性囊肿、包裹性坏死和胰腺脓肿，其他局部并发症还包括胸腔积液、胃流出道梗阻、消化道瘘、腹腔出血、假性囊肿出血、脾静脉或门静脉血栓形成、坏死性结肠炎等。局部并发症并非判断 AP 严重程度的依据。

全身并发症主要包括器官功能衰竭、SIRS、全身感染、腹腔内高压（intra-abdominal hypertension，IAH）或腹脏间隔室综合征（abdominal compartment syndrome，ACS）、胰性脑病（pancreatic encephalopathy，PE）。

1. 器官功能衰竭：AP 的严重程度上要取决于器官功能衰竭的出现及持续时间（是否超过 48 h），出现 2 个以上器官功能衰竭称为多器官功能衰竭（multipe organ failure，MOF）。呼吸衰竭主要包括急性呼吸窘迫综合征（acute respiratory distress syndrome，ARDS），循环衰竭主要包括心动过速、低血压或休克，肾功能衰竭主要包括少尿、无尿和血清肌酐升高。

2. SIRS：符合以下临床表现中的 2 项及以上，可以诊断为 SIRS。心率 > 90 次/分；体温 < 36 ℃ 或 > 38 ℃；WBC 计数 < 4 × 10^9/L 或 > 12 × 10^9/L；呼吸频率 > 20 次/分或 PCO$_2$ < 32 mmHg（1 mmHg = 0.133 kPa），SIRS 持续存在将会增加器官功能衰竭发生的风险。

3. 全身感染：SAP 患者若合并脓毒症，病死率升高，为 50% ~ 80%。主要以革兰阴性杆菌感染为主，也可有真菌感染。

4. IAH 和 ACS、SAP 时 IAH 和 ACS 的发生率分别约为 40% 和 10%，IAH 已作为判定 SAP 预后的重要指标之一，容易导致多器官功能不全综合征（multiple organ dysfunction syndrome，MODS）。膀胱压（urinary bladdor pressure，UBP）测定是诊断 ACS 的重要指标，膀胱压 ≥ 20 mmHg，伴有少尿、无尿、呼吸困难、吸气压增高、血压降低时应考虑出现 ACS。

5. 胰性脑病：是 AP 的严重并发症之一，可表现为耳鸣、复视、谵妄、语言障碍及肢体僵硬、昏迷等，多发生于 AP 早期，但具体机制不明。

（二）辅助检查

1. 血清酶学检查：强调血清淀粉酶测定的临床意义，尿淀粉酶变化仅作参考。血清淀粉酶活性高低与病情严重程度不呈相关性。患者是否开放饮食或病情程度的判断不能单纯依赖于血清淀粉酶是否降至正常，应综合判断。血清淀粉酶持续增高要注意病情反复、并发假性囊肿或脓肿、疑有结石或肿瘤、肾功能不全、高淀粉酶血症等。要注意鉴别其他急腹症引起的血清淀粉酶增高。血清脂肪酶活性测定具有重要临床意义，尤其当血清淀粉酶活性已经下降至正常，或其他原因引起血清淀粉酶活性增高时，血清脂肪酶活性测定有互补作用。同样，血清脂肪酶活性与疾病严重程度不呈正相关。

2. 血清标志物：推荐使用 CRP，发病 72 h 后 CRP > 150 mg/L 提示胰腺组织坏死。动态测定血清 IL-6 水平增高提示预后不良。血清淀粉样蛋白升高对 AP 诊断也有一定价值。

3. 影像学诊断：在发病初期 24 ~ 48 h 行超声检查，可以初步判断胰腺组织形态学变化，同时有助于判断有无胆道疾病，但受 AP 时胃肠道积气的影响，对 AP 不能做出准确判断。推荐 CT 扫描作为诊断 AP 的标准影像学方法，且发病 1 周左右的增强 CT 诊断价值更高，可有效区分液体积聚和坏死的范围。在 SAP 的病程中，应强调密切随访 CT 检查，建议按病情需要，平均每周 1 次。按照改良 CT 严重指数（modified CT severity index，MCTSI），胰腺炎性反应分级为，正常胰腺（0 分），胰腺和（或）胰周炎性改变（2 分），单发或多个积液区或胰周脂肪坏死（4 分）；胰腺坏死分级为：无胰腺坏死（0 分），坏死范围 ≤ 30%（2 分），坏死范围 > 30%（4 分），胰腺外并发症包括胸腔积液、腹水，血管或胃肠道等（2 分）。评分 ≥ 4 分可诊断为 MSAP 或 SAP。此外，MRI 也可以辅助诊断 AP。

（三）AP 的诊断体系

1. AP 的诊断标准：临床上符合以下 3 项特征中的 2 项，即可诊断为 AP。①与 AP 符合的腹痛（急性、突发、持续、剧烈的上腹部疼痛，常向背部放射）。②血清淀粉酶和（或）脂肪酶活性至少 > 3 倍正常上限值。③增强 CT/MRI 或腹部超声呈 AP 影像学改变。

2. AP 的分级诊断：①MAP 为符合 AP 诊断标准，满足以下情况之一。无脏器衰竭、无局部或全身并发症，Ranson 评分 < 3 分，急性生理功能和慢性健康状况评分系统（acute physiology and chronic health evaluatlon，APACHE）Ⅱ 评分 < 8 分，AP 严重程度床边指数（bedside index for severity in AP，BISAP）评分 < 3 分，修止 CT 严重指数（modified CT severity index，MCTSI）评分 < 4 分。②MSAP 为符合 AP 诊断标准，急性期满足下列情况之一，Ranson 评分 ≥ 3 分，APACHe Ⅱ 评分 ≥ 8 分，BISAP 评分 ≥ 3 分，MCTSI 评分 ≥ 4 分，可有一过性（< 48 h）的器官功能障碍。恢复期出现需要干预的假性囊肿、胰瘘或胰周脓肿等。③SAP 为符合 AP 诊断标准，伴有持续性（> 48 h）器官功能障碍（单器官或多器官），改良 Marshall 评分 ≥ 2 分（表 12-1）。

3. 建议：①临床上完整的 AP 诊断应包括疾病诊断、病因诊断、分级诊断、并发症诊断，例如 AP（胆源性、重度、ARDS）。②临床上应注意一部分 AP 患者自从 MAP 转化为 SAP 的可能，因此，必须对病情作动态观察。除 Ranson 评分、APACHE Ⅱ 评分外，其他有价值的判别指标如 $BMI > 28 \ kg/m^2$，胸膜渗出，尤其是双侧胸腔积液，72 小时后 $CRP > 150 \ mg/L$，并持续增高等，均为临床上有价值的严重度评估指标。

表 12-1　判断重度急性胰腺炎伴有器官功能衰竭的改良 Marshall 评分系统

项目	评分				
	0	1	2	3	4
呼吸（PaO_2/FiO_2）	>400	301~400	201~300	101~200	<101
循环（收缩压，mmHg）	>90，补液后可纠正	<90，补液不能纠正	<90	<90 pH<7.3	<90，pH<7.2
肾脏（肌酐，μmol/L）	<134	134~169	170~310	311~439	>439

注：PaO_2 为动脉血氧分压；FiO_2：为吸入氧浓度，按照空气（21%），纯氧 2 L/min（25%），纯氧 4 L/min（30%），纯氧 6~8 L/min（40%），纯氧 9~10 L/min（50%）；换算：1 mmHg = 0.133 kPa

五、AP 诊断流程图（图 12-8）

图 12-8　急性胰腺炎诊断流程

注：CT 为机算计断层扫描，MAP 轻度急性胰腺炎 MSAP 中度急性胰腺炎 SAP 重度急性胰腺炎

六、AP 处理原则

1. 发病初期的处理，主要目的是纠正水、电解质紊乱，支持治疗，防止局部及全身并发症，观察内容包括血、尿凝血常规测定，粪便隐血、肾功能、肝功能测定，血沉、血钙测定，心电监护，血压监测，

血气分析，血清电解质测定，胸部 X 线摄片，中心静脉压测定，动态观察腹部体征和肠鸣音改变。记录 24 小时尿量及出入量变化。上述指标可根据患者具体病情做相应选择，根据 APACHE Ⅱ 评分、Ranson 评分、BISAP 评分、CT Balthazar 分级等指标判断 AP 的严重程度及预后，SAP 病情危重时，建议进入重症监护病房密切监测生命体征，调整输液速度及液体成分，常规禁食，对有严重腹胀、麻痹性肠梗阻者应采取胃肠减压等相关措施，在患者腹痛减轻或消失，腹胀减轻或消失，肠道动力恢复或部分恢复时间 以考虑开放饮食，开始以糖类为起点逐步过渡到低脂饮食，不以血清淀粉本酶活性高低为开放饮食的必要条件（图 12-9）。

图 12-9　急性胰腺炎临床处理流程

注：MAP 为轻度急性胰腺炎，MASP 为中度急性胰腺炎，SAP 为重症急性胰腺炎，
CT 为计算机断层扫描，ERCP 为逆行胰腺管造影，EST 为内镜下十二指肠乳头括约肌切开术

2. 脏器功能的维护：早期液体复苏，一经诊断应立即开始进行控制性液体复苏，主要分为快速扩容和调整体内液体分布 2 个阶段，必要时使用血管活性药物，补液量包括基础需要量和流入组织间隙的液体量，输液种类包括胶体物质 0.9% NaCl 溶液和平衡液。扩容时应注意晶体与胶体的比例，补充微量元素和维生素。对急性肺损伤或呼吸功能衰竭的治疗，SAP 发生急性肺损伤时给予鼻导管或面罩吸氧，维持氧饱和度 95% 以上，要动态监测患者血气分析结果，当进展至 ARDS 时，处理包括机械通气和大剂量糖皮质激素的应用，有条件时行气管镜下肺泡灌洗术，针对急性肾损伤或肾功能衰竭的治疗，治疗急性肾功能衰竭主要是支持治疗，稳定血流动力学参数，必要时透析，持续性肾脏替代疗法的指征是伴急性肾功能衰竭，或尿量≤0.5 mL/kg·h。早期伴 2 个或 2 个以上器官功能障碍，SIRS 伴心动过速，呼吸衰竭，经一般处理效果不明显；伴严重水电解质紊乱；伴胰性脑病，可联合持续性静脉 - 静脉血液滤过和持续性血浆滤过吸附 2 种模式。其他脏器功能的支持；出现肝功能异常时可予保肝药物，弥散性血管内凝血时可使用肝素，上消化道出血可使用质子泵抑制剂；对于 SAP 患者还应特别注意维护肠道功能，因肠黏膜屏障的稳定对于减少全身并发症有重要作用，需要密切观察腹部体征及排便情况，监测肠鸣音的

变化，及早给予促肠道动力药物，包括生大黄，芒硝、硫酸镁、果糖等，应用谷氨酸胺制剂保护肠道黏膜屏障。同时可应用中药，如皮硝外敷。病情允许情况下，尽早恢复饮食或实施肠内营养对预防肠道衰竭具有重要意义。

3. 抑制胰腺外分泌和胰酶抑制剂应用：生长抑素及其类似物（奥曲肽）可以通过直接抑制胰腺外分泌而发挥作用，对于预防 ERCP 术后胰腺炎也有积极作用。H_2 受体拮抗剂或质子泵抑制剂可通过抑制胃酸分泌而间接抑制胰腺分泌，还可以预防应激性溃疡的发生。蛋白酶抑制剂（乌司他丁、加贝酯）能够广泛抑制与 AP 发展有关胰蛋白酶、弹性蛋白酶、磷脂酶 A 等的释放和活性，还可稳定溶酶体膜，改善胰腺微循环，减少 AP 并发症，主张早期足量应用。

4. 营养支持：MAP 患者只需短期禁食，故不需肠内或肠外营养。MSAP 或 SAP 患者常先施行肠外营养，待患者胃肠动力能够耐受，及早（发病48小时内）实施肠内营养。肠内营养的最常用途径是内镜引导或 X 线引导下放置鼻空肠管。输注能量密度为 4.187 J/mL 的营养物质，如能量不足，可辅以肠外营养，并观察患者的反应，如能耐受，则逐渐加大剂量，应注意补充谷氨酰胺制剂。对于高脂血症患者，应减少脂肪类物质的补充。进行肠内营养时，应注意患者的腹痛、肠麻痹、腹部压痛等胰腺炎症状和体征是否加重，并定期复查电解质、血脂、血糖、TBil、血清 Alb 水平、血常规及肾功能等，以评价机体代谢状况，调整肠内营养的剂量。可采用短肽类制剂，再逐渐过渡到整蛋白类制剂，要根据患者血脂、血糖的情况进行肠内营养剂型的选择。

5. 抗生素应用：业已证实，预防性应用抗生素不能显著降低病死率，因此，对于非胆源性 AP 不推荐预防使用抗生素，对于胆源性 MAP 或伴有感染的 MSAP 和 SAP 应常规使用抗生素。胰腺感染的致病菌主要为革兰阴性菌和厌氧菌等肠道常驻菌。抗生素的应用应遵循"降阶梯"策略，选择抗菌谱为针对革兰阴性菌和厌氧菌为主、脂溶性强、有效通过血胰屏障的药物，推荐方案：碳青霉烯类；青霉素＋内酰胺酶抑制剂；第三代头孢菌素＋抗厌氧菌；喹诺酮＋抗厌氧菌，疗程为 7～14 天。特殊情况下可延长应用时间，要注意真菌感染的诊断。临床上无法用细菌感染来解释发热等表现时，应考虑到真菌感染的可能，可经验性应用抗真菌药，同时进行血液或体液真菌培养。

6. 胆源性胰腺炎的内镜治疗：推荐在有条件的单位，对于怀疑或已经证实的 AP 患者（胆源型）。如果符合重症指标和（或）有胆管炎、黄疸、胆总管扩张，或最初判断是 MAP 但在治疗中病情恶化者，应行鼻胆管引流或内镜下十二指肠乳头括约肌切开术（endoscopic sphincterotomy，EST）。胆源性 SAP 发病的 48～72 小时内为行 ERCP 最佳时机，而胆源性 MAP 于住院期间均可行 ERCP 治疗，在胆源性 AP 恢复后应该尽早行胆囊切除术，以防再次发生 AP。

7. 局部并发症的处理：大多数 APFC 和 ANC 可在发病后数周内自行消失，无须干预，仅在合并感染时才有穿刺引流的指征。无菌的假性囊肿及 WON 大多数可自行吸收，少数直径 >6 cm 且有压迫现象等临床表现，或持续观察见直径增大，或出现感染症状时可予微创引流治疗。胰周脓肿和（或）感染首选穿刺引流，引流效果差则进一步行外科手术，外科手术为相对适应证。建议有条件的单位开展内镜下穿刺引流术或内镜下坏死组织清除术。

8. 全身并发症的处理：发生 SIRS 时应早期应用乌司他丁或糖皮质激素。CRRT 能很好地清除血液中的炎性介质，同时调节体液、电解质平衡，因而推荐早期用于 AP 并发的 SIRS；并有逐渐取代腹腔灌洗治疗的趋势；菌症或脓毒症者应根据药物敏感试验结果调整抗生素，要由广谱抗生素过渡至使用窄谱抗生素，要足量足疗程使用。SAP 合并 ACS 者采取积极的救治措施，除合理的液体治疗、抗炎药物的使用之外，还可使用血液滤过、微创减压及开腹减压术等。

9. 中医中药：单味中药（如生大黄、芒硝），复力制剂（如清胰汤、柴芍承气汤等）被临床实践证明有效。中药制剂通过降低血管通透性、抑制巨噬细胞和中性粒细胞活化、清除内毒素达到治疗功效。

10. 手术治疗：在 AP 早期阶段，除因严重的 ACS，均不建议外科手术治疗。在 AP 后期阶段，若合并胰腺脓肿和（或）感染，应考虑手术治疗。

11. 其他措施：疼痛剧烈时考虑镇痛治疗。在严密观察病情下可注射盐酸哌替啶。不推荐应用吗啡或胆碱能受体拮抗剂，如阿托品、消旋山莨菪碱（654-2）等，因前者会收缩 Oddi 括约肌，后者则会诱发或加重肠麻痹。免疫增强制剂和血管活性物质如前列腺素 E1 制剂、血小板活化因子拮抗剂等，可考虑在 SAP 中选择性应用。益生菌可调节肠道免疫和纠正肠道内菌群失调，从而重建肠道微生态平衡，但目前对 SAP 患者是否应该使用益生菌治疗尚存争议。

小结：本章重点关于重症急性胰腺炎外科手术治疗。在指南第 10 条中强调严重的 ACS、后期合并胰腺脓肿和感染、内科治疗无效等应果断考虑手术治疗。手术主要目的是充分引流、去除坏死组织、处理肠漏等并发症。因此手术方法已开腹引流为主，这时的切口必须充分够大，甚至造漏口足够多，有胃造瘘目的是胃肠减压，胆囊造瘘为胆道减压，肠造瘘为经肠道营养支持。早期手术因胰腺坏死组织边界尚不清，切除范围难以确定。这时大切口为了放置多根烟卷引流，甚至不能完全闭合切口，以便于充分引流，待坏死组织边界清后，便于手工钝性分离，清除胰腺坏死组织、处理肠漏、肠间积脓等并发症，这是任何微创手术使用的长而尖端的锐性器械难以做到的。大切口还能抑制胰腺区域厌氧杆菌的生长繁殖。重症胰腺炎死亡率高达 29% 以上，这时伤口的大小已是次要矛盾，生存才是最大的微创。作者治疗一位年轻军官，按上海交通大学医学院附属瑞金医院张圣道教授上述经验几次处理后，患者病情逐渐得到控制而痊愈。

（莫国贤　毛平传　陈森林）

参考文献

[1] 方善德. 急性胆囊炎 ［M］//黄志强. 当代胆道外科学. 上海：科学技术文献出版社，1998：310-315.

[2] 方善德. 慢性胆囊炎 ［M］//黄志强. 当代胆道外科学. 上海：科学技术文献出版社，1998：316-318.

[3] 黄耀权，孙艳华. 胆囊结石病的并发症 ［M］//黄志强. 当代胆道外科学. 上海：科学技术文献出版社，1998：318-323.

[4] 邸荣庆. 胆源性急性胰腺 ［M］//黄志强. 当代胆道外科学. 上海：科学技术文献出版社，1998：323-331.

[5] 中华医学会消化病学分会胰腺疾病学组. 中国急性胰腺炎诊治指南 ［J］. 中华胰腺病杂志，2013，13（02）：73-78.

第十三篇　胆囊切除术

长期以来，对什么样的胆囊应该切除，似乎有共识，似乎又没有。之所以有共识，因为教学和重要的或权威的论著都把下列情况作为胆囊切除的指征，如胆囊结石合并糖尿病、合并需要开腹手术的其他疾病、无功能胆囊、胆囊瓷化和萎缩，恶性病变，参考个人的社会、经济因素等。但是，近年来，随着腹腔镜胆囊切除技术的引进，只要诊断为胆囊炎胆囊结石，1 cm 左右的胆囊息肉，无论胆囊功能好坏，无论是否有症状，大多数医院和医生都建议胆囊切除，结果胆囊切除的指征无限扩大。在很多时候，当进行上腹部其他手术时，也顺手把胆囊切除并巧遇发生并发症和死亡的例子也时有发生。以往，切除胆囊来治疗胆囊良性疾病的理由是：①胆囊是可有可无的脏器。②切除胆囊可以解除症状。③切除胆囊可以预防癌变。④胆囊切除对多数人不会造成严重后果。⑤没有更好的代替办法。⑥保胆治疗复发率高。本书将在相应的章节提出不同的看法与处理意见。

第一章　胆囊切除术的适应证

第一节　相对规范的胆囊切除术的适应证[1]

一、合并糖尿病

对合并糖尿病的胆囊结石病自然过程的特点了解甚少，但有一点是肯定的，即合并糖尿病的胆囊结石病一旦发生胆囊结石的并发症，其病死率比无糖尿病者高 5 倍，而择期手术的结果则与非糖尿病者无差异。因此，对伴有糖尿病的无症状胆囊结石宜行预防性胆囊切除术。再者，糖尿病继发的心血管疾病和肾脏疾病是糖尿病患者手术死亡率增高的主要原因。因此，最好能在尚未出现糖尿病的心、肾并发症时，抓住有利时机施行择期手术。更有人建议对糖尿病患者常规地用 B 超筛查以发现无症状性胆囊结石病并加以处理。但近年来由于部分患者没有胆囊切除条件，或各种原因坚决要求保留胆囊，可在血糖控制平稳情况下保胆取石后继续糖尿病及其他心血管疾病的治疗，并有学者提出胆结石可以与糖尿病，心血管疾病一起预防的观点。

二、无功能胆囊

胆囊腔明显缩小，胆囊管不通，胆囊不显影，胆囊壁过度增厚等，如胆囊萎缩。

三、儿童的胆囊结石

儿童的胆囊结石罕见，常伴有先天性畸型或伴诱发结石的疾病，如溶血性贫血，回肠疾病等。且迟早会有症状发作，以切除胆囊为宜。

四、胆囊肌腺病

对于弥漫性不规则增厚患者影响胆囊的功能，应该胆囊切除；对小范围局部隆起可局部切除，根据病理决定治疗方案。

B超检查见胆囊壁呈灶状或不规则的增厚，或伴有息肉样病变（＞1 cm）者最好将胆囊切除。因 Kozuka 等曾复习胆囊的病理切片，从1605例中发现胆囊癌86例，良性腺瘤11例。凡胆囊原位癌者均可见并存的腺瘤结构，提示癌来自腺瘤的恶变。有恶变的腺瘤，直径多数＞30 mm，而良性腺瘤的直径多数＜12 mm。

五、胆囊壁钙化或瓷化胆囊

胆囊壁钙化或瓷化胆囊的患者半数合并胆囊癌，应切除胆囊。

六、胆囊恶性病变

七、合并需要开腹手术的其他疾病

八、个人社会、经济因素

社会、心理因素与适应证的选择，由于社会经济发展不平衡、个人经济能力以及文化水平不同，诉求取向和心理承受能力等差别也很大。所以在选择和掌握适应证的问题上可以有所区别。如在缺医少药地区或经济能力较差的个人，对无症状胆囊结石预防性切除的指征可适当放宽，有时在可能的情况下，说明利弊，尽可能尊重患者的意愿，这也符合循证医学原则。

第二节　关于预防性胆囊切除的争议

手术指征和手术方法一样，也会随着技术进步和设备更新换代而改变，如很多介入治疗手段的丰富，以往治疗的适应证也随之改变，支架治疗代替很多开胸搭桥手术；在胆道外科，支架技术和内镜治疗使昔日的胆肠吻合适应证变窄。正如冉瑞图教授所言："21世纪中，胆囊结石的预防，可能随动脉硬化、高血压、心脑血管病等的预防一并解决，胆囊切除的适应证将被修正，其原则、意义则动摇了"。[2]另外，周孝思教授在《当代胆道外科学》中[3]四处提到对无症状胆囊结石预防性切除没有必要。

一、无症状胆囊结石预防性切除没有必要

1. 一旦出现急性症状，再行胆囊切开取石或胆囊切除术仍较安全。
2. 切胆防癌有过度治疗嫌疑。
3. 保胆取石也可解除症状和防癌。
4. 其他手术时"顺便"切胆，常常是"没事找事"。

二、出现症状再行胆囊切除术仍较安全

无症状性胆囊结石病在今后20年中发生急性症状的比例低于50%，并发症（37.1%～45.5%），1960—1990年不少作者报道，一旦出现急性症状，再行胆囊切除术仍较安全。仅个别切口感染率升高，没有增加手术的死亡率，也没有影响原有手术的效果。

我国顾倬云等于1989年报告[4]27例（男24，女3）无症状性胆囊结石病的长期观察结果。这27例是经口服胆囊造影作健康普查时发现的。1955年年龄为30～62岁。在观察期中，5例，出现了症状，均有腹痛，个别伴发热和黄疸，症状出现在发现结石后1年内3例，2年内1例，9年后1例，这5例都作了胆囊切除。另有9例作了预防性胆囊切除。因此，由无症状转为有症状的实际百分率可能高于18.5%

（5/27），但全组无手术死亡，无胆囊癌。Graie 等于 1982 年[5]报道 123 名无症状胆囊结石患者（男 110，女 13）的自然过程。这些患者全是在美国密歇根大学对教职员工进行健康检查时经口服胆囊造影普查发现的。定期的前瞻性随访持续 24 年（1956—1980 年），在随访中共有 16 人出现胆道痛，占 13%（16/123），其中 3 人分别在胆道痛出现后 3 周、2 年和 13 年发生胆石的并发症，急性胆囊炎 2 人，急性胰腺炎 1 人，这 3 人和另外 11 名有胆道痛症状者作了胆囊切除术，术后均顺利恢复。另有 35 人作了预防性胆囊切除和术前一直无症状。全组均无因胆囊结石病死亡，无胆囊癌，有 30 人死于与胆石无关的疾病。用寿命表法计算出逐年发生胆道痛的累计概率，在发现结石后的第五年为 10±3%，10 年为 15%±4%，15 年为 18%±4%。一直保持至 24 年未变（图 13-1A）。出现并发症的累计概率为 3.3%（图 13-1B）。据此，作者认为大部分无症状性胆囊结石病不致给患者造成危害；在出现并发症之前常以胆道痛为其前驱症状，此时择期切除胆囊风险不大；如果发生胆道痛在发现结石后的近期，此时再行择期手术，其风险并不比一发现结石就作预防性胆囊切除的风险大，而且延长了胆囊利用的时间。

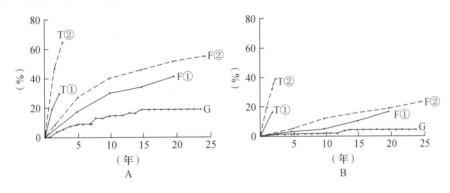

图 13-1 寿命表累计概率

A. 并发症（G，F①，F②）和持久的胆道痛，（T①，T②）累计概率
B. 并发症加胆道痛（G，T①，T②）和各种问题（F①，F②）累计概率

三、用切胆防癌有过度治疗嫌疑

根据 Lowenfels 等资料[6]，无症状胆囊结石较大时，特别是最大径≥3 cm 者为了防癌，多主张切除胆囊。这也是从实际出发，抓主要矛盾，≥3 cm 的胆囊结石多有不同程度的症状，就像胆囊切除尽管有增加结肠癌发病率的可能，在需要切除的时候可以不考虑这一因素。

国外也报告胆囊癌患者 70% 以上伴有胆囊结石，但胆囊结石患者合并胆囊癌的患病率并不高，本章所收资料中经长期随访的患病率未超过 0.4%（表 13-1）。Maringhini 等 1987 年[7]报告对美国明尼苏达州居民作调查的结果，有胆囊结石的患者中胆囊癌的发病率比一般居民高出 3 倍多，也不过是 0.09%，相当于每年可从 1 万名胆囊结石病患者中发现 9 例胆囊癌。据此预测 20 年后胆囊结石病患者中胆囊癌的患病率为 1.78%。

国内近年的报告中胆囊癌患者合并胆囊结石的百分比在 18%~85% 之间，平均 53.1%（200/377）（表 13-2）。胆囊结石病者合并胆囊癌的患病率为 0.12%~13.3%，平均 1.80%（127/7071）明显高于国外资料的 0.3%（表 13-1）。考虑到国内资料中的 7071 例胆囊结石病者全是胆囊切除病例，而国外的 4379 例胆囊结石病者中有相当多没有切除胆囊，有可能遗漏胆囊癌病例，因此，用国外资料中做过胆囊切除的胆囊结石病患者重新计算胆囊癌的患病率与我国的资料进行比较，差异仍很显著：国外 7/1306＝0.54%，我国 127/7071＝1.80%，$\chi^2 = 11.1204$，$P < 0.005$。由于资料不全，无法将胆囊结石合并胆囊癌的患病率转换成平均年发病率进行比较，亦即未能排除随访年数不一致对患病率的影响。因此，以上差异，包括我国与欧美的差异以及西安与我国其他地区的差异到底有无实际意义？如果有实际意义，其可能的原因

为何？这些都有待于今后研究。尽管如此，可以粗略地说，在我国胆囊结石合并胆囊癌的患病率在 2% 以下，为了 2% 而牺牲 98% 的胆囊，确实有过度治疗的嫌疑。因此，结论是预防癌而胆囊切除没有必要。

石景森[8]"对我国胆囊癌临床诊断现状的种种思考"中指出，国外研究发现 FDG-PET-CT 诊断胆囊癌的灵敏度为 90.2%，特异性 70.6%，上海多家核医学中心研究报道 PET-CT 诊断肿瘤残留，转移的灵敏度为 91.3%，特异性 84.6%，能够明显提高术后肿瘤或转移的早期诊断。现代条件下，还沿用预防性胆囊切除的方法来预防胆囊癌已经成为老旧、落后和粗糙的方法。现在，对胆囊癌高危人群重视，又使用很多早期预测胆囊癌的手段，如血液检查中 CA199，γ-GT，CEA 等，影像学中的 B 超，CT，特别是新近使用的 PET-CT，还有保胆取石（息肉）时先探察胆囊质地，功能情况，根据快速冰冻，病理检查，决定胆囊切除还是保留等等，使胆囊癌更容易早期发现，使胆囊切除的指征更加精准，更符合"微创外科""精准外科"和"功能外科"的新理念，所以更加先进。

表 13 - 1　胆囊结石患者中胆囊癌的患病率

著者	地区	病例总数 例	胆囊切除例数 例	胆囊癌例数 例	癌/病例总数 %	癌/胆囊切除例数 %
	国外资料					
Friedman	美国旧金山	421	111	1	0.24	0.9
McSherry	美国纽约	691	257	1	0.14	0.39
Wenckert	瑞典 Malmo	1402	938	5	0.37	0.53
Diehl	美国 Texas	1865	不明	6	0.32	不明
	国外资料总计	4379	1306	13	0.30（13/4379）	0.54（7/1306）
	国内资料					
杨汉良等	杭州 2 - 223	1653	1653	42		2.5
王广田等	郑州 2 - 220	262	262	11		4.2
胡硕寿等	南昌 2 - 219	963	963	12		1.25
郑泽林等	长春 2 - 202	352	352	5		1.42
夏亮芳等	贵阳 2 - 198	1121	1121	11		0.98
方庆安等	南通 1 - 132	835	835	1		0.12
高振亚等	西安 1 - 139	150	150	20		13.33
胡建中等	成都 1 - 140	1735	1735	25		1.44
	国内资料总计	7071	7071	127		1.8

表 13-2　胆囊癌患者合并胆囊结石的国内资料

著者	地区	胆囊癌例数	合并胆囊结石例数	（%）
胡国治等	诸暨（3 - 58）	34	6	17.60
白振杰等	郑州（2 - 208）	61	11	18
夏亮芳等	贵阳（2 - 198）	26	11	42.30
吕明德等	广州（3 - 56）	62	27	43.5
吴硕寿等	南昌（2 - 219）	12	6	50
张成裕等	长沙（3 - 56）	38	23	60.5

著者	地区	胆囊癌例数	合并胆囊结石例数	（%）
李旭东等	兰州（2-218）	102	81	79.4
安东均等	咸阳（3-60）	22	18	81.8
王光升等	合肥（2-222）	20	17	85

四、保胆取石（息肉）防癌更合情理

结石对胆囊黏膜的慢性刺激，胆囊慢性炎症是癌变的重要因素，据此预测 20 年后胆囊结石病患者中胆囊癌的患病率为 1.78%。国内近年的报告中胆囊癌患者合并胆囊结石的百分比在 18%～85% 之间，平均 53.1%（200/377）（表 13-2）。胆囊结石病者合并胆囊癌的患病率为 0.12%～13.3%，平均 1.80%（127/7071）明显高于国外资料的 0.3%（表 13-1）。特别是直径 ≥ 3 cm 的结石，癌变的概率更高，因此对一些无症状但恐癌的结石病患者，或有症状，结石较多、较大的患者，因惧怕胆囊切除的不良后果而要求保胆取石（息肉）的患者取出结石和息肉后减少了癌变的因素，癌变的概率也会降低，同时保胆可能避免了胆囊切除并发症及结肠癌高发等不良后果。

五、开腹手术时"顺便"切胆——"没事找事"

"合并需要开腹手术的其他疾病"时是否连同胆囊一并切除也存在较大争议。由于观察数据不同、近年来医生和患者对胆囊重要性认识提高、对胆囊切除患者造成不良后果的惧怕，在开展了保胆取石的今天，对于是否应该"顺手"切除无症状的结石性胆囊，存在争议就更不奇怪了。

早年的争议在数据的不同，早期报道的无症状胆囊结石都是因其他疾病开腹时发现，其中 37.1%～45.5% 发生胆绞痛或其他并发症，因此不少学者提出预防性胆囊切除的建议。而 1982 年，有学者长期观察发现 24 年中仅有 13% 的患者有急性发作，按寿命表法计算其发生急性症状的累计概率为 18%，无一人死于胆石症，所以认为预防性胆囊切除没有必要。但其他观察认为发现结石后 3 年内胆绞痛或并发症患病率高达 70%～82%，因此建议剖腹手术中偶然的发现的无症状性胆囊结石，同时切除胆囊是必要的。近年的争议在于对胆囊重要性和切胆不良后果的认识。在保胆治疗蓬勃开展的今天，在 2010 年 8 月，在新疆哈密举行的全国首届胆囊切除术后不良反应大规模人群调查暨第三届内镜微创保胆取石（息肉）基础研究高峰论坛上，我们发表了《保胆是预防医源性胆道损伤的根本出路》的报告；田富洲教授在 2013 年 8 月，全国第四届微创保胆学术大会上作《保胆保括约肌新术式治疗肝胆管结石》的报告时，认为在其他手术时顺手摘除是"胆囊含冤被切"；并在中华肝胆外科杂志 2001 年 7 月第 10 卷第 7 期，《治疗肝胆管结石一定要切除胆囊吗》一文中，对收治的 81 例已切除胆囊的患者进行分析，其中有 33 例是在治疗肝胆管结石时被"顺便"切除。陈训如教授在"胆囊切除与肝缺血"报告中指出，严格控制胆囊切除适应证，减少胆囊切除的数量，胆道损伤必然下降。

第二章　胆囊切除手术

自从 Langenbuch 1882 年开始首例胆囊切除以来的百年中，胆囊切除一直是胆囊良性疾病主要治疗手段，之前由于在疗效上没有比它更好的方法，因此成为一种标准的治疗措施。近 30 年来胆囊切除从已经传统开腹手术演化到腹腔镜下手术，有的医院还开始使用机器人系统，也有人在动物实验上成功完成了更加简便的胆囊化学切除方法[9]。

第一节　传统开腹胆囊切除手术[10]

1. 麻醉：连续硬膜外麻醉或插管全身麻醉。

2. 切口：切口选择，目的是位置合适，便于显露病灶，长度适宜，便于延长，尽量减少损伤，操作简便，愈合牢固，并发症少。如右上经腹直肌切口，右肋缘下斜切口等。

3. 进入腹腔后先探查，胆囊胆管的位置，大小颜色，有无穿孔，与周围脏器粘连等。胆囊壁厚度，胆囊内有无结石，胆囊颈部有无嵌顿，判断是炎症还是肿瘤。估计良性还是恶性。将左手示指伸入小网膜孔，了解胆囊壶腹部与胆总管有无粘连及浸润，胆总管有无扩张，结石，肿瘤，肝门部病变，胆囊三角是否清晰，了解肝，胃，十二指肠，胰腺情况。

4. 显露和处理胆囊管，辨清胆囊管与胆总管的相互关系，分离出胆囊管，在距胆总管 0.3～0.5 cm 处上两把止血钳，避开胆总管，肝右动脉，右肝管，然后切断胆囊管。分离胆囊动脉，胆囊动脉变异较多，尽量靠近胆囊颈部结扎，以免误伤误扎肝右动脉。

5. 结扎及切断胆囊动脉和胆囊管后从肝床上游剥离胆囊，最后摘除胆囊（顺行切除）。此手术的优点是术中出血少，但不适合于炎症较重、胆囊周围粘连较多的胆囊。后者常采用手术程序是先从胆囊底部游离胆囊，在逐步从胆囊底部，体部和颈部，分离胆囊的过程中逐个结扎切断胆囊血管，最后分离、结扎、切断胆囊管直至摘除胆囊（逆行切除）。这种手术方法的优点是可避免误伤胆总管。最多见的医源性胆道损伤是将胆总管误认为胆囊管而加以切断。目前不少临床医师采用顺行与逆行相结合的胆囊切除方法，即在分离胆囊管后不予切断，结扎切断胆囊血管、游离胆囊，辨清胆总管后再切除胆囊。这种术式的优点是术中出血较少并可避免误伤胆总管。在切除胆囊过程中，如果胆囊颈部与周围粘连严重而无法分离时可作部分胆囊切除术，即在切除大部分胆囊后，紧贴肝门部的胆囊黏膜经搔刮或石碳酸烧灼后探查胆囊管无结石，予以缝闭胆囊管，或局部置管引流。但无论是顺行切除还是逆行切除基本程序是必须解剖出胆囊管和胆囊动脉，结扎切断，最后将胆囊从肝床上摘除。如果患者全身情况欠佳，尤其是老年，可在取出胆石后作胆囊造口，并置管引出体外（图 13-2 ～图 13-5）。

图 13-2　肿大胆囊先行穿刺减压

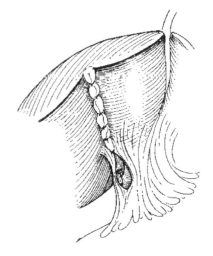

图 13-3　分离出胆囊管　　　图 13-4　牵引胆囊管，分离胆囊动脉　　　图 13-5　封闭胆囊床

第二节　困难情况下的胆囊切除术

胆囊切除在通常情况下是比较简单的上腹部手术，但是在病期长、解剖变异、局部水肿、粘连严重时按常规方法行胆囊切除可能相当困难，如果执意实现胆囊管"骨骼化"，以完成"分离、结扎、切断"胆囊管的经典步骤，完整切除胆囊，必然容易发生出血，血管损伤，脏器损伤和胆管损伤等严重并发症甚至造成患者死亡。为了避免这些并发症，很多专家建议在困难情况下采用胆囊大部分切除术和胆囊化学切除等方法。

胆囊大部分切除术[10]，困难情况下的胆囊切除术，此法的基本操作程序是切开胆囊，取尽结石，找到胆囊管开口，在腔内缝扎，切除游离部分的胆囊壁，留下与肝脏或其他外部胆总管，肝总管紧密相连的胆囊组织，用石炭酸，酒精或电凝破坏有生机的的胆囊黏膜。大量解剖不清，经典切除困难的病例采用了这种简化的手术方法都能防止医源性胆道损伤。按张圣道教授的统计约半数患者经保胆取石后 5 年或更长时间不复发，如果这部分人采取保胆手术，加上对经典切除有困难的患者果断采用简化的胆囊切除方法，这就大大减少经典胆囊切除的病例总数，仅对必须切除，而且解剖清楚的病例施行经典切除（含腹腔镜），这就从根本上降低医源性胆道损伤的绝对数和百分比（图 13-6）。

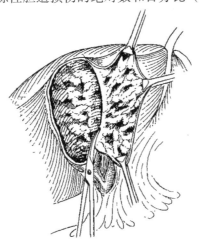

图 13-6　胆囊壁大部分切除，仅保留与肝面相连接的后壁，化学切除胆囊

以上图解引自谭毓铨《当代胆道外科学》P337～340

最近有人研究用更简单的方法即在取石，溶石的基础上采用化学方法腐蚀毁坏胆囊黏膜，使之纤维化，相当于切除胆囊的设想。而动物实验已经证明其疗效，若能实施，将比腹腔镜切除法更简单易行（详见第十四篇）。这些信息告诉我们，只有从改变方法着手，才是降低医源性胆道损伤的最佳途径。

第三节　腹腔镜胆囊切除术

虽然 Langenbuchu 已在 1882 年首次介绍了胆囊切除术，直到若干年后，因没有其他更好的方法胆囊切除术成为治疗症状性胆囊疾病的"金标准"。在此手术的危险性降至可常规应用以前化费了大量时间。现在，应用标准开腹胆囊切除是安全有效的，其并发症发生率为 4%～8%，死亡率为 0.5%，由于腹腔镜胆囊切除术的引入，由于 LC 是集光、电、气（腹）技术和设备为一体的新一代胆囊切除方法，它通过改变手术进路的方法实现切口美容，减轻伤口损伤，手术恢复快的目的，此操作的优点和安全性已得到肯定，并已流行和广泛实施。但因未能改变并发症发生率和死亡率以及胆囊切除对人体造成的近、远期不良影响。所以，LC 被证明有问题存在，存在疑问和广泛争议，焦点在于疗效的评定[11]和是否达到"金标准"[12]等问题。见有关章节的数据表明 LC 的危险性并未减少，甚至有所增加。

一、常规腹腔镜胆囊切除

（一）所需设备

1. 连接腹腔镜的冷光源、CCD 视频成像系统、连接操作器械的高频电刀以及调节气腹压力的气腹机。

2. 腹腔镜胆囊手术专用的穿刺工具，包括 5 mm 和 10 mm Tracar 及气腹针。

3. 腹腔镜专用的抓钳、分离钳、剪刀、电凝棒及冲洗吸引器等。

（二）麻醉，气管插管全身麻醉

（三）腹腔镜胆囊切除术基本方法是

对患者进行插管全身麻醉后。

1. 建立人工气腹，腹内压维持在 0.6～1.6 kPa，一般不超过 2 kPa（10 mmHg）。

2. 建立操作通道（有单孔、双孔、三孔和四孔法）。置入操作器械，如抓钳、分离钳、吸引器、钩状电刀、电凝棒等。一般取脐下缘切口进气腹针；剑突下平肝下缘自镰状韧带右侧插入第 2 个套管；右锁骨中线肋缘下 3 cm 处插入第 3 套管；在右侧腋前线处进入第 4 套管。

3. 用抓钳提起胆囊底部，显示胆囊颈部，用分离钳解剖出胆囊动脉、胆囊管，分别用三只钛夹钳夹管道的远近两端，从近到远，在第 2 只和第 3 只钛夹之间先后剪断胆囊动脉和胆囊管，用抓钳夹紧并向上举起胆囊管。用电凝钩在胆囊和肝脏之间切断胆囊与肝脏之间的连接组织，最后移除胆囊，从剑突下戳口取出。切记，胆囊动脉变异多，在分离过程中要明确胆囊与胆囊动脉的关系，分离易损伤胆囊动脉主干或分支，损伤门静脉，或扯断动脉或钳夹脱落导致出血，止血困难时宜中转开腹。胆囊管与胆总管汇合处和副肝管与肝外胆管汇合处变异多，除术前或术中直接胆道造影能发现外，术中难以发现。所以，切断胆囊管前必须尽量明确胆囊管与胆囊，胆总管和肝总管的关系，有时副肝管与胆囊管汇合，防止损伤的办法是尽量靠近胆囊颈部切断胆囊管，并紧贴颈部分离胆囊壁以防损伤副肝管。如粘连严重应中转开腹。上钛夹，不要太靠近肝右动脉、肝总管或胆总管。以免损伤与狭窄。最后冲洗腹腔，手术结束。

腹腔镜胆囊切除的优点是皮肤伤口小，出血少，腹内脏器干扰少，手术视野的照明良好，利于操作，伤口小，又不需要缝合，很少发生与切口有关的并发症。患者术后恢复快，住院时间缩短等优点。但是腹腔镜胆囊切除术有一定的局限性和适应证，目前尚不能完全替代开腹胆囊切除。

理论上几乎所有的传统开腹手术都可经腹腔镜完成。但实施腹腔镜手术时，术者只能借助于显示器上的二维图像进行操作，缺乏立体感；不能直接触摸病变的质地软硬，缺乏触觉反馈，有时难以判断病变的范围、性质等，组织确切的对合与缝合，尤其深部组织是对术者的考验。腹腔镜手术很大程度上依赖于手术设备和器械，因此对主刀医生的技术要求较高。另外，如果患者以前做过腹部手术，腹腔内会存在不同程度的粘连，会增加腹腔镜手术的难度。普通外科常见的腹腔镜手术种类包括：胆囊切除术、阑尾切除术、疝修补术、甲状腺切除术、胃大部切除术、结肠部分切除术、直肠癌根治术、脾切除术、胰体尾切除术、肝脏部分切除术等（图 13-7）。具体疾病是否适合行腹腔镜手术，要根据病情、设备、医生技能决定（图 13-8）。

图 13-7　腹腔镜手术腹壁穿刺部位

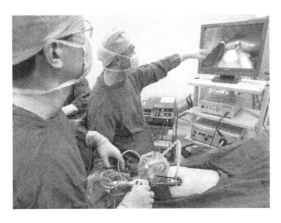

图 13-8　腹腔镜手术设备

二、单孔腹腔镜胆囊切除术

取平卧位，气管插管静吸复合麻醉下常规消毒铺巾；脐孔皮肤切开 1.5 cm，置入安全套管（12 mm），充 CO_2 人工气腹，流量 5 L/min，腹腔内压力为 15 mmHg，置入腹腔镜；改变体位头高足低（约 30 度），左倾位；以荷包针自肋下穿刺进入腹腔内，穿过胆囊底部浆膜层后自腹腔内戳创而出，收紧荷包线后，胆囊即吊至腹壁，暴露出胆囊三角区；认清胆囊管和胆总管汇合处，向右下牵引胆囊颈部，解剖 Calot 三角，分离出胆囊管和胆囊动脉，分别用 Hamlock 夹闭（近端二枚，远端一枚）后切断之；从肝脏胆囊床上电凝刀剥离胆囊，移去标本，电灼胆囊床止血；冲洗腹腔，完善止血，清点器械纱布无误，检查戳孔，止血，确定无活动性出血后退出套管；缝合脐孔处戳孔；术毕。

上海东方医院已完成大量病例，并经常举行学习班，胡海教授还介绍经验：切开胆囊壁时要求控制性降压（≤ 90/60 mmHg）纯切，这样既不出血，又宜于切开而损伤轻微，用可吸收 0000 线精细缝合，不会损失明显的空间。

2010 年 16 期《中国现代医学杂志》彭健、张阳德等报道，用普通 LC 手术器械为 25 例患者行经脐腹腔镜胆囊切除术的临床资料。结果 25 例手术均成功完成，结论经脐自然腔道腹腔镜胆囊切除术安全可行，疗效好，并可达到体表"无疤痕"的美容效果，有技术条件的单位可选择开展。

第四节　胆囊手术的术后处理

胆囊手术的术后处理和同其他上腹部手术。

1. 继续禁食，必要时持续胃肠减压，不作为常规，如炎症严重和手术创伤较大可放置，术后 2 ~ 3 天肠鸣音恢复或排气时拔除胃管，开始进流汁，进食 1 ~ 2 天后若腹不胀痛，可改订补液、半流汁。

2. 对留置引流管的患者要严密观察引流的通畅和有无胆汁外漏等。如引流量不多，腹腔引流管可于术后 1 ~ 2 天拔除，如有血、脓、胆汁样物流出，则在渗出完全停止后再拔除。

3. 要酌情用抗生素。加强抗感染治疗，注意水与电解质失衡的纠正。如同时存有心血管等疾病，应与专科医师取得联系，共同处理。

4. 对老年或感染严重的患者要加强术后护理，随时注意血压、脉搏、呼吸、心律和尿量的变化，需要时作好心电监护。

第三章 胆囊手术方法的进展

机器人辅助，经自然腔道胆囊手术进路有多样变化，适应不同人群的需求。

第一节 经自然腔道内镜手术（NOTES）发展状况简介

此文上海仁济医院李可为发表在《医学科普》杂志上，回顾内镜微创技术的历史，1987 年 Mouret 完成了第一例腹腔镜胆囊切除术，1991 年 Fletcher 和 Stoker 等报道了腹腔镜下经胆囊管途径胆总管探查术及腹腔镜下胆总管切开治疗胆总管结石的经验。目前 LC 被称成治疗胆囊结石的"金标准"；内镜外科手术有着创伤小，痛苦轻，对腹腔脏器干扰小，住院时间短，术后恢复快，适合某些不适合、不能耐受传统手术的患者等优点，微创治疗的理念已被广泛接受，并且不断有新的微创技术出现。

经自然腔道内镜手术（Natural Orifice Transluminal Endoscopic Surgery，NOTES）是一个新的术语，即经身体的自然孔道置入软性内镜，如通过其口、胃、肠、阴道等切口经内镜潜道置入操作器材进行这些腔道壁外的胆囊、阑尾甲状腺切除等手术。

NOTES 的起步和发展：经自然腔道内镜手术始于 1998 年，美国 5 所大学的有关专家组成了一个名为"Apollo"的小组进行了该方面的研究，其中经胃途径内镜手术是该小组最早的一项研究，1999 年 Apollo 在约翰霍普金斯大学医学院开展了活体动物上经胃腹腔镜手术，并于 2004 年发表了经口、经胃置入上消化道内镜，用内镜的电凝针切开胃壁，将胃镜经胃壁切口置入腹腔进行腹腔探查及肝活检的动物实验报告，从而正式提出了 NOTES 这一概念，这也是第一次公布 NOTES 实验资料。同年，印度 N. Reddy 和 Rao 进行了 7 例人体经胃阑尾切除术。

继之 Jagannath 和 Park 分别发表了内镜经胃行输卵管结扎和胆囊切除及胆囊—胃吻合的动物活体生存实验，证实 NOTES 技术的可行性。

法国斯特拉斯堡大学医院 Marescaux 领导的小组于 2007 年 4 月 2 日完成了世界首例临床腹部无瘢痕的经阴道内镜胆囊切除术。手术中除了在脐部插入气腹针维持气腹外，腹部无任何手术切口。这是人类第一次完成的真正意义上的临床 NOTES 手术，是 NOTES 的一个里程碑。

2005 年 7 月，美国胃肠内镜医师学会和美国胃肠内镜外科医师学会在纽约成立了由 14 位专家组成的工作组，即自然腔道手术评估与研究协会（Natural Orifice Surgery Consortium for Assessment and Research，NOSCAR），并于 10 月发表了白皮书（White Paper），总结了 NOTES 的研究成就，列出了开展这项工作必要的步骤和指南，指出了目前 NOTES 发展须解决的主要问题和未来研究的方向。2006 年 3 月，NOSCAR 在美国亚利桑那州的 Scottsdale 召开了第二次会议，会议认为开展 NOTES 工作的技术屏障并非不可克服，新的器械和设备正在研发和实验中。

第二节 NOTES 的技术现状

自 2005 年消化会议周后，大量有关 NOTES 的工作及实验展开，2006 年 SAGES 年会上各界提出了各自关于 NOTES 的工作及治疗经验。包括经自然腔道（经胃、经脐、经阴道）胆囊切除术、经胃胃空肠吻合术、经胃膈肌起搏电极植入术、经胃腹腔探查术、经胃输卵管结扎术、经胃腹壁疝修补术[9]、经胃脾脏切除术、内镜下胃减容术、经阴道阑尾切除术、经阴道肾脏切除术等。

第三节　经自然腔道开展的手术介绍

一、经阴道内镜胆囊切除术

1. 手术方法：脐下切开皮肤及盘膜，切口 5 mm，置入腹腔镜行腹腔探查。在腹腔镜监视下，于阴道后穹窿做一 1.5 cm 切口，置入直径 8 mm 的电子胃镜（GLF TYPE Q180）和一直径为 7 mm 的硅管，此硅管内可放置 NOTES 专用的操作器械（桐庐优视公司）。胃镜获得稳定图像后，撤出脐部 5 mm 腹腔镜，在此孔中置入普通腹腔镜器械。在内镜监视下完成胆囊切除术操作，标本自阴道后穹窿切口处取出。缝合脐部及阴道后穹窿处切口，阴道内填塞无菌纱条。术中操作轻柔，严格止血及预防胆瘘的发生，术后均未放置引流。阴道内填塞无菌纱条 24 小时后取出。通过脐部和阴部两把操作器械完成全部的手术，最大程度上保持了腹膜的完整性。由于脐部 1.5 cm 范围内和阴道后窟窿处感觉神经分布稀少，因此患者术后几乎无腹痛发生，脐部本身褶皱较多，切口缝合后，患者腹壁无可见手术瘢痕，手术创伤明显减轻，显著缩短了住院时间，大大减轻了医疗费用。

2. 我国开展 NOTES 与单孔腹腔镜胆囊切除术（Single-Incision Laparoscopic Cholecystectomy，SILC）术后评估，山东鲁南大学牛军、薄岩介绍者从 2007 年开始研究 NOTES，通过动物实验，比较各种入路途径（经胃，经结肠，经阴道内）的优缺点，证实在现有技术条件下，经阴道入路也比胃壁和结肠壁容易得多，而且通过术前阴道准备可有效控制腹腔感染。目前经阴道手术在妇科得到了广泛开展，手术范围不断扩大，手术安全性及可靠性已得到循证医学的大力支持，经阴道进入腹腔及阴道闭合已成为妇产科一项非常成熟的常规技术操作，这些都为我们率先开展经阴道 NOTES 手术技术提供了理论基础和技术保障，同时对现有的微创器械并不适合 NOTES 手术操作的难题，我们又设计并研发了 NOTES 专用器械和装置，为手术顺利实施及后续开展高级复杂的 NOTES 手术垫定了基础。我们改进了法国 M 医生完成的经阴道内镜下胆囊切除术。使用 NOTES 专用微创器械后，于 2009 年 5 月 24 日成功实施了亚洲首例经阴道内镜下胆囊切除术，截至目前已完成 30 余例手术。本文目的：客观地评价 NOTES 与 SILS，并进行两者间的对照研究。方法：回顾性分析我们团队收治的 30 余例 NOTES 患者，排除有腹部手术史等其他影响因素的患者剩余 26 例为 A 组，通过齐鲁医院病案检索系统选取同期于我院行单孔腹腔镜胆囊切除术的女性患者 17 例为 B 组，将 A、B 两组进行对照研究。比较两种术式患者的手术时间（T1/min）、术中出血（V/mL）、术后首次排气时间（T2/d）、术后 24 h 镇痛药（哌替啶）使用剂量（M/mg）、住院天数（N/d）、住院花费（C/万元）。探讨临床开展经阴道内镜胆囊切除术及经脐单孔腹腔镜胆囊切除术的可行性、安全性。结果：A、B 两组患者手术均顺利完成，无中转开腹，均无胃肠道穿孔、胆漏、腹腔感染等严重并发症。经阴道腹腔镜胆囊切除术与单孔腹腔镜胆囊切除术之间在手术时间及术中出血方面的差别无统计学意义（$P > 0.05$）；A 组术后首次排气早于 B 组（$P < 0.01$）；在术后镇痛药使用剂量方面经阴胆囊切除术组要明显少于单孔腹腔镜组；经阴入路患者的平均住院天数要少于单孔腹腔镜组（$P < 0.01$），但花费要高（$P < 0.01$）。结论：经阴道腹腔镜胆囊切除术与单孔腹腔镜胆囊切除术之间在手术时间及术中出血方面无差别；经阴胆囊切除术患者术后肠道功能恢复要快于单孔腹腔镜组；术后镇痛药使用剂量方面经阴胆囊切除术组要明显少于单孔腹腔镜组；经阴入路患者的平均住院天数要少于单孔腹腔镜组，但花费要高。（作者：薄岩　导师：牛军　山东大学临床医学（外科学）（硕士）2014 年）

第四节　经自然腔道手术优缺点

（一）优点

1. 没有体表疤痕。

2. 损伤小，恢复快，住院时间短。

3. 对同时有胃、肠疾病的胆囊疾病患者可省去再次手术。

4. 适合对体表切口大小要求高的人的需求。

（二）缺点

1. 操作不便，学习期长，大规模推广难。

2. 手离病灶远，辨认质地范围难。

3. 从无菌原则看，容易将所经路径的细菌带入腹腔，引起感染。

4. 可发生所有腔镜手术的并发症。

5. 手术适应证范围窄。

第五节　正确对待经自然腔道微创手术

自 2004 年问世以来，NOTES 作为一项新兴的微创治疗方式，有其独特的优势。新兴的事物需要一定的发展过程，从类 NOTES 手术到纯 NOTES 手术，医生们用十年的时间探索出了最使患者受益的方法。类 NOTES 手术是与腹腔镜等内镜相配合完成手术，是微创手术，但腹壁会留有较小的疤痕，纯 NOTES 手术则在体表无损伤，不仅达到美容效果，还极大程度减轻患者术后的疼痛。当今国际内镜专家多采用类 NOTES 手术，而纯 NOTES 手术虽创伤微小，但手术操作难度大，还未被广泛应用与推广。尽管有人形象地比喻这是微创治疗的"第二次革命"。但就客观来看，其仍然有很多局限性：

1. NOTES 技术目前尚处于起步阶段，仅仅存在一个临床技术的概念，尚未有明确的发展方向，需要长期进一步的研究。

2. NOTES 必须由一个团队来完成，其包括腹腔镜外科医师、内镜医师以及其他相关科室医师和护理人员，需要有一个完善的操作平台。

3. NOTES 有较多的技术难点，例如，选取合适的进路、穿刺孔的关闭、腹腔感染的预防、操作器材的技术支持等。

4. NOTES 同传统腹腔镜技术一样有着显著学习曲线，需要通过长期的实践来积累经验，有着长期学习的过程，因此早期发展过程中不可避免地会出现的手术并发症（出血、瘘、脏器损伤等）。

5. NOTES 技术目前还主要处在动物实验阶段并有一定实验资料，或仅能适合少数特殊人群、能否普及进入临床尚不得而知。

6. 国内 NOTES 技术的研究尚处于相对空白状态，尤其缺乏相关实验室及技术支持。

NOTES 是一项全新的技术，虽然它的出现引起了很多争议，甚至有人预言 NOTES 技术尚处在发展的初期就完全有可能被其他技术取代，但同样它也引起了很多人的注意以及尝试。对于 NOTES 的前景，大家都各执己见。NOTES 技术离成熟还有相当大的距离，但这是任何新技术的必经之路，相信随着技术的进步、设备和器械的改进，NOTES 能够进入临床并为特殊人群多一项选择并在疾病治疗上留有一席之地。

本书认为，SILC（单孔腹腔镜胆囊切除术）与 NOTES 相比，操作相对容易、有腹腔镜经验的支持、无消化道及阴道等细菌进入的机会、经费付出及伦理风险少。

第四章　胆囊手术方法进展
——机器人手术系统的发展历史与未来

一、机器人手术系统的发展历史

美国 Computer motion 公司在 1994 年研制了第一台用于辅助微创手术的内镜手术系统—伊索系统，1998 年，Computer motion 公司开发了第二代宙斯（Zeus）系统，由 3 只机械臂、医生操作台及计算机控制器组成。第三代机器人系统是 Intuitive surgical 公司生产的达芬奇（da Vinci）系统，已获得欧洲 CE 认证和美国 FDA 认证，并于 2000 年被正式批准应用于临床应用。达芬奇系统是现在最为先进、成熟和应用最广泛的机器人手术系统。

二、达芬奇机器人系统的构成（图13-9）

1. Surgeon Console 术者操作台

该操作台是达芬奇系统的控制核心，由计算机系统、监视器、操作手柄及输出设备等组成。使用达芬奇手术系统时，医生舒适的坐在控制台旁操控，同时观察着一个高清、3D 的患者体内影像。医生可以用手和手腕，自然地随着视线，操控显示器下面的手指操控装置。达芬奇系统可以无创的将医生的手腕和手指的动作精确地、实时地传递到手术器械上，同时术者双脚置于控制台脚踏上配合完成电切、电凝等相关操作。

手术台车与仿真影像系统　　　　　　　　　医生操作系统

图 13-9　达芬奇机器人系统

2. Patient-side Cart 手术台车

手术台车是手术过程中患者所在的位置。它包括三个到四个用来执行医生要求的机器手臂。机器手臂依靠一个固定的支点来转动或移动，以减少对患者的创伤，提高切口的美观度和整体的精确性。这个系统需要每一步的手术操作都是直接被医生所控制，使用前要反复进行安全检查，来避免器械或机器臂动作失控。

3. Endo Wrist Instruments 仿真机械手

一系列的内置机械手腕装置可供医生手术时使用。这个装置设计有七个角度的移动，范围甚至比人手腕运动的角度还广。每台机器人至少要有四条特定手术功能的机械臂，通用的有持针臂、抓钳臂、剪刀臂和持腹腔镜的机械臂等。每条臂上有很多小关节，完成相关动作。例如，钳夹、缝合或组织处理，在进行深部操作时，机械手因为动作灵活，体积小巧比开放手术的人手操作更有优势，并且手术医师的手部抖动信号可被 Intuitive 控制技术自动过滤，提高手术的精确性，减少损伤。

4. Vision System 影像系统

影像系统装配有，高清的 3D 内镜（头端有摄像机和灯的挠性管）；图像加工装置，它可以提供患者的逼真的解剖结构。手术视野可以通过一个大的图像监视器（视频系统）被整个手术团队所见。这种宽屏视图可以给在手术台车一侧的手术助手提供一个更宽广的手术视野。

5. 达芬奇系统的操作方法

操作者坐在椅子上操作，配带上双物镜，达芬奇机器人是 3D 显示，确保立体感和层次感，获得逼真空间距离感。支撑手臂的挡板上有 LED 显示屏，显示患者、医生、术式等信息。手指在前方操作杆上进行操作，可同时操控两条机械臂，根据需要进行移动、切割、止血、缝合、打结等动作，最后切除胆囊。脚下是脚踏板，左边黑色的控制腹腔镜机械臂的移动，右边是和普通电刀的脚踏板一样，黄色切割，蓝色止血。

机器人手术时，首先在胸壁或腹壁上打几个直径 1 cm 的小孔。机器人的机械臂通过小孔进入患者体内，这时，患者体内的情况就会通过摄像头在 3D 屏幕上显示出来。术者可以清楚的看到解剖层次和位置，确认手术部位，进行手术操作。主刀医生在控制台控制机器手臂的运作，助手在患者旁边协助，整台手术只需要一名主刀医生和一名助手即可完成。

三、机器人手术的优势

1. 视野宽，3D 立体感强。机器人拥有三维的"眼睛"，突破了人眼的局限，并且可以使手术目标放大 15 倍，从而保证手术视野可以清晰地看到微小的毛细血管，保证了手术的安全性，精细、准确。

2. 机械臂灵敏度不逊于人手。机器人手术器械具有 7 个方向自由度的仿真手腕，极大地提高了手术灵活性，灵巧的"手"具有人手无法比拟的稳定性、重现性及精确度，计算机辅助系统可滤除生理震动，缩小幅度比例，因而可以完成精确复杂的各类高难度手术。并且机械手体积小，自由活动度大，可完成更加精细复杂的手术操作。传统腹腔镜手术最困难的是缝合、打结，达芬奇机器人能够比人做得更好，就连之前不会做腹腔镜手术的医生都可以操作。

3. 无需开腹、创伤小、出血少。手术切口小，创伤少。患者术后疼痛减轻、恢复快、住院时间短，感染风险及输血概率降低。有学者报道，达芬奇机器人可将手术感染的风险几乎降至为零，缩短患者一半住院时间，手术并发症及输血概率亦可大幅降低。

4. 据称机器人手术的学习期曲线比腹腔镜短，手术操作的灵活性、协调性、精确性都有很大提高，打结和缝合更容易，更易被学习掌握。

5. 操作的医生可舒适地坐在操作台前进行手术，也可以离开手术台，只需在一个控制台上面去控制机器臂就可以完成整个手术流程，减轻术者疲劳，减少了因疲劳而出现差错的概率，特别对复杂的，耗时较长的妇科肿瘤手术非常有利。

6. 现在是四个孔，将来有望变单孔。

7. 具备腹腔镜的所有优点。

四、存在问题

1. 现在手术指征比腹腔镜窄。达芬奇机器人现在主要应用于泌尿外科、甲状腺、妇科肿瘤、胃肠、儿童外科等相关手术，原因在于这些地方的病症不是牵涉敏感神经，就是隐藏很深需要高精度的操作。

2. 机器人价格昂贵，体积庞大，手术成本较高。医院投入大，做同样的手术，患者医疗费用支出增加。据上海进博会数据每台"达芬奇"售价 60 万~250 万美元，每个机械臂只能用十次，必须更换。也有报道当地每台售价 1000 万人民币，国内售价 2000 万元，目前尚未全面列入医保报销范围。

3. 触觉反馈，力反馈缺陷。达芬奇机器人最主要的技术缺陷有：无触觉，无法分辨组织韧度和触摸血管搏动，没有温热觉，不能分辨体内不同组织间的温度差异；缺乏握力及压力反馈系统，对大的动作有"力反馈"作用，对精细动作却不起作用。但有的医生说"刚上手时会不习惯。但随着手术次数的增加和实践经验的积累，触觉反馈已经不是最大的障碍。这背后就牵涉到达芬奇机器人的智能纠错功能，可以实时控制和纠正外科医生辅助动作过大带来的抖动，减少操作误差。"

4. 结构复杂，故障难免，术中控制台与机械间的无线通讯易受到干扰。

5. 医生与患者距离比其他手术远，遇急性大出血等意外，难及时处理。

6. 用冷、热源电器械钝性分离，切割等与腹腔镜相同，也容易发生腹腔镜同样的并发症。

7. 机器人手术事故的责任，"机器人"只是辅助系统，排除器械因素后，责任主体是选择路径的医生。

五、达芬奇手术机器人在肝胆外科的应用

2017 年 3 月 31 号截止目前达芬奇机器人已经在中国完成了 6 万多例手术。当前腹腔镜技术已广泛应用于腹部外科手术，腹腔镜技术自身的局限性也逐渐显露出来，造成了一些手术盲区，加之器械臂长、硬、直、可操作性差，复杂精细的微创手术采用腹腔镜技术常常显得非常困难。限制了精细外科操作和开展复杂的外科手术。而在肝胆胰外科，由于肝脏、胆道、胰腺复杂多变的解剖结构，成为传统腹腔镜手术发展的"瓶颈"，达芬奇手术机器人的出现为肝胆胰外科的微创手术操作提供了良好的技术条件。目前胆囊切除术，高难度胆囊切除术，胆囊切除术＋胆道取石术，胆囊癌根治术，胆囊切除后胆道损伤修复术（E3，E4）胆总管囊肿加胆囊切除并胆肠吻合等都有成功报道。中山医科大学孙逸仙纪念医院 肝胆胰外科陈汝福教授成功为患者完成了我院首例机器人辅助胆囊切除术，手术全程顺利，历时 30 分钟，"零"出血。

六、医疗辅助机器人未来发展及国内进展状况

1. 可以进行全世界远程合作手术和远程教学手术目前已施行 20 多例。2001 年 9 月 7 日，在美国纽约的外科医生 Marescaux 和 Gagner 一边观看电视屏幕操纵机械手，一边通过宽带光纤传送，遥控法国斯特拉斯堡医院手术室的机器人 ZEUS，为一位 68 岁的患者成功进行了首例跨洋机器人胆囊切除术。2005 年 6 月，台湾秀传纪念医院和美国佛罗里达的 Cleveland 医学中心，运用了远程合作系统成功完成了亚洲首例远程合作微创心脏搭桥手术。

2. 手术机器人技术发展到现在，出现了很多种细分。比如前一段时间报出的空军军医大口腔医院和北航研发的世界首台自主式种植牙手术机器人、内镜外科手术机器人，矫形外科（脊柱，创伤，关节）机器人，神经（耳鼻）外科机器人等。天智航的"天玑"骨科机器人已经进入市场。

3. "妙手 S"手术机器人："妙手 S"是天津大学研发的具有自主知识产权的微创外科手术机器人系统，较国外同类产品有三点技术优势。第一是运用了微创手术器械多自由度丝传动解耦设计技术，解决了运动耦合问题，固定、防滑、防松，更有利于精度保持。第二是实现了从操作手的可重构布局原理与实现技术，使机器人的"胳膊"更轻更适应手术的需要。第三是运用系统异体同构控制模型构建技术，解决了立体视觉环境下手－眼－器械运动的一致性。据了解，天津大学机械学院院长王树新的介绍，与国外进口手术机器人相较，"妙手"具小型化与集成化特点，系统调整布局优化，结构精巧，已突破了微创手术机械的关键技术问题，解决了机器人成套技术难题，达世界先进水平。是一种全新型、具自主知识产权的腔镜辅助手术机器人系统。系统的主要硬件、软件、材料和系统设计等均为我国自主研制。打破了同类进口产品的垄断局面，并大大降低了患者医疗费用（表 13-3）。

表 13-3　胆囊结石的自然过程（文献摘要汇总）

著者	报告年代	症状分组	随访年数	观察例数	并发症			并发症+胆道痛				预防性胆囊切除例数	死于胆石例（%）	胆囊癌例（%）
					例数	患病率（%）	平均年发病率（%）	例数	患病率（%）	平均年发病率（%）	预期20年后无症状率（%）			
顾倬云等顾	1989	无	30	27	…*	…	…	5	18.5	0.7	86.9	9	0	0
Friedman 等①	1989	无	20	123	7	5.7	0.3	10	8.7	0.4	92.3	13	1　0.8	0 -0.24
Friedman 等②	1989	轻微	25	298	26	8.7	0.4	41	13.8	0.6	88.7	58	0	1
McSherry 等①	1984	无	5 -	135	4	3	0.6	14	10.4	2.3	62.8	5	0	0 -0.14
McSherry 等②	1984	有	7 -	556	80	14.4	2.2	554	99.6	55.2	≤0.01	0	2　0.4	1
Thistle 等①	1984	有+无	2	193	5	2.6	1.3	-70	23.0	12.2	7.4		0	0
Thistle 等②	1984	有	2	112	7	6.3	3.2							
Gracie 等	1982	无	24	123	3	2.4	0.1	16	13	0.6	88.7	35	0	0
Wenckert 等		重+轻	11	781	144	18.4	1.7	398	51	6.3	27.2	0	13　1.7	3　0.4

1. 无症状组：顾；F①；M①；G 组；②症状性结石病组；F②；T①；T②；W 组；轻微症状组 F②；近期无症状组 F②

* 只报告了并发症+胆道痛的总数，未将二者分开

（莫国贤　刘　胜）

参考文献

［1］周孝思．胆囊切除的适应证［M］//黄志强．当代胆道外科学．上海：科学技术文献出版社，1998：276.

［2］冉瑞图．发展中国特色的胆道外科［J］．中华外科杂志，2000，16（3）：163-165.

［3］周孝思．无症状性胆囊结石病［M］//黄志强．当代胆道外科学．上海：科学技术文献出版社，1998：275-278.

［4］顾倬云．胆囊结石病的自然过程［M］//黄志强．当代胆道外科学．上海：科学技术文献出版社，1998：279.

［5］Graie．胆囊结石的自然过程［M］//黄志强．当代胆道外科学．上海：科学技术文献出版社，1998：281.

［6］Lowenfels．胆囊切除术的适应证［M］//黄志强．当代胆道外科学．上海：科学技术文献出版社，1998：277.

［7］Maringhini．胆囊结石与胆囊癌［M］//黄志强．当代胆道外科学．上海：科学技术文献出版社，1998：285.

［8］石景森，孙学军，郑见宝．对我国胆囊癌临床诊治现状的种种思考［J］．中华肝胆外科杂志，2012，18（12）：889-892.

［9］黄志强．胆道的百年沧桑——从 Langenbuch 到 Mouret［J］．中华外科杂志，2013，51（3）：193-197.

［10］谭毓铨．开腹胆囊切除术与胆总管探查术［M］//黄志强．当代胆道外科学．上海：科学技术文献出版社，1998：335-341.

［11］Majeed AW，Troy G，Nicholl JP，et al．Randomized，prospective，single-blindcomparison of laparoscopic versus small-incision cholecystetomy［J］．Lancet，1996，347：989-994.

［12］吕新生，主译．腹腔镜手术并发症的预防与处理［M］．湖南：科学技术出版社，2002：60.

第十四篇　胆囊切除术并发症

第一章　胆囊切除手术并发症

第一节　胆囊切除手术的主要并发症

传统胆囊切除与腹腔镜胆囊切除主要共同并发症是：出血、胃肠道脏器损伤、胆道损伤、右副肝管损伤，切口感染、腹腔感染、膈下和肝下感染或脓肿形成等。近20～30年来，由于腹腔镜胆囊切除已经广泛开展，已从大城市推向中小城镇，占胆囊切除术的90%～95%[1]，文献报道反映的多是腹腔镜胆囊切除（laparoscopic cholecystectomy，LC）并发症的资料。LC的主要并发症发生率为2%～11%，死亡率为0.05%～0.1%。与OC不同，超过50%的LC死亡患者是死于技术并发症[2]。

LC的并发症有：

一、出血发病率 0.25%[3]

术中出血多因肝功能异常，伴有门脉高压，凝血机制障碍等，使剥离胆囊时肝面渗血不止；术中止血不彻底或胆囊动脉结扎不牢也是出血的重要原因；手术后胆道出血中，感染是胆道出血的主要原因，可使胆管上黏膜溃疡加深，形成动脉–胆管瘘，造成胆道的大出血，也可发生周期性出血；肝胆囊床出血。术中应加强止血，胆结石合并肝硬化门静脉高压症手术危险性大大增加，甚至可使手术无法进行或因发生大出血而死亡。

二、感染总发病率 0～23%[4]

胆囊切除是有菌手术，切口感染、腹腔感染及脓肿形成难以绝对避免。

三、肠穿孔总发病率 0.14%[5]～4%[6]

主要由于穿刺损伤和器械电灼伤引起。

四、术后延迟性胆漏总发病率 0.29%[5]

约80%的胆管损伤存在胆汁漏[7]。术后胆瘘的病因：术中电灼损伤肝外胆管，胆总管或副肝管的管壁，当时组织坏死未溶化，穿孔，术后延迟胆漏；残端结扎线脱落；术后短期内T形管滑脱，尚未形成坚实的窦道壁时就过早拔除T形管；胆囊从胆囊床剥离后暴露在创面上的迷路胆管流出胆汁未发现或未完全电凝创面。

五、大血管损伤总发病率 0.25%[8]

肝右动脉可贴近胆囊壁直接分支进入胆囊壁内，也可经右肝管或胆总管后方到达胆总管右侧，上行经Calot三角入肝，故术中更易损伤。胆道供血血管的损伤可引起胆道狭窄至坏死。2013年8月，全国第四届微创保胆学术大会上，陈训如教授[9]在报告中汇总了2009年文献统计的65例66个腹腔镜手术后假性动脉瘤，其中肝右动脉最常见，41例。其余肾动脉14例；胆囊动脉3例；腹主动脉3例；腰动脉、肋间动脉、肾上腺下动脉、髂动脉各1例。肝右动脉损伤可引起肝硬化，部分患者需要肝叶切除甚至肝移植。所以在关注胆道损伤的同时不要忽视胆囊切除引起的血管损伤。

六、医源性胆道损伤

腹腔镜胆囊切除术主要胆管损伤率报告为0～2.0%[10,11]或0～2.35%[12]。Mirizzi综合征胆道损伤率国外报道高达16.7%[13]，国内资料报道20.93%[14]对胆总管下端嵌顿结石探查时损伤不少见；胆管壁上胆管周围血管丛，血液循环丰富，炎症刺激能使血管增生，扩张，血流增加，手术时电凝止血或分离胆囊颈部和胆囊管周围粘连时解剖不清或牵拉过度，将胆总管当胆囊管误扎或切断；造影剂造成的刺激可对胆管壁黏膜造成损伤或形成溃疡。胆囊切除最严重的并发症是胆道损伤（见本篇第二章有专题阐述）。

七、胆囊切除引起胆汁性肝硬化和肝萎缩

这是胆囊切除造成血管损伤和胆道损伤的直接后果。

八、残留或继发结石

胆囊切除结石残留在胆囊管发生率的报道范围从1.03%～12.3%[15]不等。未包括残留在胆总管和腹腔残留或继发结石。原因有：①术前情况不明，包括未检查、检查遗漏，忽略有8%～10%合并胆总管结石，蔡苗引用韩杰吉资料，术前B超发现率低26.7%～29%[16]。MRCP对小结石诊断不敏感[17]。②术中未能发现，开腹手术可以靠手的触觉，而腹腔镜器械（包括目前的机器人系统）都没有"触觉反馈"功能[18]。③手术麻醉后肌肉松弛，在胆囊管与胆总管交界处的结石落入胆总管。④手术时，特别是腹腔镜手术时，胆囊穿破后，由于胆囊张力过大，结石像"泥石流"一样涌出，来不及拣出或吸出，吸力太大，气腹压过低，视野不清，网膜和肠管迅速填满原有空间，流出的胆泥和结石扩散移位到腹腔其他部位，再次冲气，再拣结石时容易遗漏，腹腔残留结石率0.5%[19]·形成脓肿发生率有的高达0.02%[20]～1.29%[21]。

无论切胆还是保胆减少结石残留都关系到治疗的效果，主要方法是术前明确诊断，B超对5mm以下胆囊管结石难以发现，MRCP胆囊管水影多维放大成像图有利于观察到胆囊管充盈缺损；小切口保胆取石时可用手指触摸胆囊三角处，容易触及胆囊管结石；腹腔镜保胆时，有条件单位凭借术中B超设备发现胆囊管结石，但处理比较困难，因为分离胆囊管是胆道损伤的主要原因，即便是能分离切开取石，缝合胆囊管时由于不可能像手工那样精准，容易缝针过界伤及胆总管，重蹈腹腔镜胆囊切除的覆辙，如保胆也遭致胆总管损伤，更不值得。

九、胆心综合征

胆心综合征－胆囊有丰富的神经支配，当手术牵拉等原因刺激兴奋迷走神经后易产生反射性支气管痉挛，冠状动脉收缩，心肌缺血心率减慢，心律紊乱，血压下降，严重者心跳骤停。

十、意外胆囊癌的发现率与漏诊率增加

意外胆囊癌[22]的发生率占所有胆囊切除标本的0.3%～1.5%，传统开腹切胆术后意外胆囊癌发生率为0.34%左右，国外文献报道LC术后意外胆囊发生率为0.15%～2.85%。石景森[23]指出腹腔镜胆囊切除术增加了胆囊癌早期病例发现率，多数是尚在胆囊内的Nevin原位癌Ⅰa，Ⅰb期。许多胆囊癌虽然术前没有确诊，但能被有经验的外科医生术中发现。如果外科医生在手术过程中没有对胆囊标本进行仔细检查，没有对可疑病灶进行冷冻切片病理检查则会发生误诊，漏诊。由于LC缺少触觉反馈功能，仅凭外

观是不能排除胆囊癌的。近年来 LC 得到普及，少部分外科医生为了追求手术的速度和例数，省去了术中检查标本的步骤，甚至有在基层连续多例手术时忽略肉眼检诊和病理检查，使术中漏诊增多。所以不论采用哪种术式，均应对胆囊标本进行认真检查，特别是高危人群的标本，以避免事后的尴尬以及再次手术。

保胆取石取息肉术中，常规对胆囊壁触摸，胆道镜的仔细观察，常能及时发现早期胆囊癌，避免漏诊，及时给予合理治疗，在这点上小切口优于全腹腔镜。

第二节　美、中两国腹腔镜胆囊切除术结果的比较

如表 14-1 所示。从表中可以看出约 95% 的腹腔镜胆囊切除患者，术后恢复顺利，但仍还有一部分发生胆道、肠道和血管损伤等并发症，值得引起注意。

表 14-1　美中二国腹腔镜胆囊切除术结果的比较[24]

	美国	中国
病例数	77604	3986
死亡率%	0.04	0.10
中转开腹手术率%	1.2	2.9
并发症		
胆管损伤	0.61	0.32
血管损伤	0.25	—
肠管损伤	0.14	—
术后胆漏	0.29	0.7
术后出血	—	1.15

（源自"当代胆道外科学"P350）

第二章　医源性胆道损伤

第一节　医源性胆道损伤的发病率

1. 医源性胆道损伤是指外科手术过程中造成的胆管损伤，主要是上腹部手术，如胆囊切除术、胃窦和十二指肠穿透性溃疡的切除术、肝切除等。

据报道 1963—1985 年的 61 例胆道损伤中，胆囊切除术致伤者 48 例，占 78.68%，1989—1994 年 9 月的 42 例中因胆囊切除致伤者占 68.85%，足见胆囊切除术在医源性胆道损伤中是主要和常见的致病原因[25]。

2. 1905 年以来全世界的胆道外科医师就开始致力于胆管损伤的预防和治疗。但近年来胆管损伤有上升趋势，可高达 2.35%[12]；与开腹胆囊切除术相比，LC 术中胆管损伤的危险性要高 2~6 倍［指南 1，2］。

3. 大宗病例的流行病学调查结果显示：胆囊切除术后胆总管损伤的发生率在 0.5% 左右［指南 1-4］。以美国为例，每年约 60 万个胆囊切除，按此比例每年可能发生 3000 例医源性损伤，只要按目前技术和设备切胆，各类情况都可能发生胆道损伤。概括起来是发达国家低，发展中国家高，有经验的医生低，初学的高，开腹胆囊切除术胆管损伤率下降，LC 升高，适应证严格者低，适应证宽者高。在美国和英国，34%~49% 的普通外科医师在手术中曾造成至少 1~2 次的胆管损伤［指南 5-6］。Massarweh 对美国外科医师学院从事 LC 的会员所进行的一项调查（文章发表在 J Am Coll Surg 2009，209：17-24），结果表明，高达 37.8% 的 LC 术者至少有超过 1 次胆道损伤，该作者所在中心，1991 年开展 LC 至今，有着超过 3000 例 LC 经验，其中有胆道损伤经历的术者仍然会酿成新的胆道损伤。Meyers 报告，外科医生最初 13 例腹腔镜胆囊切除术中，胆道损伤发生率为 2.2%；12 个胆道损伤患者中 10 个是外科医生最初的腹腔镜手术中发生的[25]，在发展中国家，腹腔镜胆囊切除，较多仍然处在"学习曲线"阶段，可能仍有较高的胆管损伤率，如伊朗的一篇报道，在 426 例腹腔镜胆囊切除术中胆管损伤率占 1.4%[26]。Mirizzi 综合征国内报道胆管损伤率高达 20.93%[14]。而且任何国家和每一个医生都必须经过这个"学习曲线"阶段，任何一个患者都有可能遇到这个阶段的医生，当我们读到这些发病率数据时，切记损伤和并发症的报告比实际发生的少，成功的报告比失败的多。尽管国家和个人的水平都在变，但不变的是 30 多年来胆道损伤的发病率在上升，这就是本书和胆道外科界寻找根源的原因。

4. 几个主要国家的胆管损伤率如表 14-2，表 14-3，表 14-4 所示[25]。

表 14-2　77604 例腹腔镜胆囊切除术的胆管损伤

损伤部位	病例数	剖腹探查病例数（例）
胆总管	271	239
肝总管	88	38
右肝管	8	7
副肝	48	25
胆囊管	94	38
总计	459（0.59%）	347

表 14-3　77604 例腹腔镜胆囊切除术后 33 例死亡原因

死亡原因	例数
手术损伤	18
胆管	5
主动脉	31（1 例并腔静脉）
小肠	2
结肠	2
胆囊床出血	2
肝动脉	1
门静脉	1
胆囊管瘘，脓毒症	1
十二指肠	1
非技术性	15

表 14-4　腹腔镜胆囊切除的胆管损伤率

	病例数	胆管损伤率%
美国	1771	0.2
英国	2131	0.3
瑞士	1091	0.46
比利时	3244	0.5
美国（Deziel）	77604	0.59
新加坡	1100	0.9
日本	2888	0.9

第二节　腹腔镜胆囊切除所造成的胆道损伤的特点

归纳起来，损伤部位高，发病率高，隐匿性高，修复代价高是 LC 造成胆道损伤的主要特点。

一、比开腹的发生率高

近年来 OC 胆道损伤发病率从 0.5% 下降至 0.2%，而 LC 仍然在 0.5% 以上，并有上升趋势，多数统计 LC 是 OC 的 2~3 倍。据报道 80% 的医源性胆管损伤来自胆囊切除术，尤其是 LC［指南 18］。发达国家美国加洲，LC83449 例，胆道并发症 10.0%，严重损伤 0.4%（n＝347），14 年中未下降，而高位胆管损伤比例增加 5 倍，低位下降 41.7%。

二、在术中不易发现

电灼伤当时不一定有胆汁外渗，组织液化变性坏死后才有胆汁漏出，多在回病房后几天才有症状。胆漏和腹膜炎有渐进性，隐匿性，临床过程不明显，也不典型，常导致处理失误。

发现延迟、错误的治疗，处理相对困难，后果比较严重。只有 1/3~1/2 的胆管损伤能被及时诊断，超过 70% 的胆管损伤仍错误地由原手术医师或非专科医师实施初次修复［指南 1，6］。延迟诊断可造成胆汁性腹膜炎、化脓性胆管炎甚至脓毒血症、器官功能障碍综合征（MODS）等，认为不仅增加损伤修复术后并发症和胆管再狭窄的发生率，甚至可危及患者生命［指南 12，41-42］。诊断的延误和错误的治疗造成患者反复接受手术或介入治疗，部分患者由于继发病变如肝脓肿、胆汁性肝硬化、门静脉高压症等需要行肝切除术甚至肝移植［指南 8-9］。

Nuzzo 等［指南 47］对 1998 年至 2000 年意大利 56591 例胆囊切除术的多中心回顾性调查结果显示：胆管损伤的术中诊断率为 46.0%。

三、胆道损伤后果严重

黄晓强、黄志强[27] 通过检索解放军医学图书馆中文生物医学期刊数据库从 1995 年 1 月至 2000 年 1 月全国各级期刊关于胆管损伤的论文（国内资料）统计来自 165 个医疗单位 2742 例医源性胆管损伤。结果统计显示胆管损伤的 94% 来自与胆囊有关的手术，以胆管横断伤为多（47%），损伤类型主要为胆总管（44%）和肝总管（36%），胆道损伤后，胆道狭窄发生率较高，文献报告达 80% 以上，需再手术率达 73%，李海民等[28] 报告总的再手术率为 85.71%。

Stewart 和 Way［指南 56］报道胆管损伤如由非专科单位实施初次修复的成功率为 17%，二次修复的成功率为 0，而专科中心实施初次修复的成功率为 94%。Carroll 等［指南 44］分析 46 例涉及司法诉讼的胆管损伤患者的临床资料，结果显示：确定性手术由原手术医师修复的成功率为 27%，由专科医师修复的成功率为 79%。黄志强院士[29] 报道，在我国如（兰州）某大学的一篇报道中，比较有经验的外科医生与缺乏经验医生结果的差别，前者在 42 例的手术中，有 16.7%（7/42）手术失败，28.6% 再修复手术，后者在 35 例中 68.8% 失败（24/35），70.8% 需要再手术修复，死亡 1 例（2.85%）。

随着胆囊切除术增多，胆管狭窄的病例数也增多，更以此病对患者带来严重的后果而得到外科界的重视。以往，约有 30% 的胆囊切除术后胆管狭窄的患者可能成为"胆道残废"而影响终身；胆道是一条独一无二的纤细的管道[29]，然而维系着生命的需要，所以胆管的手术往往看起来"容易"，而做起来很困难，再次手术率也最高。胆道的再次手术会比首次手术的效果更差。

钱建荣教授[30] 指出肝门部胆管损伤所造成患者主要的临床病理学特征为：高位胆瘘-反复胆道感染和胆管狭窄及硬化-胆汁性肝硬化-门静脉高压症-上消化道大出血-肝衰及多脏器衰竭死亡。胆道损伤所导致的严重生理学和病理生理学的改变，常使得患者丧失劳动能力或终身残疾，生活质量明显下降，其因胆道感染胆汁性肝硬化的最终病死率可高达 30% 以上［指南 4，15］。

胆管损伤后临床主要的表现[29] 即为胆汁漏，而不同部位的胆汁外漏对生理的扰乱也不相同。从肝内胆汁和胆囊胆汁成分的比较，我们必须注意到其电解质成分、胆酸及蛋白质等含量的明显差异，尤其是肝内胆汁中含有较高浓度的蛋白质成分，这便提醒我们注意：常见的高位胆管损伤和肝内胆管置管外引流者，大量的肝内胆汁丢失所致的生理紊乱要远比胆囊造口者严重得多。患者的体能进行性下降，给进一步治疗带来负面影响。

四、胆道损伤并发血管损伤

1. 胆道手术的肝动脉损伤[31]

腹腔镜胆囊切除术中的肝动脉损伤发生率约为 0.06%，但数字并不准确，因为很多情况下可能未被发现。"典型"的腹腔镜胆囊切除术胆管损伤属高位损伤，可以伤及胆管分叉部致胆管组织缺失。这可能是因为术者将胆总管误认为胆囊管而夹闭、切断，再沿肝总管左缘向肝门方向分离，最后在肝管分叉部之下切断肝总管，甚至切断了肝管分叉部或切除部分右肝管，造成大范围的肝门部胆管缺损。此种损伤，常伴有肝右动脉损伤及手术中出血，可能同时有门静脉损伤，因而常在 Calot 三角处广泛使用电凝或钛夹止血。如 Madariaga 报道的 14 例胆管损伤中，5 例合并右肝动脉闭塞，另 1 例尚有门静脉闭塞。Bachellier

报道的 15 例伴有肝右动脉损伤者，2 例施行血管移植；属于 Bismuth Ⅲ 型及 Ⅳ 型的损伤性胆管狭窄患者中，可能有 60%~70% 合并血管损伤。Alves 报道 55 例胆囊切除后胆管狭窄（80% 为腹腔镜胆囊切除术）再手术前常规血管造影，发现 47% 合并肝动脉损伤（右肝动脉伤 36%，右肝动脉假性动脉瘤 4%，肝动脉合并门静脉伤 7%），但合并肝动脉损伤者并未影响病情。

病例介绍，51 岁，男性，10 年前因行腹腔镜胆囊切除术中出血并损伤胆管，随后曾施行过 2 次胆管空肠吻合，但每次手术时均有大量出血，频繁发作急性胆管炎，手术医生认为：门静脉错位，在胆管的前面，所以无法避免出血。进一步的影像学检查了解病情的本质。经过一系列的血管学检查评估明确了病变实质：患者在 10 年前腹腔镜胆囊切除术中损伤了胆管、肝右动脉、右门静脉，术后并发胆漏，后因继发肝门胆管十二指肠瘘，胆漏逐渐闭合，但随之而来的是胆管狭窄和胆管炎症。由于肝右动脉损伤和右门静脉狭窄，肝脏呈现增大、萎缩复合征，即左肝进行性增大伴随右肝萎缩，肝门向右、后、上方旋转移位，使原位于后方的门静脉干旋转移位至左前方。当按常规胆道手术切口入路时，便可能感到门静脉位于前面，加以肝外型门静脉高压症，所以手术时均遇到大量出血的情况。明确病变实质后再次手术时采用右外侧径路，从侧方直接达到肝门完成肝胆管 Roux-en-Y 空肠吻合手术。

2. 肝动脉假性动脉瘤与动静脉瘘

由腹腔镜胆囊切除术引起的肝右动脉假性动脉瘤最为常见，此时特征性标志是在动脉瘤周围有多枚钛夹存留。在一组 77604 例腹腔镜胆囊切除术中，合并肝动脉假性动脉发生率 0.05%，病死率 2.3%；另一组 1513 例腹腔镜胆囊切除术中，9 例合并肝右动脉假性动脉瘤，占 0.6%，两组差别比较大，临床主要表现为上消化道出血。肝右动脉假性动脉瘤不仅可以发生在开放法胆囊切除术，且多在肝右动脉与胆管较贴近的部位，还可发生于其他类型的肝门部胆管手术。

2008 年 Medline 发表的有关肝切除术治疗胆管损伤的文献：高位胆管损伤（Strasberg E4 型或 E5 型）合并血管损伤需施行肝切除术的风险是其他损伤类型的 43.3 倍。文献报道肝移植治疗胆管损伤约占肝移植总数的 1.9%~3.5%［指南 9，39，146］患者出现胆管损伤到需要接受肝移植期间通常进行过多次的外科手术和（或）介入治疗。从技术角度上讲，腹腔粘连、肝门部瘢痕硬化、严重的门静脉高压和相关的凝血功能异常均增加肝移植的难度。患者 1 年、5 年、10 年生存率分别为 81.0%、75.0%、62.5%，其结果与肝硬化移植后的长期生存率相当［指南 9，39］。

即使在胆道专科中心，胆管损伤确定性修复后仍有 20%~30% 的患者可能在术后的长期随访中出现狭窄复发。未能及时诊断和治疗胆管狭窄可继发硬化性胆管炎、胆汁性肝硬化等晚期并发症，因而针对胆管损伤确定性修复治疗术后的长期随访是必不可少的。2/3 的狭窄复发出现在重建手术后的 2~3 年，80% 发生在术后 5 年，因而随访 3~5 年通常被认为能可靠地代表长期预后［指南 162－165］。

第三节　胆囊切除术引起胆道损伤的因素

一、胆道先天性变异

胆管的解剖变异是一种潜在的危险，约占 50%。黄志强院士[32]在胆道的百年沧桑——从 Langenbuch 到 Mouret 一文中引用 Chuang 等分析 LC 胆管损伤率与损伤的复杂性关系，报道从 1996 年至 2008 年共 83449 例 LC 病例，由 56 位外科医生施行手术，损伤率 0.10%（其中 59.5% 属于胆囊管漏）。但是随着时间的推移，却有更多的近端复杂的胆管损伤（从 14.3% 上升到 50.0%），其中 92.9% 被认为源于解剖上的认识错误。

本书在第六篇介绍了二种版本的胆囊管异常解剖图，必须仔细的判断，特别在炎症，水肿，粘连增加了判断困难时尤为重要。

正常方法识别胆囊管：

图14-1 LC时证实和分离胆囊管，可从三角开始切开腹膜反折找到胆囊管，这种方式可允许向前向头侧牵引哈袋随之拉长胆囊管，使胆囊管与总胆管呈近似直角展开，方便安全地在远处结扎胆囊管。

图14-1　正常方法识辨胆囊管

（引自吕新生主译腹腔镜手术并发症的预防与处理 P73 图8-3）

图14-2 解剖异常变异可导致胆总管进入胆囊的示意图。

图14-2　错误判断胆囊管

（引自吕新生主译腹腔镜手术并发症的预防与处理 P66 图7-4）

最经典的标志是胆囊管与总胆管相交处。也就是相当于解剖出了胆囊三角。而仅找出一个达到胆囊的管状结构，常常胆总管已被遮盖，使之解剖变异，导致判断错误。OC能允许外科医生直接触摸组织，而LC是不可能的。

二、病理因素

即胆囊颈部嵌顿，长期炎症水肿，结石压迫，组织粘连使解剖不清，胆囊管扩张、变短，将胆总管误认为胆囊管予以钳夹、结扎；急性胆囊炎恢复期同时存在门脉高压症时的胆囊切除术可能是一种困难的手术。

胆囊切除，常规从胆囊三角开始解剖，首先切断胆囊管和胆囊动脉，优点是减少出血量，避免小的胆囊结石或胆囊管结石挤入胆管，防止继发性胆管结石。但在粘连、炎症水肿或解剖变异时，分离困难，造成胆管损伤的机会明显增多。荀祖武提出采用逆行胆囊管分离法，利用LC腹腔局部放大的有利条件综合顺行与逆行切除法，可以减少胆管损伤（这种方法详见《当代胆道外科学》P644）。但在胆囊肝床或哈袋靠近肝总管或右肝管处粘连紧密或已有内漏时，无论是OC还是LC都有胆道损伤的可能，在解剖不清的情况下，最安全的方法是胆囊大部切除。

三、设备和技术因素，手术的技巧

如过度牵拉将胆囊管与肝总管会合处撕裂或钝性分离时将胆管壁撕破，或由于过度牵拉将胆囊管与肝总管拉成近似直线，将肝总管一并或部分结扎切断；术中胆囊动脉或肝右动脉出血时盲目大块钳夹或缝合止血；近30年来引进了LC手术，技术要求更高，解剖立体感和远近距离感差，解剖虽然被放大，但小的出血也被放大，在惊恐状态下在三管会合处盲目电凝止血；冷、热源损伤较锐器伤更隐匿难治。特点是深度和宽度难以控制，接触范围太大灼伤的范围越大，接触范围越小，产生尖端放电，使电灼伤的深度更远，LC的热源器械比传统锐性分离更容易灼伤临近的胆管；腹腔镜的器械能较容易深入到胆外胆管的上段，一旦误伤，后果更严重。

四、医生心理、人为因素

认识上的偏彼，目前关于胆道损伤原因分析方面，多从客观原因着手，或认为不可避免，或后果不严重，其中，以"保胆手术，应该慎行"[33]"给保胆手术降温"[34]两篇文章最具代表性。只有少数专家[35]，认为胆道损伤是医生的"坟墓"、患者的"灾难"和"战争的继续"、令现今外科界"望而生畏"的"旷世难题"[36]，主观方面，我们认为，勉强使用有缺陷的分离、结扎、切断胆囊管的经典技术和器械是造成医源性胆道损伤的人为因素（见本篇第四章胆道损伤的预防）。

第三章　医源性胆道损伤的后果

第一节　医源性胆道损伤致伤、致残、致死率较高

　　从世界范围、长期性和胆石症的高发性来看，0.6%胆道损伤率和0.4%的死亡率都是很严重的问题。以美国为例，每年约有50万人行胆囊切除术，按0.6%胆道损伤率和0.06%~0.1%的死亡率计算，每年就有3000例胆道损伤和300~500例死于腹腔镜胆囊切除。在全国首届胆囊切除术后不良反应大规模人群调查暨内镜微创保胆取石（息肉）基础研究高峰论坛上，我们做了一次有趣的比较，按上述比例推算，5年手术伤15000人，亡1500~2500人，伤亡合计16500~17500人，未包括手术出血、周围脏器损伤、胆囊术后综合征等至残、致死的人数。已经超过美国（2003—2007年底）5年反恐战争伤（12000）、亡（3100）合计约15100人数。如果再扩大到全球范围和更长的时间去计算，因胆囊切除致残、致死患者的的绝对数，其结果势必更可怕。战争可以结束，而胆囊切除还在继续，现代战争因武器的进步有望做到减少伤亡或零伤亡，而腹腔镜胆囊切除手术却使伤亡率上升，以上是早期严格适应证时代的数据，随着医生胃口增大，适应证放宽，每年切除人数增加，胆道损伤率，死亡率和绝对数也随之攀升，据报道，胆道损伤的死亡率高达1.0%~7.2%[37]；如按此数据计算，美国5年切胆伤亡人数还要攀升数倍，相当于数场伊拉克战争。与空难危险性相比，按美国60万/年LC手术，按（最低）死亡率0.05%计算，每年就有300人死亡，按美国2亿人中每年60万LC术的比例，世界70亿人，每年手术2100万人，因手术死亡10500人。世界空难死亡率数据报道为536人/10亿，如10亿人行LC术，死亡数高达10亿×0.05% =50万人（即500000）；（500000∶536）为空难危险性的932倍（~1000倍），但没有人像对待空难那样重视和对待切胆的后果。

第二节　医源性胆道损伤导致法律诉讼

　　业内评估可有偏向性，患者是我们的服务对像，他们的感受是检验治疗方案的关键指标，是循证医学的重要依据。特别是，如果对基本机制缺乏了解时更是如此。最后，没有预期到的、无法解释的并发症常导致诉讼，又延误在正式外科会议上进行讨论。这些问题的复杂性已为从事医疗失当方面工作的律师所关注，他们在法律诉讼中已将腹腔镜外科作为重点[38]。美国30000例临床不良结局的分析结果显示：约4%的患者最终走向司法诉讼，其中胆管损伤患者寻求司法诉讼的比例为20%~30% ［指南15］。延迟诊断也是胆管损伤患者提请司法诉讼的主要原因［指南43 –45］。

　　这些来自第三方的观点，应该比我们那些杂志的报导更加客观。英国2000—2005年因腹腔镜手术进入法律程序的208件，其中与胆囊切除有关的133件，占总数的63.9%[39]。中国报道腹腔镜、机器人广告性文章多，因胆囊切除导致胆道损伤而诉讼的数据难以寻觅，要求保胆拿出RCT证据的多，要求腹腔镜、机器人拿出RCT证据的少之又少。北京协和医院普外科专家赵玉沛教授[40]指出，虽然学习期已过，腹腔镜造成的医源性胆道损伤还继续发生，腹腔镜胆管损伤有其突出的特点：胆管损伤的部位高并经常累及左，右肝管，有时伤及肝动脉，处理此种新型的胆管损伤需要更复杂的外科技术，并会有更严峻的晚期后果。与肝移植造成的胆道萎缩和纤维变性一样，成为21世纪胆道外科新的难题。

第三节　胆道损伤对患者和家庭的冲击

举例[41]：×××，男，24 岁，胆囊切除术后，胆汁外流 91 天。

患者 117 天前，诊断"结石性胆囊炎"，在某院施行"电视腹腔镜胆囊切除术"，手术历时 1 小时，手术顺利。术后给予抗生素等治疗，觉腹胀，逐日加重，诊断为"肠蠕动功能紊乱"，给予胃复安等处理，效果不佳。至术后第 13 天，腹部切口溢出胆汁，CT 发现腹内大量液体集聚，诊断为"医源性胆道损伤"。于 94 天前，在该院再次剖腹探查，腹内胆汁 5000 mL，左右肝管口溢胆汁，胆管内径分别为 0.15 cm、0.2 cm，分别置入等直径的输尿管导管，塑料管，作胆汁外引流以及腹膜腔多条乳胶管引流，胃造瘘。

肝外胆管引流 3 个月后再次入院笔者吴金术教授医院，诊断"医源性近段胆管损伤，并胆外漏"。

1. 术前准备

（1）使胆管扩张为胆肠吻合作准备，方法是夹管，10 天。

（2）高压氧治疗 7 天。

（3）相关检查。

（4）肠道准备。

（5）抗感染　泰能 0.75 mg，静脉，术前 1 小时。

（6）日达仙 1.6 mg，皮下，术前 1 小时。

（7）查血型，配血。

（8）留置胃管、导尿管，术前 30 分钟。

2. 手术处理：肝胆管盆式 Loux-en-Y。

（1）腹内粘连广泛。浆膜胆汁染色未见消退，仍充血、水肿、分离时易出血。

（2）肝门粘连严重、致密，肝门大三角解剖不请，显露左右肝管困难。

（3）由于肝总管、胆总管可能已被切除，显露肝门时易致门静脉损伤，大出血。

（4）十二指肠与肝十二指肠韧带粘连，分离十二指肠粘连时，致医源性十二指肠破裂，修补不当，易致十二指肠漏。

3. 手术经过

（1）离断空肠造瘘管，拔除引流管，修补漏口。

（2）离断肝膈面粘连。

（3）离断肝面粘连，显露胃、十二指肠。

（4）游离、显露肝缘韧带，敞开左肝前纵沟、肝方叶。

（5）拔除左肝管引流管，循右肝管引流管瘘道，显露右肝管，"四边法"沿胆囊床途径切开右肝管。

（6）剔除左肝管前壁疤痕，"四边法"切开左肝管，使左右肝管切开的长度达 2.5 cm，组成肝胆管盆。

（7）距屈氏韧带 15 cm 横断空肠，切取空肠桥袢 35 cm，完成肝胆管盆式 Roux-en-Y 术，经桥袢空肠放置 14 号"T"形管，一横臂经胆肠吻合口放入右肝管。

胆道损伤不一定是在一般医院，一般医生中发生，据报道某大学教学医院为一 53 岁胆囊炎胆石症患者行 LC 手术，7 个小时，中转开腹，胆囊切除加 Roux-Y，胆肠吻合，显然是胆道损伤。术后 20 天腹腔又出血，再次开腹止血，以后一年中反复黄疸，发热，吻合口狭窄，拆除胆肠吻合口，整复再次吻合。术后一直反复发热，黄疸，吻合狭窄。可想而知今后的命运多艰难（图 14-3）。另一家医院为一 26 岁女性未婚患者行 LC 手术，术中胆道损伤，中转开腹仍未能解决黄疸问题，必须戴鼻胆管引流管出院，三个月后方能进一步修复。如此等等，例子举不胜举。眼看患者蜡黄的容颜（图14-4）及将来可怕的后果，报道者无不痛心感叹，这哪是微创呀（图片来源于第二军医大学胆道外科姜小清腹部频道2017-12-15）。

图14-3　胆总管损伤

图14-4　鼻胆管引流

回顾上述24岁患者有幸得到高水平的专家的精心救治，康复出院。但是一个24岁男孩，风华正茂，虽然成功作了肝胆管盆式Roux-en-Y手术，我们不知道以后还有什么并发症？在农村是家里的接班人，是不是撑得起家的顶梁柱？刚毕业？谋职业，老板能否照顾到做过几次大手术的人？就算老板照顾了，自己能否胜任竞争激烈的社会环境？24岁，正直谈婚论嫁年龄，并发症是否影响他组成理想的家庭？24岁，今后的日子还很长，能否经得起各种风和浪？在众多胆道损伤患者中有多少能得到这样好的治疗？我们查阅为该患者治疗的吴金术教授编写的书《医源性胆道损伤诊治与防范》，他为323例胆道损伤患者治疗，书中列举了54例Roux-en-Y手术，其中8例超过66岁（1.48%）退休者，50岁以下31例（65%）；仍然工作的46例（85%），说明很多人都曾是社会的精英，更可惜的是，很多因手术而致伤、致、残、致死的患者，术前情况都较好，都能胜任正常工作。

在长期治疗过程中，患者面临的死亡风险是正常康复者的2~3倍［指南1］。即使这类患者长期生存，其生命质量也低于正常康复人群和健康人群［指南10-11］。

胆管损伤不仅造成患者健康的严重损害，而且造成卫生保健系统的资源浪费和沉重的财政负担。Savader等［指南12］的研究结果显示：胆囊切除术后胆管损伤的患者其治疗费用是正常康复者的4.5~26.0倍。

第四节　胆道损伤修复治疗后的并发症

胆道损伤修复治疗中，胆肠吻合是比较常用的方法，它在保障胆汁排出、保护肝脏正常代谢、使患者转危为安中起到关键作用。但是，患者也要付出遭到并发症困扰的代价，包括病痛折磨和高额经济付出。这些并发症包括：

一、胆管空肠Roux-en-Y吻合术是最常用的术式

在各个医疗中心所报道的系列研究中，胆管空肠吻合术后的长期满意率可达70%~90%［指南19，57，61，101，109，112，114，122-124］。然而胆管空肠吻合术改变正常的胆汁流向，造成近端消化道生理条件的改变和消化道激素释放紊乱，从而导致术后十二指肠溃疡发生率增高［指南125］。十二指肠和上段空肠无胆汁流经过可造成脂肪代谢和吸收障碍。胆管空肠吻合术废除了Oddi括约肌的功能，长期随访存在术后反流性胆管炎甚至继发胆管癌的风险［指南126-127］。因而一些符合正常生理结构和保

留 Oddi 括约肌功能的胆道重建术式仍得到部分学者的推崇。

二、胆管对端吻合术

Kohneh 等［指南 131］的前瞻性非随机研究结果证实：胆管对端吻合术的优良率甚至显著高于胆管空肠吻合术（两种吻合方式优良率分别为 100.0% 和 71.4%）。

Gazzaniga 等［指南 123］主张只有在术中发现或术后早期发现，损伤范围 < 胆管周径的 1/3 以及 ≤ 汇合部下方 2 cm 的损伤实施胆管对端吻合术。

De Reuver 等［指南 134］则推荐对于围手术期没有发现广泛组织缺损的损伤，初次修复均应考虑胆管对端吻合术，只有在不符合以上条件时才实施胆管空肠吻合术。

三、胆管十二指肠吻合术

废除了 Oddi 括约肌的功能而又缺乏胆管空肠吻合术通过无功能肠襻抗反流的机制，含有胆汁和激活胰酶的十二指肠液如反流入胆道，可增加反流性胆管炎、吻合口狭窄甚至继发性胆管癌的风险［指南 135］，而 Tocchi 等［指南 127］对 1003 例良性胆道病患者进行近 10 年的随访，其结果显示：胆管十二指肠吻合术后胆管癌的发生率为 7.6%，是胆管空肠吻合术 1.9% 的 4 倍。

四、胆肠吻合术的并发症

1. 反流性胆管炎：胆肠吻合术后，肠道和胆道之间没有括约肌屏障，肠内容物通过吻合口向胆道内反流在所难免，反复的胆肠反流使食物残渣、肠液及肠道内细菌滞留于胆道内，引起反流性胆管炎，这是胆肠吻合术后最严重的并发症。其中 CD（胆总管十二指肠吻合）术后反流性胆管炎发病率为 10.9%，CJ（Roux-en-Y）（胆总管 – 空肠吻合术）由于不受胰液反流影响，肠内细菌向胆道的反流倾向小，术后反流性胆管炎发病率为 6.4%。单纯的胆肠反流不一定引起胆道感染，多因伴有吻合口狭窄。胆道感染的典型症状是腹痛、黄疸、高热、寒战，影像学检查提示肝内外胆管扩张、积气，有时发现多发性肝脓肿。

2. 胆肠吻合术口狭窄：胆肠吻合术口狭窄占胆道再手术的比例为 10.92%。胆道感染原因多因为胆肠反流和胆道引流不畅引起。而引流不畅的主要原因是梗阻，包括吻合口狭窄、结石残留及复发等。胆道感染会加重胆道和吻合口狭窄的概率，结石、狭窄、胆道感染三者因果关系造成恶性循环。

3. 胆道和吻合术后残留结石及结石复发：胆道和吻合术后残留结石及结石复发是胆囊切除术所延伸的并发症，也是医生和患者所面临的难题。胆道感染伴结石引起重症胆管炎等疾病，发病急、死亡率高，需要引起重视。结石和感染可互为因果，在结石长期刺激下，胆道壁逐渐失去弹性。管壁增厚，从而使胆道感染加重促进胆管壁上皮细胞不典型增生和化生，这是导致胆道癌变的主要原因。而胆道炎症也同时促使结石的复发，有研究提出反复的胆汁反流，不仅可以引起反流性胆管炎，还可以促使结石的复发[42]。

4. 盲端综合征：胆总管十二指肠吻合术后，位于吻合口和十二指肠壶腹部的胆管因缺乏肠内容物的流通冲洗，成为盲端，泥沙、结石及经肠道反流的食物残渣积存场所，细菌滋生繁殖，可引起反复的上腹部绞痛、黄疸、胆管感染、胰腺炎、肝脓肿，统称"盲端综合征"。虽然发病率不高，但严重时可危及生命。患者要忍受持续的腹部绞痛，伴恶心，呕吐。有时需经 ERCP 行 Oddi 括约肌切开或胆总管盲端切除、胆总管 – 空肠吻合术，才可能缓解。

第五节　胆道损伤后各项辅助检查与治疗的并发症

一、PTC 检查

PTC 是经皮肝胆管穿刺，检查能正确显示损伤或狭窄近端胆管的解剖结构，尤其是针对胆道不连续的横断伤和损伤后胆道完全梗阻的患者。PTC 检查同时具有通过胆道减压治疗损伤后胆管炎、引导术中肝门部胆管定位的价值。但 PTC 检查是一种有创的诊断技术，存在出血、继发感染、穿刺失败的风险。对伴有胆汁漏而胆管无明显扩张的新近胆管损伤，PTC 常常难以实施。

二、ERCP 并发症

1. 术后胰腺炎发病率 7.9%，高危人群 14.7%。

2. 出血：0.3%~2%。

3. 肠穿孔：0.08%~0.6%，肠穿孔死亡率 8%~23%。

4. 感染：0.5%~3%。

5. 造影剂相关并发症。

（来源 2018 年版《中国 ERCP 指南》）。

三、EST（十二指肠乳头切开术）或胆道探查

造成的远端胆管损伤常因合并胰腺损伤和（或）十二指肠损伤而呈现复杂的临床表现，ERCP 已成为诊治胆道疾病的主要方法，配合 EST 治疗，其结石清除率可达 90% 以上［指南 4，5，7］，但 EST 有较多并发症，主要为胆管炎、胰腺炎、Oddi 括约肌出血、十二指肠穿孔等。仲恒高发表文章指出[43] EST 是治疗性 ERCP 的首要步骤，并发症是：

1. EST 术后出血，发生率约 1.0%~3.6%，可即刻、可迟发，术后数小时或数天，可分为轻中重度三级。轻：Hb 下降小于 3 g/L，无须输血，中度输血量 ≤4 U，无须手术与介入治疗，重度输血量 >5 U，或需手术或介入。出血原因有 7 条。内镜下乳头气囊扩张术（endoscopic papillary balloon dilatation, EPBD）可保持括约肌的结构及十二脂肠黏膜的完整性。

2. 近期严重并发症以急性胰腺炎最常见。EST 术后所致的腹膜后十二指肠穿孔发生率仅为 0.3%~1.3%，致死率却高达 7%~14%。首发症状是上腹疼痛，可向背部放射并逐渐加重，同时又有皮下气肿，但因穿孔在后腹膜，早期诊断非常困难，腹部 X 线检查无临床意义，CT 检查可显示十二指肠周围积液及后腹膜积气，但 CT 正常者不能排除穿孔。且 ERCP 后也可并发后腹膜积气，因此对临床怀疑穿孔者重复 CT 检查动态观察是有必要的。

3. EST 术后远期并发症。术后壶腹部再狭窄 Farshad Elmi 等报道 80 例 ERCP 并 EST 患者，在术后 1~62 个月内，有 13 例（16%）出现壶腹部再狭窄，这 13 例进行了 24 次 ERCP，需要重复行胆管 EST 或者胆道支架治疗。再次 EST 成功率 12/13（92%）。胆管再狭窄是 EST 术后一个重要的后遗症。

4. EST 术后其他远期并发症：胆总管结石复发，急性反流性胆管炎，急性胆囊炎，急性胰腺炎，肝脓肿，国内报道远期并发症发生率约为 12.9%。所以，龚昭等[44]提出，有下列情况的还是开腹手术为妥：①胆总管结石 ≥2 cm。②严重的缩窄性乳头炎或乳头周围憩室。③胆总管扩张 20 mm 以上。④严重的胆源性胰腺炎。⑤可疑乳头肿瘤者。

四、胆道良性狭窄支架治疗的并发症

内镜作为确定性手段治疗胆管损伤的策略目前尚无一致性。单纯括约肌切开的治愈率被认为低于胆道内支架［指南 103］。在支架的使用类型上，Siriwardana 和 Siriwardena［指南 104］回顾性分析 37 篇文献中 400 例采取金属支架治疗良性胆管狭窄患者的临床资料，结果显示：在支架放置 3 年后，只有 25% 的支架仍保持开放。Bonnel 等［指南 92］对 25 例损伤性胆管狭窄采取金属支架治疗的患者进行研究，结果显示：在随访期间超过 50% 的患者发生胆管炎复发和胆管结石形成。虽然对于支架堵塞的患者可以通过外科手术治疗，但金属支架嵌入胆管壁，破坏胆管黏膜使得再次手术变得极其困难［指南 105］。因

此，针对胆管损伤等良性胆管狭窄应尽量避免放置金属支架。而在塑料支架的使用策略上，一些高质量的队列研究和系统化综述结果均显示：同时放置多个支架的治疗成功率高于单支架治疗 [指南 59, 106]。但有关支架的更换时间、支架治疗的持续时间、患者从支架治疗中转至手术治疗的恰当时机目前尚缺乏高质量的证据。目前大多数内镜中心均采用间隔 3~6 个月更换支架 [指南 85]。如 Louisville 大学内镜中心采取的策略为：内镜治疗持续 10~12 个月，间隔 3 个月更换支架，支架更换 4 次后仍存在狭窄的患者中转手术修复 [指南 90]。

第四章　医源性胆道损伤的预防

有作者认为庞大的基数，决定了 LC 胆道损伤即使"不算高"的发生率，也会使其绝对数累积成惊人的数字，可见的将来 LC 胆道损伤的预防将是胆道外科医师最应关注的焦点问题。中国工程院院士黄志强指出[45]胆道：不论它是一棵生命之树或是一条静静的河流，它都承载着代谢的重负。在我国 4%~7%（有报道已升至 10%）的成年人患有胆囊胆石症；胆道再次手术是腹部外科中之"最"，最多、最难；胆道手术"意外"带来的灾难使人最难以应对！是对普通外科医生的一项严重而"永恒"的挑战。我国是一个人口大国，因腹腔镜胆囊切除造成不良影响的绝对患者数目势必相当惊人。

防范于未然是中国胆道外科的主要特色，以往"切了伤、伤了补、补了残"成了胆道外科的怪圈，因此刘永雄教授指出，胆道损伤的终极出路在有效预防[36]，而有效预防的前提是找准原因，近 100 多年来，胆道损伤发病率不降反升，就是只找出了很多相关因素，但没有找准医源性胆道损伤的根本原因。

第一节　医源性胆道损伤的根本原因

前面我们讨论了医源性胆道损伤的很多因素，但不是根本原因，100 年来按照传统认为的这些因素去预防胆道损伤没有收到预期的效果就是最好的证明。因此本章我们讨论勉强"分离、结扎、切断胆囊管经典胆囊切除的技术设计"和腹腔镜系统"视觉误差"和"触觉反馈"，热源伤[46]等问题的"内在缺陷"（本书统称为"经典技术"和"器械缺陷"）及医生心态与胆道损伤的关系，试图找出医源性胆道损伤问题的根本原因，为预防医源性胆道损伤找出新路。

一、技术运用固化经典技术是胆道损伤的根本技术原因

方法的革命比在旧的方法上苦练更重要，常言道，通过现象看本质，凡是反复出现的现象，总有某种必然的规律。最典型的例子是，在有张力情况下的疝修补，无论课堂和手术台上如何强调，认清解剖、掌握技巧，勤学苦练，但一百年来熟练医生和初学医生的疝修补复发率总和都维持在 10% 左右不变；而找到"张力"这一复发原因后，用无张力疝修补，医生还是这些医生，各种状态都没有根本改变，而复发率很快降到 1% 以下。采用无张力疝修补的革命性的新方法，是复发率轻易改观的例子。同样，在胆道外科，每一次发生胆道损伤，都因为手术时，特别是在解剖困难时仍坚持追求"经典技术"的过程中产生；相反，每一次都是因为适时避开"经典技术"这一步骤，采用胆囊大部切除或部分切除术时，都能有效防止胆道损伤，都能挽救"水深火热"中的手术者，都能使患者"转危为安"。这种反复出现的现象已经成为普遍的规律，难道这还不能充分说明"经典技术"是造成胆道损伤的根本原因吗？

二、腹腔镜器械系统的"内在缺陷"是胆道损伤根本的客观的设备原因

腹腔镜手术开展 30 年，未能改变开腹手术 100 年胆道损伤的发病率，就不能再按老的思路看问题。要从更新、更深的层次去分析胆道损伤的内在原因，甚至采取反向思维，如只要做到能保的不切，必须切的，在遇到解剖时困难时避开传统的经典技术和设备的内在缺陷，才能有效防止胆道损伤的方法。由于腹腔镜器械和第一代的机器人系统都没有解决"视觉误差"和"触觉反馈"，热源伤[46]等和人的眼手智能相比还存在"内在缺陷"的问题，医生对解剖组织（结石）的软硬度及范围判断困难，如

Strasberg[47]认为误将胆总管当胆囊管结扎或切断，就是因为腹腔镜二维视觉产生的空间定向障碍和视觉错误所致。腹腔镜的放大作用是其优点，但有时也是缺点，很小的出血点，开腹手术时用纱布压迫就能止血，被腹腔镜放大后医生就紧张电凝止血；开腹手术分离粘连时，医生的拇指和中、食指之间可以确定有无重要管道以及粘连的深浅、宽度和软硬度，判断到底使用钝性分离还是锐性分离，原则上明确没有重要管道和重要组织的，用剪、切快速的锐性分离，不能明确时先用钝性缓慢分离。这点上，腹腔镜因难以确定粘连的深浅、宽度和软硬度，而且多用钝性分离加电凝和电切，容易使粘连附近的胆管电灼损伤。有学者[48]认为由于 LC 的侵入性，LC 中没有任何事物是微小的。

第二节　预防胆道损伤的原则和方法

防止意外损伤是外科最高原则，将此原则应用于外科便有了"损伤控制外科"（damage control surgery），其首要任务是保存生命、维护功能，而不是只做一台完美的手术[49]，那怕只是"难堪的"胆囊造瘘。

一、医源性胆道损伤的止损原则，不能轻视损伤后果

陈刚[50]指出：医源性胆道损伤的止损原则是损伤发生后，医师要做的是尽一切努力减轻损伤后果，避免错误的处置加重对机体的伤害，即止损原则。止损原则对于医源性胆道损伤尤显重要，因为胆道损伤的修复不允许外科医师犯错，否则结局无论对患者还是对医师都是灾难。另一方面，医源性胆道损伤的肇事者，大多并非成熟的胆道专科医师，对胆道损伤认识既显不足，经验更是匮乏，加上猝然而至的变故对当事者心理的巨大冲击，使之难以作出正确的治疗决策。一旦处置失当，其危害往往远大于损伤本身。黄志强报道，胆管损伤修复手术因狭窄再手术率高达 23%，死亡率为 4.5%。因此强调医源性胆道损伤的止损原则是非常有必要的。

二、方法，转变手术模式

周德良[51]报道应用胆囊部分切除术治疗胆结石 16 例。全组切口均 1 期愈合，无膈下积脓及腹腔感染，随访 2 个月~3 年无胆囊切除术后综合征，B 超复查未发现"小囊肿"，获满意治疗。作者认为对高龄高危，肥胖患者肝门深在不易暴露者、胆囊萎缩纤维化者、胆囊三角区粘连致密充血水肿严重解剖困难者、Mirizzi 综合征、各种原则引起有出血倾向或出血未止者，均可采用胆囊部分切除术，以避免严重的并发症发生。该手术安全，有效，操作简化，易于推广。徐智[52]"几种胆囊黏膜化学灭活剂的灭活效果评价"论文，通过动物实验证明 95% 酒精可以作为安全、有效的胆囊黏膜化学灭活剂应用于临床。姚成礼、孙立新、崔莉[53]报告 38 例"复杂胆囊切除术中胆囊灭活的应用"，3% 高碘灭活胆囊黏膜效果最好（28 例），95% 酒精灭活胆囊黏膜 10 例均取得疗效，结论：胆囊化学切除在复杂性胆囊手术中不失为一种好的术式。谭毓铨教授[54]"在困难情况下的胆囊切除术"一文中对三种不同的困难情况的处理与胆囊切除术技巧做了详细介绍。

外科医师的治疗理念应从传统的手术模式中摆脱出来，应该将患者的生活质量和存活率（而不仅仅是手术的成功率）放在首要地位。在整个损伤的处理过程中，应将维护生命功能置于首位[55]。例如刘永锋[56]《在胆道外科不容忽视的两个问题》中提出"Oddi 括约肌为一受神经-体液支配的复杂的调节装置，为一明显高压区。作为一种可变的阻力装置可调节胆汁由胆总管进入十二指肠，并防止十二指肠内容物反流。在胆道手术中应强调 Oddi 括约肌结构和功能的保护，更要严格掌握 Oddi 括约肌切开或成型术的指征。医源性胆总管末段损伤诊断与处理困难，关键是要预防其发生。一旦发生损伤，尽量要在手术中发现，早期处理。延迟发现者应遵循损伤控制手术的理念，不强求一次性解决问题。处理损伤的基本原

则是实现胆汁、胰液、胃液的分流，减少消化液的漏出，充分引流腹膜后间隙，同时尽早进行肠内营养支持和抗感染及全身支持治疗。二期手术再考虑恢复胆道和胃肠道的连续性。又如，胆囊切除术后胆管炎狭窄多发生在青壮年患者，胆囊以外肝胆系统一般属正常，因而外科的最高目的应是恢复胆道生理状况，微创外科方法如扩张，支架曾经给了希望，但事实证明支架只能用于轻度或部分性损伤，严重的、失去连续性的损伤是不适宜于支架处理的，当今，胆管 Roux-en-Y 空肠吻合是最主要的手术方式，特别是对一些高位的复杂的病理情况，如伤及肝管汇合部或肝管组织的缺失。胆管 Roux-en-Y 空肠吻合一般能得到优良的结果，已有大量事实所证明，然而胆 – 肠吻合改变了胆道的生理环境，亦带来负面影响，如上行性胆道感染、慢性增生性胆管炎，甚至胆管癌变的发生率增加等。事实证明胆管对端吻合只适用于手术时的新鲜病例，对于大量的胆管狭窄和复杂的损伤，对端吻合难于做到或狭窄率高而不适用。为了克服这个困难，有学者选择地使用带血管蒂的胃壁再造肝外胆管，保存了生理功能，目前已有了良好的远期效果。

三、医生心态—缺乏"控制损伤观念"是胆道损伤根本的主观原因

如果把"技术"和"器械缺陷"当作胆道损伤主要的客观原因，那么，明知有更好的预防手段而不用，那就主要是人为原因。如过度自信、一味追求所谓的"微创""创新"和"手术完美"等。

谭毓铨教授[57]告诫外科医生：①服务大多数，在开展新技术的同时应重视行之有效的传统技术。②防过度治疗与技术滥用。③临床一线，医生与技术设备，以"人"为本在医学界的理解，即以患者为中心，依靠高素质的高能力的医生治病，不是靠机器治病。不宜颠倒，偏离和误导。④强化围手术期处理。

刘永雄教授在《精心保护胆树》一文中指出医源性胆道损伤是特殊类型的腹部创伤，处理不当都会变成难治性损伤。反复认识胆道树，深入研习胆道树，精心保护胆道树，医源性胆道损伤，少数是偶然的，而大多数是难以原谅的。伤后的重建、修复是艰难的，结构上似乎有可行性，而功能上至今难于恢复。曾经有过的胆道外科是危险的疾病，危险的解剖，危险的手术的话仍然是警世名言，还不应忘记。必须认识到含混使用"并发症"或"技术并发症"定义并不能抵消或减轻医源性胆道损伤的"人为"责任，因为作为能够独立开展胆囊手术的医生不能要求有完成所有难度的手术能力，但起码应具备胆囊三角解剖正常和异常，疾病简单还是复杂、手术困难还是容易等判断能力或端正心态，放弃所追求某种手术方式甚至为了患者"不耻下问"或求援。这些素质比苦练技术更能避免胆道损伤和其他意外，即遇到困难时及时 LC 中转开腹，行胆囊大部分切除术避开分离，结扎，切断胆囊管的经典步骤，或"能保不切"，走微创内镜保胆取石的道路，这是主动的积极的方法，降低胆道损伤绝对数的有力措施。20 多年LC 的发展已证明单纯靠苦练技术，渡过学习期来解决降低胆道损伤的办法是被动的、消极的办法。保胆后即使胆囊结石的复发，再手术的比例也比 LC 并发症造成的比例低，风险小（详见第二十篇相关内容）。只要不严格掌握胆囊切除的指征和腹腔镜使用范围、不坚持止损原则，不改变勉强"分离、结扎、切断"胆囊管的手术方法和心态，胆道损伤的现状就无法改变，因为某些病理改变、解剖异常、器械和切除技术的缺陷等无法改变之前，治疗方法和医生心态的革命就成为当务之急。因此，只有将胆囊切除的比例大幅度下降，才能降低胆囊切除的并发症，降低胆囊切除损伤后延伸的再手术的并发症，降低各项进一步检查与治疗的并发症及其代价。

第三节　新式保胆取石是防止胆道损伤的最有效方法

我们在《保胆是预防胆道损伤根本出路》的报告中，提出保胆不仅能减低医源性胆道损伤发病率，还能降低医源性胆道损伤绝对数的概念。

在现代条件下，防止意外损伤是完成手术任务的重要组成部分。新式保胆取石是损伤控制的观念的具体应用，前面提到的这些原因还不是问题的源头，而源头是胆囊切除没有严格指征以及医生的主观倾向等人为因素。所以过去没有办法解决的胆道损伤"百年之痛"，不等于今天也没有办法，更不等于永远没有办法。新式保胆取石是 20 世纪 80 年代张圣道教授首先提出有研究价值，1990 年以后张宝善教授开始并坚持开展起来的，20 多年来受益患者超过 30 余万例，它的特点是经内镜从胆囊内取净结石，同样能解除症状、预防癌变而不切除胆囊，从而实现胆道零损伤，保留了有功能的胆囊，保护了胆道的生理功能，防止胆囊切除术后综合征的发生。与内镜医生共同努力取净结石，用外科手术改善胆囊结构，通畅胆汁引流和增强动力，术后改变生活方式以及中西医药物等综合措施防止结石复发〔详见十九篇胆囊结石（息肉）外科保胆治疗〕。

小结：

胆囊切除的目的是解除症状，预防并发症和防止癌症的发生。但是由于切除指征的不断扩大和经典手术步骤和器械的内在缺陷，使手术产生很多并发症（特别是医源性损伤），这些并发症的治疗中还可以延伸出各种症状，如需要再次或多次手术（见二十四篇相关对照表格），胆总管结石、胆囊管残留结石、胆道损伤、肿瘤等。不仅付出高昂的医疗费用，有的患者可能付出伤、残、死的代价。因此，胆囊切除并发症并非通常认为的那样轻松，归纳起来有以下主要后果：

1. 症状"代替"：无症状变成有症状，原有症状加重或被并发症的症状代替，胆囊切除综合征发病率 26%～40%，主要症状是右上腹疼痛，绞痛，腹胀，恶心，呕吐等，这些症状与多数结石病患者症状相仿。包括胆道损伤并发症在内，不仅是病情复杂，手术困难时发生，在病情简单，手术顺利时也会发生。

2. 癌的"转嫁"：胆囊切除的理由之一，预防胆囊癌，但胆囊切除因其并发症或本书中的各种原因，使"胆管癌"、残胃癌、意外癌、结肠癌发病率增加，预防了 2% 以下的胆囊癌，但转而增加了其他部位癌的发病率，所以称为癌的"转嫁"。

3. 制造了新的"温床"：原来认为胆囊是产生结石的"温床"，胆囊切除术后修复手术需要进行 Roux-en-Y 术，胆总管、吻合口和胆总管盲端等成了结石新的"温床"。据李静静报道由于切胆后胆道狭窄，感染等因素造成原发性胆总管的结石增加可为 1%～10%。

4. 一般的常见病成了"富贵病"，并发症产生后，医疗费是普通情况的 4.5～26 倍，对个人和医保财政都是巨大的经济负担。治疗胆囊结石，有多种选择，医生一个念头、一个建议，患者可能付出巨大经济和伤、残、死的代价。

总之，胆囊切除所致的胆道损伤等并发症从 1882 年至今百年未能杜绝，20 世纪 90 年代初胆囊切除的机械＋冷、热源损伤较开腹技术成倍增加，成肝移植患者优质成活的大障碍，介入性化疗可致胆管闭塞、肝缺血、坏死、渗漏感染；经皮经肝无水酒精治疗，误入胆管致腐蚀、变性、硬化；胆道损伤和狭窄是胆道外科术后再次或多次治疗的主要原因，不仅是其他腹内器官，也是各科各种疾病治疗中最复杂、难治，危害大的并发症。目前为止，胆囊切除并发症及其后果，没有哪一种良性疾病和哪种治疗方法出现如此严重的后果，这也是本书提出的"能保不切"、必须切除时在困难的情况下用传统开腹、"胆囊大部切除"的原因所在。

被誉为"金标准"的 LC 是胆囊切除造成伤、残、死的主要贡献者，其源头是胆囊切除造成的胆道损伤，受国家自然科学基金委员会支持，以黄志强院士为顾问，董家鸿主编的《胆道伤损指南》，是 2008 修改版，面对《胆道伤损指南》久烧不灭，并越烧越旺的烈火，2013 年再版就像"消防队"，即使烈火扑灭了，留下的也已经是一片"焦土"和"废墟"。何况广漠中国，有多少具备《指南》要求所达到水准的胆道外科专业医院和修复损伤的精英。修改版删除有关预防的内容，不说明预防不重要，也不说明预防不是制止胆道损伤的唯一出路，而是因为它不属于《指南》的范围与职责；更不能说明胆囊切除不是胆道损伤的源头，预防胆囊切除并发症的职责应该是胆囊结石（息肉）的首诊医生，在为患者选择治疗方案时，应该了解清楚患者诉求，是把腹部"美容"放在首位，还是把避免"伤、残、死"放在首位，告知患者目前条件下鱼和熊掌不可能同时兼得，并应该客观告知患者单纯追求美容的方法最容易造成很多不良后果，本书收集的资料和实例证明"防范于未然"也是《保胆外科学》的根本任务，因为止像冉瑞图教授指出的那样：胆囊切除百年多的发展，是否已经尽善尽美呢？第一，胆囊切除所致医源性损伤问题还未完全避免。第二，成石性胆汁来自肝脏，从改正脂质代谢解决胆汁成分的思路发展看，较切除胆囊更为合理。第三，功能性胆囊切除后，肠肝循环和脂质代谢的变化，不能完全代偿恢复。第四，现已发现胆囊具有某些免疫功能，切除术对人体的长远影响值得研究。第五，目前胆石症患者如此之多，是一个社会经济问题。

所以冉教授最后指出：人们寄希望于实现预防来结束 Langenbuch 时代。那时胆囊切除术并不废止，而是为解决非结石的若干更复杂问题，包括胆囊癌的手术，向高难度攀登。

手术方法的革命是降低胆道损伤的根本出路，是解除专家们担忧的良方，对胆囊功能认识的深化，对胆道重要性的认识，对括约肌结构不能再生，不可复制，是仿生学一大难题的认识。对胆囊切除术后的远期不良影响的预防，既保胆囊，又保护胆道，是利国利民，一举多得的好事。用方法革命改变胆道损伤的命运，现在已具备了理论与实践的条件，是值得思考与行动的时候了。

（莫国贤　胡卫敏）

参考文献

［1］黄志强．胆管损伤－胆道外科中避免不开的话题［J］．腹部外科，2012，25（5）：257－258.

［2］吕新生．腹腔镜胆囊切除术［M］．腹腔镜手术并发症的预防与处理，长沙：湖南科学技术出版社 2007，64.

［3］Majeed A W，Troy G，Nicholl J P，Smythe AReed M W A，Stoddard，C J，et al. Randomized，prospective，single-blind comparison laparoscopic versue small-incision cholecstomy［J］．Lanced. 1996，347：989.

［4］Ballantyne G H，Leahy P F，Modlin I M eds Laparoscopic Surgery. lst ed. Philadelphia［M］．PA：WB Saunders Company，1994，77－94.

［5］Deziel D J Millikan K W，Economou S G，et al. Complicationsof LG：a national suevey of 4292 hospitals ang an analysis of 77604 cases［J］．Am J Surg，1993，165：9－14.

［6］傅贤波．腹腔镜手术的发展与争议［M］．北京：人民卫生出版社，2007：15.

［7］董家鸿．胆管损伤的术后早期诊断［J］．中华消化外科杂志，2013，12（2）：81－95.

［8］Majeed A W，Troy G，Nicholl J P，et al. Randomized，prospective，single-blind comparison laparoscopic versue small-incision cholecstomy［J］．Lanced，1996，347：994.

［9］陈训如．腹腔镜胆囊切除胆管合并血管损伤［J］．中华肝胆外科杂志，2011，17（8）：688－690.

［10］Deziel D J Millikan K W，Economou S G，Doolas A，Ko S T，Airan M C. Complicationsof LG：a national suevey of 4292 hospitals ang an analysis of 77604 cases［J］．Am J Surg，1993，165：9－14.

［11］Morgenstern L，McGrath M F，Carroll B J，Paz-ParLow M，Berci G. Continuing Hazards of the leaming curve in laparoscopic cholecstomy［J］．Am Surg，1955，61（10）：914－918.

［12］Strasberg S M. Hertl M，Soper N J. An analysis of the problem of biliary injury during laparoscopic cholecstomy［J］．J Am Coll Surg，1955，180（1）：101－125.

［13］Tan K Y，Chng H C，Chen C Y，et al . Mirizzi syndrome：noteworthyaspects of a retrospective study in onecentre［J］．ANZ J Surg，2004，74，（10）：833－837.

［14］龚伟智，刘昌军，朱朝庚，等 . Mirizzi 综合征中医源性胆道损伤的处理［J］．医学临床研究，2011，28（5）：868－870.

［15］胡春雷．胆囊管结石残留的原因分析及其解剖学基础［J］．肝胆胰外科杂志，2013，25（1）：44－46.

［16］蔡茁．合并胆囊管结石的腹腔镜胆囊切除术［J］．肝胆外科杂志，2013，21（1）：51－53.

[17] 汤浩. 核磁共振胰胆管成像在腹腔镜胆囊切除术前的应用 [J]. 中华肝胆外科杂志. 2009, 15 (9): 711 - 712.

[18] 傅贤波, 主译. 机器人手术缺失触觉反馈 [M]//傅贤波. 腹腔镜手术的发展和争议, 北京: 人民卫生出版社 2007. 113.

[19] 王学闽, 吴品, 曾朋. 腹腔镜胆囊切除术结石漏入腹腔的原因及处理 [J]. 武警医学院学报 2009, 18 (10): 833 - 833.

[20] 保红平, 高瑞岗, 方登华, 等. 腹腔镜胆囊切除术并发症的原因及处理 [J]. 中国微创外科杂志, 2004, 4 (6): 457 - 459.

[21] 柳利, 王金哲, 郝利恒, 等. 腹腔镜胆囊切除术腹腔脓肿形成的原因分析与对策 [J]. 中国煤炭工业医学杂志, 2012, 15 (11): 1706 - 1707.

[22] 陈国蓉, 艾开兴. 意外胆囊癌的外科治疗进展 [J]. 中国肿瘤临床杂志 2008, 35: (19) 1135 - 1138.

[23] 石景森, 孙学军, 郑见宝. 对我国胆囊癌临床诊治现状的种种思考 [J]. 中华肝胆外科杂志, 2012, 18 (12): 889 - 891.

[24] 刘国礼. 创伤最小的胆囊切除术 [M]//黄志强. 当代胆道外科学, 上海: 科学技术文献出版社 1998. 350.

[25] 荀祖武, 胆道损伤 [M]//黄志强. 当代胆道外科学, 上海: 科学技术文献出版社, 1998. 642.

[26] 黄志强. 胆管损伤 – 胆道外科中避免不开的话题 [J]. 腹部外科, 2012, 25. (5): 257 - 258.

[27] 黄晓强, 黄志强. 医源性胆管损伤的处理 [J]. 中国实用外科杂志, 2001, 21 (7): 413 - 414.

[28] 李海民, 高志清. 医源性胆管损伤156例的处理体会 [J]. 临床外科杂志, 2002, 10 (1): 11 - 13.

[29] 黄志强. 胆管损伤 – 胆道外科中避免不开的话题 [J]. 腹部外科, 2012, 25. (5): 257 - 258.

[30] 钱建荣, 张蓟, 范世芬, 等. 从胆管损伤对胆道生理学及病理生理学的再认识 [J]. 中华医学研究杂志, 2006, 6 (3): 281 - 283.

[31] 黄志强, 黄晓强. 胆道外科中的血管外科: 一个在诊断与处理上值得重视的问题 [J]. 中华消化外科杂志 2007, 6 (4): 241 - 248.

[32] 黄志强. 胆道的百年沧桑: 从 Langenbuch 到 Mouret [J]. 中华外科杂志 2013, 51 (3): 193 - 197.

[33] 吕文才. 等. 保胆手术, 应该慎行 [J]. 中华肝胆外科杂志, 2014, 20, (3): 228 - 231.

[34] 酒育红. 给保胆手术降温 [J]. 中外健康文摘, 2011, 08 (23): 109 - 110.

[35] 吴金术. 医源性近段胆管损伤 [M]//医源性胆道损伤诊治与防范. 北京: 科学技术文献出版社, 2010. 3.

[36] 刘永雄. 精心保护胆树: 医源性胆道损伤 [J]. 中华肝胆外科杂志, 2009, 15 (2): 81 - 83.

[37] Slater K. stun RW, Wall DR, et al. latvogetic bile duct injury: the scourge of laparoscopic cholecystectomy//ANZ J Surg, 2002, 72 (2): 83 - 88.

[38] 吕新生. 腹腔镜胆囊切除术 [M]//腹腔镜手术并发症的预防与处理, 湖南: 科学技术出版社, 2007: 15.

[39] 黄志强. 胆管损伤: 胆道外科中避不开的话题 [J]. 腹部外科杂志, 2012, 25 (5).

[40] 赵玉沛. 2005 年临床医学进展回顾: 胆道外科 [J]. 中华医学论坛报, 2006. 2. 9. (25).

[41] 吴金术. 医源性近段胆管损伤 [M] //吴金术. 医源性胆道损伤诊治与防范, 北京: 科学技术文献出版社, 2010: 80 - 84.

[42] 王炳煌, 等. 反流性胆管炎与胆肠吻合术 [J]. 中华肝胆外科杂志, 2003, 9 (7): 393 - 395.

[43] 仲恒高. EST 并发症的防治 [J]. 肝胆外科杂志, 2012, 20 (3): 163 - 165.

[44] 龚昭, 周程, 闵凯. 胆囊切除术后综合征 [J]. 医学综述, 2006, 12 (15): 946 - 948.

[45] 黄志强, 胆道外科, 难点何在? [J]. 腹部外科, 2010, 23 (5): 260 - 261.

[46] 傅贤波. 腹腔镜手术的发展与争议 [M]. 北京: 人民卫生出版社, 2007: 116.

[47] Strasberg SM. Biliary injury in laparoscopic surgery: part 2. Changing the culture of cholecystectomy [J]. Journal of the American College of Surgeons, 2005, (04): 604 - 611.

[48] 吕新生. 腹腔镜手术并发症的预防与处理 [M]. 湖南: 科技文献出版社, 2007. 75.

[49] 黄志强. 损伤控制: 微创外科的新领域 [J]. 解放军医学杂志, 2010, 35 (10): 1165 - 1169.

[50] 陈刚. 医源性胆道损伤的止损原则 [J]. 国际外科学杂志, 2012, 39 (5): 301 - 303.

[51] 周德良, 韩志文, 张贵恒. 胆囊大部切除术的临床应用与体会 (附 16 例报告) [J]. 中国伤残医学, 2010, 18

（5）：67 - 68.

[52] 徐智，彭宜芙，王立新，等. 几种胆囊黏膜化学灭活剂的灭活效果评价 [J].中国普外基础与临床杂志，2004，11 （2）：136 - 138.

[53] 姚成礼，孙立新，崔莉. 复杂胆囊切除术中胆囊灭活的应用「J]. 中外医疗，2010，29（29）：44 - 45.

[54] 谭毓铨. 困难情况下胆囊切除术 [M]//黄志强，当代胆道外科学，上海：科学技术文献出版社，1998：339 - 340.

[55] 李宁. 损伤控制性外科理念在胃肠外科的应用 [J].中国实用外科杂志，2013，33（4）：259 - 261.

[56] 刘永锋，李桂臣. 胆道外科不容忽视的两个问题——Oddi 括约肌功能保护与胆管末段损伤防治 [J].中国实用外科 杂志，2013，33（5）：348 - 350.

[57] 谭毓铨，王贵民. 重视胆囊切除术所致胆道损伤 [J].中华肝胆外科杂志，2005，11（3）：150 - 152.

2013 年胆道损伤指南文献索引

[1] Flum D R, Cheadle A, Prela C, et al. Bile duct injury during cholecystectomy and survival in medicare beneficiaries. JAMA, 2003, 290（16）：2168 - 2173.

[2] Hjelmqvist B. Complications of laparoscopic cholecystectomy as recorded in the Swedish laparoscopy registry. Eur J Surg Suppl, 2000,（585）：18 - 21.

[3] Karvonen J, Gullichsen R, Laine S, et al. Bile duct injuries during laparoscopic cholecystectomy：primary and longterm results from a single institution. Surg Endosc, 2007, 21（7）：1069 - 1073.

[4] Waage A, Nilsson M. Iatrogenic bile duct injury：a population-based study of 152, 776 cholecystectomies in the Swedish Inpatient Registry. Arch Surg. 2006, 141（12）：1207 - 1213.

[5] Archer S B, Brown D W, Smith C D, et al. Bile duct injury during laparoscopic cholecystectomy：results of a national survey. Ann Surg, 2001, 234（4）：549 - 558.

[6] Francoeur J R, Wiseman K, Buczkowski A K, et al. Surgeons' a-nonymous response after bile duct injury during cholecystectomy. Am J Surg, 2003, 185（5）：468 - 475.

[7] Keulemans Y C, Bergman J J, de Wit L T, et al. Improvement in the management of bile duct injuries？ J Am Coll Surg, 1998, 187（3）：246 - 254.

[8] Thomson B N, Parks R W, Madhavan K K, et al. Liver resection and transplantation in the management of iatrogenic biliary injury. World J Surg, 2007, 31（12）：2363 - 2369.

[9] de Santibanes E, Ardiles V, Gadano A, et al. Liver transplanta-tion：the last measure in the treatment of bile duct injuries. World J Surg, 2008, 32（8）：1714 - 1721.

[10] Boerma D, Rauws E A, Keulemans Y C, et al. Impaired quality of life 5 years after bile duct injury during laparoscopic cholecystectomy：a prospective analysis. Ann Surg, 2001, 234（6）：750 - 757.

[11] Melton G B, Lillemoe K D, Cameron J L, et al. Major bile duct in-juries associated with laparoscopic cholecystectomy：effect of surgical repair on quality of life. Ann Surg, 2002, 235（6）：888 - 895.

[12] Savader S J, Lillemoe K D, Prescott C A, et al. Laparoscopic chole-cystectomy-related bile duct injuries：a health and financial disaster. Ann Surg, 1997, 225（3）：268 - 273.

[13] Kern K A. Malpractice litigation involving laparoscopic cholecystectomy. Cost, cause, and consequences. Arch Surg, 1997, 132（4）：392 - 397.

[14] Kern K A. Medicolegal perspectives on laparoscopic bile duct injuries. Surg Clin North Am, 1994, 74（4）：979 - 984.

[15] Localio A R, Lawthers A G, Brennan T A, et al. Relation between malpractice claims and adverse events due to negligence. Results of the Harvard Medical Practice Study Ⅲ. N Engl J Med, 1991, 325（4）：245 - 251.

[16] 中华医学会外科学分会胆道外科学组. 胆管损伤的预防与治疗指南（2008 版）. 中华消化外科杂志，2008，7（4）：260 - 266.

[17] Parks R W, Diamond T. Nonsurgical trauma to the extrahepatic biliary tract. Br J Surg, 1995, 82（10）：1303 - 1310.

[18] Huang Z Q, Huang X Q. Changing patterns of traumatic bile duct injuries：a review of forty years experience. World J Gastroenterol, 2002, 8（1）：5 - 12.

［19］Lillemoe K D，Melton G B，Cameron J L，et al. Postoperative bile duct strictures：management and outcome in the 1990 s. Ann Surg，2000，232（3）：430 - 441.

［20］Yang W L，Zhang D W，Zhang X C. Clinical analysis of patients with iatrogenic bile duct injury. Hepatobiliary Pancreat Dis Int，2006，5（2）：283 - 285.

［21］Angel Mercado M，Chan C，Orozco H，et al. Bile duct injuries related to misplacement of "T tubes". Ann Hepatol，2006，5（1）：44 - 48.

［22］Enns R，Eloubeidi M A，Mergener K，et al. ERCP-related perfo-rations：risk factors and management. Endoscopy，2002，34（4）：293 - 298.

［23］Fatima J，Baron T H，Topazian M D，et al. Pancreaticobiliary and duodenal perforations after periampullary endoscopic proce-dures：diagnosis and management. Arch Surg，2007，142（5）：448 - 454.

［24］Kobayashi S，Nakanuma Y，Terada T，et al. Postmortem survey of bile duct necrosis and biloma in hepatocellular carcinoma after transcatheter arterial chemoembolization therapy：relevance to mi-crovascular damages of peribiliary capillary plexus. Am J Gastro-enterol，1993，88（9）：1410 - 1415.

［25］Chung J W，Park J H，Han J K，et al. Hepatic tumors：predispo-sing factors for complications of transcatheter oily chemo-emboliza-tion. Radiology，1996，198（1）：33 - 40.

［26］Yu J S，Kim K W，Jeong M G，et al. Predisposing factors of bile duct injury after transcatheter arterial chemoembolization （TACE）for hepatic malignancy. Cardiovasc Intervent Radiol，2002，25（4）：270 - 274.

［27］Kim H K，Chung Y H，Song B C，et al. Ischemic bile duct injury as a serious complication after transarterial chemoemboliza-tion in patients with hepatocellular carcinoma. J Clin Gastroenterol，2001，32（5）：423 - 427.

［28］王茂强，邵如宏，叶慧义，等. 肝动脉化疗栓塞术后胆管损伤的影像学研究. 中华肿瘤杂志，2005，27（10）：609 - 612.

［29］黄晓强，黄志强，段伟东，等. 肝海绵状血管瘤肝动脉栓塞所致胆道损毁性病变. 军医进修学院学报，2000，21（2）：88 - 91.

［30］Boonstra E A，de Boer M T，Sieders E，et al. Risk factors for central bile duct injury complicating partial liver resection. Br J Surg，2012，99（2）：256 - 262.

［31］Koniaris L G，Seibel J A，Geschwind J F，et al. Can ethanol thera-pies injure the bile ducts？. Hepatogastroenterology，2003，50（49）：69 - 72.

［32］Silverstein J C，Staren E，Velasco J. Thermal bile duct protection during liver cryoablation. J Surg Oncol，1997，64（2）：163 - 164.

［33］Ohmoto K，Yoshioka N，Tomiyama Y，et al. Thermal ablation therapy for hepatocellular carcinoma：comparison between ra-diofre-quency ablation and percutaneous microwave coagulation therapy. Hepatogastroenterology，2006，53（71）：651 - 654.

［34］Ohmoto K，Yoshioka N，Tomiyama Y，et al. Radiofrequency ab-lation versus percutaneous microwave coagulation therapy for small hepatocellular carcinomas：a retrospective comparative study. Hepatogastroenterology，2007，54（76）：985 - 989.

［35］Machi J，Uchida S，Sumida K，et al. Ultrasound-guided radiofrequency thermal ablation of liver tumors：percutaneous，lapa-roscopic，and open surgical approaches. J Gastrointest Surg，2001，5（5）：477 - 489.

［36］Stippel DL，Tox U，Gossmann A，et al. Successful treatment of radiofrequency-induced biliary lesions by interventional endo-scopic retrograde cholangiography（ERC）. Surg Endosc，2003，17（12）：1965 - 1970.

［37］Rhim H. Complications of radiofrequency ablation in hepatocellular carcinoma. Abdom Imaging，2005，30（4）：409 - 418.

［38］Castellano G，Moreno-Sanchez D，Gutierrez J，et al. Caustic sclerosing cholangitis. Report of four cases and a cumulative re-view of the literature. Hepatogastroenterology，1994，41（5）：458 - 470.

［39］Loinaz C，González E M，Jiménez C，et al. Long-term biliary com-plications after liver surgery leading to liver transplanta-tion. World J Surg，2001，25（10）：1260 - 1263.

［40］Gharaibeh K I，Heiss H A. Biliary leakage following T-tube removal. Int Surg，2000，85（1）：57 - 63.

［41］Regoly-Mérei J，Ihász M，Szeberin Z，et al. Biliary tract complications in laparoscopic cholecystectomy. A multicenter study of 148 biliary tract injuries in 26，440 operations. Surg Endosc，1998，12（4）：294 - 300.

[42] Fischer C P, Fahy B N, Aloia T A, et al. Timing of referral impacts surgical outcomes in patients undergoing repair of bile duct injuries. HPB (Oxford), 2009, 11 (1): 32 - 37.

[43] Mirza D F, Narsimhan K L, Ferraz Neto B H, et al. Bile duct injury following laparoscopic cholecystectomy: referral pattern and management. Br J Surg, 1997, 84 (6): 786 - 790.

[44] Carroll B J, Birth M, Phillips E H. Common bile duct injuries during laparoscopic cholecystectomy that result in litigation. Surg Endosc, 1998, 12 (4): 310 - 313.

[45] Roy P G, Soonawalla Z F, Grant H W. Medicolegal costs of bile duct injuries incurred during laparoscopic cholecystectomy. HPB (Oxford), 2009, 11 (2): 130 - 134.

[46] Savassi-Rocha P R, Almeida S R, Sanches M D, et al. Iatrogenic bile duct injuries: A multicenter study of 91, 232 laparoscopic cholecystectomies performed in Brazil. Surg Endosc, 2003, 17 (9): 1356 - 1361.

[47] Nuzzo G, Giuliante F, Giovannini I, et al. Bile duct injury during laparoscopic cholecystectomy: results of an Italian national survey on 56, 591 cholecystectomies. Arch Surg, 2005, 140 (10): 986 - 992.

[48] Tantia O, Jain M, Khanna S, et al. Iatrogenic biliary injury: 13, 305 cholecystectomies experienced by a single surgical team over more than 13 years. Surg Endosc, 2008, 22 (4): 1077 - 1086.

[49] Woods M S, Traverso L W, Kozarek R A, et al. Biliary tract complications of laparoscopic cholecystectomy are detected more fre-quently with routine intraoperative cholangiography. Surg Endosc, 1995, 9 (10): 1076 - 1080.

[50] Z'graggen K, Wehrli H, Metzger A, et al. Complications of lapa-roscopic cholecystectomy in Switzerland. A prospective 3-year study of 10, 174 patients. Swiss Association of Laparoscopic and Thoracoscopic Surgery. Surg Endosc, 1998, 12 (11): 1303 - 1310.

[51] Carroll B J, Friedman R L, Liberman M A, et al. Routine cholangiography reduces sequelae of common bile duct injuries. Surg Endosc, 1996, 10 (12): 1194 - 1197.

[52] Søderlund C, Frozanpor F, Linder S. Bile duct injuries at laparoscopic cholecystectomy: a single-institution prospective study. Acute cholecystitis indicates an increased risk. World J Surg, 2005, 29 (8): 987 - 993.

[53] de Reuver P R, Grossmann I, Busch O R, et al. Referral pattern and timing of repair are risk factors for complications after recon-structive surgery for bile duct injury. Ann Surg, 2007, 245 (5): 763 - 770.

[54] Bergman J J, van den Brink G R, Rauws E A, et al. Treatment of bile duct lesions after laparoscopic cholecystectomy. Gut, 1996, 38 (1): 141 - 147.

[55] Mercado M A, Chan C, Jacinto J C, et al. Voluntary and involuntary ligature of the bile duct in iatrogenic injuries: a nonadvisable approach. J Gastrointest Surg, 2008, 12 (6): 1029 - 1032.

[56] Stewart L, Way L W. Bile duct injuries during laparoscopic cholecystectomy. Factors that influence the results of treatment. Arch Surg, 1995, 130 (10): 1123 - 1128.

[57] Murr M M, Gigot J F, Nagorney D M, et al. Longterm results of biliary reconstruction after laparoscopic bile duct injuries. Arch Surg, 1999, 134 (6): 604 - 609.

[58] Fidelman N, Kerlan R K Jr, Laberge J M, et al. Accuracy of percutaneous transhepatic cholangiography in predicting the location and nature of major bile duct injuries. J Vasc Interv Radiol, 2011, 22 (6): 884 - 892.

[59] de Reuver P R, Rauws E A, Vermeulen M, et al. Endoscopic treatment of postsurgical bile duct injuries: long term outcome and predictors of success. Gut, 2007, 56 (11): 1599 - 1605.

[60] Suhocki P V, Meyers W C. Injury to aberrant bile ducts during cholecystectomy: a common cause of diagnostic error and treatment delay. AJR Am J Roentgenol, 1999, 172 (4): 955 - 959.

[61] Sikora S S, Pottakkat B, Srikanth G, et al. Postcholecystectomy benign biliary strictures-long-term results. Dig Surg, 2006, 23 (5/6): 304 - 312.

[62] Chaudhary A, Negi S S, Puri S K, et al. Comparison of magnetic resonance cholangiography and percutaneous transhepatic cholangiography in the evaluation of bile duct strictures after cholecystec-tomy. Br J Surg, 2002, 89 (4): 433 - 436.

[63] Yeh T S, Jan Y Y, Tseng J H, et al. Value of magnetic resonance cholangiopancreatography in demonstrating major bile duct injuries following laparoscopic cholecystectomy. Br J Surg, 1999, 86 (2): 181 - 184.

［64］ Khalid T R, Casillas V J, Montalvo B M, et al. Using MR cholan-giopancreatography to evaluate iatrogenic bile duct injury. AJR Am J Roentgenol, 2001, 177 (6): 1347 - 1352.

［65］ Ragozzino A, De Ritis R, Mosca A, et al. Value of MR cholangiography in patients with iatrogenic bile duct injury after cholecys-tectomy. AJR Am J Roentgenol, 2004, 183 (6): 1567 - 1572.

［66］ 王坚, 吴志勇, 何敏, 等. 医源性胆胰肠结合部损伤的诊断和治疗. 中华消化外科杂志, 2008, 7 (1): 16 - 18.

［67］ Bismuth H, Majno P E. Biliary strictures: classification based on the principles of surgical treatment. World J Surg, 2001, 25 (10): 1241 - 1244.

［68］ Wherry D C, Rob C G, Marohn M R, et al. An external audit of laparoscopic cholecystectomy performed in medical treatment facilities of the department of Defense. Ann Surg, 1994, 220 (5): 626 - 634.

［69］ Siewert J R, Ungeheuer A, Feussner H. Bile duct lesions in lapa-roscopic cholecystectomy. Chirurg, 1994, 65 (9): 748 - 757.

［70］ Strasberg S M, Hertl M, Soper N J. An analysis of the problem of biliary injury during laparoscopic cholecystectomy. J Am Coll Surg, 1995, 180 (1): 101 - 125.

［71］ McMahon A J, Fullarton G, Baxter J N, et al. Bile duct injury and bile leakage in laparoscopic cholecystectomy. Br J Surg, 1995; 82 (3): 307 - 313.

［72］ Neuhaus P, Schmidt S C, Hintze R E, et al. Classification and treatment of bile duct injuries after laparoscopic cholecystecto-my. Chirurg, 2000, 71 (2): 166 - 173.

［73］ Csendes A, Navarrete C, Burdiles P, et al. Treatment of common bile duct injuries during laparoscopic cholecystectomy: endoscopic and surgical management. World J Surg, 2001, 25 (10): 1346 - 1351.

［74］ Wu J S, Peng C, Mao X H, et al. Bile duct injuries associated with laparoscopic and open cholecystectomy: sixteen-year experience. World J Gastroenterol, 2007, 13 (16): 2374 - 2378.

［75］ Stewart L, Robinson T N, Lee C M, et al. Right hepatic artery injury associated with laparoscopic bile duct injury: incidence, mechanism, and onsequences. J Gastrointest Surg, 2004, 8 (5): 523 - 531.

［76］ Lau W Y, Lai E C. Classification of iatrogenic bile duct injury. Hepatobiliary Pancreat Dis Int, 2007, 6 (5): 459 - 563.

［77］ Bektas H, Schrem H, Winny M, et al. Surgical treatment and outcome of iatrogenic bile duct lesions after cholecystectomy and the impact of different clinical classification systems. Br J Surg, 2007, 94 (9): 1119 - 1127.

［78］ Cannon R M, Brock G, Buell J F. A novel classification system to address financial impact and referral decisions for bile duct injury in laparoscopic cholecystectomy. HPB Surg, 2011, 2011: 371245.

［79］ Al-Karawi M A, Sanai F M. Endoscopic management of bile duct injuries in 107 patients: experience of a Saudi referral center. Hepatogastroenterology, 2002, 49 (47): 1201 - 1207.

［80］ Familiari L, Scaffidi M, Familiari P, et al. An endoscopic approach to the management of surgical bile duct injuries: nine years' experience. Dig Liver Dis, 2003, 35 (7): 493 - 497.

［81］ Kaffes A J, Hourigan L, De Luca N, et al. Impact of endoscopic intervention in 100 patients with suspected postcholecystectomy bile leak. Gastrointest Endosc, 2005, 61 (2): 269 - 275.

［82］ Parlak E, Çiçek B, Dişibeyaz S, et al. Treatment of biliary leaka-ges after cholecystectomy and importance of stricture development in the main bile duct injury. Turk J Gastroenterol, 2005, 16 (1): 21 - 28.

［83］ Weber A, Feussner H, Winkelmann F, et al. Longterm outcome of endoscopic therapy in patients with bile duct injury after cholecystectomy. J Gastroenterol Hepatol, 2009, 24 (5): 762 - 769.

［84］ Fathy O, Wahab M A, Hamdy E, et al. Post-cholecystectomy biliary injuries: one center experience. Hepatogastroenterology, 2011, 58 (107/108): 719 - 724.

［85］ Bergman J J, Burgemeister L, Bruno M J, et al. Longterm followup after biliary stent placement for postoperative bile duct stenosis. Gastrointest Endosc, 2001, 54 (2): 154 - 161.

［86］ Costamagna G, Pandolfi M, Mutignani M, et al. Longterm results of endoscopic management of postoperative bile duct strictures with increasing numbers of stents. Gastrointest Endosc, 2001, 54 (2): 162 - 168.

［87］ Misra S, Melton G B, Geschwind J F, et al. Percutaneous manage-ment of bile duct strictures and injuries associated with laparoscopic cholecystectomy：a decade of experience. J Am Coll Surg，2004，198（2）：218－226.

［88］ Kuzela L，Oltman M，Sutka J，et al. Prospective follow-up of patients with bile duct strictures secondary to laparoscopic chole-cys-tectomy，treated endoscopically with multiple stents. Hepatogas-troenterology，2005，52（65）：1357－1361.

［89］ Kassab C，Prat F，Liguory C，et al. Endoscopic management of post-laparoscopic cholecystectomy biliary strictures. Long-term outcome in a multicenter study. Gastroenterol Clin Biol，2006，30（1）：124－129.

［90］ Vitale G C，Tran T C，Davis B R，et al. Endoscopic management of postcholecystectomy bile duct strictures. J Am Coll Surg，2008，206（5）：918－923.

［91］ Ramos-De la Medina A，Misra S，Leroy A J，et al. Management of benign biliary strictures by percutaneous interventional radiologic techniques（PIRT）. HPB（Oxford），2008，10（6）：428－432.

［92］ Bonnel D H，Liguory C L，Lefebvre J F，et al. Placement of metal-lic stents for treatment of postoperative biliary strictures：long-term outcome in 25 patients. AJR Am J Roentgenol，1997，169（6）：1517－1522.

［93］ Kuroda Y，Tsuyuguchi T，Sakai Y，et al. Longterm followup evaluation for more than 10 years after endoscopic treatment for postoperative bile duct strictures. Surg Endosc，2010，24（4）：834－840.

［94］ Tuvignon N，Liguory C，Ponchon T，et al. Long-term followup after biliary stent placement for postcholecystectomy bile duct stric-tures：a multicenter study. Endoscopy，2011，43（3）：208－216.

［95］ Fatima J，Barton J G，Grotz T E，et al. Is there a role for endoscopic therapy as a definitive treatment for post-laparoscopic bile duct injuries. J Am Coll Surg，2010，211（4）：495－502.

［96］ Costamagna G，Tringali A，Mutignani M，et al. Endotherapy of postoperative biliary strictures with multiple stents：results after more than 10 years of follow-up. Gastrointest Endosc，2010，72（3）：551－557.

［97］ Davids P H，Tanka A K，Rauws E A，et al. Benign biliary strictures. Surgery or endoscopy？. Ann Surg，1993，217（3）：237－243.

［98］ Tocchi A，Mazzoni G，Liotta G，et al. Management of benign bili-ary strictures：biliary enteric anastomosis vs endoscopic stenting. Arch Surg，2000，135（2）：153－157.

［99］ Wudel L J Jr，Wright J K，Pinson C W，et al. Bile duct injury following laparoscopic cholecystectomy：a cause for continued con-cern. Am Surg，2001，67（6）：557－563.

［100］ Robinson T N，Stiegmann G V，Durham J D，et al. Management of major bile duct injury associated with laparoscopic chole-cystecto-my. Surg Endosc，2001，15（12）：1381－1385.

［101］ Nuzzo G，Giuliante F，Giovannini I，et al. Advantages of multi-disciplinary management of bile duct injuries occurring during cholecystectomy. Am J Surg，2008，195（6）：763－769.

［102］ Lillemoe K D，Martin S A，Cameron J L，et al. Major bile duct in-juries during laparoscopic cholecystectomy. Followup after com-bined surgical and radiologic management. Ann Surg，1997，225（5）：459－468.

［103］ Dolay K，Soylu A，Aygun E. The role of ERCP in the management of bile leakage：endoscopic sphincterotomy versus biliary stenting. J Laparoendosc Adv Surg Tech A，2010，20（5）：455－459.

［104］ Siriwardana H P，Siriwardena A K. Systematic appraisal of the role of metallic endobiliary stents in the treatment of benign bile duct stricture. Ann Surg，2005，242（1）：10－19.

［105］ 张文智，黄晓强，周宁新，等. 胆道良性狭窄金属支架置入术后并发症及其处理. 中华肝胆外科杂志，2005，11（9）：599－600.

［106］ van Boeckel P G，Vleggaar F P，Siersema P D. Plastic or metal stents for benign extrahepatic biliary strictures：a systematic re-view. BMC Gastroenterol，2009，9（1）：96.

［107］ Mercado M A，Dominguez I. Classification and management of bile duct injuries. World J Gastrointest Surg，2011，3（4）：43－48.

［108］ Pottakkat B，Vijayahari R，Prakash A，et al. Factors predicting failure following high bilio-enteric anastomosis for postchole-cystectomy benign biliary strictures. J Gastrointest Surg，2010，14（9）：1389－1394.

［109］ de Reuver P R，Rauws E A，Bruno M J，et al. Survival in bile duct injury patients after laparoscopic cholecystectomy：a multi-disciplinary approach of gastroenterologists，radiologists，and surgeons. Surgery，2007，142（1）：1－9.

[110] Huang C S, Lein H H, Tai F C, et al. Long-term results of major bile duct injury associated with laparoscopic cholecystectomy. Surg Endosc, 2003, 17 (9): 1362 – 1367.

[111] Thomson B N, Parks R W, Madhavan K K, et al. Early specialist repair of biliary injury. Br J Surg, 2006, 93 (2): 216 – 220.

[112] Walsh R M, Henderson J M, Vogt D P, et al. Longterm outcome of biliary reconstruction for bile duct injuries from laparoscopic cholecystectomies. Surgery, 2007, 142 (4): 450 – 456.

[113] Sahajpal A K, Chow S C, Dixon E, et al. Bile duct injuries asso-ciated with laparoscopic cholecystectomy: timing of repair and long-term outcomes. Arch Surg, 2010, 145 (8): 757 – 763.

[114] Schmidt S C, Langrehr J M, Hintze R E, et al. Long-term results and risk factors influencing outcome of major bile duct injuries following cholecystectomy. Br J Surg, 2005, 92 (1): 76 – 82.

[115] Perera M T, Silva M A, Hegab B, et al. Specialist early and immediate repair of post-laparoscopic cholecystectomy bile duct in-juries is associated with an improved long-term outcome. Ann Surg, 2011, 253 (3): 553 – 560.

[116] Huang Q, Shao F, Qiu L J, et al. Early vs. delayed repair of iso-lated segmental, sectoral and right hepatic bile duct injuries. Hepatogastroenterology, 2011, 58 (107/108): 725 – 728.

[117] Mercado M A. Early versus late repair of bile duct injuries. Surg Endosc, 2006, 20 (11): 1644 – 1647.

[118] Stewart L, Way L W. Laparoscopic bile duct injuries: timing of surgical repair does not influence success rate. A multivariate a-nalysis of factors influencing surgical outcomes. HPB (Oxford), 2009, 11 (6): 516 – 522.

[119] de Santibanes E, Palavecino M, Ardiles V, et al. Bile duct injuries: management of late complications. Surg Endosc, 2006, 20 (11): 1648 – 1653.

[120] 詹国清, 董家鸿, 王槐志, 等. 损伤性胆管狭窄手术时机探讨. 第三军医大学学报, 2002, 24 (9): 1120 – 1121.

[121] Gao J B, Bai L S, Hu Z J, et al. Role of Kasai procedure in sur-gery of hilar bile duct strictures. World J Gastroenterol, 2011, 17 (37): 4231 – 4234.

[122] Sicklick J K, Camp M S, Lillemoe K D, et al. Surgical management of bile duct injuries sustained during laparoscopic chole-cys-tectomy: perioperative results in 200 patients. Ann Surg, 2005, 241 (5): 786 – 792.

[123] Gazzaniga G M, Filauro M, Mori L. Surgical treatment of iatro-genic lesions of the proximal common bile duct. World J Surg, 2001, 25 (10): 1254 – 1259.

[124] Tocchi A, Costa G, Lepre L, et al. The long-term outcome of hepaticojejunostomy in the treatment of benign bile duct strictures. Ann Surg, 1996, 224 (2): 162 – 167.

[125] Rudnicki M, McFadden D W, Sheriff S, et al. Roux-en-Y jejunal Bypass abolishes postprandial neuropeptide Y release. J Surg Res, 1992, 53 (1): 7 – 11.

[126] Inui H, Kwon A H, Kamiyama Y. Managing bile duct injury during and after laparoscopic cholecystectomy. J Hepatobiliary Pancreat Surg, 1998, 5 (4): 445 – 449.

[127] Tocchi A, Mazzoni G, Kiotta G, et al. Late development of bile duct cancer in patients who had biliary-enteric drainage for benign disease: a follow-up study of more than 1000 patients. Ann Surg, 2001, 234 (2): 210 – 214.

[128] Rossi R L, Tsao J I. Biliary reconstruction. Surg Clin North Am, 1994, 74 (4): 825 – 841.

[129] 何振平, 陈平, 刘永雄, 等. 损伤性胆管狭窄的外科治疗. 中华创伤杂志, 1999, 15 (5): 389 – 390.

[130] Schol F P, Go P M, Gouma D J. Outcome of 49 repairs of bile duct injuries after laparoscopic cholecystectomy. World J Surg, 1995, 19 (5): 753 – 756.

[131] Kohneh Shahri N, Lasnier C, Paineau J. Bile duct injuries at laparoscopic cholecystectomy: early repair results. Ann Chir, 2005, 130 (4): 218 – 223.

[132] Xu X D, Zhang Y C, Gao P, et al. Treatment of major laparoscopic bile duct injury: a longterm follow-up result. Am Surg, 2011, 77 (12): 1584 – 1588.

[133] Jablonska B, Lampe P, Olakowski M, et al. Hepaticojejunostomy vs. end-to-end biliary reconstructions in the treatment of i-atrogenic bile duct injuries. J Gastrointest Surg, 2009, 13 (6): 1084 – 1093.

[134] de Reuver P R, Busch O R, Rauws E A, et al. Longterm results of a primary end-to-end anastomosis in peroperative detec-

ted bile duct injury. J Gastrointest Surg, 2007, 11 (3): 296 – 302.

[135] Maeda A, Yokoi S, Kunou T, et al. Bile duct cancer developing 21 years after choledochoduodenostomy. Dig Surg, 2003, 20 (4): 331 – 334.

[136] Moraca R J, Lee F T, Ryan J A Jr, et al. Longterm biliary func-tion after reconstruction of major bile duct injuries with hepati-coduodenostomy or hepaticojejunostomy. Arch Surg, 2002, 137 (8): 889 – 893.

[137] Shimotakahara A, Yamataka A, Yanai T, et al. Roux-en-Y he paticojejunostomy or hepaticoduodenostomy for biliary reconstruction during the surgical treatment of choledochal cyst: which is better? Pediatr Surg Int, 2005, 21 (1): 5 – 7.

[138] Slater K, Strong R W, Wall D R, et al. Iatrogenic bile duct injury: the scourge of laparoscopic cholecystectomy. ANZ J Surg, 2002, 72 (2): 83 – 88.

[139] Alves A, Farges O, Nicolet J, et al. Incidence and consequence of an hepatic artery injury in patients with postcholecystectomy bile duct strictures. Ann Surg, 2003, 238 (1): 93 – 96.

[140] Frilling A, Li J, Weber F, et al. Major bile duct injuries after laparoscopic cholecystectomy: a tertiary center experience. J Gastrointest Surg, 2004, 8 (6): 679 – 685.

[141] Laurent A, Sauvanet A, Farges O, et al. Major hepatectomy for the treatment of complex bile duct injury. Ann Surg, 2008, 248 (1): 77 – 83.

[142] Truant S, Boleslawski E, Lebuffe G, et al. Hepatic resection for post-cholecystectomy bile duct injuries: a literature review. HPB (Oxford), 2010, 12 (5): 334 – 341.

[143] Bektas H, Kleine M, Tamac A, et al. Clinical application of the hanover classification for iatrogenic bile duct lesions. HPB Surg, 2011, 2011: 612384.

[144] Bacha E A, Stieber A C, Galloway J R, et al. Nonbiliary complication of laparoscopic cholecystectomy. Lancet, 1994, 344 (8926): 896 – 897.

[145] de Santibañes E, Pekolj J, McCormack L, et al. Liver transplantation for the sequelae of intraoperative bile duct injury. HPB (Oxford), 2002, 4 (3): 111 – 115.

[146] Ardiles V, McCormack L, Quinonez E, et al. Experience using liver transplantation for the treatment of severe bile duct injuries over 20 years in Argentina: results from a National Survey. HPB (Oxford), 2011, 13 (8): 544 – 550.

[147] Nordin A, Mäkisalo H, Isoniemi H, et al. Iatrogenic lesion at cholecystectomy resulting in liver transplantation. Transplant Proc, 2001, 33 (4): 2499 – 2500.

[148] Fernández J A, Robles R, Marín C, et al. Laparoscopic iatrogeny of the hepatic hilum as an indication for liver transplantation. Liver Transpl, 2004, 10 (1): 147 – 152.

[149] McDonald M L, Farnell M B, Nagorney D M, et al. Benign biliary strictures: repair and outcome with a contemporary approach. Surgery, 1995, 118 (4): 582 – 591.

[150] Chapman W C, Halevy A, Blumgart L H, et al. Postcholecystec-tomy bile duct strictures. Management and outcome in 130 pa-tients. Arch Surg, 1995, 130 (6): 597 – 602.

[151] Lubikowski J, Post M, Bialek A, et al. Surgical management and outcome of bile duct injuries following cholecystectomy: a single-center experience. Langenbecks Arch Surg, 2011, 396 (5): 699 – 707.

[152] Strasberg S M, Picus D D, Drebin J A. Results of a new strategy for reconstruction of biliary injuries having an isolated right-sided component. J Gastrointest Surg, 2001, 5 (3): 266 – 274.

[153] Jarnagin W R, Blumgart L H. Operative repair of bile duct injuries involving the hepatic duct confluence. Arch Surg, 1999, 134 (7): 769 – 775.

[154] Mercado M A, Orozco H, de la Garza L, et al. Biliary duct inju-ry: partial segment IV resection for intrahepatic reconstruction of biliary lesions. Arch Surg, 1999, 134 (9): 1008 – 1010.

[155] Mercado M A, Chan C, Orozco H, et al. Long-term evaluation of biliary reconstruction after partial resection of segments IV and V in iatrogenic injuries. J Gastrointest Surg, 2006, 10 (1): 77 – 82.

[156] Sirichindakul B, Nonthasoot B, Suphapol J, et al. Partial segment IV/V liver resection facilitates the repair of complicated bile duct injury. Hepatogastroenterology, 2009, 56 (93): 956 – 959.

[157] Sutherland F, Launois B, Stanescu M, et al. A refined approach to the repair of postcholecystectomy bile duct strictures. Arch Surg, 1999, 134 (3): 299－302.

[158] Koffron A, Ferrario M, Parsons W, et al. Failed primary man-agement of iatrogenic biliary injury: incidence and significance of concomitant hepatic arterial disruption. Surgery, 2001, 130 (4): 722－728.

[159] Mercado M A, Chan C, Orozco H, et al. To stent or not to stent bilioenteric anastomosis after iatrogenic injury: a dilemma not an-swered? . Arch Surg, 2002, 137 (1): 60－63.

[160] Chaudhary A, Manisegran M, Chandra A, et al. How do bile duct injuries sustained during laparoscopic cholecystectomy differ from those during open cholecystectomy? J Laparoendosc Adv Surg Tech A, 2001, 11 (4): 187－191.

[161] Pickleman J, Marsan R, Borge M. Portoenterostomy: an old treatment for a new disease. Arch Surg, 2000, 135 (7): 811－817.

[162] Pitt HA, Miyamoto T, Parapatis SK, et al. Factors influencing outcome in patients with postoperative biliary strictures. Am J Surg, 1982, 144 (1): 14－21.

[163] Pellegrini C A, Thomas M J, Way L W. Recurrent biliary stric-ture: patterns of recurrence and outcome of surgical therapy. Am J Surg, 1984, 147 (1): 175－180.

[164] Hall J G, Pappas T N. Current management of biliary strictures. J Gastrointest Surg, 2004, 8 (8): 1098－1110.

[165] Raute M, Podlech P, Jaschke W, et al. Management of bile duct injuries and strictures following cholecystectomy. World J Surg, 1993, 17 (4): 553－562.

[166] Schweizer W P, Matthews J B, Baer H U, et al. Combined surgical and interventional radiological approach for complex benign biliary tract obstruction. Br J Surg, 1991 May, 78 (5): 559－563.

第十五篇　胆囊切除远期不良后果

第一章　胆囊切除术后综合征（PCS）[1]

第一节　胆囊切除术后综合征新说（原因与分类）

一、胆囊切除术后综合征（pastcholecystestomy syndrome，PCS）的概况

1. 原有定义：胆囊切除术后的部分患者仍有右上腹绞痛，饱胀不适，恶心、呕吐等综合征。其发生率据统计可高达胆囊切除的26%～40%，其原因有，胆囊原属正常，术前症状是由与胆囊疾病临床症状相似的疾病引起。多见于胆结石患者合并有慢性肝、胰、胃肠道等慢性疾病等，术前未能明确诊断，术中不可能给予处理，切胆术后症状依然存在；胆道疾病，如肝内、外胆管残留结石、Oddi括约肌狭窄术中未被发现或未作妥善处理，或因手术造成的病理情况，如术中胆道损伤致使术后胆道狭窄，或胆囊管残留过长等，因此术后仍遗留症状。

2. 新定义：切除有功能的胆囊造成的综合征。由于检测手段不断改进，特别是ERCP、MRCP普及应用后，对与手术切除有功能胆囊无关的原因容易在术前做出诊断。其实《当代胆道外科学》中早意识到，"真正的胆囊切除术后综合征应是指在切除尚有功能的胆囊后，影响胆道系统压力的正常生理调节及胆汁排泄功能，引起高张力Oddi括约肌运动功能障碍所引起的综合征，这种狭义的PCS现多称为"胆囊切除术后胆道功能障碍（biliary dyskinesia）"。新定义，除胆道功能障碍，还包括了消化道功能及菌群失调，可认为是广义的PCS，有利于分清"责任"，对"症"下"药"，如只要不切除有功能的胆囊，就能有效防止PCS，也无须切胆产生问题后再去设计各种治疗方案，制造各种设备，劳民伤财，多此一举。

二、PCS原因分类

以往PCS基本上分两大类，即胆道相关原因和胆道外原因。

1. 胆道相关原因主要有：

（1）胆管结石，约占PCS的35%～45%，有统计显示胆管残留或再生结石约占胆道再次手术病例的50%～95%。

（2）胆道损伤性狭窄，多为术中胆道损伤所致，约占胆囊切除术的0.2%。在一组958例胆道狭窄患者中97%是由于手术损伤所致。

（3）胆囊管残留过长，如残留有功能的胆囊颈部及管部，术后逐渐扩张形成"小胆囊"，可发生炎症或结石，出现症状；疼痛也可能是胆囊管残端神经瘤、胆囊管扭曲和狭窄引起；刘天锡[2]报道他们一组的发生率为10%（15/150）。

（4）切除有功能胆囊造成的消化系统功能改变及菌群失调。

（5）Oddi括约肌狭窄，缩窄性乳头炎，多见胆道排过结石者，可能与结石嵌顿于乳头诱发炎症。

（6）其他原因还有十二指肠乳头良性狭窄、胆道感染和胆道功能紊乱，胆道肿瘤等。

2. 胆道外原因包括：功能性和器质性两种疾病，如胆结石合并反流性胃炎、胃、十二指肠溃疡、慢

性胰腺炎、膈疝、肠道易激综合征、肝脏疾病、食道裂孔疝、腹腔粘连和冠状动脉疾病等。有报道 LC 普及后胆囊结石残留腹腔发病率 0.5%[3]，腹腔脓肿 0.02%[4]～1.29%[5]。

从新的定义出发，与胆囊切除无关的原有疾病，如上述 1.5 和 1.6 所包括的疾病及胆道外原因，不应该归为胆囊切除术后综合征原因。

第二节　PCS 的临床特点

1. 腹痛。特点是反复发作的上腹部疼痛，疼痛多局限在中上腹或右上腹，多数病例的症状与胆囊切除前相似。疼痛发作次数不定，有每年发作数次或几乎每天发作。疼痛发作时可伴恶心、呕吐。

2. 少数可伴寒颤、高热和黄疸。

3. 部分患者不经治疗也能缓解。有部分患者需解痉、输液和抗感染才能缓解。严重者不到 3%，20% 有消化道症状，消化不良，腹胀，腹泻、便秘等，多数症状轻微。

第三节　PCS 的诊断方法

PCS 的诊断主要依据病史，必要时行 B 超、CT、ERCP 及 MRCP 检查，其中 ERCP 最有价值。有报道资料显示，用 ERCP 对 60 例胆囊切除术后综合征患者检查发现 34 人（56%）有胆管扩张，其中最常见的是十二指肠乳头狭窄，占全部患者的 43%，20 名患者胆管内有单个或多发结石，另 26.6% 的患者伴其他疾病，如慢性胰腺炎、消化性溃疡和十二指肠乳头周围憩室等。

回顾性分析 2000 年 10 月至 2009 年 3 月期间刘天锡[2]报道该院收治的 150 例腹腔镜切胆术后综合征 PCS 患者的临床资料。结果：131 例查明原因，19 例未发现器质性病变（非胆系内非胆系外）。107 例为胆系内原因，行内镜 72 例（72/150＝48%），行开腹手术 35 例（35/150＝23.3%）。包括胆囊切除术后胆管残留结石、胆管损伤性狭窄、胆囊管残留过长、乳头良性狭窄、胆管肿瘤等；胆系外原因 10 例漏诊，包括胃十二指肠溃疡、十二指肠乳头旁憩室、胰头癌、胰管结石等（10/150＝6.67%），导致胆囊切除术后症状不缓解行开腹手术。其他 33 例患者保守治疗（编者注：说明胆囊切除术后综合征经 CT、MRI、ERCP 等检查，其中 71.33% 是胆囊切除内在问题，胆系外原因 6.67% 必须根据不同病因再行相应手术治疗。）

实际上，真正的 PCS 应指"胆囊切除术后胆道功能障碍"，可能人们忽视了其发生的原因，是切除了尚有功能的胆囊后影响胆道系统压力的正常生理调节及胆汁排泄功能，引起高涨力 Oddi 括约肌运动功能障碍所引起的一组综合征。可在 ERCP 下行 Oddi 括约肌测压仪，当内压≥2 mmHg（1 mmHg＝0.133 kPa）或 OS 呈兴奋性增强，基础压蠕动波幅增宽增高，同时需排除胆道系统并无器质性病变，有助于诊断。陈莿[6]对胆固醇结石患者术前 B 超研究发现，胆囊切除术后胆道动力障碍多发生于病史短，症状轻，术前胆囊功能较好 Ⅰ－Ⅱ级患者，占 95.7%，而Ⅳ级几乎没有。通常 PCS 后分类于非胆系内、外原因。经过一些综合治疗，或适应，症状能改善。有的是患者术前同时已存在的病变（其症状被胆石掩盖），胆囊切除术后括约肌功能障碍显现出来。因此，不要简单地认为胆囊切除之后，所有的不适和痛苦就能解除，切除胆囊前必须明确诊断，严格掌握适应证，更不应该像当前许多医生和医院那样，不加思索就切除有功能的胆囊。作者认为，鉴别 PCS 的原因主要方法是除各项检查之外询问术前病史最关键。术前无症状，术后出现症状或术前有症状，术后症状加重增多者，多因切除有功能胆囊所致。

第四节　PCS 的治疗原则

PCS 的治疗原则，对术后出现不明原因的腹痛的患者行内科系统检查，药物治疗数月，包括常规精神病学检查。在药物保守治疗无效时，有条件时选择行 ERCP 检查。毕永林等[7]在 "ERCP 在胆囊切除术后综合征病因诊断和治疗中的应用" 一文中回顾性分析 4 年间收治的临床诊断为 PCS 的 116 例行 ERCP 患者的临床资料，对有治疗性 ERCP 指征的 80 例（68.97%）进行内镜治疗。结果：全组 116 例胆管显影率为 100%，胰管显影 97 例（83.62%）。PCS 原因为胆总管结石 56 例（48.28%），十二指肠乳头旁憩室及憩室内乳头 19 例（16.37%）、胆囊管残留过长并胆囊管结石 15 例（12.93%），胆总管末端良性狭窄 13 例（11.20%）、Oddi 括约肌运动功能障碍 4 例（3.45%），十二指肠乳头肿瘤 3 例（2.59%），胆总管损伤狭窄 2 例（1.73%），硬化性胆管炎 1 例（0.86%），胆管癌 1 例（0.86%），残留胆囊伴结石 1 例（0.86%）及慢性胰腺炎伴胰管结石 1 例（0.86%）。行 EST 取石 57 例次，内镜下鼻胆管引流治疗 20 例次，内镜下胆管内支架置放术治疗 23 例次，内镜下胆管内自膨性金属支架植入术治疗 1 例次，胰管括约肌切开取石 1 例次。未发生严重并发症。内镜治疗的 80 例中，75 例获得随访 3 ~ 12 个月，74 例（98.67%）症状缓解，结论 ERCP 是 PCS 病因诊断的金标准，PCS 是 ERCP 治疗的适应证，对有内镜治疗指征的患者，治疗性 ERCP 是首选的方法。

郑显理[1]等报道因 PCS 1 ~ 3 次住院者占 83.4%，4 ~ 10 次者占 14.1%，10 次以上者占 2.5%，这就严重影响工作、降低生活质量并增加医疗负担。

如 1.3 亿胆结石患者都行胆囊切除，按 PCS 发生率 26% ~ 40%，取 30% 发生率来计算，将有 4000 万人发生 PCS，其中需要住院 1 ~ 3 次的人数为 4000 万 × 83.4% = 3360 万，住院 4 ~ 10 次的人数为 4000 万 × 14.1% = 564 万，10 次以上的人数为 4000 万 × 2.5% = 100 万。

同理，按上述医院[2]收治的 150 例 PCS 患者，已查明原因的并已再手术证明的胆系内原因 71.33%，（107/150），按发生 4000 万计算，其中（需内镜 ERCP + EST，1920 万，占 72/150 = 48%，需开腹 932 万，占 35/150 = 23.3%），胆系外原因漏诊需再手术有 266.8 万，占 6.67%，上述有 ERCP + EST 治疗条件的单位 48% 可以不用开刀，没有条件的单位都必须再开腹手术。有报道[1]十二脂肠乳头的检查和十二指肠乳头成型术，经壶腹中膈切除术可使大约 75% 有长期腹痛的患者的症状得到长期的改善。言下之意还有 25% 疼痛不能缓解。50% 的 PCS 可采用内镜治疗，免于剖腹探查。对老年及伴有其他疾病不宜手术的患者更有意义。

本文目的是告诫医生和患者，不能轻易切除有功能的胆囊，不要以为胆囊一切除就万事大吉，警惕重视 PCS 造成的后果。一旦发生胆囊切除综合征时需要继续内科、内镜治疗，必要时开腹治疗。

第二章　胆囊切除后对人体的长远影响[8]

胆囊切除后对人体的长远影响主要是胆汁排泄功能紊乱、对消化系统（肠道和胰腺）的影响、胆囊切除对胆汁成分和胆道系统的影响及胆囊切除后与大肠癌发病的关系。

第一节　胆囊切除对胆道系统的影响

一、胆压升高

正常情况下，胆囊具有贮存，浓缩胆汁以及调节胆道内压力功能。胆囊被切除后，胆道内压主要由肝细胞分泌压来维持，高于 Oddi 括约肌压力，从而使括约肌长期开放，胆汁不断进入肠道。胆管内压持续在较高水平，一旦高于胰管内压力时，胆汁逆流入胰管，就有可能导致胆源性胰腺炎。

二、胆道扩张

胆囊切除后胆管系统是否出现代偿性扩张目前尚有争论。有人报道采用术中胆道造影和术后 12 个月时静脉胆道造影比较未发现有胆管扩张。可能存在着术中造影时造影剂注入压力因素的影响。Hunt 等人利用 B 超检查胆囊切除后的肝总管、胆总管直径发现，术后 5 年肝总管直径由术前的 3.95 mm 增至 4.48 mm；胆总管直径在术后 1 年时为 4.77 mm，术后 5 年时为 5.92 mm。Chung 等人采用 ERCP 测量患者术前和术后 4～14 个月时胆总管直径发现，胆总管直径由术前的 9.6 mm 增宽至 11.6 mm。其中 60% 患者增加1 mm 以上。可以认为胆囊切除术后由于胆汁贮存场所的丧失，胆道压力的改变，机体一定程度上通过胆管系统的轻度扩张进行代偿（图 15-1、图 15-2）。

图 15-1　患者 70 岁女胆囊切除术后 6 年＋，残留的胆囊管扩张成 "小胆囊"，胆总管增宽达 1.3 cm，患者进食后常上腹胀满，有时胆绞痛表现。

图 15-2　患者女 59 岁胆囊切除术后 8 年，右上腹胀痛伴大便 3～4 次/日，溏薄多年。B 超示胆总管扩张1.2～1.4 cm，胃镜示胆源性胃炎（轻度）

此外，胆囊切除后胆管系统黏膜吸收功能也有一定程度的代偿性改变，有一定的胆汁浓缩作用。

三、胆囊切除术后肝内外胆管及胆总管结石的发病率增高[9]

国内外不少研究者采用不同的统计学分析方法对二者的关系进行研究，结果显示胆囊切除后原发性胆总管结石的发病率可为 1%~10%，虽各家研究数据存在差异，但均提示二者之间具有一定的关系。目前研究提出胆囊切除术后诱发胆总管结石的机制有如下四条：①胆囊切除术可导致 SO 收缩间期基础压降低，单向阀门减弱，肠液反流导致胆道的逆行感染机会增大，从而诱发胆总管结石。②胆囊切除术使 CCK 对 SO 的兴奋性作用增强，表现为收缩频率增加，且逆行收缩过多，使胆汁排泄不畅，淤积在胆总管内，亦可促进结石的形成。③平滑肌功能调节蛋白——调节蛋白在胆石症动物中 SO 高表达，提示胆囊切除术后 SO 的蛋白表达变化可能是胆总管结石发生的重要机制之一。④术中缝线等残留物亦可为胆囊切除术后再发胆总管结石的重要原因。由此可见，胆囊切除术后可通过直接作用，胆囊素或基因表达水平改变 Oddi 括约肌，使其发生变化，从而导致胆汁排出受阻，逆行性感染机会等，最终使有成石高危因素的个体发生胆总管结石的进一步增加（图 15-3）。

图 15-3　刘某，女，48 岁，胆切 9 年，ERCP2 次，2015.10. 行 MRCP 检查，
胆总管增粗至 23 mm，胆总管结石伴高度囊性扩张，左肝内胆管多发结石。

四、胆囊切除对胆汁成分的影响

胆汁中的主要成分是胆汁酸盐、胆固醇和磷脂。正常情况下，胆固醇是以溶解在与卵磷脂和胆汁酸共同组成的"微胶粒"的形式存在于胆汁中。当胆汁中的胆固醇呈过饱和状态时，可沉淀析出结晶，易在胆囊内形成胆固醇结石。胆囊切除后，由于"胆汁酸池"的变化和胆道压力、胆流动力学的改变，使肝脏分泌的胆汁持续不断的进入十二指肠内，胆汁酸的肠肝循环加快，胆汁中的胆汁酸含量增高，可使胆固醇合成速度降低，从而使胆汁中胆固醇的饱和度降低。

胆汁酸是胆固醇代谢的主要终末产物，也是胆汁的主要成分，占胆汁总固体量的 50%~70%。胆囊切除后，胆汁酸的肠肝循环加快，在肠道内细菌的氧化作用下，初级胆酸转化增加，使得次级胆酸在总胆酸中的百分率升高。

五、对 Oddi 括约肌 SO 功能的影响

Oddi 括约肌（sphincter of Oddi，SO）是一组包绕于胆总管、胰管及共同通道的纤维肌性结构，包括胆管括约肌、胰管括约肌及乳头括约肌，它的主要作用是控制胆汁及胰液的流动及防止十二指肠内容物的反流。Oddi 括约肌与胆囊作为胆道系统两个重要的运动器官，二者在控制排胆活动上的协调一致受神经与胃肠肽的双重调节，此外，依赖穿行在胆管中的神经纤维束，胆囊和 SO 之间还存在一定的局部神经反射，胆囊呈膨胀状态可通过此反射直接抑制 SO 的运动。

胆囊切除术可发挥去神经作用，使得联系二者的神经纤维分离或断裂，从而使其在排胆功能上的协定关系发生变化，并且 SO 对内源性胆囊收缩素的敏感性降低，排胆动力减弱，胆汁淤积，胆总管扩张。

CCK 通过刺激节后非肾上腺素能，非胆碱能的抑制性神经元和平滑肌上兴奋性 CCK 受体来调节 SO

运动，前者诱导 SO 舒张而后者诱导其收缩，生理情况下，神经介导的抑制作用占主导，净效应表现为 SO 松弛（抑制阶段性收缩和降低基础压）。而胆囊切除术后破坏了神经通路，使 CCK 对 SO 的直接兴奋作用占主导地位，表现为收缩效应。正如 Fan 等通过动物实验发现，狗行胆囊切除术后 CCK 对基础压和时相收缩幅度的强抑制幅度被削弱，而伴随逆行性收缩所占比重的增加兴奋持续时间被告延长。Oddi 括约肌功能障碍[10]（sphincter of Oddi dysfunction，SOD）是一个病理症状，而非对病因、病理生理以及解剖层面概念的描述，主要表现为 Oddi 括约肌动力障碍引起的腹痛、肝脏或胰腺的酶谱升高、胆道或胰管扩张或胰腺炎发作。临床上，SOD 并不少见，特别在胆囊切除术后，发生率可达 1.5%，应予重视。

六、胆道损伤对人体的影响（详见第十四篇第三章医源性胆道损伤的后果）

第二节　胆囊切除对消化系统的长远影响[8]

有研究表明，胆囊切除术会引起胆汁酸代谢，Oddi 括约肌的生理功能发生变化，进而导致胆总管结石的发生，且有大量研究提示胆囊切除术与患者术后结肠癌症，结直肠腺瘤，胰腺癌症，壶腹部癌和残胃癌等肿瘤的发生有一定相关性。

一、对胆汁酸代谢的影响

近年来研究发现，虽然胆囊切除对胆汁酸池未发生显著变化，但其肠肝循环加速，从而增大暴露于肝内系统的胆汁酸量；甘油三酯 TG 和胆汁酸 BA 在功能上有内在联系。该研究发现胆囊切除术后小鼠的肝内和血浆 TG 浓度增加，提示胆囊切除术并非无付作用，其可能与一些代谢病的形成相互关联。但二者的因果联系尚需要进一步的研究来阐明。

二、消化规律紊乱

以往因缺乏资料证明切除胆囊能明显影响人的健康，而且认为切除的均是病理性胆囊。由于近年来，LC 的广泛开展，切胆的适应证不断扩大，很多有功能的胆囊被切除，胆汁储存场所的丧失，使得有规律的消化功能受到影响，即使在非消化期肝细胞分泌的胆汁也不能储存而直接缓慢地流入肠道。在这种情况下，非消化期的胆汁不能发挥其消化作用；而消化期又会造成胆汁的相对不足，可能会对食物的消化吸收有一定的影响。不仅从理论上胆囊切除后可发生脂肪的消化吸收障碍、脂肪性腹泻和脂溶性维生素缺乏等症状。随着科学的进步，人们对健康的认识和生活质量的要求也在提高，如下面所提到的胆汁性反流胃炎、胆汁性腹泻，以及对胰腺和结肠癌发病率的影响，这些以前缺乏的资料和证据越来越丰富，不仅症状明显的胃、胆道、Oddi 括约肌、胰腺等的器质性病变发病率升高，包括症状不明显的亚健康状态也越来越引起人们的关注。很多主动要求保胆治疗的患者，都是看到自己同事，亲友，胆囊切除前没有的消化道症状，胆囊切除后变得相继显现，体质明显下降或是看到切胆后发生的严重并发症而要求保胆的。尽管我们如实说明保胆可能有一定比例的复发率，但患者还是坚决要求保胆。

三、肠道菌群紊乱

哈尔滨医科大学附属第一医院胰胆外科等发表综述文章"胆囊切除术后肠道菌群失调的研究进展——王林，周锋，闫昌盛等，原创发表在《中华消化外科杂志》2018 年 3 月第 17 卷第 3 期 321~324 页。推荐普外科、肝胆外科医生认真研读，也推荐给有胆结石胆息肉的患者研读。本综述从几方面告诉读者：

1. 肠道正常菌群

人体肠道内约有 1013 个菌群，根据其功能大致可以分为 3 类，即有益菌、有害菌和中性菌。有益菌包括双歧杆菌、乳杆菌、链球菌和部分革兰氏阳性菌（如粪链球菌、乳球菌和中介链球菌等）。有益菌能够合成 B 族维生素、维生素 K、烟酸及多种氨基酸且具有抗炎、抗肿瘤和排除病原体的作用。有害菌包括产气荚膜杆菌、沙门氏菌和绿脓杆菌等。有害菌大量繁殖可以引起细菌感染，降低肠道的免疫功能，产生多种有害物质（如硫化水素及粪臭素等）。中性菌包括大肠杆菌和肠球菌等。正常情况下，中性菌对人体并不致病，一旦其增殖失控侵入人体的其他部位，就会引起感染。

2. 菌群失调机制

（1）胆汁酸代谢异常：初级胆汁酸经肠道内双歧杆菌、乳酸菌等厌氧菌脱离生成次级胆汁酸，次级胆汁酸具有抑制需氧杆菌的作用。肠内厌氧菌通过促进次级胆汁酸的产生抑制需氧杆菌的增长繁殖，维持厌氧菌的优势分布。正常机体内肠道菌群是按一定的比例组合，菌群间互相制约，互相依存，在质和量上形成一种生态平衡。一旦平衡被打破，将会导致肠道菌群失调。随着分子生物学及基因测序技术的不断完善和改进，发现随着有功能的胆囊切除，机体胆汁酸代谢失衡，酸碱失衡，免疫异常相继发生，肠道菌群失调致双歧杆菌、乳酸杆菌减少，大肠杆菌、肠球菌增加。优势菌群影响着整个菌群的功能，而次要菌群则具有潜在的致病性。腹泻，肠道感染，免疫功能下降就可能发生。

（2）免疫力异常：胆囊黏膜上皮会合成一种表面活性蛋白 D，胆囊表面蛋白 D 随胆汁排入肠腔，促进肠道 T 细胞的合成。肠道 T 细胞参与调节肠道内炎症反应。胆囊切除术后，由于缺乏胆囊表面蛋白 D，肠道 T 细胞的数量急剧减少，容易引起肠道内细菌感染，造成肠道菌群失调。

（3）酸碱失衡：小肠液呈弱碱性，pH 值为 8.0 ~ 9.0。正常胆汁呈弱酸性，其脉冲式分泌有利于塑造良好的肠道微生态环境，维持肠道内 pH 值的稳定。胆囊切除术后，碱性肝胆汁呈持续性分泌，影响了肠道内酸碱度的平衡。

乳酸杆菌及双歧杆菌生长最适 pH 值分别为 5.5 ~ 6.0 和 6.5 ~ 7.0。因此，肠道内 pH 值上升抑制了乳酸杆菌、双歧杆菌等有益菌的生长，造成肠道菌群失调。

3. 菌群失调主要症状

菌群失调主要症状常引起患者术后腹泻、肠道感染、营养不良及免疫力下降等。

4. 菌群失调的处理

菌群失调的处理原则包括，场内营养、益生菌剂、选择性脱污剂、短链脂肪酸等。

5. 菌群失调的预防

菌群失调的具体机制尚不明确，仍需要通过大量基础和临床实验研究去探讨发现。但切除有功能的胆囊是主要原因已基本明确，严格胆囊切除术指征是有效措施，如对功能好的胆囊，首选保胆治疗。

四、胆汁反流性胃炎

1. 发病率：胆囊切除后胆汁反流性胃炎有很高的发病率，有人对胆囊切除后出现上消化道症状患者进行胃镜检查，发现约 40% 的患者有胆汁反流性胃炎，主要症状是患者出现胃胀，胃疼，口吐苦水，严重者可形成胃窦溃疡，食管溃疡，后者瘢痕结疤可形成食管狭窄，出现吞咽困难等（图 15-4、图 15-5）。

2. 机制：迷走 - 迷走反射弧。

胆囊切除后由于胆汁的反流，可以导致胃内 pH 升高，许多实验和临床观察发现，胆囊疾病和胆囊切除后均可以引起胃、十二指肠的胆汁反流。对胆囊切除术后的患者进行胃镜检查，可看到有相当一部分患者的黏膜出现炎症性改变。在胆囊与为胃窦部之间，可能存在着迷走 - 迷走反射弧。胆囊切除后，胃幽门的迷走 - 迷走反射弧破坏所致的幽门功能失调，肠道 24 小时都有胆汁存在，空腹时胆汁可在十二指肠内淤积，如胃的幽门一旦关闭不紧，因十二指肠产生的生理性逆蠕动，胆汁就会逆流进入胃内，乃至食管，破坏胃黏膜屏障，使胃黏膜充血、水肿和脆性增加。

图15-4　慢性浅表性胃炎（胆汁反流型）活检 HP（一）

姓名　杨某某　　性别　女　　年龄32 岁　　检查号 089953　　检查日期：2009 - 03 - 1

住院号　　病区　　床位　　图像编码　20090300713 型 OLYMPAS

诊断描述：

食管：黏膜光滑柔软，血管纹理清晰，扩张度好，齿状线清晰。

贲门：未见异常

胃底：黏液淡黄色

胃体：黏膜色泽淡红，皱襞规律，未见其他。

胃角：弧度存在黏膜光滑柔软，蠕动可见。

胃窦：黏膜充血，红白相间，壁有少许分泌物附着，未见出血糜烂、溃疡及新生物。

幽门：孔圆，收缩欠佳，可见大量胆汁反流。

十二指肠：球部降部见多量胆汁，其他正常。

图15-5　杨某某，胆囊切除术后胃镜检查示幽门部见大量胆汁反流，十二指肠球部，降部见多量胆汁

3. 实验室检查：胃液中胆汁酸含量明显增加，Timothy 等人测定结果表明，正常人 24 小时胃液 pH 值 <2 者为 71.3%，>4 者为 6%；胆囊切除后未出现消化道症状患者组 24 小时胃液 pH <2 者为 59.7%，超过 4 者为正常对照组的 7 倍，达 40%，而有症状者组为对照组的 12 倍。胆囊切除后患者胃液内胆汁酸浓度可自 2 μmol/h 增至 20 μmol/h。

4. 病理改变：胆汁反流入胃可使胃黏膜屏障破坏、胃内 pH 升高、胃黏膜的炎性改变，患者出现胃胀，胃疼，口吐苦水，严重者可形成胃窦溃疡，食管溃疡，后者瘢痕结疤可形成食管狭窄，出现吞咽困难，残胃癌的发生率可能也增高。

五、胆囊切除引起胆汁性腹泻

胆囊切除，胆汁无处储存，即使不进食，胆汁也会照常排入十二指肠，持续不断地进入肠道内的胆汁酸，在细菌的作用下脱羟氧化，次级胆酸的比例增高。同时由于胆酸盐的肠肝循环加快，胆酸吸收障碍，使大量的胆盐随粪便丢失。由于肠腔内胆酸浓度增加，尤其是脱氧胆酸和鹅脱氧胆酸可以刺激肠黏膜对水分和电解质的分泌增多，从而导致腹泻。当进食高脂肪，高蛋白食物时已无高质量（浓缩的）胆汁助其消化脂肪和蛋白，故可出现食欲减退，腹胀，腹疼，腹泻（特别是脂肪泻），患者常诉吃不得一点油水，吃了就泻，导致营养失调，给患者带来很大痛苦（图 15-6）。

图 15-6 患者切胆后十年，因常伴腹泻，纤结镜检查发现多发结肠息肉，既粗又大。切除后症状改善

曾仲等[11]对该院 1992 年 10 月—2002 年 10 月 7856 例 LC 中的 4104 例患者进行了书信或电话随访，并对随访结果进行回顾性分析。结果：随访成功 3200 例（占 78%），其中术后半年至 10 年有不良反应及并发症者 928 例，其发生率为 29%。主要不良反应及并发症有：腹痛 699 例、慢性腹泻 590 例；其中既有腹痛又有腹泻者 408 例、发热、黄疸 47 例，其中胆总管结石 43 例。

六、胆囊切除导致胆道损伤修复后也会造成消化道长远的影响

国内黄晓强[12]统计 2566 例 CBD 损伤病例中，1933 例为胆囊切除引起，占狭窄病例的 75%。胆道损伤在修复中使用胆总管十二指肠吻合术对部分病例的产生长远影响，研究[13]指出，胆总管十二指肠吻合术突出的缺点是反流性胆管炎；吻合口狭窄 5%～10%，吻合口漏；胆管空肠 Roux-Y 吻合术是目前临床采用最多的术式。由于胆肠吻合术绕过了 Oddi 括约肌，而直接将胆道与肠道连接起来，消化期间胆汁持续进入十二指肠，使患者发生十二指肠 - 胃反流；空肠代替了肝外胆道，空肠吸收功能使进入胆道的胆汁成分发生改变；患者易于发生十二指肠溃疡，食物只有进入空肠后才能与胆汁相遇影响食物消化，尤其是对脂肪的消化吸收产生不利影响，发生营养不良，逐渐衰竭。北京大学三院[14]总结了连续 46 例胆总管十二指肠吻合术用于肝内胆管结石治疗的病例，平均随访 17.3 年，随访率 97.8%，结果显示：残留结石 39.1%，复发结石 31.1%，未治狭窄 85%，病死率 4.4%；手术后胆管炎发作未减轻，重症胆管炎比术前明显增加。关于肝内胆管结石不同治疗方式长期疗效，王立新等[15]报告指出：146 例随访 2～12 年，中位时间 7 年，随访率 91.8%（146/159），肝胆管肠吻合组 32 例（Ⅳ组），残留结石 11 例（34.4%），随访 29 例，术后胆管炎 14 例（48.3%），其中死亡 3 例。黄志强院士指出[16]近年来肝内胆管结石并发胆管癌的报道增多，更以良性胆道狭窄肝管 Rou-en-Y 空肠吻合术后胆管癌的发生率增高，胆 - 肠吻合动物实验模型提高诱发胆管癌的易感性等事实，亦使我们重新审视肝内胆管结石的外科治疗，特别是胆管空肠吻合术的应用问题。毫无疑问，胆 - 肠吻合术后所致的持续的慢性增生性胆管病对后期胆管癌的发生有重要影响。

第三节　胆囊切除后与癌症发生率的关系

李静静的资料[9]显示与消化道肿瘤的相关性。

一、结直肠癌

自从 1978 年 Capron 首次报道胆囊切除可能增加结直肠癌症的发病风险，即引起人们对二者关系的高度关注。

Schernhammer[17]等对 85184 位无癌症病史已知结直肠癌危险因素的 36～61 岁女性进行前瞻研究，经过 16 年的随访调查发现 877 位患有结直肠癌，调查年龄及其他因素后发现胆囊切除术与结直肠呈现显著

关联，尤其在近端结肠（RR = 1.34，95% CI：0.97 - 1.88）和直肠（RR = 1.58，95% CI：1.05 - 2.36）。

英国针对≥40 岁的患者进行回顾性队列研究显示控制年龄，性别等混杂因素后，胆囊切除术后结直肠癌发生风险为 1.32 这种正相关体现在结肠癌症（adjusted IRR 1.51，95% CI：1.30 - 1.74，P < 0.001），而非直肠癌（IRR 1.00，95% CI：0.85 - 1.17）指出这种关联在男女之间无差别。Xu 等采用 Meta-anaiysis 方法对中国人口进行分析得出，胆囊切除术或胆石症与结直肠癌症发生可能存在一定的关联。

研究者提出机制：①胆囊切除后，胆汁持续流入胆道，增加了暴露于结肠的机会，次级胆汁酸增加，其中石胆酸 LCA 是结肠癌促发因素，脱氧胆酸 DCA 可转化为强力致癌症物甲基胆蒽，其均能通过改变大肠黏膜对致癌症物的通透性，敏感性，减弱肠道的免疫监视，引起大肠细胞 DNA 突变诱导其增生等方式诱导结直肠肿瘤的形成，盲肠，近端结肠的 7 - 脱羟酶活性较高，可能是近端结肠癌发病风险高的原因。②胆囊切除术后增加的 CCK，能将人非致癌症 NCM356 结肠上皮细胞转变为肿瘤细胞。

值得注意的是：不能忽视胆囊结石与结肠癌之间可能存在关联，二者有高脂，高蛋白等共同致病因素，提示及早取石，而非切胆有益无害。

但 Altieri 等采用病例对照研究方法对意大利 3533 例结直肠癌患者 7062 例如相应的医院来源的对照进行调查分析，得出胆囊切除术后患者结肠癌的发病风险为 1.4，其中结肠癌为 1.08，直肠癌为 1.03，且这一结果不因性别，结肠部位及术后诊断时间的长短而有显著差别，故提示胆囊切除术与结直肠癌之间没有显著联系。

1. 胆汁酸与大肠癌的关系[18]

根据流行病学回顾性病例对照研究，提示胆囊切除后发生大肠癌的危险度增加，特别是在女性和近端结肠癌。Lions 对 1950—1969 年期间 1681 例胆囊切除术的患者进行了为期 1 ~ 29 年的随访（平均为 13 年），发现女性患者大肠癌的相对危险度为 1.7，癌的发病率也增高。有资料显示，70 岁老年妇女未行胆囊切除术的大肠癌发病危险度为 5，而曾行胆囊切除术者则明显增高至 13.8。

病因研究发现，大肠癌的发病与饮食中动物脂肪和蛋白质摄取量关系密切、流行病学研究发现大肠癌发病率与脂肪的摄取量成正相关；与纤维素的摄取量呈负相关。对喂食含有 5% 不饱和脂肪酸饲料和 5% 亚油酸饲料的大鼠采用 AOM 诱发大肠癌，发现亚油酸组大肠癌发生率明显高于不饱和脂肪酸组，粪便中次级胆酸含量也增高。与此相反，高纤维素饮食对于大肠癌的发生具有一定的预防作用。高纤维素饮食可使粪便体积增加，肠腔内胆酸浓度，特别是次级胆酸浓度明显降低。

2. 胆汁酸在大肠癌发生中的作用机制

关于胆汁酸在大肠癌发生中的作用机制，目前认为，胆汁酸特别是次级胆酸是致癌辅助因子。给大鼠用直接致癌物甲基硝基亚硝基胍（MNNG）灌肠进行前处置，然后用各种胆酸长期灌肠，可以诱发大肠癌，其发生率较单独使用 MNNG 的对照组为高，而单独用胆酸灌肠的大鼠则不发生大肠癌。同样在裸鼠的实验中发现，初级胆酸诱发大肠癌的作用较次级胆酸为弱。由此可见，胆汁酸本身不会引起癌肿的发生，但它可能是大肠癌发病的一个辅助因子。初级胆酸作用较弱，但初级胆酸在肠道细菌产生的 7α - 脱羟酶时的作用下转化为次级胆酸后，则可明显增加大肠癌的发生率。

肿瘤发生过程中，细胞内的变化可分成两部分，首先是由于化学致癌物、放射线、病毒等引起的遗传突变，然后在各种促进因子长期作用导致异常分化，增殖。将小鼠纤维母细胞 C3H10T 1/2 细胞株在致癌物质 MNNG 处理后加入各种胆酸进行体外培养。可看到细胞发生明显恶变。其发生频度较 MNNG 单独处理条件下显著增高。胆汁酸可使大鼠大肠黏膜鸟氨酸脱羧酶的活性增强，后者是一种细胞多胺合成中必不可少的酶。用胆汁酸灌肠，4 小时后 ODC 活性即可达到最高值。

动物实验发现，前列腺素合成抑制剂吲哚美辛（indomethacin）可以阻止大肠癌的发生，主要是通过对抗脱氧胆酸而增强肠黏膜细胞合成 ODC 的活性。这一作用可为 PGE_2 所拮抗。吲哚美辛可使大肠黏膜中 PGE_2 的合成减少。实验还发现摄取高脂肪食物的大鼠大肠黏膜癌的 ODC 活性增强，高浓度胆汁酸对大肠癌的发生促进作用可能与 PGE_2 有关。胆汁酸作用于大肠黏膜使 PGE_2 合成增加，ODC 活性增强，细胞处于增殖活跃状态，从而使暴露于高浓度启动因子的大肠黏膜细胞对致癌物质的敏感性增加。

在大肠癌发病率较高的国家和地区，胆结石病的发病率也同样较高、而胆囊切除后能使大肠癌发病率升高的问题就越来越引起一些医生和患者的注意。中国原卫生部长胆道外科专家黄洁夫接受采访时诉，胆囊切除后结肠癌发病率增加 10 倍。

二、胰腺癌症和壶腹部周围癌

近来有研究[8]指出，胆囊切除术也可能是胰腺癌发生的危险因素之一。Ekbom 等进行全人口的队列研究（62615 例患者，随访 23 年）显示无论男，女，胆囊切除术后胰腺癌症和壶腹部周围癌发生的风险有适度增加，最显著的关联体现在术后长达 4 年的病例，术后 15 年或更久的病例亦存在此关联。有报道总结指出，尽管目前尚无定论，但众多研究支持胆囊切除术与胰腺癌发病风险增加有关。Lin 等应用 Meta 方法分析也得出行胆囊切除术的个体可能会使胰腺癌的风险增加。

可能的机理①人的正常胰腺组织和胰腺癌症组织中均发现有 CCK 受体，并且在行胆囊切除术后 CCK 的循环水平升高，其能刺激某些人胰腺癌细胞系的生长。动物实验显示，仓鼠在行胆囊切除术后其胰腺增生与肥大，偏向于形成胰腺良性或恶性肿瘤，其可能是由于升高 CCK 所致。②胆囊切除术后增加的次级胆汁酸能刺激包括胰腺肿瘤的形成。③其他：胆囊切除术后由神经激素控制的胰腺调节的紊乱，或胆汁中含有某些化学致癌症物质。

但有学者基于旧金山地区的大范围人口数量的病例如对照片研究结果显示胆囊切除不能被归结为胰腺癌的发生危险因素，其与这前一些研究结果一致，均认为没有证据支持胆囊切除术与胰腺癌症相关。

三、肝癌

胃食管肿瘤等[9]：Lagergren 等基于瑞典全人口的队列研究结果提示，胆囊切除术长期来看可能增加肝细胞癌的发病风险。胆囊切除术后肝内胆管压力增加，胆管膨胀扩张，其反过来可能引起其肝周围组织的慢性炎症，进而诱导肝细胞增生，导致癌细胞的形成。此外，有文献报道胆囊切除术后增加的次级胆汁酸能诱发肝癌的形成。但丹麦的一项基于全国人口的队列研究显示，胆石症患者存在高的肝癌症发病风险，而在给予胆囊切除术后从长远看肝癌症的发病风险反而降低。英国的一项回顾性队列研究调查显示，胆囊切除术后短期内肝癌症的发病风险有显著升高，但长期内无发病风险的升高。

鉴于不同研究之间存在方法设计、样本量大小，混杂因素的控制等等方面差异或不足，对于胆囊切胆切除术与结肠等消化道癌症的相关性，至今尚无统一定论，存在有和没有关系两种可能，但是，次级胆酸与癌症相关机理研究的发现，未见相反观点，这起码应该提醒人们不应该在没有十分必要时预防性切除胆囊；特别是切除有功能的胆囊时需要慎重考虑各种可能。思维方式上，（该有总会来的）"好"事宁可信它无，（有部分可能的）"坏"事宁可信它有，利大于弊。

第四节 胆囊切除对胰腺的影响

肝管汇合部以上的胆管损伤，常是肝胆外科中的"噩梦"。但复杂性上升。究其原因，现在 LC 做得越来越复杂了，引起的胆管损伤也越来越复杂，这对外科医生来说是一个严峻的挑战和考验。40%~50% 的急性胰腺炎属胆源性，胆囊切除后，由于胆管内压持续在较高的水平，一旦高于胰管内压力时，胆汁逆流入胰管，就可能导致胆源性胰腺炎。

胆汁中的胰酶升高可致慢性增生性胆病，甚至胆道的恶性病变；十二指肠乳头病变可使胆胰管同时受累。因此亦有人认为胆道是另一个胰腺。更多的文献报道均表明，胆道外科中保留 Oddi 括约肌是非常重要的。

第五节　胆囊切除后的亚健康状态

一、亚健康状态

亚健康状态又称机体第三状态或灰色状态，是指机体介于健康与疾病之间的一种中间状态，临床上找不出明确的疾病，但在躯体上、心理上却出现种种不适的感觉和症状，体现出活力降低，反应能力减弱，适应力下降。亚健康状态具有双向转化的特点，可向健康转化，在一定条件下，如果干预转化不力，它又是潜在人体内部的"隐形杀手"，它会以"积劳成疾"的"慢性自杀"方式，逼迫机体向疾病迈进，转化成疾病。因此，又称"病前状态"和"潜病状态"，是发病先兆。亚健康状态实际上是给身体亮起"红灯"，如果不加重视，疾病就会接踵而来。

二、亚健康状态典型表现

世界卫生组织提出，亚健康状态的最典型的表现为疲劳，与疲劳相伴的则是心理和生理的双重不适。在心理上主要表现为精神不佳，情绪低落，反应迟钝，失眠多梦，或嗜睡困倦，注意力不集中，健忘，烦躁，焦虑，易惊等；在躯体方面自觉头晕头重，胸闷，乏力倦怠，食欲不振，心悸，自汗，关节肌肉酸楚疼痛，性机能障碍等。有人总结为三多三少：症状多，自我感觉多，疲劳多；活力减少，反应能力减少，适应能力减少。

第六节　胆道损伤与存活率的关系

华盛顿大学的 David R. Flum 博士及其同事评价了 CBD 损伤与存活率之间的关系，文章发表于《美国医学会杂志》（JAMA 2003，290：2168 – 73）。研究小组[19]利用 1992 至 1999 年间的国家医疗保险索赔记录 B 卷的资料，进行回顾性研究。他们将这些资料与死亡记录、美国医学会的医师档案进行联系。他们回顾了具有胆囊切除手术编码的全部病历。在胆囊切除术后 365 天内，还具有 CBD 修补手术编码的病历定义为发生 CBD 损伤。研究人员在调整患者与医师特点后，分析胆囊切除术后的存活率。

该研究小组共识别出 1 570 361 例患者，其中 7911 例（0.5%）患者发生 CBD 损伤。33% 的患者在 9.2 年的随访期内死亡。55% 的无 CBD 损伤患者仍存活，而仅有 20% 的 CBD 损伤患者继续存活。随访期内，CBD 损伤患者的死亡校正风险比（2.79）显著高于无 CBD 损伤患者。这一危险性随年龄增长和共存疾病而增加，随修补术医师的经验而降低。研究小组证实，如果修补术医师与造成损伤的医师相同，随访期内的死亡校正危险性将增加 11%。2013 版肝管损伤的诊断和治疗指南指出在长期治疗过程中，患者面临的死亡风险是正常康复者的 2 ~ 3 倍，即使这类患者长期生存，其生命质量也低于正常康复人群和健康人群。[20]

作者认为胆囊切除手术造成 CBD 损伤，修复了胆道，抢救了患者的生命，但患者产生消化道远期不良后果，生活质量下降，最终影响存活率。因此保留有功能的胆囊，保护胆道，免于额外创伤成为胆道外科直面的关键问题。

（莫国贤　卢建新）

参考文献

［1］张学春，谭毓铨．胆囊切除术后综合征［M］//黄志强．当代胆道外科学．上海：科学技术文献出版社，1998：352－355．

［2］刘天锡，杨浩雷，冯保华，等．腹腔镜胆囊切除术后综合征的诊治分析（附150例报道）［J］.中国普外基础与临床杂志，2009，16（12）：1020－1024．

［3］王学闽，吴品，等．腹腔镜胆囊切除术结石漏入腹腔的原因及处理［J］.中华现代外科学杂志，2009，6（3）：883－883．

［4］保红平，高瑞岗，方登华，等．腹腔镜胆囊切除术并发症的原因及处理［J］.中国微创外科杂志，2004，4（6）：457－459．

［5］柳利，王金哲，郝利恒，腹腔镜胆囊切除术腹腔脓肿形成的原因分析与对策［J］.中国煤炭工业医学杂志，2012，15（11）：1706－1707．

［6］陈苒．胆囊切除术后胆道动力障碍评估中的探讨［D］.内蒙古：内蒙古医学院，2009．

［7］毕永林，朱彤，潘晓峰．ERCP在胆囊切除术后综合征病因诊断和治疗中的应用［J］.中国普通外科杂志，2008，17（2）：120－123．

［8］谭毓铨．胆囊切除的远期效应［M］//黄志强．当代胆道外科学，上海：科学技术文献出版社，1998：357－358．

［9］李静静，何小东，等．胆囊切除术对消化系统的长远影响［J］.中华普通外科杂志，2013，28（6）：484－486．

［10］曹锋，李非．Oddi括约肌功能障碍的诊治进展［J］.肝胆胰外科杂志，2009，21（6）：502－504．

［11］曾仲，王曙光，别平，等．腹腔镜胆囊切除术后远期疗效评价（附3200例报告）［J］.腹腔镜外科杂志，2006，11（4）：344－345．

［12］黄晓强，黄志强．医源性胆管损伤的处理［J］.中国实用外科杂志，2001，21（7）：413－414．

［13］邹泉声．胆肠吻合术在肝内胆管结石治疗中的应用［C］.第十届全国普外基础与临床进展学术交流大会论文汇编，95－97．

［14］黄志强．胆道的百年沧桑：从Langenbuch到Mouret［J］.中华外科杂志，2013，51（3）：193－197．

［15］王立新，徐智，凌晓锋，等．肝内胆管结石不同治疗方式长期疗效报告［J］.中国微创外科杂志，2006，6（3）：172－174．

［16］黄志强．胆道疾病中的热点问题［J］.医学研究杂志，2007，36（4）：1－3．

［17］Schernhammer E S，Leitzmann M F，Michaud D S，et al. Cholecystectomy and the risk for developing colorectal cancer and distal colorectal adenomas［J］. Br J Cancer，2003，88（1）：79－83．

［18］谭毓铨．胆囊切除的远期效应［M］//黄志强．当代胆道外科学，上海：科学技术文献出版社，1998：359－360．

［19］David R. Flum．胆囊切除术时的胆道损伤与存活率的关系［J］.美国医学会杂志，2003，290：2168－73．

［20］中华医学会外科学分会胆道外科学组．2013版胆管损伤的诊断和治疗指南［J］.中华外科杂志，2013，5（10）：865．

第十六篇　腹腔镜胆囊切除特有的并发症

第一章　腹腔镜胆囊切除特有的并发症

腹腔镜胆囊切除，除开腹手术并发症外，还有腹腔镜胆囊切除特有的并发症。如气腹、穿刺、电外科器械损伤等引起的并发症。

第一节　腹腔镜胆囊切除特有的并发症的种类

1. 气腹并发症（气腹并发症——皮下气肿，气胸，纵隔气肿，气体栓塞，心律失常，碳酸刺激膈神经，深静脉血栓形成，肺梗死等）。
2. 穿刺伤口的并发症。
3. 套管穿刺针穿刺的并发症。
4. 易遗漏胆总管结石。
5. 结石丢落形成腹腔脓肿。
6. 有较高的胆管损伤发生率——且多为高位胆管损伤，累及肝管汇合部。
7. 腹腔镜胆囊切除术后胆瘘的原因——胆总管横断伤；胆总管残端钛夹脱落；胆总管电凝灼烧坏死穿孔；副肝管或 Luschka 胆管损伤。
8. 脏器损伤——多出现在横结肠，十二指肠，上腹部小肠。腹腔镜胆囊切除术中十二指肠具有病情隐匿，死亡率高的特点。引流管有胆汁，伴有肠液，患者有剧烈腹痛，寒战，高烧。
9. 出血——为渗血，小动脉出血，大动脉出血，静脉出血。

第二节　腹腔镜气腹并发症[1]

有气腹操作并发症和气体造成的气腹并发症（皮下气肿，气胸，纵隔气肿，气体栓塞）。腹腔镜手术是利用气腹将腹腔扩张，并将腹壁和腹内脏器分离后，通过内镜进行腹腔手术。对于安全、有准备的手术来说，清晰的手术视野，进行诊断性和治疗性操作所需的足够空间和维持患者的正常生理功能是必需的。为进行腹腔镜的手术操作，需将气体灌入腹腔以造成人工气腹。

决定气腹所需的最合适的气体量的因素有：麻醉类型、生理适应性、毒性、易行性、安全性，灌气方法、费用和气体的非燃性。用于气腹的气体包括二氧化碳（CO_2）、空气、氧、氧化亚氮（N_2O）、氩气、氦气以及上述气体的混合气体。大多数腹腔镜手术医师愿意采用 CO_2 充气，因为 CO_2 的弥散系数高，是机体正常代谢的终末产物，能很快被机体清除。CO_2 也极易溶于血液和组织中，且为非燃性气体。CO_2 发生气栓的危险性最低。CO_2 气腹可导致心律失常。因为 CO_2 有导致高碳酸血症的可能性，所以心脏病患者宁可采用 N_2O 气腹。过长的腹腔镜手术操作可因 CO_2 潴留而导致心动过速和酸中毒。还有气腹压增高引起术中下肢静脉淤血，促进下肢深静脉血栓形成等，严重者可导致肺梗死。气腹可能有助于腹内恶性肿瘤的播散和腹壁戳孔肿瘤的种植。

气腹时通常开始采用穿刺针（Veress 针或 Tuohy 针）或穿刺套管针，穿透腹壁和扩张腹腔。常用的腰部穿刺充气部位如图 16-1 所示。其他的进路是采用切开腹壁，在直视下经过腹膜进入腹腔。任何进入或扩张腹腔的方法都应小心谨慎。腹部穿刺的并发症和不正确的气体充入，可导致出血或气体在腹壁内弥散，以及肠损伤和穿破腹内血管，筋膜或网膜的裂伤也可发生。进入腹腔后，采用充气系统充气和维持人工气腹。小于或等于 1.995 kPa 的预充压力最安全的。且能维持气腹和容许进行腹腔镜手术操作。腹内压力超过 3.333 kPa 可合并气道压力增加，胸腔内压力增加，股静脉压力增加，以及心动过速和高血压等心血管激惹症状。体型大和有多次腹部手术史患者的人工气腹具有挑战性。选择患者作腹腔镜手术或开腹手术，应根据每个患者的具体清况决定。

图 16-1　腹部穿刺充气的常用部位

CO_2 气体进入腹腔时的温度约为 21 ℃、如气体未做预处理，冷气体可引起体温下降。气体流动的对流效应也可导致体温下降。气体的加压释放所导致的气体湍流可增加肠道表面的蒸发。另外全身麻醉可使患者不能维持稳定的体温。输入 60 L 气体可导致体温下降 0.3 ℃。再者，体温下降可引起胃肠道的运动减弱，并导致肠麻痹的可能性增加。当腹腔镜首次放入腹腔时，其镜头常发生雾化，这是出于相对冷而干燥的镜头被置于温暖而潮湿的环境中，导致露水形成非凝结于镜头的表面。当输入加热的气体和水合物或使用表面温化剂后，镜头则不会雾化，使视野清晰。

用于人工气腹的气体含水量低。CO_2 的含水量 <0.02%，充注干燥气体可使腹膜干燥并导致腹膜表面间质细胞丢失或脱水。为保持腹膜表面的完整性及减少粘连形成，应进行持续或间隙性的湿化。

腹腔镜的全部机械系统都有固有的不足之处，充气机需要适当地校正和保养。充气机压力的精确性有赖于灌注器内计量器的质量。由于计量器的不精确性可导致压力差异范围扩大，所以必须常规地进行压力试验，以保证适当的压力读数。时间过长，充气机的外表和里层都会污染，用杀菌剂清洗其外部非常重要。在气体注入腹腔以前，要经 0.3 μm 的过滤器过滤，以减少暴露于腹腔的有机物和无机物的数量。

气体初始进入腹腔的压力读数必须低 [<0.267～0.380 kPa（2～3 mmHg）]，初始压力升高是充入了不恰当量的气体。增加腹内压力可阻碍静脉回流，有可能导致发生麻醉并发症。由于气腹所导致腹膜表面的压力可抑制出血，造成安全止血的假象，所以在结束任何操作以前，须减压观察手术操作部位，以确定已恰当止血。

在腹腔镜手术操作过程中，应用激光或电外科器械所产生的烟雾可导致腹腔污染。基于毒物学的观点，在密闭的腹腔内的组织燃烧是一种医源性的烟雾中毒。人体组织高温分解所产生的毒性化学产物见表 16-1。这些化学物质能影响腹膜细胞和其他细胞成分（例如激活巨噬细胞，增加肿瘤坏死因子的生成）。这些化学物质可经过腹膜吸收。在低氧环境下的燃烧，可增加 CO 的发散，且常见于腹腔镜手术时。腹膜吸收 CO 可引起一氧化碳血红蛋白的形成。CO 对血红蛋白的亲和力比氧大 200～240 倍。在室内空气中，CO 的半衰期是 5.33 小时。麻醉中，氧的浓度和腹腔镜操作过程中形成的烟雾的排除有赖于烟雾产生的量，并决定了 CO 的术后影响及恢复到术前水平的时间。CO 可引起心律不齐，以及引起或加剧许多术中和术后并发症。基于上述原因，气腹中的烟雾必须持续或间断地排除。

在腹腔镜操作过程中，腹部组织燃烧可能引起高铁血红蛋白血症。高铁血红蛋白（MHb）是血红蛋白（Hh）的氧化产物，即血红蛋白中铁丧失 1 个电子，由二价铁（Fe^{2+}）转化为三价铁（Fe^{3+}）、MHb 和氧合血红蛋白的区别在于铁的状态，MHb 没有携带氧或 CO_2 的能力。MHb 的这种性质导致氧分离曲线左移，抑制氧释放到组织，并可能导致缺氧。烟雾的最终浓度和后续的生理学变化取决于高温分解组织的数量，烟雾显露的时间和排除烟雾的效果。必须注意，对于功能不全性血红蛋白血症如一氧化碳血红蛋白和MHb，脉冲式血氧测定仪并不能准确判断血氧饱和度。

表16-1　蛋白和脂肪焦化溶解的毒性化学副产物

丙烯醛	甲氯甲酚	苯酚
丙酮腈	乙烷	PAlls
丙烯腈	乙烯	丙烷
乙炔	乙烯	丙烯
烷基苯类	甲醛	klerw
苯	自由基	吡咯
丁二烯	氰化氢	苯乙烯
丁烷	异丁烷	甲苯
CO	甲烷	二甲苯

　　腹腔的防御功能也会受到冲洗液和抽吸的影响。冲洗液是作为分离组织表面，移除组织碎片和血凝块的。然而，冲洗液也可稀释、洗除位于腹膜的巨噬细胞。巨噬细胞诱导宿主的防御功能，使之能识别，吞噬和杀灭异物。

　　试验和临床结果证明，如用1 L液体冲洗腹腔，可使原有巨噬细胞的60%~80%被清除，而恢复至巨噬细胞原有成分的90%需要72~84小时。手术后，巨噬细胞与保护腹膜和腹腔免受外来物质、细菌、异物等的侵犯密切有关。巨噬细胞也参与再腹膜化。

　　每克组织热解可产生284 mg微粒或每克组织汽化可产生 (0.3~0.9)×10⁹个微粒。这些微粒大小为0.1~1.0 μm，并集束成0.2~0.5 μm的微粒。这些物质被巨噬细胞吞噬，化学性消化，并引起巨噬细胞活化，改变趋化和增加细胞因子的生成。在腹腔镜手术中表面看来非活动的侵袭性的气腹是一种非静态和不可忽视的。

　　1. 气腹是一种动态的空间，可影响患者的全身状况和细胞的特殊生理变化。充注的气体需要过滤以减少污染，加温以减轻低温的影响，水化以保存细胞的完整性和减少粘连形成。应该认识腹内治疗的影响，以及手术设备的后果，包括组织微粒、烟雾产物、燃烧的副产物，以及它们对腹膜组织局部和机体全身化学、代谢的影响。

　　2. CO_2气腹可导致心律失常。

　　3. CO_2气体积聚膈下产生碳酸刺激膈神经。

　　4. 气体栓塞 深静脉血栓—腹腔镜使腹内压增高，严重者可导致肺梗死。这些情况对人体的长远影响应有待长期观察和关注。

第三节　穿刺口并发症[2]

　　穿刺口并发症包括穿刺口感染，血肿，浆液瘤形成，套管穿刺针穿刺部位疝形成。随着套管穿刺针外径的增大，发生率增多。缝合大于5 mm以上的穿刺孔筋膜缺损能降低发生率。穿刺口意外性胆囊癌转移也有报道。

第四节　套管穿刺针穿刺的并发症[3]

　　以往，对套管穿刺针穿刺的可能危险并未引起应有的注意。套管穿刺针是锐性器械，常为盲目穿刺，部分外科医师的稍许判断错误即可导致部分患者的明显损伤。其危险包括：

1. 空腔脏器穿孔。

2. 实质性脏器损伤。

3. 腹壁血管损伤：上腹部动脉出血、腹直肌出血。

4. 穿刺孔疝。

5. 大的血管损伤：腹主动脉、下腔静脉、髂动脉和髂静脉。

套管穿刺针插入所致不经意的小肠或大肠穿孔，胃或膀胱损伤，常在术中未被发现，即在稍后时间出现脓毒症，腹膜炎，腹部脓肿，小肠或结肠皮肤瘘。血管的损伤如能及时发现可中转开腹处理，如未能发现，严重并发症包括大出血致死可能随之发生。

腹膜后腹主动脉和下腔静脉是 Veress 针和腹腔镜套管穿刺的可能靶器官。体瘦患者，特别在无气腹时，腹主动脉和下腔静脉较接近腹前壁而不是腹后壁，因此损伤腹膜后组织结构是真正存在的（图 16-2）。

图 16-2　Veress 针和腹腔镜套管穿刺的可能靶器官

（引自吕新生腹腔镜手术并发症的预防与处理 P77）

病例[4]：患者，女性，30 岁，因胆囊结石、慢性胆囊炎在全麻下行腹腔镜胆囊切除术，术中建立气腹顺利，脐孔 10 cm Trocar 穿刺后进腹腔镜时见腹腔内充满不凝固血，为活动性出血，考虑为 Trocar 穿刺时损伤大血管，立即中转剖腹手术，证实为右髂总动脉损伤，予缝合后出血停止，术中输血 400 mL，手术顺利，术后生命体征平稳，恢复良好，术后 2 周出院。术后 1 个月患者因胸闷、气促、腹水伴双下肢浮肿再入院，经检查诊断为右心功能不全，分析后认为患者有腹膜后血管损伤史及体检有腹部血管杂音，病因可能为肺动脉栓塞或腹膜后血管病变。行 CTA 检查，并予图像重组证实为右髂总动脉瘤破入下腔静脉形成动、静脉瘘。遂行手术，术中见右髂总动脉直径约 1.5 cm，向右侧伸展穿透下腔静脉前壁，致下腔静脉显著增粗，瘘口约食指尖大小。

编者注：幸运的是在有条件的大医院，大城市，能及时与妥善处理，二次手术后痊愈；但是患者与医院为了这次微创手术付出的代价相当高昂，所以腹腔镜外科手术一旦发生问题，没有一件是微小的。

套管穿刺针插入的危险绝大部分与开始盲目穿刺有关。一旦进入腹腔，以后所有的套管穿刺针穿刺步骤均应在直视下，故可减少其危险性。一种例外是，当第 2 个套管穿刺针放入时可能引起腹壁血管裂伤，如出血未得到适当控制，这些穿刺伤口则可出现明显出血。利用腹腔内的腹腔镜灯光，透照腹壁血管，可将出血减少到最低限度。在放置第 2 个套管穿刺针以前，透照法可帮助辨认腹壁血管。应用开放式放置套管技术放置第 1 个套管，也可避免盲目插入套管针所致的危险。即使采用开放式放置套管技术，有肠管与腹壁粘连的患者，如在粘连处切开也可发生肠管裂伤。采用开放式放置套管穿刺技术可避免发生所有腹膜后大血管损伤。每个电外科器械的每一次的插入或移出都是必须在腹腔镜的直视下进行。

尽管有某些顾虑，采用可接受的穿刺技术行第 1 个套管穿刺针盲目置放被认为是一种安全的操作技术。据报道，重大的穿透性损伤发生率低于 0.8%，包括大血管损伤和空腔脏器穿孔。

第二章　腹腔镜电外科器械的危险性

微创外科操作存在的潜在问题包括绝缘失效，电流的直接耦合和电容耦合能量。

既往50多年的临床实践证实，在开腹手术中应用电外科能量是安全的。然而，腹腔镜手术中应用电外科能量可能出现的问题仍未被充分意识到。电能通过管道和长的绝缘带电电极，可明显地改变所用高频电能周围的物理状况。

腹腔镜手术中电外科能量在操作中可能发生潜在问题：①绝缘失效。②电流直接耦合。③电容耦合能量都能对组织、操作者造成损伤。

在腹腔镜手术中，可安全地使用单极电外科能量，它具有高效和多种用途。为避免对患者造成损伤，临床医师必须知晓微创外科所具有的独特环境。通过得当的实践的理解，可很大程度地避免这种环境下存在的潜在危险。

第一节　绝缘失效的原因[5]

一、绝缘失效可发生于绝缘物的受损

器械准备时引起的绝缘物的断裂、穿孔或使用时产生的损伤；也可发生于手术中使用高压电凝电流波时。

电极杆的绝缘缺损可能是由于机械损伤，反复消毒，制作中的缺陷及电容耦合的熔裂所致绝缘失效是常见的。使用或器械准备时绝缘物的断裂，为电流离开电极提供了一个替代的通路，因为它完成了从患者到电极的回路。如电发生器正在发动，电极的绝缘缺损部分就会与邻近组织接触，电流可通过从电极的绝缘物断裂处到邻近组织导致电流短路（图16-3、图16-4）。如断裂点小，高的电流密度可足以产生组织的明显损伤。这种问题常可发生在外科医师的视野之外，以致这种损伤可能未被检查出来。

虽然罕见，但在使用过程中，发生绝缘失效是可能的。换句话说，使用前完整的绝缘物在使用过程中可发生绝缘失效。

1区　　2区　　　3区　　　4区

图16-3　电极杆示意图分1区，2区，3区，4区

损伤可发生在1、2、4区。4区是手把部位，电极杆损伤灼伤医生，1区在腹腔手术视野内，2区是外科医生视野之外的肠道等脏器，3区为套管，分二种类型。金属套管或金属套管外包塑料套管。

绝缘失效难以发现，可能在视野外释放电流。

二、偏离电流的识别和损伤依赖于缺陷的区域

第1区在腹腔视野之内，第4区缺陷灼伤外科医生，第2区（电极杆）缺陷灼伤患者（绝缘的失效

图 16-4　绝缘失效难以发现，可能在视野外释放电流

的危害取决于破裂的位置）。

电极杆的绝缘缺损可能是由于机械损伤，反复消毒，制作中的缺陷及电容耦合的熔裂所致绝缘失效是常见的。

绝缘失效的危害取决于破裂的位置（图 16-3）：器械把手部分的金属的暴露（第 4 区）可灼伤外科医生，电极杆的缺陷（第 2 区）可在外科医生视野外造成不能被发现的肠道损伤，（第 3 区）在套管内取决于使用的是金属或塑料套管，如为金属套管，电弧会造成低频电流可出现肌肉刺激膈肌痉挛，视频干扰（闪电假象），这些间接征象可提示绝缘失效（图 16-4）。塑料套管没有这种提示，因此金属套管外加塑料封固，保护了腹壁，但电容性损伤却损害了内脏。

所有传统的绝缘方法都基于无源系统，即用非传导层包绕电极，绝缘的缺陷可在外科医生视野外传出 100% 的电流至组织，即使在明视下检查仍感觉不到。新观念的绝缘是基于绝缘完整性的动态电子学监测，可确保外科医生使用能源只输出到第 1 区。

第二节　绝缘失效的危害

电极杆的绝缘物断裂、穿孔，通电使用中损伤都可产生组织损伤，致绝缘失效。这最可能发生于外科医师选择电凝电流波形，特别是在绝缘物已受损时。电凝电流波形主要用于烧灼或电灼。烧灼或电灼允许外科医师通过高阻抗的空气"输出"电凝电流波形。为达到此点，电凝电流波形需要有非常高的电压，有时需高达 10 000V 以上。这点非常重要，即电压是驱使电子通过电路的"推力"或"动力"。在电路中，高压电凝电流波形可推动电流（在断裂下方）通过其他完整的绝缘物。如果破损点与小面积的组织接触，可能会出现高电流密度，从而导致肠管或其他重要结构的全层烧伤。

当启动电发生器，带电电极尖端尚无电活性时，开放电路的激活即已产生。带电电极与靶组织之间的阻抗大到足以形成电流完成回路，因此电极活性没有被观察到。然而，正在工作的电发生器，是为完成或试图完成电路而准备的。为克服开放电路的高阻力，需要电发生器产生最大电压。电发生器试图提供足够的电压，以推动电流到达想要到达的靶组织以完成电路。在通过带电电极的整个路线上都建立了最大的电压。在开放电路，如带电电极的绝缘物与组织接触，电压可高到足以使绝缘物烧出洞孔来。通过击穿的孔，电流找到了一条通路，以形成从患者到电极的回路。不幸的是外科医师无法控制这种出口点的电流密度。如果在绝缘物上的洞孔非常小，而且组织的接触点也小，则电流强度可能高到足以产生严重的意外损伤。

怎样才能避免绝缘失效？主要是在使用电极以前，必须仔细检查绝缘物有无小的破裂或缺损。当有可能时，尽量使用"切割"电流波形。电切电流波形电压比电凝电流波形低很多，当其处在干燥情况下也可用于凝固（直流电极接触组织）。由于是低电压，电切电流波形很少能击穿绝缘物。最后，但也是最重要的，在停止切割或电凝状态时不要启动电发生器。必须了解和牢记电流能通过靶组织才能完成回路，所以在电极非常接近或接触靶组织之前绝不能启动电发生器。这样就不可能"击穿"绝缘物，甚至即使有洞孔存在时，电流要将这些缺损作为最低阻力的通路是几乎不可能的。

第三章　电流直接耦合

第一节　电流直接耦合的定义

电流直接耦合的定义是，在手术视野内将有能量活性的电极与其他金属器械或物体进行了意外的接触，引起电流短路（图 16-5）。这种情况常常发生在腹腔镜视野以外的部位，且常是由于操作失误造成的。当电极接触或接近其他的金属物体时，外科医师决不能启动电极。

图 16-5　（A，B）电流直接耦合当使用塑料套管包围腹腔镜时，电流直接耦合可传导 100% 的电流至视野外的肠管

如果带电电极接近或接触金属夹或 U 形钉，会发生类似的偏离电流，足够的电流，即使低功率 – 可传至金属夹使其熔化。

第二节　电流直接耦合潜在危险

通电电极杆与其他医疗器械，物体意外接触，电流直接耦合作用产生组织损伤。

电流直接耦合可能引起 3 个潜在的问题，例如电火花爆至金属夹上可引起其下方组织的坏死；也可由于组织的腐坏而使金属夹从血管脱落；金属之间的电火花也可引起频率检波。换句话说，外科电发生器所产生的高频电流通过金属之间的电火花作用，可变成已检波的低频电流。这种低频电流可导致周围肌肉的神经—肌肉激惹，表现为肌肉抽搐。

再者，金属之间的电火花可引起电流传至意想不到的部位。例如，如果带电电极接触到腹腔镜，金属腹腔镜可能成为带电的，这种电能也将通过患者的回路电极形成电路。如果电流通过腹腔镜和腹壁之间的相对大的区域而消散，则造成损伤的可能性很小。然而如果腹腔镜被塑料环管包绕而与腹壁绝缘，电流将被迫从腹腔镜寻找另一个接触点以形成电路。与绝缘失效相似，组织损伤程度（如有任何损伤）取决于相应形成的电流密度。接触面积大，电流密度低，则不会发生组织损伤。然而，如果腹腔镜接触的组织面积小，可发生高密度电流和组织损伤的可能较大。

第四章　电　容

第一节　定　义

电容是储存的电荷。电容器是被一个绝缘物分开的两个导电体。当微创手术与电外科能量联合进入腹部，便可形成一个电容器，带电电极（导体）被绝缘物（非导体）所包围，这种装置常通过一个金属套管（导体），这就产生了一个电容器。通过电容形成的过程，电容器可产生感应电流进入金属套管。这种电容的耦合电流可通过患者回路电极的通道以形成电路。这种电荷将被储存在金属套管中直到发电机被关掉，或其本身存在形成电路的通道，正如开始我们对电容耦合电流讨论的。记住这点很重要，电容耦合电流是随着高压电凝电流波形而增加的，随低压电切电流波形而减少。另外，在开放线路中启动的电发生器将会大大增加电容的水平。用塑料非导体隔离外层导体（金属套或器械）会增加损伤的可能性。小套管（如 5 mm，10 mm）和长电极可增加电容的水平。

第二节　在金属套管上的电容耦合电流量有关因素

在金属套管上的电容耦合电流量将有赖于一系列的因素：

第一因素，当电发生器在开放电路中被启动，如先前所描述的，这可引起电发生器取得最大的电压。电压越高，产生的电流越强。相反，如发电机在封闭电路中启动，电容量小，这意味着带电电极是接触或接近于靶组织，这有助于保证电发生器的输出电流在其通道上通过靶组织到患者回路电极。电压仍较低，电容量仍低。

第二因素，外科医师选择的波形。因为电切电流波形所用电压显著低，电容电流量少。电切电流波形可用于汽化（切割）或凝固。高能电凝电流波形应保留为电灼。应用电凝电流波形时外科医师应注意不要在开放电路中启动电发生器。

套管—套管针系统的选择在电容的产生和这种电流能否安全消散方面起着重要作用。全金属系统是合适的，因为任何电容电流都可通过较大的胸壁和腹壁表面安全地扩散，从而可减少电流密度。正常情况下，表面区域将足以安全地消散在套管上的任何电流，而不会产生明显的热或组织损伤。

全塑料套管系统也是合适的。应用全塑料系统时，形成电容器的条件即已消失，取代的是两个导体被一个非导体隔开。传导性的电极被非导体绝缘物覆盖，为非导体管道所包围，故再也不存在电容器。因此，电容耦合电流的概念也不复存在。

第五章　电容耦合电流

第一节　定　义

电容耦合电流是不能通过胸壁或腹壁消散的，因为金属套管外加了非导体的塑料套管，其后果是在金属套管上的耦合电流只能向体腔的组织放电而完成电路（图16-6）。

有四种情况可使电容耦合产生足够的电流导致损伤：①混合型套管（金属套管固定于塑料鞘内）发生的情况是金属套管被感应出电流，但腹壁被塑料绝缘。②当传统的绝缘电极通过金属的吸引－灌洗管时，可在吸引－冲洗管内感应出约70%的电流，当使用塑料管时，这种器械组合特别危险，所有偏离电流可能通过狭窄的接触处传至肠道。③外科电极通过使用中的腹腔镜通道。④薄的绝缘增加电容耦合作用。新设计的电外科器械可避免电容耦合所致的危险。

图16-6　器械/复合套管外形

当应用复合套管（金属套管并塑料抓钳）时，电流通过完整的绝缘也可能引起"电容性"损伤塑料的金属光源。

第二节　电容耦合电流的危险性

当金属套管外加塑料套管（复合的套管针－套管系统）时（图16-5），最容易产生严重电容问题。这种耦合电流是不能通过胸壁或腹壁消散的，后果是金属套管上的耦合电只能向体腔的组织放电而完成电路，其损伤取决于接近金属套管的组织的量。如组织量大，由于低电流密度的原则，所释放的电流不会引起任何损伤；然而，接触的组织少，将会产生高电流密度和严重损伤的可能。这常发生在腹腔镜的视野外，因而直到术后数天才会作为问题被检测到。

外科医师在微创外科的实践中很难安全、熟练地使用电外科能源去做有效的组织切割和止血；很多外科医师只注重对手术技能的训练，并不懂得电外科的生物物理学，国内也没有带电电极的监测技术和设备，出现了电损伤的情况和并发症还不知原因何在。

第三节　腹腔镜电外科器械并发症的后果

与电外科器械有关的并发症的发生率并不清楚。因为，当并发症发生时，通常无法再现损伤产生的准确机制。例如，肠道灼伤和腹膜炎可能与直接或偏离电流的热损伤有关。但是如何排除机械损伤，例如套管的损伤，如果肠段被切除，标本在术后早期被取出的话，从损伤肠段的组织学检查可得到启示。然而，损伤的肠管常常未被切除，或者其组织学变化已被局部感染所改变。损伤和并发症的报告比实际发生的要少，这就造成了进一步的混淆，成功的报告比失败的多。特别是，如果对基本机制缺乏了解时更是如此。最后，没有预期到的、也无法解释的并发症常导致诉讼，它又延误了在正式外科会议上进行讨论。

腹腔镜胆囊切除术在国外已成为首选的方式。1991 年以来，国内诸多城市医院，亦先后开展，积累了自己的经验。开腹手术可能发生的种种医源性损伤包括胆管损伤，在腹腔镜胆囊切除术时都可能发生，在 LC 开展早期，适应证比较严格，刘永雄[6]、荀祖武[7]等资料认为随着 LC 的普遍开展，指证放宽，胆管损伤率逐年攀升至 2.35%（见第十四篇）。这与腹腔镜手术时电器械使用有一定的关系。

腹腔镜胆囊切除时的胆管损伤的特点是"三高""三难"。三高：指损伤部位高，发病率高，代价高；三难：指难早期发现，难判断损伤范围，处理难度大。腹腔镜胆囊切除时，由于很大部份患者胆囊管与肝总管平行，哈袋与肝总管上端甚至右肝管贴近，结石炎症常侵犯该处胆管，电刀分离时容易造成这些高位胆管灼伤，发病率高，约为开腹的 2~3 倍，因处理困难，如需要胆肠吻合，住院时间长，花费相当高。电灼伤与剪刀伤不同，早期范围难以确定，电烧伤时，焦痂暂时复盖，不出现胆漏，所以术中发现低于 50%。由于部位高，胆管细，范围长，无论置管引流，端端吻合，胆肠吻合都相当困难，常因首次吻合失败，需要多次手术，这是致伤、致残、致死的主要原因。王敬[8]报道应重视 LC 电刀灼伤胆管的问题，它更具有隐匿性和迟发性反应，胆道损伤多为高频电凝损伤，在伤口边缘，有一组织坏死和充血反应带，常通过灼伤，变性坏死，胆漏和腹膜炎缓慢又隐蔽的过程，有渐进性，隐匿性，临床过程不明显，也不典型常导致处理失误。

第八章 腔镜手术特有的对环境的影响

经搜索，"腔镜手术特有对环境的影响"相关论文十八万多篇（共 180441 篇）。下面仅介绍五篇论文主要内容，看到手术室雾霾是医务普遍关心的问题，也是必须积极解决、防范的问题。

第一节 手术室检测 PM2.5 的结果

赵玉洲作者用检测仪检测手术室 PM2.5。

1. 墨迹天气查询室外的雾霾指数：上午 8：51 分为 294。
2. 医院电梯间：181（确实关闭门窗的室内可以有效降低 PM2.5）。
3. 更鞋区 PM2.5 进一步降低：176。
4. 更衣室：153。
5. 进入手术室非限制区 PM2.5 继续下降：94；即将进入半限制区：PM2.5 降为 6。
6. 站在半限制区线上：PM2.5 仅为 1。
7. 进入手术室内：超乎完美 PM2.5 为 0。
8. 手术开始后 5 分钟手术台附近 PM2.5 为 341（此位置为主刀口鼻同高度的 PM2.5 浓度）。
9. 麻醉医生位置处的 PM2.5 为 15。

患者吸的是过滤氧气，不用担心，不是手术室的普通空气。

随着医疗技术的发展，电外科设备、激光刀、超声手术刀等工具在手术中广泛使用，使得现代医学工作更加便捷有效，但同时手术过程中产生的手术烟雾也给广大医务人员带来了严重的健康隐患。手术烟雾是指手术过程中产生的气态物质，也被称为气溶胶，灼烟，透热羽流等，是在外科手术过程中由高频电灼刀，激光刀，超声手术刀，高速钻头、锯片、器械毛边破坏和汽化组织蛋白和脂肪形成的。手术烟雾不仅妨碍了手术人员的视线，而且会向空气中释放有毒、有害物质。会造成手术室人员产生头痛、眼睛和黏膜发炎等症状，同时也可能对人体健康产生长期潜在的危害。美国国家职业安全与健康研究院、美国国家标准化组织等权威机构，已证实手术烟雾对人体健康的潜在危害。

第二节 手术烟雾的成分及危害

手术烟雾是由 95% 的水或水蒸气和 5% 以颗粒形态存在的细胞碎片所组成。但是，正是这 5% 不到的颗粒，才使得手术烟雾对人体健康产生严重危害，这些颗粒包含的成分主要有：血液及组织碎片、有害化学成分、活性病毒、活性细胞、非活性颗粒、诱导突变的物质等成分。

一、手术室雾霾中的有害物质

沈健儿报告：电外科烟雾职业暴露的危害与预防《浙江医学》，2011，33（6）：890 – 891.

1. 有害化学成分。烟雾中的主要化学成分有烃、腈类、有机胺和醛类等（表 16-2），其中 CO 与丙烯腈最受关注，其他含量较少但较受关注的化学成分有氰化氢、甲醛和苯等。在腹腔镜切除手术完成时，CO 的浓度可达到 100 ~ 1900 mg/L，远高于职业安全与健康标准（OSHA）设定的 35 mg/L 的标准。研究表明腔镜手术若不排除烟雾，患者机体就会吸收大量的 CO，从而造成组织缺氧，患者出现头痛、头昏、恶心、心律失常等症状。而针对于此，可采用高浓度的 O_2 进行强力换气以及抽吸装置吸烟。丙烯腈是一种无色的挥发性液体，易被皮肤和肺吸收，并通过释放氰化物对人体产生危害。氰化氢在手术烟雾中的浓度达到了 10 mg/L。氰化氢是一种无色的有毒气体，易被肺、胃肠、皮肤吸收。苯可在手术烟雾中浓度达到 71 $\mu g/m^3$，在手术周围空气的浓度达 0.5～7.4 $\mu g/m^3$，超过了 NIOSH 和 OSHA 规定的允许值。研究表明这些化学成分可引起头痛、头晕、流泪、恶心、咳嗽、气管炎、哮喘等症状。

2. 活性病毒。目前已有足够的证据表明在一定的能量设定范围内，使用 ESU 和激光产生的烟雾中含有活性病毒。Garden 等在 1988 年采用 CO_2 激光仪的不同模式和能量测试了手术烟雾中牛纤维乳头状瘤和人乳头状瘤的 DNA，结果显示在激光产生的蒸汽中含有完整的 HPV 的 DNA。斯坦福大学的研究者 Johnson 等在 Midas Rex 高速磨钻与 Stryker 腹腔镜手术的低温烟雾中，发现了有活性的 HIV 病毒，它在手术烟雾中的存活期可长达 14 天。因而，手术人员增加了患上肝炎、HIV、HPV 等疾病的风险。

表 16-2　各种典型颗粒的直径范围　(μm)

颗粒类型	病毒	HIV	HPV	烟草烟雾	手术烟雾	细菌	对肺有损害的颗粒
直径范围	0.01～0.3	0.18	0.045	0.1～3.0	0.1～5.0	0.3～15.0	0.5～5.0

3. 活性细胞。大量的研究发现激光仪、电外科设备及超声刀都能将完整的组织细胞和血液组分汽化。这些汽化的细胞仍具有活性，能够感染手术工作人员。有研究发现对小鼠黑色素瘤细胞进行电烙手术处理后，手术烟雾中存在有活性的黑色素瘤细胞，而这正可以解释腹腔镜手术切除肿瘤后，肿瘤仍然再生的现象。在腹腔镜手术中，被汽化的肿瘤细胞可能通过腔镜套管周围的缝隙播散出来，腔镜套管与套管针所引起的阻止损伤都可能导致肿瘤细胞的植入。

4. 非活性颗粒。空气中的 PM2.5 是指能够入肺粒子的大小，而 PM2.5 的浓度关乎空气质量，关乎人们身体健康。同样，外科手术中也能够产生这些细微粒子。2015 年 8 月，复旦大学附属肿瘤医院王弘恺等发现在手术切开第一刀后 3～6 s，手术部位 40 cm 内 PM2.5 浓度就迅速达到了 149.4～245.7 $\mu g/m^3$，高于正常值 2～4 倍。而在腹腔镜手术中，套管针阀打开 3 s 后，空气中的 PM2.5 浓度就达到了峰值 517.5 $\mu g/m^3$，达到了严重污染状态。人体长期吸入或接触这些微小颗粒的话，可引起肺纤维化、肺充血、肺气肿等多种疾病。除了这些微小颗粒以外，也会有略大的颗粒存在，而 5 μm 或以上的颗粒可在鼻腔、咽喉、气管、支气管壁等部位沉积，也可能造成一系列的呼吸道问题。

5. 诱导突变的物质。1992 年，Gatti，Bryant 等收集了在乳房整形手术中产生的烟雾，发现能够使沙门氏菌属 TA98 菌株发生突变。1999 年，张徐军等对 ESU 烟雾进行遗传毒性研究发现，烟雾提取物能够对 TA1535/PSK1002 菌株 DNA 产生损伤作用。其他研究也显示了相类似的结果。还有研究表明手术烟雾与烟草具有相似的致突变性，接触烟雾的危害是可以累积的。

二、山西医科大学第二医院李卓阁等报告

该课题组是选择普外科开腹手术 50 例和腹腔镜手术 50 例，在层流手术室这种特殊环境下，进行不同术式、以术野为中心手术人员的不同站位、不同电刀、不同频率、不同人体组织类型 PM2.5 浓度的监测、数据收集和分析。结果通过研究，发现电刀烟雾中 PM2.5 的浓度最高时能达到严重污染状态的 4～5 倍，而且频率越高，人体组织密度越大，PM2.5 的浓度越高。

三、作者亓玉忠报告

腹腔镜手术对腹腔内环境的影响《中华普通外科杂志》，2003，18（4）：234～235　结论：腹腔镜手术中 CO_2 气腹造成腹腔 内 pH 值明显下降，腹腔内中性粒细胞吞噬功能及红细胞 CR1 免疫黏附活性也

明显降低。因此，严重炎症患者在腹腔镜手术时，在 CO_2 气腹压力作用下，可能引起炎症扩散。

四、王丽霞报告

高频电刀烟雾对于术室空气质量的影响《中国护坤管坤》2018 年 02 期，国家癌症中心/中国医学科学院北京协和医学院肿瘤医院手术室提供；PM 2.5 粉尘测试仪通过对 98 台开放手术进行研究，对术前、距切割处 2 cm、距切割处 30 cm、距切割处 150 cm 及停止使用电刀 10 min 后的 PM 2.5 及颗粒物数值进行采集并分析。结论：不同患者 BMI 类型、是否负压吸引、手术室是否封闭、不同切割组织类型对使用电刀后的手术室空气质量有影响（$P < 0.05$）。高频电刀烟雾是手术室空气质量的重要影响因素，手术室医护人员及管理者应采取相应措施，减少手术人员的烟雾职业暴露，保障临床手术人员的身心健康。

五、电刀产生烟雾的粒径分布及扩散特点

上海交通大学医学院附属仁济医院手术室胡文娟等报道术中电刀产生烟雾的粒径分布及扩散特点，结果：手术使用电刀所产生的烟雾中含有大量的有毒有害化学物质，烟雾浓度可达 $3 \times 10^8/m^3$ 以上，且 95% 为粒径小于 5 μm 的气溶颗粒。结论：弥漫在手术室内由电刀产生的烟雾可经医护人员口鼻吸入，对医护人员的健康造成危害，医护人员应加强防护意识。基金：上海市科委项目资助（054119626）。

第三节　手术室烟雾致癌物质苯并芘

一、苯并芘的来源

1. 工业活动中，煤炭、石油等不完全燃烧会产生苯并芘排入空气[9]。

2. 食品生产中，熏烤或高温烹调时产生、并使食品污染苯并芘。目前我国对常见食品中的限量标准为：肉制品、粮食的食品生产标准为 5 微克/千克以下，植物油为 10 微克/千克以下，熏烤动物食品为 5 微克/千克以下，但实际生活中，烹烤肉制品中苯并芘含量常超标。不仅是牛排，北京烤鸭也难以和苯并芘撇开关系[10,11]。

3. 手术室外科手术，特别是在密闭的腹腔镜手术中，热源器械分离、切割人体正常组织的肌肉、脂肪，病灶中的癌瘤体、含细菌、病毒等结构时，在高温烧烤下产生烟雾；非热源（如超声刀）所产生的（癌、细菌及病毒细胞的）活性组织粉尘危害更大。

二、手术室烟雾的主要有害成分

周青综述[12]：活性细胞、活性血源性传播病原体等 95% 是水，其余 5% 是细胞碎片。手术室烟雾中的主要化学物质包括苯、甲醛，丙烯醛，一氧化碳和氰化氢。其中，手术时烟雾的危害：可导致恶心，眼表不适和上呼吸道疼痛，以及其他潜在的健康危害，包括皮肤过敏、贫血、白血病，HIV 病毒感染、肝炎，哮喘，肺病、慢性支气管炎，癌变和基因的改变等。在《美国对手术室烟雾管理和规范》一文中报道，电刀产生的热量破坏每 1 kg 组织所产生的空气诱变，约相当于 15 min 内燃烧 3～6 支香烟。

三、苯并芘致癌机制

BaP 的主要危害有：对健康危害、急性毒性、致癌、致畸性、致 DNA 突变。本节重点简介 BaP 致癌机制。BaP 被认为是高活性致癌剂，但并非直接致癌物，必须经细胞微粒体中的混合功能氧化酶激活才具有致癌性。BaP 进入机体后，除少部分以原形随粪便排出外，一部分经肝、肺细胞微粒体中混合功能氧化酶激活而转化为数十种代谢产物，转化为环氧化物，四种异构体。其中的（＋）－BP－7β，8α－二

醇体 -9α，10α - 环氧化物 - 苯并［a］芘，已证明致癌性最强，它与 DNA 形成共价键结合，造成 DNA 损伤，如果 DNA 不能修复或修而不复，细胞就可能发生癌变。其他三种异构体也有致癌作用。许多国家相继用 9 种动物进行实验，采用多种给药途径，结果都得到诱发癌的阳性报告。在多环芳烃中，BaP 污染最广、致癌性最强，一般都把 BaP 作为大气致癌物的代表。因此，有科学家甚至担心，人类的进化是否将会被这些物质终止[13]，而作者更担心的是，上述机制没有引起人们的注意，很多人质疑美国《英格兰医学杂志》报道的结论，腹腔镜子宫颈癌治疗中，癌的复发率、死亡率高于开腹。认为还要坚持原有的指南。继续用人来做实验，目的仅为寻找上述结论的原因。作者主要的担心是因为想从可怜的患者身上得出推翻上述毒性物质致癌机制，推翻"杂志"上的结论，实在太难，代价太高。

第四节　手术烟雾的防护

美国职业安全与保健管理总署估计，每年约有 5 万人暴露在手术烟雾中，包括外科医生、护士、麻醉师等。为了确保医务人员和患者的健康安全，有必要使手术烟雾暴露医务人员了解相关知识，提高防范意识，同时应加强各类防护及辅助设备的引进、使用和管理，减少手术烟雾对医务人员的危害，为医务人员的手术室工作提供健康的环境，增进手术室工作人员身心健康。

1. 提高防护知识。在手术室工作的医务人员，包括护士，外科医生和麻醉师等，均需接受手术室烟雾防范知识和信息的再教育。确保手术室工作人员具备正确使用排烟设备的能力，遵守相关规章制度。

2. 设置合理烟雾抽排方法。在外科手术过程中，必须配备具有高效率过滤系统手术烟雾抽排设备，排气速率至少达到 $31 \sim 46$ m/s，手术室空气更新率应达到 15% 以上。在电刀外科手术中，手术烟雾会在短时间急剧产生，一方面容易阻碍医生视线；另一方面也容易吸入大量手术烟雾，美国国家职业安全卫生研究所指出，当产生手术烟雾时，在不干扰手术活动的情况下，应该尽可能在手术区域附近（5 cm 范围内）配备烟雾捕获器，同时保证手术室烟雾抽排系统全时间工作。

3. 减少手术烟雾的产生。我们经常可以见到一些医生为了防止术后出血，胆漏，手术时常常用电刀反复烫已被切除的胆囊窝及其他组织，使创面呈现一片"焦土"，尤如"烧烤"。因此，在此特别提出手术中尽量使用焦烟少、性能高的电刀。设备使用严格按照操作说明，正确调节各类手术所需的模式，功率不宜过大，以达到最小输出功率最大功效为准。需及时清理仪器上的焦痂以减少手术烟雾的产生。另外，手术中尽量减少不必要的组织消融，多余的组织消融也能使组织坏死和感染风险增加。

4. 提高口罩的防护性能，普通外科口罩只能滤除 5 μm 以上的颗粒，而大部分手术烟雾颗粒直径在 $0.1 \sim 0.5$ μm，所以普通外科口罩对手术烟雾不能有效滤除，另外，实际使用中口罩无法与脸部紧贴，手术烟雾经常从宽松部位进入鼻腔或口腔。所以，应佩戴高性能的过滤口罩，且这种过滤口罩佩戴时必须符合脸型，扣紧脸部，口鼻周围没有缝隙。此外，为了保护眼睛，应佩戴护目镜。虽说，手术中产生的即时效应，如刺激性气味，影响很短暂，但正如上文所阐述的，长期健康危害是不容忽视。雾霾里只有颗粒物，SO_2，NO_2 等，咱们这里可是有组织液及组织碎片、有害化学成分、活性病毒、活性细胞、非活性颗粒、诱导突变的物质等。最根本的防护是在分离组织时能手工分离的不用器械，能传统器械的不用或尽量少用冷、热源器械分离，微创手术与开腹手术相比，癌复发率升高、存活率下降的关系，已有前瞻性和回顾性试验所证明。与微创手术中产生有雾霾的关系，应引起人们的注意，才能从根本上达到防范的效果。美国国立综合癌症网络 NCCN，将腹腔镜治疗子宫癌的指南，改为开腹手术，想必对医生和患者有所启迪和警示。

小结：手术室烟雾危害的防范：这与之前提到的"见人坠河"，也有两条不同的思路，一条是继续现有造成烟雾的微创手术道路，即继续制造问题然后再加大资源投入，生产各种（通风）设备，繁荣有关企业，试图以此解决问题，即走一条"制造污染—投入—再制造污染—再投入"，恶性循环之路；另一条思路是，根据产生烟雾的根本原因是为了实现某种技术及所生产的器械。只有放弃或尽量压缩其使用范围，如为了降低癌的复发率，提高患者存活率和存活时间，在治疗子宫宫颈癌时放弃微创手术，回归传统开腹手术。手术室烟雾产生和控制的道路，与一次性医用耗材造成的问题一脉相承，都是新技术、新方法不恰当评估和应用引起。所以已有学者提出"科学评价一次性医用耗材的使用，医院感染的控制效果，医疗效果与环境污染，疗效与效益，规范一次性医用耗材使用，建立行业新标准。控制一次性医用耗材使用规范，回归传统有效的医疗路径。研究低污染、低能耗、合理医疗费用的可持续医用耗材发展之道路"[14]。

（莫国贤　曹晓冰）

参考文献

［1］吕新生.腹腔镜手术并发症的预防与处理［M］//湖南：科学技术出版社，2002：60-81.

［2］吕新生.腹腔镜胆囊切除术［M］//腹腔镜手术并发症的预防与处理.湖南：科学技术出版社，2002：69-84.

［3］吕新生.腹腔镜胆囊切除术［M］//腹腔镜手术并发症的预防与处理.湖南：科学技术出版社，2002：69-84.

［4］臧潞，蒋渝，张浩波，等.腹腔镜胆囊切除术致右髂总动脉-下腔静脉瘘一例报告［J］.外科理论与实践，2001，6（6）：389-389.

［5］吕新生.腹腔镜电外科学［M］.腹腔镜手术并发症的预防与处理.湖南：科学技术出版社，2002：6-12.

［6］刘永雄.腹腔镜胆囊切除时的胆管损伤［M］//黄志强.当代胆道外科学.上海：科学技术文献出版社，1998：645-646.

［7］荀祖武.腹腔镜胆囊切除时的胆管损伤［M］//黄志强.当代胆道外科学.上海：科学技术文献出版社，1998：642-645.

［8］王敬.医源性胆道损伤再次手术后的并发症及其处理［J］.腹部外科，2012，25（1）：9-10.

［9］谭亮，植物油中苯丙芘的提取工艺［J］.光谱实验室，2013，3：1103-1106.

［10］刘宁.食品毒理学［M］.北京：中国轻工业出版社，2007.

［11］林国芳.北京烤鸭两大主要流派餐厅样品中19种多环芳烃的存在：与食品安全相关考量［A］.中国毒理学会第五次全国学术大会论文集［C］.中国毒理会，2009：1.

［12］周青.美国对手术室烟雾管理和防范［J］.中华护理杂志，2013，12（48）：1080-1082.

［13］吴永宁.现代食品安全科学［M］.北京：化学工业出版社，2003：4.

［14］邹爱俐.关于一次性医用耗材的经济和环境影响［J］.中国卫生经济，2014，1（33）：51-52.

第十七篇　新式保胆的兴起

第一章　胆囊在胆道外科中的重要性

第一节　胆囊在胆道外科中的重要地位

要清楚回答这一问题，必须从以下几方面入手。

1. 胆囊是人体重要的消化器官和免疫器官，对人体脂质代谢、肠肝循环、消化活动、胆道压力调节等有重要影响。

2. 胆囊疾病，特别是胆囊结石和胆囊息肉是常见病和多发病。按《2003 年中国国民经济和社会发展统计公报》的资料表明，8.77 亿成年人，按 7% 发病率计算，当时全国约有 0.61 亿人的胆石症患者；随着人们生活水平提高和生活方式的改变，发病率逐年升高至 10% 以上[1]，到目前为止，全国超亿人患胆囊良性疾病的估计，只多不少。胆囊切除术已占胆道外科手术的 70%～78% 以上。胆囊切除及胆总管探查占普外科手术的 37.1%～47.7%[2]。

3. 胆囊疾病引起的并发症有疾病本身引起的并发症和治疗并发症，胆囊疾病本身的并发症如化脓性胆囊炎、化脓性胆管炎、胆源性重症胰腺炎、癌变等，胆囊切除手术治疗产生并发症，如胆道损伤、胆囊术后综合征以及胆囊切除对人体长远不良影响等。这些并发症的后果已经成为比较广泛的社会问题和经济问题。其后果在胆囊切除并发症中详述。需要特别强调的是在所有用外科手术来治疗良性疾病的方法中，发生伤、残、死等各种并发症和不良后果最多的是胆囊切除，说明胆囊良性疾病治疗地位重要性，产生的后果是最严重和最值得认真对待的。

第二节　胆道外科的现状

近 30 年来，医学科学的飞速发展，在广大同行努力之下，胆道外科取得可喜的进步，然而，尽管在发病原因、机理、药物、诊断手段等方面的研究已取得了长足的进展，但是胆道外科的现状中还存在很多不尽人意的地方。

1. 治疗方法单一，缺乏个性化。胆囊炎、胆囊结石或息肉还是被动地针对并发症，以切除脏器为主要手段，而根据外科（胆道流变学、解剖学和动力学）等病因采用主动的整形或修复方法，既治疗疾病又保留脏器，特别是保留有功能的脏器的努力极少。因此，黄志强院士[3]在《当代胆道外科学》中指出："从治疗的角度出发，单纯以传统的外科方法治疗胆石症的时代已经过去，多学科，多种方法，多种途径的治疗已成为今后的趋向。有的共识反对保胆及胆囊大部切除术等有适应证的其他方法。"

单一的治疗方法已经不适应人们现代观念下个性化和多元化需求。随着医学对胆囊功能重要性，胆囊切除后对人体产生不良影响的认识不断提高，人们对保留有功能的脏器，提高生活质量的呼声越来越高，越来越多的患者因多种原因，要求医生既为其治疗疾病，又要保留有功能的胆囊；越来越多的医院也相继开展了保胆手术，而且技术上也有了很大的改进，取得了满意的效果。应该是一种很有前景的治疗方法。但是，由于对胆囊在胆道外科中的地位认识和人们习以为常的传统观念，严重妨碍这一领域的研究和发展，这与胆囊在胆道外科中的地位有着明显的反差。

2. 对胆囊切除并发症严重性认识不足，认为百分比很低，不足为奇，不从全国发病及手术巨大基数去考虑问题的严重性用含混"并发症"概念，掩盖医生治疗方案，手术指征选择，坚持"微创"到底的心理而不及时中转开腹等的不当。如宣传时以使用先进器械，用"微创"方法为时尚，而因各种原因出现医源性损伤时，无论病情多简单都把"粘连严重""解剖变异""Mirizzi 综合征"等当作"难度太大""不可抗拒"的原因，使患者投诉无门。似乎没有任何办法能避免胆道损伤。

3. 跟不上内镜、介入和先进检测技术的步伐，没有把这些技术应用到保护胆囊功能方面来。

4. 舆论上的不对称，杂志上发表的，会议上交流的，铺天盖地都是腹腔镜优点的文章，而关于其并发症及不良后果的文章和声音却风毛麟角。其他传统开腹手术、保胆治疗的文章很难有发言权。

5. 胆囊切除指征无限扩大。有的共识无论有无症状，有无功能，都要"切除"没商量。越是年轻，功能好，无粘连的胆囊结石和胆囊息肉越容易被拿来作技术训练对象。

6. 腹腔镜使用范围无限扩大。目前，腹腔镜被滥用的例子举不胜举，甚至把简单问题复杂化的倾向，如一些甲状腺等体表肿块，或用几把简单的器械，2~3 cm 切口，20~30 分钟高位结扎术就解决问题的小儿疝气，也要动用复杂的腹腔镜。

7. 过度治疗成为时尚。有的报道还称，同时用腹腔镜、胆道镜、十二指肠镜三镜联合，来解决 Mirizzi 综合征。还有报道宣传某单位用大型机器人设备去做简单的胆囊息肉手术、胆囊切除手术。这样，不知给患者带来多大的痛苦，多重的经济负担？其实，对于 Mirizzi 综合征的患者，从保胆的理念出发，多数患者只要祛除嵌顿在哈袋的结石或胆总管结石后，就能解决问题，详情见 Mirizzi 综合征的保胆治疗。

8. 学术风气不正。证据和结论自相矛盾，证据中明明列举许多腹腔镜并发症和死亡率的数据都高与开腹手术，但结论硬是说腹腔镜如何优于开腹手术。

9. 对胆囊重要性、微创观念和保胆治疗等方面存在很多误区。这些方面的内容将在相关题目中详细论述。

第二章　胆囊重要性认识上的误区

第一节　胆囊是结石产生的温床或仅是运输通道

1. 胆囊切除并非万事大吉。其实，只要有胆汁的地方都有产生结石的可能。胆囊切除后胆总管还可以产生结石，这证明胆囊不是结石产生的唯一温床。肾、输尿管、膀胱都会产生结石（详见胆囊切除并发症）。

2. 以为"胆道系统只是运输胆汁的通道，胆囊只是肝外胆道上的一个憩室，是可有可无的器官，胆囊切除不会对人体有多大的影响"等。这已是过时的观点，现在已经发现胆囊在消化、脂质代谢、免疫、维持胆道压力等方面的重要功能。人类在进化过程中，没有重要功能的尾巴、体毛都在退化，而胆囊不仅没有退化的迹象，而且仍发挥着许多已知和未知的作用。但从胆囊切除对人体产生很多不良影响，如消化不良，腹胀，腹泻，胆汁反流性胃炎，胆囊切除术后综合征，胆总管结石、结肠癌发病率升高以及许多以往未引人注意的亚健康状态等，这些都与胆囊的分泌，吸收，储存、浓缩，收缩与舒张的胆压调节作用、参与人体脂质代谢和肠肝循环、胆囊的免疫功能有关，维护 Oddi 括约肌功能和消化功能，说明胆囊存在的重要性。

第二节　没有客观对待新式保胆取石（息肉）

1. 把 35%~47% 定为保胆取石固有复发率，其实这只是少数单位。主要是 20 世纪 80 年代~20 世纪 90 年代用经皮胆囊碎石，PCCL 的资料，没有将微创内镜保胆复发后果与切胆并发症的后果作比较，没有将保胆损伤程度与切胆损伤程度作比较。忽视胆囊切除并发症及其严重性，没有数据表明腹腔镜胆囊切除已成为治疗胆囊结石的"金标准"和只要用腹腔镜切胆，都属于"微创"。早期和近 30 多年的保胆手术方法经统计国内平均复发率为 5~10 年 5%~10% 以下；误认为只有切胆才是预防结石并发症和胆囊癌变的唯一出路，否认保胆取石也能达到同样目的；认为保胆的开展没有循证医学依据；其实列举切胆的各种优势和"逢保必反"不仅缺乏 RCT 的循证依据连回顾性比较证据也不占优势（详见 24 篇）。

2. 任何脏器在实现生理功能的同时都可能发生各种疾病，疾病形成有多种因素，不能简单加祸于某种脏器，"胆囊是结石的温床"，这种观点如果成立，胃、肠、肝、肾等岂不都成了癌症等疾病的温床。所以胆囊和其他器官一样，对人体生理功能的维持和发生疾病两者相比，"功"大于"过"，只有在不得已的情况下，才能切除。

第三节　复发率仅是众多疗效综合要素之一

任何疗法都可能有并发症和复发率，与任何疗法都有缺陷一样，要看历史，看变化，看后果的严重性。

1. "保胆取石因复发率高，已被淘汰"。这是混淆了新旧保胆手术的区别。其实，事物的发展经常是跌宕起伏，螺旋式上升，就像目前的 γ 刀、微波、氩氦刀冷冻等能治疗肿瘤一样，20 余年前就有，后来曾较少提及，近年来由于仪器的改进，疗效的不断提高，这些疗法又得以发扬光大。

2. 历史上，术前检查条件限制，结石部位、数量不明，术中如盲人取石，残留结石多，有了先进的检查条件，术后三月左右查出 5 mm 以上大小结石，多为残留。过去无预防复发的条件和措施，术后药物疗效差，复发率较高是很自然的。现在不同了，术前有明确诊断的手段，术中除了采用清晰度高的纤维胆道镜防止结石残留，术中术后还有一整套防止复发的手术措施，胆石成因的研究从胆石的成分，胆固醇过饱和，到成石的基因，胆囊的功能，小肠对胆固醇吸收，血脂的代谢，胰岛素抵抗，代谢综合征等研究，胆结石患者的预测，动物实验的证实，预防结石产生与复发的中、西药的临床应用，术后溶石、磁疗、降血脂、降血糖等药物及某些免疫抑制剂，已被证实能够抑制胆囊局部免疫反应等都能有效预防胆石形成，复发率问题正在逐步得到较好的解决，使保胆手术的远期效果得到提高，能进步就有希望，就能逐步完善和完美。因此，是被动等待复发还是主动预防，能否预防结石复发就成为新旧保胆手术的分水岭。

第三章　新式保胆治疗兴起的历史背景

树有根，水有源，任何新生事物的出现都有其内在的动因和客观的历史背景。对胆囊重要性的认识改变和提高，诊疗设备和技术的高速发展，人们对健康质量需求的多元化和标准看涨，切胆对人体危害特别是腹腔镜广泛开展后更加显现等促成了新式保胆的兴起。

第一节　对胆囊重要性的认识改变和提高

一、相关专家对保胆治疗重要论述

对脏器功能重要性的研究和认识是医学界的责任，他们有责任和义务把经验、成果、告诫，传授给广大患者和同行。

1. 针对只用单一切除方法治疗胆囊良性疾病的的倾向，中国人民解放军总医院，中国工程院院士，中华医学会外科学会，全国胆道外科学组主任委员黄志强院士把胆道形象地比作"河流"，把胆囊比作"湖泊"，（无胆腹泻，如同填湖洪水漫金山，一脉相承，编者注）对于把有功能胆囊切除的现象，他发出"像这样的胆囊也要切除吗?"的质问。关于胆囊的重要性，黄教授指出[4]，其实，胆道不单是一条排泄管道，胆道具有它的发生学上的特点，胆管上皮细胞在形态和功能上具有多态性，胆管具备独特的微循环特点，所以胆道具有作为器官的结构与功能特点。"肝胆相照"的观念可能更符合实际。一个器官需要有独立的血液循环灌注、独立的神经支配、独立的细胞群体、特殊的生理功能。就胆道系统来说，能完全满足定义的要求，所以能执行着独立的生理功能，参与肝内各项事件的发生与调控。胆－胰－肠汇合是体内最巧妙又无法复制的构件。解剖－神经－体液支配下胆囊、胆管、括约肌形成三位一体的功能性防御体系。肝尾状叶，胆囊，括约肌构成肝胆系统中的三件宝。因此外科手术中实施胆、肠吻合的"功"与"过"亦需要重新评估[5]。

2. 华西医科大学冉瑞图教授[6]提出，胆囊切除术百年多的发展，究竟是否已经尽善尽美呢? 他认为：目前存在的医源性胆道损伤，肠肝循环和脂代谢异常，丧失免疫等生理功能5大问题：寄希望于实现预防来结束 Langenbuch 时代。

3. 上海交通大学医学院附属瑞金医院张圣道、韩天权教授20世纪80年代就指出[7]："近十余年来，由于治疗手段的进步，特别是溶石剂的改善，又有不少作者提出去除胆石保留胆囊的非手术疗法，口服熊去氧胆酸，灌注甲基叔丁醚溶石，体外冲击波碎石，小切口保留胆囊取石术等，如雨后春笋，得到很多患者欢迎，这反映了胆道外科进展的一个侧面"。

关于保留胆囊疗法的价值[8]，包括非手术和手术，目前要作出最后的，正确的评价还为时过早。据约20年前的报道，复发多发生3年内，5年复发率为37%～45%，由于半数患者没有复发，说明保胆疗法还有进一步研究的价值"，由于器械的局限性，当时认为作为一种新疗法尚且不妥当。但专家们还是勾画出这样的蓝图，"即如果在胆石形成前采用预防成石的方法，胆石形成后早期胆囊功能尚佳时，采用保胆疗法，在胆石形成后期，功能较差而尚未有并发症，粘连较轻者腹腔镜胆囊切除术，在胆囊症后期，或已发生并发症者则剖腹胆囊切除，这样，我们就有一整套新的胆囊结石的治疗方案"。张圣道教授[9]还提出"……合理应用的内涵还包括碎石，溶石与胆囊闭腔诸如方法的选择。原则上胆囊功能良好应立足于保留胆囊，减少胆囊的损伤，宜选择碎石和溶石；胆囊功能差者或无功能者则设法清除结石，消除胆囊腔也就等到于从功能上'切除了胆囊'"。

4. 上海交通大学医学院附属仁济医院外科。施维锦教授指出[10]："切胆"是根据当时对胆囊结石的认识、当时的医疗条件，再从当时各种治疗方法（包括保胆取石）中筛选出来的。"切胆"清除了结石、去除了病变的胆囊，既能解决急性发作为患者带来的痛苦，又可预防结石再生并由此引起的胆管阻塞、胆源性胰腺炎等并发症。然而"切胆"也存在着机体创伤和可能并发症等不足，"切胆"是在尚没有更好的疗法之前衡量利弊，选择利大于弊的方法解决问题而已。多少年来"切胆"造福过千千万万的胆石症患者是无可置疑的，当时遗留下各种并发症也实属无奈，因没有更好的疗法。但是，当今我们对胆石的认识已有所提高，科学技术与当年不能同日而语，胆囊结石是不是仍需一律"切胆"呢？尤其是 B 超等新的影像检查的开发应用，使许多"安静结石"得以发现，这种胆囊是否也一概要切除呢？所以"保胆"的再次提出并非"多此一举"。以胃、十二指肠溃疡病为例，内科治疗无效后外科医生试将溃疡切除，但术后溃疡复发率极高。当认识到这是由于高胃酸的分泌问题没有解决后，改作胃次全（或大部）切除术。胃次全切除后溃疡复发果然少了，但胃容量不足的问题又显现了出来。怎么办呢？迷走神经切除、高选择性迷走神经切除加半胃切除术等一系列改革又紧紧跟上。当然现在更好了，幽门螺旋杆菌等溃疡病发病机制的进一步明确、有效高效药物的开发，溃疡病绝大多数患者已不需要手术即能治愈，这也是我们治疗胆囊结石所盼望的。

5. 中国人民解放军成都军区总院肝胆外科田伏洲教授在2013年8月第四届全国微创保胆学术交流大会上报告提出在治疗肝内胆管结石时胆囊被切的原因是：①误判（26%），在肝内胆结石时误诊为急性胆囊炎。②"陪切"（31%），在胆管结石手术时，胆囊被陪切。③"下课"（38%），在胆肠吻合时，胆囊"下课"，顺便被切。在这种新理念下设计了胆囊肝管成型术[11]，认为传统的胆肠吻合，破坏了胆囊、Oddi 括约肌功能及改变食物的正常流向、稀释肝内胆汁酸；而胆囊肝管成型术，保护了胆囊及 Oddi 括约肌功能，提高胆道系统内胆汁酸的浓度。在2013年8月青海全国第四届微创保胆学术大会报告，在保胆治疗兴起之际，发现该方法还兼有增强胆囊运动功能的作用，有助于预防胆囊、肝内外胆管结石的复发。较早前曾发表了《一种替代传统胆肠吻合术的新方法——皮下通道型胆囊肝胆管成型术》的论文[12]。

6. 北京医科大学张宝善教授[13]：认为开展内镜微创保胆取石术手术切口小，损伤轻，术后次日可下床，3 日后出院，张教授总结多家医院万余例患者随访 8 年和 10 年，复发率4%～8%，不超过10%。张教授还指出治疗胆总管结石的过程中，切除胆囊病例组明显高于未切除胆囊组（425：370）。指出"如此看来，胆囊切除治疗是避免了术后胆囊结石复发之虞，却带来生长胆总管结石之祸；哪种结石最具危险，孰轻孰重，不言而喻。"

7. 上海中山医院普外科王炳生教授[14]20 世纪90 年代就提出"……除非胆囊结石的治疗历史再一次证实，非手术不可取，在这之前，ESWL（体外冲击波碎石）治疗胆石症仍是实施有效的溶石、排石的主要治疗措施，在胆囊结石的非手术治疗方法中仍将占有重要的地位，这种方法的缺点是患者需要经严格挑选，治疗费用较贵，疗程较长和有一定的复发率"。这些都是千方百计保留胆囊的努力。

8. 已故的中国医学家、外科界宗师裘法祖院士[15]多次指出"内镜微创保胆理论有道理，不可忽视"，并题词"要重视胆囊的功能，发挥胆囊的作用，保护胆囊的存在"等。

这些专家的意见，不是只言片语，不是随心所欲，是他们一辈子在切胆治疗的风风雨雨中积攒起来的丰富经验和血的教训。他们在为胆囊切除造成的无数例胆道损伤患者进行的胆道修补或重建手术中所看到太多悲惨的情景，他们无奈地同情这些患者和医生。关于切胆造成胆道损伤的严重性，1983—2008 年，已施行肝胆管盆式内引流术2300 多例，1990 年以来，为 320 多例医源性胆道损伤患者施行该胆道修补手术的吴金术教授把看到的胆道损伤描绘成一片"焦土"、医生的"坟墓"，对患者、单位及医生都是一场灾难[16]，所以在全国第四届保胆学术大会上交流报告时，极力支持保胆治疗，以降低胆道损伤的绝对数；黄志强教授[17]把胆道损伤视为胆道外科中的"噩梦"。是对普通外科医生的一项严重而"永恒"的挑战[18]。并指出，只要你是普通外科医生，你就不能回避胆管损伤问题。只要你是外科医生，你就永远无法淡忘胆管损伤患者那在苦难中的音容！[19]他对胆道损伤后约有30%的胆道狭窄患者可能成为"胆道残废"而影响终生[20]深感悲痛。黄志强教授出席几次保胆大会，在第二次保胆大会上作了《取石论保胆》的精彩报告。这些以经验和大量数据为基础的专家意见也是循证医学的强力依据。在所有用外科手术方法来治疗的良性疾病中发生伤、残、死各种并发症的最多的是腹腔镜胆囊切除术，从另一角度说明保护胆囊的重要性。

二、医务界、患者人群在社会发展过程中看问题更加理性

社会在进步，科学在不断普及，人们的认识和观念不断更新。如对保护（脾脏、肛门、扁桃腺、乳腺等）各种脏器及其功能的呼声高涨，认识到胆囊是有多种重要功能的器官以及切除有功能的胆囊对人体的影响；人们对健康要求标准也在提高，而"痛域"却在下降，在艰苦年代能够忍受的病痛，现在已经不能忍受，过去能检查出"阳性"结果才算患病，现在已经关注到检查不出"阳性"结果的不适状态，并称之为"亚健康"；确实，过去不能发现的"阳性"结果，由于体检检测手段更新，统称为术后"综合征"的很多莫名感觉，现今已逐渐找到了器质性改变的原因，如胆囊切除后上腹部胀痛，因为胆总管压力升高、胆道狭窄、十二指肠乳头狭窄、反流性胆管炎、Oddi括约肌功能紊乱及胆源性胰腺炎等；关于胆囊切除，特别是腹腔镜胆囊切除造成医源性胆道损伤和对人体长远不良影响，在教科书、专著及大量文献上都有数据和经验的报道，使人们的认识不断深化、科学和理性。

三、"求变"是科学发展的原动力

世间万物都在变，沿用百年的切胆治疗，至今经我们回顾性研究发现，它在取得一定疗效的同时，患者也在多方面付出太大的代价。在科学技术高速发展的今天，我们和国内数百家医院用外科和内镜结合保胆取石（息肉）的方法，在取得同样疗效的情况下，没有更多的付出。由切胆到保胆的转变，除技术条件和需求多元化等因素之外，哲学观念上的转变尤为重要。为此，上海华山医院外科李谋秋教授，从不同时期，不同的技术设备条件下，手术方法和治疗变迁的经验体会，理论结合实际地对马克思主义辩证唯物论关于对立统一；质量互变；否定之否定等三大规律在医学上的体现进行分析和解读。发表题为《手术演变的否定之否定》[21]文章。文中回顾了乳腺、甲状腺、肝脏等手术方法以及胃、十二指肠溃疡及其并发症治疗中，手术范围从大到小，从积极到保守等变迁的事实，说明哲学三大规律对医学的深刻影响。在涉及胆道外科时，文章提到："对胆囊结石的手术治疗，曾经使用过只取结石而保留胆囊的手术。但由于术后胆囊结石的高复发率而被弃用，代之而起的是胆囊切除术，沿用至今，取得良好的治疗效果。但是人们发现以往的取石保胆手术结石复发率高不完全是保胆的缘故，很大一部分是由于设备的限制，手术时没有把残留在胆囊壁上的小结石取尽。自从有了胆道镜的搜索，可以使胆囊内的残留结石在手术中完全取尽。而不至于术后保留在胆囊内结石复发，因而取石保胆的手术又在一部分患者中运用，在一些外科医生手下重新开展，形成了保胆、切胆两种对峙的学派。这种在有胆道镜前的保胆及有胆道镜后的保胆的疗效完全不处于一个水平上，这似乎也符合否定之否定的发展螺旋"。这里以及《保胆外科学》中所否定的并不是切胆的全部，而是否定以往把切胆当作治疗胆囊结石的唯一方法以及不区别病情、病变（息肉）的性质，逢"胆（病）必切""切胆就一劳永逸""保胆治疗不能成为一种治疗方法"等的绝对化、一成不变、阻碍胆道外科的发展的思维方法应该改变。

第二节　设备和技术的进步助推保胆的兴起

近年来，随着B超、CT、MRCP等影象诊断设备的相继应用，能在胆囊功能尚好的早期发现结石和

息肉，能对术前原有结石、术后复发结石大小部位做出精确诊断，并能从三维成像中准确判断出胆囊管和胆总管是否有结石存在或是否通畅等胆囊功能情况，为病例选择、提供有力的技术支持。

1. 内镜设备发展与操作技能日趋成熟，为减少结石残留提供了技术保证。

2. 手术方法的改进，保胆疗效显现出越来越多的优越性。

3. 结石成因研究、降血脂、降胆固醇、控制血糖、溶石碎石、磁疗、中西各类药物的发展，健康的生活方式，成为预防结石复发的后盾。

4. PET-CT 及各种化验检测手段对保胆术前、术后癌的早期发现有重要意义。不像从前那样被动等待，可以早期处理，避免因恐癌过早预防性切除胆囊，因保胆取石也能防癌。

第三节　人们需求多元化

一个患胆结石、或切胆后经常腹泻的人与无胆结石，或胆囊还存在并各种脏器功能正常的人相比，前者的优势明显较低，在其他同等条件下被录用的机会也不多。临床上因择业而要求保胆治疗的不在少数。

健康理念深入人心，保护脏器功能的呼声提高。这些都是保胆兴起的主要背景。

应该清醒、明确的认识到新旧保胆理念的区别是保胆兴起的重要原因。保胆方法的丰富在操作章节中有介绍，理念的创新主要体现在，今天的保胆不是传统意义上单纯取出结石，被动等待复发的旧式保胆治疗，而是采取各种可以转化的技术，预防和处理结石复发；不是单纯保护胆囊，而是保护整个胆树，包括预防胆道损伤、保护 Oddi 括约肌及胰腺功能，预防胆囊切除术后 PCS 及对全身长远的不良影响等。

（莫国贤　郭　飞）

参考文献

[1] 于岚. 胆囊结石相关危险因素的探讨 [J].中华肝胆外科杂志，2011，17（9）：711－713.

[2] 韩天权，张圣道. 胆石病流行病学研究现状和发展 [J].胃肠病学，2003，8（3）：166－168.

[3] 黄志强. 胆道外科的发展史 [M]//黄志强. 当代胆道外科学，上海：科学技术文献出版社 1998：2.

[4] 黄志强. 胆道疾病中的热点问题 [J].医学研究杂志，2007，36（4）：1－3.

[5] 黄志强. 胆道的百年沧桑——从 Langenbuch 到 Mouret [J].中华外科杂志，2013，51（3）：193－197.

[6] 冉瑞图. 胆道疾病外科治疗的发展 [M]//黄志强. 当代胆道外科学，上海：科学技术文献出版社，1998：8.

[7] 张圣道. 胆囊在胆囊结石形成中的地位 [M]//黄志强. 当代胆道外科学，上海：科技文献出版社，1998：304－309.

[8] 张圣道. 经皮胆囊碎石与溶石的局限性及发展趋势 [M]//黄志强. 当代胆道外科学，上海：科学技术文献出版社，1998：303.

[9] 张圣道. 经皮胆囊碎石与溶石的局限性及发展趋势 [M]//黄志强. 当代胆道外科学，上海：科学技术文献出版社，1998：303.

[10] 施维锦. "切胆"与"保胆"之争的我见 [J].肝胆胰外科杂志，2010，22（5）：360－362.

[11] 田伏洲. 皮下通道型胆囊肝胆管成型术的设计及临床初步应用 [J].中华普通外科杂志，1999，14（2）：149－150.

[12] 田伏洲. 一种替代传统胆肠吻合术的新方法——皮下通道型胆囊肝胆管成型术 [J].肝胆胰外科杂志，2002，14（3）：136－137.

[13] 张宝善. 内镜微创保胆取石术治疗胆囊结石 [J].中国内镜杂志，2002，8（7）：1－4.

[14] 王炳生. 胆囊胆固醇结石的溶解与溶石疗法 [M]//黄志强. 当代胆道外科学，上海：科学技术文献出版社，1998：286－299.

［15］裘法祖. 2007 年全国首届内镜微创保胆取石（息肉）学术大会提词.

［16］吴金术. 医源性胆道损伤诊治与防范［M］. 北京：科学技术文献出版社，2010：3.

［17］黄志强. 胆道的百年沧桑——从 Langenbuch 到 Mouret［J］. 中华外科杂志，2013，51（3）：193 – 197.

［18］黄志强. 胆道外科，难点何在?［J］. 腹部外科，2010，23（5）：260 – 261.

［19］黄志强. 胆管损伤：肝胆外科永久的议题［J］. 中华普通外科杂志，2001，16（6）：371 – 373.

［20］黄志强. 胆管损伤 – 胆道外科中避免不开的话题［J］. 腹部外科，2012，25（5）：257 – 258.

第十八篇　纤维胆道镜在胆囊外科中的应用

内镜设备和技术是保胆成功的重要保证，是提高疗效和降低复发率必不可少的先决条件；没有好设备、没有具有资质的专业胆道镜医生，并认为取石比切胆"轻而易举"、术中术后没有预防措施等，才是复发率高，半途而废的根本原因。本篇内容是根据我国著名内镜及保胆专家张宝善教授撰写的《内镜胆道外科》[1]的内容（包括插图）整理改编而成，在此，谨向张教授表示由衷感谢。

第一章　胆道镜发展史和结构

第一节　纤维胆道镜的发展历史

1853 年，法国巴黎 Necker 医院的泌尿科医生 Desormeaux（1815—1882 年），他应用酒精与松节油混合燃料制成的汽灯作为光源照明，研制了尿道镜，并首先命名为"内镜"（Endoscopy）。其后，内镜的名字就根据所检查和治疗的部位来确定。

人体的腔道是弯曲不直的，人们要求内镜：是能够弯曲；光源明亮又不产热以免损伤腔道黏膜；还要求成像系统清晰。由于光线是呈直线传播，随意大角度改变方向，会影响成像清晰度，这是内镜随意弯曲的最大障碍，也是早期内镜的发展十分缓慢的主要原因。

欧洲名医 Adorf Kussmaul（1822—1902 年）受艺人吞剑表演的启发，设计出 47.56 cm 长的原始胃镜，并插镜成功。但因当时照明不足不能用于临床。美国物理学家 Edison 和英国的 Swan 1879 年发明了炭素白炽电灯。从此，在内镜光源问题有望得到解决。1923 年 Schindler 利用电灯作光源设计了硬性胃镜，1932 年 Schindler 又和 Wolf 合作相继设计出了所谓"软性胃镜"，即末端为橡皮管的胃镜，但因弯曲的随意性差，临床应用受到较大的限制。

1951 年后，物理光学研究有了突破性进展，光导纤维技术得到广泛应用，1957 年美国医师 Hirschowitz 利用纤维导光的原理，与物理学家合作发明了纤维胃镜，其末端软，可随意弯曲，且可以调节焦距，成像清晰，并为冷光源。这是纤维内镜发展史上的重要里程碑，他开辟了纤维内镜的新纪元。

第二节　纤维胆道镜的主要构造

纤维胆道镜主要由目镜、光源和角度控制钮等（硬性部分）及光导纤维、成像纤维、操作物镜、注水管道、工作腔道等（软性部分）组成。

一、目镜

与 CCD（摄像系统）、录像机及显示屏连接，下方有一个方向控制柄，上下转动可控制前段可弯曲部分的方向。

二、光导纤维及成像纤维

光导纤维是与硬性部分相接的一条导光束，它的功能是将冷光源发出的强光传至内镜的头端部位，照亮视野，便于观察和摄像，然后再由物镜（头端）通过成像束纤维将不同光线和形像传至目镜，光线在光导纤维内的传导方式是利用光线折射的原理，多光导纤维的一端传至另一端，尽管玻璃纤维弯曲变形，光线的传导也不受限制（图 18-1、图 18-2）。

图 18-1 光导纤维的光传导方式
1. 光线；2. 玻璃纤维的中轴；3. 玻璃纤维护外层薄膜

图 18-2 纤维内镜图像传送原理
1. 物镜；2. 像导束；3. 目镜

光导纤维是外径 0.001 cm 极细的玻璃纤维丝。不同种类和粗细的内镜光导纤维的数目不尽相同，胃镜和肠镜的光导纤维多于胆道镜，一般一根胆道镜大约由 4 万根光导纤维组成。光导纤维越多，传导光线越强。观察视野越亮，图像越清晰视野越广。每根光导纤维外面涂上一层薄膜。使每根纤维与另一根纤维相隔，供光线折射传导使用。数根纤维组成一束，精密编排，其横断面呈现布绞状。若光导纤维被折断，其内镜头端部光线则变暗；若是成像纤维折断，则表现为内镜视野出现黑点，纤维束折断越多，视野出现黑点越多。因此，对纤维胆道镜的软性部应倍加爱护，切勿硬折硬挤。

光导纤维的长度视临床需要而定，由于胆道镜需要在无菌条件下进行，而光源并未消毒灭菌，光源必须远离内镜及消毒视野中心，故其导光束部分应长于其他胃肠内镜，长度约为 2 m，而工作部分（成像束）约为 30 cm 左右。

三、操作物镜的构造

在行胆道镜检查时，由于胆管内胆汁，絮状物，胆泥及血块等影响，视野模糊，故设计一条注水管道，检查时需持续滴注生理盐水冲洗视野，以保证视野清晰。同样，还可以经此同一管道插入取石网篮、活检钳和碎石器等其他附件进行检查和治疗。胆道镜末端还可以看到物镜，两个导光束（图 18-3）。

图 18-3 胆道镜头端部构造
1. 工作腔道；2. 导光束；3. 物镜（包括成像束）；4. 吸引腔道

为使纤维胆道镜能进入肝内外胆管，胆道镜末端 5～6 cm。部分为可弯曲部，一般胆道镜内只有向上（160°），向下（100°）两个弯曲功能，左右两个方向则利用胆道镜镜身纵轴旋转来弥补、最近日本 Olympus 新式胆道镜 CHF-P20Q 型已具 4 个方向弯屈功能。上述弯曲功能由角度钮控制。

以日本 OES 所产 CHF-P20 型胆道镜为例。胆道镜可进入肝内胆管，到达病理扩张的 Ⅲ～Ⅳ级胆管，甚至可窥见 Ⅴ 级胆管，胆道镜向下可达胆总管全程，还可经 Oddi 括约肌开口处进入十二指肠肠腔。如此，纤维胆道镜已成为胆道外科重要的诊断和治疗工具。CHF-P60 图像画质在 CHF-P20 的基础上有了非常大的进步，其内置的导像纤维数量比前代产品有大量增加，因而图像更加清晰锐利。CHF-P60 图像画质在 CHF-P20 的基础上有了非常大的进步，其内置的导像纤维数量比前代产品有大量增加，因而图像更加清晰锐利。如此，纤维胆道镜已成为胆道外科重要的诊断和治疗工具。

四、光源

最新的光源称为冷光源，可以照亮视野而不产热量。其实冷光并不冷、其发光源处极热，为 15V，150W，炽热灯泡发光，必须在电扇吹风降温的情况下方能推持正常运转工作。

光源仪器根据临床需要设有不同型号。以 Olympus 产品为例，常用普通光源（CLE-10 型，15V，150W 卤素灯泡照明），如需连接电视监视系统，则需亮度更强的光源，如 CLV-10 型，此型采用 300W 氙气灯光照明（图 18-4），可连于电视摄像装置。

图 18-4　常用光源

光源仪器除供内镜照明外，还设有供充气和自动照相的装置

五、胆道镜附件（图 18~5）

胆道镜取石网篮。因胆道镜有粗细（末端外径）之分，故取石网篮也分粗细两种，前者为 FG-19 SX，后者为 FG-24 SX。

图 18-5　（1，2，3）胆道镜及附件

活检钳。供取病理组织和碎石用，二爪钳和三爪钳供取石，取虫和碎石用。

清洁刷供清洗工作腔道使用。冲洗管分正喷式和逆喷式两种冲洗，视野和冲刷胆管内碎石和胆泥。

第三节　临床常用的纤维胆道镜

一、国产胆道镜 CHS-1

第一台国产纤维胆道镜于 1994 年 5 月在上海医学光学仪器厂问世，该镜头端外径 6 mm。弯曲度向上 130°，向下 110°。并设有吸引装置和电烧电凝保险装备、镜深 3 ~ 50 mm。工作腔道 2.5 mm。可随意进入肝内胆管，也可向下观察胆总管全程及 Oddi 括约肌开口。

二、日产胆道镜

由于国产胆道镜开发较晚，故目前临床常用的胆道镜多为日产胆道镜，少数可见有德国所制狼（Wolf）牌胆道镜，其中有日本 Olympus，Machida，Pentax Fujinon 等产品，以 Olympus 公司在中国的产品为例有：CHF-BZ，CHF-B3，CHF-B3R，4HF-4B，CHF-P10，CHF-10，CHF-P20，CHF-T20，CHF-P20Q，CHF-P20Q 等。其他公司有町田公司所产 FCH-5TH，FCH-6TH，FCH-7TH。Pentax 公司所产 FCN-15H 等（图 18-6、图 18-7）。

图 18-6　术中胆道镜

图 18-7　胆道镜手术途经
1. 经胆囊造瘘；2. 经 T 形管瘘道；
3. 经胆肠吻合瘘道；4. 经肝胆管瘘道

第四节　纤维胆道子母镜

纤维胆道子母镜分母镜和子镜两个部分。母镜乃较粗的侧式十二指肠纤维内镜。其头端外径 1.408 mm；钳子管道内径为 5.5 mm，可容纳子镜和较粗的引流导管供经内镜逆行胆道引流使用。但不能用来作 ERCP 使用，子镜为 2190 mm。工作部分 1870 mm。头端外径 4.1 mm，向上弯曲 160°，向下弯曲 130°，设有工作腔道，内径 1.7 mm。并配备有取石网篮和活检钳等，可行胆道镜检查和治疗。

胆道子母镜的主要用途和优点如下：①经口直接进入胆管内进行检查和治疗，可进入肝内 2 级胆管，行取石取虫治疗（图 18-8）。②经口直接进入胆管遇可疑物取活检，可早期发现胆管癌（图 18-8）。

③子镜经口直接进入胆总管，仔细寻找胆囊管开口，经此口可经子镜先放纤细导丝或直接进入胆囊碎石（见转化医学章节），溶石治疗，也可以早期发现胆囊癌。④可用母镜作 ERBD 治疗。

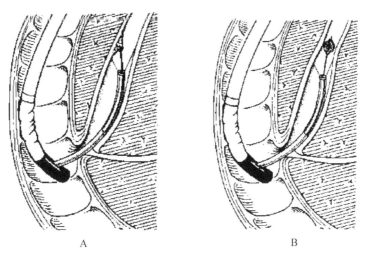

图 18-8　胆道子母镜经口进入胆总管

A. 取活检；B. 取石

第二章　纤维胆道镜如何保管与维修

第一节　纤维胆道镜养护

一、纤维胆道镜消毒

纤维胆道镜及其附件以 40% 甲醛气体密闭 24 小时进行消毒（气熏）；或 0.2% 洗必泰浸泡 30 分钟；或 1：1000 新洁尔灭浸泡 1 小时以上备用；或 2% 戊二醛浸泡 20 分，对 HBsAg 有效。胆镜消毒后，以盐水纱布拭净。调整好冷光源高度，备好冲洗装置系统（普通吊瓶装消毒生理盐水）。

二、器械保管

用后应冲洗清洁，清洗胆道镜应特别注意不可使目镜沾水，如有污物时，可用纱布或脱脂棉浸消毒用乙醇，挤干后擦拭、擦干，目镜、物镜用擦镜纸轻擦干净，置通风处凉干（包括镜内外）后收藏，不得扭曲，专人保管。钳子用细毛刷仔细清洗干净。

第二节　纤维胆道镜使用过程注意事项

纤维胆道镜使用过程应注意以下几点：①因为纤维胆道镜主要由玻璃光导纤维组成，故操作时要轻拿轻放，切勿硬折硬挤，特别在关闭镜箱时，应仔细检查镜身各部是否外露箱外，以免关箱之际将光导纤维挤压切割。②胆道镜工作腔应用内镜刷子刷洗干净，吹气吹干，悬挂保存为最好方法。③物镜用镜纸擦净后表面涂蜡（内镜蜡）保存。④纤维胆道镜目镜经常用镜纸擦净，加镜盖保护。⑤纤维胆道镜外层有树脂做壳包裹光导纤维，故不能用高压高温消毒。常用福尔马林气熏时，由于硬性部分密封不严，可有气体进入镜身内脏附件内。气体易形成白色结晶粉末附于控制角钮的钢丝上，钢丝易被腐蚀断裂，致使胆道镜不能弯曲。故在用福尔马林消毒时应于胆道镜目镜部分套以橡皮套（手套即可）密封保护，以免气体进入。胆道镜表面部分（软性部）不能用强烈刺激药物消毒，以免腐蚀破坏树脂外壳。软性镜身的头端部应涂硅油保护。⑥纤维内镜应挂于放有干燥剂的内镜柜箱内保存。

第三章 胆道镜的临床应用适应证及临床意义

第一节 纤维胆道镜的临床应用与适应证

1. 保胆取胆囊结石。
2. 经术后"T"管窦道或 PTC 扩张窦道套取肝内外胆道残余结石。
3. 胆管狭窄和胆道畸形扩张治疗。
4. 胆道肿瘤检查治疗。
5. 胆道出血止血。
6. 取出胆道内异物及胆道蛔虫。
7. 可用纤维胆道镜行超声选择胆管造影。
8. 高热，黄疸若为胆道梗阻引起，则应果断取石以解除梗阻。

第二节 纤维胆道镜使用的临床意义

1. 在直视下发现胆管内情况，真实辨出胆管黏膜，结石，肿瘤和异物；还能区分胆管内血肿，气泡和肿瘤；更能看清黏膜有无水肿，充血，糜烂和溃疡；对可疑部分取活检作病理检查，这是其他方法（X 线胆道造影，同位素，B 超，CT 和 MRI）简接诊断手段所不能比拟的。

检查肝内胆管时，如发现该支胆管内有黄白色絮状物漂流，呈飘带样，状如彗星，沿"彗星"追根寻源，在其头部狭窄的开口，扩张此处开口后，定能找到结石或异物。"彗星"征定律是我国首先发现命名的，在检查肝内胆管时，有"彗星"征必有结石。这在用胆道镜检查肝内胆管时防止漏诊胆石具有十分重要意义，诊断正确率达 68.75%，使胆道术后残石发生率降至 2%。"慧星"定律也适用于发现胆囊管结石。

2. 治疗方面，为治疗胆道残余结石开辟了一条比较理想的治疗途径。由于纤维胆道镜具有直视和可弯曲的特点，可以做到哪里有石头，胆道镜就可以达到哪里取石，克服了手术取石的盲区，使过去的疑难之症，一跃变成易治之病。北医大一院报道胆道术后残余结石 1200 例，取石成功率 99.48%，肝内残石 700 例，成功率 99.27%，再次证明纤维胆道镜治疗胆道残余结石疗效高，收效快，安全易行，并可避免再次手术的痛苦。

第三节 纤维胆道镜取石技巧

北京大学第一医院在应用纤维胆道镜技术已达到国内外先进水平，下面介绍该院在取石遇到常见困难时的取石方法，以供大家学习，为保胆取石事业的发展做出贡献[2]。

一、胆管内巨大结石或嵌顿结石

胆管内结石大于 2 cm 或结石嵌顿难于取出时，可用活检钳行开窗碎石术，结石横切挖沟碎石法，或用等离子碎石器，液电碎石器，胆镜碎石钻，激光碎石，微波碎石等方法，将结石破碎，解除嵌顿，分别取出碎石。

二、胆管狭窄或胆管过度弯曲

胆管狭窄有时为管状，开口狭似针孔，胆道镜无法进入该支胆管取石，幸好肝内胆管狭窄多为膜状，用活检钳及纤维胆道镜端直接扩张后即可解除狭窄，便于取石，如为管状狭窄可行胆道镜内瘘扩张术治疗，常可成功。

对过度弯曲的肝内胆管，可先用导丝入该支胆管，然后胆道镜沿导丝滑入该支胆管，在直视下取石，大都可以成功。

三、肝内胆管盲端小结石

结石较小，且位于胆管盲端，一则易于漏网，二则不易进网，无法套住结石。此时可张开半网通过取石网边冲洗至小结石浮起时再套住结石，常可成功。

四、窦道十二指肠瘘

有时因"T"管压迫十二指肠而形成窦道十二指肠瘘，此时胆道镜易进入十二指肠肠腔，而难以进入胆道，此时应将纤维胆道镜徐徐退出十二指肠肠腔，在近肠腔瘘口外侧仔细寻找，如有胆汁外溢，定能找到通向胆道的瘘道进入胆管进行胆道镜取石。

五、胆管狭窄的胆道镜治疗

北京大学第一医院在 1000 例胆道镜病例中发现肝内胆管结石伴有胆管狭窄者为 46.7%，他们首先提出肝内胆管狭窄分二型，膜状狭窄与管状狭窄，前者如上述二所示仅用胆道镜端直接扩张或用活检钳扩张，剪切即可解除狭窄。管状狭窄需在胆道镜直视下用导丝放入狭窄胆管，在 X 线透视下沿导丝插入不同直径的扩张导管逐渐扩张胆管狭窄部分，间隔 4～7 天，再重复，待扩张到满意程度时须置支架，持续留置 1～1.5 年，常可取得满意效果。

六、其他

纤维胆道镜取蛔虫，取胆道异物，如缝合线头，折断的取石网篮，胆道晚期肿瘤可行 PTCS 或经"T"管窦道于胆道肿瘤梗阻部分行扩张及内镜术以解除梗阻，改善症状。

总之，纤维胆道镜在诊断和治疗胆道疾病方面具有很多优点，特别是肝内结石方面尤为突出，但是目前不能完全替代手术治疗，只有通过手术为术后胆道镜取石建立取石通道，而胆道镜发挥其可弯曲和直视的优点，手术与内镜两者配合，方能更好提高胆道疾病的诊断和治疗（含保胆治疗）水平。

第四章　内镜进展

1. 硬质胆道镜 WOLF[3]特点：硬性胆道镜连接高分辨率的摄像系统，胆囊黏膜镜下放大 8～10 倍以上，近距离观察胆囊黏膜，图像稳定、清晰，更易发现微小病灶，而且操作简便，操作通道大（直径0.2 cm），注水压力和速率大，负压吸引大，配合胆囊泥沙样吸取箱设备，更易清除胆囊泥沙样结石和黏膜下结石。轻松完成挤、压、推、撕、撑、冲等胆道镜下技术。因此，硬胆道镜具有胆囊黏膜保护，胆囊黏膜固定，胆囊泥沙样结石吸取箱设备，新式硬性胆道镜是诊断和治疗胆囊黏膜下结石的主要工具。

2. 乔铁医生自主研发的 CHiAO（桥牌）三通道硬质胆道镜与微型超声探头等设备组成超声胆道镜，超声胆道镜[4]是一种新设备，对准确了解息肉的形态、结构、性质以及胆囊壁各层次的变化有重要意义，为胆囊息肉的诊断和治疗提供了新平台。用超声胆道镜进行保胆取石取息肉是一种安全、有效、可行的新方法。

详见附件 2：乔铁，张阳德，冯禹阳，等 . 硬质超声胆道镜在胆囊息肉诊断和治疗中的应用价值[J].中国内镜杂志，2009，15（7）：673 - 676。

（林向阳　王秀平）

参考文献

[1] 张宝善 . 内镜胆道外科 [M]//黄志强，当代胆道外科学，上海：科学技术文献出版社，1998：183 - 192.

[2] 冯秋实，张宝善，魏九九，等 . 疑难肝内结石的胆镜治疗 [J].中华肝胆外科杂志，2000，6（3）：168 - 169.

[3] 乔铁，张宝善，冯禹阳，等 . 硬性胆道镜保胆取石（息肉）80 例报告 [J].中国内镜杂志，2007，13（12）：1302 - 1304.

[4] 乔铁，张阳德，冯禹阳，等 . 硬质超声胆道镜在胆囊息肉诊断和治疗中的应用价值 [J].中国内镜杂志，2009，15（7）：673 - 676.

附录1 疑难肝内结石的胆镜治疗

冯秋实，张宝善，魏九九，等. 中华肝胆外科杂志，2000，6（3）：168－169

纤维胆道镜技术在胆道外科临床的应用，在我国至今已有 20 余年。此项技术的开展对肝内结石的治疗具有十分重要的临床意义。我们总结了我院 1978 年 6 月至 1999 年 11 月期间应用纤维胆道镜技术治疗肝内结石 959 例，取得了满意的效果，现分析如下。

资料与方法

本组共收治胆道术后残余结石 1384 例，男性 594 例，女性 790 例，男：女为 1：33。其中肝内残余结石 959 例，男性 381 例，女性 578 例，男：女为 1：1.52。年龄：14～87 岁，平均 51 岁。肝内残余结石在胆管的分布。

在纤维胆道镜检查和治疗的过程中，不但可以直视肝内胆管结石的形状和大小，而且还可以看到不同程度的肝内胆管狭窄和特殊的征象——"彗星征"。其中胆管狭窄的部位分布：右肝管 102 例，左肝管 231 例，左右肝管 49 例，胆总管 43 例和复合型 15 例，共计 440 例。不同部位胆管狭窄的发生率，其中多为原发性膜状狭窄。

结果与分析

全部病例经纤胆镜取石治疗，疗效满意。按照纤胆镜取石的治疗标准，成功 954 例，失败 5 例，肝内残石的取石成功率为 99.48%，肝外胆管残石的取石成功率为 99.76%（424/425），详见表 1（略－作者注）无严重并发症。其中并发症发生率为 6.21%，占首位者是一过性发热 61 例，均在 38 ℃以下，一般经持续开放胆管引流，发热大都自行消退，不需抗生素治疗；其次为腹泻 21 例；窦道出血（含肝内出血）2 例；窦道穿孔 6 例；胆总管十二指肠穿孔 1 例；取石网断于胆总管内 1 例等。至今无死亡病例。

讨论

1. 从内镜观点重新认识肝内结石的病理生理：肝内结石症的外科手术治疗十分困难，尽管手术方式几经改革，但其治疗效果至今不甚满意。究其原因，在内镜技术应用于胆道外科临床之前，我们对于肝内结石病理生理的认识还很不够，特别是对于复杂的肝内胆管解剖了解不足；再则因为外科手术器械不能随意弯曲，也不能照明直视肝内胆管，故具有明显的盲区，有一定的局限性。

20 年来我们开展了纤维胆道镜技术，对于这一疑难课题进行了认真地研究和探索。从 959 例肝内结石病例中发现近一半（41.6%）病例伴有肝内胆管狭窄，且多数病例不但一支胆管有一处狭窄，而且一个病例多支胆管有多处狭窄或一支胆管多处狭窄。在胆道镜的直视下可以看到胆管狭窄程度不一，细小者状如针眼；其长度（或厚度）也不尽相同，多数病例为膜状狭窄。这些狭窄将胆石牢牢地兜在胆管内，形成胆管梗阻，发炎，化脓。如此，构成了肝内结石病的病理生理即：结石→梗阻→炎症→狭窄→结石。

综上所述，肝内结石的治疗原则应该是取净结石，解除胆管狭窄。但是，由于外科手术在治疗肝内结石时具有一定的盲区和局限性，一次手术难以取净所有肝内结石和解除深部多处胆管狭窄。因此，单凭外科手术治疗肝内结石，术后残余结石发生在所难免。此时可加用纤维胆道镜技术治疗，发挥内镜外科技术的优点，克服外科手术的盲区；而外科手术要为内镜治疗建造一条通向胆道的径路，如此二者相辅相成，无疑会取得最佳效果，使过去的疑难之病一跃变为易治之病，已为纤维胆道镜临床所证实。这是内镜外科的巨大进步，无疑胆道外科临床的手术、内镜综合治疗新时代已经到来。

2. 残余结石的胆镜治疗：胆镜取石中的常见困难作者早有描述，其中最感困难者为：①肝内胆管的管状狭窄，处理的彻底与否最为重要，直接影响到肝内结石的预后（复发率），处理方法如后所述。②肝内胆管的嵌顿结石和巨大结石。前者用胆镜取石网无法套取结石；后者即使取石网套住结石也难以拉出体外。此时可用各种碎石器械将结石破碎变小，解除嵌顿取净结石。③结石太小且位于肝内胆管的盲端，取石网难以套住且容易漏网。我们应用我院研制的"胆镜碎石吸附器"将碎石屑满意吸出取净。④T管窦道过度弯曲或过长，也是胆镜取石的难题，常使胆镜取石失败。这是由于手术时放置T管不当引起。我们呼吁：在放置T管后固定腹壁时，一定要建造一条又直又短又粗的窦道，有利于术后胆镜取石。

3. 胆管狭窄的胆镜治疗：从内镜观察中可将胆管狭窄分为膜状狭窄和管状狭窄，其中膜状狭窄最为常见，多为炎性狭窄；而且发生在一支胆管或多支胆管或一支多处狭窄。治疗时可在胆镜直视下将膜状狭窄用活检钳撕破；或用胆镜镜身扩张将狭窄开口扩大；也可用微波将膜状物烧灼治疗。对于管状狭窄的治疗可用气囊导管扩张，或用特殊的扩张子扩张后再放置支架（stent）行支撑治疗，即内镜内瘘术治疗。

内镜内瘘术治疗胆管狭窄不需要再次开刀手术，通过外科手术已经建造的窦道即可行内镜治疗。此法与外科手术相比，无严重并发症，无死亡率，痛苦小，安全易行。特别是在外科手术各种胆肠吻合术式已经做尽，吻合口仍然狭窄，使术者处于进退维谷而患者处于绝望的境地时，此时内镜治疗更加得心应手，起到了外科手术所起不到的作用。

4. 关于彗星征定律：彗星征是胆镜技术领域中的新概念，新名词。当B超和胆道造影的各种检查均肯定提示有肝内结石时，但纤维胆道镜检查却未发现结石，常使术者迷惑不解，致使结石漏诊。然胆道镜下却可见到该处胆管内有黄白色絮状物漂浮，其头部细小连于胆管壁；尾部较宽，漂浮于胆管中，状如彗星。此时镜下仔细探查彗星头部，将发现有极度狭窄的胆管开口。若进一步扩开胆管开口，可发现该支胆管内充满脓液和结石。正如前述讨论肝内结石病理生理时指出，由于肝内胆管狭窄梗阻，引流不畅，炎症化脓，胆管内压力增高，脓液向外喷射，形成了彗星征的特殊现象。经过临床上反复的印证，我们发现了一条规律，即：在肝内胆管，有彗星征必有胆管狭窄和结石，但不能逆反。这一条定律，经全国100余家医院5000余例次病例调查核实，无一例外。彗星征定律的发现，其临床意义为：认识彗星征就可以避免肝内结石漏诊，直接影响到肝内结石的治疗效果；认识彗星征就知道有否肝内胆管狭窄的存在，提示胆镜取石的难度；认识彗星征就可推测肝内结石的预后。

总之，由于纤维胆道镜技术在临床的应用，过去曾认为是疑难之病的肝内结石，如今一跃变为易治之病，在我院已经形成肝内结石的常规治疗，这是内镜外科的巨大进步。这里应该强调：手术、内镜两者需要相互配合，相辅相成，如此方能取得更好的治疗效果。

附录2　硬质超声胆道镜在胆囊息肉诊断和治疗中的应用价值

乔铁，张阳德，冯禹阳，等. 中国内镜杂志，2009，15（7）：673－676

目的　探讨超声胆道镜诊断与治疗胆囊息肉的可行性。

方法　2008年6～11月，采用自主研发的 CHiAO（桥牌）三通道硬质胆道镜与微型超声探头等设备组成超声胆道镜，实施保留胆囊、切除胆囊息肉手术16例。术中根据超声胆道镜检查所显示胆囊黏膜的完整性、胆囊壁各层次的变化、息肉的形态等信息，判定息肉的性质并决定治疗方案，良性者保留胆囊，切除息肉，息肉及胆囊壁组织送病理检查。结果16例手术均成功，过程顺利，无1例并发症出现，术中发现：单发息肉6例，多发10例；单纯息肉者5例，合并结石者11例；腺瘤1例，非瘤性15例，16例均为良性，病理符合率100%。

结论　超声胆道镜是一种新设备，对准确了解息肉的形态、结构、性质以及胆囊壁各层次的变化有重要意义，为胆囊息肉的诊断和治疗提供了新平台，用超声胆道镜治疗胆囊息肉是一种安全、有效、可行的新方法。

第十九篇　胆囊结石（息肉）外科保胆治疗

第一章　保胆手术适应证和禁忌证

第一节　保胆手术适应证

保胆适应证是一个相对的概念，存在争论，还没有统一的规范，在相当时期内还难以统一。由于经验、习惯、条件和看问题角度不同选择范围可有很大差别，如单纯从降低复发率角度出发，条件越严格复发率可能越低。如单发、病期短，胆囊壁薄，弹性好、无粘连，复发机会肯定低于多发、病期长、胆囊壁厚，弹性差，有粘连者；概率是一回事，对具体个人又是另一回事，因为有相当一部分条件不太好的患者由于手术方法、术后治疗和预防措施等原因，效果也很好，多年内不一定复发。因此，部分条件不好的患者保胆愿望也十分强烈，希望能延长胆囊的使用寿命。在保胆实践中遇到很多这样的患者，他们因胆石症走访过很多家医院，不乏名牌大医院，这些医院的专家，对切胆后果通常是轻描淡写，但对保胆复发问题可谓浓墨重彩，说得比切胆并发症、胆道损伤还要严重，但患者还是回过头来要求保胆，有一患者冯某，女，70岁高龄，胆石症数十年，每家医院都建议切除胆囊，患者一心希望保留胆囊，拒绝切胆，2006年终于等到有可以保胆的医院。手术中见近百粒结石，胆囊壁水肿，壁厚约6 mm，手术中考虑胆囊功能较差，最好切除，但是患者及家属表示无论如何一定要保留胆囊，术后近8年情况很好，未见复发，B超示原有脂肪肝减轻。冉瑞图教授提出人们寄望于用预防来结束切胆时代，到那时，切胆主要用于癌症治疗，由于这样的时代尚未到来，有些疾病，如胆囊已经萎缩，胆囊瓷化，胆囊管闭塞无法疏通，胆囊完全失去功能及不能排除癌变者应该切除外，其他情况，在说明情况后，参考患者的意愿，因为患者"知情"和"意愿"是循证医学中的重要要素之一，目前多数单位选择的指征包括：

1. B超等检查诊断急、慢性结石性胆囊炎。
2. 胆囊大小基本正常。
3. 胆囊壁厚≤5 mm。
4. 胆囊功能存在。
5. 病情不允许胆囊切除，内科控制症状无效。
6. 胆囊良性肿瘤（息肉等）。
7. 没有绝对禁忌证情况下患者坚决要求保留胆囊。

第二节　保胆手术禁忌证

1. 胆囊已经萎缩，胆囊瓷化，胆囊管非结石性闭塞，无法取出的胆囊管结石。
2. 弥漫性胆囊肌腺病。
3. 不能排除胆囊癌变。
4. 患有其他影响腹部手术的全身重要脏器性疾病、血液性疾病等。

总之，保胆适应证是保留有功能的胆囊，至于选择什么样的胆囊来保留，只能主要看具体的医生和患者的取向。目前很难有统一和有约束力的指南和规范。

目前，关于什么样的患者可以保胆，众说纷纭。

有人认为[1]保胆适应证为：①无症状或首次发作。②单发或数量少，胆囊功能大于 50%。③高龄患者不能耐受切胆手术。④手术风险过高者。手术禁忌证为：①多发和小结石，胆囊炎反复发作。②胆囊管不通或合并胆总管结石，胆囊息肉，胆囊癌或胰腺炎等，但在总结该院 15 年开展 11 例，15 年后随访 9 例，7 例复发，均手术切除后建议终止在单纯胆囊结石中应用，意思是其他情况复杂的可以保胆。

有人在"给保胆手术降温"[2]一文中建议，对年龄较大，预计存活期内再生结石可能性小或存在并发症而手术有非做不可的患者或胆囊炎较重，切除胆囊有风险或术中不能确定胆囊管时，改行胆囊切开取石较适宜。

邹一平建议的 6 条适应证[3]是：①胆囊大小基本正常，胆囊壁厚 < 3 mm。②胆囊功能良好。③胆囊管无结石梗阻。④胆囊结石少。⑤近期无发作。⑥患者有明确的保胆要求，完全理解结石复发可能性。禁忌证是：①胆囊炎症明显。②胆囊充满型结石。③胆囊分隔。④胆囊萎缩。⑤伴发胆总管结石或急性胰腺炎。⑥可疑胆囊恶性肿瘤。⑦胃大部切除术后。⑧糖尿病患者。

韩天权、张圣道[4]建议：胆囊结石，胆囊功能尚好时采取"保胆"方法；不存在导致胆固醇过饱和的全身因素[5]，以及没有胆囊内促成核和导致胆汁淤积的因素等。

有人[6]发表"保胆手术应该慎行"，提到：结石复发的患者向医生"讨个说法"，你能安心工作吗？并提出保胆手术的四个前提，即胆囊炎症可以逆转，胆囊结石的形成可以预防，术后结石复发率较低，绝大多数患者从手术中获益。否则，保胆手术应该慎行。

事实上对 LC 讨说法或诉讼率高于 OC，美国占普外的 20%，英国占同期诉讼案的 64%，临床上很多不适合切除手术的患者取石后炎症逆转，很多老年人不需再手术也能正常存活；普通患者组复发人群中约 8.6% 需再手术胆囊切除；约 70% 胆石症与环境与饮食有关，属于可预防性疾病。所以，保胆能使绝大多数人受益，即使这样，与各种治疗方法或手术一样都应慎行，能食疗不吃药，能吃药不手术，能小手术，不做大手术，能保留的组织不切除，医生有不同的建议，患者也有不同的需求，在不违法的前提下，患者的愿望就成为主要考量。因此，如复发率常维持在 50% 以上，经常受到患者投诉，手术后炎症不消退，症状不改善等的单位不应该开展，就像以前写入教科书的很多方法，不用禁止，也会自生自灭。疾病可预防性，特别是大多数与环境和生活方式有关的疾病，如胆石症是可以预防的，预防为主的策略，没有把胆石症排斥在外的理由，术前、术中、术后都要预防，即使能符合这些前提还应该慎行，还应具体问题具体分析。

综上所述，作者归纳保胆适应证的建议有：①建议限于老年病患者[2]，理由是不用担心复发，这约占复发患者数的 20%。②建议在高危人群中采用[1]，因为这些人不能耐受胆囊切除。③建议对单发、单纯、无症状及功能好的胆囊应该保留[3,4]，理由是这些患者复发率较低，这部分约占发病人数的 60% ~ 70%。④建议不存在导致胆固醇过饱和的全身因素，以及没有胆囊内促成核和导致胆汁淤积的因素者可保胆[5]，这些人也不容易复发，如此等等。有意思的是，这些建议提出的理由都很难推翻，尽管建议背后的证据均属非 RCT，但强度却同是回顾性的。更有意思的是，如果确实没有证据推翻上述建议，说明除了能切除的癌、能证明没有（取石也不能恢复）功能、有上述手术禁忌证之外，如果患者提出保胆的要求，医生均无权利和理由拒绝。总结十余年来，作者在基层医院用小切口加（软、硬）胆道镜所做过的保胆手术有：急、慢性胆囊结石胆囊炎、胆囊穿孔、哈袋、胆囊管结石及嵌顿、Mirizzi 综合征 I ~ IV 型、胆囊结石合并胆总管结石、有家族史胆囊结石、结石复发再取石等，效果良好，说明保胆适应范围非常广泛。

第二章　术前胆囊功能的评估

理论上，胆囊功能的测定和评估的主要内容包括：浓缩功能、动力学功能、排空功能和分泌功能等，目前多以浓缩功能和动力学功能测定为主，但是除研究者外，这些评估方法目前临床上已很少应用，特别对切胆医生而言，已经没有多大意义；对保胆而言，也只能反映结石取出前的状态，因而要做到对胆囊功能更客观的评价，还应考虑更多相关因素，如结石梗阻，炎性水肿等的动态的变化，目前归纳起来有四种方法：

第一节　胆囊浓缩功能测定方法[7]

肝脏分泌的胆汁进入胆囊储存时，胆汁的浓缩既受黏膜吸收功能的影响，又受空腹容积的限制，而后者是由胆囊动力来调节。因此，胆囊的浓缩功能受黏膜和平滑肌的双重作用。

通过测量某种化合物在胆囊内分配的量可表示胆囊的储存浓缩能力，方法是：

1. 测量"胆汁酸池"在胆囊内储存的百分率。用同位素稀释技术测量"胆汁酸池"，再从胆囊容积和胆囊内胆汁酸浓度计算出胆囊内胆汁酸量。正常人在一夜空腹后胆囊内储存 60%～90% 的"胆汁酸池"。

2. 静脉滴注吲哚氰绿（indocyanine green），测定它在肝胆汁和胆囊胆汁之间的分配比例，采用这种方法，测得每小时分泌的肝胆汁中有 50%～75% 储存于胆囊。

3. 测定锝^{99m} – 羟亚氨基乙酰乙酸在胆囊内的分配率，其范围为 50%～80%。从这些正常范围可以认为，肝胆汁进入胆囊的分流率变异很大，一夜空腹后分流到胆囊的有 50%～90%。用这些技术测得胆囊结石患者的胆囊储存能力与正常人无明显不同。

第二节　胆囊动力学测定方法[7]

用来估计胆囊收缩率的有口服胆囊造影，胆红素测定法，胆道闪烁显像和超声检查法。胆囊造影的理论是在 1924 年提出的，但直到 1952 年使用碘番酸作造影剂才使口服胆囊造影的方法完全成熟。沿用到 20 世纪 80 年代，有被超声检查和胆道闪烁法代替的趋势。口服胆囊造影的缺点是有放射线损伤的危险，不宜多次测量，定量粗糙，依据 X 片只能作二维测量。胆红素测量的方法繁琐，未得到临床应用。胆道闪烁法的测量准确，能测出胆囊排空率的排空速率，但不能得出空腹容积和残留容积，还有使用同位素之嫌。1980 年，Everson 采用 B 超行胆囊的三维测量，结合计算机计算，精确地反应了胆囊动力学的全面状况。该方法经过简化，已在胆囊动力学研究和临床中应用。

目前的胆囊黏膜的吸收和分泌功能的测定尚不可用，但对于了解胆囊的形态和动力的方法已经相当成熟和有效。

第三节　简便评估方案

有学者[8]提出胆囊功能评定简易标准，认为胆囊功能包括胆囊收缩率、空腹胆囊容积和餐后胆囊容积以及胆囊壁厚度等指标。为了便于临床应用，最后简化为：

1. 正常胆囊功能标准为胆囊收缩率≥75%。

2. 胆囊壁厚≤3 mm 两项指标。

认为，胆囊收缩率低，胆囊壁增厚，两项指标中任何一项不在正常范围内，即表明胆囊功能不正常。并强调应用这两项指标进行评判，基本可排除胆囊功能不正常。

第四节　动态评估方案

前两项评估胆囊功能的方法和结果只反映术前的情况，是在结石存在、嵌顿和炎性水肿等情况下的功能状况，所以，不能反映结石取出和治疗后的胆囊功能情况，目前除研究外，无论内科、外科，不仅"切胆"医生不用，"保胆"医生也很少应用。第 3 种方法，胆囊壁厚≤3 mm 才算正常，条件过于严格，也只能反映术前情况，临床上结石取出后原来不显影的可以显影，收缩不佳的状况、浓缩功能、胆囊黏膜的吸收和分泌功能都有所改善或恢复正常。

所以，应该辨证、全面、动态的分析才能比较准确地评估胆囊的功能。除非胆囊形态、轮廓不清、萎缩、胆囊壁瓷化、厚度不均等为不正常或失去功能。因此，在保胆取石的实践中对胆囊功能的评估应该根据术前、术中、术后三个时段动态观察来系统评估才能得出相对客观的评价。

1. 术前根据症状及胆囊 B 超等检查情况，如果患者进食后胆绞痛，说明收缩功能存在；如果口服胆囊造影不显影或显影不佳，也只能说明胆汁回流受阻，而不能说明胆囊永久性无功能，而且，有的患者由于进脂肪餐可能引发急性胆绞痛，不宜常规开展，需要结合 B 超，CT 等检查。值得一提的是多角度、放大的 MRCP 胆囊管造影多维图像，它对确定肝内外胆管形态、有无结石、有无占位性病变及胆囊管是否通畅和胆囊功能有重要参考价值。但是术前情况也只能作为参考。

2. 术中观察胆囊壁厚度，光滑度及黏膜情况，5 mm 以下的厚度说明胆囊壁基本在正常范围；如胆汁颜色正常，说明胆囊管通畅，胆汁白色，可能为胆囊管有结石存在或暂时性水肿梗阻或闭塞，因术前检查可能难以发现，手术中必要时仍然需要手工探查来判断（见本章哈袋结石和胆囊管结石保胆治疗章节）；如结石除祛后有胆汁回流，说明胆囊管通畅，胆囊有贮存功能。

3. 如胆囊结石祛除后仍无胆汁流出，但未发现其他病变，可能存在胆囊炎性水肿；最好中转胆囊切除，如病情不允许或患者坚决要求暂时保留胆囊，可在胆囊内置引流管，术后若一周左右有胆汁流出说明胆囊仍有贮存功能；如一直无胆汁，说明胆囊管仍未通畅或已完全闭塞已无贮存胆汁的功能，如无症状可继续观察，这种患者不用担心结石复发，因为胆囊内已无成石胆汁。但 B 超仍需定期随访，防止癌变。如有症状可根据患者情况选择手术方法（含传统切除，腹腔镜，部分切除，化学切除或胆囊开窗术）。实践证明，祛除了结石，加上胆囊底部悬吊，可通过改善胆囊的引流，增加胆囊动力而改善胆囊的功能。所以，胆囊的功能不是一成不变的。术后 3 个月以上也可用 B 超脂肪餐以及根据条件采用上述各种方法了解胆囊功能恢复和改善的情况，为治疗参考。

第三章　保胆手术方式

近 20 多年来，保胆外科手术治疗方法在不断丰富和改进，这些方法各有所长，最好根据医院条件，医生的操作习惯来选择。目前多用的方法有小切口胆道镜取石 M-CGPS，完全腹腔镜结合胆道镜保胆取石（息肉）L-CGPS（或辅助 La-CGPS）、（息肉 CGPSP）、自然腔道保胆取石 N-CGPS，取息肉 CGPSP，免气腹全腹腔镜取石（息肉），等。

第一节　小切口内镜保胆取石（息肉）操作方法

一、麻醉选择

硬膜外麻醉或全麻。

二、操作方法

切口部位选择方法：胆囊底部的位置即切口起始的部位，通常参考的部位有：Murphy 点，即第 9 肋缘与腹直肌外缘的交叉点；或锁骨中线与右肋缘的交点；或男性及未发育儿童乳头与右肋缘直线交点。作者观察并初略测量约 700 例腹腔镜辅助找胆囊的患者，当发现胆囊时，腹腔镜镜杆与腹正中线的交角，角为 30～35 度，这与上述胆囊底部位置相一致。结合作者用小切口找胆囊（不用腹腔镜），约 3000 多例左右保胆患者，按上述方位，多数切口在 3～5 cm 左右，无例外地找到胆囊，而且术后切口随着时间延长，疤痕都有所缩小，当然，不同情况（如体型过胖或需要处理哈袋、胆囊管甚至胆总管结石等）手术切口大小不同，以安全、有效为主。以上情况说明没有腹腔镜，也能找到胆囊，从腹正中线到 Murphy 点垂直线上的任何斜的、直的切口，均能依次找到胆总管、胆囊管、哈袋、胆囊体及胆囊底部，切口偏中线还是偏外侧，根据手术所要处理的部位而定（图 19-1）。

我们多选择正中旁，经腹直肌切口，便于根据术中需要，拉钩可以左右拉开，处理哈袋及左侧情况。切开皮肤皮下，腹直肌前鞘，纵行顿性分离腹直肌，切开腹膜进腹。观察胆囊及周围粘连情况。于胆囊底部根据结石大小，戳开约 1 cm 小口，吸尽胆汁，用（软、硬）胆道镜仔细观察胆囊黏膜和胆汁情况，结石或息肉大小、数量和形态。用取石网篮、异物钳取出较大结石，用吸引器吸出小的结石及炎性絮状物，对粘附在胆囊壁上，各种方法难以清除的胆泥，可用小的纱球擦拭（图 19-2）。电凝基底部后取出息肉（必要时送快速冰冻病理检查）。最后再次观察是否有胆囊结石或息肉残留及胆汁回流情况，有否胆囊管结石残留，根据胆囊情况确定是否行胆囊底部悬吊术、胆囊哈袋整形、胆囊肝总管吻合、胆囊管切开取石等（见特殊情况下保胆治疗）。最后用 000 可吸收缝线，连续交锁两层缝合胆囊切口，用干净湿

图 19-1　小切口选择
1. 莫菲氏点；2. 腹直肌旁线；
3. 经脐孔横水平线

纱布吸净腹腔内冲洗液和残留胆汁。缝合腹壁各层切口，手术完毕。我们对结石嵌顿过紧外主要切开取石，少用各种碎石器碎石，避免胆囊壁的损伤。

图 19-2 （1~6）切口 3~5 cm 胆道镜胆囊内检查发现结石

图 19-2 （7~10）用取石篮取出结石，胆道镜复查胆囊腔

显示胆囊管开口　　　　　胆囊悬吊在腹壁

图 19-2 （11~14）小纱球拭去胆囊壁的胆泥

三、小切口保胆手术器械及设备（图19-3）。

图19-3　（1~4）小切口保胆手术器械图（胆道镜取石篮及全套显像设备）

四、切口内镜保胆取石

优点：适合基层大多数医院，大多数外科医生，大多数患者的方法，适用于没有腹腔镜单位或因粘连等腹腔镜手术有困难情况下的各种手术方法、较容易进行如胆囊底部悬吊、哈袋切开取石、哈袋纵切横缝、胆囊管切开取石、胆总管切开取石等，扩大了保胆适应证范围。建议不用或少用碎石器，保护胆囊、胆道黏膜，以免损伤及引起急性胰腺炎等并发症。

第二节　腹腔镜辅助保胆取石取息肉操作方法

1. 气管插管全麻。

2. 建立气腹，于脐下做弧形切开皮肤，用气腹针穿刺进腹，调节气腹压力在 10~13 mmHg 之间。

3. 经脐下切口，插入腹腔镜探查胆囊病变情况以确定能否行保胆手术，医生用左手指在右肋下按压在腹壁上，确定胆囊底部位置，引导选择右肋弓下腹壁切口位置，切口（腹壁距胆囊底的最近点）约 2~3 cm；提出胆囊，于胆囊底切口周围缝合 2~4 针牵引胆囊。直视下用去芯气腹针穿刺胆囊底部并吸净胆汁。根据 B 超检查提示的结石大小，切开胆囊底部，约 0.7~1.2 cm，供胆道镜反复插入用。将纤维胆道镜（或硬镜）从胆囊底切口插入胆囊腔内，观察胆囊及结石情况，在胆道镜直视下用取石网套取、或取石钳套取结石，对细小泥沙样结石，采用胆道镜吸附器或吸引器吸取并取净结石；对胆囊壁黏附结石，用胆道镜活检钳取出。并刷洗清除胆囊黏膜附着的胆固醇结晶，观察胆囊管处有胆汁顺利流入胆囊，表明胆囊管通畅，详见胆囊管结石保胆治疗第五节。用 000 可吸收线缝合胆囊切口并浆膜片化，以减少粘连影响胆囊的收缩功能。用湿纱布条吸净冲洗液依层关闭腹腔。腹腔镜辅助保胆取石治疗的优点是切口更小，但设备增加，经费增加，不便于上述胆囊取石整形等各种操作。

第三节　完全腹腔镜结合胆道镜保胆取石和取息肉方法

一、全腹腔镜下保胆取石、取息肉术

1. 全麻。

2. 建立气腹，方法同上节。

3. 采用 LC 标准四孔，A，B，C，D 四点，A 点 1 cm Trock 脐部置镜，B 点在取胆囊结石时用 Trock，以方便取石，当取息肉或胆囊结石较小时 B 点用 0.5 cm Trock，C，D 点置 0.5 cm Trock，头高足低位，胆囊结石患者用电钩或超声刀在胆囊底部切开 1.0 cm~1.5 cm，电凝止血。用 4 号丝线缝合两针（胆囊壁浆肌层与腹壁）将胆囊壁固定在腹壁上；用取石钳和胆道硬镜，取石网取出结石放入标本袋或直接及时吸出，用弯钳将单个结石推赶出胆囊，装入标本袋。助手用吸引器及时吸净胆汁及冲洗液，胆道镜检查胆囊及胆囊颈部无残余结石，胆囊管通畅有胆汁流出，000 可吸收线间断或连续缝合胆囊全层，针距 2 mm，边距 1.5~2.0 mm，另加浆肌层缝合。

胆囊息肉患者用电钩或超声刀在胆囊底部切开 0.5 cm，电凝止血，与胆囊结石同样方法，将胆囊壁固定在腹壁上，置胆道硬镜检查：若为胆固醇息肉，炎性息肉直接切除息肉，若为瘤样息肉则切除后术中病理检查；息肉切除前先电凝息肉的血管，避免出血。检查息肉切除干净，胆囊管通畅，无出血，000 可吸收线两层缝合胆囊。

设备与腹腔镜切胆相同，术中用纤胆镜（图 19-4）。

胆囊
锁骨中线处
腋前线处
脐部腹中线
脐部腹腔镜

图 19-4　腹腔镜切胆术

二、单孔全腹腔镜下保胆取石取息肉术

经脐单孔腹腔镜手术是国际最前沿微创技术，手术中手术器械及设备经脐孔进入腹腔，利用脐部皱壁遮挡手术切口，经脐单孔腹腔镜技术是传统腹腔镜手术由四孔、三孔、两孔改为一孔后，角度变为零，对主刀医生在经验和技巧上提出了新挑战，只经肚脐一个孔保留住胆囊取出结石，患者在伤口愈合后身上几乎不遗留瘢痕，在更轻的术后疼痛、更快的术后恢复的同时，充分满足了现代人追求完美的要求。单孔腹腔镜手术操作受到孔道数目的限制，手术部位局限，对邻近脏器的牵引也有一定困难，同时因器械置入部位相对集中，难以形成操作三角，器械相互干扰，影响操作及手术视野，而且器械和光源同轴在一定程度上会影响术者对深度和距离的判断，从而增加了手术难度，也会产生切口疝、切口感染等问题。上海东方医院有丰富的经验。目前预弯的单孔腹腔镜器械也为单孔手术创造了条件。

第四节　免气腹全腹腔镜取石（息肉）方法

1. 置胃管，气管插管全麻。

2. 于脐孔旁做 1.5 cm 弧形切口，置入特制的三通道硅胶塞。

3. 安装腹壁用支架（图 19-5）拉起，增加腹腔内操作空间。于脐上与右侧肋缘下经皮下穿过 2 根直径 1 mm 钢针，长度分别为 15 cm 和 12 cm，另在同侧肋缘上方 2 cm 处皮下插入与肋缘平行的钢针，长 10 mm。然后用悬吊装置固定并上提钢针。

4. 经特制的三通道硅胶塞置入腹腔镜和操作器械，取石（息肉）方法同前所述。

有人 26 例进行免气腹腹腔镜手术的随机对照研究表明，免气腹手术方法有血流动力学方面的优势[9]。

在一项 1000 例免气腹腹腔镜手术的研究中，46 例体重 >85 kg 的患者需要给予 5 mmHg 低压气腹。其作者认为这在发展中国家有优势，而在发达国家这些优势可以转化为节约成本。但是，评论认为，由于有良好的麻醉技术，免气腹腹腔镜技术对大部分体重 >85 kg 的患者几乎没有优势。

图 19 - 5　1. 腹壁安装免气腹外置设备；2. 某院行悬吊腹壁单孔保胆手术；3. 脐孔置操作孔

第五节　三镜联合保胆取石

腹腔镜，纤维胆道镜，硬质胆道镜三镜或腹腔镜，纤维胆道镜，十二指肠镜三镜联合。方法是保胆取石过程中根据病变情况采用全麻，气腹，腹腔镜，纤维胆道镜，硬性胆道镜联合取石；三镜（腹腔镜，胆道镜，十二指肠镜）联合治疗胆囊结石合并胆总管结石；方法是对胆囊结石合并胆总管结石患者，目前先用十二指肠镜经胆总管取石（ERCP 或 + EST），然后择期行腹腔镜保胆取石；再有三镜（腹腔镜，胆道镜，十二指肠镜）联合治疗 Mirizzi 综合征，方法是对于 Mirizzi 综合征患者，有的单位是先用十二指肠镜经胆总管取石（ERCP 或 + EST），（参考第五章第四节）然后择期行保胆取石，可选上述任一种方法。

第四章　胆囊息肉的保胆治疗

第一节　胆囊保胆取息肉适应证

以往，关于胆囊息肉的治疗，遭到与胆囊结石治疗一样的待遇，一是观察，二是整个胆囊切除，没有第三条道路可走。国内外多主张≥10 mm 时胆囊切除[10]。在一项 111 例直径 <10 mm 的胆囊息肉样病变的研究中，27 例行胆囊切除（其中70% 是胆固醇性息肉），随访发现在未行手术的患者中，没有出现症状，胆囊结石或者胆囊癌等情况的发生，并且23.5% 的患者胆囊息肉消失[11]。关于胆囊息肉，必须牢记对直径 >10 mm 息肉才切除的处理仍然有争议。在胆囊息肉发现腺癌当中（各家报道不一），有多达29% 的直径小于 10 mm，多数认为单个和无蒂息肉是危险因素[12]。

我们建议胆囊保胆取息肉适应证是：

1. 直径在 5 mm 以下多数建议观察；坚决要求取出者才考虑。

2. 直径在 5～7 mm 建议保胆取息肉。

3. 直径 8～10 mm 以上劝说患者尽早保胆取息肉。

图 19-6　某患者 B 超报告息肉为 管状腺瘤伴低级别上皮内瘤变

胆囊息肉是最适合于保胆治疗的胆囊疾病，石景森[13]《对我国胆囊癌临床诊治现状的种种思考》中指出胆囊息肉样病变中有 10% 是早期胆囊癌变，而且胆囊息肉样病变是否演变成癌，与息肉的大小有明显的关系，直径 <10 mm 者几乎不发生癌变，≥10 mm 的息肉中约23% 合并胆囊癌。如下情况应采取积极的治疗手术：①息肉直径 >10 mm，基底变宽。②年龄在 50 岁以上，单发胆囊息肉。③胆囊息肉合并胆囊结石。④胆囊颈部息肉伴胆绞痛。而对于胆囊功能良好的小息肉，无临床症状定期追综观察。诚然，胆囊息肉样病变与胆囊癌的发生有关系，但对胆囊息肉样病变不能草木皆兵，一律手术；适应证的掌握应考虑到胆囊不是一个废用器官，有良好功能的胆囊不应随意切除（图 19-6）。

现在随意切除胆囊的现象已经思空见惯，理由是预防癌变。这与胆囊结石的遭遇一样，为了预防1% 左右的癌变，切除 99% 的胆囊。以前没有保胆取石，取息肉的医生，只能走切除一条路，现在除了有病理检测及取石和取息肉的技术，根据病理性质决定胆囊的取舍，符合微创观念中"控制损伤外科""精准外科"和"功能保护外科"的原则，有病理筛选手段不用，用"腹腔镜"和"机器人系统"去切除有功能的胆囊是穿新鞋走老路，用导弹打苍蝇，是"唯镜即微创"的最典型的案例。

第二节　胆囊保胆取息肉方法与注意事项

1. 进腹方法同保胆取石，具体取息肉方法是胆固醇息肉（葡萄串状，淡黄色）2 mm 左右，3 mm 以下，用电凝头烧灼，3～8 mm，用异物钳夹住息肉根部，电凝后取出，8 mm 以上钳夹困难时用圈套器套住息肉，通电后取出。

2. 胆囊良性腺瘤保胆手术治疗方法和注意事项，腺瘤状息肉，色质稍红，蒂偏粗，或不明显，根据蒂的宽度和所处的部位灵活处理。

（1）基底 2 mm 以下电灼摘除。

（2）2 mm 以上或体蒂同宽者的单发息肉，胆囊局部切除或烧灼切除。先确定瘤体部位，是在肝面还是在腹侧游离面。①参考影像检查报告。②用灯光和调向柄方向和灯光改变来确定瘤体位置。方法是找到瘤体后，关闭无影灯，胆道镜贴近瘤体基底，从胆囊外观察发光部位，如果息肉在腹侧游离缘，从胆囊外可看到镜头的明亮灯光，该处就是瘤体所在部位，血管钳等器械触碰时，镜下有波动，用缝线缝扎或钳夹起透光最亮处的胆囊壁（图19-7），以该点为中心，用电刀切除该处胆囊组织范围 1 cm 左右包括附着的腺瘤，用 000 可吸收缝线缝合该处。如游离缘方向未找到腺瘤，这时调向柄转向肝面，找到瘤体，这时胆囊游离缘看不到明亮光区，这时可确定瘤体靠肝面。电灼摘除瘤体后，适当扩大烧灼范围，半径约 5 mm，尽量不要超过胆囊壁的厚度和超出腹侧游离缘，防止胆囊穿孔，紧贴肝床部位不易发生。电灼时和电灼后还应用暗视野下的透光法，观察胆囊壁外面的情况。③常规送快速冰冻病理检查。④术后定期复查，原则上根据冰冻病理报告的性质决定胆囊是否切除（图19-8）。

图 19-7　腺瘤样息肉：1～2. 胆道镜贴近瘤体基底；从胆囊外观察发光部位，如果息肉在腹侧游离缘，从胆囊外可看到镜头的明亮灯光，该处就是瘤体所在部位；如胆囊游离缘看不到明亮光区，这时可确定瘤体靠肝面。在亮点中心切开胆囊浆膜；3. 在针眼的固定线以上显示将切除的息肉及周围胆囊组织；4. 切除的腺瘤样息肉及周围组织

图 19-8　（1～2）保胆取胆固醇性息肉
1. 胆道镜下胆固醇息肉；2. 电灼息肉蒂部

3. 术中仔细识别息肉的性质，决定手术方式。

郑某，女，54 岁，因胆囊息肉住院，要求行保胆取息肉治疗，术中见胆囊数个"息肉"样隆起，其中最大的约 5×7 mm，蒂宽约 5 mm，质硬，电灼难以摘除，与家属说明病情，同意摘除胆囊，送病理检查。初步报告为腺瘤样息肉，经进一步免疫组化检查，报告：Ki - 67（1% +），P53（部分 +），

CAM5.2（+）。按免疫组化阳性标记特征，（+）指弱阳性，即阳性细胞数在25%以下，提示部分低级别上皮增生，部分高级别上皮增生（图19-9）。说明该患者的胆囊应该切除，而不能一味只追求保胆，留下可能的隐患。

图19-9　免疫染色图

第五章　特殊情况下的保胆取石

在人们的印象中，胆囊切除是一个简单的手术。同样，保胆就更加简单，不过是取出几粒结石而已，其实情况并非如此，有些情况处理起来有一定的难度，需要有较高的技术和技巧，需要有困难情况下胆囊切除和成形手术的经验。有的手术处理方法甚至影响到术后结石复发概率。

第一节　保胆中的特殊情况

1. 胆囊系带过长，胆囊倒挂严重，胆囊高度扩张，胆囊动力较弱，胆囊粘连，皱褶。

处理方法：粘连松解，胆囊底部悬吊，伸展胆囊体部，便于胆囊收缩和排空。

2. 哈袋结石嵌顿，胆囊积水，白胆汁，取出胆囊腔内结石后仍无胆汁流出，术前疑有哈袋结石。

处理方法：哈袋切开取石，如哈袋开口过窄，必要时行哈袋成型术，即纵切横缝，尽量少用或不用碎石方法，避免黏膜损伤、充血、水肿、出血以免碎石颗粒冲入胰管，引起急性胰腺炎。

3. 胆囊管结石嵌顿，胆囊腔内和哈袋结石取净后无胆汁回流，触摸有胆囊管结石。

处理方法：切开胆囊管取石，或碎石等方法取石。

4. Mirizzi 综合征 I－IV 型。

处理方法：哈袋切开取石，必要时哈袋成型术。

5. 胆囊（哈袋）结石合并胆或肝总管结石。

处理方法：哈袋切开取石，肝总管切开取石，必要时哈袋肝总管成型术。

6. 胆囊壁间结石，即迷走胆管结石。

处理方法：取出胆囊壁裸露结石，黏膜下结石不可取。黏膜内壁间结石不主张挖开取石（详见本篇第五章第八节）。

第二节　胆囊底部悬吊术的适应证、方法及预防结石复发的原理

一、手术适应证

1. 慢性胆囊炎伴胆囊结石，取石后胆汁回流好。
2. 胆囊倒挂，胆囊足够大，胆囊系膜过长，胆囊底部游离，悬吊后无张力。
3. 因病情或患者坚决要求保留胆囊。
4. 排除了恶性病变，萎缩性和瓷化胆囊。
5. 其他同保胆取石。

二、手术方法

全麻或硬麻后，取莫非氏点处直切口 3～4 cm，常规进腹。提出胆囊，于胆囊底部作一切口，大小视结石直径而定。吸净胆汁，经纤维胆道镜探查并取出结石，关闭胆囊底部切口。将胆囊底部牵引线与该处腹膜缝合线打结，这时胆囊已固定于腹壁上，必要时，可在胆囊牵引线上下加缝一到两针，扩大胆囊

能够与腹壁的粘连接触面，减轻术后早期牵拉痛，提高日后经皮穿刺进入胆囊的成功率。吸尽腹腔内积液，手术结束。术后治疗同常规保胆取石。

三、胆囊底部悬吊防止取石后结石复发的基本原理

长期以来，人们对胆囊结石形成机制的研究，多注重于脂质代谢异常在结石形成方面的作用，对于物理学、胆道系统的解剖学、流体动力学、胆汁流变学等方面的因素虽有研究，但在临床上应用甚少。笔者以前一直以切胆为己任，术中见很多被切除的胆囊光滑水灵，有的胆囊系带很长，倒挂明显，逐步认识到，倒挂的胆囊由于物理学上的阻力，地心引力因素，肯定影响胆汁的引流和排空。因此萌发通过外科方法改变术后结石形成因素的念头。目前与胆结石形成的有关的内外科因素和预防措施是：

1. 代谢方面因素：胆固醇分泌过多和胆酸分泌减少使胆固醇过饱和，胆固醇成核过程以及胆囊功能异常等，创造了胆固醇结石形成的基本条件。一般认为胆固醇 – 磷脂泡（简称"泡"）所携带的胆固醇在成核因子的作用下形成胆固醇单水晶（cholesterol monohydrate crystals，CMC），胆汁中胆固醇成核，使溶解状态的胆固醇形成 CMC 的过程。这些因素只能通过饮食控制、药物溶石排石等内科方法来解决。

2. 改善物理学和胆道系统的解剖学因素：胆囊解剖形态影响着胆囊的引流，俗话说水往低处流，倒挂的胆囊，胆囊内胆汁要流经高处，流经因倒挂而折弯变窄的部位才能到达胆囊管进入胆总管，必须克服很大的地心引力。胆囊底部悬吊在腹壁上，首先抬高了胆囊底部的位置，降低胆汁流出的阻力，减少感染机会；由于胆汁流通顺畅，加快 CMC 从胆囊排出的速度，减少其在胆囊内成石的机会。

3. 利用腹壁运动，增强胆囊动力：胆囊倒挂，引流不畅，易受细菌感染，容易形成结石，结石再加重感染，加重胆囊黏膜损伤，造成恶性循环，终使胆囊动力减弱，这是结石形成的重要因素。根据"流水不腐，户枢不蠹"的原理，胆汁引流畅通可以减少感染机会，胆囊底部悬吊后，患者吸气时，胸腹壁抬高，牵动胆囊底部，胆总管内稀薄胆汁受负压作用被吸入胆囊内，呼气时，胆囊受到挤压，较浓的胆囊胆汁被压向胆囊管，流出到胆总管。只要"泡"能迅速通过胆道进入十二指肠，或胆囊中胆汁流出加快，存储减少就没有形成 CMC 和成石的机会。

4. 胆囊底部悬吊改变结石形成的流体力学因素。

5. 对容易复发人群，结石复发时便于 B 超引导下经皮经胆囊碎石、取石。

我国学者于昌松和日本学者 Maki 从胆色素结石形成过程发现[14]，单纯的胆泥沉淀由于带相同电荷的微粒互相排斥，不可能形成有型结石，必须外加动能克服这种斥力才能使之固化成型。这种外力就是实验射流装置与模型胆囊以及我们在用胆道镜观察胆汁进入胆囊时所看到的类似旋涡的运动，这就是结石形成的动力学基础。那么，如果有另一个外加的力量，干扰旋涡的形成规律，就有可能阻止结石的形成。以往单纯的保胆取石，既不能逆转胆囊的收缩功能的缺陷，也未损伤胆囊的功能，原有产生结石的动因没有改变，因此复发在部分患者中就不可避免。当我们在保胆手术时先是看到有些很好的胆囊，底部很游离，倒挂很明显，几乎是卷曲在肝下，其动力和排空势必阻力很大。只有用外科的方法来解决，这就是我们所要介绍的胆囊底部悬吊术在保胆中的应用。因为在之前，胆囊底部悬吊在腹壁上，曾经用于胆囊造瘘或作为治疗肝胆管结石复发预设通道。同样的方法现在用于保胆治疗预防结石复发。

2007 年 7 月在广州番禺全国首届内镜微创保胆取石（息肉）学术大会上我们报道了 266 例胆囊底部悬吊在保胆手术中的应用，当时随访 5 年的复发率为 0.4%。不仅明显低于以往 37%～45% 的复发率，也低于同期其他组未用此法的 2%～4% 的复发率，$P < 0.05$。该文发表于 2008 年在中国生物医学核心期刊《临床误诊误治》杂志上[15]。2010 年 8 月，在新疆哈密举行的全国首届胆囊切除术后不良反应大规模人群调查暨内镜微创保胆取石（息肉）基础研究高峰论坛上，大连市肝胆外科研究所梁法生等作的《胆囊

畸形是形成胆囊结石的因素之一》[16] 报告中，阐述了胆囊底部悬吊在预防胆囊结石复发中的作用；2013年8月3日在青海西宁全国第四届保胆学术大会上，成都军区总医院田伏洲教授在《保胆、保肝、保括约肌新术式治疗肝内胆管结石》的报告中，又一次阐述和肯定胆囊底部悬吊术增强胆囊动力的原理以及在预防保胆后结石复发的作用。所以，认为保胆治疗单纯取出结石，不能改变结石形成的内在环境，高复发率无法改变的结论为时过早。

图 19-10 是 2007 年交流论文中的原理图解，发表在 2008 年 1 月第 21 卷《临床误诊误治》杂志上。

图 19-10　1. 胆囊下垂；2. 取石后因炎症明显者放置胆囊引流管，CT 片上可见；
3. MRCP 术前与术后，胆囊倒挂折弯，胆囊结石，引流不畅；4. 术后变为胆囊底抬高，折弯消失

图 19-11 为患者卢铭火，男，53 岁，住院号 0836。右上腹不适，疼痛数年，B 超显示，胆囊内有约1.2 cm 实质性占位，伴弱声影，MRCP 示胆囊内有 1.5 cm×1.0 cm 结石，患者要求保胆取石治疗。术中见胆囊皱褶畸形，胆囊体与膨大的哈袋粘连成间隔，取出结石后分离体部和哈袋的粘连，使皱褶的胆囊伸直，在无张力的情况下，将胆囊底部悬吊于腹壁上。

胆囊底部悬吊预防结石复发原理示意图（图 19-12、图 19-13）。

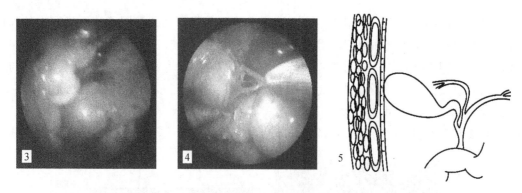

图 19-11 1. 胆囊皱折；2. 胆囊结石伴颈部粘连缩窄；3～4. 术中见胆囊颈外粘连并分离松解；5. 在无张力的情况下，将胆囊底部悬吊于腹壁上。

图 19-12 1. 吸气时，胆囊拉长，利于胆汁进入胆囊；2. 呼气时胆囊收缩，利于胆汁排入胆道

图 19-13 胆囊底部悬吊预防结石复发原理

田伏洲在第四届微创学术大会上的报告阐述胆囊固定于腹壁，胆囊随腹壁伸缩运动，促进胆囊胆汁引流。

第三节 胆囊（哈袋）肝总管吻合成型术

众所周知，结石的形成和复发除了饮食、代谢等诸多内科原因之外，胆囊的解剖及其造成的动力学因素也起着十分重要的作用。根据胆石形成的基本过程，只要成石胆汁在形成"泡"之前或"泡"形成

后能迅速通过胆道进入十二指肠，就没有形成 CMC 的机会。在上节我们介绍了胆囊底部悬吊的原理及其预防结石复发的动力学原理及作用。这一节我们重点介绍和讨论胆囊哈袋肝总管吻合在特殊情况下的应用及其胆汁流变原理和在预防结石复发中的作用。核心内容是介绍如何用外科手术方法用改变胆囊管与胆总管之间距离长度（L）、半径（R）、截面（S）来改变胆汁流量（Q）和流速（V），从而改变胆石形成的流变学因素。

一、胆囊（哈袋）肝总管吻合术的手术适应证

1. 胆囊哈袋结石（Mirizzi 综合征）伴肝/胆总管结石，胆总管结石经 ERCP 取出困难或患者不愿选择 ERCP + EST 方案。

2. 胆囊管不通或通而不畅、患者坚决要求保留胆囊、胆囊壁厚在 5 mm 以下、其他情况符合保胆适应证。

3. 肝总管直径在 8 mm 以上。

4. 无其他保胆治疗的禁忌证如萎缩性胆囊炎，胆囊肌腺病及胆囊恶性病变等。

二、手术方法

全麻或硬麻下，取莫菲氏点向下处直切口大小根据患者体形，先取约 5 cm 长的切口，以后根据需要延长至能进行哈袋肝管吻合为止。一般约 10 cm。常规进腹，提出胆囊。于胆囊底部作一切口，吸净胆汁，经纤维胆道镜探查并先取出胆囊结石。提起哈袋，与肝总管走向平行处切开哈袋，开口大小要保证顺利取石和放置内径 6 mm 以上"T"管。所以吻合口应在 10 mm 以上，取净结石。与哈袋切口相应处，切开肝总管，用胆道镜探查并取出胆管内结石。以 000 可吸收线，连续缝合哈袋与肝总管吻合口的后壁，置 22 ~ 24 号"T"型管，"T"型管长臂从胆囊底部开口至腹壁引出。再间断或连续缝合吻合口的前壁，必要时于吻合口附近置引流管一根。关闭胆囊底部切口，将胆囊底部缝于腹壁上。冲洗并吸尽腹腔内积液，依次关腹，手术结束（图 19-14、图 19-15）。

图 19-14　胆囊哈袋肝总管吻合术

1. 胆囊哈袋与胆总管平行处切开；2. 取石；3. 胆囊哈袋与胆总管吻合；4. 放置 T 管从胆囊底引出示意图；

5. 胆囊与总胆管双通道，（胆囊管与人工通道）胆囊可置于腹壁或皮下

三、术后治疗

术后两周经"T"型管造影后拔管，其他同保胆取石。

四、手术结果

2004 年 8 月—2012 年 8 月，8 年间包括中国人民解放军第 411 医院在内的 15 家医院在开展保胆取石取息肉手术中，对 7 例胆囊壶腹结石伴胆总管结石患者行哈袋切开取石、肝总管切开取石及胆囊哈袋肝总管吻合术[17]。

图 19-15　(1~2) 术前胆囊多发结石哈袋结石伴胆总管结石 MRCP 图像；(3~4) 保胆术后
拔管时造影，T 管已从胆总管移动到胆囊内，大部分造影剂已流出胆囊进入总胆管

　　7 例患者中，男性 5 例，女性 2 例，年龄 28~57 岁，平均 44.5 岁。7 例患者均有胆总管结石及哈袋结石，伴胆囊结石 4 例。结石最大直径为 2 cm×2 cm。伴红素间歇升高 4 例，脂肪肝 2 例。7 例患者均有进食后右上腹不适及疼痛病史。5 例口服胆囊造影显影及收缩功能不佳。2 例术中取石前为白胆汁，取石后胆汁变黄，2 例哈袋与胆囊腔之间有隔膜，仅能通过胆汁。7 例患者胆总管直径 7~10 mm。

　　本组 7 例患者，初步随访 8 年，术后无胆漏、无复发、无严重并发症。所有患者术前症状消失，胆红素升高者恢复正常，2 例脂肪肝好转，口服胆囊造影胆囊显影及胆囊收缩功能正常，胆囊体积普遍较术前小，胆囊壁变薄，MRCP 示吻合口口径有 4~6 mm。

　　这一方法的原理和操作方法与皮下通道胆囊肝胆管成型术治疗和预防肝胆管结石相同。

　　为了降低肝内胆管术后结石复发率，田伏洲[18]等介绍过一种治疗和预防肝胆管结石的新方法，即皮下通道胆囊肝胆管成型术，方法是在取净肝内胆管结石，肝门胆管狭窄整形后将胆囊壶腹与肝管吻合。田优洲的目的是研究皮下通道型胆囊肝胆管成型术后胆汁成分的变化及意义。26 例择期手术的肝胆管结石患者分为皮下盲襻型肝胆管空肠吻合术组（SLCJ 组）14 例，STHG 组 12 例，术中及术后第 4 周分别引流肝门部胆汁，各份胆汁行细菌培养、胆汁脂质成分定量分析及黏蛋白、过氧化物歧化酶和过氧化脂质测定，结果：术后 28 d，STHG 组和 SLCJ 组细菌培养阳性率分别为 25% 和 86%；与 SLCJ 组相比，STHG 组肝门部胆汁中总胆汁酸浓度明显升高，而 Ca^{2+} 和游离胆红素的浓度积差异无显著性，黏蛋白和过氧化脂质明显降低，而过氧化物歧化酶显著升高。结论：与 SLCJ 相比，STHG 后胆汁成分的变化更有利于防止色素结石的复发。另有学者认为，该手术既能有效处理结石，纠正狭窄，又能保存胆囊、胆管及 Oddis 括约肌的作用，保存胃肠道的正常生理通道及功能。

五、胆囊哈袋肝管吻合术及防复发原理

　　胆囊哈袋肝总管吻合术的技术来源于《当代胆道外科学》荀祖武撰写的胆道损伤修补方法，该方法也被用于肝内胆管结石复发后的处理，我们和梁法生等将该修补方法先后用于保胆取石以预防结石复发

及复发后的处理，无胆道损伤等并发症和不良后果，初步观察效果满意，值得进一步研究和探索。

　　根据结石形成，必须外加动能克服颗粒间斥力才能使之固化成型的原理。这种外力就是实验射流装置与模型胆囊及用胆道镜观察胆汁进入胆囊时所看到的类似旋涡的运动，这与原有胆囊管内壁的螺旋状结构有关。这就是结石形成的动力学基础。以往的保胆取石，既不能逆转胆囊的收缩功能（和引流不畅）的缺陷，也未改变胆囊的功能，原有产生结石的动因没有改变，因此复发在部分患者中就不可避免。在没有更好的方法来改变胆囊引起结石成因解剖环境的历史条件下，切胆就成为没有办法的办法。而用手术的方法，如胆囊底部悬吊术和本文的胆囊哈袋肝总管吻合术，能增强胆囊动力，改善胆汁引流，加速胆汁排空。胆囊底部悬吊是解决胆囊动力问题，而胆囊哈袋肝总管吻合主要解决胆囊产生结石的胆汁流变学环境。根据胆汁流变学原理，胆囊管的长度（L）越长，胆囊管半径（r）越小，胆汁流入胆囊产生的阻力越大，据测算，胆汁从相对宽的胆总管以每秒 1 米以上的速度喷射入胆囊，在突然变宽的胆囊腔两侧，出现漩涡区，由于图 19-16-1 哈袋与胆总管结石并存（或 Mirizzi 综合征）或胆囊管狭窄；图 19-16-2 术前，胆囊管长度（L），胆囊管开口半径（r），胆汁进入胆囊出现涡流区。胆汁在胆囊内产生两个压力不同的漩涡，导致射流产生"附壁反应"，漩涡中心产生负压，这种向心力能使成石胆汁、胆固醇"泡"或结石小微粒向中心聚集，形成有形结石。本手术首先是根据胆汁流变学的原理，重建了一个胆囊哈袋与肝总管缝合形成的新通道，胆汁经此通道引流到达胆总管的距离缩短 L，半径增宽 r，胆汁不必流经有螺旋状结构（有类似步枪线堂，增强推力延长射程的作用的胆囊管），使从胆总管进入胆囊的胆汁流体所产生的漩涡中心负压和向心力降低，消除有型结石形成的动力学和胆道流变学基础（见图解和胆道流变学相关内容），减少胆汁在胆囊内形成 CMC 的概率，加快小结石排出。

　　图 19-16 示胆囊壶腹部（又称哈袋）与肝总管吻合后，增加了一个新通道。

图 19-16　　（1～2）胆囊哈袋肝总管吻合术原理图；3. 胆囊壶腹部与肝总管吻合图解
引自荀祖武《当代胆道外科学》P639

　　胆囊底部悬吊，除增强胆囊动力，还改善了胆囊的引流，减轻胆囊黏膜的炎症，达到预防结石形成的目的。因为，胆囊结石时，胆囊黏膜炎症很常见，与细菌性炎症不同，胆囊壁中的磷脂酶与胆汁中的磷脂作用产生溶血卵磷脂，而溶血卵磷脂是一种炎症源，作用于胆囊黏膜的肥大细胞，产生炎性反应。第二种炎性源是花生四稀酸，其转化为白三烯，一种强力的致炎因素。黏膜炎症是白细胞进入胆囊内，白细胞溶解释放出溶血卵磷脂，形成循环。白细胞可使结合胆红素水解产生游离胆红素，参与结石形成。胆囊黏膜炎症时黏蛋白形成增加。炎性胆囊黏膜还通过选择性"吸收"胆汁酸来分泌胆固醇。因此，畅通胆囊引流，也是预防结石复发的重要手段，保胆取石治疗能够改变胆囊成石环境的有力依据。

　　Mirizzi 综合征合并总肝管结石用保胆取石后置胆总管胆囊引流管这一方法的原理和操作方法与皮下通道胆囊肝胆管成型术治疗和预防肝胆管结石相同。

第四节　哈袋切开取石及哈袋成型术治疗 Mirizzi 综合征

哈袋结石很多见，当结石嵌顿，压迫肝总管或胆总管时成为 Mirizzi 综合征，为了便于诊断和治疗临床上根据压迫的程度及是否形成内漏来分型。

Mirizzi 综合征被认为是胆囊切除中遇到的最复杂情况之一。以往 Mirizzi 综合征治疗方法的主要缺点是先切除胆囊的情况下，需要行操作复杂的胆道修补，胆肠吻合，设备技术要求高，手术时间长，费用大，最容易造成医源性胆道损伤及许多手术并发症甚至死亡。

魏志力[19]报告该院 2007 年 1 月—2011 年 4 月收治的 33 例经手术证实为 Mirizzi 综合征患者的临床资料。结果：33 例 Mirizzi 综合征患者中仅 3 例（9.09%）术前确诊。15 例 I 型患者行单纯胆囊切除术；12 例 II 型和 3 例 III 型，其中，14 例行胆囊切除 + 胆道修补 + T 管引流术；1 例行胆囊切除 + Roux-en-Y 胆肠吻合术；3 例 IV 型患者均行胆囊切除 + Roux-en-Y 胆肠吻合术。33 例患者中行腹腔镜治疗 4 例，其中 3 例中转开腹手术，1 例成功实施腹腔镜胆囊切除术。说明仅 I 型患者可行胆囊切除，而大部分是进行复杂的手术。

蒋晓忠等[20]在《Mirizzi 综合征术中胆道损伤的处理与预防》一文中报道，开腹和腹腔镜胆囊切除术中，胆道损伤率分别为 0 ~ 0.9% 和 0 ~ 2.35%，而 Mirizzi 综合征胆囊切除术胆道损伤率国外报道可高达 16.7%，该院 13.85%。龚伟智等[21]报告 43 例 Mirizzi 综合征术前确诊 25 例，术中损伤胆管 9 例，20.93%。同样，在保胆治疗中，Mirizzi 综合征也是治疗的难题。因此在早期的腹腔镜胆囊切除和早期的保胆取石中曾被列为禁忌证，随着经验不断丰富，在部分医生中 Mirizzi 综合征已从禁忌证中剔除，但治疗方法有相当大的区别。归纳起来主要有：胆囊切除，胆总管探查，T 管引流，漏口补片，Roux-en-Y 胆肠吻合。这些方法在以切除胆囊为主的年代，无可非议。我们在开展保胆治疗后发现，除了胆囊肠漏需要缝合各自漏口之外，胆囊肝管漏是自身内漏，不仅无害，反而有利于引流。因此，从 2004 年开始，我们用切开哈袋或胆囊管取石的简单方法治疗复杂的 Mirizzi 综合征，并取得较满意的效果。

一、手术适应证

1. 胆囊结石伴 Mirizzi 综合征，取石后胆汁回流好。

2. 因病情或患者坚决要求保留胆囊，胆囊壁厚在 5 mm 以下，非萎缩性胆囊炎，排除恶性病变。

3. 哈袋成型者，胆囊至哈袋开口处狭窄，直径小于 5 mm 或上、下间隔型胆囊（图 19-17）。

图 19-17　1 ~ 2. Mirizzi 综合征，结石压迫胆总管中段；3. 上下间隔型胆囊
箭头示胆囊管狭窄段部位胆囊哈袋结石，哈袋开口小于 5 mm

二、手术方法

1. Mirizzi 综合征 I - III 型，全麻或硬麻下，取莫非氏点以下，切口选择原则同常规保胆治疗，一般 4 ~ 5 cm，常规进腹，提出胆囊；于胆囊底部作一切口，吸净胆汁，大小视结石直径而定。经纤维胆道镜探查并先取出胆囊结石，提起哈袋，用手指（或器械）确定为结石后，于预定切开线的下端，以 000 的可吸收缝线作一固定牵引，经结石上最隆起处切开哈袋，深度为刀头触及坚硬结石为止，切口约为结石直径的 2/3，依靠组织的弹性足以取出结石。如哈袋开口小于 5 mm，于经哈袋狭窄处，向上切开胆囊壁约 10 mm 长，与哈袋切口长度相当，然后"纵切横缝"（图 19-18）。必要时胆囊内置管引流，关闭胆囊底部切口。或张力大时缝于肝缘韧带上，吸尽腹腔内积液，手术结束。

哈袋切开取石及哈袋成型术手术方法：以狭窄环（哈袋开口）为中心，沿胆囊纵轴切开哈袋狭窄处，约 20 mm（可根据结石大小而定），即 A 至 B，形成四边形，取出结石，先将 A 点和 B 点对缝，AC 线与 BC 线，AD 线与 BD 线对缝，之间依次加针，加大哈袋开口。

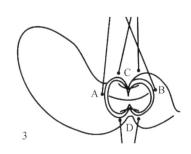

1　　　　　　　　　　　　2　　　　　　　　　　　　3

图 19-18　哈袋切开取石及哈袋成型术
1. 哈袋嵌顿结石，哈袋开口小于 5 mm；2. 术中哈袋切开取石；3. 哈袋纵切横缝成型术

2. 对于 Mirizzi 综合征Ⅳ型，我们分二种类型处理（能保的胆囊与不能保的胆囊）

（1）一类 Mirizzi 综合征Ⅳ型，成功保胆。例如，患者程某，男，71 岁，术前诊断慢性胆囊炎，充满型结石。图 19-19 哈袋取出结石后与肝总管相通，纤胆镜下窥到肝总管左、右肝管，间隔，炎性息肉，保留胆囊与肝总管相通的瘘口，恢复良好。简化了手术，避免了胆道损伤的风险很有临床意义。

Mirizzi 综合征Ⅳ型，从书上看到的医生很多，手术中遇到、能认识而且能正确处理的不多，能从结石取出后纤胆镜下直视到哈袋，左右肝管及两管间的间隔、直观体验 Mirizzi 综合征Ⅳ型的医生更少，根据祛除病灶，疏通引流的原理，利用保胆取石方法来处理，也是在近 25 年才有，卓有成效。

（2）另一类，胆囊已无功能，有绝对切除指征的 Mirizzi 综合征Ⅳ型患者。我们的手术方法：例如，陈某，87 岁男性，胆囊结石、胆总管结石、梗阻黄疸的患者手术，术中见胆囊萎缩，胆囊与结肠、十二指肠等周围组织水肿粘连，分离粘连，从胆囊底部游离胆囊至哈袋处，停止分离；然后再分离粘连在肝十二指肠前方的十二指肠，显露肝总管和胆总管；从哈袋结石隆起处切开，取出结石 1.5 cm × 1.5 cm，见哈袋与肝总管相通，并有胆汁流出，说明该病例为胆囊肝管瘘，Mirizzi 综合征Ⅳ型，将哈袋切口向胆总管方向延长约 2 cm，取出胆总管结石 2.0 cm × 2.0 cm，切除哈袋以外胆囊组织，从保留的哈袋和延长的胆总管切口，放置 T 管，缝合关闭哈袋和延长的胆总管切口，在胆总管旁放置腹腔引流管，术后 T 管胆汁引流 500 ~ 1000 mL。化验结果：术前总胆红素 111.5 μmol/L，到术后 4 天下降至 53 μmol/L，直接胆红素从 80 μmol/L 下降至 44.8 μmol/L。10 天后，大便色黄，腹部无阳性体征，恢复很好。

在该例患者的处理中，因胆囊萎缩而行大部切除，留下部分哈袋，置腹腔引流 T 管后闭合哈袋开口。如果患者胆囊功能尚好，可保留胆囊，T 管从肝总管内瘘口经胆囊底部切口，经腹壁引出体外，避免可能的胆道损伤，无需进行复杂的修补手术，如复杂的胆肠吻合，ERCP + EST 及其并发症，保护了胆囊，保护了 Oddi 括约肌（图 19-20）。

小结：Mirizzi 综合征过去治疗方法是切胆，胆肠吻合带来众多并发症；现在保胆优势，简单易行，值得推广。

图 19 – 19 哈袋取出结石后哈袋、肝总管、结石图像图

1. 从哈袋取出结石后哈袋情况；2. 显示胆道镜经哈袋肝总管瘘口进入肝总管见到左右肝管间隔和左肝管开口；

3. 显示左右肝管间隔；4. 显示间隔中小炎性息肉；5. 从哈袋取出的结石

图 19–20 Mirizzi 综合征Ⅳ型患者，胆囊无功能手术图像

1. 切除大部分无功能胆囊，取出结石保留哈袋；2. 胆总管置腹腔引流管，闭合哈袋开口

3. 哈袋纵切横缝增大哈袋开口的数学原理

按哈袋开口直径为 5 mm 计算，切开哈袋环状狭窄开口前，该环周长为 5 mm × 3.1416 = 15.7 mm；AC、AD 和 BC、BD 长度相加，形成横向 20 mm 周长、直径 6.366 mm（20/3.1416）的新开口，加上原来 5 mm 直径开口，使哈袋开口直径从 5 mm 增加到（6.366 + 5）= 11.366 mm，或新的哈袋开口周长增加至（20 mm + 15.7 mm）= 35.7 mm。原理同幽门梗阻的纵切横缝，扩大了原来狭窄的开口，代替原来狭窄通道。

三、术后治疗

同一般保胆手术，如因胆囊底部位置较高，不能与腹壁切口固定时，引流时间至少两周以上，待窦道形成牢固后拔管。

四、哈袋切开取石成型术治疗 Mirizzi 综合征及防复发原理及优点

1. 优点

（1）操作简单，因为结石嵌顿在哈袋内，只要提起有结石嵌顿的哈袋，用缝线牵引，做好切开标记。

（2）哈袋纵切横缝，有利于胆汁进出哈袋，改变结石形成的流变学和解剖学因素，与其他加强胆囊动力，防止遄流形成的措施相结合能有效防止结石复发。本组在以往被认为病情较重的情况下，5 年复发率仅 1.4%（1/72），与同期 266 例胆囊底部悬吊术相结合，两组 5 年总复发率为 0.6%（2/338）。明显低于术中不用预防措施的对照组 3.5%（7/197），（$P < 0.05$）。

（3）从哈袋切开取石的方法比各种碎石方法方便、快捷，不会遗留结石碎片，或因碎片引起胆源性胰腺炎等并发症。

（4）避免了勉强分离、结扎、切断胆囊管这一造成胆道损伤的步骤，避免了传统方法造成的胆道损伤并发症，减少死亡率。Mirizzi 综合征即使发生胆囊胆总管内漏，只要先去除了结石，胆囊与胆总管漏口不仅无害而且有利于胆囊引流，相当于胆囊管成型术，有利于防止结石复发，还避免因胆囊切除造成胆管损伤或缺损而被迫采用并发症很多的 Roux-en-Y 胆肠吻合手术，即使极少数患者数年后可能出现胆道狭窄，择期手术安全性也更高。至于胆囊十二指肠漏，由于容易发生逆行感染，应该处理，但也只需切断漏管闭合各自漏口，切忌情况不明就无计划、盲目地将胆囊完全彻底地切除，留下巨大的肠壁、肝总管或胆总管缺损。现在常把胆道损伤的原因都归于 Mirizzi 综合征，必须承认，内漏是病理性的，而胆囊壁过多的缺损及 Mirizzi 综合征处理方法的选择却是人为的。所以哈袋切开取石治疗 Mirizzi 综合征，不仅简化了手术操作，而且安全（特别对于高龄重危患者）、可靠、节约，减少传统修补方法，特别是 Roux-en-Y 胆肠吻合修复造成的并发症和死亡率。

（5）用切开取石方法治疗 Mirizzi 综合征，"保胆"又"保括"。黄志强院士在《胆道的百年沧桑——从 Langenbuch 到 Mouret》[22] 一文中指出：胆 - 胰 - 肠汇合是体内最巧妙又无法复制的构件。解剖 - 神经 - 体液支配下的胆囊、胆管、括约肌形成三位一体的功能性防御体系。梁力建等[23]认为，胆肠吻合缺点是：①废用了括约肌生理功能，胆肠吻合为非生理性手术，使胆汁永久性改道。②胆肠吻合术更改了胆道解剖和生理功能。③胆肠吻合术后造成肠道细菌易位。④胆肠吻合后发生反流性胆管炎。⑤存在诱发胆囊癌的风险。⑥吻合口狭窄，有一定的发生率，一旦发生就需要再手术，而且手术更加困难。

ERCP 是通过十二指肠镜经十二指肠乳头进入肝总管取石的技术，有时需要切开乳头，据文献报道术后可发生反流性胆管炎等并发症。

Mirizzi 综合征病理变化虽然复杂，但是其核心问题是结石引起梗阻，因此，取尽结石和改善引流这一整套解决胆道梗阻治疗胆道结石的基本原则也同样适用于 Mirizzi 综合征的治疗。科学性不等于复杂性，能解决复杂问题，原理可靠的简单方法就是最科学，用切开取石方法治疗 Mirizzi 综合征，是用简单方法解决复杂问题的典型案例。我们报道了《胆囊底部悬吊及哈袋切开治疗胆囊结石合并 Mirizzi 综合征效果观察》一文[24]。2002 年 5 月—2006 年 5 月我们对 62 例患者进行胆囊底部悬吊及哈袋切开治疗胆囊结石合并 Mirizzi 综合征，患者全为 Mirizzi 综合征Ⅰ型，其中Ⅰa 型 54 例，Ⅰb 型 8 例。男性 36 例，女性 26 例，年龄 28~77 岁。哈袋结石最大直径为 2 cm×2 cm。术前伴胆红素升高 4 例，脂肪肝 2 例。全组术前造影不显影或术中取石前为白胆汁，90.3%（56/62）取石后胆汁变黄，8.06%（5/62）手术当时无正常胆汁，术后 5~8 天有胆汁从引流管流出，可能因炎性水肿消退，个别患者约 1.6%（1/62）拔管时仍无胆汁流出，因无症状，未查明有结石等原因，不同意切除胆囊，故未作特殊处理，建议定期随诊。

术后结果：本组 62 例，初步随访 5 年，术后无胆漏等，无严重并发症，无死亡。1 例切口脂肪液化，经引流后愈合，术后住院平均 7 天。随访结果：62 例中第 3 年复发 1 例，5 年总复发率为 1.6%。4 例胆

红素升高者，因梗阻解除，术后恢复正常。2 例脂肪肝者，因胆囊恢复存储和浓缩功能，改善了肠肝循环和脂质代谢而病情明显改善。

后来又收集、总结了 2003 年 5 月—2010 年 12 月 7 年上海海江医院、中国人民解放军第 411 医院等十余家医院开展保胆取石手术 1500 余例，其中 172 例 Mirizzi 综合征 I 型结石患者术中行哈袋切开取石及成型术，同样取得了较好的疗效，无胆道损伤。

第五节　胆囊管切开取石

胆囊管是胆囊最隐蔽部位，胆囊管结石是保胆治疗和切胆治疗的共同难题，胆囊管结石残留是保胆治疗和切胆治疗共同并发症，胆囊管结石残留还是胆囊术后综合征的主要原因之一，所以无论保胆和切胆都应对胆囊管结石高度重视，在保胆和 LC 初期都把胆囊管结石列为禁忌证，由于经验不断丰富，指征已经放宽，但随之而来的结石残留率也在上升[25]。

一、发病率

随着腹腔镜胆囊切除和保胆取石治疗广泛开展，胆囊管结石发现率在上升。有报道 LC 胆囊管残留结石发生率为 1.03%[26]，Mahmud 等[27] 单纯统计胆囊管结石残留占 LC 手术的 12.3%。明显高于保胆取石的 0~2%，后者可通过手触摸发现或胆道镜发现并及时处理。

二、胆囊管解剖特点

胆囊管的解剖特点：胆囊管短而细，国人长 0.62~4.23 cm，直径 0.1~0.43 cm，平均 0.28 cm，正常走行者以近似平行的锐角从胆总管右侧汇入，将肝外胆道分为肝总管及胆总管；部分人（18%~23%）汇入位置有较大变异，可高达肝门，也可低至壶腹部。胆囊管内有一连续的 5~12 个半月形黏膜皱襞，可以阻挡胆囊结石进入肝总管内。

三、胆囊管结石残留的原因分析及其解剖学基础

温州医学院第二附属医院胡春雷[26] 报道 2009 年月 1 月—2012 年 1 月间施行 LC 术 2235 例，回顾性分析 LC 术后患者胆囊管结石残留情况。结果显示 2235 例中共发现胆囊管解剖异常 63 例，结石残留 15 例；其中胆囊管与肝总管伴行过长远端低位汇合 37 例，发生结石残留 8 例；开口于肝总管左侧壁者 11 例，结石残留 4 例，开口于肝总管前壁 9 例，结石残留 1 例；开口于胆总管后壁 4 例，残留 1 例，胆囊管极短 2 例，残留 1 例。无解剖异常的 2172 例中仅残留结石 8 例。另 2235 例中急诊手术 105 例，发生结石残留 5 例；泥沙样结石 134 例，发生结石残留 11 例；颈部及胆囊管结石嵌顿 213 例，发生残留结石 9 例。结论，胆囊管解剖异常增加了 LC 的操作难度及胆囊管结石残留的风险，正确辨认和处理解剖异常的胆囊管是减少胆囊管结石残留的关键。

四、危害

由于多数胆囊管结石同时伴有胆囊三角的水肿粘连，胆囊管的全程解剖比较困难，为避免胆管损伤往往胆管残端遗留较长，这也是胆囊管残端残留结石的原因。蔡茁等[28] 在《合并胆囊管结石的腹腔镜胆囊切除术》一文报告引用韩杰吉，Laing 等报道，术前胆囊管结石诊断率只有 26.7% 及 29%，MRCP 对小结石敏感性不高，价格较贵，并非术前常规检查。本组 52 例术前诊断 20 例，术前诊断率为 38.4%，其余均在术中发现。我们体会有下列情况者应高度怀疑有胆囊管结石：①胆囊高度肿大且张力高，切开减压其内胆汁为"白胆汁"。②胆囊管明显变粗，且可看见局部有膨大或串珠样改变。③术中切断胆囊管，

断端胆汁混浊或可见有胆汁流出。④胆囊管管壁明显增厚，器械接触有坚硬异物感。⑤胆囊管与胆总管汇合处膨大，不能排除 Mirizzi 综合征者。本文还介绍处理胆囊管技巧。

五、胆囊管探查技术

胆囊管结石残留是保胆取石后结石复发率高的主要原因，胆囊管探查，在保胆早期以内镜为主，由于操作技巧要求高，需要有经验的内镜医生参与，难以常规探查，近年来由于硬镜的应用，操作变得比较容易，但也要有一定的技巧，本节主要讨论硬镜胆囊管探查的步骤及技巧。

（一）硬镜镜子种类及探查方法

1. 0 度镜

（1）观察：①直接看到胆囊管开口。当胆道镜进入哈袋后，部分患者立即看到胆囊管开口及胆汁涌出，这时探查较容易顺利进行。②胆道镜进入哈袋后，有时胆囊管开口在镜头方向的侧方，视野上看不到开口，镜头前方只观察到弧形胆囊哈袋皱壁，皱壁前方有胆汁涌出，由于胆囊管进入哈袋时，常被皱壁遮挡，只见胆汁涌出，不见开口，若对软镜使用不熟练时有一定困难。

如用硬镜可如下操作：

（2）操作：①握镜姿势，最好是拇、食及中指执笔姿势，用指关节，动作较精准；其次是握拳式，用腕关节，稍欠灵活，根据个人习惯和镜子类型选用。②镜头进入胆囊后，先找到明暗分界处，从暗处进入，首先遇到的是哈袋，如立即看到胆囊管开口，只要沿螺旋瓣弧度方向将胆道镜向前推进，即可观察到胆囊管全貌。③当镜头进入哈袋，只见到弧形皱壁及其前方有胆汁涌出时，镜头朝着胆汁涌出方向垂直前进，稍超过皱壁弧线，用硬镜杆拨开皱壁，将镜头对准胆汁流出处，这时多能使胆囊管开口正对镜头，镜头沿螺旋瓣方向，或暗处向前推进，即可观察到胆囊管全貌。

2. 有度数（12°或30°）的硬镜

（1）观察：镜头进入胆囊。①转动镜杆，找胆囊哈袋开口，进入哈袋。②转动镜杆，找到胆囊管开口，观察胆汁流出方向。

（2）操作：握镜姿势同上。调整镜面朝向时，根据箭头方向确定镜头斜面朝向，即镜头斜面与箭头斜面方向一致，将镜子斜面对准胆汁流出方向，逐渐前进，直至看到胆囊管开口的螺旋状瓣膜，镜头继续向前插入，以看清其全貌。

（二）胆囊管结石处理方法

吸、掏、挖、碎，切开取石。

六、处理胆囊管的方法及技巧

1. 胆囊管结石的初步判断：①症状：有绞痛史、腹泻史等。②术中所见：胆囊增大、白胆汁、胆囊腔及哈袋结石取出后仍无胆汁流出，或有胆汁及絮状物涌出等情况。

2. 手工探查方法：手工探查，从哈袋开始触摸到肝十二指肠韧带，胆囊管与胆总管交界处，食指和中指在后，拇指在前，触压胆囊管全径。发现质地坚硬结石后，可用事先戴在中指、食指上的橡皮圈套住结石，或用有弹性、无损伤钳子夹住结石远端，固定好结石。用纱布隔离周围组织，显露揭示所在部位，为切开取石做准备。

（1）手工探查方法与取石技巧示意图（图 19-21）。

（2）手工探查方法与取石技巧小结：①术前判断，病史长短，症状轻重可作为参考。②影像检查，胆囊肿大，直径 5 mm 以上结石 B 超可以发现，但经验不足的医生难以确定具体部位；MRCP 申请时表明重点观察胆囊管多维放大图象，容易发现胆囊管水影图像中的充盈缺损。③术中探查，取净胆囊及哈袋结石后仍然无胆汁回流，有术中 B 超设备，可探查胆囊三角处，有无结石声影。无术中 B 超设备单位，

图 19-21　胆囊管切开取石技巧

1. 单指触摸胆囊管找到结石；2. 双指确认胆囊管结石；3. 血管钳固定结石；4. 切开胆囊管，取石，缝合胆囊管

可用无损伤钳提起哈袋，缩短胆囊三角与切口距离，用中指或食指自上而下、自下而上来回探摸胆囊三角处，多能发现直径 5 mm 以上的结石。④固定结石，触及结石后，用富有弹性、无损伤的弯钳控制结石远端，以防结石移位，便于切开取石。控制弯钳离胆囊越近越好，a. 使结石尽量贴近胆囊管壁，刀头触到结石有坚硬感觉，保证切开结石处的可靠性和准确性，给术者有充分信心；b. 有一定止血作用，该处血管丰富，因切口不宜太大，一旦出血止血相当难，在腹腔镜下操作时，恐慌时电凝止血常为胆道损伤的主要原因，所以结石取出后，不宜立即松开控制弯钳，更不宜用该切口探查胆囊管远端是否通畅，要探查也应从胆道镜下进行。早期保胆时，一患者，术前胆总管无结石，术后一个月出现黄疸，ERCP 检查发现胆总管下端 6 mm 结石一枚，经 ERCP 取出后治愈，是因保胆手术时结石正好处在胆囊管与肝总管交界处，手术时肌肉组织松弛，胆囊腔内冲水压力高等原因使结石落入胆总管（图 19-22）。⑤对于肥胖、胆囊位置高的患者，寻找胆囊时可利用胆道镜作光源，也可利用带光源的拉勾；在处理哈袋或胆囊管结石时，如遇到操作困难，可适当延长切口，以便于操作为度。

3. 其他方法：胆道镜、硬镜（膀胱镜、肾镜、胆囊镜等），术中 B 超，以上主要介绍硬镜胆囊管探查的体会。

七、病例介绍

上海海江医院住院患者施某，男性 34 岁。检查胆囊多发结石，术前每天稀便 7～8 次，去某医院行 B 超检查，胆囊胆汁排泄率低，不给予保胆手术。本院术中发现胆囊结石 30 多粒，直径约 10 mm，胆囊结石

图 19-22　（1~3）术前胆囊管 MRCP 成像显示

取净后，未见胆汁流出，先单指触摸胆囊管，发现约 8 mm 硬块，考虑结石，行胆囊管切开取石，后缝合，未置引流管。当时无胆汁流出。术后半月随访患者，腹泻症状明显改善，恢复良好。解便每天一次。

分析：

1. 胆囊管结石 10 mm 以下各种检查均难以发现，说明只有用手触摸，可以避免结石残留。手的触觉反馈优于各种腹腔镜金属器械，即使是机器人也如此，目前尚未达到外科医生一双手的操作能力。用腹腔镜进行保胆，切胆对胆囊管结石的处理在操作上有难度，可能遗漏结石，可能缝合过度导致狭窄，也可能结扎脱落导致胆漏或损伤胆总管等。

2. 患者的腹泻与胆囊管结石有关，胆囊引流不畅，进食后需要胆汁助消化时供应不足，脂类食物消化不良导致腹泻。保胆后胆囊功能恢复，引流畅通，症状改善。如果行切胆手术，患者失去储存浓缩胆汁的胆囊，腹泻将长期伴随患者，同时可能产生其他切胆的并发症，因此切胆的代价更大。

3. 此例说明好的胆囊可以变坏，病的胆囊也可以变好，解除梗阻，取出结石，胆囊功能向好的方向逆转。

4. 胆囊胆汁排泄试验只能反映术前的胆囊功能，不能反映胆囊术后的功能，因此不要轻易的排除在保胆手术适应的范围之外。

5. 哈袋和胆囊管结石嵌顿时手工操作比腹腔镜手术更安全，性价比更高。

6. 此例手术引来手术指征的探讨，过去已明确有胆囊管结石的病例，基本排除在手术适应证之外，

起码大多数医院是不保胆的，而小切口保胆手术在胆囊管结石处理上，手工操作应该能做到柔刃有余，得心应手。同样，在 Mirizzi 综合征（Ⅰ~Ⅳ型）处理上，在胆囊哈袋嵌顿结石的处理上，在胆囊结石合并胆总管结石的处理上具有最大的优势，不仅经济实惠，设备要求不高，安全系数大，住院时间缩短，患者恢复快，也避免了切开 Oddi 括约肌的伤害，保护了胆道系统的正常功能，扩大了手术指征范围，让更多的胆石症患者保留了有功能的胆囊。尽管有 3~5 cm 或稍大一些的小伤口，但是达到了真正意义上的微创。对于 34 岁的一位青年人来说，身体健康至关重要。让坏的胆囊向好的方向转变，是医务工作者的任务。

第六节　用简单方法治疗胆囊结石合并胆总管结石

一、手术指征

1. 对有保胆指征的胆囊结石合并胆总管结石患者。

2. 胆囊无结石，单纯胆总管结石，患者要求经开腹，或腹腔镜取石。

3. 单纯胆总管结石，结石超过 1.5 cm，或患者因要求开腹或经腹腔镜取石者。

二、方法

1. 开腹小切口，按保胆方法取出胆囊结石后，根据情况适当加长切口，用手触摸，探查确定结石位置。分离出 2～3 cm 胆总管，在预定切口两旁用细线吊起胆总管管壁，并切开之。

2. 用软胆道镜进入胆总管，从上至下观察胆总管及结石情况，遇活动结石用网篮取石，网篮取石困难，或遇嵌顿结石，用硬性取石钳取石。有条件时可用各种碎石方法取石，但要预防胆道损伤与警惕胆源性胰腺炎。

3. 取尽结石后常规放置"T"型引流管。

4. 放置"T"型管预防胆漏的力学原理。在整个胆道系统中，肝细胞的分泌压最高，为 2.94 kPa（cmH_2O）。肝外胆管中，胆囊和 Oddi 括约肌是一组协调作用的装置。他们的交互收缩和舒张也是维持、调节胆道压力及胆汁流向的重要因素。禁食时 Oddi 括约肌关闭，肝胆管内压力上升，最高可达 1.47～1.96 kPa（15～20 cmH_2O）。当胆管内压力超过 0.49 kPa（5 cmH_2O）时，大部分肝胆汁便流向压力较低的胆囊内储存，通过浓缩和吸收，调节胆道压力，使胆囊内压力与胆道内压力达到平衡，即两者各 0.98 kPa（10 cmH_2O）。进食时，当蛋白、脂肪及酸性食糜接触到十二指肠后便释放 CCK，引起胆囊收缩，当充盈的胆囊收缩时，其压力量高达到 2.45 kPa（25 cmH_2O），显著高于胆管内压力 0.98 kPa（10 cmH_2O）和十二指肠内压 0.49 kPa（5 cmH_2O）。此时胆汁便随着 Oddi 括约肌舒张开放而得以进入十二指肠。正常大气压为 10.339 cmH_2O，即相当 0.10339 cmH_2O；正常腹内压 0～10 cmH_2O，胆道内压升高时，大于大气压和腹内压，胆汁可从 T 管引出体外，这是 T 管能治疗和预防胆漏的流体力学原理。

5. 不放 T 管容易引起胆漏的流体力学原理是，缝合是靠缝线闭合胆道切口，即使缝合够紧密，因存在针眼，如以切口为中线，针眼内侧越紧，针眼缝线的外侧与胆道壁间存在裂隙，弥合不严密，该处针眼正是高压胆汁最容易突破的地方；在没有"T"型管减压、在胆囊储存胆汁、胆总管下端狭窄等调节胆道压力功能障碍时，或针眼偏大，患者营养情况及愈合能力差等时，更容易发生胆漏。如采取一期缝合胆总管方法，建议可在附近放腹腔引流管，观察，无胆漏可 3 天拔除，万一有胆汁外漏也可预防胆汁性腹膜炎。作者曾经遇到一患者，因分离哈袋时，右肝管有 1 mm 裂口，缝合后在缝合处外置腹腔引流管，术后第二天起，胆汁引流量逐渐增多，最多达 700 mL，术后第 7 天，引流量开始减少，第十天减少到 10 mL，12 天后拔出引流管，免于再手术。

胆漏的流体力学原理（图 19-23）。

在整个胆道系统中，肝细胞的分泌压最高，为 2.94 kPa（cmH_2O）。因此毛细血管、胆管、胆汁得以向肝外运输。肝外胆管中，胆囊和 Oddi 扩约肌是一组协调作用的装置。他们的交互收缩和舒张也是维持、调节胆道压力及胆汁流向的重要因素。

禁食时，Oddi 括约肌关闭，肝胆管内压力上升，最高可达 1.47～1.96 kPa（15～20 cmH_2O）。当胆管内压力超过 0.49 kPa（5 cmH_2O）时，大部分肝胆汁便流向压力较低的胆囊内储存，而过多的胆汁又在储存中被浓缩和吸收，从而起到调节胆道压力的作用，直到胆囊内压力与胆道内压力达到平衡，即两者各 0.98 kPa（10 cmH_2O）为止。

进食时，当蛋白、脂肪，酸性食糜接触到十二指肠后便释放 CCK，引起胆囊收缩，当充盈的胆囊收缩时，其压力高达 2.45 kPa（25 cmH_2O），显著高于胆管内压力 0.98 kPa（10 cmH_2O）和十二指肠内压 0.49 kPa（5 cmH_2O）。此时胆汁便随着 Oddi 扩约肌舒张开放而得以进入十二指肠。

正常腹腔内压：大多数学者研究结果在 0～10 厘米水柱之间，即 0～100 mmH_2O，低于胆道内压。当胆道内压过高时利于胆汁外溢。

胆道压力与胆漏的关系：当肝外胆管如胆囊迷路胆管、胆囊管，左右肝管，肝总管及胆总管有破口、针眼等与腹腔相通，腹内压低于胆道内压时，胆汁从压力最低处流入腹腔。如有以下情况就容易发生胆

图 19-23　胆漏流体力学原理

右侧图　1. 胆道壁；2. 缝针；3. 切缘；左侧图　1. 针眼外侧裂缝；2. 针眼内侧紧密；

3. 胆管切缘；4. 缝线；5. 缝线拉力方向；6. 胆道压力方向；7. 胆道壁

漏。胆道损伤，迷路胆管、变异副肝管切断、"T"管缝合过松、胆总管探查后，不分情况，一律不置"T"管，一期缝合，当 Oddi 括约肌狭窄、胆囊切除后失去储存功能等原因使胆道内压力增高，胆汁就会通过裂口流入腹腔，形成胆漏。

不放"T"管容易引起胆漏的流体力学原理是，"T"管与大气相通，管内压力低于胆道压力。一期缝合是靠缝线闭合胆道切口，但如缝合拉力过大，针眼内侧过紧，根据力和反作用力相等，缝线拉力与胆道内压力方向相反的原理，缝合拉力过大时，针眼外侧间隙也同时被拉大，在术后早期，组织与缝线之间粘连还不够紧密，胆压不变或增高时，胆汁都可能外溢。因此，外置或内置引流都是防、治胆漏的万全之策。胆道有破口缝合后外置引流管和常规的"T"管引流，要两周以后拔管才安全，也是为了等待窦道抵抗胆道压力的时机。

三、最后介绍一典型病例

吴某，男，77 岁，30 年前行食道癌根治术。数年前发现胆囊结石，胆总管结石。近日住某三甲医院，建议先行 ERCP + EST，数月后再行胆囊切除。患者渴望保留胆囊。住院检查，无手术禁忌证。全麻下手术。手术经过：进腹探查见左上腹广泛粘连，右上腹胆囊增大约 18 cm×3 cm，有张力，倒挂明显，与左肝、胃十二指肠粘连，哈袋处触及约 2 cm，质地坚硬结石样肿块，肝十二指肠韧带下段触诊不理想，其余未见异常。术中取出胆囊结石两枚，最大约 2 cm×1.5 cm。于胆总管上段纵形切开胆总管约 1.5 cm，胆道镜探查见胆总管下端结石一枚，约 1.5 cm 大小，经网栏取出后置入 22 号 T 管。置腹腔引流，胆囊底部悬吊。

讨论：选择该方案的理由：1. 患者胸腹部已有两个大切口疤痕，美容考虑属次要。2. 腹腔粘连，首选 LC，风险概率高。3. 保留胆囊的愿望强烈。4. 学术和专业方面的理由，当前先行 ERCP + EST，数月后再行腹腔镜下胆囊切除，几乎成为胆囊结石合并胆总管结石治疗的指南。但是按循证医学基本原则，所有指南都应该包括患者意愿并结合医生经验、习惯、医院和患者条件。ERCP + EST，经 30 年应用，推广难，对医生操作要求高，并发症多而严重，约 1% 的死亡率，患者难接受。而开腹胆囊切开取石，胆总管切开取石能一次完成，患者安全，保留了胆囊功能，预防了胆总管损伤，也保护了 Oddis 括约肌解剖和功能的完整性，是精准外科、功能外科、止损外科的集中体现。本例是用简单方法解决复杂问题，近

1 年随访效果很好。作者近年来对 20 余例患者治疗经验及保胆同行经验证明：开腹或腹腔镜经腹治疗胆囊合并胆总管结石，没有 ERCP + EST 特有的并发症，不需专门设备，适合 80% 基层、边远地区医院和医生开展，解决 80% 患者看病难、看病贵的问题。

第七节　胆囊肌腺病——胆囊肌腺病部分切除术

胆囊肌腺病属良性疾病，大致分为局限性和弥漫性。弥漫性胆囊肌腺病应行胆囊切除；而对于直径 10 ~ 20 mm 局限性胆囊肌腺病，根据病理性质、病变部位和患者意愿决定切胆或保胆。方法是确定病变位置后，缝扎牵引病灶，切除后标本送快速冰冻病理检查，在等待报告期间，经切除病灶切口，用胆道镜检查胆囊或取出结石（息肉）（图 19-24）。

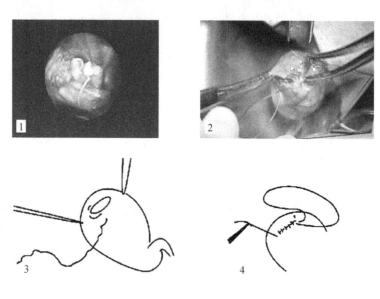

图 19-24　（1 ~ 4）胆囊肌腺瘤及部分切除

第八节　胆囊壁间结石

一、概要

1. 发病率：胆囊壁间结石，在胆囊切除标本中有报道[29]，但为数不多。在开展胆道镜保胆治疗后，有机会在活体胆囊壁上观察到它的病理改变，也是一项新的发现。发病率方面，从 2013 年第四届全国内镜微创保胆学术大会交流报道看，广东地区发现例数较多，沈磊等报道 912 例中 32 例，3.51%；乔铁报告 80 例保胆手术中有 8 例，10%；孔昭如报道为 9.3%，王三贵报告 260 例中发现 31 例，胆囊迷走胆管开口 3 例，胆囊黏膜下结石 28 例，发生率分别为 1.2%、10.8%。这些结石全部是在 WOLF 新式硬质胆道镜下放大 10 倍的视野下发现的。

2. 原因和机制：关于胆囊壁间结石形成原因和机制，目前也仅是推测。有人认为与胆囊内压增高及罗 - 阿氏窦特点有关。认为胆囊腔内压长时间升高会使增生的胆囊黏膜上皮层陷入或穿过肌层形成壁内疝，也有学者认为胆囊腔内压力升高将胆囊黏膜挤压进胆囊壁的同时带入附着其表面的腔内结石；其他如炎症感染、胆道梗阻或胆囊神经原性功能障碍等可能是壁间结石形成的原因，机制与胆囊及胆道结石相类似。

图 19-25 胆囊壁间结石，并非罗-阿氏窦结石，"黄色飘带"，即迷走胆管流出的胆汁，其中旳结石就是壁间结石。

图 19-25　壁间肌结石

1. 胆囊黏膜下结石；2. 胆囊黏膜下结石多窝；3. 胆囊黏膜下结石"黄色飘带症"

引自乔铁等《胆道镜下处理胆囊黏膜下结石 8 例》插图中国微创外科杂志 2008，8（9）

作者对上述观点持不同看法，认为胆囊壁间结石与罗-阿氏窦无关，而是一种迷走胆管，即 Luscha 管结石，理由：①胆囊迷走胆管相对于肝脏其他部位的胆管是一种低位、终末小胆管，有产生结石的可能和条件。②胆囊壁间结石可位于迷走胆管任何部位，最远端可突破胆囊黏膜，胆囊壁间结石窝内流出的所谓"黄色飘带"，其实就是肝胆汁，说明该处与肝胆管相通。③在正常情况下或迷走胆管结石未突破胆囊壁时，该处与肝胆管不相通。④壁间结石是从肝内沿迷走胆管向外挤压突破黏膜，而不是从胆囊腔挤进胆囊黏膜下，胆囊壁任何部位阻力都大于胆囊管开口处。⑤罗-阿氏窦是胆囊腔缩小时，黏膜皱褶形成暂时性凹陷，当胆囊容积增大时，凹陷展平，不是结石长留之地，也就不存在挤进胆囊黏膜下的机会。

沈磊[30]报告胆囊壁结石患者多数有临床症状，本文资料 80% 有临床症状。腺肌增生者常伴明显的临床症状以及胆囊壁增厚，王敬明等报道 290 例中 93.1% 的患者有临床症状。胆囊壁结石的炎症反应比胆囊腔内结石者明显，可能与胆囊收缩时壁间结石直接刺激胆囊壁的神经纤维有关。

3. 胆囊壁结石对胆囊收缩功能的影响：胆囊收缩功能是保留胆囊的基本条件。沈磊[30]组 8 例胆囊壁结石患者术前收缩功能良好 80%，说明壁间结石量少对胆囊功能不一定有影响，2 例胆囊收缩功能欠佳者术后功能有恢复又说明壁间结石对胆囊收缩有一定影响，但术后分别出现胆囊腔内移动异物及胆囊壁胆固醇沉积提示预后可能不如术前好。

4. 担心与保胆后结石复发率有关：有报道认为胆囊内除有结石外，往往合并有胆囊壁的病变，这恐怕是保胆术后胆囊结石复发的重要因素之一，故在保胆手术中必须要有效的处理囊壁的病变，才能减少复发，常见的胆囊壁病变有[31]：胆囊壁间结石——"罗-阿氏窦"，在胆道镜下胆囊黏膜壁有黑蓝色改变，有时有胆汁溢出，此时应以极大的耐心将"罗-阿氏窦"打开，将其内的胆泥、结石清理干净。

二、治疗方法

因胆囊壁间结石多与胆囊结石并存，而且多在因胆囊结石做保胆取石（息肉）时发现后取出，具体方法有主张无论黏膜下，黏膜外都取出，而作者主张只取出明显裸露的结石。

1. 用异物钳仅取出裸露的壁间结石，黏膜下结石无需处理。理由是：①迷路胆管是弯曲，细长，不规则的网状分布，引流不畅是其发生结石的主要原因。②完全在黏膜下，处于稳定状态的结石与多数肝内胆管结石一样，产生症状的可能性小，按无症状静止结石治疗原则，无需处理。③闭合的迷走胆管管口，结石不易落入胆囊腔内，挖开管口取石，只能取出眼（镜）前的结石，在视野以上被堵在迷路胆管内的小结石不仅不易取出，反而因出口被挖开，以后有被胆汁冲入胆囊的机会。④按胆石形成流变学原理，通而不畅的迷走胆管是结石形成的解剖学因素。保胆后应从改善胆汁成分或溶石、排石着手减少迷路胆管结石生成机会。

2. 张诚[32]报道：胆道镜下电切技术能处理不同大小的窦内结石，达到取净结石的目的，通过针刀的热效应将窦表面的黏膜碳化，彻底敞开窦腔，有效预防结石的复发，整个操作简单，对发生的黏膜出血同步处理，从而缩短手术时间。

第九节　几种保胆方法的比较

一、保胆手术治疗方法，设备，结石取净率，并发症比较表（表19-1）

表19-1　保胆手术几种治疗方法，设备，结石取净率，并发症比较

项目	小切口加纤维胆道镜	辅助腹腔镜加胆道硬镜（或加纤维胆道镜）	二镜保胆取石术（腹腔镜，纤维胆道镜）	腹腔镜免气腹	腹腔镜，纤维胆道镜，十二指肠镜
手术效果	取出胆囊、胆总管、胆囊管、哈袋、肝总管结石	取出胆囊结石/或困难	取出胆囊结石/或困难	取出胆囊结石/或困难	取出胆囊及胆总管结石，治疗 Mirizzi 综合征/或困难
胆囊倒挂严重	胆囊悬吊术	无/或困难	无/或困难	无/或困难	无/或困难
胆囊管狭窄	胆囊管成型术	无/或困难	无/或困难	无/或困难	无/或困难
Mirizzi 综合征 I - IV型	必要时哈袋成型术	无/或困难	无/或困难	无/或困难	无/或困难
胆囊哈袋与肝总管	哈袋肝总管吻合术	无/或困难	无/或困难	无/或困难	无/或困难
胆囊息肉	息肉切除	切除	切除	切除	切除
胆囊腺瘤	胆囊局部切除	切除	切除	切除	切除
胆囊畸形	胆囊局部切除	无/或困难	无/或困难	无/或困难	无/或困难
胆囊管结石残留	一般不发生	可能发生	可能发生	可能发生	可能发生
胆囊结石残留	一般不发生	一般不发生	一般不发生	一般不发生	一般不发生
设备	简单	复杂	复杂	较复杂	复杂
电器械并发症	无	可能发生	可能发生	可能发生	可能发生
气腹并发症	无	可能发生	可能发生	不发生	可能发生
手术并发症	少	+	+ +	+ +	+ + +

二、小切口内镜微创保胆取石（息肉）的优势总结如下（见附表）

1. 操作方便，依托胆道（软、硬）镜和手工，提高有功能胆囊的保胆成功率；容易彻底清除胆囊、哈袋嵌顿结石、胆囊管内和胆总管的结石，特别是容易清除多发结石。

2. 适合使用外科基本功进行胆囊底部悬吊，哈袋整形，哈袋肝管吻合方法改善胆囊解剖学，动力学，胆汁流变学功能，降低结石复发率；优于其他各种方法。

3. 能用一次性手术同时解决胆囊结石合并胆总管结石和 Mirizzi 综合征，避免了 ERCP + EST 难度大的治疗方法及并发症多的 Roux-en-Y 胆肠吻合手术。

4. 设备简单，适合 80% 的地区、医院、医生开展微创内镜保胆术。节省器械、耗材及开支，不产生腹腔镜并发症与电器损伤。

第十节　自然腔道保胆手术的进展

自然腔道内镜手术（natural orifice transluminal endoscopic surgery，NOTES）的发展经历相关内容已在本书第十三篇第三章第一节介绍，不作重复。该手术是通过胃、结肠、阴道、等自然腔道进入手术部位进行诊疗，体外不留任何疤痕。此项手术具有伤口小、住院时间短，术后恢复快等优点，是目前国内外内镜研究的焦点及热点。本节重点介绍已经开展的 NOTES 的保胆手术，简称 N-MGPS 的三种方法。

一、经肠道的 NOTES 手术（来源郑大一附院）

经肠道的 NOTES 手术的新尝试——直肠入路，置入气囊直抵胆囊。该手术术中，首先在横结肠置入可脱离式肠道术野保护气囊，将该气囊送至横结肠并将气体充满后，肠腔被完全封闭。在左半结肠进行无菌生理盐水充分冲洗，继以低浓度碘伏溶液进行消毒。这样的做法，解决了国际上经肠道入路 NOTES 无法解决的肠道术野不断有肠液及粪便流下而被污染的难题。手术以无菌内镜及内镜切开刀在直肠壁上切开一个 2 厘米左右长度的纵行切口，将肠壁完全切开，进入了盆腔，向上切开腹膜进入了腹腔，找到肝脏和胆囊，将胆囊切开一个能通过内镜的小切口。在内镜下医生们发现患者的胆囊中长有极多的大大小小的白色息肉样隆起，最小的不到 1 毫米，最大的超过 10 毫米。为保险起见，刘冰熔主任在内镜下摘取较大的 3 枚胆囊息肉送术中冰冻病理化验，病理回报为良性的胆固醇性胆囊息肉。于是医生们将胆囊内的数十个较大的息肉切除和清理，以多个金属夹严密夹闭胆囊切口，内镜退出腹腔，关闭肠壁切口，取出气囊。手术进行非常顺利，成功为患者完成了首创经肠道的纯保胆手术，术中应用的可脱离式肠道术野保护气囊是消化内科首创并应用于临床的新发明。据悉，该患者术后当天即可饮水，第二天可进流食，术后一周顺利出院。

二、经胃行胆囊疾病的治疗

1. 上海中山医院消化内镜团队开展经胃保胆取石：上海中山医院消化内镜专家周平红教授，在 2017 年 8 月胃镜下行胆囊结石取出保胆术。患者为女性，52 岁，因腹痛就诊断为胆囊炎胆石症，结石充满型，由于同时患有胃黏膜下隆起，又不愿外科手术，到中山医院专家门诊，要求同时治二种病。在术中经胃壁进入腹腔，处理了胃黏膜病变，同时从胆囊取出 229 块结石，保留了胆囊，患者恢复良好（图 19-26）。

图 19-26　胃镜下行经胃保胆取石术，取出 229 粒结石

2. 中南大学湘雅三医院消化内科微创团队开展经胃保胆取石手术：在王晓艳主任带领下，成功开展湖南省首例经胃 NOTES 保胆取石术，此项技术的成功开展为胆囊结石患者提供又一全新的微创治疗方法。

2018 年 4 月，患者为中年男性，因"反复右上腹痛"入院，诊断为：胆囊多发结石，入院后患者强烈要求保胆取石治疗。结合患者的要求，王晓艳主任采用超声内镜及腹部超声，对患者的胆囊结构及功能进行了仔细评估，显示患者胆囊情况符合保胆适应证。遂与患者详细沟通目前国内外内镜微创保胆的三种术式，患者选取经胃 NOTES 保胆取石术。2018 年 4 月 2 日王晓艳主任带领刘锐主治医师、田力主治医师等内镜微创诊治团队为患者施行了经胃 NOTES 保胆取石术。手术于胃壁开口，软式内镜顺利进入腹腔并找到胆囊，切开胆囊壁，探查胆囊发现 2 粒黑色结石，顺利以网篮套取两枚结石，并夹闭胆囊及胃壁切口。王晓艳主任及团队娴熟地完成操作，手术时间仅用 40 余分钟，术后患者病情平稳，无腹痛、发热等并发症，5 天后顺利出院。

正确对待经自然腔道微创手术，NOTES 手术的优缺点、注意事项见第十三章。

第十一节　保胆术后处理

保胆术后的治疗主要分为患者在住院期间的治疗和出院后预防结石复发的长期管理。术后在住院期间的治疗与一般胆囊手术术后处理相同，根据病情制定观测项目。

1. 术后禁食，必要的液体对症支持治疗。手术后 12 小时可进水，术后 24 小时可进清淡流质饮食。

2. 术后 48 小时，肠蠕动恢复后可进清淡半流质或低脂流质。

3. 一般的抗感染治疗。

4. 出院术后一周恢复正常饮食。

5. 出院术后 2 周开始服用牛磺熊去氧胆酸（滔罗特、优思佛等）。

6. 复发结石的处理

保胆治疗与各种外科治疗一样，都有复发的可能，因此视不同情况应有相应方案，主要包括：

（1）对无症状者，结石小于 0.5 mm，非胆固醇结石，可边观察，边用各种排石措施，但也可能排石过程中出现症状。

（2）对无症状结石较大者，排石困难者，可继续观察。

（3）对胆固醇结石患者，可用滔罗特等药物按疗程治疗。

（4）对有症状患者，经消炎、溶石、排石对症治疗等有效者继续观察治疗；无效者，可考虑再次保胆取石或切胆。

（5）对再次保胆取石者，如上次手术时做过胆囊底部悬吊，可采用经皮经胆囊，胆道镜碎石取石；如未做（或胆囊不适合做）者，首选小切口保胆取石，如术中见胆囊底部适合无张力悬吊时应悬吊，便于日后再取石；也可行胆囊切除。

（6）其他方案，根据条件参考本书转化医学部分的治疗路径。

（7）最后，任何方案都应把利弊如实告知患者，根据患者的意愿决定处理方案。

国内已有多家医院在完全性腹腔镜下行保胆取石术和息肉切除术。不仅能保胆取胆囊内结石（息肉），梁法生等[33,34,35,36]多篇文章报告还能进行胆囊部分切除术（胆囊腺瘤样息肉），胆囊颈部结石嵌顿切开取石颈部成型术，胆囊结石合并胆总管结石时在行保胆取石术后可以同时行胆总管切开取石术，腹腔镜下胆囊折叠畸形矫正术等四种手术，这也是今后的发展趋势，但技术难点是术者必须有扎实的胆道镜技术和腹腔镜技术，腹腔镜下缝合技术，基本功扎实，缝合准确，不发生胆漏与狭窄；也要有扎实的腹腔镜下胆总管取石经验。由于器械缺乏触觉反馈，力反馈，缝合的精准度对术者腹腔镜技术要求较高，因此，不宜急于盲目扩大手术范围。要循序渐进，稳扎稳打。

第十二节　内镜保胆学术委员会统一命名保胆外科手术的名称

在没有把保留胆囊作为治疗方法之前，有胆囊造瘘术等都只是为了特殊、紧急情况下暂时引流胆囊或不能完全取出结石或确定性治疗。2000年前后，由张宝善教授把保胆手术作为一种治疗方法后，首先提出了小切口内镜微创保胆手术（minilaparotomy CGPS，M-CGPS）。后来根据进路和具体任务（取石或息肉等）的不同，内镜保胆学术委员会统一命名如下：①小切口内镜微创保胆手术（minilaparotomy CGPS，M-CGPS）。②取石、息肉内镜微创保胆取石术（choledo-choscopic gallbladder-preserving cholecysto-lithotomy，CGPC）。③内镜微创保胆取息肉术（choledochoscopic gallbladder-preserving polypectomy，CGP-SP）。④按进路分为：小切口内镜微创保胆手术（minilaparotomy CGPS，M-CGPS）、腹腔镜辅助内镜微创保胆（laparoscopy-assisted CGPS，La-CGPS）、腹腔镜下内镜微创保胆手术（laparoscopic CGPS，L-CGPS）、自然腔道保胆取石（Notes-CGPS）等。

从保胆的命名变化有几点需要说明：①名称来源。从张宝善教授小切口内镜保胆取石（M-CGPS）发展而来。②外科手术是核心。微创保胆外科手术（minilaparotomy gallbladder-prerseving-surgery，MGPS）；命名随着所用器械，所选择的进路、所治疗的疾病而改变，唯一不变的核心是MGPS。保胆外科手术核心的核心是外科手术，因为英文中的"surgery"及"tomy"都表示切开术、切除术或外科手术。因为保胆的发展离不开切开、切除、整形甚至重建等外科手段。M代表了微创、小切口、器械加用了胆道镜等，才完成新式保胆术。③缩写的基本规律。器械、进路在不断更新、改变。所用代号都是在GPS前加上器械或进路的首写字母即可，如M-（小切口）、La-（腹腔镜辅助）、L-（腹腔镜）、N-（自然腔道）等来表示；取石加C、取息肉加P等来表示，但作为"压仓石"的保胆外科手术，GPS不能变。

2018年版内镜微创共识中提出，M-CGPS，优点是开展方便，适合各级医院外科开展。作者认为，其能处理各种难度或嵌顿的结石，特别是能用外科方法改变结石形成的解剖学、胆汁流变学、动力学因素、降低结石复发率，能解决其他方法不能解决的问题，进一步甚至可行空肠代胆囊术。保留有功能的胆囊就是真正的微创，是进一步发展了内镜保胆的概念；缺点是对肥胖等患者时，需要延长切口，这也可以是优点，特别对多数以治病、安全为主要目的的患者。小切口保胆困难时可以中转延长切口，甚至切胆，能防止各种严重并发症，保证治疗安全、顺利。这与腹腔镜中转开腹一样，都不算失败。本书小切口内镜微创保胆手术一律使用（minilaparotomy choledochoscopic gallbladder-preserving polypectomy）缩写M-CG-PP，原名EMC不再使用。

（莫国贤　王勋峰）

参考文献

［1］梁平. 对胆囊切开取石治疗胆囊结石的看法［J］. 中华消化外科杂志，2008，7（1）：71-72.

［2］酒育红. 给保胆手术降温［J］. 中华健康文摘，2011，8（23）：109-110.

［3］邹一平. 保胆取石的有关问题的探讨［J］. 中华肝胆外科杂志，2009，15（1）：1-3.

［4］韩天权，张圣道. 胆囊结石治疗——保留胆囊疗法的初步评估［M］//黄志强. 当代胆道外科学，上海：科学文献出版社，1998：308.

［5］韩天权，张圣道. 保胆取石后胆石复发及预防［J］. 中华肝胆外科杂志，2009，15（1）：4-5.

［6］吕文才. "保胆手术应该慎行"［J］. 中华肝胆外科杂志，2014，20（3）：228-231.

［7］韩天权，张圣道. 胆囊功能的临床评估［M］//黄志强. 当代胆道外科学，上海：科学文献出版社，1998：307.

［8］蒋兆彦，韩天权. 改良的B超三维胆囊功能检测与判断标准［J］. 肝胆胰外科杂志，2013，25（3）：229-231.

［9］Koivusalo AM，Kellokumpu I，Makisalo，et al. A comparison of gasless mechanical and conventional carbon dioxide pneumoperitoneum methodsfor lapraroscopic cholecystectomy［J］. Anesth Analg, 1998, 86: 153 – 158.

［10］陈淑珍. 胆道肿瘤［M］//黄志强. 当代胆道外科学. 上海: 科学文献出版社, 1998: 602.

［11］Choi WB, Lee SK, Kim MW, et al. A new strategy to predict the neoplastic polyps of the gallbladder based on a scoring system using EUS. Gastrointest Endosc, 2000, 52: 372 – 379.

［12］彭颖译, 付贤波. 腹腔镜手术的发展与争议［M］. 北京: 人民卫生出版社, 2007: 225.

［13］石景森, 孙学军, 郑见宝. 对我国胆囊癌临床诊治现状的种种思考［J］. 中华肝胆外科杂志, 2012, 18 (12): 889 – 892.

［14］周孝思. 动能在结石形成中的作用［M］//黄志强. 当代胆道外科学. 上海: 科学文献出版社, 1998: 274.

［15］莫国贤. 胆囊底部悬吊在胆囊结石保胆取石手术中的应用［J］. 临床误诊误治杂志, 2008, 21 (1): 10 – 11.

［16］梁法生, 惠阳, 高晓军. 胆囊畸形是形成胆囊结石的因素之一［C］全国首届胆囊切除术后不良反应大规模人群调查暨内镜微创保胆取石 (息肉) 基础研究高峰论坛论文汇编, 2010: 60.

［17］莫国贤, 林向阳, 强裕. 胆囊管重建术治疗胆囊壶腹结石伴胆总管结石 7 例临床报告［C］全国首届内镜微创保胆取石 (息肉) 学术大会论文汇编, 2007, 12: 57 – 59.

［18］田伏洲. 皮下通道型胆囊肝胆管吻合术在治疗肝胆管结石及狭窄中的应用［J］. 解放军医学杂志, 2004, 29 (10): 907 – 908.

［19］魏志力, 梁刚, 张小弟, 等. 小胆囊大隐患 – Mirizzi 综合征的诊断与治疗［J］. 肝胆外科杂志, 2012, 20 (4): 286 – 288.

［20］蒋晓忠. Mirizzi 综合征术中胆道损伤的处理与预防［J］. 肝胆外科杂志, 2013, 21 (4): 291 – 293.

［21］龚伟智, 刘昌军, 朱朝庚, 等. Mirizzi 综合征中医源性胆道损伤的处理［J］. 医学临床研究, 2011, 28 (5): 868 – 870.

［22］黄志强. 胆道的百年沧桑——从 Langenbuch 到 Mouret［J］. 中华外科杂志, 2013, 51 (3): 193 – 197.

［23］梁力建. 对胆肠吻合的重新认识［J］. 中国实用外科杂志, 2008, 28 (6): 450 – 452.

［24］莫国贤. 胆囊底部悬吊及哈袋切开治疗胆囊结石合并 Mirizzi 综合征效果观察［J］. 临床误诊误治杂志, 2008, 21 (1): 11 – 12.

［25］费维国. 胆囊切除术后残余胆囊结石例诊治分析［J］. 中华普通外科杂志, 2009, 3 (2): 145 – 146.

［26］胡春雷. 胆囊管结石残留的原因分析及其解剖学基础［J］. 肝胆胰外科杂志, 2013, 25 (1): 44 – 46.

［27］Mahmud S, Hamza Y, Nassar A H M. The significance of cystc duct stong encountered during laparoscopic cholecystectomy［J］. Surg Endosc, 2001, 15 (5): 460 – 462.

［28］蔡茁. 合并胆囊管结石的腹腔镜胆囊切除术［J］. 肝胆外科杂志, 2013, 21 (1): 51 – 53.

［29］梅振宇. 肝外胆管粘膜下结石五例报告［J］. 中华普通外科杂志, 1999, 14 (1): 6 – 6.

［30］沈磊. 胆囊壁结石微创保胆手术价值的探讨［J］. 中国内镜, 2009, 15 (6): 572 – 576.

［31］刘京山. 内镜微创保胆手术几个问题的再探讨［C］. 第四届全国内镜微创保胆学术大会论文汇编, 2013, 8: 79 – 82.

［32］张诚. 胆道镜下电切胆囊罗 – 阿氏窦内结石的体会［J］. 肝胆胰外科杂志, 2013, 25 (1): 56 – 58.

［33］梁法生, 夏冬雪, 张小微. 腹腔镜保胆取石并胆总管切开取石一期缝合术 20 例报告［J］. 腹腔镜外科杂志, 2009, 14 (7): 530 – 532.

［34］梁法生, 董毅, 张晓微. 完全腹腔镜保胆取石术和息肉切除术 (附 68 例报告)［J］. 中国内镜杂志, 2009, 15 (7): 715 – 718.

［35］梁法生, 赵世芬, 姜万维. 腹腔镜胆囊颈部成型术在保胆取石术中的应用［J］. 腹腔镜外科杂志, 2010, 15 (12): 891 – 893.

［36］梁法生, 惠阳, 高晓军, 等. 胆囊畸形是形成胆囊结石的因素之一［C］. 全国首届胆囊切除术后不良反应大规模人群调查暨内镜微创保胆取石 (息肉) 基础研究论文汇编, 2007: 60.

第二十篇　非手术祛石保胆治疗

第一章　药物溶石治疗方法

第一节　口服溶石疗法和药物

口服药物治疗中主要是鹅去氧胆酸，熊去氧胆酸，牛磺熊去氧胆酸。

一、鹅脱氧胆酸（chenodeoxycholic acid，CDCA）的溶石机制

CDCA 降低胆汁胆固醇涉及胆固醇的合成、分泌和吸收诸环节，其中以抑制胆固醇的分泌最为关键。胆汁酸和胆固醇的分泌存在耦联关系，即胆汁酸的分泌可以带动胆固醇的分泌，两者成正相关。比较 CDCA 与胆酸（Cholic acid，CA）对胆固醇分泌的差异，发现前者灌注时胆固醇分泌速率较 CA 灌注时降低 1/3，说明胆汁酸组分变化可影响胆固醇的分泌。现在已证明，CDCA 是通过抑制肝脏胆固醇合成限速酶（HMG-CoA）来降低胆固醇的合成。胆汁中的胆固醇仅 20% 来自肝脏的新合成，即使 CDCA 抑制了胆固醇的合成，对降低胆固醇分泌的作用仍不够大，因此还需通过降低肠道内容物的停留时间以及与胆固醇竞争吸收部位和降低 CA 的量减少胆固醇的吸收。

口服 CDCA 后，胆汁中 CDCA 可增加到占总胆汁酸的 80%～90%，形成不饱和胆汁。试管溶石模型表明胆石表面结晶状态胆固醇分子以简单扩散的形式向不饱和混合微胶粒转移。鹅去氧胆酸由于副作用较大已被淘汰。

二、熊去氧胆酸（UDCA）（商品名：优思佛）溶石机制

鹅去氧胆酸的异构体叫熊去氧胆酸（ursodeoxycholic acid，UDCA），与 CDCA 相似，UDCA 也是借减少胆固醇分泌来降低胆汁胆固醇饱和度，但作用更强。其溶石机制包括：

1. 长期服用可抑制肝微粒体 HMG-CoA 活性，减少胆固醇合成。

2. 减少肠道对胆固醇的吸收。

3. UDCA 不抑制肝脏合成胆汁酸，因为胆汁酸合成由 7α - 羟化酶这一限速酶控制，而 UDCA 为 7β - 羟胆汁酸，不会抑制 7α - 羟化酶。结果每日有 300～600 mg 的肝胆固醇继续转变胆汁酸，脱离肝胆固醇池。

4. 胆固醇液晶复合体形成，它的比重较底，有上浮趋势，从而使胆固醇从结石表面脱离时不因周围稳定扩散相的出现而使富含 UDCA 的胆汁不能与胆石有效的接触，有利于结石的溶解。

三、牛磺熊去氧胆酸（tauroursodeoxycholic acid，TUDCA）

牛磺熊去氧胆酸又称滔罗特，是熊去氧胆酸（特罗凯，UDCA）以后新研发并在临床应用的最新剂型，牛磺熊去氧胆酸是亲水性胆汁酸，是从改变胆汁酸的成分着手，溶解胆固醇结石并可治疗部分胆结石患者，也可降低保胆取石术后结石的复发（作用机理详见第二十二篇）。

第二节 胆石溶解剂的适应证及应用对象

胆石溶解剂包括鹅去氧胆酸、熊去氧胆酸、牛磺熊去氧胆酸等。鹅去氧胆酸由于副作用较大已被淘汰。患了胆石症的人都不希望做手术，想吃药保守治疗，尤其寄希望于胆石溶解剂，希望服用后，胆结石能渐渐被溶解消除，因此，有很多的胆石症患者盲目地要求医师开上述三种药。这样良好的愿望往往得不到良好的效果。

一、药物溶石适应证

1. 症状轻微的胆固醇结石患者，对胆红素石患者无效。
2. 患者胆囊造影显影要良好，胆囊不显影者无效。
3. 胆囊结石直径在 1~2 cm 之内，而且应是透光性结石。阻光性的钙化结石，胆管内结石，直径 2~3 cm 的结石及巨大结石，服用胆石溶解剂无效。

二、溶石药物使用对象

据日本和美国等国家对长期使用的口服溶石剂统计，溶石剂的有效率（指完全消除率）不到20%。此药并非人人适宜，应在医师指导下服用，不可盲目吃药。所以仅适用于以下情况：
1. 全身情况不好（如老年，有其他严重疾病，不适宜或不愿意做胆囊切除的患者）。
2. 结石中胆固醇含量高，且直径小于 1.5 cm 的结石。
3. 能透过 X 线的结石，即所谓阴性结石（不透光结石无效）。
4. 胆囊管通畅，胆囊功能良好的患者（口服胆囊造影剂不显影的胆囊结石无效）。

第三节 口服溶石法疗效及缺点

多数文献报道单纯口服溶石法的有效率为30%~40%，若严格选择合适病例，则有效率可达70%以上，但结石完全溶解率则要低得多，10%~18%。尽管这一方法实施简便，且患者乐于接受，然而它也存在很多缺点。

1. 该方法疗程长。通常需要半年至两年，而且在整个疗程中患者必须不间断地服药。事实上因各种原因而中途停药者甚多。据一些资料统计，大约仅有 10% 的患者能治完全疗程。

2. 此法费用甚高。CDCA 和 UDCA 售价昂贵，即使国产 UDCA 50 mg 片剂，每片也要 0.5 元。长期连续服用，其费用是很可观的。

3. 复发率高。一旦停用溶石药，胆汁 3 周内便呈过饱和状态，而胆固醇过饱和胆汁即所谓成石胆汁。据报道，CDCA 和 UDCA 停药后两年复发率分别为13.5%~45.3% 和16.1%~33.3%，5~7 年复发率则达 30%~50%。更有甚者治疗中便出现结石增大，主要原因可能是原本就不适合溶石治疗，或治疗中用药不规范。

4. 服用 CDCA 后可引起腹泻，其发生率为30%~50%，与剂量大小有关。每天 3 g，则 100% 发生腹泻，每天 0.5 g 时多数不发生，但个别敏感者服用 50 mg 即可引起腹泻。

5. CDCA 和 UDCA 均可导致血清转氨酶活力增高，提示有肝损伤作用，约见于5%~10% 的病例。

6. 口服 CDCA 两年后可使血清胆固醇增高约 10%。因此，至少目前还不主张长期使用 CDCA 作为预防胆石复发的措施，以免增加动脉粥样硬化的危险。

7. UDCA 有加速胆石钙化的作用。一旦出现结石钙化，则不仅溶石无效，ESWL 也无效。基于上述各点，目前多数医院倾向于不单独应用溶石法，而是将它与其他疗法结合使用，以提高疗效，减轻副作用。

8. 上述两种药只适用于胆固醇性结石，多见于胆囊结石，而肝胆管内常见的胆色素结石，目前还没有口服的溶石药物。

第四节　影响口服溶石疗效的因素

一、结石大小

有研究报道，较小的结石全溶率约 50%，而直径大于 1.5 cm 的结石则不到 20%。这主要是因为大结石多系成熟结石，结构致密，尤其是层状结石的表面大都覆盖有难溶成分。

二、结石含钙量

凡含钙量大于 1% 或结石外层钙化者均难收效。而一些层状结石治疗中一度有效后又无效者，很可能与此有关。

三、年龄因素

老年者常疗效欠佳。这主要是因为胆石的成分与年龄有关。中青年患者纯胆固醇结石占 16.5%，混合结石占 30.7%，复合结石占 22.2%；而老龄患者中 69.3% 为混合结石，30.7% 为复合结石。溶石作用的机制则主要在于溶解胆固醇。此外，老龄人胆囊功能下降也是一个因素。

四、胆囊功能

若口服胆囊造影提示胆囊浓缩及收缩功能低下，则溶石效果不会理想。因为胆囊功能低下时，口服的胆汁酸制剂难以到达结石周围，而溶解的成分亦难以排出，故难以达到和维持胆石周围胆汁的不饱和状态。

五、肥胖

肥胖者治疗反应差，常需增大用药剂量，否则难以改善胆汁的过饱和状态。

六、服药方法

有研究显示每日口服 CDCA 375 mg，则两年结石全溶率为 5%，而剂量增至 750 mg 时两年结石全溶率则达 27%。但应注意剂量大则副作用发生率高。此外，有人基于清晨胆汁胆固醇饱和度高的特点，将一日三次服药法改为睡前一次，结果既减少了用药量，又减轻了副作用，却保持了相似的疗效。

第五节　口服溶石药物的禁忌证和注意事项

一、口服溶石药物的禁忌证

并非所有患胆囊结石的患者都可以服用溶石药物，下列胆石症的患者是禁用口服溶石药物的：

1. 在胆石症基础上出现并发症，如胰腺炎、阻塞性黄疸及胆管炎等。

2. 孕妇，CDCA 和 UDCA 均可通过胎盘屏障进入胎儿体内，目前尚未排除这两种药物对胎儿致畸的可能性。

3. 胆汁酸代谢紊乱，如严重肝病、阻塞性黄疸。

4. 胃肠道溃疡或炎症。

二、注意事项

胆石溶剂必须在医生指导下服用，服用时要注意以下问题：

1. 用药必须持之以恒，一个疗程至少半年，每天用量为 500 ~ 750 mg。

2. 服药有效者，为了预防复发，应小剂量维持一段时间（每天 150 mg）再停药。

3. 服药期间，经常观察疗效，定期 B 超复查，胆囊造影摄片。若治疗时间超过一年无效者，应考虑其他治疗方法。

4. 配合饮食治疗，要吃低脂、低胆固醇、多纤维素的食物。

5. 服药者有可能出现腹泻，部分患者可出现肝功能异常等副作用，必要时应请医师对症处理。

第六节　中西医结合，总攻排石疗法

通过增加胆汁分泌，促进胆囊收缩，松弛 Oddi 括约肌，消炎抑菌等措施，最终将结石排出。但排石时间长，排石效果差，从 20% ~ 90%，一般在 60% 左右，排净率在 30% 左右，并发症有急性胆绞痛，梗阻性黄疸和急性胆源性胰腺炎（详见第十二篇第四章）。

第二章　灌注溶石疗法[1]

灌注疗法同样可追溯到 19 世纪，当时已经认识到胆固醇是胆囊结石的主要成分，并很自然地联想到用乙醚、氯仿等有机溶剂。1891 年，德国学者 Walher 试用乙醚灌注溶解胆总管残余结石取得成功。1923 年，Pribram 将这一方法标准化，治疗 28 例胆总管结石患者，也获得一定效果。但因乙醚沸点低于人体常温在体内很快汽化形成高压，导致难以忍受的疼痛，不久这一方法很快被弃用。虽然此后陆续有学者试用氯仿、胆酸钠、肝素和生理盐水等，但最终或因毒性太大，或因没有真正的溶石效果，逐一被淘汰。20 世纪 80 年代，随着介入放射学 ERCP 的迅速发展，又掀起了冲洗溶石的热潮。影像学技术介入放射学的发展及高效胆固醇溶剂的发现使灌注溶石有了长足进步的可能。1985 年在大量筛选性研究的基础上，Thistle 等找到了既安全又十分有效的胆固醇溶剂——甲基叔丁醚（methyl tert-butyl ether，MTBE），并成功应用于临床。不久 MTBE 以惊人的溶石速度引起世人的关注，很多医生相继开展了这方面的研究。上海交通大学医学院附属瑞金医院于 1986 年开始 MTBE 的体外和体内动物实验，1989 年底应用于临床。同时开展这方面研究的还有北京、山西和大连等地。国内研究的主要目标是如何减低 MTBE 的毒性和寻找溶解胆石中非胆固醇成分的溶剂和复方制剂，虽然未完全解决问题，但致力于尽量不切除胆囊治疗胆石的思路，至今还在鼓舞着我们为胆道外科进一步发展所做的努力。

第一节　灌注溶石疗法的溶石剂

用来溶解胆固醇结石的溶石剂有：胆汁酸盐，辛酸甘油单脂，MTBE。

一、胆汁酸盐

自 1972 年以来，不少胆汁酸盐的成分被用来溶解胆固醇结石，如胆酸钠。由于溶石时间长达 1~3 周，成功率不到 70%，而且可引起败血症、肝毒性，效果不如辛酸甘油单脂而被弃用。

二、辛酸甘油单脂

MO 是一种中链二酸甘油脂，三酸甘油脂的正常分解产物，体外溶解胆固醇的能力很强，与胆酸相比，不会引起肝胆管炎症。临床上用来经术后"T"管灌注溶解胆管残余结石，也可以经皮经肝胆管穿刺置管或经内镜建立鼻胆管通道灌注。平均疗程 5 天，疗效达 62%。最近有人研究在促溶系统的作用下用 MO 溶解碎石后的结石碎片。

三、甲基叔丁醚

甲基叔丁醚（MTBE）是一种脂醚，体外溶解胆固醇结石的速度是 MO 的 50 倍，实验犬胆囊内结石在几小时内全部溶解。MTBE 之所以被首选来用于胆囊结石的治疗可能与三方面的特性有关：①其沸点比乙醚（35 ℃）高，为 55.2 ℃，在体内不会沸腾在胆道内形成高压而引起胆绞痛和肝损伤。②体内代谢速度快，进入人体被吸收后绝大部分很快以原型从呼吸道排出，其余基本上从尿中排出，不易在体内聚集。③黏稠度很低，推注时阻力很小，加上胆固醇溶解度大（14 mg/dL，37 ℃），利于溶石。与 MO 不同，MTBE 更适用于胆囊内结石。

第二节 灌注溶石疗法的适应证

1. 由于乙醚、氯仿及某些复方溶剂的诸多缺点，临床上用的较多的只有 MTBE。原则上 MTBE 溶解胆囊结石的适应证为：

（1）胆囊是否有保留价值。

（2）结石是否可溶。

（3）能否建立胆囊溶剂灌注通道。

（4）患者是否能耐受这一治疗。

目前尚无统一的适应证。因为治疗前很难准确判断胆囊的功能和结石的性质。

2. 上海交通大学医学院附属瑞金医院暂行的 MTBE 溶解胆囊结石适应证为：

（1）有症状的胆囊结石，排除消化系统其他疾病。

（2）胆囊收缩功能良好。

（3）胆囊透 X 光，CT 片示无钙化，CT 值≤50 Hu。

（4）结石直径≤2 cm，数量≤5 粒。

（5）胆囊无畸形，胆囊床非系膜型。

（6）没有明显肝，肾和心功能障碍。

（7）非妊娠期。

第三节 灌注治疗的具体方法、效果与不良反应

灌注治疗的具体方法是建立灌注通道和进行溶石。

一、建立通道

方法与经皮经肝穿刺胆道引流（percutaneous transhepatic cholangial drainage，PTCD）基本相同。术前准备包括：常规及肝、肾、心及肺功能检查，凝血机制化验，双倍量口服胆囊造影剂 14～16 小时后，次日空腹，用 B 超在腋前和腋中线之间估计并标出胆囊的大致范围。或者事先建立的"T"管，或鼻胆管、胆囊造瘘等通道将溶石药物如甲基叔丁醚、单辛酸甘油等，注入胆囊或胆管。

1. 体位，平卧或左侧卧位（半卧位，抬高左侧胸腹）。

2. 选择穿刺点和穿刺方向。

3. 局麻后在 B 超或 X 光电视引导下，以右肋膈角下一位肋间隙与 B 超所定的平面交点为进针点，以金属二套管针进行穿刺，在电视下确定针已在胆囊内。

4. 置管，拔出针心，见胆汁流出后插入引导钢丝，借导丝换入 4F Teflond 导管，或 5 F"猪尾巴"管，缝扎固定于皮肤上。

注意事项有：穿刺时患者要控制呼吸幅度，进针必须经胆囊床，保证管道与结石充分接触，密切观察，防止管道位移或脱落（确保胆汁不从导管周围漏出；导管胆囊腔内段应自然盘屈，并将结石全部包在环内；有效防止导管滑脱或在肝与体壁之间打折）。

二、溶石

1. 先抽尽胆汁，用生理盐水冲洗，试探测量胆囊容量，取容量的 1/3 或 2/3 为每次 MTBE 的最大用量。一般为 15～20 mL，注入和抽出反复进行，往复 4～6 次/分钟，约每 15 分钟更换一次 MTBE 新鲜溶

剂。每次灌注治疗 2~4 小时，结束前用生理盐水冲洗胆囊，换出其中残留在腔内的 MTBE。每次治疗间隔 1~2 天。从置管到拔除不能少于 7 天，以防胆漏及腹膜炎。

2. 疗效观察方法，可用 B 超和经溶石导管造影观察，也可以用胆固醇结晶观察法，即将回抽的 MT-BE 溶液滴一滴在玻璃薄片上，待其迅速干燥，如玻片上出现白色粉末说明薄片上有胆固醇，溶石有效，否则为无效。结石消失率在 40%~80% 不等。

3. 彻底溶石必须具备两个条件：B 超和造影显示结石消失，MTBE 回收液中无胆固醇。

但是，具备上述条件，还不能说明结石已完全消除，因为小于 3 mm 颗粒很难检出，MTBE 回收液中虽无胆固醇，但可能有其他成分的结石颗粒。

三、优点

不手术，适用于年老体弱，并有严重心肺功能不全，不适宜手术者。

四、缺点

腹泻，肝脏毒性，疗程长，费用高，仅适应范围狭窄，操作困难，反复多次，解决不了复发问题，二年为 50%，所以推广困难，有 10%~18% 的失败率。受到了结石结构，溶石剂和结石接触，结石的大小，冲洗速度，药物不良反应等因素的影响。

五、灌注治疗效果的评价

灌注治疗的并发症与 PTC、PTCD 基本相同。PTC 的平均发生率为 4.1%，死亡率为 0.13%。常见并发症有败血症（1.7%），胆漏（1.2%）和出血（0.3%）。其他少见的并发症为气胸，急性肝肾功能衰竭等；而 PTCD 并发症的发生率较高，平均为 7%~23%，除上述并发症外，还可能发生感染、导管移位及胰腺炎。

Thistle 等治疗 75 例，72 例胆石溶解，超过 95%，其中 51 例留有 <5 mm 大小的残渣（68%）。51 例中，15 例（21%）残渣在随访中自然排净，另 36 例未排净 7 例（9%）发生胆绞痛，其中 4 例手术切除。平均溶石时间 4~10 小时。Hellstern 等治疗 50 例，平均灌注 9.5 小时，48 例有效。上海交通大学医学院附属瑞金医院张圣道等治疗 81 例，其中 46 例溶石前先行碎石，平均灌注 10 小时，55 例全溶，23 例部分溶解，3 例不溶。

MTBE 溶剂的并发症和副作用有十二指肠炎、溶血、呕吐和轻度麻醉作用。如能正确掌握注入剂量以及根据患者的反应及时调整剂量，这些并发症和副作用就可避免。

灌注治疗是一种侵袭性小的保胆手术，由于设备及技术要求高，有一定的严重并发症发病率，成功和有效率低，复发率较高，所以不易推广应用。也有单位提出选择适当的病例，MTBE 灌注溶石是安全有效的，结论存在差异。

第三章　经皮胆囊碎石[2]

体内碎石器有简单的机械碎石，是采用异物钳，或穿透，或叩击等各种机械；近年来相继发明了液电碎石器、超声碎石器、激光碎石器等（图20-1）。

图 20-1　网篮碎石过程

1. 网篮碎石过程；2. 转子碎石器

第一节　液电碎石器的工作原理与优缺点

液电碎石器的原理在于电极末端放电时产生的高能量液电压力波，将与之接触的结石粉碎，但对弹性结构没有明显的损伤作用。碎石成功的先决条件是探头与结石密切接触。已碎的结石粉末在灌洗液中妨碍视野，必须通过灌洗排出后方可看清新的目标，因此要彻底清除结石既费时又有很大的难度，往往会有碎石残留。

这种液电发射形成的冲击波可以引起胆囊壁严重损伤，如黏膜剥脱、血肿及穿孔等。为达到探头与结石密切接触和避免误伤胆囊壁，要求结石处于比较固定的状态，如结石嵌顿在胆囊壶腹或胆囊管内，或用网篮将其套住。液电碎石的优点是探头的导能系统可屈，既能通过硬质内镜，又能通过纤维内镜，适用性较大（图20-2）。

图 20-2　液电碎石器

1. 液电碎石器；2. 脚踏开关；3 窥镜；4. 冲洗导管；5. 胆道镜；6. 工作杆

第二节　超声碎石器的工作原理与优缺点

由超声发生器和振动杆组成，后者是空心，与真空泵连接（图20-3）。当超声波传导至由两种声阻抗不同介质结构的界面时，形成"声穴"，局部可形成高达$5.1 \times 10^8 \, N/M^2$的冲击力，在固定频率下，1 ms内逐渐出现高峰压力，造成对结石压缩－膨胀，使结石结构遭到破坏性粉碎。但相比之下，软组织和胆囊黏膜则对超声波不敏感。由于超声探头是硬质的，故多采取穿刺后扩张或手术建立的"T"管窦道以便粉碎胆囊内结石或胆总管结石。

1984年，David等报道2例患者，胆囊内共有5枚结石，其中4枚直径为12 mm，1枚40 mm，均被超声波击碎取出。超声碎石器的性能近年来有了很大的改进。由于超声探头经硬质内镜的工作道进入胆囊，操作都在直视下进行，保证了治疗的准确性和有效性；内镜系统本身有输入和输出接头可供生理盐水作连续灌洗，并可以及时清除粉碎的颗粒，使视野清晰。负压泵的作用有两个，除灌洗作用外，还起到使结石或碎片始终朝超声探头方向移动的作用，这就不必去瞄准每一个目标，大大地提高了操作的效率。并发症主要是出血和胆漏。当探头意外接触胆囊壁，只引起毛细血管出血，不

图20-3　超声碎石器
1. 超声碎石器；2. 脚踏开关；3. 冲洗导管

会发生严重损伤。治疗失败的主要原因除胆囊和结石本身的原因之外，就是灌洗系统失效或在建立碎石通道时造成胆囊壁撕伤或胆漏。

第三节　激光碎石器的工作原理与优缺点

1978年，日本学者葛西首先做了激光破碎胆结石的实验研究，证明激光能够破碎胆色素和胆固醇结石。1981年，Orii等报道2例临床应用取得成功。但1982年，有学者显示用激光碎胆石时胆囊黏膜可遭受热灼伤。为克服热灼伤，后来不少学者试用水灌洗来冷却并设法使光导纤维不接触胆囊壁而取得成功。激光碎石的原理为：①简单的热融作用。②局部高温引至结石内部涨裂。③实质上的声光效应，即冲击波。近年来使用短时相脉冲激光，在体外能有效的粉碎胆石，但在胆石与周围不产生热交换。

激光光谱中以长波500 nm的碎石效果最佳。虽然任何性质的结石都可以被激光粉碎，但色素结石比胆固醇结石更易破碎，而含钙量对碎石效果无影响。激光碎石效果在液态环境比在空气中好。胆汁因有吸收激光能量的作用，不利于碎石，但对临近的黏膜有保护作用。在美国唯有双香豆素染色脉冲激光经FDA批准用于胆石治疗，而欧州则有Q转换NQ：YAG激光获准投入市场。激光一般能由石英纤维传导，其直径为200～350 μm，可通过内镜管道，在直视下操作。临床上将激光束与特定的取石气囊、Dormia网篮或子母纤维胆道镜配合，使胆石在固定状态下与激光纤维束末端密切接触。在子母镜观察下虽然定位准确，但要事先放置鼻胆管，用盐水灌洗，排出胆汁和碎石屑，以保持视野清晰。

1986年，Ell等在Nd-YAG激光器上附设脉冲发生系统，对胆囊结石分别做体外碎石和动物实验，结果表明对小于$1.5 \, cm^3$的结石只要32J的能量即可被粉碎。同年，又用Q转换YAG激光器实验，亦获得成功。激光碎石的优点是：①激光通过光导纤维传导，可通过内镜进入胆囊，直视下碎石操作，因而定位准确。②激光脉冲瞬间发放可短至ns级，局部不伴明显热效应，不产生灼伤。③破碎的结石粉末可经冲洗或器械取出。④价格比体外冲击波碎石机低。

第四节 体内碎石的具体方法

胆囊碎石治疗一般取经皮肤途径，可以再经过肝脏或直接通过腹腔进入胆囊，借助碎石器将结石粉碎后吸出。粉碎的目的是缩小取石路径的直径，减少损伤和避免发生胆汁性腹膜炎。其基本过程包括以下环节：①建立体内碎石的径路。②粉碎结石并将其排出体外。③消灭碎石取石径路。根据建立碎石径路的方式不同，分为以下两种方法。

一、经皮穿刺碎石法

在普通外科医生参与或主持下，在口服碘番酸14小时后，患者仰卧于X操作台上，可用全身麻醉或硬膜外麻醉。然后用B超或B超和X线透视做胆囊定位。穿刺进入胆囊后，即插入导丝，并循导丝置入细导管。抽出胆汁后注入稀释照影剂，在电视监视下将穿刺逐级扩张到24～28F。最后经导管鞘插入胆道镜，在直视下用取石钳取出结石，或先用上述碎石器粉碎后吸出。最好能一次排尽结石，如有困难可暂保留一根24F胆囊造瘘引流管，5～7天后再用胆道镜取出结石碎片。碎石取尽后，一般留置引流管10天，拔管前造影一次。

二、腹腔镜监视下经皮胆道镜碎石法

CO_2气腹条件下经脐孔边缘切一小口置入腹腔镜，在直视下用精巧的抓钳抓住胆囊底，再行胆囊穿刺和逐级扩张，置入塑料鞘管。然后将胆囊镜及体内碎石器经鞘管送入胆囊，认清结石，立即行碎石和灌洗清除碎石屑。因鞘管与胆壁间形成视盲区，不能发现隐藏的结石或碎片，故最后应该在腹腔镜监视下逐步将鞘管与胆道镜一同向胆囊戳口退出，至看清胆囊整个内腔情况。最后放置Foley管，气囊充盈后一边向外牵引，一边退出鞘管，使胆囊壁与腹壁紧密相贴导管外端缝于腹壁。依次撤除器械，排尽腹腔气体。患者带管回家，1周后门诊，作B超和胆道造影，如无残留结石或碎石，即拔管。

1989年，张冰等引进西德"Wolf"牌经皮胆镜，对421例胆囊结石患者采用经皮胆镜胆囊碎石清除术，成功率达100%，其中122例随访1～8个月，平均75天。术后胆绞痛消失率为96.8%，饮食改善（可进油腻食物）者为87.1%，胆囊造影其功能均较治疗前改善，B超检查胆囊壁粗糙情况有明显改善，胆汁透声明显优于术前。11例仍有轻微上腹部隐痛及闷胀不适，4例近期内出现急性胆囊炎症状，其中2例有结石残留（1.6%）。逆行造影示胆总管结石，其中1例于2个月后因急性胆管炎再次手术。全组中，有3例于48～72小时内发生引流管气囊漏气而滑脱；8例因引流管堵塞而出现剧烈腹痛。

第五节 经皮胆囊碎石的优缺点

优点：经皮，经肝，经胆囊直接取胆石，也可经此途径溶石，有一定效果。创伤轻，痛苦小，清除结石效果确切，疗程短，恢复快，近期效果显著。

缺点：侵入性操作，操作复杂、适用范围小，残留和复发不能用外科方法来预防，只适宜小结石，复发性与其他相仿。

第四章　体外冲击波碎石治疗胆石症[a]

第一节　四种碎石机介绍

1. 液电式体外冲击波碎石机。前西德首先在世界上制成 Dornier 碎石机。利用一对绝缘的电极在水中产生高压击穿时，火花区形成高温高压的等离子体，迅速向四周膨胀，形成冲击波用于碎石。经半椭球状的反射缸反射，聚焦第二焦点处，声压可达 100 mPa 以上。

2. 压电式体外冲击波碎石机，法国首先制成 EDAPLT-01 压电式碎石机。利用镶嵌在抛物面圆盘上的 320 枚压电晶体，在高频脉冲电流作用下振动产生冲击波，经压电周围的绝缘油及水囊的传导，精确同步地直接聚焦，在圆面中心形成宽 4 mm、长 15 mm 的聚焦区，声压达 90 mPa。机型已由 EDAP LT-01 plus 型发展成 EDAPLT-02 型。前西德的 Piezolith2300、Modulith20、美国的 Therasonic 碎石机属于此型。

3. 磁电式体外冲击波碎石机，前西德 Siemens 公司制成 Lithostar 磁电式碎石机。利用电容器放电时，在扁平线圈中形成脉冲电流，使金属膜片振动，压缩膜片外面的水面产生冲击波，经声透镜聚焦，形成焦点区，声压为 22~78 mPa。

4. 最近，日本 Yachiyoda kogyo 公司又推出微爆炸式碎石机样机。利用重氮化银（AgN_3）弹丸在水中引爆后产生冲击波，同样用半椭球状反射体使冲击波聚焦。现已成功用于临床。

其他还有利用聚能激光等技术制成的冲击波发生器。

第二节　体外冲击波碎石机制

任何种类的体外冲击波都属于机械振动波，按声学的原理传导、反射、折射、衍射、衰减和聚焦，但它又不同于一般的声波（正弦波），而是一种脉冲压力波。正压脉冲具有陡峭前沿，压力梯度很大，脉冲宽度很窄（μs），其后伴有一个持续时间很长、幅值很小的负脉压冲。冲击波的频率范围很大，包含丰富的高频成分，在物体中传播时会引起很高的拉伸内应力。其低频成分在液体中又可产生空化作用。但冲击波的频谱频率又明显较超声波频率低。在液体和人体组织中传播时很少衰减。

利用冲击波的这些特性和人体软组织的声阻抗与水相近，冲击波能在人体通过时能量损失很小，又利用聚焦原理，使冲击波进入人体时入射面较大，减少对人体的影响。而在进入人体后于结石处聚焦，形成焦点区，声压明显增强。当冲击波经过结石以纵波传播时，冲击波中的高频波会使结石中的介质（固体）分子随着波动而被拉伸或收缩。当拉伸内应力超过固体的抗张强度时结石便碎裂。而人体的软组织近似弹性体，能耐受较高的伸拉内应力而不受损伤。

第三节　体外冲击波对人体组织的损伤效应

需要指出的是，当冲击波通过声阻抗不同的界面（如气体固体、液体固体界面）时，会产生能量的转换而致组织损伤，这就是临床上常看到肝包膜下、胆囊床、胆囊壁、肠道和肺泡等部位容易造成损伤的原因。冲击波中的低频波能在结石周围的液体中产生空化现象，空化作用产生的空泡溃灭时产生由中心向外辐射的冲击波，这种微喷射所产生的压强足以对结石产生空蚀作用。液体渗入结石的裂缝后，结石内部的空化作用所产生的微喷射加速了结石的粉碎过程。用每秒一万次高速摄影拍摄图象，用扫描电镜观察到微喷射在结石表面形成的许多坑洼都证明了这一现象。这种微喷射毫无疑问地同样能引起组织的损伤。

第四节　体外冲击波碎石治疗胆囊结石的适应证和禁忌证

用 ESWL 治疗胆囊结石，在 1991 年 1 月威海全国胆道体外冲击波碎石学术研讨会议上，制定了体外冲击波治疗胆囊结石的适应证和禁忌证。

一、适应证

①症状性胆囊结石。②口服胆囊造影示胆囊功能正常。③胆囊阴性结石。④ 5 ~ 25 mm 单颗或 5 ~ 15 mm 的 2 ~ 3 颗结石。

二、禁忌证

①口服胆囊造影不显影或显影的胆囊位置过高，或因胆囊畸型使结石定位困难。②胆囊阳性结石。③ B 超示胆囊萎缩或胆囊壁厚达 5 mm 以上。④ 胆囊急性炎症期。⑤ 凝血机制障碍。⑥有严重心（带起搏器者）、肺、肝、肾以及胃十二指肠疾病。⑦妊娠期。⑧ 碎石 3 次无效者。

第五节　体外冲击波碎石的治疗方法

患者空腹、取俯卧位。肌注强痛定 100 mg，654-2 10 mg 减轻恶心，右上腹不适及疼痛感等症状。B 超定位。应用液电式碎石机时，参数为：工作电压 8 ~ 16 kV，冲击次数 1000 ~ 2500 次，工作能量 20 ~ 50（焦耳）。应用压电式碎石机（如 EDAPLT-01）时，工作参数：治疗能量为 84% ~ 100%，冲击频率为 1.25 ~ 10 次/s。治疗能量存储读数 25 ~ 50。应用磁电式碎石机（如 Lithostar plus）时，功率调节范围：1 ~ 9。冲击次数 2000 ~ 4000。力求最少冲击次数达到最好的效果。

第六节　胆囊结石碎石效果的评定

威海会议的指标是：①结石破碎率（B 超下结石分为两块以上者）。②结石破碎程度，Ⅰ级：最大碎片 ≤3 mm；Ⅱ级：最大碎片 4 ~ 9 mm；Ⅲ级：最大碎片 ≥10 mm。③再碎石率（分 2 次、3 次再碎石治疗率）。

有人按统一标准对 711 例患者进行碎石治疗研究，A 组用水浴式碎石机碎石；B 组用水囊式碎石机低能量碎石；C 组用水囊式碎石机高能量碎石。碎石后服用 UDCA + CDCA 治疗。在碎石后 9 ~ 12 月，直径 ≤20 mm，单颗结石消失率在 A，B，C 3 组分别为 76%、60% 和 88%；直径 21 ~ 30 mm 单颗结石消失率在 3 组则分别为 63%、32% 和 58%，提示：水囊式高能量碎石机对 ≤20 mm 单颗结石效果较好；配合胆汁酸治疗的患者结石消失率高于不用胆酸治疗者（$P < 0.001$）。

第七节　碎石后的处理方法

胆囊结石经粉碎后，国外基本上采用碎石加口服药物（UDCA，CDCA）溶石的治疗方法，也有后用灌注的报道。国内的方法有：口服溶石、灌注溶石、口服排石药配合体位排石、中西医总攻排石、经皮胆道镜穿刺取石、经皮胆囊造口、推按运经仪、磁疗仪等消除结石的方法。

第五章　非手术祛石疗法联合应用

第一节　口服溶石合并冲击波碎石状况

1. 近年来有学者对体外冲击波碎石与口服溶石联合应用进行前瞻性研究，都证实碎石治疗后的结石消失主要是依靠口服溶石剂的溶石作用，而非碎片的自然排出。合用的合理性在于：①在胆固醇过饱和胆汁中，胆固醇结石不能自然溶解。②胆石性胆囊的收缩功能减弱，排出结石的可能性下降；③结石被击碎后表面积增加，利于结石溶解。如击碎后继续存在，可能重新聚集成大的结石。临床实践表明，联合法的效果是单一方法的 3 倍。德国慕尼黑大学医学部 Paumgartner 小组 1000 多例报告应用 Dornier MPL9000 型碎石机，碎石后一年低能量组 20 mm 以下单夥结石消失率 57%，高能量组 84%；直径 27 ~ 30 mm 以下结石消失率分别为 32%、57%，而 2 ~ 3 夥结石碎石一年后消失率仅为 17% 与 51%。上海中山医院 EDAP LT-01 碎石机碎石结石破碎率 96.2%、再碎石治疗率 28.4%，1 年结石消失率 52.4%，以上两组碎石后均有不同程度腹部隐痛，胆绞痛；黄疸，胰腺炎发生率 1% ~ 2%。

2. 结合体外冲击波碎石的溶石疗法的优缺点：优点：非损伤，有一定的疗效；适用于不愿接受手术，有相对手术禁忌证或因职业因素不愿手术者。缺点：患者需严格挑选，治疗费用较贵，疗程较长，有一定的复发率。（效果差，复发率高，有胆囊损伤及其他严重并发症。）

第二节　灌注溶石合并冲击波碎石优缺点

体外冲击波碎石与口服溶石合用后疗效确实明显提高。但是受溶石药物本身代谢及药理过程的限制，溶石过程相当缓慢，由此产生疗程长、疗效差及费用大的缺点。此外，也由于这些缺点是患者不能坚持而中断，反增加了颗粒的数量，而且，由于小颗粒的移动而引发急性胆囊炎、胆管炎和胰腺炎的可能。另一方面，灌注溶石虽使溶石时间大为缩短，但结石较大，结石钙化层的存在使溶石过程明显延长，而且 MTBE 作为一种很强的胆固醇溶剂，它对胆囊黏膜的破坏作用与作用成正比。因此，要减少损伤，就得缩短溶石时间。

ESWL 与 MTBE 溶石同时在 20 世纪 80 年代用于临床，学者们发现两者的优缺点可以互补。上海交通大学医学院附属瑞金医院的研究表明：碎石后 MTBE 灌注溶石的结石消除速度明显较单纯 MTBE 灌注快，患者不适及不良反应减少，溶石时间缩短，治疗操作强度减轻。上述药物溶石、体外震波碎石和体内碎石方法，无论是单一的或是结合进行的都取得不同程度的疗效，虽然存在很多不足，但说明有很多医生不甘心在治疗胆囊良性疾病时"一切到底"，而是千方百计，设法保留对人体有重要生理功能的胆囊。尽管这些技术，在取尽率、复发率、快捷度、简易度和性价比等方面不如新的保胆取石，但可以作为保胆取石后复发患者的一种补充。在 20 世纪 80 年代，甚至现有的教科书，都被认为是治疗胆石症的方法之一，而保胆取石有什么理由不被列为一种胆石症治疗方法呢？

第六章 保胆取石中液电碎石、钬激光碎石、超声碎石的应用进展

为配合保胆取石术，多种碎石仪研发，用于临床。目前常用三种，液电碎石，钬激光碎石，超声气压弹道碎石，这些设备优于20世纪80年体外碎石系统，显示了良好的碎石效果。

第一节 瑞士 EMS 第三代超声气压弹道碎石清石系统

姜成文[4]报告EMS第三代超声碎石清石系统在困难取石保胆手术中的应用体会。

瑞士EMS第三代超声气压弹道碎石清石系统是将气压弹道与超声完美的结合。主要优点是速度较快，效率高：①手术中利用气压弹道快速粉碎结石，同时通过超声高效将碎石吸出，提高了碎石的清石效率，缩短了手术时间。②主动负压吸引功能，EMSA在碎石的同时将结石吸走，避免了细小结石残留，并保持胆囊内负压，减少或避免将细小结石冲入胆总管内。③对胆囊黏膜损伤小，EMS负压吸引不但将结石吸走，同时将超声碎石产生的热量也带走，减少了热量对胆囊黏膜的损伤。④ EMS无热辐射效应，对软组织及内镜无损害，碎石过程中没有微尘和气泡影响视野。⑤直径小于0.5 cm的较小结石或泥沙样结石，可使用超声一次性直接粉碎吸走，避免了硬镜反复进入胆囊对胆囊黏膜造成的医源性损伤，减少术后胆囊黏膜出血的机会，将医源性胆囊损伤降到最低，有利于胆囊功能的恢复，降低胆囊结石的复发率。

对于较大的结石，可优先用3.3 mm的超声探针，单独应用气压弹道将较大结石碎成小块，后换用1.5 mm超声探针，用气压弹道联合超声碎石将结石清除，如果结石质地较松脆或较软，也可单独使用超声碎石，不同性质的结石与不同直径探针的选用，以及探针能量和占空比的选择尚需积累经验，一般情况下，1.5 mm探声超声能量用40%，占空比60%，3.3 mm探针超声能量用70%，占空比80%。

第二节 美国公司 YAG 钬激光碎石器

YAG钬激光碎石器波长2.1 L，最大平均输出功率100，脉冲峰值功率6，光导纤维直径40 L。

钬激光碎石仪是20世纪90年代问世的一种新型外科手术激光，它是一种脉冲式发生器，其工作媒介是包含在钇铝石榴石晶体中的钬激光能通过软光导纤维传播，以脉冲方式发射，波长2.1 L，组织穿透深度<0.5 mm，脉冲发射时间极短，为0.25 ms，远小于组织的热传导时间，瞬时功率可达10 kW，足以粉碎各种成分结石，钬激光产生的能量使光纤和结石之间的水化气，产生微小的气泡将能量传递至结石，使结石粉碎，无疑是其中最佳的选择。其对结石的粉碎作用主要靠热效应。似通过一种钻孔效应，由此结石被"汽化"，形成细小的结石微尘。它对任何成分的结石都有稳定的碎石效果，它的方向性好，能量的95%被周围5 mm的水介质吸收，使用非常安全，不易引起胆囊管或胆囊穿孔，是理想的碎石工具。

河北保定第二医院葛长青的操作方法[5]：胆道镜下定位，光导纤维经胆道镜活检管道进入胆囊内，钬激光碎石在直视下窥清结石后，功率设置为0.6～1.2 J/8～10 Hz，采用接触照射进行碎石操作，直到能被取石篮安全取出，细小结石则用结石吸附器吸出。光纤头需露出胆道镜1.5 cm以上，以免碎石损伤内镜。

优点：使胆道镜的功能更加完善，解决了胆囊颈结石嵌顿在保胆手术中不易取出的难题。大大降低了胆道镜保胆的难度，确保了胆道镜保胆取石手术取净结石。为保胆手术治疗胆囊颈结石嵌顿的治疗提供了一种理想的手术方法。

北京大学首钢医院刘京山[6]总结使用钬激光碎石仪的优点：①能量集中，碎石时引导光点可准确指引碎石位置，碎石位置精确，碎石效果佳，碎石时间短，激发次数少。②钬激光具有切割，汽化效应，是"切开"结石而不是"崩解"结石，碎石时对结石震动小，对黏膜损伤小，出血，穿孔少，碎石胆囊黏膜水肿轻。

他们还提出操作应注意事项：①胆道镜下钬碎石时应对结石进行切割，设计好切割路线，对结石进行交叉性切割，将结石碎成较小夥粒。②对不同性质的结石应选用不同的碎石能量。原则上结石硬度越大，脉冲能量应越大。③防止误伤胆囊壁造成穿孔，操作中不能将钬激光头直接接触胆囊壁，应将光纤头远离胆囊或胆管黏膜 3 mm 以上。操作中向胆囊内持续冲洗生理盐水，利用水流将热量带走，但不要加压冲洗，避免热源随冲洗液吸收入血液，引起术后发热，菌血症，甚至感染性休克；避免结石碎屑冲入胆总管。若碎石中胆道镜弯曲度大，建议选用 200 μm 超柔软光纤，直径细，柔软，多重弯折不会引起光导纤维损伤，对胆道镜冲洗水流影响小，视野清楚。

其他产品：科医人公司 Versa Pulse Power Suit 100 W 钬激光碎石机，波长 2.1 μm，最大平均输出功率100 W，光导纤维直径200 μm，365 μm，550 μm，功率依不同情况设定为 0.8 ~ 1.2 J/8 ~ 10 Hz。

第三节　液电碎石仪[7]

液电碎石仪不同于以往的手术器械碎石，碎石时应选用结石中央位置以适当的能量释放"微爆破"碎石，较大的结石分次取尽，一般不会产生较多的细小碎石，此外，持续冲洗并间断吸引，可吸出较小结石。优点是避免了以往保胆取石时较大结石在胆囊底部取较大切口，或术中"生拉硬拽"，避免了对胆囊壁过多的医源性损伤，较好的保护了胆囊壁黏膜，最大限度地保护了胆囊黏膜并保持了胆囊功能。周瀛[8]的体会是：①术中液电碎石可快速解除肝外胆道梗阻，疏通胆汁引流，残余碎裂结石可以在术后经"T 管"引出或经胆道镜取出。②附壁粘连的结石不宜取出，若碎石往往不能估计其厚度，易致出血及胆瘘，建议先搁置"T 管"引流待水肿消退及粘连减轻后结石有时可自行排出，或下次再取。③多点碎石，多点崩解，避免一点碎石造成胆道副损伤；碎石时电极头应离开结石 0.5 ~ 1 mm，此时能量聚集，易碎裂结石。

第四节　等离子体冲击波碎石

北京益达隆经贸发展有限责任公司产品标准：YZB/国 0296《DLZ-1 型等离子体冲击波碎石器》，每次冲击输出能量：低档≥40 mJ（不大于 2 J），高档≥200 mJ（不大于 2 J）。

杨玉龙等[9]在纤维胆道镜直视下，引入定向等离子体冲击波碎石仪探头，解决胆道镜难以取出的肝内外胆管术后残余结石 28 例。结果：碎石并取出的成功率为 100%（28/28），击碎每块结石所需发放冲击波 2 ~ 400 次，平均 80 次，平均每例患者做胆道镜 4 次，无严重不良反应。结论：等离子体冲击波碎石是纤维胆道镜取石重要的辅助工具，安全有效。

刘京山[6]指出缺点：碎石时能量分散，特别对硬度较大结石效果差，往往需多次碎石，碎石时间较长，碎石时对胆囊黏膜损伤较大，黏膜易出血，水肿明显，术后胆囊造瘘多。因此，手术时间、一次碎石率、胆囊造瘘率、黏膜出血率都显著高于钬激光碎石仪。

第五节　四种碎石仪的比较[4]

周瀛在第四届全国内镜微创保胆学术会议论文集上发表"液电碎石在术中、术后胆道镜取石中的应用体会"，介绍四种碎石仪应用情况，供同道参考。

由于碎石器品种、使用对象、技术熟练程度等不同，资料又较少，上述设备使用已介绍了性能、优点。下面归纳文献中提到的碎石仪缺点，仅供临床使用参考。

超声气压弹道碎石对硬性结石效果非常好，但结石残留率较高是其缺点。

钬激光对硬性结石碎石效果非常好，但效率较低，碎石时间长且激光转化为热量后局部产生高热，有致黏膜损伤、穿孔等可能，尚有破坏内镜和软组织的危险。

液压碎石缺点在于功率不够大，无负压吸引，碎石后需再次网篮取石。

超声碎石速度较快但对硬结石效果不佳。

非手术祛石治疗胆石症，尽管有各种不足，但是，对外科保胆治疗以及保胆后结石复发的处理是最好的补充。

（莫国贤）

参考文献

［1］胡海，张圣道．灌注溶石疗法［M］//黄志强．当代胆道外科学，上海：科学技术文献出版社，1998：289 – 291.

［2］张圣道，胡海．经皮胆囊碎石［M］//黄志强．当代胆道外科学，上海：科学技术文献出版社，1998：286 – 291.

［3］王炳生．体外冲击波碎石治疗胆石病［M］//黄志强．当代胆道外科学，上海：科学技术文献出版社，1998：292 – 299.

［4］姜成文．EMS 第三代超声碎石系统在困难取石保胆手术中的应用体会［C］.第四届全国内镜微创保胆学术大会论文集，2013：183.

［5］葛长青．钬激光在胆囊颈结石嵌顿保胆取石中的应用［J］.中国内镜杂志，2012，18（6）：667 – 668.

［6］刘京山．钬激光对胆囊结石体内碎石效果的临床研究［J］.中华外科杂志，2012，9（50）：854 – 855.

［7］任宾，周瀛．液电碎石器在两法微创保胆取石术中的治疗效果分析［C］.第四届全国内镜微创保胆学术大会论文集，2013：165.

［8］周瀛．液电碎石在术中术后胆道镜取石中的应用体会［C］.第四届全国内镜微创保胆学术大会论文集，2013：164.

［9］杨玉龙，谭文翔，付维利，等．等离子体冲击波碎石在纤维胆道镜处理胆道术后残余结石中的应用［J］.肝胆胰外科杂志，2005，17（2）：145 – 146.

第二十一篇　中医对胆石症的认识与防治

第一章　中医诊疗的指导思想

第一节　整体观

中医是以中国文化和哲学观为基础，从宏观、整体和关联性、立体的、多层次、多视角的医学观念去认识生命、健康和疾病的本质。

我国古代医家从人的生理活动与心理活动"相互依存、相互作用"的角度，而不是从单纯的"病"来观考察"人"和人的健康状态，认为人是有机的整体，人与自然环境乃至社会有着千丝万缕的联系。我国古代医家对人的生理活动与心理活动"相互依存、相互作用"的认识，对于生理活动与心理活动的结果能导致疾病或促进健康的认识，很早就有记载。中医还以"形"和"神"来概括人体"表"和"里"的互相关系。

第二节　"表里"观

中医用"形"和"神"来代表疾病的表里关系。就"形"而言，《黄帝内经》认为：人体脏腑、经络、五官、四肢、百骸等是一个有机整体，构成人体的各个组织器官。依靠器官相互沟通、相互协调而共同发挥正常的生理功能，从而保证人体的生命活动和健康状态。其有关生理病理的论述都充分体现整体观念。

就"神"而言，《黄帝内经》把精神、意识、思维、性格、情感等活动看作是生命过程中的一个有机组成部分，并且认为人的各种心理活动之间也存在着错综复杂的联系，体现着特有的内在规律。《灵枢·本神》曰："怵惕思虑者则神伤，神伤则恐惧流淫而不止；因悲哀动中者，竭绝而失生；喜乐者，神惮散而不藏；愁忧者，气闭塞而不行；盛怒者，迷惑而不治；恐惧者，神荡惮而不收。"

就"形神"关系而言，《黄帝内经》认为"形"是心理活动的基础，心理活动是形的体现，"形"与"神"是相互依存的。首先，各种情志活动与以心为代表的脏腑机能密切相关，是产生气血运行等总体功能的基础。其二，"形"与"神"相互影响。如《灵枢·脉度》中从感知活动方面说明"形"对"神"的制约作用，"肝和则目能辨五色矣""肾和则耳能知五音矣"。《灵枢·本神》又论述各种情志变化对身体的影响，说明了"神"能反作用于"形"。最后，"形"与"神"的关系上不仅表现为普遍的联系，而且还存在许多特异性的联系，认为某些心理过程或情志变化与某些藏腑的关系特别密切，相互对应。

第三节　互联性

世间万物，都有相承相克的关系。在中国的哲学理念中，"天人和一"，天有"阴阳五行"即"金木水火土"，人有"五脏六腑"，即"心肝脾肺肾"，深刻、形象地揭示了人和自然的紧密关系。中医的这些思想和认识，与现代医学所发现的胆囊疾病与周围环境、生活习惯，精神状态以及其他脏器疾病之间的关系的认识相一致。

这些论述揭示了思想情志变化的内在规律及与疾病发生的关系。这些认识也始终贯穿在中医的诊疗、预防实践中，如通过"望、闻、问、切"的表象，揭示疾病内在本质，在治疗时，除了通过对因治疗，还通过"补、泻、滋、养"等调理其他脏器功能，增强机体抵抗力，以"正"压"邪"，达到更好更快治愈疾病的目的。"天人和一"、"病"随"灾"起的思想，客观反映人类疾病发生与自然环境的密切关系。中国古代医家早就深刻了解环境和生活方式对疾病和健康的影响。早在明代，江苏南通的著名外科学家陈实功（1555—1636 年）在给一农妇诊疗时，开了张处方，农妇循方"施治"后，一改从前不讲卫生、好吃懒做、体弱多病的习气，摇身成为干净利落、身强力壮的贤妻良母，当四邻问道，你都吃了什么好药时，她拿出了陈实功给她开具的处方，上面写的是："粗茶淡饭农家宴，织布裁衣女中贤，肮脏入口多病邪，脱懒换勤得康健"。例子说明在生命活动和防病治病过程中任何环节的断裂，任何其他脏器的缺失或功能的削弱都会影响人的身体健康、生活质量、疾病的发生、发展和治疗效果。中医的"上医治国，中医治人，下医治病"的策略思想与现代提倡的预防为主，一脉相承。

第二章　中医对胆囊和胆囊疾病的认识[1]

中医从生理解剖、病理和病证、发病机制、胆石症的分型等方面都有独到的见解。

第一节　胆的生理解剖

在胆的生理解剖方面，中医认为胆附于肝，胆汁为精汁，其来源于肝，疏泄下行，注入肠中消化食物，故称胆为中精之府。肝与胆相表里，肝与情志相关，而胆气之盛衰常涉及情志活动的变化。中医在几千年的实践中发现人体器官之间通过经络贯穿，足少阳胆经起于目锐眦，上头角，下耳后，止肩，络肝属胆，行人身之两侧。在其循行的部位及其络属关系上，便反映所属经络脏腑的病症。

第二节　病理和病症

病理和病症方面，中医把胆道疾病的表现归纳为，"胁痛""寒热""黄疸"和"虫证"。胆的主要生理功能是贮藏和排泄胆汁，以助脾胃的腐熟运化功能。胆汁，生成于肝之余气。胆汁的分泌和排泄，受肝的疏泄功能的控制调节，所以胆汁的分泌和排泄障碍与肝的疏泄功能异常密切相关。胆的经脉络肝，与肝构成表里关系。同时，中医学还将对事物的决断能力也归属胆所主持，认为胆主决断（表21-1）。

表 21-1　中医胆石症发病机理认识

胆病临床常见症状	含义	发生机理
热寒往来	为患者自觉怕冷和发热，往来交替症状	此因肝胆气郁，枢机不利，营卫不调，正邪交争所致
口苦		为胆气上逆，胆液上泛所致
胁痛		胆的经脉循行于两胁，若肝胆气机不畅，经脉阻滞，气血流通不利，即可发作胁肋胀满疼痛
黄疸	即眼白与肌肤黄染	为肝胆疏泄失职，胆液排出不循常道，逆流入于血脉，泛溢于肌肤所致

第三节　发病机制

在发病机制方面，中医学认为，情志忧郁不畅；或饮食不节，过食油腻；或因蛔虫上扰，导致肝胆之气郁结，由气郁而致血瘀，郁而化热，热与脾湿蕴结，则成肝胆湿热之症。胆气不通则痛，胆汁逆溢肌肤而黄。若热积不散，则成脓化火，热毒炽盛，阔入营血，甚至"亡阴""亡阳"。若胆汁久瘀不畅，凝结而成砂石，反复发作而成慢性病变。"肝胆相照"是脏器间密切关系的生动比喻，任何缺失将有不良后果。

第三章　中医学关于胆石症分型与治疗[2]

第一节　胆石症中医分型

一、气郁型

指右上腹有轻度或短暂的隐痛或钝痛，常有口苦咽干，不思饮食，无明显寒热，无黄疸或轻度黄疸。尿清长或微黄，舌苔薄白或微黄，脉平或眩紧。相当于无感染的肝、胆管及胆囊结石，慢性胆囊炎和胆管炎。

二、湿热型

指起病急，有持续上腹部绞痛，阵发性加剧，有压痛和肌紧张，伴有口苦咽干，心烦喜呕，寒战高热，尿少色黄，大便秘结，有时可有目身发黄、舌红苔黄或厚腻，脉玄滑或滑。相当于急性胆管炎、急性胆囊炎以及胆总管结石引起的梗阻、感染等。

三、脓毒型

特点是持续性上腹部剧痛，伴有高热畏寒，神智淡漠，甚至昏迷谵语，全身晦黄甚至有出血现象，尿色如茶而量少，大便秘结，右上腹或全腹肌紧张，拒按，或可触及包块，舌质绛红，舌苔干枯或无苔，脉玄数或沉细而弱。相当于胆石症并发胆囊积脓、胆囊坏疽、胆汁性或化脓性腹膜炎及急性梗阻性化脓性胆管炎。

第二节　中医治疗胆石症的主要方法

一、中医治疗的基本法则是下法、和法及清法

中医认为，胆结石、胆囊炎属"胁痛""黄疸"等范畴，是因情志不畅，过食肥甘油腻等导致肝气不舒，脾失健运，湿热内生，热煎胆汁，凝结成石；石阻胆道，遂生诸证。不同类型的胆结石、胆囊炎因表现的征候不同而有不同的治法。

胆结石的治疗，应根据结石的大小，胆囊的功能，采取相应的手段。通常，在胆囊功能基本正常的情况下，直径小于 0.6 cm 的胆囊结石和直径小于 1 cm 的胆管结石有可能排出。中医的排石手段有很多，中药、针灸、食疗都可能获效，目前市售排石中成药也很多，但有些过于夸大其词，反而不可信。溶石在理论上是可能的，但目前在临床上还未找到有很好溶石作用的中药。胆结石、慢性胆囊炎（气郁型）表现为：间断右上腹或胃脘部隐痛，向右肩背放射，多因生气或油腻餐引发或加重，有时可突发右上腹绞痛（这是因为结石嵌顿所致），食欲不振，大便不爽，舌红苔白，脉弦。辨证为：肝胆郁滞，腑气不畅。治宜舒肝利胆，理气通腑。常用药：柴胡、香附、郁金、枳实、厚朴、木香、黄芩、白芍、金钱草、大黄、当归、甘草等。疼痛重者可加元胡、川楝子；食欲差者可加陈皮、竹茹；大便干燥可加大大黄用

量或酌加元明粉。若考虑为结石嵌顿于胆囊颈部引起胆绞痛，可嘱患者右侧卧位，拍打其右后背部，使结石从嵌顿部位脱出解除疼痛，但对结石嵌顿过紧者，效果很差。发病期间应忌食油腻，保持心态平和。

胆结石伴急性胆囊炎、胆管炎（湿热型）表现为：起病急，右上腹或胃脘疼痛向右肩背放射，不思饮食，进食则腹痛加重，或呕吐，发热，或有寒战，有时出现黄疸，尿少色黄，大便秘结。查体：右胁下或胃脘区疼痛拒按，有时可触到肿大的胆囊，肝区叩痛明显，舌质红，苔黄腻，脉弦数或滑数。辨证为：肝胆郁滞，湿热蕴结。治宜清利肝胆，理气通下。常用药：金钱草、虎杖、公英、黄芩、郁金、川楝子、茵陈、柴胡、白芍、大黄、元明粉等。腹痛剧烈者加元胡；恶心呕吐者加生姜、半夏；高热不退加生石膏。患者应禁食，有条件应下胃管行胃肠减压，输液，并可于右上腹外敷清热解毒，活血化瘀软膏，以促使炎症消退。同时要配合应用抗生素并严密观察病情变化。

坏疽性胆囊炎、急性化脓性梗阻性胆管炎胆管疾病（脓毒型）到了这一阶段，现代条件下，最积极的措施应是手术治疗。但在古代，无手术条件，中医将此类证候称为火毒型，主要表现为：右上腹及胃脘区剧痛，甚至痛遍全腹，高热不退，黄疸，便秘。腹肌紧张拒按，舌质红绛，舌苔黄厚腻，脉弦数或细数。辨证为肝胆郁滞，火毒蕴结。治宜清利肝胆，泻火解毒。常用药：茵陈、虎杖、栀子、公英、龙胆草、柴胡、黄芩、黄连、生大黄、元明粉、生地、生石膏。高热神昏者可加服安宫牛黄丸；怕冷自汗，脉沉细者可加麦冬、石斛、天花粉；有出血倾向的可加水牛角、赤芍、丹皮；出现休克可加人参、附子。

上述的三种综合征，实际上是胆结石，胆囊炎逐渐加重的三个阶段，在三个阶段的治法中始终贯穿一个原则就是舒肝利胆，通腑泻热，这也是中医治疗胆结石、胆囊炎的基本法则。除了内服、外敷中药外还可配合针灸（足三里，阳陵泉，胆俞等穴），耳针（肝、胆、胰、神门等穴），运经仪治疗等常可获得很好疗效。

中医治疗胆结石、胆囊炎不良反应少，无禁忌证，简单易行，但需要注意的是应把握好适应证，尤其是在急性炎症阶段的治疗。

二、中药治疗胆石症具体方案

1. 右上腹间歇性闷痛，脘腹胀满，嗳气频作，食欲不振，舌淡红，苔薄白，脉弦者，为肝气郁结，宜舒肝解郁，利胆止痛。方用清胆汤加减：柴胡 10 g、黄连 10 g、半夏 10 g、枳壳 10 g、郁金 10 g、元胡 10 g、川楝子 10 g、木香 10 g、白芍 15 g、生大黄 10 g（后下）。

2. 右上腹痛较甚，压痛明显，发热恶寒，口苦咽干，恶心呕吐，不思饮食，皮肤黄染，大便秘结，小便黄赤，舌质红，苔黄腻，脉弦滑数者，为湿热蕴结，肝胆热盛，宜清利湿热为主。方用清胆利湿汤：柴胡 10 g、黄连 10 g、半夏 10 g、木香 10 g、郁金 10 g、车前子 10 g、木通 10 g、山栀 10 g、龙胆草 10 g、茵陈 15 g、生大黄 12 g（后下）。

3. 右上腹持续剧痛，明显压痛及反跳痛，高热不退或寒热往来，全身黄染，大便秘结，小便短赤，色深如茶，舌质红绛，苔黄糙或有芒刺，脉滑数或沉细。甚或神昏谵语，四肢厥冷者，为湿热化火，热毒内陷。宜舒肝理气，通利湿热，清热解毒。方用清胆泻火汤加减：柴胡 15 g、黄芩 15 g、虎杖 15 g、半夏 10 g、山栀 10 g、木香 10 g、郁金 10 g、茵陈 30 g、龙胆草 15 g、生大黄 10 g（后下）、芒硝 10 g（冲服）。

三、"总攻"疗法[2]

此法是中西医结合的治疗方法，通过中西药的作用，达到消炎、增加胆汁分泌、促进胆囊收缩、松弛 Oddi 括约肌，最终将结石排出。现举例如下：

胆通排石汤：金钱草 30 g、茵陈 30 g、海金砂 30 g、郁金 15 g、枳壳 12 g、木香 12 g、大黄 10～15 g（后下）、栀子 10 g、芒硝 10 g（冲服）。

总攻程序：每周总攻2~3次，6~7次为一个疗程。

药物及时间举例如下：

此法是中西医结合的治疗方法，是中医治疗胆道结石的最好治法。较小的结石均能排出。现举例如下：

时间与治疗措施：

7：30　排石汤一副（浓煎300 mL），口服。

8：30　吗啡5 mg，皮下注射（胆绞痛发作期不用）。

9：10　阿托品0.5 mg皮下注射。

9：15　33%硫酸镁40 mL，口服。

9：20　0.5%稀盐酸30 mL，口服。

9：25　脂肪餐（油煎鸡蛋2~3个或肥肉3两）。

9：30　电针：右胆俞（阴极）、日月、梁门或太冲（阳极）。

针刺疗法：取胆囊穴、足三里、中脘、阳陵泉、胆俞、太冲、支沟等穴，采用强刺激泻法。

耳穴：取神门、交感、胆囊、胰、十二指肠穴，每次两侧各选穴2~3个，捻转中、强刺激，留针20~30分钟。

排石单验方

（1）板兰根30 g、蒲公英15 g、茵陈15 g、生大黄9 g（后下）、黄芩9 g、黄柏9 g、川厚朴6 g、玄明粉9 g（冲服），每日一剂，水煎服。

（2）白金丸，晨服3 g，或指迷茯苓丸，晚服9 g，10~30天，为一个疗程。

四、"总攻"疗法在保胆取石后治疗和预防复发的意义

"总攻"疗法各家报道疗效差异很大，最低者26%，高者达90%，一般认为排石率在60%左右，排尽率在30%左右。提高排石率的关键是掌握适应证和时机。理论上讲，越是直径小的结石越容易排除，这对于保胆后预防结石复发有重要意义，因为保胆手术后的患者都定期复查，只要在结石直径小于胆囊管和Oddi括约肌口径（5 mm左右）之前用"总攻"疗法和其他排石措施都有可能被排除。

第三节　中医防治胆结石的方法与科研论证

中医在预防与治疗胆石症方面也有丰富经验，2000年以来进行大量科研，从病因机制、胆囊动力、胰岛素抵抗、基因等方面论证养肝柔肝、疏肝利胆对预防胆结石作用的机制。调控胆固醇脂质代谢、炎症应答等相关基因表达来发挥防治胆石症的作用。以下选用部分资料供参考，足以证明中医中药对胆结石的预防与治疗上的贡献。介绍如下：

1. 上海中医药大学朱培庭教授，早年师从顾伯华、徐长生教授，悉心钻研胆道疾病40余载，主张胆石症"从肝论治"，临床每获效验。以下介绍朱培庭教授团队治疗与科研成果。

（1）朱培庭从肝论治胆石症经验[3]：用"养肝柔肝汤"治疗胆石症。朱培庭教授认为肝阴不足是主要病理基础，胆石症从肝论治，立养肝柔肝之法。基本方：太子参、生地、枸杞子、何首乌、白术、白芍、茯苓、甘草、陈皮各9 g，黄芪30 g。呕恶者：加竹茹、半夏各10 g；阴虚甚者：加南沙参、北沙参、天冬、麦冬各10 g；肝气郁结者：加玫瑰花、白残花各3 g，佛手10 g；纳少者：加谷芽、麦冬各10 g，生山楂15 g；便结者：加生大黄（后下）、莱菔子各10 g。方中生地黄，枸杞子，何首乌，滋补肝阴，为治本之举，太子参，黄芪，补气助阳，以促阴生，寓"阳中求阴"之意，白芍养血剑阴，柔肝止痛。茯苓，白术，补益脾气，体现了"治未病"的思想，肝胆气郁，陈皮、佛手、玫瑰花、白残花等花

类，果皮类理气中药乃取其轻疏泄之性，且不伤阴，诸药合用，防治结合益气养阴，柔肝止痛。

（2）高炬，方邦江[4]：探索胆结石豚鼠胆囊平滑肌细胞 IP3 含量的变化及养肝柔肝中药的干预作用。结果：养肝柔肝中药组能有效防止胆结石的生成，与模型组比较有显著性差异（$P < 0.01$），其效果优于熊去氧胆酸西药组（$P < 0.01$）。而养肝柔肝中药可明显升高胆结石豚鼠胆囊平滑肌细胞内 IP3 含量，与模型组比较有显著性差异（$P < 0.01$）。结论：养肝柔肝中药能显著降低胆结石的形成，其作用机制可能与上调胆囊平滑肌组织 IP3 的水平，激活肌醇脂质 IP3/Ca^{2+} 信号转导系统，使胆囊平滑肌细胞内 Ca^{2+} 释放增加进而促进胆囊的收缩有关。

（3）方邦江，朱培庭[5]：探讨疏肝利胆中药"胆石净"防治胆石形成的作用机制，结果：疏肝利胆中药组豚鼠一般情况及行为学特征较模型组有明显改善，其胆囊成石率较模型组和 UDCA 组低，差异有统计学意义。疏肝利胆中药能明显改善胆囊组织的病理结构，主要表现为胆囊黏膜炎症反应明显减轻或消失，胆囊组织结构基本接近于正常。结论：疏肝利胆中药能有效降低胆石的形成。其作用机制可能与改善胆石症胆囊组织病理结构，减少胆固醇对胆囊平滑肌的进一步侵害，从而增强胆囊收缩功能有关。

（4）裴新军，张静喆[6]：通过建立豚鼠胆囊胆固醇结石模型，研究胰岛素抵抗在胆固醇结石形成中的作用机制，同时探讨"养肝利胆颗粒"对其的干预机制。结果：经胆石红外光谱定性分析，豚鼠胆囊结石均为胆固醇结石。模型组成石率为 83.25%，其成石率显著高于正常组之 5.26%（$P < 0.01$）。养肝利胆中药组和熊去氧胆酸西药组成石率分别为 7.78% 和 38.89%，均明显低于模型组胆石生成率（均 $P < 0.05$）。模型组胆固醇结晶含量明显比正常增多（$P < 0.01$）。胆结石动物胆囊上皮细胞和肌层表现不同程度的病理损伤，养肝利胆组则明显改善。胰岛素血糖钳夹试验中模型组豚鼠葡萄糖输注率较正常组明显降低。与模型组相比，养肝利胆组与熊去氧胆酸组葡萄糖输注率明显升高，且养肝利胆组升高更为明显。与正常组相比，除胰岛素受体底物 2 外，模型组豚鼠肝脏胰岛素受体，胰岛素受体底物 1，p85 蛋白，PKB 蛋白等胰岛素信号转导蛋白的表达均明显降低。养肝利胆组豚鼠肝脏胰岛素受体，胰岛素受体底物 1，p85 蛋白，PKB 蛋白等比模型组明显升高。结论：养肝利胆中药通过对胰岛素信号传导通路的各环节进行调节，从而防止胆结石形成。

（5）高炬，方邦江，朱培庭[7]：观察实验豚鼠胆囊组织调宁蛋白（Cap）表达水平的变化，探讨养肝柔肝中药防治胆石症的作用机制。结果：养肝柔肝中药组能有效防止胆结石的生成，与模型组比较有显著性差异（$P < 0.01$），并且其效果优于熊去氧胆酸西药组（$P < 0.05$）。模型组动物胆囊组织 Cap 蛋白表达水平较正常组显著升高（$P < 0.01$）；养肝柔肝中药组和熊去氧胆酸西药组胆囊组织 Cap 蛋白表达水平虽均高于正常组（分别为 $P < 0.05$，$P < 0.01$），但较模型组明显降低（均 $P < 0.01$），且养肝柔肝中药组 Cap 蛋白表达水平较低，但与熊去氧胆酸西药组无显著性差异（$P > 0.05$）。结论：养肝柔肝中药能显著降低胆结石的形成，其作用机制可能与下调胆囊平滑肌组织 Cap 蛋白的水平，提高胆囊平滑肌收缩能力有关。

（6）方邦江[8]：观察"养肝利胆颗粒"对胆囊胆固醇结石豚鼠胰岛素抵抗的调节作用。结果：经胆结石红外光谱定性分析，豚鼠胆囊结石均为胆固醇结石。模型组成石率为 83.25%。高胰岛素－正葡萄糖钳夹实验中模型组豚鼠葡萄糖输注率较正常对照组明显降低。与模型组相比，养肝利胆组与熊去氧胆酸组葡萄糖输注率明显升高，且养肝利胆组升高更为明显。结论：养肝利胆颗粒可以明显升高葡萄糖输注率，改善胆囊胆固醇结石豚鼠的胰岛素抵抗程度。

（7）黄金阳，方邦江[9]：通过建立豚鼠胆囊胆固醇结石模型，研究胰岛素抵抗在胆固醇结石形成中的作用机制，同时通过观察肝脏 IKK-β 蛋白及其 mRNA 表达水平探讨养肝利胆颗粒对其的干预机制，从而为中医药治疗胆石症提供实验依据。结果：与正常组相比，模型组豚鼠肝脏 IKK-β 蛋白及其 mRNA 表达明显升高（均 $P < 0.01$）。养肝利胆中药组与熊去氧胆酸组豚鼠 IKK-β 蛋白及其 mRNA 与模型组相比均明显降低，有统计学意义（均 $P < 0.01$）。且养肝利胆中药组 IKK-β 蛋白及其 mRNA 低于熊去氧胆酸西药

组，结果有统计学意义（均 $P < 0.05$）。结论：养肝利胆中药可能通过对 IKK-β 蛋白及其 mRNA 表达水平的调节，从而防止胆固醇结石形成。

（8）高炬[10]：利用生物学技术从胆道动力学角度探讨养肝柔肝法防治胆色素结石的机理。结果：①模型组成石率明显增高（$P < 0.05$）。②模型组血浆 CCK 水平显著降低（$P < 0.01$）。③模型组胆囊平滑肌 CCK-R 数目明显减少（$P < 0.05$），治疗组与正常组之间无明显差异（$P > 0.05$）。④模型组十二指肠 CCK-8 内分泌阳性数明显减少（$P < 0.01$），治疗组与正常组之间无显著性差异（$P > 0.05$）。⑤模型组 Oddi 括约肌调宁蛋白（Cap）表达，条带灰度密度值明显小于正常组和治疗组（$P < 0.05$），结论：a. 养肝柔肝法具有稳定的防石作用。b. 养肝柔肝法可提高血和肠腔内 CCK 的浓度，改善胆道动力学。c. 养肝柔肝法可提高 CCK-AR 数目，使 CCK 缩胆囊的效应增加。④养肝柔肝法可以使 Cap 表达增加，增强了对 Oddi 括约肌收缩抑制作用，使胆道动力系统协调性增强。

（9）张静喆[11]：探讨养肝利胆颗粒对胆固醇结石 C57 小鼠肝脏基因表达的影响。用 Oligo GE Array 芯片检测肝脏基因表达的改变。结果：正常对照组成石率为 0；模型组成石率为 73.33%；养肝利胆颗粒组成石率为 30.77%，明显低于模型组（$P < 0.01$）。模型组较正常对照组上调基因 34 条，养肝利胆颗粒组较模型组下调基因 12 条。结论：养肝利胆颗粒可以通过调控胆固醇脂质代谢、炎症应答等相关基因表达来发挥防治胆石症的作用。

（10）牛颖[12]：观察养肝利胆方药对胆囊结石患者胆囊运动功能的影响，并与阿司匹林的作用效果进行比较。随机分配，养肝利胆方药治疗组 56 例，均服用养肝利胆中药（主要成分：生地 12 g，枸杞 12 g，首乌 12 g，白术 12 g，白芍 12 g，茯苓 12 g，生山楂 12 g，青皮 9 g，陈皮 9 g，佛手 9 g，六曲 9 g，玫瑰花 3 g，甘草 6 g 等），1 剂/d，煎煮 2 次混合后分早晚服；西药对照组 52 例，口服阿司匹林，12.5 mg/次，3 次/d。治疗时间均为 3 周。结论：养肝利胆方药对胆囊结石患者可提高胆囊收缩能力，改善胆囊运动功能，该作用效果强于阿司匹林。

2. 姜志坑[13]：使用"金钱对座合剂"降低实验豚鼠成石率的研究，探讨金钱对座合剂治疗胆石症的作用机理。结果：金钱对座合剂临床成石率明显低于模型组，胆汁分泌量明显多于模型组（$P < 0.01$），胆汁中总胆红素含量明显高于模型组（$P < 0.01$），总胆汁酸含量明显高于模型组。结论：金钱对座合剂防治胆石症作用确切。

3. 谭德福[14]：观察"复方金石穿"对胆石症豚鼠血清及胆汁中 Ca^{2+} 含量的影响。结果：实验组成石率，豚鼠血清及胆汁中钙 Ca^{2+} 含量均低于对照组（$P < 0.01$）。结论：金石穿能有效降低致石豚鼠的成石率，降低血清及胆汁中 Ca^{2+} 的含量。

4. 大量研究表明胆结石患者血瘦素、抵抗素升高，导致胰岛素抵抗。丁来标等[15]用本实验是探讨"黄连解毒汤"对胰岛素抵抗大鼠脂质代谢、瘦素和抵抗素的影响。结果与模型组比较，黄连解毒汤组大鼠血清 TC、TG、apoB、FFA、mTG 及 FBG 水平均明显降低，而 HDL-C 与 apoA1 水平显著升高，OGTT 改善，大鼠体重减轻，瘦素和抵抗素明显降低（$P < 0.05$ 或 $P < 0.01$）。结论：黄连解毒汤能调节胰岛素抵抗大鼠脂质代谢，同时能降低瘦素和抵抗素的水平，这可能与其改善胰岛素抵抗有关。

5. 李健[16]：观察口服中药"胆胃舒冲剂"预防取石后胆囊结石复发的作用。方法：将入选 112 例微创内镜保胆取石后患者随机分成对照组、中药组。对照组取石后未进行任何治疗，中药组于取石后第 4 天开始服用胆胃舒冲剂，为期 2 年。结果：B 超复查胆囊壁厚度分别为：中药组 < 对照组；胆囊收缩功能为：中药组 > 对照组；复发率为：中药组 < 对照组。结论：胆胃舒冲剂能减轻及消除胆囊壁的炎症，增强胆囊的收缩功能，防止胆囊结石的复发。

6. 田永立等[17]：观察"清肝利湿汤"对兔胆囊炎胆石症模型血清及胆囊局部肿瘤坏死因子（TNF-α）含量的影响。结果示清肝利湿汤组血清及胆囊局部 TNF-α 均显著低于模型组（均 $P < 0.01$），且降低局部 TNF-α 的作用优于龙胆泻肝汤（$P < 0.05$）；清肝利湿汤组、龙胆泻肝汤组及模型组胆囊病理损害程

度有明显轻、中、重差别。说明清肝利湿汤具有良好的抗炎作用，且疗效优于龙胆泻肝汤；血清与胆囊局部 TNF-α 的变化基本一致。

7. 对于胆宁片介绍有：

（1）胆宁片有四大效果，一是利胆、二是消炎、三是防结石、四是抗肝细胞脂肪变性。

①利胆疗效：通过提高肝 Na^+-K^+ ATP 酶活性，提高肝细胞膜钠泵功能，使肝细胞分泌胆汁量增加，促进胆汁分泌。

②消炎疗效：动物实验显示经胆宁片治疗后，胆囊炎症得以减轻，胆囊上皮细胞基本恢复正常，细胞吞饮活动增强，上皮中暗细胞增多，胆囊上皮功能增强。

③防石疗效：胆宁片通过增加卵磷脂分泌和降低促成核因子含量预防胆固醇型结石的形成，还可通过降低肝脏、胆汁中 β–葡萄糖醛酸酶的活性来逆转胆色素型结石的形成。

④抗肝细胞脂肪变性疗效：胆宁片能使变性的肝细胞超微结构恢复正常，肝脏的脂肪变性率降低。其可能机制之一是通过提高肝超氧化物歧化酶的活性，降低过氧化脂质水平，减少分子间的聚合反应来实现的。

（2）胆宁片副作用：胆宁片主要由大黄、虎杖、青皮及山楂等七种中草药构成。中医中的大黄往往指马蹄大黄，是一种具有攻积滞、清湿热、祛瘀、解毒等功效的中草药。虎杖能够利湿退黄，清热解毒，却不会导致患者出现什么不良反应。一般来说，人体对这种中草药的成分吸收能力比较强，代谢能力也不弱，在充分发挥药效后就能快速排出体外，因而毒副作用极小，程度也很轻。有些患者体质有异，会出现一些副作用，最为常见的是胃肠道不适，像腹泻、腹痛、恶心、呕吐等都比较常见，这种情况下需要立即停药，严重的话还要去正规医院就医。

随着药理和临床研究的不断深入，目前胆宁片已被广泛地应用于胆石症、慢性胆道感染、非酒精性脂肪肝及便秘的临床治疗，其"畅通消化道"的作用对肝胆疾病的治疗、对保胆术后预防胆结石复发也有积极意义（以上摘录医学百科介绍）。

总之，这些研究成果，如能转化为结石病的防治实践及保胆取石后的预防结石复发将发挥更大的作用。

（莫国贤　朱　清）

参考文献

［1］柳梅，王训颖. 中国传统医学有关胆道疾病的记载［M］//黄志强. 当代胆道外科学，1998：2–5.

［2］黄家驷，吴阶平. 外科学［M］. 北京：人民卫生出版社，1978.

［3］方邦江，朱培庭. 从肝论治胆石病经验［J］. 中医杂志，2004，45（5）：334.

［4］高炬，方邦江. 胆结石豚鼠胆囊平滑肌细胞 IP3 含量的变化及养肝柔肝中药的干预作用［J］. 上海中医药杂志，2008，42（8）：68–70.

［5］方邦江，朱培庭. 疏肝利胆中药防止胆固醇结石形成的实验研究［J］. 中西医结合学报，2006，4（1）：56–59.

［6］裴新军，张静喆. 养肝利胆颗粒降低胆固醇结石形成与改善胰岛素抵抗的作用的多项研究［J］. 中西医结合外科学. 上海中医药大学，2007.

［7］高炬，方邦江，朱培庭. 调宁蛋白在胆固醇结石形成中的表达及养肝柔肝中药的干预作用［J］. 上海中医药大学学报，2008，23（3）：55–57

［8］方邦江. 养肝利胆颗粒对胆囊胆固醇结石豚鼠胰岛素抵抗的干预作用［J］. 中西医结合学报，2009，7（12）：1159–1164.

［9］黄金阳，方邦江. 养肝利胆颗粒对胆囊胆固醇结石豚鼠 IKK-β 基因表达的影响［D］. 上海：上海中医药大学，2010.

［10］高炬. 养肝柔肝法防治胆色素结石中干预胆道动力学异常的机理研究［J］. 中国中西医结合外科杂志，2002，8

（6）：397 – 1000.

[11] 张静喆. 养肝利胆颗粒对胆固醇结石小鼠肝脏基因表达的影响 [J]. 中国中西医结合消化杂志，2011，19（4）：234 – 238.

[12] 牛颖. 养肝利胆方药改善胆囊结石患者的胆囊运动功能 [J]. 中国临床康复，2005，9（27）：114 – 115.

[13] 姜志坑. 金钱对座合剂治疗胆石症的实验研究 [J]. 中国中医药科技，2007，14（5）：41 – 42.

[14] 谭德福. 复方金石穿对胆石症豚鼠血清及胆汁 Ca^{2+} 含量的影响 [J]. 陕西中医杂志，2005，26（3）：273.

[15] 丁来标. 黄连解毒汤对胰岛素抵抗大鼠瘦素和抵抗素的影响 [J]. 中西医结合杂志，2006，26（3）：232 – 236.

[16] 李健. 胆胃舒冲剂预防取石术后胆囊结石复发的临床观察 [C] // 中国医师协会中西医结合医师分会成立大会暨第一届年会论文集，2007，11（9）：346 – 350.

[17] 田永立，李家邦. 清肝利湿汤治疗胆囊炎胆石症的实验研究 [D]. 湖南：中南大学湘雅医学院，1997.

第二十二篇　药物预防临床研究的进展

1987 年，在美国召开首届国际胆石症预防会议，2003 年瑞金医院张圣道教授发表"胆石症可否预防"[1]一文，率先以动物模型探讨胆石症预防的可能性，高脂饲料导致仓鼠成石率为 82%，恢复正常饲料后，不但胆汁胆固醇饱和度从 1.5 降至 0.5，而且动物胆石量也明显减少，47% 的仓鼠胆石消失。证实改变仓鼠饮食结构可以产生结石，也可预防胆石的形成，表明饮食因素在预防结石形成中的重要性。在 2008 年消化学科的权威杂志《Gastroenterology》，发表了用 Ezetimibe 预防胆石症的实验和临床研究[2]，可见在胆石症研究领域，时刻关注和"执着追求"胆石症的预防。近二十多年来，胆石症的药物预防从多方位开展了大量的研究，有的进入了实验阶段，有的进入了临床应用，但从循证医学角度看，人体是一个复杂机体，基因的多样性，形成结石的复杂性，开发新药的周期性，还需要走很长的路。本文主要综述药物研究临床应用的进展。

第一章　从胆石成因研究谈胆石症预防的新策略[3]

第一节　从肝脏途径调节胆固醇饱和指数预防胆石症的策略

一、抑制胆固醇合成

胆汁胆固醇主要来源于经 SBB1 受体摄取的高密度脂蛋白胆固醇，而肝脏新合成的胆固醇约占 20%~30%。应用他汀类药物通过抑制胆固醇合成的关键酶——3－羟基－3－甲基－戊二酰辅酶 A 还原酶，可以降低胆汁胆固醇含量。特别是最近的两项大样本研究和长期随访显示，长期应用他汀类药物可降低因胆固醇结石而行胆囊切除术的危险度。

二、增加胆汁酸和磷脂的分泌

法尼醇 X 受体（farnesoid X receptor，FXR）与配体胆汁酸结合后被激活，调节靶基因的转录。小鼠喂养成石饲料后，由于上调 ABCG5/G8，分泌入胆汁的胆固醇含量增加，导致胆石形成。若同时给予 FXR 激动剂 GW4064，通过分别上调胆小管侧膜胆汁酸转运蛋白 ABCB11 与磷脂转运蛋白 ABCB4，促进肝细胞分泌胆汁酸与磷脂，使胆汁胆固醇比例恢复到平衡状态而预防结石发生。

三、改变胆汁酸成分

胆固醇 12α 羟化酶（cholesterol 12α-Hydroxylase，CYP8B1）是肝脏合成胆酸（cholic acid，CA）的关键酶，其活性可调控 CA 在总胆汁酸中的比例。CA 由于其甾醇骨架 3，7，12 位置的三个 α 羟基，对胆固醇的摄取有促进作用。敲除该基因的小鼠无法合成 CA，疏水性较强的 β 鼠胆酸替代 CA，降低了肠腔中胆固醇的溶解性，使小肠胆固醇摄取率降低 50%，胆固醇饲料喂养时，胆汁胆固醇饱和度显著低于野生型小鼠，同时还有预防胆固醇结晶形成的作用。反义寡聚核苷是一种新型分子治疗药物，主要在肝脏组织发挥作用，通过降解特定的靶向 RNA 而达到降低其基因表达的目的。由于 CYP8B1 主要在肝脏表达，采用有效的反义寡聚核苷（一种新型分子治疗药物），可以特异性地降低 CYP8B1 的活性和 CA 的合成，从而降低小肠胆固醇摄取，实现降低胆汁胆固醇含量的效应。

第二节　从抑制小肠胆固醇摄取途径预防胆石症的策略[4]

1. 抑制小肠 NPC1L1 参与的胆固醇摄取可降低胆汁胆固醇饱和度：目前的新药 ezetimibe 能有效抑制 NPC1L1 蛋白功能，可用于降低高脂血症患者血浆低密度脂蛋白胆固醇的治疗。Wang 等和 Zuniga 等分别研究致石饲料喂养的小鼠。结果两项研究均发现 ezetimibe 能通过抑制小肠胆固醇摄取有效降低胆汁胆固醇含量和小鼠成石率。Valasek 采用仓鼠模型证明，ezetimibe 可降低致石饲料产生的高胆汁胆固醇含量。Uppal 通过肝 X 受体 α（liver X receptor α，LXRα）转基因小鼠进一步研究 ezetimibe 的这种作用。该转基因小鼠的肝脏过度表达 LXRα，而导致 ABCG5/G8 表达上调，胆汁分泌胆固醇肝脏含量增加而促进成石，其肝脏表面与我们在胆石症患者的发现有相似之处。Uppal 等发现，ezetimibe 同样能极其有效地预防该模型胆石的形成。综合这些研究结果，我们可以得到的启示是：抑制 NPC1L1 的功能，减少小肠对胆固醇的摄取能预防胆石症。由于小鼠肝脏不表达 NPC1L1 蛋白，因此 ezetimibe 对 NPC1L1 的抑制作用仅表现在小肠，但是人体肝脏有较高水平的 NPC1L1 蛋白表达，其作用是在胆小管侧膜将胆汁胆固醇重新摄取到肝细胞内。因而，如果长期使用 ezetimibe，在抑制小肠胆固醇摄取的同时，也可能抑制肝细胞 NPC1L1 对胆汁的重吸收，形成胆固醇由肝细胞向胆汁的净分泌，最后导致胆汁胆固醇含量增加。对小肠 NPC1L1 与对肝脏 NPC1L1 的两种作用，孰强孰弱，以及最后对胆汁胆固醇饱和度的影响究竟如何，目前尚不明确。Wang 等对 5 例超重的无胆石症患者及 7 例体重正常的胆石症采用 ezetimibe 治疗（20 mg/d×30 d），发现该药物能降低这些患者的胆汁胆固醇摩尔百比及胆固醇饱和指数；然后，这个初步结果尚需大样本的长期临床研究来支持。Ezetimibe 又名折依麦布，已在临床上使用。

2. 抑制胆固醇酯化酶 ACAT 2 对胆石症的预防作用：Buhman 等发现，ACAT 2 基因敲除的小鼠，使小肠 ACAT 2 酶的活性丧失，小肠的胆固醇摄取降低 85%，具有预防胆石症发生的作用。但惟有特异性抑制 ACAT 2 活性，才能降低小肠胆固醇摄取，继而降低胆汁胆固醇饱和度，需要继续研究。

3. Apo B-48 基因敲除对胆石症的预防作用：丧失的 Apo B-48 的小鼠对胆固醇的摄取率降低。乳糜微粒合成及其携带入体内的胆固醇减少，从而降低了成石的危险性。在 Apo B-100 基因敲除小鼠则未观察到类似作用。

4. 特异性激活小肠核受体 LXRα：核受体 LXRα 与氧化甾醇配体结合后，与视黄醇 X 受体形成二聚体并结合到基因转录调控区的特异性 DNA 序列，调节基因的的转录。激活肝细胞 LXRα 增加 ABCG5/G8 的转录表达，促进其向胆汁中分泌胆固醇将导致结石形成。在小肠，激活 LXRα 同样能上调 ABCG5/G8 基因表达，促进小肠细胞排出胆固醇到肠腔，降低胆固醇吸收。GW6340 具有特异性激活的 LXRα 及其靶基因的作用，但不影响肝脏 LXRα 的活性。因此，通过小肠特异性激活剂或者转基因技术使小肠 LXRα 过表达，降低小肠摄取胆固醇进而减少胆汁胆固醇含量，有望成为减少小肠摄取胆固醇来预防胆石形成的又一个环节。

抑制小肠细胞对肠腔胆固醇的摄入、胆固醇酯化及乳糜微粒的形成，以及特异性激活小肠核受体 LXRα 的多个途径，都可能实现对胆石症的预防作用。

第三节　基因治疗

基因治疗是指通过基因水平的操纵而达到治疗或预防疾病的疗法。基因水平的操纵主要是包括用基因代替致病基因，调节基因（封阻或剪断致病基因，修复被损害的基因和重建正常的基因表达调控体系），免疫基因治疗等内容。

基因治疗研究举例：对糖尿病新靶点 GPR40 拮抗剂或 DGAT1 抑制剂体内对糖、脂代谢的研究显示[5]：GPR40 高表达于胰腺 β 细胞，是 FFAs（自由脂肪酸）受体，其可能介导了 FFAs 对 β 细胞的损伤，DC260126 是人们发现的一个选择性 GPR40 拮抗剂。大鼠腹腔注射给予 6 mg/kg DC260126 治疗 8 周。显著降低了胰岛素水平、提高了胰岛素耐量。我们的结果表明 GPR40 拮抗剂可能有益于 2 型糖尿病的治疗。DGAT1 抑制剂 H128（3 mg/kg 和 10 m/kg），治疗 5 周。H128 能有效降低体重、血脂和脂肪肝，其作用机制可能是抑制小肠脂肪吸收和增加肝脂肪酸氧化。我们的结果支持 DGAT1 是一个治疗肥胖、高脂、脂肪肝的有效靶点。这类药物在动物实险阶段，尚未进入临床。

由于基因治疗的独特优势和技术上的难度与复杂性，目前在考虑是否采用基因治疗时通常遵循"优后原则"。所谓"优后原则"，即为某种疾病在所有的疗法都无效或微效时，才考虑使用基因治疗。目前对于胆石症的多基因研究及治疗还在实验研究、探索阶段，大多数尚未进入临床。

第二章 改善胰岛素抵抗的药物治疗研究

胰岛素抵抗就是指各种原因使胰岛素促进葡萄糖摄取和利用的效率下降，机体代偿性的分泌过多胰岛素产生高胰岛素血症，以维持血糖的稳定。

导致胰岛素抵抗的病因很多，除了遗传因素之外，许多环境因素也参与或导致胰岛素抵抗。糖尿病和体质分布异常与代谢综合征有着密切的关系[6]。人们发现在糖尿病患者中，只有10%的患者只患糖尿病，40%的患者合并高血压或高血脂症紊乱，50%的患者既合并高血压又合并血脂紊乱。糖尿病患者的BMI增高，校正BMI后，糖尿病患者既有内脏脂肪的含量明显增高也有股部和臀部皮下脂肪明显减少。体质分布的这种特点不仅与糖尿病相关，还与高血压和血脂紊乱有联系。亦即，糖尿病患者所包含的代谢综合征成分越多，其内脏脂肪也越多，股部皮下脂肪含量则减少。以内脏脂肪含量增加和外周皮下脂肪减少为特点的中心性肥胖可通过影响胰岛素敏感性而参与胰岛素抵抗的形成和发展。其他还有长期高血糖高游离脂肪酸血症、某些药物（如糖皮质激素）某些微量元素缺乏（如铬和钒缺乏）、妊娠和体内胰岛素拮抗激素量多等。临床上可使用HOMAIR估测机体胰岛素抵抗有较高的准确度[7]。六种参数：高血压、体重指数、三酰甘油、HDL胆固醇、2型糖尿病的家族史和血糖控制情况能简单估计糖尿病患者中胰岛素抵抗的存在。

胰岛素抵抗会引起一系列的后果，对重要器官产生损害。胰腺也是胰岛素抵抗受累的主要器官。糖尿病的发生与发展，胰岛β细胞损害与凋亡加速。胰岛素抵抗会启动一系列炎症反应。加速动脉粥样硬化进程，胰岛素抵抗还引起凝血和纤溶状态的失衡，出现高凝状态，血栓形成。代谢综合征是多种心血管危险因素的组合，胰岛素抵抗在其发生、发展中起关键作用的观点被学术界一致认可。代谢综合征是胆石症的高危因素，胰岛素抵抗患者常发展为2型糖尿病，后者的胆石发病率增加2~3倍。Mendez-Sanchez等研究显示在胆石症患者合并代谢综合征的比例是对照组的2倍左右[8]。成都军区总院骆助林[6]报告保胆取石后复发率达36.49%，复发与代谢综合征、体重指数、高血糖、高血脂相关（$P<0.05$）。因此，代谢综合征也是保胆取石术后胆石复发的主要原因。改善胰岛素抵抗也成为预防胆结石发生、发展的药物研究重点，本章节主要从控制糖尿病、高血压、高脂血症着手改善胰岛素功能。

第一节 控制糖尿病，改善胰岛素抵抗

强化糖尿病的治疗是改善胰岛素抵抗的根本。降糖类的研究进展不断的深入中。

一、降糖类药种类

基本分为胰岛素，口服降糖药。口服降糖药又分胰岛素分泌促进剂（磺酰脲类药物，格列奈类药物），胰岛素增敏剂，α-葡萄糖苷酶抑制剂，新型降糖药。每一类药均有新型制剂出现，需关注。

1. 胰岛素：直接补充胰岛素，降低血糖。包括短效普通胰岛素，中、长效的鱼精蛋白锌胰岛素发展到超短效的门冬/诺和锐，赖脯/优泌乐胰岛素（即胰岛素类似物）；长效地特，甘精，德谷等基础胰岛素注射剂；预混胰岛素30R诺和灵，30R甘舒霖等。该类制剂主要适用于需要采用胰岛素来维持正常血糖水平患者的治疗，皮下注射。

2. 格列奈类药物：非磺脲类促胰岛素分泌剂。主要通过刺激胰岛素的早期分泌相降低餐后血糖，其

特点为口服，吸收快、起效快、作用时间短。半衰期 1 小时，4~6 小时体内清除。常见不良反应也是低血糖，进餐服药，不进餐不服药。但发生率和严重程度比磺脲类药物轻。常用的药物有瑞格列奈和那格列奈。

3. 磺酰脲类药物：磺脲类药物为促胰岛素分泌剂，口服，主要通过刺激胰岛素 β 细胞增加胰岛素的分泌降低血糖。适宜不太肥胖的 2 型糖尿病患者。常见不良反应为低血糖。常用药物有格列本脲、格列齐特、格列吡嗪、格列喹酮和格列美脲及缓释剂等。

格列齐特（缓释片又称达美康），其降血糖强度介于甲磺丁脲和优降糖之间。本品主要对胰腺的直接作用，促进 Ca^{2+} 向胰岛 β 细胞的转运，而刺激胰岛素的分泌。同时，也能提高周围组织对葡萄糖的代谢作用，从而降低血糖。

此外，本品能抑制血小板中花生四烯酸从磷脂中释放，从而减少血栓素的合成，对多种凝血因子（如 V、Ⅷ、ⅪＩ）也有抑制作用，并能增高纤维蛋白溶酶原活化因子的水平，促进纤维蛋白的溶解。动物实验还发现本品可降低血浆胆固醇、三酰甘油及脂肪酸的水平。

4. α - 葡萄糖苷酶抑制剂：竞争性抑制小肠的各种 α - 葡萄糖苷酶，使淀粉类分解为葡萄糖的速度减慢，从而减缓肠道内葡萄糖的吸收，降低餐后高血糖。常用药：阿卡波糖，伏格波糖，米格列醇。

5. 噻唑烷二酮类药物：人体内胰岛素的主要靶组织如肝脏、脂肪和肌肉组织中，均存在 PPAR 受体。噻唑烷二酮类药物是过氧化物酶增殖物激活受体的 γ 的高选择性、强效激动剂。本品激活 PPAR-γ 核受体，可参与葡萄糖生成、转运和利用的胰岛素反应基因的转录进行调控。TZDS 的作用部位是脂肪组织，它通过逆转肥胖体内游离脂肪含量下降近 50%。特点是能明显增强机体组织对胰岛素的敏感性，改善胰岛 β 细胞功能，实现对血糖的长期控制，以此降低糖尿病并发症发生的危险。由于其同时具有良好的耐受性与安全性，因此具有延缓糖尿病进展的潜力。此类药物包括盐酸曲格列酮、马来酸罗格列酮、盐酸吡格列酮等，有一定的心血管不良反应。吡格列酮的研究[8]发现：吡格列酮能改善高血压伴胰岛抵抗者的血压，且与胰岛素抵抗程度成正相关。张雪勇[9]观察罗格列酮联合小剂量阿司匹林和单用 RSG 治疗 2 型糖尿病伴胰岛素抵抗大鼠的疗效。结论 RSG 联合小剂量 Asp 能更有效地控制 T2DM 伴 IR 大鼠的血糖，同时降低血脂，提高机体抗氧化能力，改善 IR，对胰岛和肝功能也有一定的保护作用。

6. 双胍类药物：降糖机理是作用于肝脏和肌肉，促进组织无氧糖酵解，加强肌肉等组织对葡萄糖的利用，同时抑制肝糖原的异生，减少葡萄糖的产生，增加胰岛敏感性，不促进胰岛素分泌。总体脂减少约 9%，皮下脂减少 7%，而内脏脂肪减少高达 15%。此外还可抑制胰高血糖素的释放。此类药物包括盐酸二甲双胍/格华止、盐酸二甲双胍缓释片。临床应用五十余年，证明已逐渐成为 2 型糖尿病治疗基石，是肥胖糖尿病患者的一线药，在与肠促胰素类激动剂利拉鲁肽；与 DPP-Ⅵ抑制剂联合应用中患者死亡率持续降低，鼓舞人心。近来有证实它的抗肿瘤作用。

二甲双胍和噻唑烷二酮类物都是临床常用的增加胰岛素敏感性的药物，①增加周围组织对胰岛素的敏感性，增加胰岛素介导的葡萄糖利用。②增加非胰岛素依赖的组织对葡萄糖的利用，如脑、血细胞、肾髓质、肠道、皮肤等。③抑制肝糖原异生作用，降低肝糖输出。④抑制肠壁细胞摄取葡萄糖。不仅改善 Ⅱ 型糖尿病患者的胰岛素抵抗、高胰岛素血症和高糖血症代谢紊乱，与此同时，这一类药物在降血压、调节脂质代谢、抑制炎症反应、抗动脉粥样硬化以及对肾脏的保护方面也显示了作用。

7. 复方制剂：格列本脲与盐酸二甲双胍、格列齐特与盐酸二甲双胍的复方制剂等。这两种降糖药作用互补，可改善 2 型糖尿患者的血糖控制。格列本脲通过促进胰腺 β 细胞的胰岛素释放来降低血糖，盐酸二甲双胍可改善 2 型糖尿患者的外周组织的胰岛素抵抗性，同时减少肝糖生成，但无法刺激胰岛素分泌。

二、临床二类新研发的降血糖药物，肠促胰素与高选择性 SGLT-2 抑制剂控制糖尿病有宽广前景

1. 肠促胰素

肠促胰素是一类由肠道分泌的可促进葡萄糖刺激的胰岛素分泌作用的因子 GLP-1 激动剂,一项临床研究显示,与代谢正常的健康对照相比,2 型糖尿病患者肠促胰岛素效应减弱,因此 GLP-1 水平减低,GIP 效应降低。健康人体内的肠促胰岛激素 GLP-1 主要由回肠和结肠的 L 细胞分泌,在人体内的基础浓度为 5 ~ 10pmol/L,餐后浓度可升高 2 ~ 3 倍。GIP 由近端肠道的 K 细胞分泌,二者协同起肠道激素作用,可刺激餐后 50% 胰岛素分泌。并刺激胰岛 β 细胞分化、增殖及胰岛素基因的表达,抑制胃排空,引起饱腹感,降低血糖。GLP-1 可能还有助于提高胰岛素的敏感性。但二者生物活性半衰期仅有大约 2 分钟,主要的灭活酶是 DPP-4。

目前基于肠促胰岛激素的研发策略主要有两种:第一种是开发模拟 GLP-1 作用的药物即 GLP-1 类似物,这种药物不被 DPP-4 降解,主要产品有利拉鲁肽、艾塞那肽及其微球剂型。第二种策略是开发二肽基肽酶Ⅳ抑制剂,延缓内源性 GLP-1 降解从而调节血糖水平,即延长内源性 GLP-1 活性的药物。有效防止肠促胰岛激素降解,可提高活性肠促胰岛激素水平,增加和延长了这些激素的作用,最终降低空腹和餐后血糖,增强了人体自身的控制血糖能力。临床研究显示,这些药物单药治疗均能有效降低糖化血红蛋白,可产生具有临床意义和统计学差异的 HbA1c,PPG 及 FPG 的下降,实现全面的血糖控制;具有良好的安全性和耐受性,低血糖风险发生率低且体重无或轻微改变;已进入临床研究与应用的 DPP-4 抑制剂治疗药物主要有西格列汀(Sitagliptin)、维格列汀(Vildagliptin)、沙格列汀(Saxagliptin)和阿格列汀(Alogliptin)。这些药物与二甲双胍联合应用,也能够明显降低糖化血红蛋白的水平。

2. 高选择性 SGLT-2 抑制剂

2009 年国际糖尿病年会的焦点是 2 型钠葡萄糖转运子。健康人体超过 99% 血糖通过肾小球过滤后重新吸收回血液,不到 1% 的血糖被排泄到尿中,此过程是借助钠依赖性葡萄糖转运体(SGLT-1/2)完成的。高亲和力、低转运能力的 SGLT-1 主要分布在胃、心脏和肾脏(完成 10% 尿糖重吸收),而低亲和力、高转运能力的 SGLT-2(完成 90% 尿糖重吸收),主要分布在肾脏。选择性 SGLT-2 抑制剂阻止肾小球血糖重新吸收,使多余的血糖排泄在尿中,从而降低糖尿患者的血糖,大大缓解高血糖状态下对靶器官的损害。其效果也不会随着 β 细胞功能的衰竭或严重胰岛素抵抗而下降,不会产生传统药物带来的不良反应。

现有研究[10]表明,SGLT-2 抑制剂降糖的同时,不增加体重、不会引发低血糖(不影响正常的血糖吸收过程)。此外,通过观察长期给予 SGLT-2 抑制剂的糖尿病动物,发现明显改善其胰岛素分泌应答和胰岛素敏感性,而不会造成任何对动物肾脏不良影响或血浆电解质浓度不平衡。因此选择性 SGLT-2 抑制剂是糖尿病治疗的新途径。并有可能成为理想的抗糖尿病药物。

Dapagliflozin 是一种高选择性 SGLT-2 抑制剂,是用于治疗 2 型糖尿病的口服降糖药,1 次/日的剂量即可,维持机体内 24 小时的有效血药浓度。即使在大剂量胰岛素和二甲双胍和(或)噻唑烷二酮类药物联合治疗已失效的情况下,加用 Dapagliflozin 仍可有效地降低血糖,减轻体重,为中、晚期患者的有效治疗带来了新希望[11]。根据其化学结构大致可以将 SGLT-2 抑制剂分为 C - 葡萄糖苷类、O - 葡萄糖苷类、N - 葡萄糖苷类、非葡萄糖苷类及其他几类多在临床研究中。

三、胰岛素抵抗 IR 治疗新靶点的研究[12]

胰岛素抵抗是 2 型糖尿病发生和进展的驱动因素,又是引起代谢综合征导致心血管并发症的核心。因此,针对胰岛素信号转导级联反应的各靶点,已经并不断开发出有实效和前景的各种药物,旨在提高胰岛素的生物学效应。目前主要有以下九大类:各类药物作一简介,包括老药的新发现(1 ~ 4 类)和新观点,新药(5 ~ 9)的有效性和局限性,许多还在研发阶段。

1. 二甲双胍:能使外周组织,尤其肝脏对胰岛素的敏感性提高 15% ~ 30%,其效应与剂量及疗程呈正相关。其作用机制主要是抑制浆膜蛋白 - 1,解除其对胰岛素受体 β 亚单位酪氨酸激酶活性及下游信号转导的抑制。主要药物：二甲双胍。

2. 噻唑烷二酮类药物 TZDs：TZDs 可高度选择性被结合并激活核受体过氧化物酶体增殖物活化受体（PPAR）γ，（PPAR）γ 在脂肪组织呈高表达，促进前脂肪组织细胞分化，（PPAR）γ 的增敏作用主要通过改善脂肪组织的代谢 FFA，降低血浆游离脂肪酸，从而提高肌肉和肝脏胰岛素的敏感性，而且达改善对胰岛 β 细胞的脂毒性。噻唑烷二酮类药物 TZDs 也可抑制脂肪组织中的 11βHSD 的基因转录，此类药物的开发正在掘起。主要药物：同上。

3. 胰升糖素样肽轴的调节剂

（1）GLP-1 类似物，这种药物不被 DPP-4 降解，主要产品有利拉鲁肽，艾塞那肽及其微球剂型。

（2）二肽基肽酶Ⅳ抑制剂，西格列汀等（同上）；

（3）G 蛋白偶联受体 119 激动剂 GPR119 激动剂主要通过以下途径发挥降糖作用：① 刺激葡萄糖依赖型胰岛素的分泌。② 诱导 GIP 和 GLP-1 的释放。③ 通过升高 CAMP 的水平来保护胰岛细胞。GPR119 的促胰岛素分泌作用呈明显的葡萄糖依赖性。GPR119 还可以促进 GLP-1 的释放，因为 DPP-4 抑制剂减缓 GLP-1 的失活，两者的协同作用可以使 GLP-1 在长时间内处于活性状态，从而有效地调节了血糖平衡。采用 GPR119 激动剂和一种 DPP-4 抑制剂合用较两者单独使用时，不仅 GLP-1 血浆水平明显提高，而且也提高了葡萄糖耐量。代表药物 Exenatide（依森泰德）抗 2 型糖尿病药，肠促胰岛素激动剂。

4. 非选择性 PPAR 激动剂：PPARα 在肝脏呈高表达，其激动剂能降低三酰甘油，升高 HDL 发挥很大作用。目前的近十种 PPARα/β 双靶点激动剂，部分已进入临床Ⅲ期验证。PPARα/β/δ 多靶点受体激动剂可能对胰岛素抵抗 IR 和脂代谢异常有更好的作用。GW677954 正在深入研究中。

5. 胰岛素受体激动剂：研究发现，非肽类真菌代谢物 L783281 有模似胰岛素的作用，能选择性激活胰岛素受体的酪氨酸激酶，继之激活磷脂酰肌醇 - 3 激酶和蛋白激酶 PK-B。

6. 蛋白酪氨酸磷酸酶 PTP-1 激动剂：可抑制胰岛素受体的去磷酸化，从而延长和扩大胰岛素关键性的早期信号传导。

7. 1 型 11β 羟类固醇脱氢酶抑制剂 11βHSD：研究发现敲除大鼠 11βHSD 基因可抑制其 IR，肥胖，高血糖，MS 组分发生，尽管大多数肥胖，T2DM 血浆皮质醇水平并不高，但肝脏和脂肪组织 1 型 11βHSD 呈高表达，可激活非活性的可的松转化为活性的皮质醇，从而激活磷酸烯醇式丙酮酸羟激酶 PEPCK 等限速酶的基因转录，增加肝糖输出。

8. 糖原合酶激酶 GSK-3 抑制剂：GSK-3 抑制剂能增强胰岛素作用，使它的丝氨酸部分被磷酸化而失活，GSK-3 被激活，促进糖原合成而降低血糖。目前产品有 SB216763，SB415286。

9. 其他胰岛素增敏剂：如选择性肾上腺素能 β3 受体不仅能减肥，还有独立于肥胖的胰岛素增敏作用；其他蛋白激酶调节因子，如核因子 κB 抑制剂激酶（IKKβ 抑制剂）因 IKKβ 可使蛋白质苏/丝氨酸磷酸化，从而降低胰岛素信号的传导。大剂量的水杨酸可抑制 IKK 活性，增加胰岛素敏感性。

第二节 高血压药物选择和应用，改善胰岛素抵抗

高胰岛素水平可增加交感活性，水钠潴留，并使血管平滑肌细胞增殖和血管紧张性增加，胰岛素抵抗被认为是原发性高血压的一个重要病理生理机制。有报道认为 ACEI 和 ARB 可以改善胰岛素抵抗，明显减少糖尿病的发生率[13]。因此，现在认为肾素 - 血管紧张素系统可以影响胰岛素敏感性。肾血管性高血压特异表现为 RAS 高度活化。循环的 RAS 可能增强胰岛素抵抗。

一、能诱发糖尿病的降压药

一是噻嗪类利尿剂，二是 β 受体阻滞剂。前者如双氢克尿噻，能抑制胰岛 β 细胞释放胰岛素，使血

糖升高，糖耐量下降，加重糖尿病病情，增加新发糖尿病概率。有研究认为利尿剂的剂量和服用时间与血糖升高有关，对血糖的影响是持续的。小剂量使用对糖代谢影响较少，但不应首选。β受体阻滞剂，如心得安，能干扰交感神经功能，减少胰岛素分泌，降低组织对胰岛素的敏感性，当糖尿病患者发生低血糖时，还能延长低血糖状态。所以，对高血压并糖尿病患者来说，以上两药均应避免使用，更不宜首选或常规长期使用。如患者处于较高的心血管危险风险，需要及时有效地控血压时也可短期使用，β受体阻滞剂宜选用高选择性的药物，如康可（比索洛尔）。但对年轻患者，轻度高血压患者应慎用。如果降高血压需要，所有治疗方案中应含有 ACEI 或 ARB，必要时可联合 CCB，噻嗪类利尿剂或β受体阻滞剂。噻嗪类利尿剂与 ACEI 或 ARB 联合有助于减少对糖代谢的不良影响。

二、不影响糖代谢的降压药，钙离子拮抗剂

包括氨氯地平，硝苯地平，维拉帕米，可以减轻胰岛素抵抗，改善血管内皮功能，从而改善胰岛素敏感性，但其增加交感神经的兴奋性可能会抵消其益处，故对糖代谢的影响保持中性。有人认为氨氯地平改善胰岛素敏感性略优于硝苯地平。

三、肾素—血管紧张素系统 RAS 与胰岛素抵抗—代谢综合征的治疗靶点

1. 李晶等[14]综述研究表明 2 型糖尿病是心血管疾病发生和死亡的主要危险因素，高血压也是糖尿病发生的强烈预测因子，二者常常伴发。血管紧张素转换酶抑制剂类药物已被证实可以减少糖尿病微血管和大血管并发症。在胰岛素抵抗的高危人群中，应用肾素—血管紧张素系统阻断剂除降压外还可以防止新发糖尿病的出现。在糖尿病的发生过程中，阻断 RAS 的作用很大程度上归因于外周胰岛素敏感性和糖代谢的改善。还有实验证据证明，ACEI 和血管紧张素受体阻滞剂类药物对胰岛素功能也有重要保护作用。

2. 临床上 ACEI 和 ARB 改善胰岛素抵抗的基础和大规模临床试验的证据均表明，抑制 RAS 激活是代谢综合征治疗的更有效的干预靶点，鉴于此，ACEI 和 ARB 应成为代谢综合征的常见治疗手段。据报道血管紧张素转换酶抑制剂如卡托普利，雷米普利，可以预防新发糖尿病的发生，使新发率降低 14%～34%。血管紧张素 II 受体拮抗剂：如氯沙坦，缬沙坦，坎地沙坦等，新发糖尿病的发生明显降低，缬沙坦较氨氯地平下降 23%。且随着新发糖尿病危险性的增加其益处更为显著。

因此对高血压患者伴代谢综合征及与胰岛素抵抗相关疾病患者单用降压药效果不满意者应单用或加用血管紧张素转化酶抑制剂或血管紧张素 II 受体拮抗剂，对抗 RAS 系统，使改善胰岛素抵抗，降低高血压，降脂，降糖效果更好。

3. 目前常用药物

（1）血管紧张素转化酶抑制剂 ACEI：①卡托普利/开搏通或巯甲丙脯酸。②依那普利/依苏或悦宁定。③苯那普利/洛丁新。④赖诺普利/捷思瑞。⑤雷米普利/瑞泰。⑥福辛普利/蒙诺。⑦西拉普利/一平苏。⑧培哚普利/雅司达。

（2）血管紧张素 II 受体拮抗剂 ARB：①氯沙坦/科索亚。②缬沙坦/代文或穗悦。③厄贝沙坦/安博维。④替米沙坦/美卡素。⑤坎地沙坦/维尔亚。⑥奥美沙坦/兰沙。⑦复方氯沙坦（商品名海捷亚）（成分：氯沙坦钾/氢氯噻嗪）。⑧复方厄贝沙坦（商品名安博诺）（成分：厄贝沙坦/氢氯噻嗪）。

4. 另外，高血压合并糖尿病患者，还应该注意减肥、戒烟，限制钠盐和脂肪摄入。这是药物治疗的重要辅助措施，如能长期坚持，会收到更好的远期疗效。

注意：复方氯沙坦、复方厄贝沙坦均含氢氯噻嗪成分，对高血压合并糖尿病患者要注意随访血糖。

第三节　纠正脂代谢紊乱，改善胰岛素抵抗

胰岛素相对血糖分泌功能下降伴随胰岛素抵抗加重，在 2 型糖尿病发生发展中起重要作用。高血脂肥胖人群代偿性胰岛素抵抗应引起高度重视。脂肪分解引起血浆 FFA 水平增高，抑制肌肉组织胰岛素受体的酪氨酸激酶的活性，抑制 IRS-1 的磷酸化和 Glut4 的表达，从而导致胰岛素抵抗和高胰岛素血症。

1. 他汀类药物：即三甲基戊二酰辅酶 A（HMG-CoA）还原酶抑制剂，也称胆固醇生物合成酶抑制剂，是细胞内胆固醇合成限速酶，为目前临床上应用最广泛的一类调脂药物。由于这类药物的英文名称均含有"statin"，故常简称为他汀类。主要优势在于有力控制 LDL-C1，现已有 7 种他汀类药物可供临床选用：①阿托伐他汀（Atorvastatin）；②洛伐他汀（Lovastatin）血脂康的主要成分也是洛伐他汀；③辛伐他汀（Simvastatin）；④普伐他汀（Pravastatin）；⑤氟伐他汀（Fluvastatin）；⑥瑞舒伐他汀；⑦匹伐他汀。

HMG-CoA 还原酶抑制剂不仅能直接降低胆固醇的合成，而且还能减少黏附分子，化学性趋化因子，炎性转录因子，炎性细胞酶以及血清炎性标志物，在应用 HMG-CoA 还原酶抑制剂的患者中血清超敏反应蛋白的降低且独立于调脂作用以外，因此，HMG-CoA 还原酶抑制剂可直接抑制肥胖糖尿病患者体内的低度炎症反应，成为预防和治疗肥胖，糖尿病的新靶点。该类药物最常见的不良反应主要是轻度胃肠反应、头痛。与其他降脂药物合用时可能出现肌肉毒性。

这几种制剂各自的降脂效果和防治冠心病的作用可能有所不同，但在某种剂量范围内，它们降低 TC、LDL-C 和 TG 及升高 HDL-C 的疗效具有可比性。他汀类药物降低总胆固醇和 LDL-C 的作用虽与药物剂量有相关性，但并非呈直线相关关系，剂量加大 1 倍只能使 TC 和 LDL-C 进一步降低约 6%，但不良反应则可能大大增加。

2. 贝特类：贝特类药物适应证是高三酰甘油血症或以三酰甘油升高为主的混合型高脂血症。优势是能很好地纠正高 TG 和低 HDL-C。这些药物可有效降低三酰甘油 22%~43%，而降低 TC 6%~15%，且有不同程度升高高密度脂蛋白的作用。主要药物包括非诺贝特、苯扎贝特、吉非罗齐、环丙贝特。他汀类经常联合贝特类药物全面提高调脂效果。

3. 烟酸类药物：此类药物一方面可使脂肪组织的脂解作用减慢；另一方面还能在辅酶 A 的作用下与甘氨酸合成烟尿酸，从而干扰胆固醇的合成。对增高 HDL 和降低 TG 有明显的药理作用。因此，烟酸类及其衍生物适用于治疗高三酰甘油血症及以三酰甘油升高为主的混合性高脂血症。阿西莫司能抑制脂肪组织的分解，减少游离脂肪的释放，从而降低三酰甘油的合成，并通过抑制极低密度脂蛋白和低密度脂蛋白的合成，使血液中的三酰甘油和总胆固醇的浓度下降。本品还可抑制肝脏脂肪酶的活性，减少高密度脂蛋白的分解。适用于除纯合子型家族性高胆固醇血症和 I 型高脂蛋白血症以外的任何类型的高脂血症。这些药物可有效降低三酰甘油 22%~43%，而降低 TC 6%~15%，与他汀类合用可以帮助患者降低低密度脂蛋白胆固醇 LDL-C 和升高 HDL-C。主要药物包括：烟酸；阿西莫司。

4. 胆酸隔置剂药物：阻止胆酸或胆固醇从肠道吸收，促进胆酸或胆固醇随粪便排出，促进胆固醇的降解。主要对血清总胆固醇与三酰甘油都升高的混合型高脂血症有效，须与其他类型的降血脂药合用才能奏效。主要的胆酸整合剂有考来烯胺（Cholestyramine）又名消胆胺；考来替泊（Colestipol）又名降胆宁；地维烯胺（Divistyramine），都是树脂类。

5. 胆固醇吸收抑制剂：该药能够使小肠吸收胆固醇的数量降低 50% 以上，依折麦布是新开发的目前已经上市的唯一一种胆固醇吸收抑制剂，与他汀类的作用机制互补。目前认为单独应用他汀类不能达标者或增加他汀类剂量不能耐受者，二者的联合应用被认为是合理应用。依折麦布在降低 LDL-C 作用稍逊于他汀类，但与他汀类联合更有利于降低 LDL-C 与 TG，治疗作用更强；单独应用他汀类药物增加剂量与他汀类加依折麦布相比，后者具有更显著的降低 TG 的作用，联合应用这二类药，还可对 TG、HCL-C、

载脂蛋白 ApoB，甚至 C 反应蛋白发挥有益作用。

国内中国医科大学田雨等[15]在 2010 年对实验动物给予不同剂量的 EZET 与对照组比较。结论：①高脂饮食诱导的 C57BL/6 小鼠胆囊胆固醇结石动物模型经济可靠，成模率高，可用于胆囊胆固醇结石病的动物实验研究。该模型建立的病理生理基础是高脂饮食诱导的胆汁中胆固醇的非生理性过饱和。②EZET 对高脂饮食诱导的 C57BL/6 小鼠胆囊胆固醇结石形成具有预防作用，EZET 可能是通过降低小鼠空肠黏膜上皮刷状缘 npc111 蛋白的表达进而减少肠道胆固醇的吸收而实现上述作用的。③EZET 对致石饮食诱导的胆囊胆固醇结石 C57BL/6 小鼠的胆囊运动功能具有保护作用。④EZET 能够明显减轻致石饮食诱导的胆囊胆固醇结石 C57BL/6 鼠肝脏的脂肪沉积和损伤。EZET 能够增加致石饮食诱导的胆囊胆固醇结石 C57BL/6 小鼠肝脏胆汁酸转运蛋白 abcbl1 的表达，但对胆固醇转运蛋白 abcg5、abcg8 和磷脂转运蛋白 abcb4 的表达无影响。

6. 复方制剂：烟酸缓释片与洛伐他汀组成的复方制剂；依折麦布与辛伐他汀固定剂量的复方制剂已获准在美国上市。烟酸与他汀类合用优于他汀与依折麦布合用。

第四节　脂肪因子与胰岛素抵抗

内脏脂肪堆积是代谢综合征的重要特征，也是导致胰岛素抵抗的主要原因。目前认为内脏脂肪含量受遗传背景的影响，亚裔人群就具有脂肪容易堆积在内脏的特点。在内脏脂肪堆积的个体中，首先受累的脏器是肝脏。过多游离脂肪酸的沉积即可导致脂肪肝，并会引起肝酶水平升高，甚至肝脏结构的改变。同样，脂肪在胰腺堆积后可造成 β 细胞功能障碍。脂肪在内脏堆积还会引起分泌瘦素、脂联素、抵抗素、肿瘤坏死因子 – α、IL-6、血管紧张素、PAI-1 等，从而导致胰岛素抵抗，大量文献证实瘦素、抵抗素水平上调，脂联素水平下调与胆结石的发生、发展有密切关系。

一、脂联素

将来人们可以直接用脂联素作为抗肥胖药、2 型糖尿病的一级预防药物及其并发症的二级预防药物，也可开发促进内源性脂联素分泌的代谢综合征的防治药物，例如噻唑烷酮类 TZDs。因此，对脂联素的分子结构、影响脂联素分泌表达的因素及脂联素受体的信号转导进行深入研究，提高体内脂联素水平，将为代谢综合征的防治提供一条新的途径[16]。

二、瘦素

瘦素缺乏和瘦素抵抗不仅可以直接引起胰岛素抵抗，而且可以通过导致肥胖继而参与胰岛素抵抗的发生，最终引起代谢综合征。瘦素作为一种新的代谢综合征致病因子，参与代谢综合征的发生发展，故调节瘦素水平为临床治疗代谢综合征提供了新的思路和方法[17]。

三、抵抗素

抵抗素[18]参与了糖尿病的形成，而其抗抵抗素 IgG 则有中和抗体的生物活性或提高胰岛素的敏感性，降低血糖的作用。可以想象降低抵抗素水平，中和抵抗素的生物活性，或给予抵抗素受体拮抗剂，可能对攻克肥胖症、T2 型糖尿病具有重要意义，有学者预期 3~5 年内应能找到并阻断抵抗素的受体。

四、临床应用报告举例

1. 盐酸二甲双胍改善代谢综合征青少年脂联素水平和胰岛素敏感性的研究[19]　结论：MS 青少年脂联素水平和胰岛素敏感性比单纯性肥胖更低；应用盐酸二甲双胍治疗后 MS 青少年的脂联素水平上升，

胰岛素敏感性改善，临床多项指标好转。

2. 普伐他汀对糖耐量受损合并代谢综合征患者脂肪细胞因子的影响[20]　结论：普伐他汀可明显改善糖耐量受损合并代谢综合患者的胰岛素抵抗，显著降低抵抗素、TNF-α、IL-6 的浓度，改善血管炎症反应。

3. 小檗碱对初发 2 型糖尿病糖脂代谢和脂联素的影响[21]　结论：小檗碱具有降糖、调脂和改善胰岛素抵抗的作用；小檗碱能升高 2 型糖尿病患者的脂联素水平，验证了前人的实验结果。

4. 黄连解毒汤[22]对胰岛素抵抗大鼠瘦素和抵抗素的影响　结论：黄连解毒汤能调节胰岛素抵抗大鼠脂质代谢，同时能降低瘦素和抵抗素的水平，这可能与其改善胰岛素抵抗有关。

第五节　线粒体功能损伤与胰岛素抵抗[23]

临床药物资料较少，谷胱甘肽是常用的抗氧化剂，α-硫辛酸、Tempol 等作为一种抗氧化剂正在研发中。靶向线粒体蛋白（frataxin）可能成为糖尿病治疗新途径[24]。

第六节　肠道菌群与胰岛素抵抗

肠道菌群作为重要的环境因素参与宿主肠道脂肪存储的调控。肥胖，长期高脂饮食者引起能量过剩，脂肪组织分泌多种炎性因子引起低度炎症，游离脂肪酸水平升高，炎症因子表达的增强。脂多糖是 G﹣阴性菌外膜的一种内毒素，高脂饮食降低了肠道菌群 G^+/G^- 比例，G^- 相对升高；肠内的双歧杆菌明显减少；肠道通透性增加，促进 LPS 的吸收；高脂饮食使肠道上皮细胞合成乳糜微粒增多，促进 LPS 的吸收并运转到靶组织。LPS 引起内源性内毒素血症，虽仅为感染性休克时的内毒素血症水平的 0.2 ~ 50，但已足以增加肝脏，骨骼肌，内脏脂肪和皮下脂肪炎症因子的表达，炎症因子影响胰岛素的信号通路，引起肥胖，胰岛素抵抗。因此，高脂饮食可能通过肠道菌群引起代谢性内毒素血症，进而引起低度炎症反应和胰岛素抵抗。

益生菌是通过改善宿主微生态平衡而发挥有益的作用，达到宿主健康水平和健康状态的活菌制剂或代谢产物如乳酸杆菌、双歧杆菌等。益生元是指能够选择性地刺激肠道一种或几种有益菌生长繁殖，而不被宿主消化的物质、市面上的应用比较广泛的益生元有：异麦芽低聚糖、低聚果糖、低聚木糖等。动物实验已证明某些益生菌、益生元能降低 PLS 水平，降低炎症水平，改善葡萄糖耐量，小样本人体试验也证实益生菌、益生元能降低炎症水平，纠正异常的肠道菌群可能成为未来预防和治疗肥胖和胰岛素抵抗的方法[25]。

目前认为双歧杆菌是人体内存在的一种生理性细菌，是人体有益菌中最值得重视和研究的一种，它与人体的健康密不可分，可以说是大自然赐予人类的健康法宝。双歧杆菌制剂可以抑制产生毒素的有害菌数量，从而对肝脏患者起到良好的治疗作用。双歧杆菌等有益菌可以影响胆固醇的代谢，将其转化为人体不吸收的类固醇，降低血液中胆固醇的浓度，因而对高血压和动脉硬化有一定的防治作用。益生菌能帮助营养物质的消化吸收，产生重要的营养物质。益生菌能产生维生素，包括泛酸、尼克酸、B_1、B_2、B_6 及维生素 K 等，同时能产生短链脂肪酸、抗氧化剂、氨基酸等，对骨骼成长和心脏健康有重要作用。

益生菌抵抗细菌病毒的感染，可通过三大步骤提升免疫，清除有害菌对身体的伤害：①抑制有害菌的生长。益生菌通过产生杀灭有害菌的化学物质，与有害菌竞争空间和资源而遏制它们的生长。②抑制有害菌产生毒素。③清除有害菌产生的毒素。④预防和治疗某些疾病，如肠道综合征、呼吸道感染、生殖系统感染、过敏、口臭、胃溃疡等。20 世纪 90 年代，中国学者张篪教授对世界第五长寿区——中国广西巴马地区百岁以上老人体内的双歧杆菌进行了系统研究，也发现长寿老人体内的双歧杆菌比普通老人多得多。

第三章 抑制黏蛋白的高分泌预防胆结石形成

1. 对胆固醇结石动物模型研究发现，胆固醇结晶出现之前就存在黏蛋白的高分泌，胆汁中的高水平黏蛋白促进了胆固醇结石的形成，阿司匹林能够抑制黏蛋白的分泌，从而预防胆结石的发生。

2. 给 Mucin 基因被封闭的大鼠喂成石饲料，发现胆囊胆汁中黏蛋白显著降低，显著减少胆囊胆固醇结石的形成。可以设想用封闭 Mucin 基因技术来预防胆结石形成；葡萄球菌肠毒素 A 抗体可抑制 Mucinl 基因表达；环氧化酶 2 抑制剂（NS-3 98）可显著减少炎症递质 PGE2 的产生，从而阻止脂多糖诱导黏蛋白的高分泌，可研发 COX-2 抑制剂临床用于胆结石的预防。Cdc2 激酶短夹发 RNA 可降低 Mucinl5 AC 的表达，有助于预防胆结石的形成[26]。

3. 李月廷，祝学光实验室对"胡椒碱抑制兔胆结石形成的作用机制"研究[27]用实验证明服用胆石饲料的小鼠加用胡椒碱后未发生胆固醇结晶与胆结石，与对照组有显著差异。本研究结果表明胡椒碱对于促成核物质 APN 活性有显著的抑制作用，提示可能由于它对 APN 成核作用的抑制，调整了胆汁中促成核与抗成核因子之间的平衡，成为 APN 在胆石形成中作用的反映和胡椒碱预防结石的理论基础。

第四章 改善胆囊排空障碍的药物研究

1. 第一军医大学高方等[28]用实验证明糖尿病存在胆囊排空障碍，是形成胆石症的高发生率的病因之一，西沙比利又名普瑞博思，是一种胃肠道动力药，可加强并协调胃肠运动，防止食物滞留与反流。加服西沙比利则可改善糖尿病的胆囊排空障碍，为胆石的预防提供了方法。

2. 广州医学院第一附属医院谭宜将[29]等用"马来酸曲美布汀 TM 对犬胆囊收缩功能的作用"研究发现 TM 可通过兴奋迷走神经，影响胃肠激素分泌等机制刺激胆囊收缩，提示 TM 对促进保胆取石术后患者胆囊收缩功能恢复可能有应用价值。

3. 广州市第一人民医院肝胆外科张继红，杨可桢研究报告[30]给予胆固醇饲石饮食实验鼠分四组，单纯饲石组，分别加服消炎痛，红霉素，动力散，与正常对照组一起观察，结果单纯饲石组结石发生率（12/14）85.7%，加服消炎痛组（4/10）40%，加服红霉素组（0/10）0，加服动力散（2/10）20%，结果能显著降低成石过程中胆汁黏蛋白含量，降低胆囊管阻力，显著改善胆囊排空，有效地防止胆囊结石形成，进一步说明胆囊收缩率下降发生在胆囊管阻力增加之前，是引起胆囊排空障碍的初始和关键动力学因素。为临床用药和防止胆囊结石形成及复发提供了新的理论依据和实验依据。并提出如果今后能在临床上应用改变胆道动力学因素的药物防止胆囊结石的形成，则全胃肠道外营养、妊娠后期、胃切除后等胆囊结石危险性增高的问题也有了预防措施。

4. 临床增强胃肠动力药物类型

（1）吗丁啉对上胃肠道动力障碍的治疗作用优于莫沙必利。

（2）西沙比利、依托比利、莫沙比利为全胃肠动力药、西沙比利有极少数致严重心律失常报告。

（3）替加色罗既是新型的胃肠动力促进剂，又能改善内脏高敏感性，纠正功能性胃肠病另一个重要的发病机制。可用于慢性功能性便秘及功能性消化不良，对胃食管反流病也有疗效，可试用于抑酸无效的患者。本品安全性好，不良反应发生率低，但要注意：有症状的胆囊病、Oddi 括约肌功能障碍及有肠粘连者禁用本品。可用于成功保胆术后。

（4）曲美布汀为多离子通道调节剂，对胃肠平滑肌具有双向调节作用，故各型肠道易激综合征均可应用本品，可改善便秘或腹泻及腹痛、腹胀等症状。也可用于胃排空障碍及功能性消化不良。

（5）红霉素有很强的胃动力促进作用，也能增强肠动力，故可用于老年慢性便秘。但不良反应较多，忌与西沙必利合用（会增强心脏毒性），故不作为促胃肠动力首选药。

第五章　减轻胆囊炎症，降低胆石的发生率

1. 李继红[31]用茶多酚干预豚鼠胆石症的药理学研究证明茶多酚的饲喂使致石饲料诱导的豚鼠胆色素结石的发生率明显降低，用药组与模型组相比均差异有统计学意义（$P < 0.05$）。对各组动物血清和胆汁的生化指标检测表明，茶多酚的饲喂改善了胆色素结石模型豚鼠的血脂代谢，减轻了胆囊炎症，降低了胆汁自由基的水平。结论：茶多酚可能是绿茶中干预结石形成的主要活性成分，并可应用于胆石症的预防和早期治疗，且茶多酚干预胆囊结石形成的药理作用与其主要药理活性相一致。

2. 托尼萘酸片（加诺）：托尼萘酸片为一复方制剂，每片含 α – 萘乙酸 75 mg，α，4 – 二甲基苯甲醇烟酸酯 37.5 mg，即以 2：1 相配伍，可起到协同分泌胆汁抗炎及护肝作用。α，4 – 二甲基苯甲醇是从姜黄科植物中提取的主要活性物质，可确切促进肝细胞生成和分泌含所有活性物质的生理性胆汁；与烟酸酯化可缓解伴有炎症过程的胆道痉挛所致的疼痛，并可使对甲基苯甲醇在水相和脂相之间分布更佳。α – 萘乙酸为一有机弱酸，它除了能促进生理性胆汁分泌作用外，尚有极强的抗炎作用，能有效消除胆道的炎性水肿，保持胆道通畅。人体试验发现，本品与多种抗生素合用时，可提高胆汁内抗生素的浓度。口服本品可使四环素在胆汁中的浓度提高 37 倍，青霉素 G 在胆汁中的浓度提高 20 倍，磺胺在胆汁中的浓度提高 32%~89%，但不引起磺胺结晶的危险。此外，α，4 – 二甲基苯甲醇烟酸酯和 α – 萘乙酸均有明确的护肝作用，能促进肝细胞再生，因而改善肝脏功能。托尼萘酸片能够有效降低血清胆固醇水平，且有良好的安全性，可以考虑作为治疗原发性高胆固醇血症的药物。托尼萘酸片可明显增强胆囊造影的显影效果，促进肝脏对造影剂的清除。

此药耐受性良好，不良反应轻微，少数敏感者可能发生轻微的胃肠道不适或皮肤过敏现象（如稀便、恶心、皮疹等），停药后可消退。用药适应证、方法、禁忌证等详见药物手册。

第六章　溶石治疗药物进展

从改变胆汁酸的成分着手，牛磺熊去氧胆酸又称滔罗特是熊去氧胆酸（特罗凯，UDCA）以后新研发并在临床应用的新药。作用是溶解胆固醇结石可治疗部分胆结石患者，也可降低保胆取石术后结石的复发。

一、TUDCA

TUDCA 是一种天然的亲水性胆汁酸，是由 UDCA 和牛磺酸（Taurine）结合的产物，是新一代胆汁酸，具有溶解胆固醇和保护肝细胞等多种生理功能。TUDCA 在回肠末端主动转运吸收，在小肠内停留时间长，可以在小肠内充分发挥作用。UDCA 在回肠上段被动扩散吸收。富含 TUDCA 的胆汁中的磷脂可以与胆固醇结合生成多层胆固醇磷脂泡，成为溶解和转运胆固醇的重要途径。多层磷脂泡内 1 mol 磷脂可以结合 2 mol 胆固醇。当胆汁酸的浓度达到临界胶束浓度时，会自发聚集将胆固醇包裹在其中，生成可溶性磷脂酰胆碱微胶粒，增强胆固醇结晶的溶解性。使胆汁向非结石形成性胆汁转化，胶粒的形成是胆盐在胆管和肠道内增加胆固醇溶解的主要效应之一。与 UDCA 比，TUDCA 能降低胆固醇分泌 17.5%，减少胆固醇吸收 26.3%，因此 TUDCA 通过磷脂泡溶解胆固醇结石，抑制肠道胆固醇的吸收，增强胆固醇的代谢能力，从而降低血清及胆囊内的胆固醇含量。TUDCA 减少胆囊内蛋白沉积，作用最强，拮抗疏水性胆汁对胆囊的抑制，增强胆囊收缩功能的作用也最强。TUDCA 亲水性强，对肝细胞，胃黏膜有保护作用，转运和分泌速度更快，肝脏利用率 >95%；肠道内完全溶解，使用更安全，生物利用度更高。TUDCA 三期临床试验溶石率 4 个月为 27.4%，显效率为 41.90%；6 个月有效率为 56.50%，显效率为 67.70%，溶解胆石总有效率为 70%，而 UDCA 溶解胆石总有效率为 54%，是目前唯一对 2 cm 以下胆固醇结石 6 个月内有明确疗效的药物。在肠肝循环的 pH 的条件下不发生沉积，不发生导致胆固醇结晶钙化溶解，胆石的钙化发生率为 0，UDCA 为 19.6%。Di Mario 等研究 133 例胆汁性消化不良患者，TUDCA 治疗组症状完全消失者为 71%，改善者为 18%，对照组仅为 19%，用于腹痛症状的效果尤其明显（产品经理史文瑛及四川恒泰医药公司等提供资料）。

二、临床使用效果

口服滔罗特预防保胆取石后结石复发的临床应用观察报告：成都军区总院进行选择性保胆取石后口服牛磺熊去氧胆酸（滔罗特）预防胆石结石复发的临床应用价值探讨[32]。统计 2004 年 1 月—2009 年 1 月收治的保胆取石治疗胆结石患者共 198 例，均经微创保胆取石保胆后保留功能良好的胆囊，其中 40 例术后间歇口服滔罗特；其余 158 例术后未服用药物。术后随访 2 年并统计分析以上胆结石患者症状改善情况和结石复发率。结果 198 例保胆取石术均获成功，口服滔罗特患者 2 年后胆绞痛、右下腹不适和腹胀等症状比未服药者明显改善（$P < 0.05$），术后 2 年服药组结石复发明显减少（$P < 0.05$）。结论：保胆取石后患者口服滔罗特对胆囊结石的复发有预防作用。

三、注意事项

本药建议在保胆取石后预防胆固醇结石复发更优于溶石患者。

本药在推荐剂量范围内有良好的耐受性。偶有肠道功能紊乱发生，通常在继续进行治疗后消失。恶心、呕吐、上腹不适、隐痛、水样泻极少发生。

对本品成分过敏者、消化道溃疡活动期患者及怀孕妇女及哺乳期妇女禁用。

对有下述情况的患者不推荐服用本药：频繁发作的胆绞痛、胆道感染、严重胰腺疾病及影响胆汁酸肠肝循环的小肠疾病（如回肠切除、回肠造口、节段性回肠炎等）。

溶解胆固醇结石需要的治疗时间取决于结石的大小，但不应短于三四个月。为判断疗效，应在治疗前采用新式的 X 射线对比成像仪和（或）回声深度记录仪检查结石的大小，并在治疗开始后定期检查，如每 6 个月 1 次。

对按推荐剂量治疗半年后结石大小未减小的患者，建议检查结石形成指数。如果胆汁的指数超过 1.0 表明无法达到理想效果，应终止治疗。

在 X 射线检查胆结石消失后应继续治疗三四个月。中断治疗 3 或 4 周会导致胆汁回到过饱和状态，使总治疗时间延长。在结石溶解后立即中断治疗可引起复发。

老年患者慎用。

避免与抑制小肠吸收胆汁酸的药物（如消胆胺）及增加胆道胆固醇清除率的药物（如雌激素、激素避孕剂、某些降血脂药物）合用。

第七章　中医中药胆结石预防的研究

　　本篇从七个方面综述了三十多年来为了寻求胆结石防治的各种方法。医务人员、科研人员花费了大量的心血、时间，共同认识到只有从胆石成因的关键环节上寻找靶点，切断胆石形成的链条，才是治疗胆石症的出路所在。上述仅选用了部分基础研究，已经看到许多令人鼓舞的成果，尽管有些仅是思路，有些刚起步，有些走到了动物实验阶段，或者进入了临床研究，这些方法将会引导更广泛，更深入的研究，许多新药还要比较、筛选，优中取优，需要时间，但相信一定能为胆石症的预防与治疗做出更大的贡献。在这本书里引用了大量的医务人员、科研人员、药物研究人员的研究成果，在此表示最衷心的感谢。

（朱　清）

参考文献

[1] 张圣道. 胆石病可否预防［J］. 中华肝胆外科杂志，2003，9（7）：385 – 387.

[2] Wang H H Portincasa P，Mandez Sanchez N，et al Effect of ezetimibe on prevention and disoolution of cholesterol gallstones［J］. Gastroenterology，2008，134（7）：2001 – 2010.

[3] 蒋兆彦，韩天权，张圣道. 从胆石成因研究谈胆石病预防的新策略［J］. 中华肝胆外科杂志，2011，17（9）：697 – 700.

[4] 韩天权. 加强对小肠吸收功能与胆石病发生关系的研究［J］. 中华肝胆外科杂志，2009，15（5）：323 – 324.

[5] 张小东. GPR40 拮抗剂可能有益于 2 型糖尿病的治疗［D］. 北京：中国科学院研究生院，博士论文，2010.

[6] 骆助林. 保胆取石后胆石复发相关因素及长期随访分析［J］. 中国全科医学杂志，2012，15（21）：2471 – 2473.

[7] 贾伟平，项坤三，陈蕾，等. 上海地区 40 岁以上自然人群中胰岛素抵抗现况及特征分析［J］. 上海医学，2001，24（4）：199 – 202.

[8] 魏江涛，徐海燕. 吡格列酮对高血压患者血压影响的研究［J］. 实用临床医学，2005，6（11）：39 – 40.

[9] 张雪勇. 罗格列酮联合阿司匹林治疗 2 型糖尿病伴胰岛素抵抗大鼠的疗效［J］. 中国新药与临床杂志，2008，27（9）：646 – 651.

[10] 周立飞，李兰涛，黄娟，等. 钠 – 葡萄糖协同转运蛋白 2（SGLT2）抑制剂的研究进展［J］. 中国药物化学杂志，2011，21（4）：322 – 327.

[11] 王玉莉，王小彦，赵杜龙，等. 钠 – 葡萄糖协同转运蛋白 2（SGLT2）抑制类抗糖尿病新药的研究概况［J］. 现代药物与临床，2012，27（2）：138 – 142.

[12] 叶林. 胰岛素抵抗 IR 治疗新靶点的研究［J］. 国外医学分册内分泌分册，2005，25（4）：221 – 223.

[13] 杨国君. RAS 与胰岛素抵抗—代谢综合征的治疗靶点［J］. 心血管病学进展，2006，27（6）：753 – 755.

[14] 李晶，于德民. 肾素 – 血管紧张素系统阻断剂与胰岛功能保护［J］. 国际内分泌代谢杂志，2006，26（3）：157 – 159.

[15] 田雨. 依折麦布预防饮食诱导的 C57BL/6 鼠胆囊胆固醇结石形成的实验研究［D］. 沈阳：中国医科大学，博士论文，2010.

[16] 黄国彪. 脂联素与代谢综合征的研究进展［J］. 广东药学院学报，2009，25（1）：105 – 108.

[17] 张毅. 瘦素水平与代谢综合征的关系［J］. 现代生物医学进展，2012，34（12）：6795 – 6797.

[18] 郑宪玲. 抵抗素与胰岛素抵抗及 2 型糖尿病［J］. 医学综述，2007，15（3）：221 – 222.

［19］梁黎．盐酸二甲双胍改善代谢综合征青少年脂联素水平和胰岛素敏感性的研究［J］.中华儿科杂志，2006，44（2）：118－121.

［20］刘鹏．普伐他汀对糖耐量受损合并代谢综合征患者脂肪细胞因子的影响［J］.中国医师杂志，2011，13（2）：188－190.

［21］任毅．小檗碱对初发 2 型糖尿病糖脂代谢和脂联素的影响［D］.太原：山西医科大学，博士论文，2008.

［22］丁来标，等．黄连解毒汤对胰岛素抵抗大鼠瘦素和抵抗素的影响［J］.中国中西医结合杂志，2006，26（3）：232－235.

［23］时丽丽．线粒体功能损伤与胰岛素抵抗［J］.中国药理学通报，2012，28（11）：1481－1486.

［24］袁明霞．靶向线粒体蛋白（frataxin）可能成为糖尿病治疗新途径［J］.中国医学论坛报，2013，11（8）：11－14.

［25］李焱．肠道菌群与肥胖，胰岛素抵抗的关系［J］.药品评价，2012，9（16）：13－15.

［26］宋敏．粘蛋白在胆石病中的作用研究进展［J］.齐鲁医学杂志，2010，25（3）：277－279.

［27］李月廷，祝学光．胡椒碱抑制兔胆结石形成的作用机制研究［J］.中华肝胆外科杂志，2003，9（7）：426－428.

［28］高方．糖尿病与胆囊排空障碍［J］.第一军医大学学报，1999，19（5）：449－450.

［29］谭宜将，刘衍民．马来酸曲美布汀 TM 对犬胆囊收缩功能的作用［D］.广州：广州医学院，2010：31－35.

［30］张继红，杨可桢．消炎痛、动力散预防家兔胆囊结石形成的实验研究［J］.实用医学杂志，2002，18（12）：1265－1266.

［31］李继红．茶多酚干预豚鼠胆石症的药理学研究［J］.时珍国医国药，2008，19（9）：2258－2259.

［32］骆助林．口服滔罗特预防保胆取石后结石复发的临床应用观察报告［J］.中国循证医学杂志，2011，11（6）：644－646.

第二十三篇 预防结石复发
——胆囊外科学的根本性任务

第一章 保胆复发概况

保胆取石复发的原因，也是胆石形成的原因。目前认为结石形成主要有三方面的因素，即胆固醇溶解体系的热力平衡紊乱、胆道运动动力学异常、胆汁中促、抑成核因子动力失衡。这些因素与机体基因结构、体内细菌、人们生活环境、已有相关疾病、保胆的患者选择、采用的手术方法及术后治疗等共同参与可影响结石形成和保胆结石复发率的高低。

第一节 保胆复发率

一、保胆手术论文报道复发率列表

1. 国内外文献报道[1]保胆取石后胆囊结石复发率汇总表 23－1 文献报道胆囊切开取石术后胆囊结石复发率情况。

2. 黄伟（455 医院）等[2]，经皮胆镜碎石术治疗胆石症 PCCL 552 例，随访 184 例，18～30 个月，复发率为 7.6%。

3. 微创保胆 1～4 届论文汇编资料。

表 23–1 文献报道胆囊切开取石术后胆囊结石复发率情况

作者	作者单位论文来源	病例数	胆囊结石复发率	发表杂志
邹一平	解放军总医院第二附属医院	439	1 年　9.57% 3 年　27.33% 5 年　37.59% 10 年　43.21%	消化外科，2006，5（5）：329－332
王文忠	太原铁十二局集团公司中心医院	280	3 年　0.84%	中国厂矿医学，2004，7（1）：16
荣万水	北京首钢总医院	158	5 年　17.72%	中国内镜杂志，2002，8（12）：21－23
盛汉平	湖南交通医院	228	5 年　42.0%	湖南医学，2002，19（2）：125
王明俊	江苏建胡县人民医院	287	5 年　13.50% 8 年　18.40%	肝胆外科杂志，2001，9（1）：43－44
De Cauluwe D	Department of Pediatric Surgery and Childrens Researeh Centre, Our Lady's Hospital for Sick Children, Dublin Ireland	10	1 年　30.00%	J Pediatr surg，2001，36（10）1518－1521

续表

作者	作者单位论文来源	病例数	胆囊结石复发率	发表杂志
李振平	石家庄市医科院附院	468	5 年　0.78%	现代中西医结合杂志，2000，9（15）：1441
黄伯华	苏州医学院附属三院	50	5 年　16.00%	中华普通外科杂志，1999，14（5）：332－333
杨德广	南京市第三医院	2320	18 月　5.90%	中华外科杂志，1997，35（9）：521
李全业	广州军区总医院	123	3 年　9.20%	医师进修杂志，1995，18（12）：10－11
Donald JJ	Department of Radiology, Middlesex Hospital London	100	1 年　19.00% 3 年　35.00%	Gut，1994，35（5）692－695
Gibney RG	Department of Radiology, University of British Columbid, Vancouver, Canada	38	18 月　27.0% 4 年　44.00%	AMJ Am J Roentgenol，1989，153（2）：287－289
Kllett MJ	Institute of Urology, London	2053	1～19 年　34.16%	Br Med J，1988，296（6620）：453－455

摘自：梁平[1]对胆囊切开取石术治疗胆囊结石的看法《中华消化外科杂志》2008 年，第 1 期中表 23-1 病例数 6454，复发率 16 组，平均 22.29%

表 23-2 微创保胆 1～4 届论文汇编胆结石复发率统计表。

表 23-2　微创保胆 1～4 届胆结石复发率论文汇编统计表

报告年份	单位作者论文来源	手术名称	*随访/手术数	复发率%（复发数/随访数）			
				3 年	5 年	6～10 年	≥10 年
1990－2008	全国 14 家医院张宝善 * Ⅳ/P 69	小切口纤胆镜	612/1520	4.57(28/612)	4.90（30/612）	5.39（33/612）	5.39（33/612）
1992－2007	首钢等医院刘京山 Ⅰ/P8	小切口纤胆镜	645/1010	3.1(20/645)		3.9(25/645) 随访 7 年	
1992－2006	首钢医院刘京山 Ⅱ/P230	小切口纤胆镜	577/760	3.81(20/577)	3.981（22/577）	3.986（23/577）	3.986
2009－2010	首钢等 11 家医院荣万水Ⅳ/P58	小切口纤胆镜	/3699	9.76(平均 3.42 年)			
	首钢医院荣万水 Ⅱ/P61	小切口纤胆镜	133	15.8(21/133)			
1996－2000	首钢医院荣万水 Ⅱ/P140	小切口纤胆镜	158	12.26（13/106）	17.91（12/67）		
2010－2012	周宏建Ⅳ/P 69	腹腔镜，纤胆镜	－/68	5.8(4/68)			
2010－2012	侯立朝Ⅳ/P 150	腹腔镜，纤胆镜	－/23	4.3(1/23)			

续表

报告年份	单位作者论文来源	手术名称	*随访/手术数	复发率%（复发数/随访数）			
				3 年	5 年	6～10 年	≥10 年
2007 – 2010	邹衍泰Ⅳ/P 151	小切口纤胆镜	–/29	3.45(1/29)			
2007 年前	成都第二医院陈安平Ⅰ/P34	腹腔镜,纤胆镜	101	0(0/46)	0(0/33＋21)		
2002 – 2007	武汉武钢总医院周望先Ⅰ/P37	小切口纤胆镜	231	4(10/231)			
2007 年前	山东省交通医院周敬强Ⅱ/P235	腹腔镜,纤胆镜	72	4.5(3/66)随访3月～3年			
1997 – 2007	成都第六医院张光全Ⅰ/P43	小切口纤胆镜	23/第1年组	8.7(2/23)	26.1(6/23)	47.8(11/23)	
1997 – 2007	张光全Ⅰ/P42		126/1～10 年			26.5(31/117)	
	张光全,选择青少年组Ⅳ/P302	小切口纤胆镜	132	8.3(11/132)	12.1(16 人)		
1997 – 2009	张光全,Ⅲ/P120	小切口/腹腔镜/小切口＋辅助腹腔镜	387			15.2(59/387)	
2006 – 2009	张光全,其中严格选择组Ⅲ/P120		65	6.6(4/65)			
1999 – 2003	北京第二医院李志东Ⅱ/P28	小切口纤胆镜	106	2.5(2/80)			
2002 – 2007	上海411等医院Ⅰ/P70	小切口纤胆镜非悬吊组	197		3.5(7/197)		
2002 – 2007	上海411等医院Ⅰ/P70 莫国贤	同上＋胆囊底悬吊	266		0.4(1/266)		
2002 – 2007	上海411等医院Ⅰ/P65 莫国贤	小切口纤胆镜＋哈袋切开成型	72 Mirizzi		1.4(1/72)		
2002 – 2006	上海411等十家医院Ⅳ/P49	小切口纤胆镜	475		1.26(6/475)		
2003 – 2007	天津渤海石油职工医院姜成文Ⅰ/P87	小切口纤胆镜	48	0(0/48)	0(0/57)4 年资料		
2008 – 2009	天津石油总院胡明秋Ⅱ/P87	腹腔镜,纤胆镜	45	0随访1年			
1991 – 2007	北京和平里医院刘伟光Ⅰ/P87	浅式胆囊取石术	92/618		6%4 年资料	16.3(15/92)10 年资料	

续表

报告年份	单位作者论文来源	手术名称	*随访/手术数	复发率%（复发数/随访数）			
				3年	5年	6~10年	≥10年
2006－2009	武汉武钢医院周忠明Ⅱ/P18	腹腔镜辅助纤胆镜	128	3.2(13/128)			
2003－2009	上海411等十家医院莫国贤Ⅱ/P30	小切口纤胆镜	305		3.6(11/305)		
2003－2009	上海411等十家医院莫国贤Ⅱ/P30	小切口纤胆镜＋防复发措施	330		0.6(2/330)		
2008－2010	东莞南城医院叶锡根Ⅳ/P268	腹腔镜辅助纤胆镜＋胆囊造瘘	68哈袋结石	0 随访18月			
2001－2009	包头蒙中医院郭迎接Ⅱ/P83	小切口纤胆镜	69	1.44(1/69)			
2004－2007	黑龙江大庆中医院于景波Ⅱ/P118	小切口纤胆镜	172		9.3(16/172) 4年资料		
1995－2004	沈阳第七人民医院刘忠Ⅱ/P164	小切口纤胆镜	86/120		4.65(4/86)		
1998－2003	辽宁医学院一附院刘爱华Ⅳ/P92	小切口纤胆镜	68		33.8(23/68)		
2007年前	北京航天中心医院欧阳才国Ⅱ/P110	小切口纤胆镜	312/380	4.7	6.7(21/312) 随访4年		
1999－2004	北京第二人民医院李建民Ⅱ/P178	小切口纤胆镜	156		7(11/156) 随访3~7年		
2000－2006	济南市中心医院徐立友Ⅱ/P207	小切口纤胆镜	242 老年人		0.55(1/181)		
2000－2009	济南市中心医院徐立友Ⅱ/P124	小切口纤胆镜	637/816		1.56(10/637) 随访1~8年		
2010－2013	四川省中西医结合医院Ⅳ/P122	三孔法完全内镜＋药物预防Ⅳ/P122	－/96	0(0/95) (2年资料)			
2011－2013	高密市中医院Ⅳ/P128	腹腔镜,纤胆镜	－/138	1.4(2/138) (2年资料)			
2004－2012	上海海江医院许志方Ⅳ/P132	小切口纤胆镜非悬吊组	482/507	2.17(6/276)	7.18(11/153)		
2004－2012	上海海江医院许志方Ⅳ/P132	同上＋悬吊	117			0.58% (2/117)	
2007前	广州医学院一附院王三贵Ⅳ/P158	腹腔镜,纤胆镜＋中药	92	1.1(1/92) (2年资料)			

续表

报告年份	单位作者论文来源	手术名称	*随访/手术数	复发率%（复发数/随访数）			
				3 年	5 年	6~10 年	≥10 年
	广州医学院一附院王三贵Ⅳ/P158	腹腔镜,纤胆镜	91	7.7(7/91)（2年资料）			
2009-2010	兰州军区乌鲁木齐总院 刘兴国Ⅳ/P224	腹腔镜+或小切口纤胆镜	221	0.92(2/221)（2年资料）			
1994-2010	成都军区总院骆助林Ⅲ/114	小切口纤胆镜	-/76	32.8%(25/76)（2年资料）			
1994-2010	成都军区总院骆助林Ⅲ/114	小切口纤胆镜+滔罗特	-/18	0(0/18)（2年资料）			
2000-2006	成都军区总院骆助林Ⅳ/P66	小切口超声碎石	148/148		36.49(54/148)随访6年		
2004-2006	成都军区总院骆助林Ⅳ/P276	小切口超声碎石	113/142	21.2(24/113)	29.2(33/113)	32.7(37/113)（6年资料）	
2004-2010	成都军区总院骆助林Ⅳ/P229	腹腔镜,纤胆镜	80			6.25(5/80)（2~8）年资料	
2007-2012	兰州军区乌鲁木齐总院张东Ⅳ/P230	腹腔镜,纤胆镜	695		0.43(3/695)		
2006-2008	大连大学附属新华医院梁法生Ⅳ/P252	完全腹腔镜,纤胆镜+哈袋成形	63	1.59(1/58)（2年资料）			
2009-2012	大连大学附属中山医院张诚Ⅳ/P202	小切口纤胆镜（电切-罗阿氏窦结石）	-/75	1.33(1/75)			
	大连大学附属中山医院林美举Ⅱ/P207	小切口纤胆镜（胆石+总胆管结石）	12	0　1年随访			
2010-2011	嘉兴中医院周海军Ⅳ/P200	小切口纤胆镜/腹腔镜纤胆镜	-/89	0(0/89)18月清除肌壁间结石			
2004-2005	绍兴二院陈建尧	小切口纤胆镜	31	0(0/31)随访28月			
2009-2011	北京军区总院梅建民Ⅳ/P255	完全腹腔镜,纤胆镜	61	0(0/61)随访2年			

续表

报告年份	单位作者论文来源	手术名称	*随访/手术数	复发率%（复发数/随访数）			
				3 年	5 年	6 ~ 10 年	≥10 年
2009 - 2010	郑文建Ⅳ/P209	完全腹腔镜,纤胆镜	54/95	0(0/95) 随访 1 年			
2005 - 2011	郴州第四医院何清Ⅳ/P212	完全腹腔镜,纤胆镜	-/118	0/114			
2008 - 2011	汕头中心医院彭淮都Ⅳ/P229	小切口纤胆镜 + 腹腔镜	28	3.7(1/27) 随访 2 年			
2008 - 2009	南阳市张仲景医院吴春生Ⅳ/P251	腹腔镜,纤胆镜	58	0 随访 1 年			
	安康市中心医院杨成林Ⅳ/P272	小切口纤胆镜	97	0 随访 2.5 年			
2007 - 2009	东方医院胡海Ⅱ/P15	腹腔镜,纤胆镜	102	0 随访 2 年			
	湖南怀化中医院Ⅱ/P95	腹腔镜辅助,肾镜	283	0.35(1/283) 随访 18 月			

*1 实际随访数/手术例数；如随访数不详表达为 - /手术数

*2 资料来源汇编Ⅰ，Ⅱ，Ⅲ，Ⅳ届/P 页数

*3 根据Ⅰ~Ⅳ届内镜微创保胆大会论文汇编 63 篇论文初步统计手术 13524 人左右，术后随访人数 6806 例，复发人数 449 人，平均复发率为 8.25%（范围 47.8% -0%，其中 5 篇（三个单位）复发率 >30%，1 篇复发率 >20%，3 篇 >10%，其余 53 篇论文均在 10% 以下。）张宝善组 612 例随访 15 年，复发率为 5.39%（手术统计人数来自论文，可能有重复，仅供参考）

*4 查阅Ⅰ~Ⅳ届内镜微创保胆大会论文汇编及相关报道，10 年以上，复发率超 30% 以上的邹一平组 439 例 43.21%；刘爱华组 23/68 例，33.8%；成都张光全组（11/23，47.8%）；成都军区总院骆助林组超声碎石组 54/148，36.49%；张圣道，韩天权报道[3]复发多发生在 3 年内，5 年复发率为 34%~47%，时间大多在 2000 年之前

二、各组复发率发生特点

1. 复发年代　开展年代越早，复发率越高，5 ~ 10 年复发率 2000 年前，高达 30%~47%。2000 年以后，降至 4%~10% 以下。

2. 复发例数　高复发组手术例数不多，根据Ⅰ~Ⅳ届内镜微创保胆大会论文汇编 63 篇论文初步统计保胆术后随访人数 6806 例，复发人数 449 人。含高复发组在内，平均复发率 8.25%。

3. 复发单位数　复发率 30%~47% 组，国内主要文献报导仅四家（439 + 228 + 68 + 148）= 883 例（表 23 - 1、表 23 - 2）

4. 同一时期例数多的复发率低于例数少的　例表 23 - 1，杨德广组 2320 例随访 18 个月复发率 5.90%，Gibney RG38 例，随访 18 个月复发 27%。说明经验是重要因素。

5. 复发与手术方法和术后预防措施相关关系　术中改变胆囊结石形成的解剖学、胆汁流变学及动力学形态因素；术后预防用高效溶石药者复发率较低。在早期胆囊造瘘取石术，1988 年起经皮胆镜碎石清除（PCCL）、近年的新式纤维胆道镜取石三种方法[4]中，早期的胆囊造瘘取石术复发率最高，其次是 PCCL，复发率的最低的属小切口加胆道镜保胆取石。同是经皮胆镜碎石 PCCL，不同术者复发率不同，黄伟组（455 医院）552 例，随访 184 例，18 ~ 30 月，复发率 7.6%，而邹一平组 439 例 3 年复发

率 34.14%。

6. 世界范围内，按表中包括各种方法在内的数据统计平均 5 年复发率 10.2%（674/6609 例），10 年 20.7%（885/4274 例）。

三、各组复发率发生差别原因

（1）开展时间长短，经验水平差别，"保胆"也有"学习期"。

（2）患者选择条件宽严，条件越严格，复发率越低。

（3）术中有无改变胆囊易产生结石的解剖学形态和动力学基础；改变者复发率低，单纯取石，原封不动者复发率高。如梁法生组随访 2 年，1/58 例，复发率 1.59%；中国人民解放军第 411 医院组，5 年随访，悬吊组复发（2/330）复发率 0.6%，非悬吊组为 3.55%（7/197）；海江医院组随访 3 年复发率（6/276 例）2.17%；5 年复发率（11/153）为 7.18%；悬吊组，3 年复发率为 0/117，5 年以上复发率为 0.58%（2/117）。

（4）术后能否采取积极预防结石产生的措施，据成都军区总院报道，单纯手术（未采用术中预防措施 - 编者注）未用药物 100 例，2 年随访复发率为 32.8%，术后口服熊去氧胆酸 2 年复发率为 15.9%，术后口服牛磺熊去氧胆酸（滔罗特）2 年内未见复发。

而对于 5 ~ 10 年复发率高于 20% 各组，未见术中术后采取预防措施介绍。

第二节　对保胆取石术后复发问题的认识

一、有降低复发率的空间

世界范围内，按表中数据统计平均 5 年复发率为 10.2%（673/6609），10 年 20.7%（875/4274）5 ~ 10 年复发率，远没有目前一些印象中（以少数单位报道）的 34% ~ 47% 那样高。降低复发率的空间很大，随着手术技术的进步，能保证结石取尽的同时，用手术的方法增强胆囊的动力、加速胆汁的排空等方法，资料显示，2000 年以后复发率逐步降低。

二、阻止复发的有效措施

成石是一个相对漫长的过程，这给予人们预防和治疗留有足够的时间和空间，遵循结石的四级预防措施，可以最大限度地降低复发率。如在未形成结石之前，用降血脂、降血糖、溶石，中医中药防止结石形成；复发结石，都是从小到大，如已有小胆泥沉积则加用药物或理疗等治疗，促进结石排除；单纯从降低复发率而言，只要严格选择病例就能达到，因为实践已证明，长期单发、无嵌顿、无症状、无遗传家族史、无三高疾病、功能好等的结石患者的复发率最低（详见第二十篇　非手术祛石保胆治疗）。

三、新式保胆取石的复发率远低于其他已被列为治疗方法的非手术保胆治疗

和任何治疗方法可能出现的并发症一样，不能作为拒绝开展的理由。所有治疗方法都不可能十全十美，有复发是保胆治疗唯一的不足，但是，与其他存在各种不足的治疗方法如药物溶石排石、体外震波碎石、经皮体内碎石溶石排石等治疗方法的疗程、溶石率、排石率、取净率、费用、复发率、患者的认可程度等方面相比，均有明显优势，相比而言，有进步、能不断改善，就是完美。

四、复发的后果远不如切胆并发症及其对人体长远影响那样严重

1. 结石复发不一定都需要立即手术切除。

　　根据结石病自然过程，如无症状者，或症状轻，药物治疗有效，可以观察、治疗和随访，这期间患者还能最大限度地发挥胆囊的功能；如有症状，少数患者经其他方法治疗无效，还可以再取石，其最坏的结果充其量是数年后再次手术切除无保留价值的胆囊。根据胆囊结石的自然过程，①用寿命累计概率进行比较，无症状或只有轻微症状的患者，观察20年时，出现症状的可能性不超过1/5；②用平均年发病率进行比较，预期观察20年仍无症状的患者，在确诊时无症状或只有轻微症状的胆囊结石各组，最低也在60%以上，而有症状胆囊结石各组最多不超过27%；其中90%以上乃至全部迟早将会有症状复发，可以/或应进行相应治疗。③如果已行保胆取石，但无症状或只有轻微症状的胆囊结石复发患者，按上述结石病的自然过程可能在今后20年内一直不会有胆道痛或并发症等症状，不一定立即手术处理；正常情况下，改变生活方式，注意饮食结构，近20%胆石症患者即使不服用溶石药，其结石的体积也可能自行缩小，不到2%病例其结石甚至可自行消失；而胆囊结石合并或演变为胆囊癌的可能性在2%以下，所以预防性胆囊切除没有必要[5]，这与某些仅因怀疑胆囊癌与胆石有关，凡有胆囊炎、胆囊结石的患者均行胆囊切除的观点不同。但有过保胆取石的患者出现症状的概率，胆囊癌的发病率是否有所增加，有待进一步的关注与防范，预防胆囊癌的发生。与切胆后一样，经常B超等检查，随访，现代医疗条件比过去有更多种手段能早期发现癌的发生，更容易得到早期处理。

　　2. 保胆再次手术比例很低。

　　按上表统计，在6609例保胆取石的5年平均复发率为10.2%，4274例10年平均复发率为20.7%，即使以邹一平组为例，10年复发率为43.21%。182例结石复发患者中，94例无症状，80例表现有非特异性上消化道不适症状，8例有上腹痛或胆绞痛，其中38例行胆囊切除术治疗，再次手术率仅为8.6%，这就是保胆唯一的不良后果，说明439例患者中起码有约401例的胆囊没有必要立刻切除，其胆囊还可以继续为患者的健康发挥作用。而且8.6%（38/439）的人仅需做的是胆囊切除的一般手术，而不是难度大、医疗支出高、致伤、致残、致死风险的胆道修补、胆肠吻合等手术。

　　再次手术对患者而言，是一个不愿意接受的问题，但是一般情况下（除医疗过错）属正常并发症，无论切胆和保胆，都应一视同仁。在腹腔镜胆囊切除术中，胆道损伤率在0~2.35%，手术中能发现胆管损伤低于<50%，多需要再次手术[6-7]。

　　由于保胆有高低不等的复发率，有的医生[8]建议："MCGPS胆囊结石复发率较高，应终止在单纯胆囊结石患者中应用"。称"按胆囊结石在人群中的发病率为10%来计算，全国约有1.3亿胆囊结石患者，如果都行胆囊切开取石，以胆囊结石复发率为30%计算，可能有近4000万患者需要做第2次手术"，并举出一组他们开展了一年（1991.1—1992.12）保胆手术，共11例，随访9例，失访2例，从第1年开始，每年复发递增1例，15年时共复发7例。这些病例因仍有上腹部隐痛不适或绞痛，均行胆囊切除术。因此就提出"终止在单纯胆囊结石患者中应用"保胆取石术MCGPS的建议。暂且不讨论再次手术的指征的宽严和有没有人（不讲指征）提出1.3亿胆囊结石患者都行胆囊切开取石的建议，该文并不完全反对保胆，只是"终止在单纯胆囊结石患者中应用"，言下之意，保胆患者只能在复杂的、严重的（即过去不得已行胆囊造漏含功能差）的病例中开展，这与该文开始时强调MCGPS适应证：①无症状或初次发作的胆囊结石，②单发或数量较少的胆囊结石，且胆囊浓缩功能>50%自相矛盾，这两条标准，所指的都是单纯胆囊结石，此外就应该是有症状、有并发症、功能差的"复杂"胆囊结石，是复发率最高的病例。针对该组报道了63.6%（7/11）或77.7%（7/9）的高复发率，应先分析①该组选择的适应证是什么？该组术中有无改变胆囊容易产生结石的解剖学、动力因素及术后预防用药等减少复发的措施？②例数太少，LC需要经过"学习期"，保胆同样也需要学习，特别是学习如何防止结石遗漏；学习如何预防结石复发的外科手术治疗方法。Meyers等报告外科医生最初13例腹腔镜胆囊切除术中胆道损伤的发病率为2.2%；也有资料报告12个胆道损伤病例中的10个是外科医生最初的腹腔镜胆囊切除术中发生的[9]；因此该组11例的复发率不能代表保胆的真正复发率，只能代表"学习期"、个别单位，在切胆手术时因各种原因不得已改成"保胆"治疗的较少病例复发。如果在长达 10 年的时间里坚持对有适应证的患者开展保胆治疗，以邹一平组为例，使 91.4%（100% － 8.6%）的患者的胆囊延长了 10 年以上的"寿命"。在使用复发率来说明问题时，应该以上表中较大样本组的复发率或文献综合汇编统计的平均复发率或中位复发率来确定保胆的效果，1 年 11 例一组的 63.6%（7/11）或 77.7%（7/9）的复发率，在筛选吸纳荟萃分析文献时例数也不够多，所获得的结果更难符合 RCT 的要求。因此，以此作为否定保胆治疗单纯胆囊结石的理由，不仅属非 RCT，而且与多数保胆适应证的建议相矛盾。

关于再手术率更应该与切胆组相比，本书已提到切胆并非一劳永逸。上述该组随访 9 例中 7 例复发病例行胆囊切除的指征是"上腹部隐痛不适或绞痛"，如因上腹部隐痛不适或绞痛就切除胆囊，指征是否过宽？按相同逻辑，我们也做了以下假设与计算，如 1.3 亿胆囊结石患者，也都行腹腔镜胆囊切除，以胆囊切除术后综合征发病率（26%~40%）中位数约 30% 计算，也有近 4000 万患者因胆囊切除术后综合征的症状（有右上腹绞痛、饱胀不适、恶心和呕吐）也应该再手术，单纯 PCS"应该"再手术的比例已与（用这一方法计算的）保胆复发人数相当，只因已无胆囊可切，但患者要忍受同样的痛苦。事情并非到此为止，其中有的患者还必须做其他更复杂的手术，Kochner 等对 131 例 PCS 患者分析时发现术后复发胆绞痛患者中有 27.4% 与 Oddi 括约肌功能紊乱有关[10]。等于 1096 万有 Oddi 括约肌功能紊乱，如按其中 50% 需行 Oddi 括约肌切开的，也有 548 万需行 Oddi 括约肌切开，这尚未计算在以下再手术数字内。

五、LC 与外科小切口内镜保胆术再手术率比较（表 23-3）

表 23-3　LC（腹腔镜切胆术）与保胆（内镜小切口保胆术）再手术率比较

项目		发生率%	中位数		LC 术后再手术人数	MCGPS 再手术后人数
	中国人群胆结石发生率	10%			13 亿 × 10% = 1.3 亿	13 亿 × 10% = 1.3 亿
项目	手术并发症（需再手术）	发生率%	中位数		LC 术后再手术人数	MCGPS 再手术后人数
手术原因	肠道损伤	0.14 ~ 4	2 * 2		260 万	
	血管损伤	0.25	0.25 * 3		32.5 万	
	胆道损伤	0.2 ~ 2.2；多数认可 0.5%	0.5 * 4	首次修复 0.5	65 万	
			0.415 * 5	需再次修复手术 83%（0.415%）	53.95 万	
	腹腔残漏结石伴腹腔脓肿	0.5,0.02 - 1.29	0.5 * 6（按 0.6% 计算）		未计 脓肿 78 万	
	延迟胆漏	0.29	0.29 * 7		37.7 万	
	上述 5 项 LC 并发症再手术	4.055%*	4.055%		526.5 万	
LC 后 PCS 因胆系原因做手术		23.3% * 8			932 万	
保胆结石复发再手术（30% 计算）		8.6% * 9				344 万
保胆结石残留 1.3 亿		0.5% * 10				65 万
切胆与保胆（30% 复发率时）再手术数					1458.5 万	409 万

切胆再手术数：保胆复发率 30%，再手术数之比：1458.5 : 409 = 3.56 : 1

＊1. 梁平　对胆囊切开治疗胆囊结石的看法［J］. 中华消化外科杂志，2008 年第 1 期（如 1.3 亿人都保胆，结石复发按 30% 计，约合 4000 万）。

＊2a. 吕新生腹腔镜手术并发症的预防与处理 P71 - 80（肠道损伤 0.14%）。

＊2b.（肠道损伤 4%）傅贤波腹腔镜手术的发展与争议 P15 人民卫生出版社。

＊3. ＊4. 吕新生腹腔镜手术并发症的预防与处理 P71 - 80（血管损伤 0.25%，胆道损伤 0.5%）。

＊5. 黄志强. 胆管损伤 - 胆道外科中避免不开的话题［J］. 腹部外科，2012，25.（胆道损伤 0.5%，第一次修复仅 17% 成功，83% 需再手术，经计算即 0.415% 需再手术，二项合计 0.915%）。

＊6a. 王学闵. 腹腔镜胆囊切除术结石漏入腹腔的原因及处理［J］. 中华现代外科学杂志，2009，6（3）。

＊6b. 保红平，高瑞岗，方登华，等. 腹腔镜胆囊切除术并发症的原因及处理［J］. 中国微创外科杂志，2004，（6）。

＊6c. 柳利，王金哲，郝利恒，等. 腹腔镜胆囊切除术腹腔脓肿形成的原因分析与对策［J］. 中国煤炭工业医学杂志，2012，（11）。

＊7. Deziel DJ Millikan KW，Economou SG，Doolas A，Ko ST，Airan MC. Complicationsof LG：a national suevey of 4292 hospitals ang an a-nalysis of 77604 cases . Am J Surg. 1993，165：9 - 14。

＊8. 刘天锡，杨浩雷，冯保华，姚永良. 腹腔镜胆囊切除术后综合征的诊治分析（附 150 例报道）［J］. 中国普外基础与临床杂志，2009，（12）该院医院收治的 150 例 PCS 患者，已查明原因的需再手术的胆系内原因 71.33%，（107/150），（其中内镜手术 72 例（72/150 =48%），开腹 35 例，（35/150 =23.3%）；胆系外原因（漏诊）6.67%（10/150 =6.67%）；非手术保守治疗 22%（33/150）。

＊9. 邹一平. 保胆取石术有关问题的探讨《中华肝胆外科杂志》2009 年第 1 期（439 例结石复发，需行手术 38 例，占 8.6%）。

＊10. 保胆结石残留 0.5% 计算方法。MCGPS 组 0 ~ 2%＊［1］孙修勇. 纤维胆道镜保胆取石 700 例回顾，结石残留 0 例，＊［2］陈安平. 全腹腔镜下保胆取石，取息肉和即时缝合术 132 例报告结石残留 1 例，发生率 0.75%，＊［3］莫国贤. 新式保胆取石取息肉 700 例临床报告，结石残留 2 例，发生率 0.28%，＊［4］刘京山报道 1010 例，结石残留率 0；（1 - 4 发表在 1，3 届微创内镜保胆大会论文汇编上）；＊［5］姚国相等腹腔镜胆囊切除术和保胆取石治疗胆囊结石的前瞻和对照研究（LCCC）（200 例，结石残留率 4 例，发生率 2%）腹部外科 2013，26（5）；以上 5 遍论文［1 - 4］报道 2742 例，发生 7 例，平均值 0.25%。本项计算加倍取残留率 0.5%。

＊1 ~ 10 数据来源于作者原著，见参考文献。为防止极端，通常以中位数或平均数代表某种事态发生的概率，才能更接近事物的本质。

六、二种治疗胆囊结石方法优劣的讨论

1. 用（回顾性）查账式方法讨论二种治疗胆囊结石的优劣

（1）按 ＊1 要求测算，假设 1.3 亿都保胆，保胆结石复发率（30%，20%，10%），发病数分别约为 4000 万；2600 万；1300 万。

（2）保胆结石残留 0.5%，计算方法来自内镜微创学术大会论文选资料（孙修勇，陈安平，莫国贤，姚国相，刘京山报道的平均值）1.3 亿将产生 65 万结石残留患者。

（3）按 ＊9 邹一平保胆后结石复发，需再手术率 8.6% 计算，假设 1.3 亿患者都行保胆 CGPS 术，如 8.6% 需再手术，约为 344 万，223.6 万，111.8 万；保胆残留结石按 0.5% 计，约 65 万，假设保胆结石残留者都需手术，二类再手术人数分别为 409 万，288.6 万，176.8 万。

（4）腹腔镜切胆再手术人数按 5 项计算（见 23-3 表 LC 致胆道损伤手术原因五项计算，）合计 4.055%，1.3 亿都 LC，526.7 万，PCS 再开腹手术（发生率 ＊需再手术率 23.3%）1.3 亿 ＊ ×30% × 23.3% =932 万。二种情况合计再手术数为 1458.7 万。资料来源 ＊②－⑨。

（5）假设 1.3 亿人都 LC 或都微创保胆 MCGPS，LC 术后胆道损伤 + PCS 并发症需再手术人数 1458.7 万人，保胆手术后因结石复发（30% ~10%）需再手术人数分别为 409 万，288.6 万，176.8 万如下，二者之比结果如下：

保胆结石复发率 30% 时，1458.5 万/409 万 =3.56：1

保胆结石复发率 20% 时，1458.5 万/288.6 万 =5.05：1

保胆结石复发率 10% 时，1458.5 万/176.8 万 =8.25：1

注：上表未包括 LC 后 PCS 还有需要内镜治疗 48%，1.3 亿 ×30% ×48% =1920 万。（计算方法见 ＊8）

2. 数据结果告诉我们：①LC 再手术人数明显高于 MCGPS 术，保胆明显优于切胆。②LC 所致损伤至今未见改善，保胆复发率还有下降空间。③LC 损伤的后果严重，如行 ERCP + EST 还有损伤与新的并发

症。而 MGPS 预防复发还可有中、西药，生活方式改变等措施，或再手术处理。④切胆可能发生并发症，如 PCS 的发生率为 25%～40%，增加患者痛苦，影响健康；而保胆，解决了胆道疾病二大旷世难题，胆道零损伤，保护了有功能的胆囊，保护了 Oddi 括约肌功能，保护了人的健康，没有 PCS 综合征，预后较好。

3. 以上比较还说明　①有上腹部隐痛不适或较少病例绞痛这些症状不一定非手术切胆不可；以邹一平组为例只有 8.6% 需要切除，91.4% 可能不需立即手术，（明确病因，可以观察，先内科治疗，必要时再微创内镜保胆）。②切胆后仍有几千万人有各种症状，说明如保胆术后结石复发均采取胆囊切除术，其中大部分胆囊被切除纯属冤枉。因此，蒋兆彦，韩天权等[11]认为"对保胆术后辅以药物治疗降低胆汁胆固醇饱和度，可能具有预防结石复发的作用"，鉴于胆石复发是保胆取石的关键问题，也是唯一的缺点，他们建议："在取石同时给予药物来预防复发，不失为临床诊治方案的完善"。本书已做了介绍。韩天权等还指出[12]"保胆取石后的复发可能是对胆石发病机制研究的最好检验，也是基础和临床结合的极好机会"。如果 1.3 亿人的胆囊全部切除，不仅没有对比研究的对象，患者还过早失去有功能的胆囊，患者也失去享受研究成果和科学进步的机会，并被动忍受切胆各种并发症及再次、多次手术的痛苦。

七、按保胆所遵循和提倡的微创观念，保胆后的处理可做到避免手术引起的胆道零损伤和零死亡

保胆再次手术与胆道损伤再次手术不同，胆道损伤时仅有 17% 人首次修复成功，余下患者还需要多次修补手术，胆道损伤还有更高的致残率，死亡率，但如果按保胆系统工程所遵循和提倡的"不以切口大小为标准"的广义微创观念，可以再次取石保胆＋预防措施，如果在保胆复发患者中，确实需要切胆，选择切胆方案时，因病期长，粘连广，尽量不用 LC，或在 LC 手术遇到困难时不追求"微创到底"原则，选择"开腹胆囊大部切除方法"，既能保证胆道零损伤，确保零死亡，又能靠手感触摸探查或快速冷冻病理检查，保证胆囊管无残留结石，及时发现胆囊息肉癌变，才能避免再次手术和其他风险。

八、随着技术进步，对不同大小的复发结石的处理更加容易

（1）观察，内科治疗，适用于无症状或有症状但可控制者。

（2）经皮穿刺，扩张窦道，经胆道镜取石，适用于作胆囊底部悬吊或胆囊底部埋在皮下者。

（3）经 ERCP 或子母镜取石、溶石、碎石，适用于已作哈袋肝管吻合者。

（4）经预埋通道取石，有预埋通道者。

（5）再次常规取石保胆；预置皮下通道，备用。

（6）根据病情和患者愿望选择安全的切胆手术。

（7）具体技术和方法见第二十五篇转化医学与胆囊外科第五章。

以上分析，说明以为数不多、2000 年左右前的早期报道、国内例数不超过 800 例、疗效较差的单纯经皮碎石方法或个别例数不多、处于学习期的 5～10 年 30% 以上复发率及其远低于切胆再次手术率为依据，作为反对保胆取石的理由，未免有很大欠缺。

第二章　保胆后预防结石复发的可行性

第一节　对结石成因的研究与结石复发的预防

对结石成因的研究倍受关注，从未停止。在经验和科学论证的基础上，冉瑞图院士提出用预防来结束 Langenbuch 时代，其实质是提出胆道外科的目标和方向。因此，长久以来结石病受到多方重视，为了寻找结石的原因，国内 1983 年在重庆召开了全国第一届胆石症会议，成立了全国肝内胆管结石病研究组，以后改名为胆道外科学组，次年在西安又联合外科专家和基础学科专家召开了胆石形成机制的学术会议。国际上，1987 年美国召开第一届国际胆石症预防会议，会上明确提出胆石症三级预防的概念；1993 年 Hofmann 撰文强调胆石症的初级预防，二级预防；1999 年以色列举行的第三届胆石症会议再次将胆石预防作为会议的重点。无疑，胆石症的预防是全球关注的焦点。我国把胆石症的病因研究列入自然科学基金资助项目，目的是为了实现这一有长远意义的战略目标。原上海第二医科大学附属瑞金医院傅培彬教授在 1981 年就指出，外科医生不仅要很努力钻研对胆石症的外科手术治疗方法，更需要花大力气研究胆石的发病机制及预防方法。他认为胆石症的最终出路是预防。结石成因研究成果提示一般人群预防结石形成的原则适用于保胆治疗之后的继续预防。

第二节　对结石成因的研究成果

一、内科因素的探索

瑞金医院张圣道教授等，从早期的结石病流行病学调查、结石成分、结石类型研究到近年的胆石症的遗传和基因表达。

1. 饮食、环境与结石形成的研究：在饮食与胆固醇结石相关性研究时，张圣道教授[13]等人的实验说明，通过饮食调节可以预防胆石症。

2. 遗传因素的研究：张圣道等团队为了揭示胆石症基因及其功能并以药物调控靶基因，寄希望于基因治疗来改变体内脂类代谢，预防和治疗胆固醇性结石，他们开展了新一轮的胆石症机制研究，发表了大量论文，张圣道教授亲自发表"结石病可否预防"一文[14]。肥胖是胆固醇结石发病的一个重要危险因素，肥胖人胆石症发病率为正常体重人群的 3 倍。据报道上海交通大学医学院附属瑞金医院内分泌科宁光教授团队发现[15]通过调控 LGR4 基因可以影响肥胖的发生，这一基因可调节白色脂肪（坏脂肪）与棕色脂肪（好脂肪）之间的转化，阻断 LGR4 信号极可能成为肥胖干预的新靶点，用 LGR4 拮抗剂或阻断剂实现脂肪细胞的转移，控制肥胖，提高生活质量，也能降低胆石症发病率。此文发表在《自然细胞生物学》杂志上。

3. 其他方面：包括代谢综合征、胰岛素抵抗、糖尿病、高血压、高血脂、饮食生活环境与结石形成环节有关的研究状况及成果（见第二十二章 药物治疗研究进展）。

二、胆囊本身（外科）因素的研究

胆囊有很多对人体有重要意义的生理功能，但凡事均有两面性，与其他脏器一样，在实现人体生理功能的同时，也会成为疾病的靶器官，即各种疾病的"温床"。结石病除上述内科因素外，胆囊本身解剖形态也是结石形成的重要原因。只是由于各种原因，特别是胆囊切除相对简单容易，使人们（特别是外科医生）不愿意用修复的方法去改变它，因而很少有医生去关注胆囊解剖与结石形成的关系。近年来外科保胆治疗的兴起，使一些外科医生开始重视这一问题。胆囊本身（外科）因素主要包括：

1. 胆道流变学与结石形成：其实，这就是胆囊解剖与结石形成的关系。当我们仔细阅读黄志强院士主编的《当代胆道外科学》一书时，不难发现其中一些章节不仅有描述还有实验报告。最经典的是书中杨可桢教授撰写的《胆道流变学》[16]，其中提出胆囊管长度 L、截面积 S 与胆汁流速 V 及产生湍流的关系，并计算出当胆汁以每秒 1 米以上速度喷射入胆囊时，在突然变宽的胆囊腔两侧出现漩涡区，而两个压力不等的漩涡导致射流产生"附壁效应"，在漩涡中心形成负压，成石胆汁在向心力的作用下聚集，在体外模拟人体胆囊、胆囊管和胆总管的装置，应用配制胆汁或患者胆汁，在装置内人工制成胆石。可见胆汁的漩涡运动对致石胆汁在胆囊内成石过程中起重要作用。

2. 胆囊收缩功能异常与结石形成：除胆囊解剖因素外，胆囊收缩功能异常[17]、胆汁淤积和胆泥形成[18]、胆囊动能等在结石形成中起重要作用[19]。这些都是可以用外科方法来改善的成石因素。根据黄志强院士关于胆石治疗基本原则是清除病灶、解除狭窄、改善引流的观点，汤礼军，田伏洲等[20]（1997年）为便于处理肝内胆管结石复发、莫国贤等（2004 年）[21]和杨玉龙（2008 年）[22]等为预防保胆后结石复发，先后开展胆囊哈袋肝管吻合、胆囊底部悬吊、胆囊哈袋开口成形等外科方法，以降低肝内胆管结石、胆囊结石保胆治疗后结石复发率，尽管病例还不多、随访时间还不够长、有些统计还不完全符合循证医学的要求，但是有的数据已经显示出在预防结石复发中的作用。

研究表明，胆囊结石既然是一种疾病，与其他疾病一样有可以预防的共性。因此，自从人类发现胆石症以来，为了预防和治疗进行了多年的研究而且取得了丰硕的成果，为胆石症的治疗与预防提供了有力的依据。保胆治疗与其他治疗方法一样，也有复发率，尽管保胆复发的后果并不像切胆其他并发症那样严重，从患者的角度出发也应该引起我们的重视，根据当今已有的条件，把复发率尽可能降低，是保胆外科唯一的，根本性任务，因为它是保胆存在的唯一问题。

以下是讨论根据结石复发因素，如何通过手术病例选择、手术方法丰富和改进、术后预防决策的重视，降低保胆后结石的复发率。

第三章　以防为主，标本兼治

第一节　转化医学在保胆外科中的应用

保胆外科不乏基础理论、实验报告和临床经验的依据，缺乏的是把很多基础理论、实验报告和临床经验的依据转化为临床实践活动的理念和决心。如果说20世纪，是针对百年切胆的方法、存在问题及结石成因的研究，那么，21世纪应该是，也有条件把20世纪研究成果转化为临床实践的最好时机。使结石成因内外因素、全身和局部因素研究成果转化为服务于结石病患者，降低发病率、减轻他们遭受结石病本身并发症、治疗并发症的痛苦和经济负担的实际行动。胆石症的治疗尽管有多种选择，但从大的方面上看，摆在胆道外科面前只有两条道路。一条是继续20世纪的思路，研究用什么方法切除有结石和息肉的胆囊，从开腹到腹腔镜、现在又有人提出经自然腔道（胃、肠道、阴道），有单位购置了机器人（辅助）系统，用于胆囊切除。关于腹腔镜胆囊切除，近30年的经验，因为不可能改变胆囊切除及切除后其他存在问题，也不可能改善术后对人体长远不良影响；而另一条路便是新式保胆取石。它是一条预防为主，防治结合、标本兼治的道路，既能达到治疗和预防结石病的并发症，不出现切胆后对人体其他长远不良影响又无胆道损伤等手术并发症和死亡率。有益于患者，有益于技术转化和技术进步。

第二节　根据不同病因采取不同的预防方案

在回答胆石能否预防的问题时，张圣道教授认为两类结石的状况似乎并不完全相同。但强调遗传因素和环境因素对两类结石应当都起作用，改变一个主要环节就能阻止其发病[23]。

一、全身因素的预防

资料显示，胆石复发因素归纳为全身因素和胆囊局部因素两方面。全身因素是指机体脂类代谢的异常。胆石症由于其发病机制而归纳于代谢综合征，包括高血压，高血脂，糖尿病，肥胖病，脂肪肝，及其并发心脑血管病等多具有脂类代谢紊乱的病理基础。研究发现认识到是胆固醇的转运蛋白——ATP结合盒G5/G8在肝脏表面表达异常和功能异常的结果[24]。其次，研究发现，胆石患者与小肠转运胆固醇的相关蛋白NPC1L1表达增加[25]，提示胆石患者的胆汁胆固醇会被大量重新吸收，再次进入肠肝循环，成为一个"肝脏分泌，进入胆囊，再从小肠重新吸收摄取"的反复循环过程。肝脏和小肠胆固醇代谢的异常，在产生和维持胆汁的胆固醇过饱和方面成为胆石形成的危险因素。在全身因素中遗传和环境因素共同起作用是目前对胆固醇结石病发病机制达成的共识。

瑞典一份跨度58年，样本量达43141双生子的流行病学研究显示，遗传占25%，共同环境因素占13%，独立环境因素占62%。所谓的环境因素就是饮食成为胆固醇结石的危险因素[26]。对于有遗传倾向的人群，虽然在基因研究取得很多成果，而靶向治疗还在探索中，但占各种因素比例仅25%，而环境（饮食）因素占到75%，说明大部分人通过改变饮食习惯、生活方式，可达到预防胆固醇结石病发病的目的。而且，在靶向治疗尚未广泛用于临床之前，在保胆治疗时通过胆囊底部悬吊等手术方法和术后药物，增强胆囊动力，促进胆汁排空等措施也能很大程度上降低结石的复发。

二、胆囊的局部因素的改善

胆囊的局部因素有两方面：胆囊分泌的促成核因子，如黏蛋白，k35D 促成核蛋白，以及胆囊胆汁淤滞的动力因素，仅有胆固醇过饱和并不完全导致胆石形成，必须有促进胆固醇结晶形成并生长的成核因子，和胆汁滞留的环境。目前雷铭，蒋兆彦等发现[27]胆囊黏膜表达 FGF19，它可能来源于回肠末端的分泌，胆囊过度表达 FGF19 使胆囊舒张，胆汁淤滞于胆囊内。在胆固醇过饱和胆汁和有利于胆汁结晶形成和生长的胆囊环境下，如果不通过上述外科方法或用药物抑制促成核蛋白，增加胆囊收缩功能等改变胆囊的成石环境，保胆后胆石的复发当然不可避免。再则，通过全身和局部的控制，有望最大限度地预防结石的复发，如有规律的正规饮食习惯、预防肠道感染等疾病、取出胆囊结石后慢性炎症得到控制，小肠分泌 CCK 的功能正常，胆囊收缩素受体增加，就能增强胆囊的收缩功能。

第四章 保胆取石患者选择与复发率

认知胆囊结石形成的全身因素和胆囊局部因素有助于减少和预防胆囊取石后胆石的复发，从这个观点出发，理论上讲，为了减少术后胆囊结石的复发，避免保胆取石的滥用，多数人认为，胆囊取石的适应证应当是：①胆囊大小基本正常。②胆囊壁厚度小于3 mm。③胆囊管无结石梗阻，胆囊结石少。④近期无急性发作患者。⑤有明确保胆要求，完全理解结石复发的可能性。根据他们的经验与临床结果分析，认为胆囊收缩功能良好，单发结石，无肝病史，无胆囊结石家族史，非肥胖者较适合手术。同时提出"在选择保胆的今天，一个正确选择手术适应证，减少术后结石复发和胆囊炎的发作，避免不恰当的选择病例，盲目追求保胆取石术给患者带来不必要的并发症和痛苦"[28]。

保胆取石患者的选择至今一直未能统一，不支持保胆的，以复发率高为理由将患者拒之门外，支持保胆的，适应证的大门有的有很大限制，有的只要排除绝对禁忌证之外，为患者畅开大门，各持己见，认知胆囊结石形成的全身因素和胆囊局部因素有助于减少和预防胆囊取石后胆石的复发，从这个观点出发，理论上指征越严格复发率越低，但受益的人群可能就越少。

第一节 保胆取石患者选择标准

一、无高胆固醇血症

不存在导致胆汁胆固醇过饱和的全身因素。

二、无家族遗传史

由于胆石症家族聚集发生的遗传特性[29]，具有延迟遗传，母系遗传和遗传异质性的特点，从遗传角度，需要排除有家族史的胆囊结石患者，作为胆囊取石的适应证。

三、无代谢性疾病

从代谢综合征角度，也应排除合并高血压、糖尿病、高脂血症、肥胖等作为胆囊取石的适应证。

四、排除胆囊成核因子

在胆囊成核方面，胆囊分泌的成核因子也应予排除。上海华山医院研究胆囊胆汁33.5×10^3泡蛋白截割点含量为143 μg/mL，可作为筛查成核蛋白异常的标准，但是该检测需要胆囊胆汁的标本，临床应用有一定困难。

五、胆囊功能正常

胆囊功能是临床能方便检测的。胆囊功能检查主要针对收缩和排空功能，虽然胆囊的吸收、浓缩、分泌和酸化功能尚不能检测，但通过胆囊形态和收缩功能的检测可以间接予以反映。口服胆囊造影由于操作复杂，已经不用。20世纪80年代建立了B超三维检查胆囊的方法。正常的空腹胆囊容积在15～25 mL，餐后胆囊收缩排空的时间为1～2小时，胆囊的餐后容积也减少到2～7 mL，胆囊收缩率在70%～

80%。胆石患者的胆囊功能异常[30]可表现为两类：胆囊收缩降低，餐后容积增加；或空腹容积增加。胆囊收缩素（cholecystobinin，CCK）是影响胆囊收缩的主要介质，胆石症患者餐后 30 min 血 CCK 浓度增加约 50%，由于血液 CCK 浓度与胆囊壁 CCK 受体呈相关性，间接反映胆囊收缩功能的异常，通过 B 超检查胆囊的这些指标，结合血液 CCK 浓度检测能较好地反映胆囊功能。这些指标已经成功用于胆囊结石高危人群的预测，表明了在临床应用的价值，这些条件附合目前多数人理想化的观点。

第二节　按"保胆取石适应证[31]和微创保胆手术指南"选择

1. 详见本书第十九篇手术章节；2. 参考本书附件，内镜微创保胆手术治疗胆囊良性疾病专家共识（2018 版）保胆取石适应证范围已有扩大。

第三节　参照患者意愿选择是否保胆

理论上讲选择患者条件越严格，复发率越低。按上述理论的手术适应证选择患者，对降低复发率肯定有意义。但是，医生常常遇到，有家族史，本身有各种与结石有关的伴随疾病的患者，在保胆医生客观，如实地告知患者属于复发高危人群，切胆医生更不用说，更会劝患者不要保胆的情况下患者仍然坚决要求保留胆囊，医生在权衡不良后果程度、患者意愿（同意承担复发风险）后，同意给患者保胆治疗，这也符合循证医学原则。因为循证医学原则中，患者意愿是循证中必不可少的要素，没有哪位医生敢凭患者意愿以外的什么"循证依据"，切除患者坚决要求保留的脏器。我们讲人们生活需求多元化时提到，有人是"生命诚可贵，美容价更高"，愿意承担各种并发症和日后不良影响的风险去做 LC；有人是"美容诚可贵，生命价更高"，怕患家族性乳腺癌，早早切除双乳；甚至有人"伦理诚可贵，感情价更高"，而去做变性手术；有的因属结石病高危复发患者，有的因在经济转型、双向选择时代，担心择业体检时身体情况处于劣势等，对他们来说则是"将来诚可贵，现实价更高"，等等。根据患者年龄、性别、习俗、民族、宗教、信仰、经济负担和心理承受能力等人文因素制定诊治方案，是人文医学和循证医学的交汇。

因此，我们认为排除手术绝对禁忌证以后（见手术章节），不能以严格手术指征为借口，也不能以复发率高为理由，将大量要求保胆的胆石症患者拒之门外。我们的适应证（见手术章节），不限于单纯结石（有作者建议的），还扩大到包括胆囊多发结石、胆囊管结石、哈袋结石、Mirizzi 综合征Ⅰ－Ⅳ型、胆囊结石合并胆总管结石等，以及很多学者建议的病情重、老年患者、医生和患者担心切除胆囊手术风险或不取出结石都有癌变风险时，可进行一次性保胆取石来解决。医生要转变观念，客观告之保胆切胆等各种方法的利弊，尊重患者的选择，医院，医生应尽最大努力，在取净结石的基础上通过外科、内科、中医科、预防为主，标本兼治，多途径降低保胆手术的结石复发率，让患者的胆囊发挥良好的、更长时间的作用，让患者更健康，有更好的生活质量。

第五章　手术方法选择

胆道外科治疗的基本原则是：祛除病灶，解除梗阻，通畅引流。祛除病灶修复胆囊，改善排空功能是外科治疗的核心，其所获得的结果是减少手术后残石、降低再手术率和死亡率[32]。

一、预防复发的主要手术方法

1. 胆囊底部悬吊术。
2. 哈袋肝管吻合术。
3. 哈袋开口成型术。
4. 胆囊粘连、皱折、狭窄等分离、修复术。

二、手术方法预防结石复发原理

手术方法预防结石复发原理是根据胆石形成的基本过程，只要成石胆汁在形成"泡"之前或"泡"形成后能迅速通过胆道进入十二指肠，就没有形成 CMC 的机会。因此，增强胆囊动力，改善胆囊引流，加速胆汁排空，是改变胆囊成石局部环境，降低保胆后结石复发的重要手段。详见手术章节及胆道流变学、胆囊动力与结石形成的临床与实验研究，如韩本立，张继红，杨可桢"胆囊结石形成的动力学机制"项目的研究等[33]，他们的结论是除胆汁成分异常外，胆囊排空障碍是胆囊结石形成的关键因素。

第六章 药物损防

第一节 改善胰岛素抵抗的药物治疗

脂类代谢紊乱、胰岛素抵抗已成为预防胆结石发生、发展的药物研究重点。本章节主要从已用于临床的控制糖尿病、高血压、高脂血症药物着手改善脂类代谢及改善胰岛素功能，以期降低胆结石的发生率。（药理作用参见药物研究进展章）下面介绍药物用法、剂量。药物自身的副作用、注意事项不在此详述。个性化用药方法与剂量宜在医生指导下服用。

一、降脂药

1. 阿托伐他汀 10 ~ 80 mg 每晚顿服。
2. 洛伐他汀 10 ~ 80 mg 每晚一次或每日分二次口服。
3. 辛伐他汀 5 ~ 40 mg 每晚一次口服。
4. 普伐他汀 10 ~ 40 mg 每晚一次。
5. 氟伐他汀 10 ~ 40 mg 每晚一次口服。
6. 舒瑞伐他汀 5 ~ 10 mg 每晚一次口服，口服。
7. 匹伐他汀 2 ~ 4 mg 每晚一次口服。
8. 依折麦布 10 mg 每日一次，餐前、餐后均可。

二、降糖类

1. 促胰岛素分泌剂（磺脲类、格列奈类、肠促胰素类、DPP – Ⅵ抑制剂类）

（1）磺脲类：①格列苯脲 2.5 mg/片，最大 15 mg/日。②格列吡嗪 5 mg/片，最大 30 mg/日。③格列喹酮 30 mg/片，最大 180 mg/日。④格列齐特 80 mg/片，最大 320 mg/日，40 ~ 80 mg，2 次/日。⑤格列美脲 1 ~ 2 mg/片，最大 6 mg/日。⑥格列吡嗪缓释片 10 mg/片，1 次/日。⑦格列齐特缓释片：达美康 30 mg/片，1 次/日。

（2）餐时血糖调节，格列奈类：①瑞格列奈 0.5 ~ 2 mg，3 次/日，餐前 15 分钟，口服。②那格列奈 30 ~ 90 mg，3 次/日，餐前 15 分钟，口服。

（3）肠促胰素类

产品：①人胰高血糖素样肽类似物：利拉鲁那；1 次/日，0.6 ~ 1.8 mg 皮下。②GLP-1 激动剂：Ex-endin 艾塞那肽 5 ~ 10 μg，2 次/日，皮下，减少进食，降低体重，用于肥胖者糖尿病。③G 蛋白偶联受体 119 激动剂：产品 AR-231453，口服。

（4）DDP-4 二肽基肽酶 – 4 抑制剂

产品：①西格列汀 100 mg，1 次/日。②维格列汀 100 mg，2 次/日。③沙格列汀 5 mg/片，2.5 mg 或 5 mg，1 次/日。④格列西汀 30 mg/片，2 次/日。

2. 非促胰岛素分泌剂（均为口服）

（1）双胍类

产品：①二甲双胍，格华止 0.5 g/片，1~2 片/次，3 次/日。②二甲双胍缓释剂 1.0 g/片，1 次/日。

（2）胰岛素增敏剂——噻唑烷二酮类

产品：①罗格列酮 4 mg/片，1~2 片/日。②吡格列酮（艾汀）15 mg，1 片/日，1 次/日。

（3）α-糖苷酶抑制剂，抑制肠道葡萄糖吸收

产品：①阿卡波糖 50 mg/片，25~100 mg/日，3 次/日。②伏格列波 0.2 mg/片，0.2 mg/次，3 次/日。③米格列醇 50 mg/片，25~100 mg/次，3 次/日。④复方制剂：格列本脲与盐酸二甲双胍、格列奇特与盐酸二甲双胍的复方制剂等。

3. 高选择性 SGLT-2 抑制剂　如 Sergliflozin。

4. 胰岛素类

产品：①餐时胰岛素：普通胰岛素；赖脯胰岛素；门冬胰岛素 3 次/日，皮下。②混合胰岛素：中效，30∶70 预混胰岛素诺和灵 2 次/日，皮下。③基础胰岛素：中效，精蛋白锌胰岛素 2 次/日，皮下。④长效胰岛素：甘精胰岛素；地特胰岛素 1 次/日，皮下。

三、降血压药

1. 血管紧张素转化酶抑制剂

产品：①卡托普利 12.5 mg，2 次/日。②依那普利 5 mg，1 次/日。③苯那普利/洛丁新 10~20 mg，1 次/日。④赖诺普利 10 mg，1 次/日。⑤雷米普利 2.5~5 mg，1 次/日。⑥福辛普利 10~20 mg，1 次/日。⑦西拉普利 2.5~5 mg，1 次/日。⑧培哚普利 4~8 mg，1 次/日。

2. 血管紧张素 II 受体拮抗剂

产品：①氯沙坦 50~100 mg，1 次/日。②缬沙坦 80 mg，1 次/日。③厄贝沙坦 150 mg，1 次/日。④替米沙坦 40 mg，1 次/日。⑤坎地沙坦 2~8 mg，1 次/日。⑥奥美沙坦 20 mg，1 次/日；（复方制剂含氢氯噻嗪，不建议胰岛素抵抗者使用）。

3. β 受体阻滞剂

比索洛尔（康可）2.5~5 mg，1 次/日（从小剂量开始），其他 β 受体阻滞剂不适合糖尿病患者。

4. 钙通道阻止剂（又分为二氢吡啶类、苯烷胺类和硫氮草酮类三类）

产品：①氨氯地平 5 mg/次，1 次/日。②硝苯地平 10 mg/次 1 次/日。③拉西地平 4~8 mg 次/日，1 次/日。④维拉帕米 80 mg 3~4 次/日。

四、其他脂肪因子

瘦素、脂联素、抵抗素与胰岛素抵抗也密切相关，相关药物正在研发中。

第二节　抑制黏蛋白的分泌

切断胆石形成的链条，是预防与治疗胆石症的方法之一。阿司匹林、非选择性甾体类抗炎药，能够抑制黏蛋白的分泌，从而预防胆囊结石的形成。其他如消炎痛、双氯酚酸钠（NS-398）、塞来昔布等。

第三节　增强或改善胆囊排空障碍的药物

吗丁啉 10 mg，2~3 次/日，餐前 15 分钟；西沙比利 5~10 mg，2~3 次/日，餐前 15 分钟，依托比利 1 片，3 次/日，餐前 15 分钟，莫沙比利 2.5~5.0 mg，2~3 次/日，餐前 15 分钟；替加色罗 3 片，2 次/日餐前，严重腹泻者停用，仅适用于保胆术后。曲美布汀 0.1~0.2 g，3 次/日。

第四节 新一代口服溶石药物——滔罗特（牛磺熊去氧胆酸）

相关内容详见第二十二篇药物预防研究进展，一般用于保胆术后胆结石复发高危患者，预防复发。溶解胆固醇结石 $5 \sim 10$ mg/（kg·d）（250 mg/粒，胶囊，$2 \sim 3$ 粒/日），可分 $2 \sim 3$ 次于饭后服用，但晚饭后才可以服用 2 粒。疗程为 $3 \sim 4$ 个月以上。

第五节 中医中药预防结石复发

中医药的活血化淤、疏肝开郁、健脾利胆、清热利湿，增加胆汁的分泌，利于胆道黏膜的炎症消退，预防结石的产生和加速小结石的排除，在预防保胆后结石复发有一定的效果。

1. 王三贵等[34]对以外科手术为主的 3 种不同方式治疗胆囊结石的疗效对比分析研究 方法 LC（1组 50 例），对照组：内镜微创保胆术（2 组 91 例），内镜微创保胆术 + 中药利胆护胆汤术后（3 组 92 例），第二天起服用中药黄芪，柴胡，郁金，枳壳，茵陈，大黄，莱菔子，桃红，红花，陈皮，乌梅，辣椒）1 剂/日随患者体质加减，加温水 300 mL，浸泡 30 分钟，文火煎至 100 mL，置温分二次口服，连服 15 天，以后每月服 3 天，坚持 12 个月。

结果：手术出血量、胆漏、术后的患者消化功能、反流性食管炎、胆总管结石复发率，这 5 个指标上，内镜微创保胆术优于 LC；内镜微创保胆术 2 年后（3）组胆囊壁厚度、胆囊收缩功能、胆囊结石复发率优于（2）组，术后加用中药护胆治疗，能降低胆囊结石复发率。在（2，3）组疗效比较中，显示利胆排石汤治疗 2 年，对照组（2 组）结石复发率为 6.6%（6/91）利胆排石汤治疗 2 年（3 组，中药组）结石复发率为 1.1%（1/92），$P < 0.05$；胆囊壁厚度（2.5 ± 0.5 mm）薄于对照组（3.5 ± 0.6 mm），$P < 0.05$；胆囊收缩功能（48.0 ± 4.5）% 也明显优于对照 2 组（34.0 ± 3.6）%，$P < 0.01$；治疗组所有患者自诉服药后无腹胀、纳差、呕吐等现象，食欲好，未发现消化系统以外的其他不良反应或症状。对照组有 5 例存在不同的类似慢性胆囊炎症状需要药物干预。

故该课题组认为中医药预防结石复发具有较好的应用前景。

2. 葛长青[35]研制的双黄清胆夥粒观察保胆术后患者胃动素/生长抑素与胆囊收缩素水平变化的临床研究 主要成分有：金钱草 30 g，茵陈 15 g，海金沙 10 g，白矾 6 g，鸡内金 10 g，郁金 8 g，三棱 6 g，白芍 8 g，陈皮 8 g，乳香 6 g，没药 6 g，大黄 6 g，甘草 10 g，木香 6 g 等（又名中药防石散）。

该研究方法是：168 例术前，术后 15、30、60、90 天测外周血胃动素、生长抑素。术后 15 天时，胃动素、胆囊收缩素水平低于术前，生长抑素高于术前，术后 30 天与术前比较无差异，术后 60 天、90 天胃动素，胆囊收缩素水平高于术前，生长抑素低于术前（$P < 0.05$）。

3. 胆石通利胶囊 胆石通利胶囊[36]采用《中国医典》研制，同时根据现代小分子崩解技术开发的胶囊剂型，患者服用后，能够直达病灶，快速崩解长期沉积的胆结石，调节胆汁的分泌和排泄，改善胆囊内部微循环。清热利胆，化瘀排石，用于肝胆湿热所致的急、慢性胆囊炎、胆结石等。5 粒 3 次/日，临床有效率高达 93.6%。纯中药产品科学配伍，排石效果更高效。有排泄、消炎镇痛的作用，对胆囊炎效果显著。

4. 中医中药治疗 成药与方药详见第二十一篇中医中药介绍。

第六节 基因治疗的研究与认识

人们寄希望于基因治疗来改变体内脂类代谢，预防和治疗胆固醇性结石，基因治疗是向有功能缺陷的细胞补充相应功能的基因，以纠正或补充基因缺陷，或者用基因代替致病基因，封阻或剪断致病基因，修复被损害的基因和重建正常的基因表达调控体系从而达到治疗或预防疾病的目的。

基因治疗研究举例：

对糖尿病新靶点 GPR40 拮抗剂或 DGAT1 抑制剂体内对糖、脂代谢的研究结果[37]：支持 DGAT1 是一个治疗肥胖、高脂、脂肪肝的有效靶点。这类药物在动物实险阶段，尚未进入临床。

由于基因治疗的独特优势和技术上的难度与复杂性，目前在是否采用基因治疗时通常遵循"优后原则"。所谓优后原则，即为某种疾病在所有的疗法都无效或微效时，才考虑使用基因治疗，对于单基因疾病疗效较好。目前对于胆石症的多基因研究及治疗还在实验研究探索阶段，尚未进入临床应用。

第七章 中医经络和磁疗

第一节 中医经络治疗

经络学说认为，十四经脉皆通于耳，经络能沟通内脏和内脏、内脏和体表、体表与体表间的内在联系，使体内一切脏器与体表的一切组织密切结合，形成多种复杂的功能活动。磁疗是根据磁场效应，采用旋转磁场作用于胆道系统而达到改善胆囊功能及利胆排石的作用。穴位磁疗与穴位针灸有相似之处，都属于物理刺激。以磁珠压迫直接刺激耳穴，则可疏通胆道通路，改善胆汁淤滞。临床观察，右上腹不适感在磁疗 20～30 分钟后可明显缓解，B 超可见胆囊收缩功能亦明显改善。此外，红外光谱研究亦证实磁疗确有排石作用。磁疗后排出结石的主要成分为钙盐和胆色素，磁疗对胆色素型结石有破碎和剥脱作用，但对（极少数）纯胆固醇结石效果较差，并且磁疗后结石表现胆固醇含量增加，随磁疗次数增加而加重。有人报道，以局部磁疗、耳压磁珠结合疏肝利胆排石中药，治疗未经选择的胆囊及肝内外胆管结石，有效率达 90%，其中治愈率为 32%。影响疗效的因素有：①胆囊纤维化，致收缩功能差。②胆总管炎症粘连、疤痕狭窄。③胆囊畸形。④胆固醇结石。⑤结石直径大于 1.2 cm。⑥胆汁透声极差。与其他非手术排石方法一样，对直径较大的结石效果都较差，但是，结石的产生有漫长的过程，对于保胆手术后定期观察结石发生发展情况的患者，能及时发现结石的形成，高危人群在结石形成前或在结石直径小于胆囊管和胆总管下端开口时采取旋磁和其他排石措施，效果就更加肯定。

第二节 保胆取石后旋磁辅助治疗的方法、原理及适应证与禁忌证

一、治疗方法

方法：患者取坐位或平卧位，在耳部的肝、胆、肠、三焦等穴位贴好磁珠。将磁疗仪电源接上，磁力发射头置于胆囊区，打开仪器开关，调节治疗强度，从弱到强，直到患者适应为止。每天 2～3 次，每次 20～30 分钟。工作之余和睡觉前均可进行。

二、治疗机理

利用高性能，高强度稀土永磁材料作为刺激源，用物理能来改善人体机能或作用于病变部位，使病变得以控制和消除，从而达到治疗疾病的目的。

1. 构成胆结石的胆固醇，胆色素，钙盐和蛋白质等物质中铁族元素矿物质含量不同，这些不同成分的物质在脉动磁场的作用下，极化响应和收缩，伸长是不一致的，在它的持续作用下，产生相对的位移趋势进而发生松动，以致裂解开来。

2. 胆汁是由大量的水和其他不同的磁介质组成，旋转脉动磁场对胆汁的力学涡流作用可加速对结石的溶解，冲刷，使结石溶蚀并进一步碎裂。

3. 临床治疗中，在特定耳穴加恒定磁场，能改善机体机能，刺激胆汁分泌，促进胆囊、胆管舒缩，强化排石作用。

4. 脉动磁场对胆囊，胆管具有良好的磁力按摩作用，并促进局部血液循环，激活器官组织功能，具有良好的消炎和改善胆囊机能的作用。对保胆取石术的患者，旋磁治疗仪能使带电荷和铁元素的胆汁流动加速，改变胆囊原有适合胆石形成的流体力学特点，使成石的颗粒不能稳定地停留于胆壁和胆腔内，造成结石复发。

三、适应证和禁忌证

1. 适应证　胆囊结石，肝管结石，胆管结石，胆囊炎，胆管扩张症。结石症患者在排石，取石后抑制结石结聚，防治结石再生。特别保胆取石后防止复发，胆囊切除术后防止肝内外胆管结石形成更有意义。

2. 禁忌证　体内置心脏起搏器患者；孕妇，勿将磁头过于靠近电视机，磁卡等物品，勿在磁头和其它金属物品相接触时开机工作。

四、旋磁排石治疗在保胆取石后预防复发的作用

莫国贤，林向阳，王秀平，等[38]报道 364 例保胆术后患者进行旋磁治疗的方法、原理和初步疗效。其中男性 128 例，女性 236 例。对保胆取石术的患者，旋磁治疗仪能使带电荷和铁元素的胆汁流动加速，改变胆囊原有适合胆石形成的流体力学特点，使成石的颗粒不能稳定地停留于胆壁和胆腔内，造成结石复发。本组 8 例复发，5 年复发率约 2.1%，低于以往报道，除个别患者治疗开始有轻度嗳气外，其他无特殊不良反应，病例不多，对数量少，体积 4 mm 左右结石，容易排除，显示一定的预防和治疗效果，值得进一步的观察和研究。影响效果的因素：①坚持治疗的耐性。②胆囊管的通畅程度。③与其他措施相结合。由于开展时间不长，真正的效果如何，值得进一步的观察和研究（图 23-1）。

图 23-1　旋磁排石治疗仪

第三节　旋磁排石治疗胆石症的报道

1. 谢家驹[39] 磁疗加排石汤治疗胆石症 164 例疗效观察：目的了解磁疗加排石汤治疗胆石症的疗效。方法：根据某院信息系统提供的 292 例胆石症患者进行分组，治疗组 164 例为磁疗加排石汤治疗，对照组 128 例系单用中药或西药或两药并用治疗。结果：治疗组有效率为 96.3%，对照组有效率为 43.8%。结论：磁疗加排石汤是非手术疗法治疗胆石症的新的有效方法。

2. 刘孟陶，张沪生[40] 磁疗治疗胆石症二十年：二十年前一个自发性的科研项目——磁力治疗胆石症在某医院孕育成长，以磁场为主导治疗胆石症，以改善症状快速排石率高的医疗方法取得了十分可喜的

效果。开始，信息由患者传播开来，不胫而走，由于它无痛苦，无副作用，操作简费用低，赢得了广大胆石症患者的欢迎，门诊患者日益增多，从本地扩展到外地，从国内扩展到国外，最高峰门诊每天达到360人次，12台机子24个磁头不停地工作。与此同时，典型病例不断出现：有长期以来服用中西药物不见好转者；有不到一个疗程就康复者；有一次排出结石1 cm左右11个者。

3. 张沪生，邓仁清，张新松[41]磁力治疗胆石症的特征和意义：磁场能够改善人体的微循环和提高人的免疫功能，所以它能治百病。现代科技提供的高磁能级的永磁材料钕、铁、硼和中国传统医学相结合发展起来的磁力治疗胆石症，改善症状快，解除患者的痛苦。

第八章　改变生活方式和饮食习俗预防结石复发

第一节　环境因素使胆结石发病率增加

在症状性胆囊结石的发病因素中，基因作用占 25%，单独环境因素占 62%。这些研究表明，胆囊结石是多种未确定基因同环境因素相互复杂作用所导致的。

最近，上海交通大学医学院附属瑞金医院[42]采用 B 超诊断方法对 6844 名上海市区 20 ~ 79 岁常住居民的调查发现，已接受胆囊切除占 2.49%，尚未手术者胆石症的检出率为 9.06%，合计为 11.55%，远高于 20 世纪 80、90 年代的患病率（5.6% ~ 5.7%）。

第二节　环境因素变化使胆石类型发生转变

华中科技大学同济医学院附属协和医院回顾性分析[43]胆石类型、患病率的变化。认为 21 世纪胆石类型以胆固醇结石为主（67.0%），血清胆固醇浓度偏高、高糖高脂饮食、体重指数 ≥26 kg/m²、患糖尿病是其危险因素（OR > 1）。因此随生活水平提高，饮食结构、生活方式的改变，胆石类型从胆色素结石为主转变为胆固醇结石为主（内容详见中册基础篇）。

第三节　不良生活方式与饮食习惯成为胆囊结石形成的相关危险因素

一、北京协和医学院回顾性分析[44]

饮食结构及生活方式的变化在胆囊结石的发生中起重要作用。也说明控制糖尿病、减轻体重、控制血压、调整血脂等措施预防胆囊结石的发生的重要性（内容详见第八篇）。

二、干预多种不良生活方式预防高血压和 2 型糖尿病 400 例临床疗效观察

马进才[45]将处于高血压前期和糖耐量损害阶段的门诊患者 400 例进行为期 3 年的 8 种不良生活方式综合干预（每日白酒 100 g，每日抽烟，每日红肉 100 g 以上；静坐生活方式为主，每周至少一次有氧运动，主食一斤以上，少膳食纤维饮食，蔬菜少于 200 g，水果少于 100 g），观测降低高血压和 2 型糖尿病发病率的临床效果。方法：从 2006 年 1 月—2009 年 1 月期间共观察患者 400 例，其中高血压前期干预组 106 例、对照组 103 例，糖耐量损害干预组 93 例、对照组 98 例。结果：经过为期 3 年的门诊多种不良生活方式综合干预，使高血压前期进展为高血压的相对危险性比对照组降低了 53.2%，糖耐量损害阶段者进展为 2 型糖尿病的相对危险性比对照组降低了 45.9%。结论：本研究中的 8 种不良生活方式综合干预措施对预防高血压和 2 型糖尿病显效（P < 0.05），药物治疗和多种不良生活方式综合干预措施相比，都具有同等重要的临床价值。

三、中年人群行为生活方式及健康状况与胆结石相关性的分析

芮炳峰[46]调查沧州市区在职 40 ~ 60 岁人群的行为生活方式及健康状况，探讨和胆囊结石的相关性，

提供胆结石发病的具体信息，以降低此人群的胆结石的发病率。方法：随机抽取 40～60 岁的体检人群 683 人，均行问卷调查、体重指数测定、胆囊 B 超、空腹血糖、血脂检查。Logistic 回归分析相关危险因素。结果：调查的应答率为 89.2%。胆石症患病率为 8.78%。在危险因素中家族史、性别、糖尿病、体重指数和进餐间隔与胆石症的发生有统计学意义。结论：生活方式及健康状况对胆结石的形成有一定相关性，其中家族史、性别、糖尿病、体重指数和进餐间隔对胆结石形成影响较大（注：胆结石患者，晚早餐间隔高于无结石组（以不吃早餐为对照）（$P < 0.05$）危险因素是正常的 1.53 倍）。

第四节　遵循 AHA 营养委员会 "饮食与生活方式的科学声明"

中国古人关于 "病从口入" 的经验，同样适用于现代的胆石症，本书介绍祝之明[47]关于 AHA 营养委员会《饮食与生活方式的科学声明 2006 解读》一文，希望能通过改变不良饮食习惯，减少保胆后的结石复发。

一、"饮食与生活方式的科学声明" 的主要内容

明确生活方式改变应达到的具体标准

1. 保持合适的体重　目前合适的体重定义是体重指数在 18.5～24.9 kg/m^2 超重指在 25～29.9 kg/m^2，肥胖指 BMI > 30 kg/m^2。

2. 符合规定的血脂谱 AHA 建议以 NCEP-ATPⅢ标准　女性 HDL-C < 50 mg/dL（1.1 mmol/L），男性 < 40 mg/dL（0.9 mmol/L），TG≤150 mg/dL（1.7 mmol/L）。

3. 维持正常的血压　正常的血压收缩压 < 120 mmHg 或舒张压 < 80 mmHg。

4. 维持正常的血糖水平≤100 mg/dL（5.55 mmol/L）糖尿病的诊断标准是空腹血糖≥126 mg/dL（7 mmol/L）。

5. 积极的体力活动。

6. 避免使用和暴露于烟草产品。

二、实用的生活方式处方

AHA 新声明中提出了一些实用的生活方式处方

1. 平衡热量摄入与体力活动：以达到或维持合适体力为避免儿童期后的体重增加，能量摄入与消耗必须平衡，可通过了解自身摄入的每一份食物和饮料的热量含量，并且控制每一份食物的份量来达到此目的。对所有个体均推荐积极的、新的生活方式以降低 CVD 风险。规律的体力活动还可减轻 CVD 患者的临床症状。对超重者或肥胖者可通过规律的体力活动结合热量摄入的限制来减轻体重。一旦减肥成功，每天规律的体力活动对巩固减肥成果尤其有效。AHA 建议所有成人在每周中的大部分时间里每天累计体力活动 30 分钟以上。活动量若超过这个底数值将带来额外的收益。对于正在减肥或巩固减肥效果者及对于儿童，推荐每周的大部分时间里每天至少一小时的体力活动。体力活动量为全天累计量，维持多体力活动的生活方式需要有效的时间管理，尤其要注意减少静坐型活动的时间，例如屏幕前的时间（看电视，上网，玩电脑游戏等）在日常生活中选择主动移动而不是被动移动。

2. 饮食富含蔬菜和水果：大多数蔬菜和水果都富含营养物质，低热量，高纤维素。因此，含蔬菜和水果较多的饮食能满足微量营养素、主要营养素和纤维素需求，而不增加总能量摄入。多种蔬菜和水果值得推荐，深色的蔬菜水果（如菠菜、胡萝卜、桃、草莓）尤其有益，其微量营养素含量比土豆、玉米等其他蔬菜水果更高。果汁的纤维含量不能等同于整个水果，因此不推荐果汁。食物的烹调方法也同等重要。推荐那些能保留营养素纤维素，而不增加额外的热量，减少糖、盐饱和和反式脂肪酸的烹调方法。

3. 选择全麦和高纤维食物。

4. 每周至少吃 2 次鱼，尤其是含油的鱼。鱼，尤其是含油的鱼，富含长链 ω-3 多不饱和脂肪酸，二十碳五烯酸（EPA），DHA。每周进食二次富含 EPA 和 DHA 的鱼可降低成人猝死和冠心病。规律地吃鱼可取代食谱中的其他饱和或反式脂肪酸食物，例如肥肉和全脂奶衍生产品。鱼的烹调过程中应避免使用奶油类酱汁，避免用氢化油脂煎炸，这才能尽量不增加饱和或反式脂肪酸。需要注意的是儿童和孕妇应避免进食那些甲基汞含量可能很高的鱼类，如鲨鱼，剑鱼，鲭鱼。

5. 限制饱和/反式脂肪和胆固醇的摄入：AHA 建议摄入中的饱和脂肪酸 <7%，反式脂肪酸 <1%，胆固醇 <300 mg/d。达到这些目标的方法有选择瘦肉和蔬菜替代品，选择脱脂，1% 脂肪的低脂乳品；尽量减少部分轻化脂肪的摄入。反式脂肪酸主要来源于油炸和烘烤食物时使用部分氢化脂肪，胆固醇主要来源于动物的蛋，奶和肉。饱和/反式脂肪酸与 LDL-C 直接相关，高胆固醇饮食也能升高 LDL-C 水平。鉴于食物饱和脂肪，LDL-C，CVD 风险和摄入量之间的线性正相关，AHA 制定了适用于全民范围的饱和脂肪酸摄入量的目标值，即占总热量的比例 <7%。减少反式脂肪酸主要依靠用植物油代替部分氢化脂肪。目前尚无反式脂肪的明确目标值，AHA 采纳 2005 年饮食指南咨询委员会和近期 FDA 食谱咨询委员会营养分委会的建议，将反式脂肪摄入量占热量的比例控制在 <1%。前瞻性的观察研究提示富含单不饱和脂肪的食物与 CHD 风险的下降有关。AHA 建议在一种健康饮食方案中总脂肪含量在 25%~35% 之间。

6. 尽量减少含糖饮料和食物的摄入：降低含糖饮料和食物摄入的主要目的是减少总热量摄入和保证充分的营养。食用大量含糖饮料者往往摄入了过多的热量从而导致体重增加。

7. 选择低盐或无盐食物：减少盐摄入有助于血压不高的人预防高血压，可以增强降压药的降压效果，可以使高血压更容易控制。盐摄入的减少与增龄性收缩压升高的延缓、动脉粥样硬化性心血管事件和心力衰竭的风险下降均有相关性。一般来说，低钠对血压的影响在中老年人及高血压、糖尿病、慢性肾脏疾病的患者中更为明显。高钾饮食能降低血压，也能对抗高钠饮食所致的升血压作用。由于高钠食物甚为普遍，人们每天的盐摄入量较高，要将钠摄入量降 1.5 g/d 极为困难，因此过渡阶段，建议将钠摄入量限制在 2.3 g/d。

8. 节制饮酒：在多个人群中均证实，适度的酒精摄入与心血管事件的减少有关，这种相关性不仅存在于白酒，还存在于其他含酒精饮料中。然而，与其他有潜在益处食物不同，不能仅仅降低 CVD 风险则建议饮酒。AHA 建议：如果饮酒，男性不应超过 2 杯，女性不应超过 1 杯，而且最好是就餐时饮用。在外进餐时，应遵循饮食和生活方式指南。

如今外卖食物占总热量的比例也从过去的 18% 上升至 32%，份量大且热量高是外卖食物的共同特征。许多外卖食物，尤其是传统快餐，含很高的饱和脂肪酸、反式脂肪酸、胆固醇，添加的盐、糖类含量很高，而纤维素和微量营养素含量很低。因此，要保证健康的饮食，在外就餐时应注意上述问题。

尚未证实的对 CVD 有影响的饮食因素：①不建议使用抗氧化剂预防 CVD。②豆类蛋白。③叶酸及其 B 族维生素类。④植物化学物质：从植物蔬菜，水果中提取的黄酮和含硫化物是两类有助于降低动脉硬化的物质，作用机制尚不明了。⑤植物二氢睾酮/固醇每天摄入达 2 g/d 可观察到最大疗效，要维持 LDL-C 的降低必须每天摄入。

第九章　感染的预防和控制

一、纠正异常的肠道菌群可能成为预防和治疗肥胖和胰岛素抵抗的方法

肠道菌群作为重要的环境因素参与宿主肠道脂肪存储的调控，长期高脂饮食引起能量过剩，脂肪组织分泌多种炎性因子引起低度炎症，游离脂肪酸水平升高，炎症因子表达增强。长期高脂饮食改变肠道菌群，肠道菌群失调增加 G⁻菌脂多糖内毒素的吸收，引起内源性内毒素血症，虽仅为感染性休克时内毒素血症水平的 $1/5\sim50$，但足以增加肝脏，骨骼肌，内脏脂肪和皮下脂肪炎症因子的表达，炎症因子影响胰岛素的信号通路，引起肥胖，胰岛素抵抗。

益生菌，如乳酸杆菌、双歧杆菌等不被宿主消化，能降低 PLS 水平，降低炎症水平，改善葡萄糖耐量，纠正异常的肠道菌群可能成为预防和治疗肥胖和胰岛素抵抗的方法。

二、增强胆囊动力，加速胆囊排空，畅通胆囊引流有利减少胆囊感染机会

通过上述手术方法可增强胆囊动力，加速胆囊排空，畅通胆囊引流，根据"流水不腐，户枢不蠹"的原理，预防治疗胆囊黏膜炎性改变的基础上，注意控制胃肠道细菌感染。

三、处理排除影响胆囊排空的外围因素

如胃肠道疾病及 Oddi 括约肌狭窄或功能紊乱，肠胆反流等。

四、治疗幽门螺杆菌，肠道细菌，病毒，寄生虫感染，降低泥沙样结石的发病

总之，由于胆固醇是胆囊结石的祸首，也是心血管疾病和糖尿病的主要原因，通过改变不良生活方式，减少胆固醇摄入；通过药物改善胆固醇代谢，这些方法就抓住了胆囊结石、心血管疾病和糖尿病的主要矛盾，使胆囊结石和这些疾病的预防和治疗一起进行成为可能，所以保胆治疗后的预防不是多此一举，而是一举多得的措施；对药物难以控制的病例，用改变胆囊解剖环境的手术方法，加速胆囊的排空，减少结石形成的机会等。

第十章 技术进步对保胆复发率的影响

1. 对胆囊功能与结石形成的关系、结石形成的机制研究及结石基因位点等研究的进展、结石形成的解剖学、胆汁流变学、流行病学因素的掌握等给保胆预防结石复发提供理论依据。

2. 药物研究的进展，特别是调理胆囊分泌、收缩、增强胆囊动力、影响胆固醇和胆色素合成代谢、抑制黏蛋白合成、干扰成石胆汁形成、降血脂、降压、降糖、溶石和排石等中西药物及将来基因靶向治疗等研究的进展，为保胆后降低结石复发率提供重要的药物支持。

3. 有经验的外科医生与训练有素，有资质的内镜医生组成的治疗团队，保证了结石或息肉取净率，使结石或息肉残留被误认为"复发"的机会大为降低。意外胆囊癌的及时发现与处理得到提高。

4. 通过胆囊底部悬吊、哈袋整形、哈袋肝管吻合等手术，增加胆囊动力、改善胆囊引流、加速胆汁排空、改变胆囊容易形成结石的解剖学和胆道流变学因素，是降低保胆后结石复发率的重要外科手段。

5. 旋磁治疗，通过对肝脏的物理按摩，增加胆汁的分泌，增强胆囊的动力，通过脉动磁场影响成石胆汁中正负离子运动状态，干扰成石胆汁形成结石的遄流和流变学规律，虽然用旋磁治疗排出大的结石可能性较小，但是，它能使结石小颗粒及时排到胆总管和十二指肠，减少保胆后结石复发。

6. 介入技术、支架应用技术、内镜特别是子母镜设备和技术及基因生物学、物理、影象等边缘学科技术的转化及应用，对保胆治疗及术后复发的预防和处理提供方便（详见转化医学与保胆治疗章节）。

7. 患者科普知识不断丰富，防病自觉性和保胆意愿增强，能与医生密切配合，认真执行各项防治措施，尤其是饮食与生活方式改变是预防结石复发的社会基础（图23-2）。

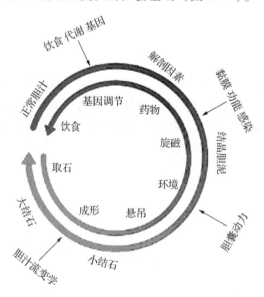

图23-2 示意：了解好的胆囊如何变"坏"（外圈）；病的胆囊如何变好（内圈）

总之，上述所有努力是为了解胆囊病变的原因与过程，探索应对措施，最终尽可能地使病变的胆囊恢复正常及保护有功能的胆囊。

（莫国贤　朱　清）

参考文献

［1］梁平．对胆囊切开取石术治疗胆囊结石的看法［J］．中华消化外科杂志，2008，7（1）：71－72．

［2］黄伟．经皮胆镜碎石术治疗胆石症［J］．新消化病学杂志，1994，2（2）：96－97．

［3］张圣道，韩天权．胆囊在胆囊结石形成中的地位［M］//黄志强．当代胆道外科学．上海：上海科学技术文献出版社，1998：308．

［4］陈波．纤维胆道镜保胆取石术［J］．中国普通外科杂志，2007，16（2）：167－169．

［5］周孝思．胆囊结石病的自然过程［M］//黄志强．当代胆道外科学．上海：上海科学技术文献出版社，1998：278－286．

［6］Deziel D J，Millikan K W，Economou S G，et al．Complications of LG；a national survey of 4292 hospitals and an analysis of 77604cases［J］．Am J Surg，1993，165：9－14．

［7］Mogenstem L，McGranth M F，Carroll B J，et al．Continuing hazards of the learning curve in laparoscopic cholecystectomy［J］．Am Surg，1995，61（10）：914－918．

［8］梁平．对胆囊切开取石术治疗胆囊结石的看法［J］．中华消化外科杂志，2008，7（1）：71－72．

［9］荀祖武．腹腔镜胆囊切除时的胆管损伤［M］//黄志强．当代胆道外科学．上海：上海科学技术文献出版社，1998：642．

［10］张学春．胆囊切除术后综合征［M］//黄志强．当代胆道外科学．上海：上海科学技术文献出版社，1998：353．

［11］蒋兆彦，韩天权．从胆石成因研究谈胆石病预防［J］．中华肝胆外科杂志，2011，17（9）：697－700．

［12］韩天权．保胆取石后胆石复发的预防［J］．中华肝胆外科杂志，2009，15（1）：4－5．

［13］张圣道．胆固醇结石的动物模型［M］//黄志强．当代胆道外科学．上海：上海科学技术文献出版社，1998：268－269．

［14］张圣道．结石病可否预防［J］．中华肝胆外科杂志，2003，9（7）：385－387．

［15］丁燕敏．LGR4：肥胖治疗新靶标［J］．中国医学论坛报，2013.12.26．A6版．

［16］杨可桢．胆道流变学［M］//黄志强．当代胆道外科学．上海：上海科学技术文献出版社，1998：77－85．

［17］张圣道．胆囊胆固醇结石形成机制［M］//黄志强．当代胆道外科学．上海：上海科学技术文献出版社，1998：266．

［18］张圣道．胆囊胆固醇结石形成机制［M］//黄志强．当代胆道外科学．上海：上海科学技术文献出版社，1998：267．

［19］周孝思．胆囊色素结石的形成当代胆道外科学［M］//黄志强．当代胆道外科学．上海：上海科学技术文献出版社，1998：274．

［20］汤礼军，田伏洲．皮下通道型胆囊肝总管吻合术治疗区域性肝胆管结石27例报告［J］．四川医学，2001，22（11）：985－986．

［21］莫国贤，林向阳，强裕．胆囊底部悬吊在胆囊结石保胆取石手术中的应用［J］．临床误诊杂志，2008，21（1）：10－11．

［22］杨玉龙，陈海龙．胆道镜经银夹标记的胆道通道治疗胆肠吻合术后胆管结石复发［J］．中国普外基础与临床杂志，2008，15（2）：132－133．

［23］张圣道．结石病可否预防［J］．中华肝胆外科杂志，2003，9（7）：385－387．

［24］韩天权．胆固醇结石病的发生机制［J］．世界华人消化杂志，2010，18（12）：1191－1195．

［25］蒋兆彦，韩天权．从胆石成因研究谈胆石病预防的新策略［J］．中华肝胆外科杂志，2011，17（9）：697－700．

［26］韩天权，姜翀弋．加强对小肠吸收功能与胆石病发生关系的研究［J］．中华肝胆外科杂志，2009，15（5）：323－324．

［27］雷铭，蒋兆彦，曹奕鸥，等．胆囊结石病人成纤维细胞生长因子－19的血浆含量及胆囊黏膜表达特点［J］．外科理论与实践，2012，17（3）：252－256．

［28］韩天权等，保胆取石后胆石的复发及预防［J］．中华肝胆外科杂志，2009，15（1）：4－5．

［29］秦俭，韩天权．家族性胆囊结石病发病因素研究［J］．中华医学杂志，2005，85（28）：1966－1970．

[30] 陈胜，韩天权. 胆囊结石患者胆囊动力学紊乱机制的研究 [J]. 中华外科杂志，1998，36（01）：14.

[31] 刘衍民. 微创保胆手术指南 [C]//全国首届内镜微创保胆取石（息肉）学术大会论文汇编，2007，12：81－82.

[32] 黄志强. 对我国胆道外科几个焦点问题的思考 [J]. 外科理论与实践，2001，6（1）：3－5.

[33] 韩本立，张继红，杨可桢. 胆囊结石形成的动力学机制 [J]. 中华普通外科杂志，2001，16（7）：424－428.

[34] 王三贵，乔铁. 以外科手术为主的3种不同方式治疗胆囊结石的疗效对比分析 [J]. 中国内镜杂志，2012，18（12）：1285－1288.

[35] 葛长青. 中药双黄清胆夥粒对保胆术后患者胃动素/生长抑素与胆囊收缩素水平变化的临床研究 [J]. 中国内镜杂志，2011，17（10）：1036－1042.

[36] 胆石通利胶囊 采用《中国医典》研制.

[37] 张小东. GPR40拮抗剂可能有益于2型糖尿病的治疗 [D]. 北京：中国科学院研究生院，2010.

[38] 莫国贤，林向阳，王秀平，等. 新式保胆取石术后旋磁治疗预防结石复发（附364例报告）[C]. 第一届微创保胆学术交流汇编，2007，12：60－62.

[39] 谢家驹. 磁疗加排石汤治疗胆石症164例疗效观察 [J]. 中国药物应用与监测，2004，1（1）36－38.

[40] 刘孟陶，张沪生，磁疗治疗胆石症二十年 [J]. 生物磁学，2005，(4)：56－58.

[41] 张沪生，邓仁清，张新松. 磁力治疗胆石症的特征和意义 [J]. 生物磁学，2005，(3)：46－48.

[42] 蒋兆彦，韩天权，张圣道. 从胆囊功能认识切胆和保胆取石手术 [J]. 外科理论与实践，2011，(4)：348－351.

[43] 黄燕. 1970－1979年和2000－2009年间胆石类型变化 [J]. 腹部外科，2010，23（4）：234－235.

[44] 于岚. 胆囊结石相关危险因素的探讨 [J]. 中华肝胆外科杂志，2011，17（9）：711－713.

[45] 马进才. 干预多种不良生活方式预防高血压和2型糖尿病400例临床疗效观察 [J]. 临床心血管病杂志，2010，26（3）：224－225.

[46] 芮炳峰. 中年人群行为生活方式及健康状况与胆结石相关性的分析 [J]. 医学临床研究，2010，27（8）：1449－1451.

[47] 祝之明. 饮食与生活方式的科学声明2006解读 [J]. 心血管病学进展，2006，27（6）：692－696.

第二十四篇　胆囊外科的循证医学基础

目前对保胆普遍的看法是复发率过高，其次是没有循证医学依据或基础，这被认为是不能推广作为治疗胆囊结石和息肉一种方法，只能限于研究项目的理由。本章试图从相关数据着手，力求在比较中寻求答案。其中 20 世纪 80 年代曾使用的药物及其他体外、体内各种碎石方法保胆，都因方法复杂，治疗周期长，复发率高，并发症多，而渐被淘汰，现仅在很局限范围内使用，在此不作比较。下列表格主要多方面比较开腹切胆 OC，腹腔镜切胆 LC 与微创内镜保胆术 MCGPS 的治疗效果。

第一章　相关数据

第一节　腹腔镜切胆与新式保胆后果比较表

非选择性开放法胆囊切除术的胆管损伤已下降到 0.2% 以下，但选择性的腹腔镜胆囊切除术不仅没有下降反而在上升，特别是高位胆道损伤的发病率更加明显。黄志强教授[1]指出在 14 年过程中高位的胆管损伤发生率并未见下降，高位的胆管损伤比例增加 5 倍。

附表 24-1 LC 与保胆手术 MCGPS 主要并发症数据对比。

本表是根据切胆和保胆 MCGPS 所产生的实际后果的比较，不仅看一年，而且要看 20 年数据，同样显示出保胆 MCGPS 优于 LC 治疗方法。

表 24-1　LC 与保胆手术主要并发症数据对比

	项目	发生率（%）	LC		MCGPS 内镜保胆	
			1 年	20 年	1 年	20 年
1	胆道损伤率（多数报道）	0.5	9000	180000	0	0
	胆道损伤二次手术率	0.415	7470	149400	0	0
2	死亡率按 0.05%~0.1% 中位数	0.05	900	18000	0	0
3	血管损伤率	0.25	4500	90000	0	0
4	肠道损伤率 0~4% 中位数	2	3.6 万	720000	0	0
5	延迟胆漏率	0.29	5220	104400	0	0
6	胆道良性狭窄	0.20	3000	60000	0	0
7	胆囊残留结石 1.3%~12.3% 中位数	6	108000	2160000	0.5	0
8	腹腔结石残留 伴脓肿中位数 0.02~1.29	0.5 0.6	未计 10800	216000	0	0
9	胆囊切除并发症（未含 PCS）小计	10.25	184890	3697800		
10	胆结石复发再手术率，按 30% 计算	0.3×8.6%			46440	309600*

续表

	项目	发生率（%）	LC		MCGPS 内镜保胆	
			1 年	20 年	1 年	20 年
11	保胆结石残留率约 0.5%，如再手术				9000	180000
12	保胆小计				55440	489600

1 年胆道损伤再手术：保胆结石复发 30% + 残漏	184890：55440 = 3.33：1
20 年累计比保胆结石复发率 10% + 残漏	3697800：489600 = 7.55：1

* 保胆结石复发按 10% 再手术计算（目前多数保胆医院已达到 10% 或以下水平，残留率也有下降空间）

1. 用数字看真相：参考美国每年切胆数 60 万，中国 3 倍多的人口计，约 180 万/年，一年胆囊切除并发症达 18.4890 万人次，20 年累计数更惊人达 369.7800 万人次，对患者来说是一场灾难，对家庭来说是沉重的负担；保胆再手术按最高结石复发率及残漏率计算 55440 人/年。二者之比为 3.33：1，20 年 10% 复发率是 7.55：1，20 年的差距更大。切胆还在继续，保胆还有下降空间。事实上保胆大多数医院结石复发率在 10% 左右，残漏率低于 0.5%，没有其他损伤。

2. 切胆后发生切胆术后综合征发生率达 25%~40%，按 30% 计算，其中 23.3% 需要再手术，48% 需做内镜诊治。另有报道 LC 术后，胆管扩张，Oddi 括约肌功能异常，对人体的长远影响（包括胆汁排泄功能紊乱，胆汁性腹泻，胆源性胰腺炎，大肠癌危险性升高，肝萎缩，肝纤维化，肝脓肿，法律诉讼增加）常见报道，而内镜保胆几乎为零。

3. 切胆与内镜保胆用数据说话是附合循证医学的精神，优于 RCT。特别是 20 年的比较，长期看，更能体现内镜保胆的优越性。医生的责职是以患者为中心，选择最优的手术路径，最微创的手术方法，至关重要的是保护患者内脏功能，而不是仅看表面的伤口大小。医生必须突破传统观念，真正找到切胆 OC 或 LC 容易导致胆道损伤的根本原因，腔镜手术致胆道损伤不仅不降，反而比 OC 升高的原因。正确处理病情，降低手术风险，微创内镜保胆历经 20 多年的推广应用解决了二大旷世难题，解决了 Mirizzi 综合征治疗难题，数据指明了方向。随着微创保胆的推广应用，器械的更新，手术的结石残留率将进一步下降，对胆结石形成的病因研究、药物进展、预防措施等综合措施保胆后结石复发率将进一步下降。

参考文献：见二十三篇，本篇省略。

第二节　腹腔镜切胆和保胆后患者生活质量对照表

调查内镜保胆取石术后患者生存质量的变化，比较内镜保胆取石术（choledochoscopic gallbladder-preserving surgery，CGPS）与腹腔镜胆囊切除术（laparoscopic choltecystectomy，LC）对患者生存质量影响的差异。

荣万水[3] 的研究方法：采用消化病生存质量指数（Gastrointestinal Quality of Life Index，GQLI）前瞻性测定 23 例内镜保胆取石术与 20 例腹腔镜胆囊切除术在入院时、术前、术后 2，4，8 周的生存质量值。

结果：保胆组和 LC 组患者入院时平均 GQLI 指数分别为 5.1 分和 4.3 分（$P > 0.05$）；术前平均 GLQH 指数分别为 114.2 分和 110.6 分。术后 2 周保胆组 GQLI 指数为 111.8 分，与入院时比较下降不明显（$P > 0.05$）；术后 4 周 GQLI 指数 117.5 分，超过入院时水平；术后 8 周 GQLI 指数 123.6 分恢复至正常人水平。术后 2 周 LC 组 GQLI 指数为 107.1 分，与入院时比降幅明显（$P < 0.05$）；术后 4 周 GQLI 指数 111.2 分，超过术前水平；术后 8 周 GQLI 指数 121.3 分，超过入院时水平（$P < 0.05$）。数据表明：保胆组 GQLI 指数高于 LC 组，且上升快。结论：内镜保胆取石术较腹腔镜胆囊切除术术后恢复快、生存质量高（表 24-2）。

表 24-2　内镜保胆取石与腹腔镜切胆生存质量指数 GLQI 比较表

例数	入院时	术前	术后 2 周	术后 4 周	术后 8 周
内镜保胆取石 23 例 CGPS	4, 3	114.2	111.8	117.5	123.6
与入院时比较 P 值			> 0.05		
腹腔镜切胆 20 例 LC	5.1	110.6	107.1	111.2	121.3
与入院时比较 P 值			< 0.05		< 0.05

CGPS 与 LC 组入院时相比 $P > 0.05$

结论：生存质量指数 GLQI 显示，内镜保胆取石术优于腹腔镜切胆术

* 来源：荣万水 . 内镜保胆取石术与腹腔镜胆囊切除术对患者生存质量的影响 [J]. 中国内镜杂志，2003（8）：23 – 25.

第三节　胆囊肝管吻合与切胆后胆管空肠吻合疗效比较表

一、胆囊肝管吻合与切胆后胆管空肠吻合疗效比较

从七个方面比较胆囊肝管吻合优于切胆后胆管空肠吻合疗效（表 24-3）。

表 24-3　胆囊肝管吻合与切胆后胆管空肠吻合疗效比较表（一）

	保胆胆囊肝管吻合术	切胆胆道空肠吻合
病例数	56	77
随访时间	2.7 ~ 7.11a 平均 5.4a	
细菌培养阳性率	41.1%（23/56）	58.4%（45/77）
肝内胆管有气体回声	7.1%（4/56）	37.7%（29/77）
结石复发率	5.3%（3/56）	16.9%（13/77）
胆汁酸浓度	57.6 mmol/L	21.3 mmol/L
手术方法	简易	复杂
并发症	少	多
胆囊及 Oddi 括约肌功能	保存	损毁

结论：七项指标保胆胆囊肝管吻合术均优于切胆胆道空肠吻合

* 来源：邹树，田伏洲，蔡忠红，汤礼军 . 两种肝门整形胆道重建术治疗肝胆管结石的比较 [J]. 世界华人消化杂志，2004，12（9）.

二、胆囊肝管吻合与切胆后胆管空肠吻合疗效比较

胆囊肝管吻合新术式新理念，新优势："克服了三破坏，二后果"建立了"三保护，二增加"（保护胆囊，保护 Oddi 括约肌，保护食物流向；增加肝内胆汁酸在胆囊浓缩，增加胆囊运动）优于切胆后胆管空肠吻合术。

三、胆囊肝管吻合与切胆后胆管空肠吻合疗效比较（表 24-4）

表 24-4　胆囊肝管吻合与切胆后胆管空肠吻合疗效比较表（二）

	传统胆肠吻合	胆囊肝胆管成型术
胆囊功能	被破坏	被保护
Oddi 括约肌	被破坏	被保护

续表

	传统胆肠吻合	胆囊肝胆管成型术
食物流向	被破坏	被保护
肝内胆汁酸	被肠液稀释	被胆囊浓缩
增加胆囊运动	胆囊已切	促进胆囊运动

＊来源：田伏洲第四届微创保胆大会报告 2013. 8.

该术式的主要优点：①利用腹式呼吸，牵动胆囊运动，增强胆囊的动力，改善胆汁排空。②利用胆囊分泌 H^+，使胆汁酸化，预防感染和结石形成；胆囊与肝管吻合，没有完全切断支配胆囊的神经支配；没有证据表明改变了胆囊收缩功能和储存、浓缩、分泌功能及与 Oddi 括约肌协同维系胆道压力调节的机制，与憩室完全不同。③该术式是在尽可能取净结石的前提下进行，是针对日后肝内胆管结石复发，预留取石通道，没有排除肝萎缩或无法取尽肝内肝管结石时，切除该处部分肝脏。④该术式的难度与肝叶切除、胆肠吻合相比更易操作，对患者身体创伤更小，更安全。

第四节　重视效果（Effectiveness）和效率（Efficiency）比值

循证医学方法优劣的评定公式，重视效果（Effectveness）和效率（Efficiency）比值，即性价比或所获效果除以所付代价之商。显示在衡量方法上的重要性。根据循证医学之父考克兰效果与效率关系的原理延伸得出效率（Efficiency = Effectiveness/cost 即优劣 = 效果/代价）。

一、（公式1）MCGPS 与 LC 效果与代价比较表（表 24-5）（数学公式表达）

结论：15 项比较，LC 优于 MCGPS 1 项，③，LC = MCGPS 2 项，①②；MCGPS 优于 LC 11 项，④~⑮。

表 24-5　（公式1）LC 与 MCGPS 效果与代价比（优劣比）

LC 与 MCGPS 效果 Effectiveness，效率 Efficiency，代价 Cost 关系比

（数学公式）效率 = 效果/代价（Efficiency = Effectveness/Cost）

$$\text{效率} = \frac{\text{效果}}{\text{代价}} = \frac{\text{①防并发症　②防癌　③美容}}{\text{④伤死　⑤再手术　⑥诉讼案　⑦大肠癌　⑧胆总管结石　⑨长远影响　⑩胆囊寿命　⑪残胃癌　⑫伦理　⑬支付　⑭可改空间　⑮意外胆囊癌　等}}$$

（1）防结石并发症 EMC = LC

（2）防胆囊癌 LC 优于 EMC，防其他癌 EMC 优于 LC

（3）美容 EMC < LC

（4）伤死 EMC（~0）< LC（死亡率 0.05~0.1%）

（5）再手术数：参照表 21-3，21-4。假设 1.3 亿全切胆或全保胆。

5a. LC 切胆组：EMC 保胆组（30% 结石复发率计）= 1458.5 万：409 万 = 3.56：1

LC 切胆组：EMC 保胆组（20% 结石复发率计）= 1458.5 万：288.6 万 = 5.05：1

LC 切胆组：EMC 保胆组（10% 结石复发率计）= 1458.5 万：176.8 万 = 8.25：1

5b. LC 后 PCS 需再治疗，以某医院为例[12]，150 例，其中胆系原因开腹 23.3%，内镜治疗 48%，以此比例计算开腹手术为 932 万，内镜手术 1920 万。

（6）诉讼 EMC 无报道，LC 有报道（中国占普外 20%，英国 64%（133/208 诉讼案）

（7）大肠癌 EMC 无报道，LC 有报道（0.00 < 0.08）

（8）胆总管结石 EMC 无 < LC

（9）术后对人体的长远影响 EMC 无 < LC（见十四篇）

（10）胆囊寿命 EMC > LC

（11）残胃癌 EMC < LC[1]

（12）伦理 EMC 优于 LC

（13）支付（医疗费，诉讼费，健康状况，其他）EMC < LC

（14）可改善空间 EMC > LC

（15）意外胆囊癌[2] LC 的发生率为 0.15% ~ 2.85% 高于 OC 发生率 0.34%，EMC 无报道，与息肉切除前均送冰冻检查有关。

从效率看，EMC 美容略低于 LC 外，第①~②项相仿外，从④~⑮共 12 项均优于 LC。

* [1] 谭毓铨，所剑. 胆囊切除的远期效应［M］//黄志强. 胆道外科学，上海：上海科学技术文献出版社，1989：358.

* [2] 陈国荣等. 意外胆囊癌的外科进展［J］，中国肿瘤临床，2008，35：1135 – 1136.

二、（公式2）OC 与 LC 效果与代价比较表（表 24-6）（数学公式表达）

结论：以下 13 项比较显示，LC 优于 OC 2 项，②⑤；LC = OC 3 项，①②⑦；OC 优于 LC 8 项，为：④⑥⑧~⑬项。

表 24-6　公式（2）OC 与 LC 效果（Effectveness）与代价（Cost）比

数学公式：效率 Efficiency = 效果 Effectveness/代价 Cost

（1）防并发症 OC = LC

（2）防癌 OC = LC

（3）美容 LC 优于 OC

（4）BDI　LC 高于 OC 2 ~ 3 倍

（5）死亡率 OC 高于 LC（OC 无条件选择患者）

（6）诉讼案 LC 高于 OC，成诉讼重点

（7）大肠癌 OC = LC

（8）胆管结石残留 LC 普及后发生率逐步升高，达 12.3%[1]

（9）意外胆囊癌[2] LC 为 0.15%~2.85% 高于 OC 发生率 0.34%

（10）血管穿刺伤，LC 发生率为 0.29%，OC 无报道

（11）肠道穿刺伤 LC（穿刺）发生率为 0~4%，OC 无报道

（12）支付（医疗费，诉讼费，健康状况，其他），LC 高于 OC

（13）可改善空间 LC < OC

上述对照显示：除第①②⑦项 LC 与 OC 相仿，第⑤项 OC 无条件选择患者，高于 LC 外，其余各项 OC 均优于 LC（数据来源见表 24-1 或表 24-2）。

　*［1］胡春雷．胆囊管结石残留的原因分析及其解剖学基础［J］.肝胆胰外科杂志，2013，25（1）/蔡茁．合并胆囊管结石的腹腔镜胆囊切除术［J］.肝胆外科杂志 2013，21（1）：51-53.

　*［2］陈国荣，等．意外胆囊癌的外科进展［J］.中国肿瘤临床，2008，35：1135-1136.

作者荣万水[3]对 11 所医院 10449 例患者进行调查，保胆组 3699 例除有结石复发（<10%）外，其余并发症和不良反应（胆道功能障碍，肝外胆管损伤，胆外胆汁漏，术后肠梗阻，结肠癌，术后腹泻，反流性胃炎，反流性食管炎发生率）均显著低于胆囊切除术，与我们的资料一致。

该公式是考克兰 Effectiveness 和 Efficiency 原理的延伸和具体应用，它不仅适用于治疗方法优劣的评估，还能广泛用于单位、个人、技术、方案等积效的审定。从以患者为中心观念出发，如医疗单位和个人在给患者诊治疾病时，在取得相同（远期和近期）效果的同时，患者所付出代价高低，就决定了该单位和个人的整体水平和业绩，其余可依次类推。

1. 以下附表用表格形式表达，效率 = 效果/代价的关系（内容分别与表 20-5，表 20-7 相同）（效果为分子，代价为分母，效率比是除式）（表 24-7）。

表 24-7　效果与代价比较（公式 1）

		保胆 MCGPS	切胆 LC	比较
效果	1 防结石并发症	有	有	保胆 = 切胆
	2 防胆囊癌 防其他癌	有	有	LC > MCGPS MCGPS > LC
	3 美容	略差	好	保胆 < 切胆
效率比 = 效果/代价　　（保胆与切胆 LC　效果与代价之比）				
代价	4 伤残死	保胆（≈0）	有	保胆 = 切胆
	5a 再手术	30% 复发率 409 万	LC 后再手术 + PCS 后再开腹治疗 526.5 + 932 = 1458.5 万	切胆 > 保胆 LC：MCGPS = 3.56：1
		20% 复发率 288.6 万	1458.5	切胆 > 保胆 LC：MCGPS = 5.05：1
		10% 复发率 176.8 万	1458.5	切胆 > 保胆 LC：MCGPS = 8.25：1
	5b 内镜治疗	0	内镜 1920 万	切胆 > 保胆 MCGPS
	6 大肠癌发生	无报道	有报道	保胆 MCGPS < 切胆
	7 胆管结石	无报道	有报道	保胆 MCGPS < 切胆
	8 胆囊切除术后综合征	无	26~40	保胆 MCGPS < 切胆
	9 长远影响	低	有	保胆 MCGPS 低于切胆

效率比 = 效果/代价　（保胆 MCGPS 与切胆 LC　效果与代价之比）			
代价	10 胆囊寿命	长	短	保胆 MCGPS 优于切胆
	11 诉讼案	无报道	有，上升	保胆 MCGPS < 切胆
	12 伦理	适应需求	需求受限	保胆 MCGPS 优于切胆
	13 医疗费用	低	升高	保胆 MCGPS 低于切胆
	14 可改空间	有	不明显	保胆 MCGPS 优于切胆
	15 意外胆囊癌	无报道	有报道	保胆 MCGPS 优于切胆

注：从效率看，MCGPS 美容略低于 LC 外，第 1~2 项相仿外，从 4~15 项均优于 LC。

2. 公式 2 OC 与 LC 效果与代价比（效率比）优劣 = 效果/代价（表 24-8）

表 24-8　效果与代价比较（公式 2）

		切胆 OC	切胆 LC	比较
效果	1 防并发症	有	有	OC = LC
	2 防癌	有	有	OC = LC
	3 美容	略差	好	OC < LC
效率比 = 效果/代价　（切胆 OC 与切胆 LC　效果与代价之比）				
代价	4 胆道损伤 BDI	0.2%	高于 OC 2~3 倍	OC < LC
	5 死亡率	死亡率 0.4%	0.05~0.1	OC < LC* OC 无条件选择患者
	6 诉讼案	无报道	有报道成重点	OC < LC
	7 大肠癌	无报道	有报道	保胆 = 切胆
	8 胆囊结石残留	0.5%~1% 手感发现	0~12.3%	OC < LC
	9 意外胆囊癌	0.34%	0.15~2.85	OC < LC
	10 血管穿刺伤	无	0.29	OC < LC
	11 肠道穿刺伤	无报道	0~4	OC < LC
	12 支付	低	升高	OC < LC
	13 可改善空间	高	无	OC < LC

注：除第 1、2、7 项 LC 与 OC 相仿，第 5 项 OC 无条件选择患者，高于 LC 外，其余各项 OC 均优于 LC。

第二章　正确对待循证依据

随机对照试验是理想的评价系统，但现实生活中，除了药物筛选及检测方法的评估必须进行之外，临床（特别是外科方法）上随机对照试验遇到很大困难，正如本书第二篇所指出的那样，首先最现实的是医生面对的是千变万化的病情，已掌握的、熟能生巧的方法在脑海里已根深蒂固，很难被另外的治疗方法所左右，其次是实验受到时间、道德因素的影响，在信息爆炸的年代，患者对治疗方法一无所知的属极少数，患者的知情权和选择权又至高无上，其次医生也不可能或不愿意把自己的患者"随机"选入自己持怀疑态度的治疗方法，由于以上原因想做到"随机双盲对照"在医生和患者中都有很大的障碍。最后，没有生物统计学家参与设计，没有成立一个由各行各业专家组成的策略资询委员会等，这些都是保胆和切胆的效果均为非 RCT 的原因，但是同是回顾性的数据资料，特别是用对方总结的数据来支持所提出的论点，尽管是非 RCT 的，但总比没有数据支持的论点要公平和有价值。尽管在外科治疗方法上进行随机对照试验很困难，但是用数据支持观点和用成熟原理支持创新的循证医学思想不能缺失。

第一节　不应先入为主，预设立场

本书列出胆囊切除方法、各种保胆治疗方法等在疗效、并发症及其后果等对照表格，在收集这些数据的时候，已经预估到，仅靠数据还不能改变人们的一些看法，这是因为人们在评判优劣之前已有某种坚定不移的立场。比如，如果只列出多国 30 年连续发展状况的各项指标，在隐匿国名后，"盲选"优劣，结果与公开国名的评选结果将有很大不同；用计算机"盲选"结果与人群评选的结果也有不同。这就是循证医学强调"双盲"照试验数据的意义所在，其中最重要的又是"盲"字。"盲"，指评审机构只知道各种方法的疗效、并发症、长远影响、经济负担、法律诉讼（纠纷）案例数、保险赔赏和医疗支付额、人文伦理因素等（项目越详细越好）的数据对照结果，而不知道开展治疗的单位、医生和治疗方法的名称，这才能防止观点的偏差。

由于有了立场，在胆道外科中，有"逢他必反""逢保必反"的倾向。某医院[4]对 LC 中的 4104 例患者进行了书信或电话随访，并对随访结果进行回顾性分析。结果：成功随访 3200 例（占随访总数 78%）。其中术后半年至 10 年有不良反应及并发症者 928 例，其发生率为 29%。主要不良反应及并发症有，腹痛 699 例，慢性腹泻 590 例，其中既有腹痛又有腹泻者 408 例，发热、黄疸 47 例，其中胆总管结石 43 例，有的并发症还需要再次手术，要承担更多的风险，在 LC 手术成功后患者还付出各种不良反应甚至伤、残、死的代价。但结论却是：LC 术后远期疗效良好，是治疗胆囊炎胆石症的首选方法，这就是没有与其他方法比较的原因。如果能客观公正地比较新式保胆的零死亡，胆道的零损伤，即使复发，而且需再手术的百分率也不比 LC 高，且手术风险还更低。因此，应该说还有比 LC 更好的方法，所以"逢保必反"更缺乏循证依据；又如"哈袋肝管吻合术"，查阅资料，田伏洲教授[5]等曾用该方法，本意是在预防肝内胆管结石复发，并有对比数据证明效果优于切胆后的皮下盲攀式 Roux-en-Y 胆肠吻合，由于该手术提出"保胆、保括约肌"的理念，即使有理、有（数）据，也受到反对，而且反对者均没有数据支持，［见《治疗肝内胆管结石一定要切除胆囊吗》，中华肝胆外科杂志 2004，10（7）］；还有，经无数例子证明，能避免医源性胆道损伤，挽救困境中的医生，使患者免遭各种痛苦，如周德良[6]报道的胆囊大部切除手术也有人反对。

第二节　先有实践后有循证依据

开腹切胆从 1882 年开始，当 Langenbuch 提出切除胆囊是消除其生长结石的论点时，也遭到反对，尽管在没有其他方法能与其竞争的情况下还是被压制了 10 多年，直至 1894 年他的胆囊外科专著发表，有了依据后才得到公认，"胆囊切除根治胆石症" 才作为影响胆道外科发展百年的指导思想，开腹胆囊切除才被捧为当时的 "金标准"[7]。

1985 年德国 Moure 完成首例腹腔镜胆囊切除术，1990 年初，LC 在中国边陲小县曲靖引进，1991 年底作者与部分医院医生在上海华山医院召开了 LC 观摩和交流会议，1992 年 5 月前后我们和各与会医院纷纷相继开展，此后，很快推向全国，距当时世界首例不过几年。

保胆手术治疗从 20 世纪 80 年代起，零星开展约二十年后，2000 年后才有一些中等和不知名医院比较积极参与，三甲医院几乎普遍反对，有研究条件的医院不开展，怎能拿出大宗对照数据？保胆治疗的单位开展的数量，时间早晚不一，水平经验参差不齐，但它唯一不足的是高低不等的复发率，有 5～10 年复发率在 2%～47% 的报道，多数单位在 2%～8%。近 23 年来全国估计开展手术约 7 万余例，笔者根据所在单位开展的及能找到的国内外资料作了初步统计，5 年平均复发率为 10.2%（674/6609），10 年为 20.9%（887/4247）。循证对照项目越多、范围越广、样本越大、时间越长，结论越准确。LC 与 OC 的对照表明 LC 除切口小于 OC，住院时间稍短等非主要指标优于 OC 之外，胆道外科最严重并发症胆道损伤发病率高出 OC 2～3 倍[9] 或吴金术[10] 论著《医源性胆道损伤诊治与预防》的 2～5 倍。由此需要胆肠吻合等复杂多次的胆道修补手术、切胆再次或多次手术率、高额医疗开支、频繁医疗纠纷和法律诉讼及切胆后对人体的长远不良影响等都劣于保胆取石治疗，提出反对保胆意见时几乎无人用这些对患者至关重要项目做公道的比较。真所谓对切胆的 "伤、残、死" 都不怕，就怕保胆的复发，以这种 "坚定" 的信念来维护和反对某种疗法，在医学争论史上实属罕见。如果没有这 23 年的保胆实践，就不可能有优于切胆的数据，如果有更多具有研究能力的医院或机构参与其中，所得到的数据和结论就更加准确。

第三节　循证医学与创新并不矛盾

不开展就没有数据来源，LC 开展 20 多年，我们查阅了 1998—2014 年 4 月，万方收集的胆道损伤的论文约 2129 篇，论文 1998 年起仅 8 篇，2013 年一年内已上升至 204 篇；每 5 年递增的累计数字分别为 1998—2002 年 222 篇，占总数 11.2%；2003—2007 年 548 篇，占总数 27.69%，2008—2012 年 938 篇，占总数 47.39%。而 2009—2013 年占全部论文数的 50.5%。显示近年来发生胆道损伤的问题与预防、修复措施的研究得到广泛的重视。我们在肝胆外科等 20 种杂志社收集到 697 篇，仅占论文数的 35.2%。而大量的论文在其他杂志上发表，百度上有上万篇论文，翻阅 70 多种杂志发表关于医源性胆道损伤的各种文章，其中 242 个医院报道发生及收治的胆道损伤约 7000 例，这些资料仅占全部材料的 15%，有的小医院十年内收治了 60 例以上，有的镇卫生院收治约 45 例，当然还有很多未进行报道的。吴金术教授[11] 所在医院 1990 年 8 月—2008 年 12 月就对转入的 683 例胆道损伤患者进行第二次或第三次手术。与其他手术相比，近年来医源性胆道损伤呈现发生多、报道多、研究修复、防复发文章多的特点，是十分心痛的。

我们还收集了黄志强的《当代胆道外科学》、吕新生《腹腔镜手术并发症的预防与处理》[8]、吴金术的《医源性胆道损伤诊治与预防》其中部分数据，列出如表 24-2，说明 LC 并不是先前所认为的那样 "微创"，正如黄志强教授[12] 所说 "更值得注意的是在腹腔镜切除时，往往可能伤及高位的胆管造成高位胆管狭窄，此时常兼有血管的损伤，例如肝右动脉损伤甚至门静脉右支损伤的复杂病理改变，其实在此种情况下已经远离 '微创外科' 了"。

举例[10]，陈某某，女 43 岁，6 天前，因"结石性胆囊炎"，在某县中心医院做"电视腹腔镜胆囊切除术"历时 2 小时，手术"顺利"，术后腹痛，腹胀，巩膜轻度黄染。B 超示腹水存在，诊断"医源性胆道损伤"并胆汁性弥漫性腹膜炎。6 天后再次手术，诊断：医源性胆道损伤 Type Ⅲ，并胆汁性弥漫性腹膜炎，右肾周及右侧腹壁蜂窝组织炎，残株胆囊管过长。总胆管 T 管引流、行右肾周及腹壁引流。理想中的"微创"变成了照片中的巨创。如下面图 24-1、图 24-2、图 24-3（吴金术《医源性胆道损伤诊治与预防》一书提供）。

图 24-1　　　　　　　　　图 24-2　　　　　　　　　图 24-3

有实践才有创新，有些创新不能只靠"统计"，也不能只靠"指南"，主要靠掌握大量已有常识、丰富的实践经验、多彩的想象力和想患者所想、急患者所急、应患者所需的对患者极端负责的热情，如为了保留患者有功能的胆囊，又要预防日后可能的复发，采用底部悬吊的方法，预防结石复发的构思，其源于中国先民的智慧，"流水不腐，户枢不蠹""用进废退""生命在运动"等已经被自然规律所证实的原理。不是所有的发现都要设计好后才去做，成了"指南"的东西已无所谓创新。胆囊底部悬吊是在保胆手术中看到光滑水灵的胆囊因系带过长，倒挂严重，如单纯取石后放回原位，没有改变胆囊容易形成结石的因素，如排空障碍等因素，日后复发的概率可能升高，还由于过去胆囊造瘘时也将胆囊底部缝在腹壁上（不是因为防结石所设计）术后无不良反应，所以，尝试将过去的经验用于保胆防复发上，结果除少数患者术后短期内上腹部轻度牵拉痛外，无其他不适，而且因胆汁进出胆囊顺利，部分患者术前口苦的症状消失。后来初步统计中国人民解放军第 411 医院等早期一组 2002—2006 年 266 例，5 年复发 1 例（0.4%）；海江医院一组 2004—2012 年 117 例，9 年复发（2 例，0.58%）。这与田伏洲等胆囊肝管吻合治疗肝管结石减少结石复发一样，进一步证明由于胆囊底部悬吊，改善胆囊排空、增强胆囊动力、减少胆汁淤积、干扰胆石形成的流变学因素等，使保胆后结石复发率减低，这就是靠在遵循传统常识基础上的创新，是创新中有循证，循证中有创新。

第四节　没有负面证据，也是一种证据

保胆治疗除有一定的复发率，但没有胆道损伤、没有切胆术后综合征、没有对人体长远不良影响（如对消化道、对胆汁成分、对 Oddi 括约肌功能、胆道扩张、大肠癌发病率和胆总管结石发病率升高等）等依据说明了这种治疗的安全性。安全是循证的重要指标；当部分医院、医生、很多患者要求把"保胆"作为胆石症治疗方法时，有人要提到复发问题，但却有意无意忘记了早被国外和国内重要论著列为胆石症治疗方法之一的溶石、体内外碎石等方法，这些方法虽然对少数患者适用并有一定疗效，但与"保胆取石"的疗效相比溶石、碎石的祛石率低、复发率更高，却无人提出循证依据的要求。关于有人会提保胆取石的彻底性，资料表明，即使 LC 胆囊切除，由于"触觉反馈"缺失，胡春雷[13]报道，发生 1.03%～12.3% 的胆囊管结石残留，远高于开腹胆囊切除或开腹保胆取石，并有一定数量胆囊管残留过长和结石碎裂落入胆总管。遗留腹腔内形成脓肿的概率为 0.13%[14]～1.29%[15]，这种残留也常需要再次手术，有学者报道 117840 例 LC 意外胆囊癌的发生率为 0.34%，其他文献报道样本量较小，我国有资料

报道意外胆囊癌 MCGPS 发生率为 0.15%~2.85%[16]。所以，并不是胆囊切除就一劳永逸。LC 的医疗纠纷，诉讼法律事件的发生率不仅高于 OC，更高于 MCGPS。而目前保胆所在单位没有类似的事件报道，充其量是胆结石复发，遗漏结石，少部分需要再手术，这是唯一一种负面的依据。同样，开腹胆总管切开取石也没有 ERCP + EST 的并发症和不良后果的证据，在比较中也应加分。因此，保胆这些不足，与切胆不足相比不应达到被反对和抵制的程度，那不是没有循证依据，而只是因为保胆是目前各种治疗方法中，唯一能挑战被认为是"金标准"的 LC。保胆始于外国，而坚持和创新的保胆在中国，源于中国特色的思维，强调人和人的和谐、人和自然的和谐、器官间的和谐。

第五节　按循证要求合理采集数据证据与评估获取的资料

对以上表格采集数据的依据的说明

1. 我们采集数据的方法与有的报道中以保胆最高复发率为 47% 为依据判断保胆的效果，或作为否定保胆治疗依据不同，书中在计算切胆再手术率时遇到有从低到高比例的，采取近似中位数或多数报道的数计算，如胆道损伤率为 0~2.35%，我们采用多数报道的 0.5%，其他只有一个数据的，只好采用。

2. 在计算保胆再手术率时的 10 年复发率 43% 组的数据（190/439），需要手术 38 例占 8.6%，而没有采用世界平均发病率 20% 和国内近年来多数报道的 8% 来计算，如用后两数据计算，保胆再手术率可更低。

3. 在评定切胆再手术后果时，还应把手术难度因素包括在内，保胆复发不一定要切胆，如需要切胆再手术时，如方法得当，不追求非用 LC，或遇到困难时果断开腹，甚至采用胆囊大部切除，多数一次成功，避免付出伤、残、死亡并发症的代价。而 LC 所致胆道损伤修复仅 17% 首次成功，83% 需再次或多次胆肠吻合等其他难度和风险更大的手术，代价也比保胆复发后单纯胆囊切除高，比较时并未计算在内。

4. 有笔者把腹部不适和绞痛当保胆再次手术的指征，不明原因，未经处理就行切胆就又一次把保胆后再手术（切胆）率不恰当的升高。

有作者指出，"不应因保胆近期取得非 RCT（随机对照试验）的疗效而否定切胆，也不要因为改变不了解剖变异等因素就否定保胆，同理，我们可以认为不要因为改变不了肝脏成石环境可能复发而否定"保胆"；也不要因为有伤残死可能就否定爱美人士对 LC 的追求，也不能因为复发而拒绝患者延长胆囊使用寿命，提高生活质量的要求，更不要只根据医生对治疗方法的自我欣赏，而忘记医学客观对象患者主体的不同感受。现在的问题和倾向是只对保胆提出 RCT 的要求，而对 LC 的赞美连回顾性数据都不顾，有失公平。

作者认为修复了胆道，抢救了患者的生命，但患者今后的生活质量、亚健康状态、胆囊切除后消化道远期不良后果、生存率及与寿命的关系如何等问题也应列入效果比较的范围。对于胆囊切除术与保胆优劣之争应该注重比较方法的合理性，正如傅贤波教授[17]在他主译的《腹腔镜外科手术的争议》一书的译序中所举的例子一样，因为不良事件发生率相对较低，所以关于开放法或闭合法入路安全性的最终证据，只能通过每组超过 10000 例的多中心随机研究得以确定。尽管很难施行，但可能只有这种试验结果才能为现行的争论找到最终的答案。

关于低水平证据的研究结果，其中一个系统性评述给出了非随机对照的前瞻性问题和回顾性研究比较的结果。如果仅仅分析回顾性研究，开放组的严重并发症发生的危险性似乎是 Veress 针/套管法的 2.7 倍（相对危险度 2.7，95% 可信区间为 1.57~4.63）主要是因为忽视了小肠损伤。如果只分析前瞻性研究结果，结论则相反。开放法严重损伤的危险只有 Veress 针/套管法的 0.3 倍（相对危险度 0.30，95% 可信区间为 0.09~1.03）。实际上回顾性研究并未报告各组中既往有腹部手术史的病例。因此，对既往腹部手术史有粘连患者行开放入路进行手术，这种选择使他们的结果可能发生偏倚。群体研究证明开放法相比 Veress 针/套管法，严重并发症的发生率明显降低。

腹膜后重要血管的损伤绝大多数发生于 Veress 针/套管法入路，发生率在 0.02%～0.24% 之间。与入腹相关的最常见的严重并发症是肠管损伤，报道的发生率在 0～4%。在入腹过程中发生肠管损伤的主要危险显然是既往腹部手术史。在非随机试验中，开放法与闭合法相比，肠管损伤率的危险性要高，然而这些研究结果可能也是受到了选择性偏倚的影响。同样，如果只比较美容效果，LC > OC > MCGPS；如果进行多中心的比较，结论就完全相反，MCGPS > OC > LC。

引述本段内容是为了说明不同的比较方法可以得出不同的结果，只有通过足够大的样本资料，足够长的时间跨度和多方位或多中心的比较才能得出正确的结论。

本篇列出上述表格，引述傅贤波教授主译《腹腔镜外科手术的争议》相关段落、田伏洲等的临床报告，主要说明保胆在各个领域优于 LC。特别是比较各种治疗的收益和付出，这些都是循证的基础。

当今已进入循证行医时代，用证据解决学术争议是科学的"游戏"规则。"保胆"好还是"切胆"好，可谓是"世纪之争"。人们希望根据循证规则来裁决，但百年来，靠灵感、经验和习惯起家的外科治疗，少有与药物筛选那样，等待 RCT 结果出台后才开展，其优劣多是根据习惯、经验及回顾性资料分析的结果来判断，它的生命力最终由患者的需求来决定。

本篇比较的结果显示在同样取得解除症状，预防胆囊癌，预防结石并发症情况下，腹腔镜切胆，在取得黄志强教授指出的四个"一点"（"创伤轻一点，愈合快一点，效果好一点，疤痕小一点"）的同时，还需要社会医疗资源消耗，其中还未计算全国数万家使用腹腔镜器械所增加的碳排放。因此，在广义微创观念的指导下，腹腔镜胆囊切除没有达到像宣传的那样排除其他方法的积效。完美是相对概念，什么是完美，能进步就是完美，百年 OC 和近 30 年 LC 造成的胆道损伤等并发症及 PCS 没有改善，反而加重，而数据显示内镜保胆的复发率能不断降低，能不断改善。我们的数据已彻底驳倒这种没有数据支持的观点和国内外的以切胆为主的各时期各种版本的胆结石临床实践指南。从某种意义上讲，循证医学即数字医学，所以与切胆比较就相对完美。

（莫国贤　许志芳）

参考文献

[1] A. L. Cochrane. Effectiveness and efficiency [J]. Psychological Medicine, 1971.

[2] 黄志强. 胆管损伤－胆道外科中避免不开的话题 [J]. 腹部外科, 2012, 25 (5): 257－258.

[3] 荣万水. 内镜保胆取石术与腹腔镜胆囊切除术对患者生存质量的影响 [J]. 中国内镜杂志, 2003, 8: 23－25.

[4] 曾仲, 王曙光, 别平, 等. 腹腔镜胆囊切除术后远期疗效评价（附 3200 例报告）[J]. 腹腔镜外科杂志, 2006, 11 (4): 344－345.

[5] 田伏洲, 汤礼军, 蔡忠红, 等. 一种替代传统胆肠吻合术的新方法—皮下通道型胆囊肝胆管成型术 [J]. 肝胆胰外科杂志, 2002, 14 (3): 136－137.

[6] 周德良, 韩志文, 张贵恒. 胆囊大部分切除术的临床应用与体会（附 16 例报告）[J]. 中国伤残医学, 2010, 18 (5): 67－68.

[7] 蒋兆彦, 韩天权, 张圣道. 从胆囊功能认识切胆和保胆取石手术 [J]. 外科理论与实践, 2011, 16 (4): 348－351.

[8] 吕新生. 腹腔镜手术并发症的预防与处理 [M]. 长沙: 湖南科学技术出版社, 2002, 7: 60.

[9] 吕文平, 黄志强, 董家鸿. 腹腔镜胆囊切除与医源性胆管损伤 [J]. 中华外科杂志, 2008, 46 (6): 463－464.

[10] 吴金术. 医源性胆道损伤诊治与预防 [M]. 北京: 科学技术文献出版社, 2010: 257－262.

[11] 吴金术, 彭创, 毛先海, 等. 683 例胆管损伤的外科治疗 [J]. 中华消化外科杂志, 2011, 10 (2): 107－109.

[12] 黄志强. 胆管损伤－胆道外科中避免不开的话题 [J]. 腹部外科, 2012, (25) 5: 257－258.

[13] 胡春雷, 刘海斌, 王向昱, 等. 胆囊管结石残留的原因分析及其解剖学基础 [J]. 肝胆胰外科杂志, 2013, 25 (1): 44－46.

[14] William C, Meyers M D, Gene D, et al. A prospective analysis of 1518 laparoscopic cholecystectomies [J]. New Engl J Med, 1991, 324 (16): 1073.

[15] 柳利, 王金哲, 郝利恒, 等. 腹腔镜胆囊切除术腹腔脓肿形成的原因分析及对策 [J]. 中国煤炭工业医学杂志, 2012, 15 (11): 1706 - 1707.

[16] 陈国蓉. 意外胆囊癌的外科治疗进展 [J]. 中国肿瘤临床, 2008, 359 (19): 1135 - 1138.

[17] 傅贤波主译. 腹腔镜外科手术的争议 [M]. 北京: 人民卫生出版社, 2007: 18.

第二十五篇 转化医学与胆囊外科

已经过去的 20 世纪是以切除胆囊治疗胆囊良性疾病的时代，由于切除有功能的胆囊造成很多不良后果，又由于技术的进步，人们对胆囊功能重要性认识的深入和对生活质量要求的提高，在 20 世纪末和 21 世纪初的今天，国内兴起了用保胆取石（息肉）的方法来治疗胆囊良性疾病的热潮，特别适用于有功能的或通过治疗胆囊可以恢复功能的患者，尤其是它可以达到胆道零损伤，零死亡，而没有切胆所造成的各种不良后果，因而受到广大患者的欢迎。保胆取石（息肉）方法的兴起不仅是内镜技术转化的结果，也是胆囊结石（息肉）成因研究、药物学研究及其他边缘学科等基础研究成果转化的结果。然而，尽管保胆治疗 20 多年来显示出明显的优越性，但万事开头难，特别因复发率参差不齐，高低不均等还存在不少争议；尽管，与其他方法相比复发尚未出现明显不良后果，也只是保胆唯一的不足。所以在还没有十全十美方法的今天，虽然复发不能成为否定保胆治疗的理由，但是，从全心全意为患者的角度出发，降低复发率也应该是我们义不容辞的任务。解决保胆复发后的处理问题，不是没有基础理论和其他相应技术的支持，缺乏的是转化医学的理念和实践这些理念的决心。本章内容是根据中国医学论坛报 2012 年 3 月 14 日陈婕整理的《转化医学：让基础与临床不再遥不可及》[1]一文改编而成。

第一章 提出转化医学的背景

事出有因，现代医学发展至 21 世纪的今天，已将许多不可能变为可能，将许多不治之症变得可防可治。然而，许多在实验室中"颇具前景"的新药，新技术，仍然在临床实践中遥不可及。我们不禁要问，是什么阻碍了基础研究成果投入临床应用的进程？是否存在一种切实可行的医学模式来填补基础与临床的鸿沟？

传统医学模式有缺陷，转化医学应运而生。

传统医学模式中，基础医学与临床医学是相对独立，关系甚少的两个部分，犹如二条平行线，走向一致却无法交汇，基础医学成果层出不穷，却无法满足临床对疾病诊疗的需求；临床经验不断积累，却无法为基础医学指明方向与目标。

惊人投入 ≠ 喜人成果

以肿瘤领域为例，从 1971 年至今，美国用于肿瘤防治方面的研究经费高达 2000 多亿美元，156 万篇肿瘤相关的研究论文（其中 80% 文章的研究对象为小鼠，果蝇和线虫）相继发表，但肿瘤防治并未从根本上有改善。无独有偶，统计数据还表明美国 1996—2006 年制药企业的科研投入持续增长，但与之形成鲜明对比的是，每年研制出的新药数量却呈缓慢下降趋势。

极具前景 ≠ 广泛应用

2003 年发表在《美国医学杂志》的一项研究阐明了那些所谓"极具前景"的基础研究成果在临床实践中的真实结局。研究者检索了 1979—1983 年发表于 6 本顶级基础科学杂志（包括《细胞》《科学》《自然》《生物化学杂志》和《试验医学杂志》等的文献后发现，共有 101 篇文献明确声称其研究成果在疾病防治方面具有重大临床应用前景。然而，在这些文献发表 20 年之后（截至 2002 年 10 月），仅有 27 项基础研究成果发表了相关的随机对照试验结果，其中 19 项 RCT 结果为阳性；在 5 项目前被批准用于临床的基础研究成果中，仅有 1 项获得了广泛的临床应用。

随着保胆治疗的广泛开展，时间跨度大，复发病的增多，尽管没有严重后果，但是我们也应该未雨绸缪，在加强预防措施的同时，将各种相关技术转化到处理结石复发的临床实践中去，形成应对保胆结石复发的"杀手锏"，如本篇提出的"皮下胆囊通道"等，这就是我们编写"保胆与转化医学"的缘由和背景。

第二章 双向转化策略

1996年8月，转化医学（translational medicine）一词首先出现在《柳叶刀》杂志上；2003年，时任美国国立卫生研究院院长的泽鲁尼（Zerhouni）教授在NIH路线图计划中提出了转化医学的概念。他认为，转化医学是连接基础与临床学科的桥梁，是从实验室到病床边（bench to bedside）及从病床边到实验室（bedside to bench）的双向循环式过程（简称B2B）。

一、核心医学的核心

将医学生物学基础研究成果迅速有效地转化为可在临床实践中应用的理论、技术、方法和药物，并在实验室与病房之间架起一条快速通道，实现基础研究与临床研究的双向转化。

二、转化医学的目的

打破基础研究与临床医学之间的屏障，促进基础研究成果为疾病防治和完善政府公共卫生政策而服务。

三、阶段划分

某些国外转化医学中心（如美国Tufts大学临床与转化科学研究所）将转化医学分为4个阶段（表25-1），这种划分有利于对转化医学的理解。

表25-1 转化医学的阶段划分与各阶段宗旨

T1（translation phase 1）：将基础研究成果用于数量有限的患者，通常为病例研究和Ⅰ、Ⅱ期临床试验。T1旨在回答某种实验室发现的新疗法能否用于一家医院的少量（如10例）患者。

T2（translation phase 2）：将基础研究成果用于更大规模患者，通常为观察性研发究和Ⅲ、Ⅳ期临床试验或某些调查研究，T2旨在回答某种实验室发现的新疗法能否用于多家医院的较大量（如100~1000例）患者。

T3（translation phase 3）：旨在通过传播和执行一系列研究来回答某种实验室发现的新疗法能否真正用于更广泛人群，同时关注与这种新疗法相关的临床问题和阻碍。

T4（translation phase 4）：涉及一系列政策研究，旨在找到一种最佳方式使临床医生和患者了解并启用某种新疗法（如通过一项国家性政策）。

第三章　体制和政策支持

转化医学至今仍缺乏明确的定义，但这并不阻碍其在全球范围内的迅速发展。美国 NIH 于 2006 年推行了临床转化医学奖励计划，已在 30 多所大学和医学院建立了转化医学中心或临床转化科学中心。至 2012 年，美国将建立 60 个这样的专门研究机构，建设预算达到 5 亿美元。此外，欧盟每年用于健康相关的转化型研究预算达 60 亿欧元；英国也在 5 年内投资 4.5 亿英镑用于转化医学中心的建设。

作为转化医学的先行者，美国哈佛大学医学院的例子值得一提。哈佛大学医学院近年来在学校建设发展的各方面快速推进转化医学实践，并取得了实质性进展。2007 年，哈佛大学医学院专门任命了负责"临床和转化研究"的院长和副院长，这是该院历史上新增的两个院长级领导岗位。学院随即开始基于已有的转化医学研究基础进行卓有成效的战略性规划发展，其代表就是在 2008 年获得 HIN 高达 1.175 亿美元的 5 年期资助。这不仅是迄今 NIH 一次性资助高校发展转化医学的最大一笔款项，而且还是在美国金融危机最严峻的形势下毫无异议地给予全额资助。

转化医学在我国起步较晚，但一批以转化医学研究为主旨的研究中心已在我国医院、科学院层面相继建立，旨在通过先进理念的引入加速我国转化医学的普及和发展。2011 年末颁布的《医学科技发展"十二五"规划》（简称《规划》）已明确地将"突出临床转化，提高诊疗水平"作为重点任务。《规划》提出，针对恶性肿瘤、心脑血管疾病、呼吸系统疾病、损伤与中毒、消化系统疾病、内分泌与代谢性疾病、泌尿生殖系统疾病、老年退行性疾病、自身免疫病、血液病、传染病以及口腔、耳鼻喉、眼、皮肤等各科疾病以及罕见病，突出临床医学特点，充分发挥中医药（民族医药）特色诊疗优势，优化临床研究模式，大力推动转化医学发展，开发一批急需突破的临床诊疗关键技术，在科学评价的基础上形成一批诊疗技术规范，积极推行数字化医疗及建立区域医疗服务协同模式，有效解决临床实际问题和优化医疗服务模式。

第四章　迎接转化医学的春天

转化医学是一个连续的过程，从一个思路的萌出直至经受临床上的种种试验与验证，最终发展成一种新技术或新药物，上述过程涉及众多组分，需要不同技术的参与和合作。2009 年发表在《自然·医学》（*Nature Medicine*）上的一篇文献罗列了转化医学涉及领域和所需能力（表 25-2），培养这些方面的能力或有助于中国医生和学者迎接转化医学在中国的蓬勃发展。

图 25-1　转化医学模式示意

表 25-2　转化医学涉及领域及各领域所需具备的能力

生物医学研究	全面了解该领域，能从事扎实的实验室工作，并具备一定的研究设计能力及其重要性，并具备专利知识
知识产权	拥有专家资源以建立和保护知识产权，基本了解知识产权的全过程，方针
经费	了解研究经费的来源，具有谈判能力，以及与政府部门和工商业界接洽的能力
管理部门	对不同管理部门（国家级，国际级等）有所了解，具备深入这些的能力，并了解其中的形式与过程
法律问题	了解知识产权，患者权利，研究者权利，熟悉学术单位，创新企业与工业界之间的法律体制
伦理问题	了解患者和动物权利，理解大学和管理部门在制定研究方案和资助方面的规则，掌握风险－利益分析的知识
沟通技巧	能与不同人进行对话，并能撰写文件和其他资料，还能使不同部门之间相互影响
临床前测试	在临床试验前了解各项规章要求，并能评估标准化操作流程是否切实可行，同时能制定战略性计划来优化资源
临床前和临床试验的设计	了解试验的过程，挑战和关键点，能高效制订计划，并具备批判性思维能力来克服挑战，同时还能拟定方案并促进多方协作
适用于各领域的基本技巧	具备网络化，团队建设和沟通方面的技巧，并拥有战略性思维和创新性解决问题的能力

第五章　转化医学与胆囊外科

可以认为，保胆治疗几经沉浮后再次兴起，是其生命力的表现，是社会进步和技术发展的结果，也是医学基础研究成果、胆道外科技术积累和边缘学科技术移植和转化的结果。有的成果已经在保胆治疗中转化，有的则应在将来保胆的实践和进一步发展中得到应用。

一、已在保胆治疗中转化的各项技术

1. 胆道镜、腹腔镜、医学影象技术。

2. 胆囊造瘘技术。

3. 结石形成的解剖学、胆道流变学、胆囊动力学等理论和胆道成型及普通外科解除幽门、肠道狭窄技术及肝内胆管狭窄整形技术等在预防保胆后结石复发中的应用，如胆囊底部悬吊、胆囊肝管吻合、胆囊哈袋成型等，都是这些沉睡多年的理论和技术在保胆治疗中移植、转化的结果。

4. 支架技术：对胆囊管狭窄患者，放置塑料或金属支架可改善胆囊引流、缓解症状、预防感染及结石形成。

5. ERCP：经鼻胆管十二指肠引流术；十二指肠乳头切开取石术 EST；腹腔镜下经胆囊管进入胆总管取石 LTCBDE。

6. 降脂、降糖和降压药物的研究和进展，使结石病与心血管疾病一起预防成为一举多得的现实，与新的、副作用低的溶石药物、增强胆囊动力药物一起，为降低保胆后结石复发率提供支持和保证。

二、最有希望转化的技术

1. 基因预测技术：为筛选易感人群，选择不同治疗方法提供依据。

2. 基因治疗技术：通过基因治疗药物，治疗工具，如基因枪，基因剪、基因注射器的研制和应用，利用敲除，阻断，代替，封闭剪断致病基因，用基因美容，粘贴等技术修复被损伤的基因点位和重建基因表达控制体系等手段，有科学家估计，到 21 世纪晚些时候，基因研究可能走向临床应用舞台，为人类健康和结石病防治做出贡献。

3. 子母镜治疗技术：子母镜技术等在预防胆石形成和复发后处理中发挥作用。2013 年，全国内镜年会传出信息，会上介绍了新型胆道"全景望远镜"SpyGlass 胆道子母镜直视系统在胆胰疾病中的应用。该系统推送导管直径仅为 2.8 mm（较旧字母镜头段外径 4.1 mm 细），却含有 4 个通道；2 个独立的冲洗通道，1 个光学观察通道和 1 个直径为 1.7 mm 的治疗通道。导管的头端还具有四向偏转功能，便于在狭小的胆管内操作。子母镜经口进入胆总管，仔细寻找胆囊管开口，经此口可经子镜先放入一纤细导丝，或直接进入胆囊进行碎石、溶石治疗（图 25-2）。

4. 支架技术

（1）对胆囊管狭窄患者，放置支架可改善胆囊引流、缓解症状、预防感染及结石形成。经鼻胆管十二指肠引流术；EST；经胆囊管进入胆总管取石。

（2）对易复发患者，用生物相容性好的高分子材料，如聚四氟乙烯等制成，根据患者皮下到胆囊底部的距离，制作出各种型号的皮下胆囊通道支架备用，结石复发时，只需局麻后切开皮肤，经预置通道插入胆道镜，碎石、溶石和取石（见图 25-2）。

图 25-2 **1. 局麻后，B 超或钛夹显示胆囊皮下通道，经胆囊悬吊通道取胆囊或总胆管结石；2. 预置通道，管道可根据需要选择相应长度，一端置入胆囊或总胆管内，另一蕈状皮下端埋于皮下，备用，便于今后再次碎石，取石通道。**

①患者已做过胆囊悬吊术并做过哈袋肝管吻合术后，已具有胆囊管及哈袋肝总管双通道，备用；②胆囊没有悬吊条件，可行皮肤胆囊预置支架，为胆囊结石及胆囊管狭窄做过哈袋肝管吻合术者，胆管结石复发时使用；③或胆囊已切除，切后可行皮肤胆总管预置支架，备用；④有条件者行胆囊底部悬吊术，备用，以上设施今后均可经皮经胆囊取石、碎石；⑤经胃十二指肠镜加子母镜，进入胆总管或经哈袋肝管（胆囊管）通道进入胆囊内取石、碎石；新型胆道"全景望远镜"SpyGlass 胆道子母镜直视系统已有能力，到达胆囊，胆总管内取石，碎石

刘某，女，48 岁，胆切 9 年，ERCP 二次，2015.10. MRCP，胆总管增粗至 23 mm，右肝内胆管，胆总管结石。该者两次 ERCP，胆总管下端明显狭窄，而且越做越窄，如果该患者胆囊还存在，可行肝总管与哈袋吻合，建立皮下通道，当结石复发或肝内胆管结石落入胆总管时，可经此通道取石，碎石或溶石，可在不破坏 Oddi 括约肌情况下进行反复治疗。如果患者已没有胆囊可用的情况下，为了避免反复的切开狭窄的胆总管下端，主要方法可安置皮下胆总管通道支架。

5. 腹壁胆总管间置空肠（再造"胆囊"）术

（1）技术来源：图 25-3，胆肠吻合术中间置空肠方法[2]。

（2）腹壁胆总管间置空肠（再造"胆囊"）主要功能：储存肝胆汁，减轻胆道压力，可作为胆总管结石取石通道，避免多次开腹手术及多次 ERCP + EST 取石，保护 Oddi 括约肌，预防反流性胆管炎。胰腺炎及总胆管炎症，结石等疾病。

（3）适应证：胆囊切除术后，胆总管反复结石复发、胆总管下端通畅者采用图 25-3-1 手术方法，而胆总管下端不通畅者，应采用图 25-3-2 手术方法）。

6. 多功能保胆专用窥镜：保胆迅速发展近 30 年，得益于各种技术的转化应用。保胆治疗需不断完善、疗效和受益比例需不断提高，还需不断追赶高速发展的新技术。如保胆的器械，到目前为止，多数还停留在借用原有各科的操作工具，如胆道镜、膀胱镜、肾镜、软镜和硬镜等，缺少为保胆取石（息肉）而生产的专用胆囊镜；另外，在手术影像设备上，多为有线传输，影响医生操作；还有，对胆囊息肉的摘取和止血还缺乏专用，简便，可靠的工具。为此，作者根据近 3000 例保胆经验，观察近 200 余例胆囊息肉摘取过程中存在的问题和困难，这些困难集中在胆囊管结石嵌顿及息肉的摘取，这些问题严重影响保胆的效果及保胆成功比例，也难以扩大保胆手术指征，很多认为不能保的病例，其实是受方法、特别是工具的限制。因此，我们与电子专业专家合作，设计了"无线胆囊内窥推夹摘取装置"，已获国家发明创造（实用新型）专利，专利号：201821017124.0。装置主要优点：①图像无线传输，操作不受冷光源线，视频传输线等电缆的影响，增加转动操作灵活性。②用执笔式握镜方法，适合中国人执笔、执筷及

图25-3　腹壁胆总管间置空肠再造胆囊示意图

图25-3-1　再造"胆囊示意图。1肝；2胆总管；3间置空肠－空肠代胆囊，4缝于皮下，5间置空肠，有肠系膜供血，一端与胆总管相通，另一端埋于腹壁下，用于反复胆总管结石患者，经腹壁穿刺进入间置空肠通道到胆总管取石

图25-3-2　1肝；2肝总管；3间置空肠，一端盲攀缝于皮下，用于反复肝总管结石患者，经腹壁穿刺进入间置空肠及肝总管取石，一端与十二指肠吻合，中段与肝总管吻合，排出胆汁；4缝于皮下，5带血供肠系膜，详见施维锦教授撰写的"间置空肠胆管十二指肠吻合术"一文[2]

外科医生执刀习惯。③动作及时，该装置工作端可即时直接触及、压住息肉根部，实施电凝或推夹摘取。遇呼吸运动幅度较大时，推取环也可暂时依靠、抵住胆囊壁，待运动间隙出现时，将该环（滑动）移至息肉根部实施电凝后摘除，不受呼吸运动时病灶移位的影响，减少出血风险，较传统悬空钳夹安全、可靠。多数情况下，术者单人，单手，一次性完成搏捉、电凝，摘取动作。④硬镜用腕关节转向更加方便，并有扩张、挡开胆囊管前皱壁的功能。较用软镜时靠姆指上推、下拉调向柄省力、精准，快速。⑤摄像头的粗细，有各种规格，按当前技术，可生产1.5～2.5 mm左右摄像头，而摄像头3～4 mm也已足够，因梗阻上方胆囊管多已扩张，直径多超过4 mm。⑥该装置的工作通道可通过市售直径1.7 mm的各种钬激光，等离子碎石刀头，并根据需要配上结石挖、刮、套取等工具。该装置现正与有关厂家合作，根据现有各种代替工具的结构和部分功能，综合研制成"无线可视多功能胆囊镜"，如能成功转化，因其上述便于推广等优点，可使更多患者，特别是胆囊息肉患者及胆囊管结石嵌顿患者受益，将为实现胆囊结石（息肉）以保胆为主的战略目标提供技术及装备的保障。

　　前面提到的几项转化技术，要不要转化，决定因素很多。主要是在患者，也就是对具体患者是否值得。而能不能转化成功，看"医、患、管"和资本博弈的结果，因为资本已把各方当成自己增值的工具。开腹治疗，被大张旗鼓转化为腹腔镜，机器人，自然腔道手术，本质上是资本在博弈中的胜利。很多对患者有益的路径，因资本增值有限，所以很难实现。

（莫国贤）

参考文献

［1］陈婕. 转化医学：让基础与临床不再遥不可及［N］. 中国医学论坛报，2012.

［2］冉瑞图. 胆道手术学［M］. 1版. 沈阳：辽宁科技出版社，2012.

结束语

胆囊疾病是多发病,常见病,随着生活水平的提高,发病率已上升至我国人群的 10% 左右。外科对胆囊疾病的治疗,经过百年的探索,对胆囊解剖及生理功能重要性的认识、检查手段上,如 B 超、CT、MRCP 的方法广泛应用,诊断水平有了很大的提高。治疗方法上,百年前几乎没有确定性的办法,由于条件所限,在尝试切开胆囊取石等未能成功之后,1882 年 Langenbuch 首先用切除胆囊的方法,解除了患者症状、祛除了病灶,防止胆囊癌发生的效果,这个方法持续了 100 多年。切胆治疗的具体方法至今从传统的开腹切胆术发展到经腹腔镜下切胆术、近年来机器人辅助系统手术,经自然腔道行胆囊切除术等方法应运而生。但是各种新方法的出现并没有带来实质性的改变,首先是胆囊切除发生胆道损伤的发病率不降反升。2013 版胆道外科诊治指南指出"胆管损伤的发生率较开腹手术时代增加了 2~3 倍。胆道外科专家刘永雄指出,"反复认识胆道树,深入研习胆道树,精心保护胆道树。医源性胆管损伤,少数是偶然的,而大多数是难以原谅的。伤后的重建、修复是艰难的,结构上似乎有可行性,而功能上至今难以恢复","曾经有过的胆道外科是危险的疾病,危险的解剖,危险的手术的话仍然是警世名言"[1]。另外,胆囊切除术后综合征发病率依然是 25%~40%。胆囊切除术后一部分患者常有上腹部胀痛,经常腹泻等,并出现术前没有的症状及痛苦。切胆存在的问题一直为一些专家所关注,多年来作过很多努力,如 20 世纪八十年代的体内、体外碎石取石、胆囊造瘘,经皮碎石取石等疗法,多是为了保胆,但由于结石不能取尽,对部分与解剖因素有关患者,单纯取石术后结石复发率也较高,相继夭折,自然淘汰。20 世纪九十年代前后,研究认识到胆石成因来源于胆汁,而不主要是胆囊;纤维胆道镜的引入,张宝善教授率先用于保胆取石术,显著提高了胆结石取尽率,由于不再需要勉强"分离、结扎、切除胆囊管",便没有了胆道损伤;保留了胆囊,没有了胆囊切除术后综合征,彻底解决了胆囊疾病治疗中的两大旷世难题,受到了医生与患者的欢迎。张宝善教授及其团队在全国积极推广,至今全国已有 600~700 家医院开展,得益患者 20 万~30 万以上,保胆治疗兴起、发展的成绩令人瞩目。保胆外科手术经历了第一阶段的发展,小切口加内镜取石治疗,开始局限于简单取出胆囊体部结石,第二阶段已能取出哈袋结石、胆囊管结石及胆囊合并胆总管的结石;不仅能取出活动的、少数结石,也能取出多发结石,嵌顿性结石。取石途径有用取石钳、网篮、激光碎石等;第三阶段小切口开腹保胆术已从单纯取石发展到取石后用外科方法纠正胆囊成石的解剖学、胆汁流变学,动力学环境,从而进一步提高了保胆受益人群比例,降低了保胆取石术后结石复发率,首创用保胆方法治疗 Mirizzi 综合征(Ⅰ-Ⅳ),避免复杂,并发症多的胆肠吻合术或 ERCP + EST 方法及并发症,保护了胆囊,保护了 Oddi 括约肌。许多微创保胆中心保胆技术也在不断摸索中前进,手术发展到用腹腔镜辅助及全腹腔镜下保胆取石,针孔腔镜保胆取石术。目前主要是适合第一阶段,部分第二阶段患者,近年来,有学者探索经人体自然腔道(胃、肠、阴道等)保胆取石获得成功,满足不同人群的需求;保胆取石后患者根据个人发病原因,改变生活方式,配合药物治疗进一步降低了结石复发率。保胆的唯一不足是结石复发,但经过不断技术改进,多数单位复发率从早期的 40% 以上降低到 5~10 年的 4%~8% 以下。目前已有了一些行之有效的预防结石复发的应对措施和一旦结石复发后的处理办法,解除了患者"复发"之忧。

当前胆结石(息肉)治疗是"切胆 LC"好还是"保胆"好,仍有剧烈争论。根据考克兰效果除以付出的性价比原理,保胆在取得与切胆相同效果的情况下,没有胆道损伤,没有严重伤残死的不良后果。没有胆囊切除术后综合征,保护了肝脏,胆树,保护了 Oddi 括约肌,胰腺,保证了患者的健康,减少了

EST 术后胆汁反流，胆道感染，胰腺炎、死亡等并发症。用数据及多中心比较证明，保胆优于切胆术。比较结果①使认识不断提高和深入，如对胆囊切除不良后果的认识提高到对社会、经济影响的多个层面。②认识到解决胆囊疾病本身及治疗中出现的问题的根本出路是预防，切胆仅当作不得已而为之之举。③认识到用性价比的方法，比较百年来，至少近 30 年来看得见摸得着的患者和医生感同身受、已经发生过的事件和数据，比空喊的 RCT 证据，只比较近期、次要内容（如切口大小、住院时间及恢复时间长短等）得出的结论更符合实际，更有意义。这些数据、原理及结论在黄志强院士主编的《当代胆道外科学》一书中已有记载，该书根据这些数据及原理，提出"用预防来结束 Langenbuch 时代"[2]并指出"胆石症可以与高血压，糖尿病，心血管一起预防等战略构思，并预测胆囊切除的指征和意义将发生改变"[3]作为对后人的寄望，特别是对胆囊外科同人的殷切希望。中国保胆治疗的兴起，是实践这一寄望的实际行动。可以说，百年前的《胆囊外科学》只解决了"有没有"治疗方法的问题，解决不了治疗产生不良后果的"质量"问题，而《当代胆囊外科学》所总结及推荐的理念和方法，除解决了胆囊疾病治疗方法问题及治疗产生的不良后果的问题，符合"控制损伤外科"新理念，填补了长达百年的空白。本书推崇广义的微创观、精准医学观，主张在原有经验、原理基础上的创新；提倡从资源有限，欲望无限等实际出发，用"性价比"衡量方法的优劣，尽可能用简单方法解决复杂问题，反对简单问题复杂化，过度市场化，产业化，利润最大化的各种医疗行为；宣扬独立思考、百花齐放、百家争鸣；呼吁胆囊外科走一条绿色、和谐、以绝大多数人为主，兼顾各种需求、可持续的医学发展之路。本书根据性价比的方法，得出整体上保胆优于切胆，开腹手术优于腹腔镜手术，特别是在诸如癌症等疑难病症上更是如此。最近，美国国立综合癌症网络（National Comprehensive Cancer Network，NCCN）根据患者的存活时间和死亡率证明开腹手术优于微创手术的试验结果，更新了指南，值得思考和重视。

《当代胆囊外科学》一书，总结了近 30 年来切胆与保胆治疗的实践和认识，用事实证明，从治疗为主，到预防为主；从切胆为主，到保胆为主，是胆道外科发展的大方向。以防为主，防治结合，外科为主，内外结合，中西医结合等为特征的中国保胆，不是单一治疗方法的改良，是一项多学科相结合的系统工程。中国保胆不是一时冲动的产物，它不仅有可靠的原理基础，而且疗效显著，它经得起时间与历史的考验。与"切胆"相比，更经得起社会学、卫生经济学、卫生环境学及伦理学等学科的审评和拷问，它终将被社会广泛接受。切胆转向保胆不是技术问题，而是认识问题，方向问题，本书在《保胆外科学》中已作了深入讨论。"保胆"是大事，从"切胆"到"保胆"，发生的是"质"的改变，如果把结束切胆时代作为中国胆道外科发展的战略目标，那么，中国保胆就是过渡和实现这一战略目标的桥梁，别无他选。

（莫国贤）

附录一 内镜微创保胆手术治疗胆囊良性疾病专家共识（2018版）

中国医师协会内镜医师分会内镜微创保胆专业委员会

Expert consensus on choledochoscopic gallbladder-preserving surgery for benign gallbladder diseases（2018 edition）

Gallbladder-Preserving Committee，Endoscopes Doctor Branch of Chinese Medical Doctor Association

关键词：胆囊良性疾病；胆囊结石；胆囊息肉；保胆；共识

Keywords：benign gallbladder diseases；cholecystolithiasis；gallbladder polyps；gallbladder-preserving；consensus

胆囊结石、胆囊良性息肉是临床常见的胆囊良性病变，近年来其发病率逐年升高。全球成年人胆囊结石总患病率已达10%~20%[1]。胆囊息肉在我国的患病率也逐年升高[2-4]。自从1882年LANGENBUCH完成了世界第一例胆囊切除术[5]，此后的100多年，胆囊切除术已成为胆囊良性疾病的主要治疗手段，随着腹腔镜胆囊切除术的逐渐普及，胆囊切除的指征不断扩大，而胆囊切除术后胆囊生理功能的缺失却长期得不到应有的重视。随之而来的是大量的近远期并发症，包括胆管损伤、血管损伤、胆总管结石、十二指肠胃反流、腹泻[6-7]以及消化道肿瘤发病率的升高[8-13]。近年来，由张宝善教授倡导的内镜微创保胆手术（choledochoscopic gallbladder-preserving surgery，CGPS）日趋成熟，已经成为治疗胆囊良性疾病的手术方式之一[14-15]。中国医师协会内镜医师分会内镜微创保胆专业委员会已经制定了《内镜微创保胆手术指南（2015版）》（以下简称《指南》）[16]，但作为一个新的手术方式，手术指征的把握及手术操作的规范程度尚需不断改进。因此，笔者对CGPS的一些问题达成本共识。

1 内镜微创保胆手术的分类

CGPS主要包括内镜微创保胆取石术（choledochoscopic gallbladder-preserving cholecystolithotomy，CGPC）和内镜微创保胆取息肉术（choledochoscopic gallbladder-preserving polypectomy，CGPP），分别适用于治疗胆囊结石和胆囊良性息肉[14-15]。

CGPS根据手术入路不同，包括三种常用的术式：小切口内镜微创保胆手术（minilaparotomy CGPS，M-CGPS）、腹腔镜辅助内镜微创保胆手术（laparoscopy-assisted CGPS，La-CGPS）、腹腔镜下内镜微创保胆手术（laparoscopic CGPS，L-CGPS）。

M-CGPS采用右上腹肋缘下斜行小切口，是基本术式。此种术式相对简单，操作难度较小，不足是肥胖或胆囊位置偏高者，需延长切口。

L-CGPS和La-CGPS均属于双镜联合手术。La-CGPS是在腹腔镜下找到胆囊，并协助自右上腹小切口将胆囊底部提出腹壁外，即可撤除腹腔镜，胆囊底部的切开和缝合均在腹壁外进行，胆道镜可直接在腹壁外进入胆囊。L-CGPS则是所有手术操作均在腹腔镜下完成。

双镜联合手术的优点是将腹腔镜技术与胆道镜保胆技术相结合，相较于小切口手术，进一步减轻了腹壁创伤，术后恢复快。L-CGPS 可方便地中转为腹腔镜下胆囊切除术。La-CGPS 的缺点是肥胖或胆囊位置偏高者，胆囊无法提出腹壁外，此时多需延长右上腹切口。而 L-CGPS 不受肥胖和胆囊位置的影响，但需要在腹腔镜下完成胆道镜治疗及胆囊的切开缝合，对胆道镜及腹腔镜的操作技术提出了更高的要求，手术时间也略有延长。另外，和其他的腹腔镜手术一样，若患者存在严重的腹腔粘连、心肺功能不全等情况，均影响手术的施行。

以往主要以 M-CGPS 为主，随着技术的进步，L-CGPS 日趋成熟，具有更加微创、术后恢复更快和近远期并发症更少的优点。而在部分体型瘦、胆囊位置低、胆囊周围无粘连和胆囊结石较小的病例，也可把 La-CGPS 作为首选。

根据使用胆道镜种类的不同，CGPS 可分为软性胆道镜手术和硬性胆道镜手术。两种胆道镜各有其操控特点，只要是规范的操作，都能完成保胆手术。需要强调的是，专业的软性或硬性胆道镜是 CGPS 的基本设备，均要求能在镜下完成取石、取息肉、冲洗、吸引和止血等操作，不能用其他非胆道内镜替代。不使用胆道镜的旧式保胆手术，由于无法保证取净结石及探查胆囊管，更无法取出息肉及处理其他胆囊壁病变，是不符合保胆手术原则的。

建议 1：具体采用哪种术式，应结合技术能力和患者的实际情况，在腹腔镜及胆道镜技术较成熟的单位，建议以 L-CGPS 为主，根据患者的具体情况，也可采用 M-CGPS 和 La-CGPS。

建议 2：必须具备软性或硬性胆道镜，并能熟练的操作，才能开展 CGPS。

2 内镜微创保胆手术的设备

2.1 基本设备

软性或硬性胆道镜及显示设备为保胆手术的最基本设备，没有胆道镜，不能保证取净结石、息肉及探查胆囊管，不能保证充分处理胆囊壁病变。

胆道镜下的各型取石网篮、活检钳、圈套器及高频发生器。

2.2 其他设备

胆道镜下的碎石设备。

超细胆道镜及超细胆道镜下的专用取石网篮、活检钳等。

腹腔镜设备。

术中 B 超、术中 X 光造影设备。

3 内镜微创保胆手术的术前检查

CGPS 的术前检查包括全身检查及胆道专科检查两部分。全身检查主要了解患者身体一般情况，有无手术禁忌证。胆道专科检查包括肝胆 B 超、磁共振胆胰管水成像（magnetic resonance cholangiopancreatography，MRCP）、CT 及 ECT 肝胆显像（以下简称 ECT）。

B 超：空腹肝胆 B 超为 CGPS 的基本检查，对胆囊结石及胆囊息肉的诊断率较高，简便易行，能够了解胆囊大小、形态、壁厚、胆囊黏膜情况及胆汁透声情况，能够明确胆囊结石和息肉的大小、位置、形态和活动情况等。B 超下可动态测量胆囊的收缩功能，是术前评价胆囊功能的一种方法。但对于胆囊结石的患者，做胆囊收缩试验有诱发胆绞痛的风险。对于胆囊息肉的患者，超声造影检查有助于鉴别息肉性质[17]。未提术中术后胆囊结石评估。

MRCP：能比 B 超更加直观地了解胆囊大小、形态和壁厚等信息，对于可能合并的胆总管结石，尤其胆总管下端结石，诊断率高于 B 超，有助于发现胆道变异及胆胰合流异常。MRCP 对于胆囊息肉的诊断率较低，对于单纯的胆囊息肉患者，无需行 MRCP 检查。MRCP 检查未提水影判断意义。

ECT：本检查包括静态显像及动态显像，静态显像可直观地了解胆囊管的通畅程度、胆囊容积和胆囊的浓缩功能。动态显像可比 B 超更精确地了解胆囊的收缩功能。值得指出的是，由于部分患者胆囊管纤细迂曲，对于胆囊管的小结石，MRCP 及 B 超诊断较困难，而 ECT 多表现为胆囊不显影或延迟显影。因胆囊息肉对胆囊功能几乎无影响，故胆囊息肉患者术前无需行 ECT 检查。以往采用口服碘番酸胆囊造影检查，其意义同 ECT，但受消化道吸收功能等的影响较大，精确性较差。

CT：对于 X 线阳性结石，CT 可起到补充诊断作用，B 超及 MRCP 难于发现的胆囊或胆总管的细小阳性结石，可能被 CT 发现。但对于 B 超及 MRCP 已明确诊断的病例，CT 检查并非必要。对于胆囊可疑恶变的病例，增强 CT 有助于鉴别胆囊癌。

建议 3：所有拟行 CGPS 的患者必须行肝胆 B 超检查。对于胆囊结石的患者，推荐行 MRCP 及 ECT 肝胆显像检查。对于胆囊息肉的患者，若 B 超已明确诊断，且未发现恶性或可疑恶性病变，无需进一步行 MRCP、CT 及 ECT 检查。是否必须 ECT

建议 4：ECT 肝胆显像及 B 超下胆囊收缩率测定可从不同方面评估胆囊功能。而 ECT 肝胆显像相比 B 超更具有优势，建议有条件的单位采用 ECT 的方法，胆囊收缩试验存在诱发胆绞痛的可能，建议谨慎选择。

4 内镜微创保胆手术的适应证及禁忌证

4.1 内镜微创保胆取石术

4.1.1 无症状胆囊结石或胆囊结石伴慢性胆囊炎 CGPC 主要适用于胆囊结石伴或不伴慢性胆囊炎者。由于节段型、弥漫型胆囊腺肌症和Ⅲ度罗 – 阿氏窦结石可能提示较高的术后胆囊结石复发风险，故严重的慢性胆囊炎，合并下列情况者，不建议行 CGPC[18]，包括：①胆囊壁厚大于 5 mm；②胆囊壁弥漫罗 – 阿氏窦结石或弥漫型腺肌症；③胆囊体部狭窄，分隔孔小于 5 mm；④胆囊腔消失。

对于有典型胆道症状的胆囊结石患者，应尽早手术治疗，这一点在学术界早已达成共识[19]，这一点也适用于 CGPC。但无症状的胆囊结石或仅有轻微非典型症状的胆囊结石，是否手术，则需要依具体情况综合判断。此点有争议。

以往很多学者已经认识到，不能忽视胆囊切除术及术后的胆囊功能缺失所带来的近远期并发症。因此，对无症状的胆囊结石患者是否行预防性胆囊切除术持相当谨慎的态度[19]。但无症状结石患者实际上并非所谓的"静止性结石"，在长期的随访观察中，急性发作及胆囊癌仍有一定的发生率[20-23]。上述问题困扰了学术界多年，而 CGPC 很好地解决了上述问题。对无症状胆囊结石患者行 CGPC，在保留胆囊功能的前提下，即可治愈胆囊结石，显著减少日后胆囊急性炎症发作及胆囊癌的风险，又避免了胆囊切除术的多种近远期并发症。而且无症状胆囊结石患者大多胆囊炎症轻微，胆囊功能良好，适合行 CGPC。

无症状胆囊结石伴有下列危险因素者，发生急性胆囊炎或其他并发症的风险相对较高，早期行 CGPC 可在保留胆囊功能的同时解除上述风险。包括：①胆囊多发细碎结石；②胆囊充满或几乎充满型结石，尚有保胆条件者；③影像学检查提示胆囊颈部结石嵌顿；④ECT 检查提示胆囊不显影；⑤胆囊结石直径较大[24]；⑥经定期随访观察，胆囊结石增多、增大较快；⑦合并肝外胆管结石。有条件的单位 MRCP 胆道造影优于 ECT，避免餐饮后诱发胆结石病症状。

建议 5：对于有典型胆道症状且无保胆手术禁忌的胆囊结石患者，建议行 CGPC。对于无症状胆囊结石，患者有手术意愿，可以行 CGPC。无症状胆囊结石伴有上述危险因素者，建议限期行 CGPC。

4.1.2 胆囊结石伴急性胆囊炎 相当部分患者出现胆绞痛、急性胆囊炎后，才发现胆囊结石，部分无症状胆囊结石患者平时采用保守治疗，急性发作后才同意手术治疗。

对于胆囊结石伴急性胆囊炎的患者，若能通过适当的保守治疗措施，控制急性炎症的进展并逐渐恢复，治疗后复查 B 超提示胆囊炎症水肿消退，胆囊壁厚≤5 mm，可按照《指南》的要求行 CGPC。值得指出的是，长期以来很多医生待急性炎症缓解后 3 个月再择期手术。但部分患者在 3 个月内急性炎症反复发作，由于主动或被动的饮食限制，出现体重下降及营养不良，这些都对即将施行的择期手术有不利影响。而实际上经严格的饮食控制及适当的消炎利胆治疗，胆囊的急性炎症水肿可在一个月内消退，达到手术标准。中药胆宁片在消炎利胆治疗方面，起到了重要的作用，其疗效优于熊去氧胆酸（ursodeoxy-cholic acid，UDCA）[25-27]。

当然，合并胆囊壶腹部或胆囊管结石嵌顿的急性胆囊炎患者，其胆囊张力高，症状重，不易缓解，感染重，易出现感染中毒性休克。此时可行胆囊造口术或经皮经肝胆囊穿刺引流术。待胆囊炎症缓解后再经引流管窦道行胆道镜治疗，取出结石[16,28]，或行 CGPC。（可行壶腹部切开取石，必要时放引流管？）

部分急性胆绞痛患者早期胆囊壁无明显炎症水肿，胆道镜下显示胆囊黏膜完整，胆囊管通畅，也可考虑行 CGPC，一期缝合胆囊，酌情留置腹腔引流管。

急性化脓性胆囊炎、坏疽性胆囊炎或伴胆囊穿孔，为 CGPC 的禁忌证，不建议行 CGPC。

建议 6：胆囊结石伴急性胆囊炎患者，经临床综合评估，认为保守治疗可控制炎症进展者，建议给予严格的饮食控制，并早期给予消炎利胆治疗。症状控制 2 ~ 4 周后复查 B 超，若符合保胆手术的要求，即可行 CGPC。

建议 7：胆囊结石伴急性胆囊炎保守治疗无效者，可根据实际情况选择胆囊造口术或经皮经肝胆囊穿刺引流术，以后择期酌情行 CGPC 或经窦道取石。急性胆囊炎直接行 CGPC 有较大风险，须谨慎选择，不建议作为常规手术方案。

4.1.3　合并胆总管结石或肝内胆管结石　胆囊结石合并胆总管结石或肝内胆管结石，符合保胆条件者仍可行 CGPC。

对于胆囊结石合并胆总管结石患者，可采用的治疗方案有：①先行或术中先行内镜下乳头括约肌切开术（endoscopic sphincterotomy，EST）取出胆总管结石，再行 CGPC；②行 CGPC + 胆总管探查术。可根据患者具体情况选择。值得指出的是，胆总管探查术后无论是一期缝合还是留置 T 管，胆总管切口要充分考虑胆囊管汇入部的位置，一期缝合或留置 T 管后不能影响胆囊管的通畅。

对于胆囊结石合并有治疗指征的肝内胆管结石患者，可采用的治疗方案有：①行 CGPC + 胆总管探查术，术中或术后经窦道胆道镜治疗，取出肝内胆管结石；②经皮经肝穿刺治疗肝内胆管结石，再行 CGPC。由于肝内胆管结石患者可能合并肝叶萎缩和（或）Caroli 病，需行肝部分切除术。此时应考虑肝切除范围对胆囊的影响，若肝切除的范围较小，不影响胆囊的血运及对肝脏的附着，仍可考虑行 CGPC。

建议 8：胆囊结石合并肝内、外胆管结石不是 CGPC 的禁忌，根据患者实际情况选择合适的治疗方案，仍可以保留胆囊。

4.1.4　合并胆胰汇合部疾病　胆胰汇合部疾病包括：胰胆合流异常、十二指肠乳头旁憩室和 Oddi 括约肌功能障碍等[29]。胆胰汇合部疾病可引起胰液 – 胆汁反流、肝胆管及胆囊胆汁淤积等病理改变，继而发生胆囊及胆管结石、胆道系统肿瘤等良恶性疾病。术前超声、CT 及 MRCP 检查常能发现异常[30]。此类患者 CGPC 术后结石复发率可能升高，可行十二指肠镜下胆胰分流术，解除胰胆反流，降低胆囊结石复发率[31]。

4.2　内镜微创保胆取息肉术

胆囊息肉（胆囊息肉样病变）又称为胆囊隆起性病变，是对胆囊壁病变向胆囊腔内局限性突起的一类病变的总称。按病理性质可分为非肿瘤性息肉（包括胆固醇性息肉、炎性息肉、胆囊腺肌症）和肿瘤性息肉（包括腺瘤、平滑肌瘤、脂肪瘤、血管瘤和神经纤维瘤等）。虽然胆囊息肉绝大多数为良性病变，但仍有癌变的可能，尤其是胆囊腺瘤，是公认的癌前病变[32]。有学者将胆囊息肉分为胆固醇性息肉、良性非胆固醇性息肉和息肉型早期胆囊癌[33]。随着 B 超检查的普及，胆囊息肉的诊断率越来越高，但对其良恶性的判断仍较困难。目前公认的恶变危险因素有：单发息肉直径大于 10 mm，合并胆囊结石，胆囊息肉快速增大，宽基底息肉，年龄＞50 岁等。但这些指征是以概率为基础的，不能作为胆囊息肉良、恶性的判断标准[34]。因此，对于胆囊息肉是否需行胆囊切除术常常难以判断。实际上，因胆囊息肉行胆囊切除术的患者中，恶性病变小于 5%[35-37]。诊断胆囊息肉性质的金标准是病理检查，而 CGPP 术中可将切除的息肉送检做术中冰冻病理检查，术后可行常规石蜡病理检查，从而获得胆囊息肉的病理诊断。因此，CGPP 在胆囊息肉的诊治中具有独特的优势：①胆道镜下将胆囊息肉完整取出，能够获得胆囊息肉的病理诊断，几乎可以做到对诊断的绝对准确；②诊断的同时起到治疗作用，尤其对于肿瘤性息肉，切除息肉后杜绝了其以后恶变的可能性；③切除病灶的同时得以保留胆囊功能。

以往将胆囊息肉大于 10 mm 作为胆囊切除的手术指证，但仅有 88% 的恶性息肉直径大于 10 mm[38-39]，故将胆囊息肉大于 10 mm 作为手术标准并不可靠，但鲜有小于 5 mm 的胆囊息肉恶变的报道。因此，本共识将大于 5 mm 作为 CGPP 的手术适应证。

临床所见的胆囊息肉患者，实际上包括了息肉型早期癌[40]，CGPP 不适用于此类患者。CGPP 术中冰冻病理若证实为良性息肉，则可保留胆囊。若病理回报为胆囊癌，应根据具体情况，中转行胆囊切除术或胆囊癌根治术。若术中冰冻提示可疑癌变、腺瘤Ⅲ级或高级别上皮内瘤变，则中转胆囊切除术更为安全可靠。因术中冰冻病理存在一定的误诊率，可能出现术中冰冻病理报告胆囊良性息肉，而术后石蜡病理提示胆囊癌的情况，必要时须二次手术（行胆囊癌根治术）。

建议 9：大于 5 mm 的胆囊息肉，患者有手术意愿，可行 CGPP。若单发息肉大于 10 mm 或息肉呈进行性增大者，建议限期手术。

建议 10：CGPP 术中必须做快速冰冻病理检查，根据术中快速病理结果决定是否保留胆囊。术后必须再行常规石蜡病理检查。

建议 11：对于术前影像学及其他检查可疑癌变者，建议行胆囊切除术，根据术中冰冻病理及术后病理诊断，决定是否进一步行胆囊癌根治术。

5 内镜微创保胆手术的操作规范与技巧

规范地开展 CGPS 很重要。若手术操作不规范，可能造成胆囊结石（息肉）残留，复发的风险增加。因此，笔者强调，开展 CGPS 一定要有规范的手术操作。

5.1 内镜微创保胆手术的原则

5.1.1 取净结石（息肉）　CGPS 术中胆道镜检查一定要充分，覆盖胆囊内所有区域。下列情况较易发生结石或息肉的残留，应特别注意：①胆囊底部狭窄合并反折，可能误将反折近端的胆囊体部当做胆囊底切开，此时胆道镜进入胆囊后应分别向近端（胆囊颈部）和远端（胆囊底部）探查，若仅按常规向近端方向探查，则很可能遗漏远端的结石、息肉等病变；②胆囊管 Heister 瓣的螺旋状黏膜后方可能残余小结石，此时胆囊管可能是通畅的，胆道镜下仍可见到胆汁流入胆囊内；③胆囊体部狭窄常常合并罗－阿氏窦结石，罗－阿氏窦结石多分布于狭窄远端，胆道镜下可轻松辨识。但偶见罗－阿氏窦结石位于狭窄处甚至狭窄近端，胆道镜自远端迅速通过狭窄时，远端近狭窄处的胆囊壁易成为胆道镜观察的盲区。胆囊底部切口周围的胆囊壁也易成为胆道镜观察的盲区。这些部位若存在小息肉或罗－阿氏窦结石，易造成遗漏。

5.1.2 正确处理胆囊壁病变　局限型胆囊腺肌症多表现为胆囊底部的结节样增厚，局部切除病变部位的胆囊壁，术中冰冻病理除外胆囊癌后，仍可行保胆手术。

节段型腺肌症表现为胆囊壁的节段性增厚，致病变部位胆囊腔环形狭窄。近胆囊底部的狭窄，若近端胆囊良好，可切除狭窄远端部分胆囊，行保胆手术。但剩余的近端胆囊长度不能过小。

罗－阿氏窦结石是胆囊壁罗－阿氏窦形成后胆泥积聚所形成的继发性病变。以往有壁间结石、黏膜下结石等多种名称，鉴于其与罗－阿氏窦的密切关系，本共识将其称为罗－阿氏窦结石。CGPS 术中应常规按一定顺序检查全部胆囊壁，发现罗－阿氏窦，应仔细观察，若窦内存在胆泥沉积，应予以清除，发现罗－阿氏窦结石，可用活检钳将其逐一取出。

5.1.3　保证胆囊管通畅　保证胆囊管的通畅是 CGPS 的另一重要原则。常见的影响胆囊管通畅的因素有胆囊管炎症闭塞、壶腹部结石嵌顿和胆囊管结石。术中应综合应用胆道镜下的各种操作技巧，取净结石，对于胆囊管炎症闭塞者，建议切除胆囊。

术中可通过多种方法证实胆囊管的通畅，本共识依据胆囊管残余结石的概率分为 3 个等级。Ⅰ级标准（金标准）：胆道镜或超细胆道镜通过胆囊管全程到达胆总管。达到Ⅰ级标准，胆囊管结石残留的概率几乎为零。但由于胆囊管纤细迂曲，多数患者无法达此标准。Ⅱ级标准：胆道镜下取石网或超细胆道镜下导丝可通过胆囊管到达胆总管。或术中 B 超证实无残余胆囊管结石。达到Ⅱ级标准，仅极个别患者可能残留胆囊管小结石。Ⅲ级标准：取石网或导丝未能通过胆囊管，但胆道镜下可见胆汁流入胆囊内，回吸胆囊管无结石细小碎屑流入，胆道镜注水可通畅流入胆囊管。或术中造影证实胆囊管通畅。对于胆囊多发细碎结石，尤其是术前 ECT 检查胆囊不显影或显影延迟者，达到Ⅲ级标准，仍有可能残余胆囊管小结石。Ⅲ级标准为 CGPS 的基本标准，达不到此标准，不建议保留胆囊。

5.2　内镜微创保胆手术操作技巧

5.2.1　术中胆囊黏膜出血的处理　CGPS 术中胆囊黏膜出血是常见情况。可能由下列情况导致：①钳取息肉时，息肉根部的滋养血管出血；②钳取罗－阿氏窦结石后，破损黏膜出血；③胆道镜的刮吸操作损伤胆囊黏膜导致渗血。

黏膜出血常用的止血方法：①胆道镜压迫止血；②局部药物止血；③电凝止血。前两种方法适用于黏膜渗血及少量出血，第三种方法适用于较粗血管的快速出血。需要指出的是，在不使用电凝设备的情况下，几乎所有的胆囊息肉切除后创面都要发生出血，故应使用高频电切除设备切除胆囊息肉[41]。对于较粗的息肉滋养血管，建议先电凝滋养血管，然后再摘除息肉。

止血后必须仔细清除胆囊腔内的所有血凝块和絮状物，否则这些异物，可能成为核心，形成结石。

5.2.2　碎石　CGPC 术中有时需要应用碎石技术，需要碎石的情况主要有：①胆囊壶腹部结石嵌顿，常规取石方法无法取出；②胆囊体部狭窄，狭窄近端胆囊腔内较大结石无法取出；③胆囊管结石应用常规方法无法取出。

目前常用的碎石机有等离子碎石机、液电碎石机和激光碎石机等。等离子及液电碎石安全性较高，但对于质硬的结石，碎石能量及效率略低。激光碎石能量集中，碎石效率较高，但对术者的胆道镜操作要求较高。因超细胆道镜活检孔较细，故激光碎石是目前唯一可在超细胆道镜下应用的碎石方法。

值得指出的是，无论哪种碎石方法，操作都应格外谨慎，否则都存在胆囊穿孔的可能。

5.2.3　减少胆汁污染　CGPS 的 3 种术式中，La-CGPS 胆汁对腹腔的污染很小，而 L-CGPS 和 M-CGPS 均会对腹腔造成一定程度的胆汁污染。术中可用纱布保护胆囊周围，利用负压吸引漏出的胆汁，减少对腹腔的污染。关腹前用纱布蘸净腹腔内的胆汁。

建议 12：熟练、精准的胆道镜技术是 CGPS 的基础，在开展 CGPS 之前，术者必须能够精准操作胆道镜，做到镜下观察无死角，熟练掌握镜下的各种操作，包括是冲洗、吸引、套取、碎石、活检、止血、刮除、加压和切开等。胆道 软镜与硬 镜不同的优势比较。

建议 13：CGPS 术中胆囊管探查应力求达到Ⅰ级标准。对于胆囊多发细碎结石，至少应达到Ⅱ级标准。其他情况至少应达到Ⅲ级标准。

建议 14：CGPS 术中胆道镜操作应尽量轻柔，减轻对胆囊黏膜的损伤，应做到充分止血后才能结束手术。

6　内镜微创保胆手术的术后处理

CGPC 术后有一定的胆囊结石复发率，经大量病例的长期随访，复发率为 9.76% ~ 10.11%[42-43]。故术后采用一定的预防措施降低复发率显得尤为重要。

UDCA 对胆囊胆固醇结石的治疗作用已得到公认，但其疗程长，疗效不尽人意，而牛磺熊去氧胆酸（tauroursodeoxycholic acid，TUDCA）溶解胆固醇的能力有较大地增加，表现出了比 UDCA 更好的疗效及更高的安全性[44]。CGPC 术后证实为胆固醇结石者可应用 TUDCA，起到预防胆固醇结石复发的作用[45-46]。

具有消炎利胆作用的中药在胆囊结石、慢性胆囊炎的治疗中已有广泛应用。中药胆宁片在这方面有较好的作用，胆宁片对 CGPS 术后的作用有：①松弛胆道括约肌，预防胆绞痛及胆漏；②加快术后胆囊创伤性炎症的消退，促进术后胆囊功能的恢复[47]。

胆宁片能改变胆汁中胆固醇的成石趋势，具有预防胆固醇性结石的作用[47]。动物实验证实，胆宁片能明显降低肝脏、胆汁中 β-葡萄糖醛酸酶的活力，降低胆汁中游离胆红素和钙离子含量，从而逆转成石趋势，具有预防胆囊胆色素结石形成的作用[48]。故该药具有预防胆固醇及胆色素结石形成的双重功效[48]。

建议 15：CGPC 术后应用牛磺熊去氧胆酸胶囊或中药胆宁片至少 6 个月，可有效降低胆囊结石复发率。胆宁片的应用有助于术后胆囊炎症水肿的消退及胆囊功能的恢复。

7　内镜微创保胆手术的随访

CGPS 治疗胆囊良性疾病，其优势已得到越来越多的认可。但是，作为一种新的手术方式，尚需不断完善。因此，术后随访显得尤为重要。

总的原则：保胆手术后应终生随访，每次随访的资料应详细记录并妥善保存。

术后第一年，建议随访 2 或 3 次，分别于术后 3 个月、6 个月和 1 年进行。以后每年至少随访 1 次。随访内容包括但不限于：①症状、体征变化情况；②肝胆胰 B 超，主要了解胆囊结石、息肉有无复发，胆囊大小、形态、壁厚，胆囊腔内胆汁透声情况，胆总管有无扩张，有无肝内外胆管结石等；③必要时行 MRCP、B 超下胆囊收缩率测定及 ECT 肝胆显像检查。

参考文献

[1] LAMMERT F, GURUSAMY K, KO C W, et al. Gallstones [J]. Nat Rev Dis Primers, 2016, 28 (2)：16024.

[2] 朱丹木，陈怡，许晓红，等. 合肥地区胆囊疾病的流行病学调查 [J]. 中华普通外科杂志，2002，17 (5)：271 – 272.

[2] ZHU D M, CHEN Y, XU X H, et al. An epidemic survey of gallbladder disease in Hefei district [J]. Chinese Journal of General Surgery, 2002, 17 (5)：271 – 272.

[3] 丁延华. 150 例胆囊息肉 B 超分析 [J]. 浙江中医药大学学报，2011，35 (1)：49.

[3] DING Y H. Ultrasonographic analysis of 150 cases of gallbladder polyps [J]. Journal of Zhejiang Chinese Medical University, 2011, 35 (1)：49.

[4] 欧健苹，苏凤璋. 超声检查脂肪肝与胆囊息肉的关系分析 [J]. 新医学，2010，41 (2)：90 – 92.

[4] OU J P, SU F Z. Analysis of relationship between fatty liver disease and gallbladder polyps by ultrasonography [J]. New Medicine, 2010, 41 (2)：90 – 92.

[5] MERCADO M A. From langenbuch to strasberg：the spectrum of bile duct injuries [J]. Rev Invest Clin, 2004, 56 (5)：649 – 664.

[6] STEWART L. Iatrogenic biliary injuries：identification, classification, and management [J]. Surg Clin North Am, 2014, 94 (2)：297 – 310.

[7] APREA G, CANFORA A, FERRONETTI A, et al. Morpho-functional gastric pre-and post-operative changes in elderly patients undergoing laparoscopic cholecystectomy for gallstone related disease [J]. BMC Surg, 2012, 12 (Suppl 1)：S5.

[8] LAGERGREN J, YE W, EKBOM A. Intestinal cancer after cholecystectomy：is bile involved in carcinogenesis [J]. Gastroenterology, 2001, 121 (3)：542 – 547.

［9］ FREEDMAN J, YE W, NÄSLUND E, et al. Association between cholecystectomy and adenocarcinoma of the esophagus ［J］. Gastroenterology, 2001, 121 (3)：548 - 553.

［10］ LIN G, ZENG Z, WANG X, et al. Cholecystectomy and risk of pancreatic cancer：a meta-analysis of observational studies ［J］. Cancer Causes Control, 2012, 23 (1)：59 - 67.

［11］ CHOW W H, JOHANSEN C, GRIDLEY G, et al. Gallstones, cholecystectomy and risk of cancers of the liver, biliary tract and pancreas ［J］. Br J Cancer, 1999, 79 (3 - 4)：640 - 644.

［12］ ZHANG J, PRIZMENT A E, DHAKAL I B, et al. Cholecystectomy, gallstones, tonsillectomy, and pancreatic cancer risk：a population-based case-control study in Minnesota ［J］. Br J Cancer, 2014, 110 (9)：2348 - 2353.

［13］ LIU Y, HE Y, LI T, et al. Risk of primary liver cancer associated with gallstones and cholecystectomy：a Meta-analysis ［J］. PLOS One, 2014, 9 (10)：e109733.

［14］ 张宝善. 内镜微创保胆取石术治疗胆囊结石 ［J］. 中国内镜杂志, 2002, 8 (7)：1 - 4.

［14］ ZHANG B S. Choledochoscopic gallbladder-preserving cholecystolithotomy for cholecystolithiasis ［J］. China Journal of Endoscopy, 2002, 8 (7)：1 - 4.

［15］ 张宝善. 内镜微创保胆治疗胆囊息肉 ［J］. 中国内镜杂志, 2002, 8 (3)：1 - 2.

［15］ ZHANG B S. Choledochoscopic gallbladder-preserving surgery for gallbladder polyps ［J］. China Journal of Endoscopy, 2002, 8 (3)：1 - 2.

［16］ 中国医师协会内镜医师分会内镜微创保胆专业委员会. 内镜微创保胆手术指南（2015 版）［J］. 中国内镜杂志, 2016, 22 (8)：111 - 112.

［16］ Gallbladder-Preserving Committee, Endoscopes Doctor Branch of Chinese Medical Doctor Association. Choledochoscopic gallbladder-preserving surgery guidelines (2015 edition) ［J］. China Journal of Endoscopy, 2016, 22 (8)：111 - 112.

［17］ 罗渝昆. 超声造影在胆囊息肉样病变诊断中的应用 ［J］. 中华医学超声杂志：电子版, 2012, 9 (1)：2 - 4.

［17］ LUO Y K. Application of contrast-enhanced ultrasound in diagnosis of polypoid lesions of gallbladder ［J］. Chinese Journal of Medical Ultrasound：Electronic Edition, 2012, 9 (1)：2 - 4.

［18］ 刘京山, 赵期康, 陈建飞, 等. 内镜微创保胆术后结石复发的胆囊因素分析 ［J］. 中国内镜杂志, 2015, 21 (5)：525 - 527.

［18］ LIU J S, ZHAO Q K, CHEN J F, et al. Analysis of the factors of gallbladder stone recurrence after minimal invasive gallbladder preserved choledochoscopy ［J］. China Journal of Endoscopy, 2015, 21 (5)：525 - 527.

［19］ 中华医学会外科学分会胆道外科学组. 胆囊良性疾病治疗决策的专家共识（2011 版）［J］. 中华消化外科杂志, 2011, 10 (1)：14 - 19.

［19］ Branch of Biliary Surgery, Chinese Medical Association Surgical Society. Consensus on the management of benign gallbladder diseases (2011 edition) ［J］. Chinese Journal of Digestive Surgery, 2011, 10 (1)：14 - 19.

［20］ 周孝思. 无症状胆囊结石的处理 ［J］. 临床外科杂志, 2002, 10 (1)：54 - 55.

［20］ ZHOU X S. Management of asymptomatic cholecystolithiasis ［J］. Journal of Clinical Surgery, 2002, 10 (1)：54 - 55.

［21］ FRIEDMAN G D, RAVIOLA C A, FIREMAN B. Prognosis of gallstones with mild or no symptoms：25 years of follow-up in a health maintenance organization ［J］. J Clin Epidemiol, 1989, 42 (2)：127 - 136.

［22］ GRACIE W A, RANSOHOFF D F. The natural history of silent gallstones：the innocent gallstone is not a myth ［J］. N Engl J Med, 1982, 307 (13)：798 - 800.

［23］ MCSHERRY C K, FERSTENBERG H, CALHOUN W F, et al. The natural history of diagnosed gallstone disease in symptomatic and asymptomatic patients ［J］. Ann Surg, 1985, 202 (1)：59 - 63.

［24］ 张林, 邹声泉. 胆囊癌和胆囊结石相关危险性的分析 ［J］. 临床外科杂志, 2003, 11 (4)：214 - 215.

［24］ ZHANG L, ZOU S Q. Relative risks of gallbladder cancer in patients with gallstone ［J］. Journal of Clinical Surgery, 2003, 11 (4)：214 - 215.

［25］ 中国医师协会内镜医师分会微创保胆委员会. 中药在内镜微创保胆手术治疗胆囊结石中应用专家共识（2016 版）［J］. 中国内镜杂志, 2016, 22 (10)：111 - 113.

［25］ Gallbladder-Preserving Committee, Endoscopes Doctor Branch of Chinese Medical Doctor Association. Expert consensus on application of chinese medicine in choledochoscopic gallbladder-preserving surgery for cholecystolithiasis（2016 edition）［J］. China Journal of Endoscopy, 2016, 22（10）: 111 – 113.

［26］ 朱培庭, 张勘. 中药胆宁片、胆通、熊去氧胆酸治疗慢性胆道感染、胆石病的临床疗效对照研究［J］. 医学研究通讯, 1995, 24（2）: 30 – 31.

［26］ ZHU P T, ZHANG K. Comparative study on clinical efficacy of Danning tablet, Hymecromone and Ursodeoxycholic acid in treating chronic biliary infection and cholelithiasis［J］. Journal of Medical Research, 1995, 24（2）: 30 – 31.

［27］ 张万全. 胆宁片在慢性胆囊炎急性发作中的临床应用［J］. 中国实用医药, 2017, 12（3）: 120 – 121.

［27］ ZHANG W Q. Clinical application of Danning tablet in acute attack of chronic cholecystitis［J］. China Practical Medicine, 2017, 12（3）: 120 – 121.

［28］ 朱星屹, 刘京山, 赵期康, 等. 胆囊造瘘在内镜微创保胆取石术中的应用体会［J］. 中国内镜杂志, 2011, 17（2）: 157 – 159.

［28］ ZHU X Y, LIU J S, ZHAO Q K, et al. Application experiences of cholecystostomy in endoscopic invasive cholecystolithotomy with gallbladder preserved［J］. China Journal of Endoscopy, 2011, 17（2）: 157 – 159.

［29］ 杨玉龙. 胆胰汇合部疾病的临床思考和诊治策略［J］. 外科理论与实践, 2015, 20（2）: 102 – 107.

［29］ YANG Y L. Clinical thinking and strategy of diagnosis and treatment for pancreaticobiliary junction disease［J］. Journal of Surgery Concepts & Practice, 2015, 20（2）: 102 – 107.

［30］ ZHANG C, YANG Y L, MA Y F, et al. Endoscopic sphincterotomy for gallbladder muddy stones or sludge in patients with papillary disease: a retrospective study［J］. Surg Laparosc Endosc Percutan Tech, 2018, 28（1）: 30 – 35.

［31］ 张诚, 杨玉龙, 林美举, 等. 内镜下胆胰分流术预防急性胆源性胰腺炎复发的临床研究［J］. 中华普通外科杂志, 2018, 33（6）: 516 – 517.

［31］ ZHANG C, YANG Y L, LIN M J, et al. Clinical study of endoscopic biliopancreatic diversion in the prevention of recurrent acute biliary pancreatitis［J］. Chinese Journal of General Surgery, 2018, 33（6）: 516 – 517.

［32］ 赵刚, 吴志勇. 胆囊癌癌前病变的新认识与处理原则［J］. 中国实用外科杂志, 2011, 31（3）: 198 – 202.

［32］ ZHAO G, WU Z Y. New understanding and treatment principle of precancerosis of gallbladder carcinoma［J］. Chinese Journal of Practical Surgery, 2011, 31（3）: 198 – 202.

［33］ 王秋生. 胆囊息肉之新知新解［J］. 外科理论与实践, 2017, 22（3）: 195 – 198.

［33］ WANG Q S. New understanding of gallbladder polyps［J］. Journal of Surgery Concepts & Practice, 2017, 22（3）: 195 – 198. Chinese

［34］ 周孝思. 胆囊癌与胆囊良性疾病的关系［J］. 中国实用外科杂志, 1997, 17（9）: 524 – 526.

［34］ ZHOU X S. Relationship between gallbladder carcinoma and benign gallbladder diseases［J］. Chinese Journal of Practical Surgery, 1997, 17（9）: 524 – 526.

［35］ 乐问津, 丁佑铭, 易佐慧子, 等. 胆囊息肉样病变恶变危险因素的 Meta 分析［J］. 临床肝胆病杂志, 2011, 27（9）: 934 – 938.

［35］ LE W J, DING Y M, YIZUO H Z, et al. Risk factors of gallbladder polyps becoming malignant: a meta-analysis［J］. Journal of Clinical Hepatology, 2011, 27（9）: 934 – 938.

［36］ 罗加农, 段绍斌. 新疆地区胆囊息肉样病变 331 例临床分析［J］. 临床肝胆病杂志, 2014, 30（11）: 1144 – 1147.

［36］ LUO J N, DUAN S B. Surgical indications of polypoid lesions of the gallbladder: a clinical analysis of 331 cases in Xinjiang Uygur Autono-mous Region, China［J］. Journal of Clinical Hepatology, 2014, 30（11）: 1144 – 1147.

［37］ 唐阳, 许建明, 蔡轶, 等. 胆囊息肉样病变恶性倾向的临床病理分析［J］. 胃肠病学和肝病学杂志, 2013, 22（8）: 815 – 818.

［37］ TANG Y, XU J M, CAI Y, et al. Clinical and pathological analysis of potential risk factors of malignant gallbladder polypoid lesions［J］. Chinese Journal of Gastroenterology and Hepatology, 2013, 22（8）: 815 – 818.

［38］ KOGA A, WATANABE K, FUKUYAMA T, et al. Diagnosis and operative indications for polypoid lesions of the gallbladder［J］. Arch Surg, 1988, 123（1）: 26 – 29.

［39］ KUBOTA K, BANDAI Y, NOIE T, et al. How should polypoid lesions of the gallbladder be treated in the era of laparoscopic cholecystectomy［J］.Surgery，1995，117（5）：481 - 487.

［40］王秋生．胆囊息肉样病变的诊治策略［J］.外科理论与实践，2005，10（4）：312 - 314.

［40］WANG Q S. Diagnostic and therapeutic management of polypoid lesions of the gallblader［J］.Journal of Surgery Concepts & Practice，2005，10（4）：312 - 314.

［41］刘京山，赵期康，李晋忠，等．内镜微创保胆手术中几种特殊情况的处理［J］.中国内镜杂志，2010，16（1）：55 - 56.

［41］LIU J S，ZHAO Q K，LI J Z，et al. Management of several special circumstances in the minimal invasive operation with gallbladder preserved with choledochoscopy［J］.China Journal of Endoscopy，2010，16（1）：55 - 56.

［42］刘京山，李晋忠，赵期康，等．纤维胆道镜下胆囊切开取石保胆治疗胆囊结石612例随访结果分析［J］.中华外科杂志，2009，47（4）：279 - 281.

［42］LIU J S，LI J Z，ZHAO Q K，et al. The analysis of follow-up results of 612 cases of cholecystolithinsis treated with the minimal invasive operation with gallbladder preserved via choledochoscopy［J］.Chinese Journal of Surgery，2009，47（4）：279 - 281.

［43］刘京山，荣万水，邓勇，等．胆石症术后不良反应多中心联合调查分析［J］.中国内镜杂志，2011，17（10）：1009 - 1013.

［43］LIU J S，RONG W S，DENG Y，et al. The multi-center investigation on operative complications for patients with cholelithiasis［J］.China Journal of Endoscopy，2011，17（10）：1009 - 1013.

［44］傅贤波，林三仁，范竹萍，等．牛磺熊去氧胆酸溶解胆囊胆固醇结石有效性和安全性—随机、双盲、安慰剂对照、多中心临床研究［J］.中国微创外科杂志，2007，7（12）：1159 - 1163.

［44］FU X B，LIN S R，FAN Z P，et al. Efficacy and safety of tauroursodeoxycholic acid（taurolite）for dissolution of cholesterol gallstones：multicenter double blind randomized-controlled trial［J］.Chinese Journal of Minimally Invasive Surgery，2007，7（12）：1159 - 1163. Chiense

［45］骆助林，陈理国，苗建国，等．口服滔罗特预防保胆取石术后结石复发的临床观察［J］.中国内镜杂志，2012，18（2）：166 - 168.

［45］LUO Z L，CHEN L G，MIAO J G，et al. The study of taurolite on the relapse of cholelithiasis after gallbladder-protected lithotomy［J］.China Journal of Endoscopy，2012，18（2）：166 - 168.

［46］陈建飞，赵期康，李晋忠，等．牛磺熊去氧胆酸与熊去氧胆酸对预防保胆术后结石复发的临床研究［J］.中国微创外科杂志，2014，14（4）：311 - 313.

［46］CHEN J F，ZHAO Q K，LI J Z，et al. A comparative clinical study for the relapse of cholelithiasis after gallbladder-preserving lithotomy between tauroursodeoxycholic acid and ursodeoxycholic acid［J］.Chinese Journal of Minimally Invasive Surgery，2014，14（4）：311 - 313.

［47］杨培民，石勇，费学明，等．胆宁片对胆汁33.5kDa泡蛋白的影响［J］.肝胆胰外科杂志，2002，14（2）：96 - 97.

［47］YANG P M，SHI Y，FEI X M，et al. The effect of Danning tablets on 33.5 kDa vesicular protein in bile［J］.Journal of Hepatopancreatobiliary Surgery，2002，14（2）：96 - 97.

［48］朱培庭，徐长生，张静喆，等．中药胆宁片抑制胆色素类结石的研究［J］.上海中医药杂志，1990，24（6）：1 - 7.

［48］ZHU P T，XU C S，ZHANG J Z，et al. Inhibitory effect of Danning tablet on bile pigment stones［J］.Shanghai Journal of Traditional Chinese Medicine，1990，24（6）：1 - 7.

《内镜微创保胆手术治疗胆囊良性疾病专家共识（2018 版）》专家组

成员（按拼音顺序排列）：陈训如、胡海、刘京山、刘衍民、鲁建国、彭健、孙文生、田伏洲、王秋生、杨玉龙、张静喆、赵刚、赵期康、周望先、朱星屹

组长：刘京山

执笔：朱星屹

全文来源：内镜微创保胆手术治疗胆囊良性疾病专家共识（2018 版）：《中国内镜杂志》2018 年第09 期　作者：朱星屹

附录二　胆管损伤的诊断和治疗指南（2013 版）

中华医学会外科学分会胆道外科学组

【摘要】胆管损伤的诊断和治疗仍然是当前腹部外科中的难题之一。为最大限度地降低胆管损伤的发生率，规范胆管损伤的诊断与治疗，改善胆管损伤患者的预后，中华医学会外科学分会胆道外科学组于 2008 年组织相关领域的专家制订了"胆管损伤的预防与治疗指南（2008 版）"。该指南首刊于《中华消化外科杂志》，并多次在全国学术会议上向国内胆道外科医师解读和推广。此后，在广泛征集同行意见的基础上，基于循证医学的原则，指南编审委员会对有关胆管损伤的诊断和治疗关键问题进行循证评价，结合当前最佳证据和专家经验给予推荐意见，形成"胆管损伤的诊断和治疗指南（2013 版）"。该版指南针对 2008 版共识做出以下重要修订：（1）针对胆管损伤诊断和治疗的关键问题提出推荐意见；（2）强化胆管损伤的诊断和治疗，删除原共识中胆管损伤的预防部分；（3）优化胆管损伤的分型系统；（4）补充内镜治疗胆管损伤的循证评价；（5）提出胆管损伤分期和分型施治原则。

【关键词】胆管损伤；循证医学；诊断；治疗；指南

Practice guideline for diagnosis and treatment of bile duct injury（2013 edition）

Biliary Surgery Group of Surgery Branch of Chinese Medical Association

Corresponding author：*DONG Jia-hong*，*Hospital & Institute of Hepatobiliary Surgery*，*Chinese PLA General Hospital*，*Beijing*100853，*China*，*Email*：*dongjh301@ 163.com*

【**Abstract**】The diagnosis and management of bile duct injury（BDI）remain a considerable challenge in abdominal surgery. However, there is no evidence-based guideline for the optimal diagnosis and treatment of BDI up to now. In 2008, a consensus-based clinical practice guideline for the prevention and management of BDI was developed by the Biliary Surgery Group of Surgery Branch of Chinese Medical Association. The guideline was published on the *Chinese Journal of Digestive Surgery* subsequently, and interpreted in many academic conferences. Recently, following the summarization of the opinions widely reflecting the practical application of the guideline, an expert panel reevaluated and revised the 2008 edition of guideline according to the methods of evidence-based medicine. Compared with the 2008 edition, the new version based on evidence and consensus of experts made some revisions as follows：（1）it produced recommendations in light of the quality of evidence；（2）it deleted the prevention part and emphasized on the diagnosis and management for BDI；（3）it optimized Chinese classification system for BDI；（4）it added evidence-based evaluation on the role of endoscopic management for BDI；（5）it formulated the rules of treatment according to stages and classification of BDI.

【**Key words**】Bile duct injury；Evidence-based medicine；Diagnosis；Management；Guideline

1　背景

1905 年，Mayo 等首次报道采用胆管十二指肠吻合术修复 2 例胆囊切除术后胆管损伤以来，全世界的胆道外科医师就开始致力于胆管损伤的预防和治疗。然而胆管损伤的发生率并未明显下降，相反随着腹腔镜技术的开展，胆管损伤的发生率较开腹手术时代增加了 2 ~ 3 倍。大宗病例的流行病学调查结果显示：胆囊切除术后胆总管损伤的发生率在 0.5% 左右[1-4]。在美国和英国，34% ~ 49% 的普通外科医师在手术中曾造成至少 1 ~ 2 次的胆管损伤[5-6]。

只有 1/3 ~ 1/2 的胆管损伤能被及时诊断，超过 70% 的胆管损伤仍错误地由原手术医师或非专科医师实施初次修复[1,6]。盲目手术探查和在不恰当的时机实施确定性修复手术的情况普遍存在[7]。诊断的延误和错误的治疗造成患者反复接受手术或介入治疗，部分患者由于继发病变如肝脓肿、胆汁性肝硬化、门静脉高压症等需要行肝切除术甚至肝移植[8-9]。在长期治疗过程中，患者面临的死亡风险是正常康复者的 2 ~ 3 倍[1]。即使这类患者长期生存，其生命质量也低于正常康复人群和健康人群[10-11]。

胆管损伤不仅造成患者健康的严重损害，而且造成卫生保健系统的资源浪费和沉重的财政负担。Savader 等[12] 的研究结果显示：胆囊切除术后胆管损伤的患者其治疗费用是正常康复者的 4.5 ~ 26.0 倍。胆管损伤也因此成为最易和最常引发外科医疗事故诉讼的原因[13-14]。美国 30000 例临床不良结局的分析结果显示：约 4% 的患者最终走向司法诉讼，其中胆管损伤患者寻求司法诉讼的比例为 20% ~ 30%[15]。

2　方法

胆管损伤的诊断和治疗困难。损伤的诊断时机和诊断方法、治疗方式的选择、手术时机和手术方式、临床医师的经验等均可影响患者的预后。但长期以来，针对胆管损伤的诊断和治疗，国际上缺乏可供临床医师参考的实践指南。有鉴于此，中华医学会外科学分会胆道外科学组曾在 2008 年组织中国内地相关领域的专家制定了《胆管损伤的预防与治疗指南（2008 版）》[16]。该指南在《中华消化外科杂志》发表并多次在全国会议上进行解读。此后，在广泛征集同行意见的基础上，依据循证医学的原则（表 1），我们检索了 Medline、Embase、Cochrane 和中国生物医学文献数据库等医学文献数据库，对 1980 年至 2011 年与胆管损伤有关的文献进行证据质量分析，并结合专家经验对胆管损伤诊断和治疗中的关键问题提出推荐意见。基于指南的证据受许多不确定性因素的影响，临床医师仍必须结合患者的具体病情和当地医疗条件的实际情况做出最佳的判断。

表 1　推荐意见分级和证据分级系统

推荐意见	描　述
强	有一致性的证据和（或）意见认为该项措施或治疗有效或有益
弱	有相互矛盾的证据或不一致的意见认为该项措施或治疗有效或有益

证据级别	描　述
A 级	证据来源于多个随机研究或 Meta 分析
B 级	证据来源于单个随机研究或非随机研究
C 级	证据来源于病例系列研究或专家经验

3　胆管损伤的致伤因素和发病机制

外科手术、有创性诊断和治疗操作以及腹部外伤等多种因素都可以造成胆管损伤。因腹部钝性或锐性创伤造成的非医源性胆管损伤相对少见。文献报道 1% ~ 5% 的腹部创伤患者存在肝外胆管的损伤，其中超过 80% 发生在胆囊[17]。80% 的医源性胆管损伤来自胆囊切除术，尤其是 LC[18]。其他常见的医源性因素包括肝切除术、胆道探查术、EST、TACE[19-30]。此外，肝肿瘤的局部消融（酒精注射、冷冻消融、微波消融、RFA）；肝包虫病的酒精注射、T 管拔除术等也偶有造成胆管损伤的报道[31-40]。

胆管损伤的发病机制主要包括机械性、电热性、化学性和缺血性。部分患者的胆管损伤可能涉及多种机制。

（1）机械性损伤：最为多见，包括切割伤、撕裂伤、缝扎伤、钳夹伤、穿通伤等。机械性损伤多数部位单一，损伤范围明确。

（2）电热性损伤：电外科手术器械使用不当可导致胆管组织的热力损伤。如 LC 术中电钩误伤胆总管，肝肿瘤热消融治疗伤及邻近肝内胆管甚至肝门部胆管。电热性损伤早期病变范围不明确，直接缝合或对端吻合易发生胆汁漏或瘢痕狭窄。

（3）化学性损伤：10% 甲醛、无水乙醇等溶液可导致胆管组织变性或坏死，如在化学性消融治疗中上述液体侵蚀胆管，可损伤胆管壁组织并导致迟发性胆管硬化狭窄。化学性损伤常涉及较大范围的胆管树结构，严重者可累及整个肝内外胆道系统。

（4）缺血性损伤：任何导致胆管血运障碍的操作均可造成胆管缺血性损伤。如行 TACE 治疗时栓塞部位或栓塞剂应用不当，胆管周围组织的过多剥离等。缺血性胆管损伤可呈迟发性的病理过程，常在术后数月甚至数年出现胆管狭窄的临床症状。

推荐意见 1：临床医师应意识到任何涉及右上腹的手术和操作均有导致胆管损伤的可能，应采取措施预防医源性胆管损伤的发生（强，C 级）。

4 胆管损伤的诊断

胆管损伤必须及时诊断和处理，延迟诊断可造成胆汁性腹膜炎、化脓性胆管炎甚至脓毒血症、MODS 等，不仅增加损伤修复术后并发症和胆管再狭窄的发生率，甚至可危及患者生命[12,41-42]。延迟诊断也是胆管损伤患者提请司法诉讼的主要原因之一[43-45]。

4.1 胆管损伤的术中诊断

胆管损伤的术中诊断主要依赖术中发现手术野存在胆汁、发现异常的解剖或是胆道造影结果显示造影剂外溢等异常影像特征。大宗病例的流行病学调查结果显示：40%~60% 的胆囊切除术后胆管损伤能获得术中诊断[46-48]。Nuzzo 等[47]对 1998 年至 2000 年意大利 56591 例胆囊切除术的多中心回顾性调查结果显示：胆管损伤的术中诊断率为 46.0%，其中 73.1% 为手术野存在胆汁诊断，19.4% 通过术中胆道造影检查诊断，7.4% 为切除胆囊时发现双管结构。多篇非随机对照研究证实了术中胆道造影检查对胆管损伤的诊断价值[44,49-51]。在一项前瞻性调查研究中，Z'graggen 等[50]统计来自瑞士的 10 174 例胆囊切除术患者的临床资料。该研究结果显示：常规术中胆道造影检查可将胆管损伤的术中诊断率从 33% 提高到 75%。

4.2 胆管损伤的术后早期诊断

未能及时诊断的胆管损伤术后早期可出现一些非特异性的临床症状如腹痛腹胀、畏寒发热、持续的恶心呕吐、皮肤及巩膜黄染等。体格检查可发现上腹部压痛、反跳痛等局限性腹膜炎甚至弥漫性腹膜炎的体征。实验室检查 WBC 计数和中性粒细胞比例升高，肝功能可呈持续的异常改变[41]。这些早期临床症状和体征均与胆管损伤后胆道梗阻或胆汁漏有关。约 80% 的胆管损伤存在胆汁漏[47,52]。发生胆汁漏时胆汁可从腹腔引流管流出或从切口渗出，也可进入腹腔造成胆汁性腹膜炎，或被包裹形成胆汁瘤。胆道梗阻可为完全性或不完全性，患者出现不同程度的梗阻性黄疸，实验室检查结果表现为进展性的肝功能异常、血清 TBil 和 ALP 等胆系酶谱升高。这些非特异性临床表现和症状多在术后 48 h 内出现[53]。但由于上述临床表现和症状常常被外科医师忽略或错误的解释，胆管损伤的术后诊断多集中在术后 1~2 周[41,54]。

腹部超声检查对可疑胆管损伤具有较高的诊断率[20]。由于 10%~14% 的胆囊切除术可在肝下出现少量积液，而胆道梗阻在术后早期只有 10% 的患者会出现胆管扩张[55]。因此，超声检查的结果需谨慎的解释。确切的诊断尚需要 ERCP、PTC 或 MRCP 等胆道成像检查的支持。

4.3　胆管损伤的术后延迟诊断

胆管损伤可在损伤后数月甚至数年出现延迟性狭窄的临床表现，包括不同程度的梗阻性黄疸和（或）胆管炎。狭窄既可能来自于早期急性损伤未能正确诊断和及时治疗，也可来自严重的局部炎症刺激（术后胆汁漏合并感染）、胆管壁的血供受损（术中广泛剥离）、胆管壁的压迫性坏死（T 管放置不当）等造成的胆管慢性损伤。但大多数情况下，确切的损伤机制难以准确判断。

腹部 B 超检查可发现不同平面以上的肝内外胆管扩张，在通过进一步行 CT 或 MRI 检查排除肿瘤造成的胆道恶性狭窄或原发性肝胆管结石病，结合既往胆道手术史，多能作出医源性胆管损伤的诊断。

4.4　胆管损伤的解剖影像学评估

胆管损伤的确切诊断应通过解剖影像诊断技术全面检查胆道结构的完整性，明确损伤的部位和程度，以指导进一步的临床治疗。确定性手术修复前是否进行高质量的胆道成像检查能显著影响胆管损伤患者的最终预后。术前没有进行任何胆道成像检查的确定性手术，96% 的患者修复失败，但如在术前进行完整的胆道影像学检查，84% 的患者手术修复成功[56]。临床常用的影像学诊断技术包括胆道造影（PTC、ERC、经 T 管造影、经瘘管造影）、磁共振胆管成像（magnetic resonance cholangiography，MRC）、CT 和 MRI 等检查。

PTC 检查：PTC 检查能正确显示损伤或狭窄近端胆管树的解剖结构，尤其是针对胆道不连续的横断伤和损伤后胆道完全梗阻的患者。PTC 检查同时具有通过胆道减压治疗损伤后胆管炎、引导术中肝门部胆管定位的价值。因此，该检查方法曾被认为是诊断胆管损伤的金标准，在许多胆道外科中心作为胆管损伤确定性手术前的常规诊断和治疗技术[19,57-58]。但 PTC 检查是一种有创的诊断技术，存在出血、继发感染、穿刺失败的风险。对伴有胆汁漏而胆管无明显扩张的新近胆管损伤，PTC 常常难以实施。

ERC 检查：ERC 检查可清晰显示连续性完整的胆管树结构。对以胆汁漏为主要特征的胆管损伤，ERC 检查可通过造影剂的外溢提供诊断胆管破裂的直接证据。ERC 检查在诊断的同时具有能利用支架或球囊扩张治疗胆汁漏和胆管狭窄的优势，使得部分胆道外科中心更倾向于 ERC 检查[59]。但对于胆管完全横断或狭窄的患者，ERC 检查难以显示损伤近端胆管树的结构[60]。

MRC 检查：MRC 检查作为一种非侵袭性的胆道显像技术可多方位全面显示各种损伤类型的胆管树解剖结构，准确提供胆管狭窄的部位、范围和程度以及近端胆管扩张程度等信息，从而为手术方案的设计提供可靠依据，已在部分胆道外科中心成为评估胆管损伤的首选诊断方法[61]。一项前瞻性对照研究结果显示：MRC 检查能提供所有 PTC 检查所能提供的信息[62]。病例系列研究结果也证实：MRC 检查对于诊断胆管损伤具有良好的实用价值[63-65]。

基于目前的各种影像学检查均具有不同的特点和适应证，准确的评估胆管损伤的部位、范围和程度等常需要联合多种影像学诊断技术。

4.5　胆管损伤合并症的诊断与评估

胆管损伤可继发局限性胆汁性腹膜炎、胆汁瘤、弥漫性腹膜炎、急性胆管炎等，也可因合并血管损伤、继发肝脓肿、肝萎缩、肝胆管结石、肝硬化和门静脉高压症等造成复杂的肝胆病理改变。这些合并症的存在以及严重程度是决定手术时机和手术方式的重要因素。针对以上合并症，胆管损伤术前应常规进行肝功能和凝血功能检查以评估肝脏功能的代偿状态，并通过 CT 和（或）MRI 检查评估损伤局部的炎症状态、肝脏和胆道继发性病变的部位、性质和程度。

因 EST 或胆道探查造成的远端胆管损伤常因合并胰腺损伤和（或）十二指肠损伤而呈现复杂的临床表现，应常规进行腹部 B 超和 CT 检查，以明确胰腺和腹膜后的病变范围和程度；怀疑合并十二指肠损伤者可作上消化道碘水造影检查或口服美蓝溶液试验以确定诊断[66]。

推荐意见 2： 外科医师应在手术结束前仔细检查手术野有无胆汁渗漏。对于怀疑胆管损伤或损伤部位不明确时，应联合术中胆道造影等检查确认胆道结构的完整性（强，C 级）。

推荐意见 3： 胆囊切除术后 24～48 h 内出现腹痛腹胀，畏寒发热，皮肤、巩膜黄染或胆汁渗漏等异常表现者均应警惕胆管损伤的可能（强，C 级）。

推荐意见 4： 针对胆管损伤实施任何确定性手术修复前，应通过胆道成像技术全面检查胆道结构的完整性。外科医师应避免在没有进行胆道成像检查的前提下，试图通过盲目的手术探查获取诊断（强，B 级）。

推荐意见 5： MRC 检查可作为首选的胆道解剖影像学检查技术，对于 MRC 检查诊断不明确的患者，应根据患者的临床表现、诊断时间、所在医院的技术条件等联合多种诊断技术进行诊断（弱，B 级）。

推荐意见 6： 胆管损伤应常规联合 CT 和（或）MRI 检查评估腹腔、腹膜后、肝脏和血管有无病变（强，C 级）。

5　胆管损伤的临床分型

精确评估患者的胆管损伤特征并作出合理的分型对于选择恰当的治疗时机和最佳的治疗方法尤其重要。目前，胆道外科学家已经提出 10 余种胆管损伤的分型系统[54,67-78]。其中 Bismuth 分型是在开腹手术时代提出的胆管损伤分型系统。这种分型依据损伤位置的高低和胆管汇合部的完整性将损伤性胆管狭窄分为 5 型，从而帮助手术医师在实施胆道重建手术时选择恰当的修复技术。但 Bismuth 分型主要针对损伤性胆管狭窄，没有包括常见腹腔镜损伤类型如胆囊管漏、胆囊床迷走胆管漏等。Strasberg 针对 Bismuth 分型的缺陷结合 LC 胆管损伤的特点做了进一步的完善，因此，也被称为 Strasberg-Bismuth 分型。McMahon 等[71] 提出的可将胆管损伤分为严重胆管损伤和轻微胆管损伤也被广为接受。

Bektas 等[77] 通过对 74 例连续性胆管损伤患者采取 5 种分型系统（Strasberg-Bismuth、Stewart-Way、Neuhaus、Siewert 以及 Hannover 分型），全面比较了 5 种分型系统与手术治疗方式、肝切除比例和长期预后的相关性。在对胆管损伤类型的区分能力上，Hannover 分型区分了 21 种不同的损伤类型，而 35% 的患者无法使用 Stewart 分型进行分类。在与肝切除的相关性上，Hannover 分型、Stewart 分型和 Siewert 分型有统计学意义。Bektas 等[77] 认为这是由于这些系统均对合并的血管损伤进行分类的原因。对于不同损伤类型与是否需要高位胆肠吻合之间，使用 Hannover 分型和 Strasberg-Bismuth 分型有统计学意义。其原因可能在于这两种分型均对胆管损伤的位置尤其是损伤位于汇合部以下、汇合部或是汇合部以上胆管加以详细的分类。而在长期预后的分析上，则只有使用 Neuhaus 分型，损伤类型与预后之间才具有统计学意义。

目前国际上的这些胆管损伤分型都仅仅是针对胆囊切除术所引起的胆管损伤。尚缺乏全面涵盖、准确概括各种胆管损伤的病理特征、对各类胆管损伤的防治和预后评估具有指导意义的分型方法。基于胆管树损伤的解剖部位、致伤因素、病变特征和防治策略，我们将胆管损伤分为 3 型 4 类。

Ⅰ型损伤（胰十二指肠区胆管损伤）：根据胆管损伤部位以及是否合并胰腺和（或）十二指肠损伤可分为 3 个亚型。Ⅰ1 型，远段胆管单纯损伤；Ⅰ2 型，远段胆管损伤合并胰腺和（或）十二指肠损伤；Ⅰ3 型，胆胰肠结合部损伤。

Ⅱ型损伤（肝外胆管损伤）：指位于肝脏和胰十二指肠之间的肝外胆管损伤。依据损伤的解剖平面将Ⅱ型损伤分为 4 个亚型。Ⅱ1 型，汇合部以下至十二指肠上缘的肝外胆管损伤；Ⅱ2 型，左右肝管汇合部损伤；Ⅱ3 型，一级肝管损伤［左和（或）右肝管］；Ⅱ4 型，二级肝管损伤。

Ⅲ型损伤（肝内胆管损伤）：指三级和三级以上肝管的损伤，包括在肝实质外异位汇入肝外胆管的副肝管和变异的三级肝管损伤以及来源于胆囊床的迷走肝管损伤。

依据胆道损伤的病变特征将其分为 4 类。a 类：非破裂伤（胆道管壁保持完整的损伤，包括胆管挫伤以及因缝扎、钛夹夹闭或其他原因造成的原发性损伤性胆管狭窄）；b 类：裂伤；c 类：组织缺损；d 类：瘢痕性狭窄（指胆管损伤后因管壁纤维化而形成的继发性胆管狭窄）。

患者的具体分型可由以上分型、分类组合确定。如Ⅱ2-c 型为汇合部胆管损伤伴组织缺损，Bismuth Ⅰ型和Ⅱ型胆管损伤均属Ⅱ1-d 型。

推荐意见 7：胆管损伤应依据损伤的部位、范围和损伤程度等做出合理的分型，Strasberg-Bismuth 分型是目前胆囊切除术后胆管损伤推荐的分型系统（弱，B 级）。

6　胆管损伤的治疗

6.1　治疗方式的选择

胆管损伤确定性治疗包括外科手术、内镜和（或）介入治疗，合理选择治疗方式依赖于对损伤的部位、程度和类型的准确判断。

轻微胆管损伤造成胆汁漏如胆囊管漏、胆囊床迷走胆管漏（StrasbergA 型或 AmsterdamA 型），大多数专家均支持采取内镜和（或）介入治疗。来自大型胆道外科中心和内镜治疗中心的研究结果显示：此类胆管损伤经内镜和（或）介入治疗，70%～80% 的患者能获得满意的治愈率[7,59,79-84]。治疗失败的原因多为技术上的因素如不能成功插管等。

针对严重胆管损伤和损伤性胆管狭窄，一系列非连续性研究结果显示：内镜治疗损伤性胆管狭窄的治愈率可达 70%～80%[59,73,85-96]。多篇非随机化的回顾性对照研究结果证实内镜治疗与手术治疗损伤性胆管狭窄的长期疗效相当[97-101]。而 Lillemoe 等[102]对 77 例主要胆管损伤患者的回顾性研究结果证实：手术修复的成功率为 92%，显著高于内镜治疗的 64%。目前，缺少高质量的随机对照研究或 Meta 分析比较内镜和手术治疗严重胆管损伤的长期疗效。基于内镜治疗需要长期反复更换支架、增加患者的治疗费用以及固有的并发症，现有的证据和专家经验并不支持内镜治疗作为严重胆管损伤和损伤性胆管狭窄的主要确定性治疗手段。目前也无具体的指导原则帮助临床医师选择适合内镜治疗的患者。Vitale 等[90]回顾性分析内镜治疗失败患者的临床资料，通过影像学检查发现这些患者均是损伤范围较大的胆管侧壁伤（1.5～2.0 cm），因而提出胆管狭窄长度 >2 cm、侧壁性损伤组织缺损范围 >胆管直径的 1/2，应采取外科手术修复。多项单因素或多因素分析结果显示：高位损伤内镜治疗失败的风险显著高于低位损伤，胆总管狭窄治疗失败的风险显著高于胆肠吻合口狭窄[59,87,92]。此外，胆管完全横断或梗阻、变异肝管或与主要胆道无交通的副肝管损伤，专家经验证实内镜治疗多数失败[79,82,85]。

推荐意见 8：胆管损伤确定性治疗方式的选择依赖于损伤的类型；轻微胆管损伤造成的胆汁漏首选内镜和（或）介入治疗（强，C 级）；严重胆管损伤以及损伤性胆管狭窄，外科手术仍是疗效最为确切的确定性治疗手段（弱，B 级）。

6.2　胆管损伤的内镜治疗

内镜作为确定性手段治疗胆管损伤的策略目前尚无一致性。单纯括约肌切开的治愈率被认为低于胆道内支架[103]。在支架的使用类型上，Siriwardana 和 Siriwardena[104]回顾性分析 37 篇文献中 400 例采取金属支架治疗良性胆管狭窄患者的临床资料，结果显示：在支架放置 3 年后，只有 25% 的支架仍保持开放。Bonnel 等[92]对 25 例损伤性胆管狭窄采取金属支架治疗的患者进行研究，结果显示：在随访期间超过 50% 的患者发生胆管炎复发和胆管结石形成。虽然对于支架堵塞的患者可以通过外科手术治疗，但金属支架嵌入胆管壁，破坏胆管黏膜使得再次手术变得极其困难[105]。因此，针对胆管损伤等良性胆管狭窄应尽量避免放置金属支架。而在塑料支架的使用策略上，一些高质量的队列研究和系统化综述结果均显示：同时放置多个支架的治疗成功率高于单支架治疗[59,106]。但有关支架的更换时间、支架治疗的持续时间、患者从支架治疗中转至手术治疗的恰当时机目前尚缺乏高质量的证据。目前大多数内镜中心均采用间隔 3～6 个月更换支架[85]。如 Louisville 大学内镜中心采取的策略为：内镜治疗持续 10～12 个月，间隔 3 个月更换支架，支架更换 4 次后仍存在狭窄的患者中转手术修复[90]。

推荐意见 9：胆管损伤与损伤性胆管狭窄的内镜治疗慎用金属支架（强，B 级）。

推荐意见 10：胆管损伤与损伤性胆管狭窄内镜支架治疗 1 年无效的患者应及时中转手术修复（弱，C 级）。

6.3 胆管损伤的手术治疗

外科手术是疗效最为确切的治疗严重胆管损伤的手段，其目的是恢复或重建胆管的结构和功能。成功的外科手术需要选择正确的手术医师、恰当的手术时机、合理的治疗方法以及精准的手术技术。

6.3.1 手术医师的选择：目前所有的证据均支持应由具有丰富胆道外科经验的专家对胆管损伤实施确定性修复[1,12,44,56,107-108]。这些证据集中于两个关键的问题：专科医师实施确定性修复的成功率是否显著高于非专科医师；非专科医师修复是否影响专科医师再修复手术的成功率。

部分回顾性对照研究结果显示：专科医师实施确定性修复的成功率显著高于非专科医师。Stewart 和 Way[56]报道胆管损伤如由非专科单位实施初次修复的成功率为 17%，二次修复的成功率为 0，而专科中心实施初次修复的成功率为 94%。Carroll 等[44]分析 46 例涉及司法诉讼的胆管损伤患者的临床资料，结果显示：确定性手术由原手术医师修复的成功率为 27%，由专科医师修复的成功率为 79%。Flum 等[1]证实胆管损伤患者的死亡风险随着修复医师经验的增加而下降，与专科医师比较，如果胆管损伤由原手术医师修复，患者的死亡风险增加 11%。Savader 等[12]证实术中发现的胆管损伤如果由专科医师实施，能减少术后并发症发生率、缩短住院时间、减少住院费用。

非专科医师修复显著影响二次修复的手术并发症发生率、手术死亡率和长期预后[53,108-110]。De Reuver 等[53]进行的多因素 Logistic 回归分析结果显示：二次转诊（即患者在转诊至专科医院前曾接受确定性干预治疗）是修复术后主要并发症的风险因素，患者在长期随访中出现再狭窄的比例为 14%，显著高于一期手术修复患者的 3%。一项包括 500 例胆管损伤患者的前瞻性研究结果显示：在原医院接受过胆管损伤修复的患者即使接受专科医师的确定性治疗，在长期随访中这类患者死亡风险仍然 2 倍于由专科医师实施初次修复手术的患者[109]。

推荐意见 11：胆管损伤的确定性治疗应由具有胆道修复经验的专科医师实施（强，B 级）。

推荐意见 12：对于非专科医师而言，术中发现的胆管损伤，单纯的放置引流并转诊是最佳的处理方式。术后怀疑胆管损伤的患者则应及早转诊至专科医院，在此期间实施任何意向性的修复手术都是错误的（强，B 级）。

6.3.2 外科手术时机：胆管损伤的外科治疗依据干预的时机可分为即时处理、早期处理和延期处理。正确选择手术时机是决定胆管损伤治疗效果的关键因素之一。

术中发现的胆管损伤，如果能由有经验的胆道外科医师及时修复能获得最佳的预后[12,56,102,111]。然而 1/3～1/2 的胆管损伤并不能在术中及时发现，对于术后发现的胆管损伤，一些专家基于自身的经验主张除非患者在损伤后当天转诊，否则均应延迟（至少 3 个月以上）再实施确定性修复，以等待胆管扩张、局部炎症消退和损伤范围明确[67,70]。如 Walsh 等[112]的研究结果显示：胆管损伤后 1 周内实施修复手术胆管再狭窄的几率显著高于延迟修复。而 Sahajpal 等[113]回顾性分析 69 例胆管损伤患者的临床资料，患者胆管损伤后于 3d 至 6 周施行中期修复术，其胆管再狭窄的发生率显著高于损伤后及时或延迟修复。

损伤局部的炎症状态是影响确定性修复手术预后的主要决定因素之一。多项单因素和多因素分析结果显示：确定性修复手术时局部存在腹膜炎与术后再狭窄的发生显著相关[100,110,114]。因此，对于存在明显的胆汁漏或胆汁性腹膜炎的胆管损伤患者，延迟修复是必要的。但对于损伤后及时转诊、损伤局部无明显炎症的患者，越来越多的证据表明：早期修复能获得与延迟修复相当的手术成功率[57,111,115-118]。早期修复也被认为能降低围手术期并发症发生率、缩短住院时间、减少住院费用[12,44,99]。Perera 等[115]对 200 例胆管损伤患者的回顾性研究结果证实：由专科医师实施确定性修复，早期修复（<21d）与延迟修复（≥21d）的成功率相当。Thomson 等[111]通过前瞻性非随机研究比较早期修复（<2 周）和延迟修复（2～26 周）的预后。在 47 例胆管损伤后 2 周内转诊的患者中 22 例延迟修复，25 例早期修复（包含 11

例术中修复）。早期修复的选择标准为患者只有轻度脓毒血症和腹膜炎表现，平均修复时间为 1d（0 ~ 11d）。延迟修复的平均修复时间为 84d（17 ~ 150d）。平均随访 33 个月，总的修复成功率为 89%，早期修复与延迟修复的预后差异无统计学意义。即使是高位的一级肝管狭窄，在无感染、胆汁性腹膜炎和胆汁漏的条件下，2 周内的早期修复也能获得与延迟修复相同的长期疗效[116]。

在延迟修复的手术时机上，虽然 Bismuth 和 Majno 以及 Strasberg 等的病例系列研究结果证实：胆管损伤患者实施确定性修复手术的时间间隔至少 3 个月，能获得满意的长期疗效[67,70]。然而 Lillemoe 等[19]对 156 例胆管损伤患者采取转诊后 4 ~ 6 周实施确定性修复手术，de Santibañes 等[119]对胆管损伤患者采取损伤后 6 ~ 8 周实施确定性修复手术的策略，分别有 90.8% 和 85.0% 的患者可获得满意的长期疗效。de Reuver 等[53]的研究结果证实：胆管损伤 6 周后实施确定性修复手术可显著降低围手术期并发症和胆管再狭窄的发生率。而一项包含 81 例损伤性胆管狭窄患者的回顾性研究结果证实：患者在胆管损伤后 3 个月内实施确定性修复手术的并发症发生率和再狭窄发生率显著低于超过 3 个月者[120]。这些研究提供的证据表明：即使针对存在明显胆汁漏或胆汁性腹膜炎的胆管损伤患者，通过恰当的围手术期治疗，确定性手术修复的时机仍可提前到损伤后 6 周左右。但确切的结论尚需要高质量随机对照研究结果的支持。

鉴于每位患者的临床病理特征和转归的差异，确定性修复的时机应根据患者局部炎症得到有效控制的时间而不是以损伤发生的时间为起点。在腹腔和胆道感染消退的前提下，由有经验的专科医师通过完整的胆道影像检查准确判断损伤类型，选择合理的确定性治疗手段，无论是早期修复或是延迟修复患者均能获得良好的长期疗效。

推荐意见 13：术中发现的胆管损伤应由有经验的胆道专科医师实施一期修复（强，B 级）。

推荐意见 14：术后 1 ~ 2 周内发现的胆管损伤，如损伤局部无明显炎症可选择一期修复（弱，B 级）。

推荐意见 15：胆管损伤合并腹腔感染、胆汁性腹膜炎、血管损伤等复杂的局面时应延期实施确定性修复（强，B 级）。

推荐意见 16：延迟修复的手术时机可选择在局部炎症和感染得到有效控制后 4 ~ 6 周（弱，C 级）。

6.3.3 外科治疗方法：胆管损伤确定性手术方法包括胆肠吻合术（胆管空肠 Roux-en-Y 吻合、胆管十二指肠吻合、肝门肠吻合等）、胆管修补术、胆管对端吻合术、替代组织修复术、胆管结扎术、肝切除术和肝移植等[121]。

（1）胆管空肠吻合术：在各种胆道重建术式中，胆管空肠 Roux-en-Y 吻合术是最常用的术式。在各个医疗中心所报道的系列研究中，胆管空肠吻合术后的长期满意率可达 70% ~ 90%[19,57,61,101,109,112,114,122-124]。然而胆管空肠吻合术改变正常的胆汁流向，造成近端消化道生理条件的改变和消化道激素释放紊乱，从而导致术后十二指肠溃疡发生率增高[125]。十二指肠和上段空肠无胆汁流经过可造成脂肪代谢和吸收障碍。胆管空肠吻合术废除了 Oddi 括约肌的功能，长期随访存在术后反流性胆管炎甚至继发胆管癌的风险[126-127]。因而一些符合正常生理结构和保留 Oddi 括约肌功能的胆道重建术式仍得到部分学者的推崇。

（2）胆管对端吻合术：与胆管空肠吻合术比较，胆管对端吻合术维持了正常的胆汁流向，同时保留了 Oddi 括约肌的功能，可有效防止术后反流性胆管炎。这些特点决定了胆管对端吻合术是最符合人体生理的术式。但多项早期报道胆管对端吻合术后狭窄复发率高达 20% ~ 50%[56,128-129]。Schol 等[130]分析 1990 年至 1992 年瑞典 49 例胆管损伤患者的临床资料，其结果显示：胆道重建方式采用胆管对端吻合或是胆肠吻合并不影响患者的长期预后，但在这个非随机化研究中，胆管对端吻合多用于术中发现的胆管损伤程度较轻的患者。一些近期的研究结果则证实：采用胆管对端吻合术治疗胆管损伤也可获得长期良好的预后[131-133]。Jablonska 等[133]回顾性分析 94 例胆管损伤患者的临床资料，胆管对端吻合术后胆管再狭窄的发生率与胆管空肠吻合术类似（两种吻合方式胆管再狭窄发生率分别为 5.3% 和 9.6%）。而 Kohneh 等[131]的前瞻性非随机研究结果证实：胆管对端吻合术的优良率甚至显著高于胆管空肠吻合术（两种吻合方式优良率分别为 100.0% 和 71.4%）。早期报道和近期报道的这种差异可能来源于手术技术如无损伤缝合材料、显微外科技术在胆道修复手术中的应用。对手术时机和胆管对端吻合术的手术适应证的严格掌握也是获得良好预后的因素。Gazzaniga 等[123]主张只有在术中发现或术后早期发现，损伤范围 < 胆管周径的 1/3 以及 ≤ 汇合部下方 2 cm 的损伤实施胆管对端吻合术。de Reuver 等[134]则推荐对于围手术期没有发现广泛组织缺损的损伤，初次修复均应考虑胆管对端吻合术，只有在不符合以上条件时才实施胆管空肠吻合术。

（3）胆管十二指肠吻合术：与胆管对端吻合术类似，胆管十二指肠吻合术保留了正常胆汁的生理流向，理论上可避免胆管空肠吻合术后的溃疡形成和吸收障碍。在术后可能需要行胆道造影检查或胆道介入治疗的患者，胆管十二指肠吻合术能提供较胆管空肠吻合术更方便和安全的路径。但是与胆管对端吻合术不同的是，胆管十二指肠吻合术废除了 Oddi 括约肌的功能而又缺乏胆管空肠吻合术通过无功能肠襻抗反流的机制，含有胆汁和激活胰酶的十二指肠液如反流入胆道，可增加反流性胆管炎、吻合口狭窄甚至继发性胆管癌的风险[135]。虽然在两篇小宗病例的回顾性对照研究中，Moraca 和 Walsh 均证实使用胆管十二指肠吻合术治疗胆管损伤与使用胆管空肠吻合术的患者长期预后比较，差异无统计学意义[112,136]。但来自其他胆道良性病的资料显示：胆管十二指肠吻合术后胆汁反流性胃炎的发生率为 33.3%，显著高于胆管空肠吻合术的 7.1%[137]。而 Tocchi 等[127]对 1003 例良性胆道病患者进行近 10 年的随访，其结果显示：胆管十二指肠吻合术后胆管癌的发生率为 7.6%，是胆管空肠吻合术 1.9% 的 4 倍。

（4）肝切除术：虽然多数胆管损伤能够通过内镜或胆道修复/重建术成功治愈，但是部分复杂的胆管损伤可能需要联合肝切除术治疗。来自大型转诊中心的资料显示：这部分患者约占转诊患者的 0 ~ 22%[8,19,75,111-112,119,138-141]。巨大的差异可能源自各个医疗中心转诊患者病情严重程度的不同，但也反映出各个中心对于肝切除术治疗胆管损伤的适应证缺乏统一的认识。

目前在肝切除术治疗胆管损伤的文献中，Laurent 等[141]回顾性分析了 120 例手术修复的胆管损伤患者的临床资料，其中 18 例接受了不同类型的肝切除术。其多因素分析结果显示：除合并血管损伤外，无论是患者年龄、损伤类型，还是转诊前的修复次数、转诊后的修复时机、修复方式等均与是否需施行肝切除术无相关性。合并血管损伤与肝切除术的相关性也得到多篇研究结果的证实[77,141-143]。Truant 等[142]回顾性分析 1990 年至 2008 年 Medline 发表的有关肝切除术治疗胆管损伤的文献：高位胆管损伤（StrasbergE4 型或 E5 型）合并血管损伤需施行肝切除术的风险是其他损伤类型的 43.3 倍。

基于目前的经验，肝切除术的适应证包括：合并同侧血管损伤造成肝实质的缺血；继发肝萎缩或肝脓肿不能通过胆肠吻合术有效引流；肝内二级胆管损伤或胆管狭窄累及肝内二级胆管等[81,141]。

（5）肝移植：任何原因导致胆管损伤，如损伤严重造成急性肝功能衰竭或因处理不当造成终末期肝病均最终可能需施行肝移植治疗[39,119,144-146]。文献报道肝移植治疗胆管损伤约占肝移植总数的 1.9% ~ 3.5%[9,39,146]。

胆管损伤合并严重的血管损伤造成急性肝功能衰竭而行急诊肝移植的患者只有零星报道[8-9,147-148]。多数肝移植治疗胆管损伤是以择期手术的方式治疗损伤后的晚期并发症如继发性胆汁性肝硬化或继发性硬化性胆管炎。对于无法实施再次胆肠吻合或是大部肝切除等常规治疗，或是实施上述治疗措施失败可能性很大的终末期胆病（高位肝内胆道梗阻、肝内胆管弥漫性硬化、肝实质的严重损害），肝移植就成为治愈这种终末期胆病的惟一手段。患者出现并发症如顽固性腹腔积液、反复发作的曲张静脉出血、致命性胆管炎、进展性黄疸、顽固性皮肤瘙痒、严重营养不良和较低的生命质量均是肝移植的适应证。虽然大宗病例的分析结果显示：在长期随访中，约 10% 的胆管损伤患者可出现这些不可逆的终末期胆病，但来自大型转诊中心的研究结果却显示：肝移植在所有转诊患者的治疗模式中所占比例存在很大差异[19,57,128,147]。Lillemoe 等[19]报道 114 例胆管损伤患者中 10% 存在胆汁性肝硬化，但是没有 1 例实施肝移植。而 de Santibañes 等[119]报道 19 例（占收治患者的 11%）胆管损伤合并门静脉高压症的患者中 18 例进入肝移植等候名单，其中 14 例最终实施肝移植。

　　患者出现胆管损伤到需要接受肝移植期间通常进行过多次的外科手术和（或）介入治疗。从技术角度上讲，腹腔粘连、肝门部瘢痕硬化、严重的门静脉高压和相关的凝血功能异常均增加肝移植的难度。与普通的肝移植比较，胆管损伤后肝移植的手术时间和术中出血量可能增加，术中出现其他副损伤如膈肌撕裂和肠道穿孔的可能性增加，但在围手术期死亡率上似乎差异无统计学意义。患者 1、5、10 年生存率分别为 81.0%、75.0%、62.5%，其结果与肝硬化移植后的长期生存率相当[9,39]。

　　推荐意见 17：胆管损伤的重建术式首选胆管对端吻合术（弱，B 级）。

　　推荐意见 18：对于合并明显组织缺损，难以对端吻合的胆管损伤，应选择 Roux-en-Y 胆管空肠吻合术重建胆肠连续性（弱，B 级）。

　　推荐意见 19：胆管损伤的修复重建应避免使用胆管十二指肠吻合术（弱，B 级）。

　　推荐意见 20：对于难以修复重建的二级或二级以上肝管损伤、或胆管损伤合并局限性肝脏病变难以通过其他技术手段进行治疗的患者，如未受累区域的肝脏功能代偿充分，可通过规则性肝切除术去除病变的胆管和肝脏组织（强，C 级）。

　　推荐意见 21：胆管损伤继发终末期胆病的患者，应联合胆道外科专家、肝移植专家等共同评估再次胆道重建手术的可能性。对于估计无法通过常规技术进行治疗的胆管损伤患者应尽早纳入肝移植等候名单，以降低患者在等待肝移植期间病死率和肝移植手术后并发症的风险（弱，C 级）。

　　6.3.4　损伤修复技术：精准的胆道外科技术是保证确定性修复手术成功的关键。其核心技术涉及肝门的解剖、近端胆管的显露、胆管吻合口的制备以及精确的吻合技法等手术步骤。

　　无论采取哪种术式，来自胆道外科专家的经验均支持用于修复重建的胆管应是无瘢痕、无炎症、血供良好的健康胆管。新鲜胆管损伤修复的技术难点在于准确判定胆管壁的炎性病理状态，尤其是热损伤和化学性损伤。新鲜胆管损伤在去除缺血失活的胆管组织后，可选择健康的胆管壁进行直接缝合、对端吻合或与空肠行 Roux-en-Y 吻合。损伤性胆管狭窄修复的技术难点则在于狭窄近端健康胆管的显露。针对左右肝管汇合部完整的损伤可选择解剖和纵行切开左肝管横部获得充分大小的吻合口后行 Hepp-Couinaud 吻合[57,149-151]。如左右肝管连续性中断，右肝管的显露可采取 Strasberg 等以及 Jarnagin 和 Blumgart 提出的右肝管解剖技术[152-153]。复杂的高位胆管狭窄切除部分肝Ⅳ段或Ⅴ段的肝实质，经肝门上方途径可增加肝门部胆管的显露[154-156]。如经肝门途径失败可选择肝中裂劈开、经肝圆韧带路径等寻找到健康胆管吻合。

　　胆管的修复重建均应选用无损伤针线进行间断或连续的单层缝合，要求黏膜对黏膜的准确对合，缝合针距和边距适当、疏密均匀，保证吻合口无张力。胆管对端吻合时可使用 6-0 或 5-0 细针线，胆肠吻合时可根据胆管壁的厚薄选择 5-0 或 4-0 的针线缝合；可吸收线与不可吸收缝线均可选用，但应避免在腔内遗留不可吸收的线结。

　　推荐意见 22：用于修复重建的胆管应选择无瘢痕、无炎症、血供良好的健康胆管（强，C 级）。

　　6.3.5　胆道引流管的放置：目前，各医疗中心对于胆道引流管的放置策略多来自其临床经验[12,19,57,100,150,152]。但多数专家认为：确定性胆道修复术后放置胆道引流管的主要目的不是保持吻合口开放，而是提供手术后的胆道减压以预防吻合口漏，并为随后的造影检查或胆道镜检查提供通路。因而大多数胆道外科中心在确定性修复术后不常规放置胆道引流管或只是放置短期的胆道引流管，常规放置引流的时间通常在 2~3 周，一般 ≤3 个月[57,100,136,150,152]。但 Savader 和 Lillemoe 等[12,102]则主张常规进行长期的胆道引流。Savader 等[12]主张，除术中修复外，所有术后修复的患者应放置胆道引流管支撑，间隔 4~8 周更换 1 次，其报道的 79 例胆管损伤的胆道引流管平均放置时间为 378d（58~847d）。Lillemoe 等[102]主张胆道引流管拔除前必须经过胆道测压或实验性将支架移至吻合口上方 2 周。在他们报道的病例系列研究中，82.7% 的患者进行胆道引流的时间 >4 个月，62.7% 的患者 >9 个月，多因素分析结果显示：放置胆道引流管的时间与预后并无相关性。选择性放置胆道引流管的策略也未确定，但多数专家主张取决于吻合胆管的状态（高位胆管吻合、胆管过细、胆管存在炎症）。术后胆道引流的时间一般在 6 ~ 12 个月左右[101,157-161]。

虽然各大型胆道外科中心在胆道引流管放置策略上存在很大差异，但均报道能获得良好的长期预后。Mercado 等[159]比较了 63 例复杂胆管损伤后通过 Roux-Y 胆肠吻合术进行胆道重建患者的临床资料，其中 26 例患者未进行胆道引流，37 例患者经吻合口的胆道进行引流，胆道引流管均经肝表面引出，平均引流时间 5 ~ 6 个月。比较两组患者的围手术期并发症和长期预后，其结果显示：未引流患者的再手术率为 15%，显著高于引流患者的 5%，而引流患者的并发症发生率为 16%，则显著高于未引流患者的 7%。但是作为非随机研究，两组患者在损伤类型等重要资料上缺乏可比性，降低了该研究所提供的证据质量。基于目前文献资料的报道，没有证据表明常规进行长期胆道引流能减少胆道修复术后再狭窄的发生率，但长期进行胆道引流可能增加并发症的发生率（如胆道引流管的堵塞），以及因更换胆道引流管造成治疗费用的增加[12]。

推荐意见 23：胆管损伤确定性修复术后可常规放置经吻合口的胆道引流管，或依据吻合口的条件选择性放置胆道引流管，但常规进行胆道引流的时间应 <3 个月（弱，B 级）。

7　胆管损伤的分型治疗

临床医师应根据胆管损伤的类型、胆道梗阻的时间、既往胆道修复手术史、肝脏功能的损害程度、患者的全身状况选择合理的治疗策略。

7.1　Ⅰ型胆管损伤

Ⅰ型胆管损伤主要涉及胰腺段胆管和胆胰肠汇合部。损伤后及时和早期发现的胰十二指肠区胆管损伤可一期进行损伤的修复或重建。单纯胆管损伤可作 Kocher 切口，经胰头后径路将十二指肠及胰头向左翻起后在直视下修补破口，同时在胆总管内放置 T 管引流。难以成功缝合修补的重度破损可选择胆总管横断和近端胆管空肠吻合术。合并十二指肠损伤者应同时修补肠壁破损。

未能及时诊断和治疗的胰十二指肠区胆管损伤常合并严重的腹膜后感染。一期手术应按照损伤控制性原则实施胆汁、胰液和肠液的分流以及损伤周围和腹膜后的充分引流。二期选择近端胆管空肠吻合术和胃空肠吻合术恢复胆肠连续性和胃肠连续性。

7.2　Ⅱ型胆管损伤

Ⅱ1 型和 Ⅱ2 型胆管损伤涉及胆管汇合部及肝总管和胆总管的损伤，必须修复或重建。术中或术后早期发现的轻度裂伤，可作单纯缝合。合并组织缺损但能完成近、远端无张力对合的胆管横断伤也可考虑胆管对端吻合术。组织缺损大、损伤严重而无法修补的胆管损伤宜选择胆管空肠吻合术。

Ⅱ3 型胆管损伤涉及一级肝管损伤，原则上应修复或重建。术中或术后早期发现的轻度裂伤，可作单纯缝合。合并组织缺损但能完成近、远端无张力对合的胆管横断伤也可考虑胆管对端吻合术。组织缺损大、损伤严重而无法修补的胆管损伤宜选择胆管空肠吻合术。难以重建的一级肝管损伤如继发肝脓肿或弥漫性肝胆管结石如未受累区域的肝脏功能代偿充分，可考虑将病变胆管和受累区段的肝脏一并切除。

Ⅱ4 型胆管损伤涉及二级肝管的损伤，原则上不考虑修复重建。如未受累区域的肝脏功能代偿充分，术中发现者可考虑直接结扎；术后发现的无症状孤立性二级肝管损伤性狭窄可密切随访观察，合并胆汁漏、胆管炎、肝脓肿等可行区域性肝切除术；如未受累区域的肝脏功能代偿不全则应行肝管空肠吻合术重建胆肠连续性。

7.3　Ⅲ型胆管损伤

术中发现的 Ⅲ 型胆管损伤可以直接结扎或缝扎，术后发现者如合并胆汁漏首选通过内镜放置支架或经皮穿刺引流。如引起局限性胆管狭窄但患者无明显症状可密切随访观察。

7.4　胆管损伤合并血管损伤的处理

胆管损伤合并血管损伤主要见于肝右动脉损伤，多因胆囊切除术中误将其认作胆囊动脉而结扎切断，或在解剖胆囊三角时因出血盲目钳夹所致。虽然合并血管损伤可增加胆管损伤后肝脓肿、肝坏死等并发症的发生率，增加患者死亡的风险。但没有证据表明，重建肝右动脉能提高胆管损伤修复后的长期效果。胆管损伤合并门静脉损伤很少发生，然而一旦发生必须及时修复。

7.5　胆管损伤所致终末期胆病的处理

肝内外胆管毁损伤、胆管损伤后继发胆汁性肝硬化造成终末期胆病者，肝移植是惟一有效的治疗手段。

8　胆管损伤的随访

即使在胆道专科中心，胆管损伤确定性修复后仍有 20%～30% 的患者可能在术后的长期随访中出现狭窄复发。未能及时诊断和治疗胆管狭窄可继发硬化性胆管炎、胆汁性肝硬化等晚期并发症，因而针对胆管损伤确定性修复治疗术后的长期随访是必不可少的。2/3 的狭窄复发出现在重建手术后的 2～3 年，80% 发生在术后 5 年，因而随访 3～5 年通常被认为能可靠地代表长期预后[162-165]。随访内容应包括患者有无胆管炎发作，常规的肝功能检查和各种影像学检查。目前尚缺乏评价确定性修复手术长期预后权威的分级标准[19,97,124,136,166]。

推荐意见 24：胆管损伤确定性治疗后应至少随访 3～5 年，随访指标应包括常规的肝功能检查和必要的影像学检查，患者有无胆管炎发作的临床症状（弱，C 级）。

《胆管损伤的诊断和治疗指南（2013版）》编审委员会成员名单

顾　　问：黄志强

总编审：董家鸿

编审委员会成员（按姓氏汉语拼音排序）：

陈　敏　陈燕凌　程南生　方驰华　韩天权

何晓东　李可为　梁力建　卢绮萍　秦仁义

汤恢焕　王　坚　王秋生　韦军民　吴硕东

吴志勇　夏　强　徐克森　徐　智　张建军

张宗明　赵青川　郑树国　周宁新　周孝思

祝学光　邹声泉

执　　笔：曾建平

参考文献

[1] Flum D R, Cheadle A, Prela C, et al. Bile duct injury during cholecystectomy and survival in medicare beneficiaries. JAMA, 2003, 290 (16): 2168 – 2173.

[2] Hjelmqvist B. Complications of laparoscopic cholecystectomy as recorded in the Swedish laparoscopy registry. Eur J Surg Suppl, 2000, (585): 18 – 21.

[3] Karvonen J, Gullichsen R, Laine S, et al. Bile duct injuries during laparoscopic cholecystectomy: primary and long-term results from a single institution. Surg Endosc, 2007, 21 (7): 1069 – 1073.

[4] Waage A, Nilsson M. Iatrogenic bile duct injury: a population-based study of 152, 776 cholecystectomies in the Swedish Inpatient Registry. Arch Surg, 2006, 141 (12): 1207 – 1213.

[5] Archer S B, Brown D W, Smith C D, et al. Bile duct injury during laparoscopic cholecystectomy: results of a national survey. Ann Surg, 2001, 234 (4): 549 – 558.

[6] Francoeur J R, Wiseman K, Buczkowski A K, et al. Surgeons' a-nonymous response after bile duct injury during cholecystecto-

my. Am J Surg, 2003, 185 (5): 468 – 475.

[7] Keulemans Y C, Bergman J J, de Wit L T, et al. Improvement in the management of bile duct injuries? . J Am Coll Surg, 1998, 187 (3): 246 – 254.

[8] Thomson B N, Parks R W, Madhavan K K, et al. Liver resection and transplantation in the management of iatrogenic biliary injury. World J Surg, 2007, 31 (12): 2363 – 2369.

[9] de Santibañes E, Ardiles V, Gadano A, et al. Liver transplantation: the last measure in the treatment of bile duct injuries. World J Surg, 2008, 32 (8): 1714 – 1721.

[10] Boerma D, Rauws E A, Keulemans Y C, et al. Impaired quality of life 5 years after bile duct injury during laparoscopic cholecystectomy: a prospective analysis. Ann Surg, 2001, 234 (6): 750 – 757.

[11] Melton G B, Lillemoe K D, Cameron J L, et al. Major bile duct injuries associated with laparoscopic cholecystectomy: effect of surgical repair on quality of life. Ann Surg, 2002, 235 (6): 888 – 895.

[12] Savader S J, Lillemoe K D, Prescott C A, et al. Laparoscopic cholecystectomy-related bile duct injuries: a health and financial disaster. Ann Surg, 1997, 225 (3): 268 – 273.

[13] Kern K A. Malpractice litigation involving laparoscopic cholecystectomy. Cost, cause, and consequences. Arch Surg, 1997, 132 (4): 392 – 397.

[14] Kern K A. Medicolegal perspectives on laparoscopic bile duct injuries. Surg Clin North Am, 1994, 74 (4): 979 – 984.

[15] Localio A R, Lawthers A G, Brennan T A, et al. Relation between malpractice claims and adverse events due to negligence. Results of the Harvard Medical Practice Study Ⅲ. N Engl J Med, 1991, 325 (4): 245 – 251.

[16] 中华医学会外科学分会胆道外科学组. 胆管损伤的预防与治疗指南 (2008 版). 中华消化外科杂志, 2008, 7 (4): 260 – 266.

[17] Parks R W, Diamond T. Non-surgical trauma to the extrahepatic biliary tract. Br J Surg, 1995, 82 (10): 1303 – 1310.

[18] Huang Z Q, Huang X Q. Changing patterns of traumatic bile duct injuries: a review of forty years experience. World J Gastroenterol, 2002, 8 (1): 5 – 12.

[19] Lillemoe K D, Melton G B, Cameron J L, et al. Postoperative bile duct strictures: management and outcome in the 1990 s. Ann Surg, 2000, 232 (3): 430 – 441.

[20] Yang W L, Zhang D W, Zhang X C. Clinical analysis of patients with iatrogenic bile duct injury. Hepatobiliary Pancreat Dis Int, 2006, 5 (2): 283 – 285.

[21] Angel Mercado M, Chan C, Orozco H, et al. Bile duct injuries related to misplacement of " T tubes". Ann Hepatol, 2006, 5 (1): 44 – 48.

[22] Enns R, Eloubeidi M A, Mergener K, et al. ERCP-related perforations: risk factors and management. Endoscopy, 2002, 34 (4): 293 – 298.

[23] Fatima J, Baron T H, Topazian M D, et al. Pancreaticobiliary and duodenal perforations after periampullary endoscopic procedures: diagnosis and management. Arch Surg, 2007, 142 (5): 448 – 454.

[24] Kobayashi S, Nakanuma Y, Terada T, et al. Postmortem survey of bile duct necrosis and biloma in hepatocellular carcinoma after transcatheter arterial chemoembolization therapy: relevance to microvascular damages of peribiliary capillary plexus. Am J Gastroenterol, 1993, 88 (9): 1410 – 1415.

[25] Chung J W, Park J H, Han J K, et al. Hepatic tumors: predisposing factors for complications of transcatheter oily chemoemboliza-tion. Radiology, 1996, 198 (1): 33 – 40.

[26] Yu J S, Kim K W, Jeong M G, et al. Predisposing factors of bile duct injury after transcatheter arterial chemoembolization (TACE) for hepatic malignancy. Cardiovasc Intervent Radiol, 2002, 25 (4): 270 – 274.

[27] Kim H K, Chung Y H, Song B C, et al. Ischemic bile duct injury as a serious complication after transarterial chemoembolization in patients with hepatocellular carcinoma. J Clin Gastroenterol, 2001, 32 (5): 423 – 427.

[28] 王茂强, 邵如宏, 叶慧义, 等. 肝动脉化疗栓塞术后胆管损伤的影像学研究. 中华肿瘤杂志, 2005, 27 (10): 609 – 612.

[29] 黄晓强, 黄志强, 段伟东, 等. 肝海绵状血管瘤肝动脉栓塞所致胆道损毁性病变. 军医进修学院学报, 2000, 21

（2）：88 − 91.

[30] Boonstra E A, de Boer M T, Sieders E, et al. Risk factors for central bile duct injury complicating partial liver resection. Br J Surg, 2012, 99 (2): 256 − 262.

[31] Koniaris L G, Seibel J A, Geschwind J F, et al. Can ethanol therapies injure the bile ducts?. Hepatogastroenterology, 2003, 50 (49): 69 − 72.

[32] Silverstein J C, Staren E, Velasco J. Thermal bile duct protection during liver cryoablation. J Surg Oncol, 1997, 64 (2): 163 − 164.

[33] Ohmoto K, Yoshioka N, Tomiyama Y, et al. Thermal ablation therapy for hepatocellular carcinoma: comparison between radiofrequency ablation and percutaneous microwave coagulation therapy. Hepatogastroenterology, 2006, 53 (71): 651 − 654.

[34] Ohmoto K, Yoshioka N, Tomiyama Y, et al. Radiofrequency ablation versus percutaneous microwave coagulation therapy for small hepatocellular carcinomas: a retrospective comparative study. Hepatogastroenterology, 2007, 54 (76): 985 − 989.

[35] Machi J, Uchida S, Sumida K, et al. Ultrasound-guided radiofrequency thermal ablation of liver tumors: percutaneous, laparoscopic, and open surgical approaches. J Gastrointest Surg, 2001, 5 (5): 477 − 489.

[36] Stippel D L, Töx U, Gossmann A, et al. Successful treatment of radiofrequency-induced biliary lesions by interventional endoscopic retrograde cholangiography (ERC). Surg Endosc, 2003, 17 (12): 1965 − 1970.

[37] Rhim H. Complications of radiofrequency ablation in hepatocellular carcinoma. Abdom Imaging, 2005, 30 (4): 409 − 418.

[38] Castellano G, Moreno-Sanchez D, Gutierrez J, et al. Caustic sclerosing cholangitis. Report of four cases and a cumulative review of the literature. Hepatogastroenterology, 1994, 41 (5): 458 − 470.

[39] Loinaz C, González E M, Jiménez C, et al. Long-term biliary complications after liver surgery leading to liver transplantation. World J Surg, 2001, 25 (10): 1260 − 1263.

[40] Gharaibeh K I, Heiss H A. Biliary leakage following T-tube removal. Int Surg, 2000, 85 (1): 57 − 63.

[41] Regöly-Mérei J, Ihász M, Szeberin Z, et al. Biliary tract complications in laparoscopic cholecystectomy. A multicenter study of 148 biliary tract injuries in 26, 440 operations. Surg Endosc, 1998, 12 (4): 294 − 300.

[42] Fischer C P, Fahy B N, Aloia T A, et al. Timing of referral impacts surgical outcomes in patients undergoing repair of bile duct injuries. HPB (Oxford), 2009, 11 (1): 32 − 37.

[43] Mirza D F, Narsimhan K L, Ferraz Neto B H, et al. Bile duct injury following laparoscopic cholecystectomy: referral pattern and management. Br J Surg, 1997, 84 (6): 786 − 790.

[44] Carroll B J, Birth M, Phillips E H. Common bile duct injuries during laparoscopic cholecystectomy that result in litigation. Surg Endosc, 1998, 12 (4): 310 − 313.

[45] Roy P G, Soonawalla Z F, Grant H W. Medicolegal costs of bile duct injuries incurred during laparoscopic cholecystectomy. HPB (Oxford), 2009, 11 (2): 130 − 134.

[46] Savassi-Rocha P R, Almeida S R, Sanches M D, et al. Iatrogenic bile duct injuries: A multicenter study of 91, 232 laparoscopic cholecystectomies performed in Brazil. Surg Endosc, 2003, 17 (9): 1356 − 1361.

[47] Nuzzo G, Giuliante F, Giovannini I, et al. Bile duct injury during laparoscopic cholecystectomy: results of an Italian national survey on 56, 591 cholecystectomies. Arch Surg, 2005, 140 (10): 986 − 992.

[48] Tantia O, Jain M, Khanna S, et al. Iatrogenic biliary injury: 13, 305 cholecystectomies experienced by a single surgical team over more than 13 years. Surg Endosc, 2008, 22 (4): 1077 − 1086.

[49] Woods M S, Traverso L W, Kozarek R A, et al. Biliary tract complications of laparoscopic cholecystectomy are detected more frequently with routine intraoperative cholangiography. Surg Endosc, 1995, 9 (10): 1076 − 1080.

[50] Z'graggen K, Wehrli H, Metzger A, et al. Complications of laparoscopic cholecystectomy in Switzerland. A prospective 3-year study of 10, 174 patients. Swiss Association of Laparoscopic and Thoracoscopic Surgery. Surg Endosc, 1998, 12 (11): 1303 − 1310.

[51] Carroll B J, Friedman R L, Liberman M A, et al. Routine cholangiography reduces sequelae of common bile duct injuries. Surg Endosc, 1996, 10 (12): 1194 − 1197.

[52] Söderlund C, Frozanpor F, Linder S. Bile duct injuries at laparoscopic cholecystectomy: a single-institution prospective study.

Acute cholecystitis indicates an increased risk. World J Surg, 2005, 29 (8): 987 – 993.

[53] de Reuver P R, Grossmann I, Busch O R, et al. Referral pattern and timing of repair are risk factors for complications after reconstructive surgery for bile duct injury. Ann Surg, 2007, 245 (5): 763 – 770.

[54] Bergman J J, van den Brink G R, Rauws E A, et al. Treatment of bile duct lesions after laparoscopic cholecystectomy. Gut, 1996, 38 (1): 141 – 147.

[55] Mercado M A, Chan C, Jacinto J C, et al. Voluntary and involuntary ligature of the bile duct in iatrogenic injuries: a nonadvisable approach. J Gastrointest Surg, 2008, 12 (6): 1029 – 1032.

[56] Stewart L, Way L W. Bile duct injuries during laparoscopic cholecystectomy. Factors that influence the results of treatment. Arch Surg, 1995, 130 (10): 1123 – 1128.

[57] Murr M M, Gigot J F, Nagorney D M, et al. Long-term results of biliary reconstruction after laparoscopic bile duct injuries. Arch Surg, 1999, 134 (6): 604 – 609.

[58] Fidelman N, Kerlan R K Jr, Laberge J M, et al. Accuracy of percutaneous transhepatic cholangiography in predicting the location and nature of major bile duct injuries. J Vasc Interv Radiol, 2011, 22 (6): 884 – 892.

[59] de Reuver P R, Rauws E A, Vermeulen M, et al. Endoscopic treatment of post-surgical bile duct injuries: long term outcome and predictors of success. Gut, 2007, 56 (11): 1599 – 1605.

[60] Suhocki P V, Meyers W C. Injury to aberrant bile ducts during cholecystectomy: a common cause of diagnostic error and treatment delay. AJR Am J Roentgenol, 1999, 172 (4): 955 – 959.

[61] Sikora S S, Pottakkat B, Srikanth G, et al. Postcholecystectomy benign biliary strictures-long-term results. Dig Surg, 2006, 23 (5/6): 304 – 312.

[62] Chaudhary A, Negi S S, Puri S K, et al. Comparison of magnetic resonance cholangiography and percutaneous transhepatic cholangiography in the evaluation of bile duct strictures after cholecystectomy. Br J Surg, 2002, 89 (4): 433 – 436.

[63] Yeh T S, Jan Y Y, Tseng J H, et al. Value of magnetic resonance cholangiopancreatography in demonstrating major bile duct injuries following laparoscopic cholecystectomy. Br J Surg, 1999, 86 (2): 181 – 184.

[64] Khalid T R, Casillas V J, Montalvo B M, et al. Using MR cholangiopancreatography to evaluate iatrogenic bile duct injury. AJR Am J Roentgenol, 2001, 177 (6): 1347 – 1352.

[65] Ragozzino A, De Ritis R, Mosca A, et al. Value of MR cholangiography in patients with iatrogenic bile duct injury after cholecystectomy. AJR Am J Roentgenol, 2004, 183 (6): 1567 – 1572.

[66] 王坚, 吴志勇, 何敏, 等. 医源性胆胰肠结合部损伤的诊断和治疗. 中华消化外科杂志, 2008, 7 (1): 16 – 18.

[67] Bismuth H, Majno P E. Biliary strictures: classification based on the principles of surgical treatment. World J Surg, 2001, 25 (10): 1241 – 1244.

[68] Wherry D C, Rob C G, Marohn M R, et al. An external audit of laparoscopic cholecystectomy performed in medical treatment facilities of the department of Defense. Ann Surg, 1994, 220 (5): 626 – 634.

[69] Siewert J R, Ungeheuer A, Feussner H. Bile duct lesions in laparoscopic cholecystectomy. Chirurg, 1994, 65 (9): 748 – 757.

[70] Strasberg S M, Hertl M, Soper N J. An analysis of the problem of biliary injury during laparoscopic cholecystectomy. J Am Coll Surg, 1995, 180 (1): 101 – 125.

[71] McMahon A J, Fullarton G, Baxter J N, et al. Bile duct injury and bile leakage in laparoscopic cholecystectomy. Br J Surg, 1995, 82 (3): 307 – 313.

[72] Neuhaus P, Schmidt S C, Hintze R E, et al. Classification and treatment of bile duct injuries after laparoscopic cholecystectomy. Chirurg, 2000, 71 (2): 166 – 173.

[73] Csendes A, Navarrete C, Burdiles P, et al. Treatment of common bile duct injuries during laparoscopic cholecystectomy: endoscopic and surgical management. World J Surg, 2001, 25 (10): 1346 – 1351.

[74] Wu J S, Peng C, Mao X H, et al. Bile duct injuries associated with laparoscopic and open cholecystectomy: sixteen-year experience. World J Gastroenterol, 2007, 13 (16): 2374 – 2378.

[75] Stewart L, Robinson T N, Lee C M, et al. Right hepatic artery injury associated with laparoscopic bile duct injury: inci-

dence, mechanism, and onsequences. J Gastroint Surg, 2004, 8 (5): 523 – 531.

[76] Lau W Y, Lai E C. Classification of iatrogenic bile duct injury. Hepatobiliary Pancreat Dis Int, 2007, 6 (5): 459 – 563.

[77] Bektas H, Schrem H, Winny M, et al. Surgical treatment and outcome of iatrogenic bile duct lesions after cholecystectomy and the impact of different clinical classification systems. Br J Surg, 2007, 94 (9): 1119 – 1127.

[78] Cannon R M, Brock G, Buell J F. A novel classification system to address financial impact and referral decisions for bile duct injury in laparoscopic cholecystectomy. HPB Surg, 2011, 2011: 371245.

[79] Al-Karawi M A, Sanai F M. Endoscopic management of bile duct injuries in 107 patients: experience of a Saudi referral center. Hepatogastroenterology, 2002, 49 (47): 1201 – 1207.

[80] Familiari L, Scaffidi M, Familiari P, et al. An endoscopic approach to the management of surgical bile duct injuries: nine years' experience. Dig Liver Dis, 2003, 35 (7): 493 – 497.

[81] Kaffes A J, Hourigan L, De Luca N, et al. Impact of endoscopic intervention in 100 patients with suspected postcholecystectomy bile leak. Gastrointest Endosc, 2005, 61 (2): 269 – 275.

[82] Parlak E, Çiçek B, Dişibeyaz S, et al. Treatment of biliary leakages after cholecystectomy and importance of stricture development in the main bile duct injury. Turk J Gastroenterol, 2005, 16 (1): 21 – 28.

[83] Weber A, Feussner H, Winkelmann F, et al. Long-term outcome of endoscopic therapy in patients with bile duct injury after cholecystectomy. J Gastroenterol Hepatol, 2009, 24 (5): 762 – 769.

[84] Fathy O, Wahab M A, Hamdy E, et al. Post-cholecystectomy biliary injuries: one center experience. Hepatogastroenterology, 2011, 58 (107/108): 719 – 724.

[85] Bergman J J, Burgemeister L, Bruno M J, et al. Long-term followup after biliary stent placement for postoperative bile duct stenosis. Gastrointest Endosc, 2001, 54 (2): 154 – 161.

[86] Costamagna G, Pandolfi M, Mutignani M, et al. Long-term results of endoscopic management of postoperative bile duct strictures with increasing numbers of stents. Gastrointest Endosc, 2001, 54 (2): 162 – 168.

[87] Misra S, Melton G B, Geschwind J F, et al. Percutaneous management of bile duct strictures and injuries associated with laparoscopic cholecystectomy: a decade of experience. J Am Coll Surg, 2004, 198 (2): 218 – 226.

[88] Kuzela L, Oltman M, Sutka J, et al. Prospective follow-up of patients with bile duct strictures secondary to laparoscopic cholecystectomy, treated endoscopically with multiple stents. Hepatogastroenterology, 2005, 52 (65): 1357 – 1361.

[89] Kassab C, Prat F, Liguory C, et al. Endoscopic management of post-laparoscopic cholecystectomy biliary strictures. Long-term outcome in a multicenter study. Gastroenterol Clin Biol, 2006, 30 (1): 124 – 129.

[90] Vitale G C, Tran T C, Davis B R, et al. Endoscopic management of postcholecystectomy bile duct strictures. J Am Coll Surg, 2008, 206 (5): 918 – 923.

[91] Ramos-De la Medina A, Misra S, Leroy A J, et al. Management of benign biliary strictures by percutaneous interventional radiologic techniques (PIRT). HPB (Oxford), 2008, 10 (6): 428 – 432.

[92] Bonnel D H, Liguory C L, Lefebvre J F, et al. Placement of metallic stents for treatment of postoperative biliary strictures: long-term outcome in 25 patients. AJR Am J Roentgenol, 1997, 169 (6): 1517 – 1522.

[93] Kuroda Y, Tsuyuguchi T, Sakai Y, et al. Long-term follow-up evaluation for more than 10 years after endoscopic treatment for postoperative bile duct strictures. Surg Endosc, 2010, 24 (4): 834 – 840.

[94] Tuvignon N, Liguory C, Ponchon T, et al. Long-term follow-up after biliary stent placement for postcholecystectomy bile duct strictures: a multicenter study. Endoscopy, 2011, 43 (3): 208 – 216.

[95] Fatima J, Barton J G, Grotz T E, et al. Is there a role for endoscopic therapy as a definitive treatment for post-laparoscopic bile duct injuries. J Am Coll Surg, 2010, 211 (4): 495 – 502.

[96] Costamagna G, Tringali A, Mutignani M, et al. Endotherapy of postoperative biliary strictures with multiple stents: results after more than 10 years of follow-up. Gastrointest Endosc, 2010, 72 (3): 551 – 557.

[97] Davids P H, Tanka A K, Rauws E A, et al. Benign biliary strictures. Surgery or endoscopy? Ann Surg, 1993, 217 (3): 237 – 243.

[98] Tocchi A, Mazzoni G, Liotta G, et al. Management of benign biliary strictures: biliary enteric anastomosis vs endoscopic

stenting. Arch Surg, 2000, 135 (2): 153 – 157.

[99] Wudel L J Jr, Wright J K, Pinson C W, et al. Bile duct injury following laparoscopic cholecystectomy: a cause for continued concern. Am Surg, 2001, 67 (6): 557 – 563.

[100] Robinson T N, Stiegmann G V, Durham J D, et al. Management of major bile duct injury associated with laparoscopic cholecystectomy. Surg Endosc, 2001, 15 (12): 1381 – 1385.

[101] Nuzzo G, Giuliante F, Giovannini I, et al. Advantages of multidisciplinary management of bile duct injuries occurring during cholecystectomy. Am J Surg, 2008, 195 (6): 763 – 769.

[102] Lillemoe K D, Martin S A, Cameron J L, et al. Major bile duct injuries during laparoscopic cholecystectomy. Follow-up after combined surgical and radiologic management. Ann Surg, 1997, 225 (5): 459 – 468.

[103] Dolay K, Soylu A, Aygun E. The role of ERCP in the management of bile leakage: endoscopic sphincterotomy versus biliary stenting. J Laparoendosc Adv Surg Tech A, 2010, 20 (5): 455 – 459.

[104] Siriwardana H P, Siriwardena A K. Systematic appraisal of the role of metallic endobiliary stents in the treatment of benign bile duct stricture. Ann Surg, 2005, 242 (1): 10 – 19.

[105] 张文智, 黄晓强, 周宁新, 等. 胆道良性狭窄金属支架置入术后并发症及其处理. 中华肝胆外科杂志, 2005, 11 (9): 599 – 600.

[106] van Boeckel P G, Vleggaar F P, Siersema P D. Plastic or metal stents for benign extrahepatic biliary strictures: a systematic re-view. BMC Gastroenterol, 2009, 9 (1): 96.

[107] Mercado M A, Dominguez I. Classification and management of bile duct injuries. World J Gastrointest Surg, 2011, 3 (4): 43 – 48.

[108] Pottakkat B, Vijayahari R, Prakash A, et al. Factors predicting failure following high bilio-enteric anastomosis for postcholecystectomy benign biliary strictures. J Gastrointest Surg, 2010, 14 (9): 1389 – 1394.

[109] de Reuver P R, Rauws E A, Bruno M J, et al. Survival in bile duct injury patients after laparoscopic cholecystectomy: a multidisciplinary approach of gastroenterologists, radiologists, and surgeons. Surgery, 2007, 142 (1): 1 – 9.

[110] Huang C S, Lein H H, Tai F C, et al. Long-term results of major bile duct injury associated with laparoscopic cholecystectomy. Surg Endosc, 2003, 17 (9): 1362 – 1367.

[111] Thomson B N, Parks R W, Madhavan K K, et al. Early specialist repair of biliary injury. Br J Surg, 2006, 93 (2): 216 – 220.

[112] Walsh R M, Henderson J M, Vogt D P, et al. Long-term outcome of biliary reconstruction for bile duct injuries from laparoscopic cholecystectomies. Surgery, 2007, 142 (4): 450 – 456.

[113] Sahajpal A K, Chow S C, Dixon E, et al. Bile duct injuries associated with laparoscopic cholecystectomy: timing of repair and long-term outcomes. Arch Surg, 2010, 145 (8): 757 – 763.

[114] Schmidt S C, Langrehr J M, Hintze R E, et al. Long-term results and risk factors influencing outcome of major bile duct injuries following cholecystectomy. Br J Surg, 2005, 92 (1): 76 – 82.

[115] Perera M T, Silva M A, Hegab B, et al. Specialist early and immediate repair of post-laparoscopic cholecystectomy bile duct injuries is associated with an improved long-term outcome. Ann Surg, 2011, 253 (3): 553 – 560.

[116] Huang Q, Shao F, Qiu L J, et al. Early vs. delayed repair of isolated segmental, sectoral and right hepatic bile duct injuries. Hepatogastroenterology, 2011, 58 (107/108): 725 – 728.

[117] Mercado M A. Early versus late repair of bile duct injuries. Surg Endosc, 2006, 20 (11): 1644 – 1647.

[118] Stewart L, Way L W. Laparoscopic bile duct injuries: timing of surgical repair does not influence success rate. A multivariate analysis of factors influencing surgical outcomes. HPB (Oxford), 2009, 11 (6): 516 – 522.

[119] de Santibañes E, Palavecino M, Ardiles V, et al. Bile duct injuries: management of late complications. Surg Endosc, 2006, 20 (11): 1648 – 1653.

[120] 詹国清, 董家鸿, 王槐志, 等. 损伤性胆管狭窄手术时机探讨. 第三军医大学学报, 2002, 24 (9): 1120 – 1121.

[121] Gao J B, Bai L S, Hu Z J, et al. Role of Kasai procedure in surgery of hilar bile duct strictures. World J Gastroenterol, 2011, 17 (37): 4231 – 4234.

[122] Sicklick J K, Camp M S, Lillemoe K D, et al. Surgical management of bile duct injuries sustained during laparoscopic chole-cystectomy: perioperative results in 200 patients. Ann Surg, 2005, 241 (5): 786 – 792.

[123] Gazzaniga G M, Filauro M, Mori L. Surgical treatment of iatrogenic lesions of the proximal common bile duct. World J Surg, 2001, 25 (10): 1254 – 1259.

[124] Tocchi A, Costa G, Lepre L, et al. The long-term outcome of hepaticojejunostomy in the treatment of benign bile duct stric-tures. Ann Surg, 1996, 224 (2): 162 – 167.

[125] Rudnicki M, McFadden D W, Sheriff S, et al. Roux-en-Y jejunal Bypass abolishes postprandial neuropeptide Y release. J Surg Res, 1992, 53 (1): 7 – 11.

[126] Inui H, Kwon A H, Kamiyama Y. Managing bile duct injury during and after laparoscopic cholecystectomy. J Hepatobiliary Pancreat Surg, 1998, 5 (4): 445 – 449.

[127] Tocchi A, Mazzoni G, Kiotta G, et al. Late development of bile duct cancer in patients who had biliary-enteric drainage for benign disease: a follow-up study of more than 1000 patients. Ann Surg, 2001, 234 (2): 210 – 214.

[128] Rossi R L, Tsao J I. Biliary reconstruction. Surg Clin North Am, 1994, 74 (4): 825 – 841.

[129] 何振平, 陈平, 刘永雄, 等. 损伤性胆管狭窄的外科治疗. 中华创伤杂志, 1999, 15 (5): 389 – 390.

[130] Schol F P, Go P M, Gouma DJ. Outcome of 49 repairs of bile duct injuries after laparoscopic cholecystectomy. World J Surg, 1995, 19 (5): 753 – 756.

[131] Kohneh Shahri N, Lasnier C, Paineau J. Bile duct injuries at laparoscopic cholecystectomy: early repair results. Ann Chir, 2005, 130 (4): 218 – 223.

[132] Xu X D, Zhang Y C, Gao P, et al. Treatment of major laparoscopic bile duct injury: a long-term follow-up result. Am Surg, 2011, 77 (12): 1584 – 1588.

[133] Jablonska B, Lampe P, Olakowski M, et al. Hepaticojejunostomy vs. end-to-end biliary reconstructions in the treatment of i-atrogenic bile duct injuries. J Gastrointest Surg, 2009, 13 (6): 1084 – 1093.

[134] de Reuver P R, Busch O R, Rauws E A, et al. Long-term results of a primary end-to-end anastomosis in peroperative detec-ted bile duct injury. J Gastrointest Surg, 2007, 11 (3): 296 – 302.

[135] Maeda A, Yokoi S, Kunou T, et al. Bile duct cancer developing 21 years after choledochoduodenostomy. Dig Surg, 2003, 20 (4): 331 – 334.

[136] Moraca R J, Lee F T, Ryan J A Jr, et al. Long-term biliary function after reconstruction of major bile duct injuries with he-paticoduodenostomy or hepaticojejunostomy. Arch Surg, 2002, 137 (8): 889 – 893.

[137] Shimotakahara A, Yamataka A, Yanai T, et al. Roux-en-Y hepaticojejunostomy or hepaticoduodenostomy for biliary recon-struction during the surgical treatment of choledochal cyst: which is better? Pediatr Surg Int, 2005, 21 (1): 5 – 7.

[138] Slater K, Strong R W, Wall D R, et al. Iatrogenic bile duct injury: the scourge of laparoscopic cholecystectomy. ANZ J Surg, 2002, 72 (2): 83 – 88.

[139] Alves A, Farges O, Nicolet J, et al. Incidence and consequence of an hepatic artery injury in patients with postcholecystecto-my bile duct strictures. Ann Surg, 2003, 238 (1): 93 – 96.

[140] Frilling A, Li J, Weber F, et al. Major bile duct injuries after laparoscopic cholecystectomy: a tertiary center experience. J Gastrointest Surg, 2004, 8 (6): 679 – 685.

[141] Laurent A, Sauvanet A, Farges O, et al. Major hepatectomy for the treatment of complex bile duct injury. Ann Surg, 2008, 248 (1): 77 – 83.

[142] Truant S, Boleslawski E, Lebuffe G, et al. Hepatic resection for post-cholecystectomy bile duct injuries: a literature re-view. HPB (Oxford), 2010, 12 (5): 334 – 341.

[143] Bektas H, Kleine M, Tamac A, et al. Clinical application of the hanover classification for iatrogenic bile duct lesions. HPB Surg, 2011, 2011: 612384.

[144] Bacha E A, Stieber A C, Galloway J R, et al. Non-biliary complication of laparoscopic cholecystectomy. Lancet, 1994, 344 (8926): 896 – 897.

[145] de Santibañes E, Pekolj J, McCormack L, et al. Liver transplantation for the sequelae of intra-operative bile duct inju-

ry. HPB (Oxford), 2002, 4 (3): 111-115.

[146] Ardiles V, McCormack L, Quinonez E, et al. Experience using liver transplantation for the treatment of severe bile duct injuries over 20 years in Argentina: results from a National Survey. HPB (Oxford), 2011, 13 (8): 544-550.

[147] Nordin A, Mäkisalo H, Isoniemi H, et al. Iatrogenic lesion at cholecystectomy resulting in liver transplantation. Transplant Proc, 2001, 33 (4): 2499-2500.

[148] Fernández J A, Robles R, Marín C, et al. Laparoscopic iatrogeny of the hepatic hilum as an indication for liver transplantation. Liver Transpl, 2004, 10 (1): 147-152.

[149] McDonald M L, Farnell M B, Nagorney D M, et al. Benign biliary strictures: repair and outcome with a contemporary approach. Surgery, 1995, 118 (4): 582-591.

[150] Chapman W C, Halevy A, Blumgart L H, et al. Postcholecystectomy bile duct strictures. Management and outcome in 130 patients. Arch Surg, 1995, 130 (6): 597-602.

[151] Lubikowski J, Post M, Bialek A, et al. Surgical management and outcome of bile duct injuries following cholecystectomy: a single-center experience. Langenbecks Arch Surg, 2011, 396 (5): 699-707.

[152] Strasberg S M, Picus D D, Drebin J A. Results of a new strategy for reconstruction of biliary injuries having an isolated right-sided component. J Gastrointest Surg, 2001, 5 (3): 266-274.

[153] Jarnagin W R, Blumgart L H. Operative repair of bile duct injuries involving the hepatic duct confluence. Arch Surg, 1999, 134 (7): 769-775.

[154] Mercado M A, Orozco H, de la Garza L, et al. Biliary duct injury: partial segment IV resection for intrahepatic reconstruction of biliary lesions. Arch Surg, 1999, 134 (9): 1008-1010.

[155] Mercado M A, Chan C, Orozco H, et al. Long-term evaluation of biliary reconstruction after partial resection of segments IV and V in iatrogenic injuries. J Gastrointest Surg, 2006, 10 (1): 77-82.

[156] Sirichindakul B, Nonthasoot B, Suphapol J, et al. Partial segment-IV/V liver resection facilitates the repair of complicated bile duct injury. Hepatogastroenterology, 2009, 56 (93): 956-959.

[157] Sutherland F, Launois B, Stanescu M, et al. A refined approach to the repair of postcholecystectomy bile duct strictures. Arch Surg, 1999, 134 (3): 299-302.

[158] Koffron A, Ferrario M, Parsons W, et al. Failed primary management of iatrogenic biliary injury: incidence and significance of concomitant hepatic arterial disruption. Surgery, 2001, 130 (4): 722-728.

[159] Mercado M A, Chan C, Orozco H, et al. To stent or not to stent bilioenteric anastomosis after iatrogenic injury: a dilemma not answered? Arch Surg, 2002, 137 (1): 60-63.

[160] Chaudhary A, Manisegran M, Chandra A, et al. How do bile duct injuries sustained during laparoscopic cholecystectomy differ from those during open cholecystectomy? J Laparoendosc Adv Surg Tech A, 2001, 11 (4): 187-191.

[161] Pickleman J, Marsan R, Borge M. Portoenterostomy: an old treatment for a new disease. Arch Surg, 2000, 135 (7): 811-817.

[162] Pitt H A, Miyamoto T, Parapatis S K, et al. Factors influencing outcome in patients with postoperative biliary strictures. Am J Surg, 1982, 144 (1): 14-21.

[163] Pellegrini C A, Thomas M J, Way L W. Recurrent biliary stricture: patterns of recurrence and outcome of surgical therapy. Am J Surg, 1984, 147 (1): 175-180.

[164] Hall J G, Pappas T N. Current management of biliary strictures. J Gastrointest Surg, 2004, 8 (8): 1098-1110.

[165] Raute M, Podlech P, Jaschke W, et al. Management of bile duct injuries and strictures following cholecystectomy. World J Surg, 1993, 17 (4): 553-562.

[166] Schweizer W P, Matthews J B, Baer H U, et al. Combined surgical and interventional radiological approach for complex benign biliary tract obstruction. Br J Surg, 1991 May; 78 (5): 559-563.

（中华医学会外科学分会胆道外科学组. 胆管损伤的诊断和治疗指南（2013 版）[J]. 中华消化外科杂志, 2013, 12 (2): 81-95）

附录三　缩写英中文名称对照表

CGPS　内镜微创保胆取石术
Choledochoscopic gallbladder-preserving surgery
CGPP　内镜微创保胆取息肉术
choledochoscopic gallbladder-preserving polypectomy
CGPS 根据手术入路不同，包括三种常用的术式：
1. M-CGPS：小切口内镜微创保胆手术
Minilaparotomy CGPS
2. La-CGPS 腹腔镜辅助内镜微创保胆手术
laparoscopy-assisted CGPS
3. L-CGPS 腹腔镜下内镜微创保胆手术
laparoscopic CGPS，
OC　开腹胆囊切除术
Open Cholecystectomy
LC　腹腔镜胆囊切除术
laparoscopic cholecystectomy

第六篇

BADBS　胆汁酸依赖性胆汁分泌
BAIDBS　胆汁酸不依赖性胆汁分泌
PP　胰多肽
VIP　血管活性肽
PYY　酪酪肽
CCK　胆囊收缩素
CCK-AR　胆囊收缩素 A 受体

第七篇

CSI　胆固醇饱和指数
CMC　胆固醇单水结晶
B/P　胆盐/磷脂比例
C/P　胆固醇/磷脂比例
CDCA　鹅去氧胆酸
CA　胆酸
LCA　石胆酸
DCA　去氧胆酸
UDCA　熊去氧胆酸

CDC-glycine　甘氨鹅脱氧胆酸
DC-glycine　甘氨脱氧胆酸
HMG-COA　3－羟－3－甲戊二酰辅酶 A（胆固醇合成限速酶）
ConA　刀豆素
PSA　碗豆凝集素
UEA　荆豆凝集素
BSL　西非单豆素
PAS　碘酸 Schiff 氏染色法
CSI　胆固醇饱和指数
ACAT　胆固醇酰基转移酶
UCB　非结合胆红素
TB　总胆红素
CB　结合胆红素
K'sp　溶度积常数

第八篇

PCR-RFLP　PCR－限制性片段长度多态性聚合酶链式反应
ApoB　载脂蛋白 B
ApoE　载脂蛋白 E
Apo-AI　载脂蛋白 AI
TC　总胆固醇
LDL-C　低密度脂蛋白
HDL-C　高密度脂蛋白
LXRα　肝脏 X 受体 α
SXR　人类固醇异生物受体
LRH-1　肝受体同源物 1
TG　三酰甘油
ABCA1　三磷酸腺苷结合盒转运体 A1
ABCG5　三磷酸腺苷结合盒转运体 G5
ABCG8　三磷酸腺苷结合盒转运体 G8
ABCG11　三磷酸腺苷结合盒转运体 G11
ABCG4　三磷酸腺苷结合盒转运体 G4
ABCG1　三磷酸腺苷结合盒转运体 G1

ABCB4　三磷酸腺苷结合盒转运体 B4

NPC1L1　空肠黏膜胆固醇转运蛋白

SRB1　肝脏高密度脂蛋白受体 B1 型清道夫受体

CCK-R　胆囊收缩素受体

HVS1　第一高变区

SNPs　单核苷酸多态性

CYP7a1　胆固醇 7 羟化酶

CYP8I　胆固醇 12α 羟化酶

RT-PCR　逆转录酶 – 聚合酶链式反应

CETP　胆固醇酯转运蛋白

SCP2　胆固醇代谢的调节因子

MTP　甘油三脂转运蛋白

HNF4A　肝细胞核因子 4A

ACAT2　胆固醇转乙酰酶

Aqp1，Aqp8　水通道蛋白

GPBAR1　胆囊黏膜 G 蛋白偶联胆汁酸受体 1

FGF19　成纤维生长因子

FV　空腹胆囊容积

GAS　胃泌素

CER　蟾皮素

GRP　胃泌素释放肽

MOT　胃动素

VIP　血管活性肠肽

SOM　生长抑素

TPN　全胃肠外营养

FGF19　成纤维细胞生长因子

ADRβ3　β3 – 肾上腺素能受体

BSEP　胆盐输出泵

MDR3　ATP 依赖性磷脂输出泵

NTCP　钠 – 牛磺胆酸同向转运多肽

OSTα-OSTβ　有机溶质性转运体

ASBT　胆汁酸转运体

Mucin1　膜结合型黏蛋白 1

Mucin3　膜结合型黏蛋白 3

Mucin4　膜结合型黏蛋白 4

Mucin5B　膜结合型黏蛋白 5B

Mucin6　膜结合型黏蛋白 6

MUC　粘蛋白核心多肽基因

Con ABP　刀豆素结合蛋白

APF/CBP　低分子阴离子多肽和钙结合蛋白

NT　成核时间

APN　氨肽酶

MC　代谢综合征

Leptin　瘦素

LPIN　脂联素

Resistin　抵抗素

TNF-α　α – 干扰素

IL-6　白介素 –6

PAI-1　纤溶酶原激活物抑制 –1（PAI-1）

FFA　脂肪酸

FINS　空腹胰岛素

WHR　体重指数

T2DM　2 型糖尿病

2hBG　餐后 2 小时血糖

GLUT4　葡萄糖转运因子

BMI　体重指数

TZDs　噻唑烷酮类

ppARy　过氧化物酶增殖体激活受体

ROS　氧自由基

SOD　过氧化物歧化酶

GSH　谷胱甘肽酶

ISI　胰岛素敏感指数

IR　胰岛素抵抗

GPBAR1　G 蛋白偶联胆汁酸受体

β-G　β – 葡萄糖醛酸苷酶

CYP7A1　胆固醇 7α 羟化酶（胆汁酸合成关键酶）

FDA　美国食品与药品管理局

ACT　基因信息不歧视条约（Genetic Information Nondiscrimination，ACT）

第九篇

TPN　全胃肠外营养

FI　体型指数

WC　腰围

FPG　空腹血糖

FINS　空腹胰岛素

BMI　体重指数

HOMA IR　稳态模式胰岛素抵抗指数

HOMA B　胰岛 B 细胞功能

IAI　胰岛素作用指数

HCY　同型半胱氨酸

第十篇

PLG　胆囊息肉样病变

ERCP　内镜逆行性胆道造影

MRCP　核磁共振胆道造影

PET-CT　正电子发射计算机断层显像

^{18}F-FDG　氟代脱氧葡萄糖

EUS　超声内镜检查

US　超声显像检查

PTCCS　经皮经肝胆囊镜检查

GCT　胆囊颗粒细胞瘤

第十一篇　胆囊癌

UICC　国际抗癌联盟

CEA　癌胚抗原

CA19-9　糖链抗原 19-9

IORT　术中放射治疗

第十二篇　胆囊结石并发症

DIC　播散性血管内凝血

MSOF　多系统器官功能衰竭

MRI　核磁共振

ALT　谷丙转氨酶

ABP　急性胆源性胰腺炎

GAP　胆石性急性胰腺炎

PTI　胰蛋白酶抑制物质

MDF　心肌抑制因子

TRY　胰蛋白酶

ARDS　急性呼吸窘迫综合征

MOF　多器官衰竭

ESWL　体外震波碎石法

CRP　C 反应蛋白

AP　急性胰腺炎

MAP　轻型急性胰腺炎

SAP　重症急性胰腺炎

CVP　中心静脉压

EST　Oddi 括约肌切开术

PLA2-ⅡA　磷脂酶 A2-ⅡA 组

Cullen 征　又称卡伦征，腹部大出血时脐周围皮肤青紫及两侧肋腹部皮肤灰蓝色征象

Grey-Turner 征　指一侧腰胁部的皮肤颜色的改变。此征发生在左侧者居多。多发生急性胰腺炎症状出现的 3 天到一周内。

第十四篇

CD　胆总管十二指肠吻合术

CJ　胆总管空肠吻合术（Roux-en-Y）

第十五篇

PCS　胆囊切除术后综合征

OS　Oddi 括约肌

PCA　时相收缩幅度

CBD　胆总管

MNNG　N－甲基－N－硝基－N－亚硝基胍（致癌物）

第二十篇

TUDCA　牛磺熊去氧胆酸

BMI　体重指数

CA　胆酸

DCA　脱氧胆酸

SMS-99　生长抑素八肽类似物

PTCD　经皮肝穿刺胆道引流术

EDTA　乙二胺四乙酸二钠盐

MTBE　甲基叔丁基醚

MO　辛酸甘油酯

EHL　液电碎石术

UL　超声碎石术

LL　激光碎石术

EMS　第三代超声气压弹道碎石清石系统

ERCP　经十二指肠胆道检查

PCLC　经皮胆镜碎石术

MRCP　核磁共振胰胆管照影

AOSC　急性梗阻性化脓性胆管炎

AOA　抗氧化活性

LPO　过氧化脂质

ERC　内镜逆行性胰胆管造影

EUC　超声内镜检查

PTCCS　经皮经肝胆囊镜检查

ODC　鸟氨酸脱羧酶

Mirizzi 综合征　胆囊哈袋（或胆囊管）结石嵌顿压迫肝总管导致各种的综合征

第二十二篇

FXR　法尼醇 X 受体

LXRα　肝 X 受体 α

GLP-1　胰高血糖素样肽 – 1

DPP-Ⅳ　二肽基肽酶Ⅳ

SGLT-2　2 型钠葡萄糖转运体

EHT　原发性高血压

ACEI　血管紧张素转化酶抑制剂

ARB　血管紧张素Ⅱ受体拮抗剂

RAS　肾素 – 血管紧张素

RVHT　肾血管性高血压

CCB　钙离子拮抗剂

RSG　罗格列酮

Asp　阿司匹林

TZDS　噻唑烷二酮类药物

IR　胰岛素抵抗

T2DM　2 型糖尿病

PI-3K　磷脂酰肌醇 – 3 激酶

PK-B　蛋白激酶 – B

ACEI　血管紧张素转化酶抑制剂

COX-2　环氧化酶 2

EZET　依折麦布

TC　胆固醇

TG　甘油三酯

ITG　糖耐量异常

MS　代谢综合征

GSH　谷胱甘肽

RCT　对照试验

第二十三篇

CVD　脑血管疾病

第二十四篇

GLQI　消化病生存质量指数

STHG　胆囊肝管吻合术

第二十五篇

NIH　美国国立卫生研究院

CTSA　临床转化医学奖励计划

图 1-1　机器人系统的机械臂进行手术

图 1-2　达芬奇手术系统医生控制面板

图 1-4　胆道镜下看得见胆总管结石

图 1-6

图 1-7

图 1-8

图 6-1　胆囊在人体的部位

（杨镇．胆道外科学图解．上海科学技术出版社，2009：7.）

壶腹部

胆囊颈
肝总管
胆囊管的
螺旋襞

体

胆总管

底

图 6-2　胆囊的大体解剖

（杨镇．胆道外科学图解．上海科学技术出版社，2009：7.）

图6-3　胆囊畸形显示（胆囊位置变异）[2]

双胆囊（A，B，C）胆囊管一根与右肝管相连，一根与胆总管相连；双胆囊双胆囊管分别与肝总管相连；双胆囊共有一根胆囊管
与肝总管相连；一个胆囊有两根胆囊管分别与肝总管相连；胆囊分隔（D，E）胆囊内被完全性或部分性间隔分成2个以上腔室与
肝总管连成一体；胆囊管解剖变异（F，G，H）胆囊管开口于右肝管，憩室胆囊等类型与畸形胆囊；（i）萎缩胆囊

引自杨镇. 胆道外科图谱. 上海：上海科学技术出版社，2009.

图10-1　胆囊颈腺瘤嵌顿

图10-2　纤维腺瘤低倍

图10-3　胆囊乳头状腺瘤性息肉

图10-4　炎性增生性息肉，幽门腺化生

图10-5　胆囊乳头状腺瘤

1. 肠型，大量突入管腔的乳头结构；2. 假复层柱状细胞，散在杯状细胞。

图 10-6 （1-3）胆管乳头状瘤病

1. 扩大，增厚的肝内胆管；2. 绒毛状形态；3. 肿瘤细胞无浸润

图 10-7 非乳头状腺瘤（胆囊管状腺瘤，幽门腺型）

图 10-8 （1-3）胆囊高级别上皮内肿瘤（原位癌）

图 10-9 胆固醇息肉，（中倍）息肉呈绒毛状结构，间质充满泡沫样吞噬细胞，还有慢性胆囊炎

图 10-10 （1~2）炎性增生性息肉，幽门腺化生，（中倍）胆囊乳头状腺瘤性息肉

图 10-11　胆管内错构瘤：形状不规则的扩张的胆小管包裹于致密的纤维间质中

图 11-5　胆囊癌根治术

图 11-6　胆囊癌周缘肝的
整块楔形切除术

图 11-7　肝门骨骼化示意图

图 13-8　腹腔镜手术设备

手术台车与仿真影像系统

医生操作系统

图 13-9　达芬奇机器人系统